SÉRIE MANUAL DO MÉDICO-RESIDENTE

NEFROLOGIA

HC FMUSP · MEDICINA USP · HC FMUSP EEP Escola de Educação Permanente · Atheneu

SÉRIE MANUAL DO MÉDICO-RESIDENTE

Coordenadores da Série
Jose Otavio Costa Auler Junior
Luis Yu

- *Acupuntura e Medicina Tradicional Chinesa*
- *Anestesiologia*
- *Cirurgia da Mão*
- *Cirurgia de Cabeça e Pescoço*
- *Cirurgia Geral*
- *Cirurgia Plástica*
- *Cirurgia Torácica*
- *Condutas Práticas em Cardiologia*
- *Cuidados Paliativos – Falências Orgânicas*
- *Dermatologia*
- *Endocrinologia e Metabologia*
- *Endoscopia*
- *Genética Médica*
- *Geriatria*
- *Imunologia Clínica e Alergia*
- *Infectologia*
- *Mastologia*
- *Medicina de Família e Comunidade*
- *Medicina do Trabalho*
- *Medicina Esportiva*
- *Medicina Física e Reabilitação*
- *Medicina Legal e Perícia Médica*
- *Nefrologia*
- *Neurocirurgia*
- *Neurologia*
- *Neurologia Infantil*
- *Oftalmologia*
- *Ortopedia e Traumatologia*
- *Otorrinolaringologia*
- *Pediatria*
- *Pneumologia*
- *Radiologia e Diagnóstico por Imagem*
- *Reumatologia*
- *Urologia*

SMMR Série Manual do Médico-Residente do Hospital das Clínicas da Faculdade de Medicina da Universidade de São Paulo

Coordenadores da Série
JOSE OTAVIO COSTA AULER JUNIOR
LUIS YU

VOLUME
NEFROLOGIA

Editor do Volume
ROBERTO ZATZ

Coeditor do Volume
LUIS YU

HC FMUSP MEDICINA USP HC FMUSP EEP Escola de Educação Permanente Atheneu

EDITORA ATHENEU

São Paulo	—	*Rua Maria Paula, 123 – 18º andar* *Tel.: (11)2858-8750* *E-mail: atheneu@atheneu.com.br*
Rio de Janeiro	—	*Rua Bambina, 74* *Tel.: (21)3094-1295* *E-mail: atheneu@atheneu.com.br*

CAPA: Equipe Atheneu
DIAGRAMAÇÃO: Know-How Editorial

CIP-BRASIL. CATALOGAÇÃO NA PUBLICAÇÃO
SINDICATO NACIONAL DOS EDITORES DE LIVROS, RJ

N289

Nefrologia / editores Roberto Zatz, Luis Yu ; coordenadores Jose Otavio Costa Auler Junior, Luis Yu. - 1. ed. - Rio de Janeiro : Atheneu, 2022.
: il. ; 24 cm. (Manual do Médico-Residente do Hospital das Clínicas da Faculdade de Medicina da Universidade de São Paulo)

Inclui bibliografia e índice
ISBN 978-65-5586-593-6

1. Nefrologia. 2. Rins - Doenças. I. Zatz, Roberto. II. Yu, Luis. III. Auler Junior, Jose Otavio Costa. IV. Série.

22-79350 CDD: 616.61
CDU: 616.61

Gabriela Faray Ferreira Lopes - Bibliotecária - CRB-7/6643

09/08/2022 15/08/2022

ZATZ, R., YU, L.
Série Manual do Médico-Residente do Hospital das Clínicas da Faculdade de Medicina da Universidade de São Paulo – Volume Nefrologia

Coordenadores da Série

Jose Otavio Costa Auler Junior
Professor Titular da Disciplina de Anestesiologia
do Departamento de Cirurgia da Faculdade de Medicina
da Universidade de São Paulo (FMUSP)

Luis Yu
Professor-Associado de Nefrologia da Faculdade de Medicina
da Universidade de São Paulo (FMUSP). Ex-Coordenador-Geral
da Comissão de Residência Médica (COREME) da FMUSP.

Editor do Volume

Roberto Zatz
Professor Titular da Disciplina de Nefrologia da Faculdade de Medicina da Universidade de São Paulo (FMUSP).

Coeditor do Volume

Luis Yu
Professor-Associado de Nefrologia da Faculdade de Medicina da Universidade de São Paulo (FMUSP). Ex-Coordenador-Geral da Comissão de Residência Médica (COREME) da FMUSP.

Colaboradores

Aécio Lopes de Araújo Lira
Doutor em Endocrinologia pela Faculdade de Medicina da Universidade de São Paulo (FMUSP). Professor Auxiliar do Curso de Medicina do Centro Universitário UNINOVAFAPI, Teresina, Piauí.

Antonio Carlos Seguro
Professor Livre-Docente do Serviço de Nefrologia do Hospital das Clínicas da Faculdade de Medicina da Universidade de São Paulo (HCFMUSP).

Benedito Jorge Pereira
Médico Assistente do Serviço de Nefrologia do Hospital das Clínicas da Faculdade de Medicina da Universidade de São Paulo (HCFMUSP).

Bruno Caldin da Silva
Médico Assistente do Departamento de Pacientes Graves do Hospital Israelita Albert Einstein (HIAE).

Camila Eleuterio Rodrigues
Médica Assistente do Serviço de Nefrologia do Hospital das Clínicas da Faculdade de Medicina da Universidade de São Paulo (HCFMUSP).

Claudio Luders
Médico Gestor do Hospital Sírio-Libanês (HSL).

Cristiane Bitencourt Dias
Médica Assistente no Serviço de Nefrologia do Hospital das Clínicas da Faculdade de Medicina da Universidade de São Paulo (HCFMUSP).

Decio Mion
Professor Livre-Docente em Nefrologia e Diretor da Escola de Educação Permanente do Hospital das Clínicas da Faculdade de Medicina da Universidade de São Paulo (HCFMUSP).

Denise Maria Avancini Costa Malheiros
Professora Associada da Disciplina de Patologia da Faculdade de Medicina da Universidade de São Paulo (FMUSP).

Eduardo Jorge Duque de Sá Carneiro Filho
Médico Assistente do Serviço de Transplante do Hospital das Clínicas da Faculdade de Medicina da Universidade de São Paulo (HCFMUSP).

Elerson Carlos Costalonga
Coordenador de Nefrologia do Instituto do Câncer do Estado de São Paulo (ICESP).

Elieser Hitoshi Watanabe
Médico Assistente do Serviço de Nefrologia do Hospital das Clínicas da Faculdade de Medicina da Universidade de São Paulo (HCFMUSP).

Fernanda Coelho
Médica Nefrologista do Hospital São Rafael e Aliança, Salvador, Bahia.

Gabriel Daltoso Esteves
Farmacêutico Clínico do Hospital São Camilo.

Hugo Abensur
Professor Livre-Docente do Serviço de Nefrologia do Hospital das Clínicas da Faculdade de Medicina da Universidade de São Paulo (HCFMUSP).

Jaqueline Pilon de Meneses
Especialista em Farmácia Clínica e Farmacologia Clínica pelo Instituto de Pesquisa e Ensino em Saúde de São Paulo (IPESSP).

Lecticia Barbosa Jorge
Médica Assistente do Serviço de Nefrologia do Hospital das Clínicas da Faculdade de Medicina da Universidade de São Paulo (HCFMUSP).

Ligia Costa Battaini
Médica Assistente da Nefrologia do Instituto do Coração do Hospital das Clínicas da Faculdade de Medicina da Universidade de São Paulo (HCFMUSP).

Lilian Pires de Freitas do Carmo
Professora Adjunta da Faculdade de Medicina da Universidade Federal de Minas Gerais (UFMG). Coordenadora do Serviço de Nefrologia do Hospital Evangélico de Belo Horizonte.

Luiz Fernando Onuchic
Professor Titular da Disciplina de Medicina Molecular da Faculdade de Medicina da Universidade de São Paulo (FMUSP).

Márcia Silva Queiroz
Médica Assistente do Serviço de Endocrinologia do Hospital das Clínicas da Faculdade de Medicina da Universidade de São Paulo (HCFMUSP).

Maristela Carvalho da Costa
Médica Assistente da Nefrologia do Instituto do Coração do Hospital das Clínicas da Faculdade de Medicina da Universidade de São Paulo (HCFMUSP).

Patricia Malafronte
Médica Nefrologista e Instrutora de Ensino da Faculdade de Ciências Médicas da Santa Casa de São Paulo.

Precil Diego Miranda de Menezes Neves
Médico Nefrologista do Grupo de Nefropatias Hereditárias do Hospital das Clínicas da Faculdade de Medicina da Universidade de São Paulo (HCFMUSP).

Renato Antunes Caires
Médico Assistente da Nefrologia do Instituto do Câncer do Estado de São Paulo (ICESP).

Rosa Maria Affonso Moyses
Professora Livre-Docente do Serviço de Nefrologia do Hospital das Clínicas da Faculdade de Medicina da Universidade de São Paulo (HCFMUSP).

Rosilene Motta Elias
Professora Livre-Docente do Serviço de Nefrologia do Hospital das Clínicas da Faculdade de Medicina da Universidade de São Paulo (HCFMUSP).

Rui Toledo Barros
Médico Nefrologista do Hospital Alemão Oswaldo Cruz, São Paulo.

Samirah Abreu Gomes
Médica Assistente do Serviço de Nefrologia do Hospital das Clínicas da Faculdade de Medicina da Universidade de São Paulo (HCFMUSP).

Soubhi Kahhale
Professor Associado do Departamento de Ginecologia e Obstetrícia do Hospital das Clínicas da Faculdade de Medicina da Universidade de São Paulo (HCFMUSP).

Venceslau Antonio Coelho
Médico Assistente no Serviço de Geriatria do Hospital das Clínicas da Faculdade de Medicina da Universidade de São Paulo (HCFMUSP).

Verônica Torres Costa e Silva
Chefe do Serviço de Nefrologia do Instituto do Câncer do Estado de São Paulo (ICESP).

Victor Faria Seabra
Médico Assistente do Serviço de Nefrologia do Hospital das Clínicas da Faculdade de Medicina da Universidade de São Paulo (HCFMUSP).

Viktoria Woronik
Professora Sênior do Serviço de Nefrologia do Hospital das Clínicas da Faculdade de Medicina da Universidade de São Paulo (HCFMUSP).

Apresentação da Série

A *Série Manual do Médico-Residente do Hospital das Clínicas da Faculdade de Medicina da Universidade de São Paulo (HCFMUSP)*, em parceria com a conceituada editora médica Atheneu, foi criada como uma das celebrações ao centenário da Faculdade de Medicina. Trata-se de uma justa homenagem à instituição e ao hospital onde a Residência Médica foi criada, em 1944. Desde então, a Residência Médica do HCFMUSP vem se ampliando e aprimorando, tornando-se um dos maiores e melhores programas de Residência Médica do país. Atualmente, os programas de Residência Médica dessa instituição abrangem quase todas as especialidades e áreas de atuação, totalizando cerca de 1.600 médicos-residentes em treinamento.

A despeito da grandeza dos programas de Residência Médica, há uma preocupação permanente da instituição com a qualidade do ensino, da pesquisa e da assistência prestada por nossos residentes. O HCFMUSP, o maior complexo hospitalar da América Latina, oferece um centro médico-hospitalar amplo, bem estruturado e moderno, com todos os recursos diagnósticos e terapêuticos para o treinamento adequado dos residentes. Além disso, os residentes contam permanentemente com médicos preceptores exclusivos, médicos-assistentes e docentes altamente capacitados para o ensino da prática médica.

Esta Série visa à difusão dos conhecimentos gerados na prática médica cotidiana e na assistência médica qualificada praticada pelos professores e assistentes nas diversas áreas do HCFMUSP.

Este *Manual do Médico-Residente – Volume Nefrologia*, editado pelo Professor Doutor Roberto Zatz, Professor Titular de Nefrologia da FMUSP, e pelo Coeditor, Professor Doutor Luis Yu, Professor-Associado de Nefrologia da FMUSP, aborda os principais temas da especialidade, de maneira objetiva e sucinta para permitir a consulta prática aos médicos-residentes e nefrologistas.

O Manual descreve os principais distúrbios hidroeletrolíticos e do equilíbrio ácido-base, as glomerulopatias mais frequentes, a injúria renal aguda e a doença renal crônica e as suas consequências, o envolvimento renal em condições sistêmicas e hereditárias, e os principais procedimentos realizados por nefrologistas. Os capítulos foram elaborados por professores e médicos assistentes, especialistas com larga experiência clínica, que procuraram transmitir os conhecimentos fisiopatológicos e clínicos atualizados de modo claro e objetivo. Todos os capítulos foram minuciosamente supervisionados pelo Editor do Volume, que lhe conferiu clareza e uniformidade.

Este Manual será muito útil aos Médicos-Residentes de Nefrologia e a todos aqueles interessados nesta especialidade clínica tão abrangente. Certamente, se constituirá em mais um grande sucesso editorial desta exitosa *Série Manual do Médico-Residente do HCFMUSP*.

Jose Otavio Costa Auler Junior
Luis Yu
Coordenadores da Série

Prefácio

Foi um enorme prazer ter sido convidado para prefaciar o volume *Nefrologia*, editado por Roberto Zatz e Luis Yu, Professores da Faculdade de Medicina da Universidade de São Paulo (FMUSP).

Este volume faz parte da *Série Manual do Médico-Residente*. São editores desta Série, Jose Otavio Costa Auler Junior e Luis Yu. Cheguei, finalmente a essa pessoa, Luis Yu, que, além de editor da Série, é um excelente nefrologista clínico, é autor de capítulos deste livro e parceiro de Zatz, sempre que necessário.

Após a reforma universitária de 1970, o Professor José Barros Magaldi foi capaz de agregar nefrologistas dispersos e constituir um núcleo forte, que mereceu o título de disciplina. A disciplina de Nefrologia do Departamento de Clínica Médica da FMUSP passou a estar inserida no currículo médico da Faculdade.

O Professor Magaldi faleceu, subitamente, em 1978.

Fui Regente da Nefrologia por sete anos. Em 1985, pós-concurso, tornei-me Professor Titular de Nefrologia e, até a minha aposentadoria, em 2003, assumi a chefia de Disciplina de Nefrologia da Faculdade de Medicina e a diretoria do Serviço de Nefrologia do Hospital das Clínicas. No total, exerci a chefia da Nefrologia por 25 anos.

A Nefrologia teve um crescimento constante, nos espaços, no corpo médico docente, na pós-graduação, na produção científica clínica e experimental, mercê dos três Laboratórios de Investigação Médica (LIM:16,12 e 29). Todo o corpo médico docente tinha, no mínimo, doutoramento.

Quando me aposentei, oito professores livres-docentes concorreram ao cargo de Professor Titular, na vaga deixada por mim. A banca examinadora indicou, por unanimidade, Roberto Zatz.

Quase 20 anos depois de minha aposentadoria, ao examinar o índice do volume *Nefrologia*, identifico muitos nomes que foram artífices do crescimento da Nefrologia. Foi esse crescimento tão notável que a Comissão de Cargos de Professores Titulares da FMUSP concedeu, à Disciplina de Nefrologia, dois cargos de Professor Titular.

Fui bolsista do programa da Rockefeller Foundation, nos Estados Unidos, por dois anos, de 1962 a 1964. Aprendi muito sobre a Nefrologia. Mas quero destacar dois aprendizados sobre o papel do LIVRO no aprendizado.

"O resto, estude no LIVRO adotado." Esta foi uma frase que ouvi com frequência em cursos básicos exigidos pela Rockefeller. O palestrante restringia-se a ministrar o tema mais importante e/ou mais difícil. E depois dizia a frase supracitada.

"O LIVRO acorrentado." Era sempre um livro volumoso de Medicina Interna, que ficava na enfermaria geral, preso por uma corrente e apoiado em uma mesa. Todas as páginas estavam envelhecidas pelo uso incessante. Cheguei a ver uma pequena fila de duas ou três pessoas esperando a vez para consultar o livro. Soube que a cada semestre o livro era trocado por um exemplar novo. O livro retirado, após certificação de que não perdera páginas, era posto à venda aos estudantes.

Nos tempos atuais, "o livro acorrentado" e "o livro adotado" podem ser acessados pela internet e tópicos podem ser passados para os celulares, que hoje são levados nos bolsos e nas bolsas de estudantes.

No entanto, é consenso que se tenha uma biblioteca médica pessoal, com um ou dois livros de consulta e vários outros lidos, anotados e estudados. O volume *Nefrologia*, com 7 Seções e 35 Capítulos, escritos por médicos-docentes experimentados, é um livro para ser lido e integrado à biblioteca pessoal.

Marcello Marcondes Machado
Professor Emérito, ex-Diretor e ex-Professor Titular de Nefrologia
da Faculdade de Medicina da Universidade de São Paulo
(28/01/2022).

Apresentação do Volume

Este volume procura trazer ao Residente de Nefrologia os principais tópicos que compõem a especialidade, sob uma ótica que focaliza seus aspectos práticos, sem deixar de lado seus fundamentos fisiopatológicos e etiopatogênicos. Longe de se pretender um tratado, este Manual se propõe a ser uma obra de referência rápida, a ser consultada até mesmo ao pé do leito ou no ambulatório, em consonância com a proposta central desta Série.

A Nefrologia é uma especialidade singular. De um lado, os rins desempenham um papel único na manutenção da homeostase, depurando o organismo de toxinas e mantendo com rigor seu balanço hidroeletrolítico. De outro, e devido precisamente a esse protagonismo – que os obriga a receber um quarto do débito cardíaco – os rins estão sujeitos a toda sorte de agressões químicas e físicas capazes de comprometer, de forma rápida ou paulatina, sua ação purificadora. A Nefrologia tem outra característica exclusiva: os rins são o único órgão vital que pode ser substituído de modo sustentado, ainda que parcialmente, com máquinas ultrassofisticadas. Assim, o nefrologista tornou-se um especialista *sui generis*, cuja atividade requer um leque de conceitos que se estendem de ciências básicas a técnicas cirúrgicas, passando pela Imunologia, Cardiologia, Pneumologia e várias outras disciplinas. Este Manual tem por finalidade facilitar ao Residente – que é um especialista em formação – a assimilação e sistematização dos fundamentos e da aplicação prática dessa pletora de conhecimentos.

Não poderíamos finalizar este breve preâmbulo sem prestar o devido reconhecimento a dois ilustres Professores, a quem a Nefrologia do HCFMUSP deve a pujança que tem hoje: José Barros Magaldi, seu fundador há exatos 45 anos, e Marcello Marcondes Machado (autor do Prefácio a este volume), que a expandiu e lhe conferiu os contornos atuais. É graças a esses dois gigantes, em última análise, que a elaboração deste Manual se tornou possível.

Roberto Zatz
Luis Yu
Editor e Coeditor do Volume

Sumário

Seção I

Distúrbios Hidroeletrolíticos

Capítulo 1

Desidratações

Antonio Carlos Seguro
Roberto Zatz

Alguns conceitos fundamentais

Água corpórea – compartimentos e sua composição

Um homem adulto de 70 kg tem 42 L de água corpórea (60% de seu peso). Cerca de 2/3 desse total (28 L) encontram-se no espaço intracelular, enquanto os 14 L restantes correspondem ao espaço extracelular. Por sua vez, o volume extracelular se divide em 2 compartimentos: o espaço intersticial, com 11 L, e o volume plasmático, de 3 L. O volume sanguíneo, ou volemia, é "híbrido", sendo constituído pela soma desses 3 L de plasma (que são parte do volume extracelular) com 2 L de hemácias (pertencentes ao volume intracelular), em um total de 5 L.

Todos esses cálculos ainda requerem pequenos ajustes para levar em conta gênero e idade: o volume de água corpórea corresponde a 50% do peso em mulheres jovens e em homens idosos e a 45% do peso em mulheres idosas.

Osmolaridade *versus* osmolalidade

O parâmetro que efetivamente reflete a pressão osmótica de uma solução é a osmolalidade, definida como a quantidade de solutos osmoticamente ativos fatorada pela *massa* de água, sendo medido em mOsm/kg. Já a osmolaridade é definida como o quociente entre a quantidade de solutos osmoticamente ativos e o *volume* da solução. Na prática clínica essa distinção é irrelevante, porque a diferença entre os dois parâmetros é mínima. A maioria dos textos adota a osmolaridade como medida da pressão osmótica.

Osmolaridade *versus* tonicidade

O que se mede na prática clínica é a osmolaridade, que leva em conta todos os solutos presentes no plasma ou na urina. No entanto, o que realmente determina o movimento de água entre os compartimentos intracelular e extracelular é a tonicidade, que pode ser definida como a pressão osmótica dos solutos que não atravessam livremente a membrana celular, como o sódio.

Figura 1.1

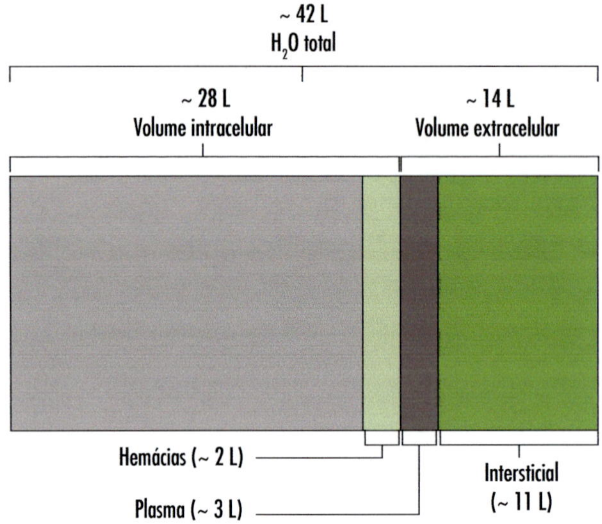

Representação dos fluidos corpóreos. Um adulto de 70 kg tem 42 L de água, sendo 28 no espaço intracelular e 14 no extracelular. Dos 28 L do espaço extracelular, 2 correspondem às hemácias. O compartimento extracelular compreende 3 L de volume plasmático e 11 L de volume intersticial. O compartimento intravascular (volemia) é constituído pela soma daqueles 3 L de plasma com 2 L de hemácias, totalizando 5 L.

Fonte: Adaptado de Zatz R; Sztajnbok J; Seguro AC, 2011.

Principais solutos e seu poder osmótico

O sódio é o principal cátion do espaço extracelular, com uma concentração plasmática de cerca de 140 mmol/L, enquanto a de potássio é de apenas 4 mmol/L. Assim, a osmolaridade desse compartimento, que é de cerca de 290 mOsm/kg H_2O, pode ser aproximada com razoável precisão simplesmente multiplicando por 2 a concentração plasmática de sódio (já que a cada íon sódio corresponde um ânion, principalmente cloreto ou bicarbonato). Para um cálculo mais acurado, podemos utilizar a equação

$$\text{Osmolaridade plasmática} = 2 \times [\text{sódio} + \text{potássio}] + \underline{[\text{glicose}]} + \underline{[\text{ureia}]}$$

(Concentrações em mmol/L. Para converter mg/dL em mmol/L, dividir [glicose] por 18 e [ureia] por 6)
Assim, para uma glicemia de 5 mmol/L (90 mg/dL) e uma ureia sanguínea também de 5 mmol/L (30 mg/dL), temos
Osmolaridade plasmática = 288 + 5 + 5 $\cong$ 300 mOsm/L

Cabe notar que, como a glicose (na presença de insulina) e a ureia atravessam as membranas celulares, seu poder osmótico é normalmente muito baixo. Assim, a tonicidade plasmática, ou seja, a concentração osmótica efetiva, gira em torno de 290 mmol/L. Exceções importantes são o diabetes *mellitus* descompensado e a síndrome do desequilíbrio (pós-diálise), a serem considerados separadamente.

No espaço intracelular, a concentração de sódio mal chega a 10 mmol/L, enquanto a de potássio é mais de 15 vezes superior. É importante lembrar que a osmolaridade do espaço intracelular mantém-se igual à do extracelular, já que a água flui livremente através das membranas celulares. Assim, mudanças na concentração plasmática de sódio alteram a osmolaridade do compartimento extracelular, promovendo um fluxo de água entre os dois compartimentos, o que pode alterar o volume das células, com graves consequências para o sistema nervoso central.

Regulação do volume extracelular

A regulação do volume extracelular está ligada à da volemia arterial efetiva, que pode ser definida, de modo aproximado, como a parcela do volume intravascular que irriga os órgãos vitais, em especial os rins. Quando a volemia arterial efetiva diminui, como nas desidratações, vários mecanismos nervosos e humorais (sistema renina-angiotensina-aldosterona, catecolaminas, hormônio antidiurético, peptídeo natriurético etc.) são ativados, fazendo os rins aumentarem a reabsorção de sódio e água, corrigindo assim o distúrbio.

Balanço normal de água e sódio

Um indivíduo normal ingere cerca de 2.200 mL de água/dia e ganha cerca de 300 mL de água endógena. Os rins excretam 1.500 mL em 24 horas, enquanto 200 mL são eliminados pelas fezes, 100 mL por sudorese e 700 mL pelos pulmões ("perda insensível"). O balanço de água é igual a zero.

Figura 1.2

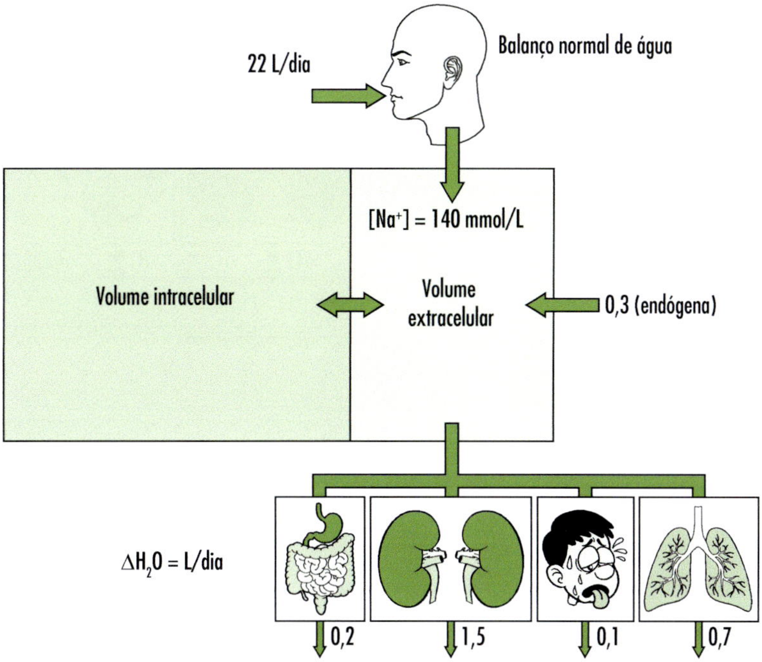

Um indivíduo normal ingere 2,2 L de água/dia, produz cerca de 0,3 L de água endógena e excreta 1,5 L pelos rins, 0,2 L pelas fezes, 0,1 L por sudorese e 0,7 L pelos pulmões. Seu balanço de água é igual a zero.

Fonte: Adaptada de Zatz R; Sztajnbok J; Seguro AC, 2011.

Em situação normal, cerca de 170 L de água são filtrados pelos rins. Como são eliminados diariamente 1.500 mL/dia, a fração de excreção de água é 1,5/170 × 100 ≅ 0,9%.

O balanço de sódio também é zero em situações fisiológicas, com uma ingestão média de 150 mmol/dia e perdas de 145 mmol/dia na urina, 2 nas fezes e 3 no suor. Como cerca de 25 mil mmol são filtrados diariamente através das paredes glomerulares, a fração de excreção do sódio (carga excretada/carga filtrada × 100) é 145/25.000 ≅ 0,6.

Figura 1.3

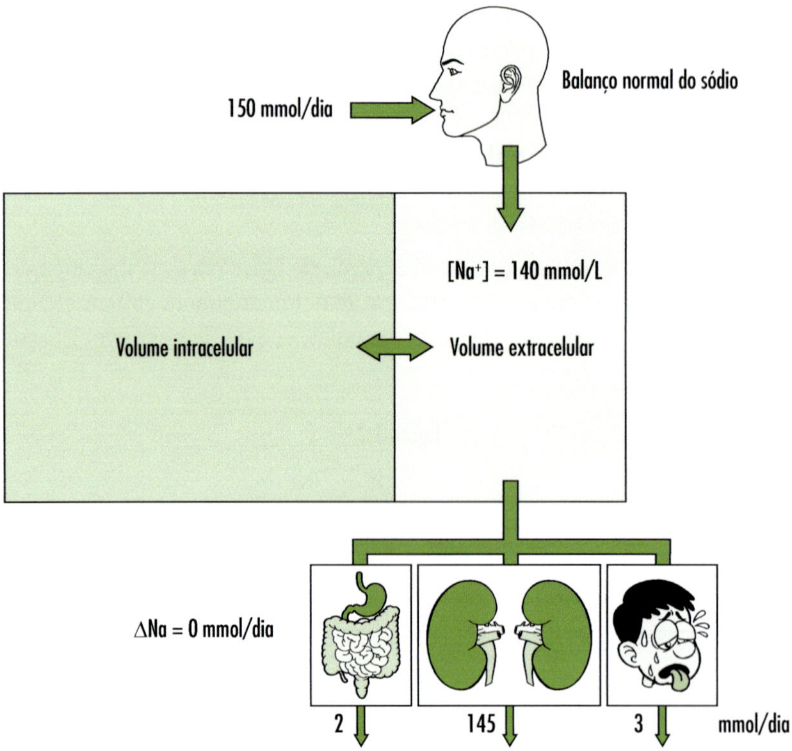

Um adulto ingere cerca de 150 mmol de sódio/dia e elimina 145 mmol/dia na urina, 2 com as fezes e 3 com o suor.

Fonte: Zatz R; Sztajnbok J; Seguro AC; 2011.

A fração de excreção de sódio (FE_{Na}%) pode ser calculada pela equação:

$$FE_{Na}\% = \frac{U_{Na}/P_{Na}}{U_{cr}/P_{cr}} \times 100$$

Onde: U_{Na} é a: concentração urinária de sódio, P_{Na} a concentração plasmática de sódio, U_{cr} a concentração urinária de creatinina e P_{cr} a concentração plasmática de creatinina. Essa fórmula serve para o cálculo de qualquer fração de excreção, substituindo-se U_{Na} e P_{Na} pelas respectivas concentrações do soluto em questão.

Conceito de desidratação

Como o próprio nome indica, desidratação é a perda de água do organismo, resultando em um balanço hídrico negativo. Na maior parte dos casos, a perda de água está associada a alguma perda de sódio. Em pacientes com diarreia intensa, por exemplo, a perda de sódio é proporcional à de água, o que não altera a concentração plasmática do íon. Por outro lado, em um paciente com febre alta, a perda de água é proporcionalmente muito maior, o que causa hipernatremia, apesar do déficit de sódio. Já na insuficiência adrenal e nas nefrites intersticiais, a perda urinária de sódio pode ser proporcionalmente maior do que a de água, com consequente hiponatremia (ver adiante).

A relação ureia sanguínea/creatinina plasmática pode ser muito útil para indicar se os rins estão funcionalmente íntegros em casos de desidratação. Em condições normais, o túbulo proximal reabsorve cerca de 2/3 da ureia filtrada juntamente com o sódio, enquanto a creatinina não é reabsorvida. Em um paciente desidratado, a taxa de filtração glomerular cai e, consequentemente, elevam-se as concentrações sanguíneas de ureia e creatinina. Se não tiverem sido lesados no processo, os túbulos proximais reabsorvem sódio avidamente, o que faz aumentar ainda mais a reabsorção de ureia, mas não a de creatinina, que permanece nula. Dessa forma, a relação ureia/creatinina no sangue, normalmente inferior a 40:1, se eleva, o que não ocorre se os túbulos proximais houverem sido lesados. Dessa forma, o exame desse quociente é um dos recursos simples disponíveis para ajudar a avaliar a integridade dos rins diante de um quadro de desidratação, e para orientar a conduta quanto à reposição de volume. No entanto, deve-se lembrar que a produção de ureia e sua concentração sanguínea são influenciadas por outros fatores, como a ingesta proteica, estados catabólicos e hemorragias digestivas. Aqui, como sempre, a abordagem clínica deve ser abrangente, levando em conta o quadro clínico como um todo.

Para a prática clínica, é muito útil a classificação das desidratações com base na sua fisiopatologia. Nesse sentido, o parâmetro mais intuitivo e mais amplamente utilizado para classificar as desidratações é a concentração plasmática de sódio, que reflete a interação dos mecanismos que levam à perda de água e sódio. De acordo com esse critério, há três tipos de desidratação: isonatêmica (isotônica), hipernatrêmica (hipertônica) e hiponatrêmica (hipotônica).

Desidratações isonatrêmicas

Nas desidratações isonatrêmicas, ocorrem perdas proporcionais de sódio e de água, ou seja, tudo se passa como se o organismo perdesse uma solução com concentração de sódio próxima à do espaço extracelular e do plasma (140 mmol/L).

Causa de desidratação isonatrêmica

Perdas extrarrenais

Perdas gastrointestinais

Nas diarreias, causa mais comum de desidratação isotônica, o organismo perde uma solução contendo sódio a 140 mmol/L, juntamente com cloreto e bicarbonato (o que pode provocar acidose, ver Capítulo 6 – Distúrbios do Equilíbrio Ácido-base). Para que ocorra efetivamente a desidratação, a diarreia deve ser intensa, como as provocadas por intoxicações alimentares, infecções bacterianas agudas por Salmonella, Shiguela, *Escherichia coli* e cólera (este último raro em nosso meio), além de algumas infecções por rotavírus. Diarreias profusas são comuns também em pacientes HIV-positivos que chegam a desenvolver aids. Algumas condições cirúrgicas comuns, como ileostomias, fístulas digestivas e íleo paralítico, também podem causar perdas isotônicas.

Embora vômitos e sondas nasogástricas abertas resultem em perdas isotônicas (isto é, com a mesma pressão osmótica do meio interno), a concentração plasmática de sódio no suco gástrico é bem mais baixa do que a plasmática (ali, o sódio divide espaço com outros cátions, principalmente hidrogênio e potássio). Portanto, pacientes com vômitos intensos desacompanhados de diarreia tendem com frequência a desenvolver hipernatremia, por perderem uma solução com pouco sódio e também porque sua ingestão de líquidos é extremamente limitada, enquanto as perdas fisiológicas de água, principalmente pelos pulmões, continuam a ocorrer.

Embora as perdas gastrointestinais de água e sódio sejam proporcionais, a isonatremia pode ser transitória se o indivíduo ingerir apenas água, desacompanhada de sódio, ou se receber, por via parenteral, quantidades substanciais de fluido hipotônico. Nesses casos, a concentração plasmática de sódio tende a diminuir, e a desidratação passa a ser hiponatrêmica (ver adiante na seção correspondente).

Perdas renais

As condições clínicas que comprometem a reabsorção tubular de sódio tendem em princípio a promover perda isotônica de fluido. É o caso das formas não oligúricas da injúria renal aguda (quando o fluxo urinário é alto), da diurese pós-obstrutiva (resolução de injúria renal aguda (IRA) obstrutiva) e do uso de diuréticos de alça. Outras situações que envolvem comprometimento da função tubular, como a doença de Addison, fazem-se quase sempre acompanhar de hiponatremia e são consideradas na seção correspondente (adiante). Um caso especial é o da hiponatremia associada ao uso crônico de diuréticos (ver adiante).

Manifestações clínicas das desidratações isonatrêmicas

As manifestações clínicas mais importantes das desidratações isotônicas decorrem principalmente da hipovolemia consequente às perdas de sódio e água. Há também alterações cutâneas.

- » sede intensa;
- » taquicardia;
- » hipotensão;
- » hipotensão ortostática;
- » choque circulatório;
- » mucosas secas;
- » baixo turgor cutâneo, olhos encovados (especialmente em crianças);
- » depressão de fontanelas (em crianças com até 2 anos de idade).

Outros sintomas resultam de distúrbios hidroeletrolíticos associados:

- » fraqueza;
- » cefaleia;
- » apatia;
- » câimbras;
- » tetania (hipocalcemia).

Achados laboratoriais nas desidratações isonatrêmicas

Por definição, o sódio plasmático está dentro da faixa normal. O potássio plasmático pode estar diminuído se simultaneamente ocorrerem perdas extrarrenais, como nas diarreias, ou renais (IRA não oligúrica, desobstrução de vias urinárias) desse íon.

Pode ocorrer acidose metabólica se houver perda simultânea de bicarbonato, como nas diarreias, ou alcalose metabólica, se houver perda de ácido, como em pacientes com vômitos ou perdas por sonda nasogástrica.

Diagnóstico diferencial – perdas renais *versus* extrarrenais

Além da anamnese e do exame físico, obviamente essenciais, a análise do sódio, cloreto e osmolaridade urinários pode ser de grande utilidade. Quando se trata de perdas extrarrenais, a resposta fisiológica dos rins é reabsorver ao máximo água e sódio, o que resulta em um fluxo urinário baixo, uma concentração baixa de sódio e cloreto na urina, uma fração de excreção de sódio inferior a 1% e uma osmolaridade urinária duas ou mais vezes superior à do plasma. Já no caso de perdas renais, o fluxo urinário é normal ou elevado, a concentração urinária de sódio é superior a 20 mmol/L, a fração de excreção de sódio é maior do que 1% e a osmolaridade urinária aproxima-se da plasmática.

Tratamento das desidratações isonatrêmicas

Como em qualquer situação clínica, deve-se, sempre que possível, tratar a causa primária do distúrbio. Antieméticos podem ser úteis, mas antidiarreicos não são usualmente indicados porque sua eficácia é discutível. Sempre que possível, a reidratação deve ser feita por via oral (VO). Se for necessário utilizar a via endovenosa (EV), a reposição deve ser feita essencialmente com soro fisiológico (NaCl a 0,9%). Em casos mais graves, em que um volume maior é necessário, pode-se utilizar Ringer-lactato, que previne ou atenua a acidose metabólica decorrente da diluição do bicarbonato plasmático pela solução infundida. Evidentemente, essa terapia é ainda mais útil quando o paciente já se apresenta desde o início em acidose metabólica.

Durante a reposição parenteral de fluidos, é essencial o monitoramento de sinais e sintomas indicativos de hiperidratação, uma vez que esta pode causar um quadro de edema pulmonar agudo. É especialmente importante a observação do fluxo urinário, que deve aumentar rapidamente se a volemia for reconstituída e os rins não tiverem sido afetados pela isquemia. Se houver acesso adequado, o monitoramento da pressão venosa central também pode ser de grande utilidade. Se houver dúvida, a reposição deve ser interrompida até que seja possível uma melhor avaliação das condições hemodinâmicas (ver também o Capítulo 21 – Perda Abrupta da Função Renal: Injúria Renal Aguda).

Desidratações hiponatrêmicas

Nas desidratações hiponatrêmicas, o déficit de sódio é maior do que o de água. Tudo se passa como se houvesse perda pelo organismo de uma solução contendo sódio em concentração mais alta do que a plasmática (e a do compartimento extracelular), ou seja, superior a 140 mmol/L, em média.

O mecanismo mais comum de desidratação hiponatrêmica é a perda de sódio e água com reposição somente de água. Isso ocorre porque a hipovolemia é um poderoso estímulo tanto à sede como à liberação de hormônio antidiurético (HAD). Se, como é comum, o indivíduo obedecer à sede e ingerir líquidos em quantidade, mas sem se alimentar (em virtude do mal-estar causado pelo distúrbio primário), poderá atenuar fortemente o déficit de água, sem corrigir o de sódio.

Causas de desidratação hiponatrêmica

Em princípio, qualquer perda significativa de sódio pode levar a uma desidratação hiponatrêmica se houver reposição apenas de água (forçada pela sede intensa e pelo aumento da produção de HAD).

As principais causas de desidratação hiponatrêmica são:

» Diarreia intensa.

» Insuficiência adrenal (doença de Addison).

» Nefrites intersticiais ("perdedoras de sal").

» Uso crônico de tiazídicos. Nesse caso, junta-se à sede e ao aumento do HAD a capacidade dos tiazídicos de aumentar diretamente a permeabilidade à água nas porções finais do néfron, tal como faz o HAD (ver adiante).

» Uso crônico de diuréticos de alça (mais raramente, porque a capacidade de concentrar a urina é reduzida pela ação desses compostos sobre o mecanismo de contracorrente, limitando, portanto, a retenção de água).

» Síndrome de Gitelman (defeito no cotransportador NaCl do túbulo convoluto distal). Equivalente ao uso vitalício de tiazídicos, mas sem o efeito destes sobre a permeabilidade à água nos últimos segmentos do néfron.

» Síndrome de Bartter (defeito no cotransportador Na-K-2 Cl da porção espessa da alça de Henle). Equivalente ao uso vitalício de um diurético de alça.

» Síndrome da "perda cerebral" de sal.

Manifestações clínicas das desidratações hiponatrêmicas

As principais manifestações clínicas das desidratações hiponatrêmicas decorrem da acentuada hipovolemia que acompanha esses casos, causada pelas perdas externas e agravada pelo deslocamento de água do espaço extracelular ao intracelular, obedecendo ao gradiente osmótico. Incluem-se nesse quadro hipotensão, especialmente postural, taquicardia e, em casos mais graves, choque circulatório. Além dessas manifestações hemodinâmicas, podem estar presentes, ainda que de modo atenuado, alguns sinais de desidratação, como mucosas secas, olhos encovados e baixo turgor cutâneo.

Além dos sinais e sintomas decorrentes das perdas de volume, podem aparecer sintomas neurológicos causados pela entrada de água por osmose nas células do sistema nervoso central (edema cerebral). Pode haver manifestações relativamente leves, como irritabilidade e confusão metal, mas os sintomas podem ser extremamente graves – convulsões, coma e morte – se o edema cerebral resultar na compressão mecânica do sistema nervoso central (SNC) e até mesmo na sua herniação através do forame magno.

Na doença de Addison, pode haver escurecimento de pele por aumento do MSH (hormônio estimulante dos melanócitos), cuja produção é paralela à do ACTH, que aumenta em virtude da ausência dos hormônios da adrenal.

Na síndrome de Bartter, e especialmente na de Gitelman, é comum a ocorrência de hipomagnesemia em razão das perdas tubulares desse íon. O mesmo ocorre nos casos de abuso de tiazídicos.

Diagnóstico diferencial das desidratações hiponatrêmicas

Em relação à queda da volemia arterial efetiva sem perda externa

Os sintomas e sinais de hipovolemia característicos das desidratações hiponatrêmicas, a começar pelos níveis baixos de sódio no plasma, aparecem também nos casos em que a volemia arterial efetiva está diminuída na ausência de perdas externas de sódio e/ou água, como na insuficiência cardíaca congestiva, cirrose hepática e parte dos casos de síndrome nefrótica. Em todas essas situações, ocorre, na verdade, retenção de sódio que, por fatores específicos para cada caso, localiza-se no espaço intersticial, enquanto a volemia arterial efetiva permanece baixa.

Novamente, a anamnese e o exame físico são essenciais e, geralmente, bastam para discernir entre esses diagnósticos. Alguns exames rotineiros de bioquímica sanguínea (albumina plasmática, peptídeo natriurético, enzimas hepáticas, coagulograma etc.) também podem ser úteis. Na urina, a pesquisa de proteínas e o exame do sedimento também ajudam a orientar o diagnóstico. Aqui, a dosagem do sódio e cloreto urinários tem pouca valia, uma vez que os valores tendem a ser tão baixos quanto nas desidratações.

Em relação à síndrome da antidiurese inapropriada (SAI)

A síndrome da antidiurese inapropriada (SAI), designação mais abrangente do que "síndrome da secreção inapropriada do hormônio antidiurético" (SIHAD), atualmente considerada um caso especial de SAI (ver Capítulo 2 – Intoxicação Hídrica) também tem como característica a presença de hiponatremia, mas há diferenças fundamentais com relação às desidratações hiponatrêmicas. Na SAI, as manifestações clínicas de hipovolemia e desidratação, descritas anteriormente, estão ausentes. Além disso, a excreção urinária de sódio e cloreto está normal ou até elevada, uma vez que esses pacientes tendem a ser hipervolêmicos em virtude da retenção de água. No entanto, a osmolaridade urinária não está adequadamente reduzida (ou seja, mantém-se superior a 100 mOsm/L), o que ajuda a levantar a suspeita de SAI em face de uma osmolaridade sanguínea fortemente rebaixada. A dosagem no plasma de HAD é pouco empregada na prática clínica. Recentemente, foi desenvolvido um método para a dosagem de copeptina, um peptídeo que integra a molécula precursora do HAD. No entanto, essa dosagem ainda não é de uso corrente (ver também o Capítulo 2 – Intoxicação Hídrica).

Na doença renal crônica (DRC) avançada, a hiponatremia decorre de retenção de água em decorrência da incapacidade de diluir a urina.

Pseudo-hiponatremias

A concentração plasmática de sódio pode estar baixa consequentemente à presença no plasma, em quantidade anormalmente alta, de lípides (hipercolesterolemia, hipertrigliceridemia) ou proteínas (mieloma múltiplo, amiloidose). Nesses casos, a concentração plasmática de sódio pode ser subestimada porque esses solutos ocupam um volume significativo da amostra, no qual a quantidade de sódio é nula. Esse problema inexiste quando a concentração de sódio é medida com métodos mais modernos, que medem a concentração de sódio diretamente em amostras de sangue, utilizando eletrodos específicos. No entanto, esses métodos só estão disponíveis em alguns centros médicos, o que obriga o clínico a se manter atento à possibilidade de uma hiponatremia espúria.

Um caso especial é o da hiponatremia associada ao diabetes descompensado. Nesse caso, a hiponatremia, embora real, não decorre da reposição exclusiva ou predominante de fluido, e sim da remoção de água do espaço intracelular em virtude do efeito osmótico da glicose (aqui, a hiperglicemia se traduz em aumento da tonicidade porque sua entrada nas células é limitada pela deficiência de insulina). A real quantidade de sódio no paciente, descontado o efeito da hiperglicemia, pode ser estimada utilizando-se fórmulas como a de Hillier: concentração real de sódio = concentração de sódio medida + 0,024 × (glicose sanguínea −100). Assim, uma concentração de sódio de 130 mmol/L é corrigida para 137 mmol/L se a concentração de glicose for 400 mg/dL.

Tratamento das desidratações hiponatrêmicas

Como nas desidratações isonatrêmicas, é fundamental a correção da hipovolemia, que, conforme mencionado anteriormente, é agravada pelo deslocamento de água ao espaço intracelular. Essa reidratação pode em princípio ser feita por VO, desde que não haja ingestão exclusiva de água, que obviamente pode agravar o quadro. Na maior parte das vezes, no entanto, a recomposição da volemia é feita com soro fisiológico. Como a concentração de sódio dessa solução (154 mmol/L) é mais alta, nesses casos, do que a do plasma, sua infusão tende a corrigir tanto a volemia como a hiponatremia.

Além da reposição de fluido, pode ser necessário corrigir a hiponatremia com uma solução de NaCl a 3%. São três as situações em que essa conduta se impõe: 1) o paciente apresenta sintomas neurológicos atribuíveis à hiponatremia; 2) a concentração plasmática de sódio é menor que 125 mmol/L; 3) o quadro iniciou-se há menos de 48 horas. No entanto, deve-se ter extremo cuidado com a velocidade de correção, uma vez que, se a instalação da hiponatremia tiver sido lenta o suficiente, as células do SNC ter-se-ão acomodado por meio da extrusão de solutos (osmolitos), baixando sua pressão osmótica sem aumentar de volume. Se a correção da hiponatremia for intempestiva, poderá haver deslocamento rápido de água dos neurônios para o espaço extracelular, causando destruição da camada de mielina dos neurônios, principalmente na ponte (mielinólise pontina), o que pode trazer sequelas neurológicas graves e irreversíveis. Como regra empírica, a correção da concentração plasmática de sódio nunca deve exceder 8 mmol/L/dia, o que pode ser obtido com uma infusão contínua de NaCl a 3%, 36 mL/hora, totalizando cerca de 860 mL, ou 430 mmoL de sódio em 24 horas.

No caso específico da doença de Addison, deve-se corrigir a deficiência hormonal com hidrocortisona e, para repor a ação mineralocorticoide, fludrocortisona por VO.

Desidratações hipernatrêmicas

Nas desidratações hipernatrêmicas, o déficit de água é desproporcionalmente maior do que o de sódio. Tudo se passa como se houvesse perda de uma solução cuja concentração de sódio é menor do que a plasmática.

Causas de desidratações hipernatrêmicas

Extrarrenais

» Baixa ingestão de fluidos: hipodipsia ou adipsia. É uma causa importante de hipernatremia, principalmente em idosos, em quem a sensação de sede pode estar comprometida em associação com demência ou acidentes vasculares encefálicos (AVE) anteriores.

» Sudorese excessiva, como em estados febris, na exposição prolongada a altas temperaturas ou após exercícios físicos extenuantes, como maratonas (curiosamente, essas situações podem gerar a condição exatamente oposta: desenvolvimento de hiponatremia grave decorrente do excesso de zelo na reposição de água, com taxas de ingestão que podem chegar a vários litros em curto intervalo de tempo).

» Perdas através dos pulmões (perdas imperceptíveis, ou "insensíveis"), em casos de febre alta (principalmente pela sudorese durante a resolução dos picos febris) e/ou taquipneia.

» Vômitos (conforme descrito anteriormente).

» Queimaduras extensas (por perda transdérmica de fluido).

Perdas renais

As diureses osmóticas, especialmente no caso da cetoacidose diabética, provocam hipernatremia em razão do aporte aumentado de sódio aos segmentos diluidores. Deve-se lembrar que, conforme observado anteriormente neste Capítulo, a hiperglicemia, isoladamente, tende a provocar hiponatremia, de modo que o resultado final depende de qual desses mecanismos predomina. É possível que a hiponatremia seja dominante no início do quadro e que a hipernatremia prevaleça em fases mais tardias, quando a mobilização de água ao compartimento extracelular, que não pode perdurar indefinidamente, tende a cessar. Diureses osmóticas também podem resultar da produção excessiva de ureia, por sobrecarga proteica ou de aminoácidos, hipercatabolismo, reabsorção de hematomas extensos ou sangramento digestivo.

No caso do diabetes *insipidus* (DI) central, por lesão hipofisária, e no do DI nefrogênico (por uso de lítio, hipocalemia ou hipocalcemia), a desidratação hipernatrêmica resulta de um déficit exclusivo de água, uma vez que são excretados grandes volumes de urina diluída em virtude da falta de ação do HAD, sem perda de sódio (ao contrário, pode até haver retenção se a volemia estiver diminuída). É evidente que, para que o quadro se instale, é necessário que a ingestão de água não acompanhe a excreção, por distúrbio do centro da sede ou alteração do nível de consciência do paciente.

Diagnóstico diferencial das desidratações hipernatrêmicas

Não há muitas situações que mimetizem as desidratações hipernatrêmicas, uma vez que o aumento da concentração de sódio no plasma deriva quase sempre de um déficit de água proporcionalmente maior do que o de sódio. Hipernatremias em adultos por excesso de ingestão de sódio são raríssimas, uma vez que o centro da sede é fortemente estimulado por pequenos aumentos da osmolaridade plasmática. No entanto, essa condição pode ocorrer em lactentes, que não têm acesso à água e, além disso, não conseguem ainda concentrar adequadamente a urina. Nesses casos, a única manifestação "clínica" possível é o choro.

No caso específico do DI, o diagnóstico pode ser estabelecido pela observação de poliúria com osmolaridade urinária baixa em presença de hipernatremia.

Diagnóstico diferencial entre DI central e nefrogênico

Para discernir entre as duas formas de DI, é possível, em princípio, dosar o HAD no plasma. No entanto, conforme observado anteriormente, esse recurso dificilmente está disponível, sendo pouco utilizado na prática clínica, assim como a dosagem do precursor do HAD, a copeptina.

Um teste terapêutico simples é a administração de DdAVP (acetato de desmopressina), um análogo do HAD, 10 µg por via intranasal. Se a osmolaridade urinária continuar baixa, trata-se de DI nefrogênico. Se subir logo após o procedimento, o diagnóstico é de DI central, e o uso crônico do DdAVP está indicado. Nesse caso, no entanto, é importante restringir a ingestão de fluido para evitar a instalação abrupta de uma hiponatremia que pode ter consequências graves.

Diagnostico diferencial entre DI e polidipsia primária

Pode ser difícil distinguir entre essas duas condições, uma vez que ambas se caracterizam por poliúria e polidipsia. Como na DI a poliúria precede a polidipsia, é possível que a osmolaridade plasmática esteja ligeiramente elevada nesses casos, enquanto a polidipsia primária exibe a tendência oposta. No entanto, essas variações são limitadas e podem situar-se dentro da margem de erro do método de mensuração da osmolaridade.

A anamnese tem pouca utilidade diagnóstica, enquanto a fração de excreção de sódio pouco informa: tende a se reduzir na DI por causa de uma pequena retração da volemia e a se elevar ligeiramente na polidipsia primária, mas essas variações são limitadas e não chegam a extravasar os limites da faixa normal, apresentando reduzido valor diagnóstico.

Um teste clínico simples consiste na determinação da osmolaridade urinária antes e depois de um período de 2 a 4 horas de restrição hídrica. Se houver um aumento significativo, o diagnóstico é de polidipsia primária; se a urina continuar diluída, estamos diante de uma DI. Esse teste tem de ser realizado com cuidado porque, se se tratar de uma DI, a falta de ingestão de água em face de uma poliúria persistente pode agravar a hipernatremia e causar manifestações clínicas graves.

Manifestações clínicas das desidratações hipernatrêmicas

Nas desidratações hipernatrêmicas, a pressão osmótica elevada "puxa" água do espaço intracelular, atenuando muito a contração do volume extracelular. Assim, os sintomas e sinais de hipovolemia são relativamente leves ou podem nem ocorrer. Em contrapartida, as manifestações de desidratação celular, como mucosas secas, olhos encovados e perda do turgor cutâneo, podem ser acentuadas.

Em contraste com as relativamente modestas alterações hemodinâmicas, as manifestações neurológicas das desidratações hiperrnatrêmicas podem ser exuberantes, iniciando-se com irritabilidade e progredindo para sonolência, confusão mental e convulsões. Mais grave, a contração das células do SNC em virtude da força osmótica tende a diminuir o volume do encéfalo. Como as meninges são tracionadas nesse processo, os vasos que a percorrem podem se romper, ocasionando hemorragia meníngea, com comprometimento motor, coma e até mesmo morte.

Tratamento das desidratações hipernatrêmicas

Se houver sinais de hipovolemia, a reposição deve ser feita com soro fisiológico endovenoso. Como a concentração de sódio dessa solução é 154 mmol/L, sua infusão tende a baixar a concentração plasmática de sódio ou, na pior das hipóteses, a mantê-la.

Uma vez corrigida a anormalidade hemodinâmica, e a persistir a hipernatremia, deve-se administrar água por via oral se possível. Se o paciente não estiver em condições de ingerir água, ou se manifestar sintomas/sinais de alteração neurológica, deve receber soro glicosado a 5%, ou uma mistura de soro glicosado e soro fisiológico. Em qualquer caso, a correção da hipernatremia não deve ser intempestiva. Se o distúrbio houver tido início há menos de 48 horas, a velocidade de correção da concentração de sódio não deve superar 1 mmol/L/hora. Caso se trate de um processo crônico, a reposição deve ser ainda mais lenta, a 0,5 mmol/L/hora, ou 10 mmol/L/dia, porque as células cerebrais aumentam sua osmolaridade sintetizando moléculas osmoticamente ativas (osmolitos). Se a concentração de sódio no espaço extracelular cair abruptamente, pode se desenvolver um edema cerebral, como nas hiponatremias.

Conforme mencionado anteriormente, o diabetes *insipidus* central é tratado com DDAVP, 10 mg por via intranasal, duas vezes/dia, ou por via oral (comprimidos de 0,1 mg, três vezes ao dia). Em qualquer caso, a ingestão de fluidos deve ser cuidadosamente monitorada, uma vez que o HAD circulante não está sob controle da neuro-hipófise, o que limita a excreção de água e pode ocasionar uma hiponatremia.

Uma medida que pode amenizar os efeitos do diabetes *insipidus* nefrogênico é a administração de tiazídicos, conforme já observado. Por mecanismos ainda não totalmente esclarecidos, essas drogas promovem a inserção da aquaporina-2 (AQ2) na membrana luminal das células do segmento de conexão e do duto coletor, compensando parcialmente a falta de resposta ao HAD.

No caso específico do diabetes *insipidus* nefrogênico causado pelo uso de lítio, um recurso que pode ser utilizado é a administração da amilorida. Essa droga bloqueia o canal ENaC do segmento de conexão e duto coletor, impedindo a entrada do lítio e consequentemente seu efeito tóxico específico, que é o de antagonizar a ação do HAD por diminuir a inserção da aquaporina-2 na membrana luminal dessas células. Dessa forma, a resposta ao HAD é restaurada.

Considerações finais

A abordagem das desidratações exige que sejam considerados não só os dados clínico-laboratoriais, como também todos os ganhos e todas as perdas de fluidos, inclusive por sondas e drenos.

É fundamental a obtenção e análise dos níveis sanguíneos dos principais eletrólitos, e não apenas do sódio. O principal deles é o potássio, que pode estar diminuído em virtude de perdas renais ou extrarrenais. Acidoses e alcaloses também podem complicar o quadro clínico-laboratorial de um paciente desidratado.

Se o paciente se apresentar em acidose metabólica, é essencial monitorar com extremo cuidado a taxa plasmática de potássio, uma vez que, em pH sanguíneo baixo, ocorre deslocamento ao compartimento extracelular, o que pode mascarar uma possível depleção desse íon (ver também o Capítulo 6 – Distúrbios do Equilíbrio Ácido-base). Ao corrigir a acidose, diretamente ou pela resolução do distúrbio primário, o potássio pode deslocar-se de volta ao espaço intracelular, causando abruptamente uma hipocalemia. Essa é uma consideração especialmente importante no caso da cetoacidose diabética, em que um pH sanguíneo muito baixo associa-se a perdas acentuadas de potássio por causa da diurese osmótica.

Os níveis plasmáticos de cálcio também podem estar diminuídos por perdas renais ou extrarrenais, o que pode até mesmo ocasionar um quadro de tetania.

Outra anormalidade possível nas desidratações é a hipomagnesemia, associada especialmente à síndrome de Gitelman e ao abuso de tiazídicos, uma vez que a regulação fina da reabsorção de magnésio ocorre principalmente no túbulo convoluto distal.

Somente essa abordagem abrangente pode garantir que um episódio de desidratação, ainda que grave, seja superado sem complicações.

Pontos principais

- As desidratações podem ser isonatrêmicas, hiponatrêmicas ou hipernatrêmicas, dependendo essencialmente da relação entre a perda de sódio e a de água.
- As desidratações isonatrêmicas são causadas por perdas isotônicas de sódio e água. Suas causas principais são as diarreias. Suas principais manifestações clínicas são relacionadas à hipovolemia. Seu tratamento consiste na administração de fluido isotônico.
- As desidratações hiponatrêmicas têm como causa principal a perda de fluido isotônico, por diarreia ou pela urina, com reposição somente de água devido à sede, além de retenção devido à produção excessiva de hormônio antidiurético. Suas manifestações clínicas decorrem da hipovolemia acentuada e de alterações neurológicas causadas por edema de células do Sistema Nervoso Central. Seu tratamento consiste na administração de fluido isotônico ou hipertônico, conforme a gravidade da hiponatremia. Cuidado especial deve ser observado com a velocidade da correção da natremia, especialmente se a condição tiver mais do que uns poucos dias de duração, já que uma correção excessivamente rápida pode causar dano neurológico irreversível.
- As desidratações hipernatrêmicas são causadas por perdas substanciais de água associadas a perdas de sódio escassas ou inexistentes. Podem ser extrarrenais, como na adipsia, taquipneia e sudorese excessiva; e renais, como no diabetes *insipidus* e nas diureses osmóticas. Suas manifestações hemodinâmicas são relativamente modestas, porque a pressão osmótica elevada retira água das células, minimizando a hipovolemia. Suas manifestações neurológicas são exuberantes e potencialmente fatais, refletindo a contração do volume do SNC. Seu tratamento deve ser feito com soro fisiológico, que ajuda a corrigir a hipovolemia e tende a baixar a concentração plasmática de sódio. Se necessário, deve-se administrar fluido hipotônico, por via oral ou parenteral, cuidando para que a velocidade de correção da natremia não exceda 1 mmol/L/hora, ou seja ainda mais lenta se a hipernatremia for crônica. O tratamento do diabetes *insipidus* central consiste na administração de análogos do HAD, enquanto o tratamento do diabetes *insipidus* nefrogênico com tiazídicos pode proporcionar alívio considerável.

Bibliografia consultada

Adrogué HJ; Madias NE. Hypernatremia. N Engl J Med 2000; 342: 1493-1499.

Qi Q. Hypernatremia. Clin J Am Soc Nephrol 2019; 14: 432-4.

Sterns RH. Disorders of plasma sodium – causes, consequences and correction. N Engl J Med 2015; 372: 55-65.

Verbalis JG; Goldsmith SR; Greenber A; et al. Diagnosis, evaluation and treatment of hyponatremia: expert panel recommendations. Am J Med 2013; 126 (Suppl 1): S1-42.

Zatz R; Stajjnbok J; Seguro AC. Desidratações. In: Zatz R; Seguro AC; Malnic G. Bases fisiológicas da nefrologia. Rio de Janeiro: Atheneu; 2011. p. 113-25.

Capítulo 2

Intoxicação Hídrica

Roberto Zatz
Antonio Carlos Seguro

Conceitos básicos e definição

Conforme descrito no Capítulo 1 – Desidratações, um adulto normal, com 70 kg, tem 60% de seu peso constituído por água, com cerca de dois terços (28 L) no espaço intracelular, enquanto os restantes 14 L situam-se no compartimento extracelular. Como a água distribui-se livremente entre esses dois compartimentos, a perda de fluido hipotônico pelo organismo (p. ex., em casos de diabetes *insipidus*) faz aumentar a pressão osmótica do meio interno, originando uma desidratação hipernatrêmica (Capítulo 1 – Desidratações). Na intoxicação hídrica, ocorre o inverso: a água acumulada pelo organismo dilui o meio interno e, como resultado da baixa pressão osmótica, grande parte desse volume chega ao compartimento intracelular, podendo causar edema cerebral e grave comprometimento neurológico.

Um adulto normal pode ingerir até 18 L de água/dia se a função renal e a capacidade de diluir a urina estiverem preservadas. Se isso ocorrer, o que é improvável (seria necessário consumir um copo de 200 mL a cada 10 minutos de vigília), o fluxo urinário pode chegar a 17 L/dia, com a osmolaridade urinária caindo a 50 mOsm/L ou menos.

Em condições fisiológicas, mesmo quando há necessidade de reter água, o processo de concentração da urina é precedido por uma diluição do fluido tubular na porção espessa da alça de Henle e no túbulo distal, que são impermeáveis à água, mas reabsorvem sódio ativamente. No segmento de conexão e no início do duto coletor, ocorre reabsorção de água de modo a que a osmolaridade do fluido tubular volte a igualar-se à do plasma. Somente nas porções seguintes do duto coletor é que a osmolaridade do fluido tubular ultrapassa a do plasma. A reabsorção de água nesses segmentos exige a presença do hormônio antidiurético (HAD), sem o qual o fluido tubular, ao invés de ser concentrado, é diluído em virtude da contínua reabsorção de sódio. É o que ocorre em situações de sobrecarga de água, em que a secreção de HAD cai a valores muito baixos, permitindo a excreção de uma urina hipotônica.

Definição de intoxicação hídrica

A intoxicação hídrica consiste no acúmulo de água no organismo, como consequência de um descompasso entre a ingestão hídrica e a capacidade renal de diluir a urina e eliminar água livre. A hiponatremia resultante (dilucional) pode provocar manifestações neurológicas graves e potencialmente letais. Por resultar de um acúmulo de água, a intoxicação hídrica está geralmente associada a uma volemia arterial efetiva normal ou até mesmo aumentada, o que facilita distingui-la de desidratações e condições como insuficiência cardíaca congestiva e cirrose hepática descompensada.

Epidemiologia da intoxicação hídrica

As hiponatremias por intoxicação hídrica constituem uma condição rara na população geral, mas sua prevalência pode ser considerável entre pacientes hospitalizados, particularmente naqueles com condições agudas, e mais ainda na população geriátrica. No entanto, a intoxicação hídrica pode manifestar-se em indivíduos previamente hígidos e assintomáticos. Uma das causas de intoxicação hídrica com esse perfil são os cânceres brônquicos e pulmonares, cuja prevalência é relativamente alta. Além disso, conforme assinalado mais adiante, a popularização de maratonas e eventos similares fez aparecer casos de intoxicação hídrica em pessoas hígidas, em virtude da ingestão excessiva de água visando prevenir desidratações.

Causas de intoxicação hídrica

1. **Ingestão hídrica excessiva:** a causa mais óbvia de intoxicação hídrica é a polidipsia primária, na qual o centro da sede está alterado por trauma ou processos expansivos intracranianos, a ponto de compelir o paciente a ingerir água continuamente mesmo diante de uma osmolaridade plasmática que não cessa de cair. No entanto, o desenvolvimento de hiponatremia grave por polidipsia primária é um evento extremamente raro se a função renal estiver normal, uma vez que seria necessário ingerir uma quantidade descomunal de água (18 L/dia ou mais).
   São menos raros, mas ainda assim infrequentes, os casos de intoxicação hídrica em praticantes de corridas de fundo, como maratonistas, alguns dos quais preocupam-se demasiadamente em evitar uma desidratação por sudorese, ingerindo quantidades excessivas de água durante e após o exercício (em intervalos que podem ser inferiores a 1 hora), independentemente da sensação de sede. Nesses casos, a instalação da hiponatremia é ainda facilitada pela perda de sódio com o suor, que pode ser considerável em corridas de longa duração.
2. **Capacidade reduzida de diluição urinária:** em certos casos, a intoxicação hídrica pode ocorrer com volumes muito inferiores a 18 L/dia por causa de uma dificuldade intrínseca, e clinicamente silenciosa, em diluir a urina de forma adequada e eliminar excessos de água livre. É o que ocorre, por exemplo, no hipotireoidismo e também na insuficiência adrenal. Nesta última, a carência de corticosteroides soma-se à hipovolemia causada pelo hipoaldosteronismo. Pacientes com doença renal crônica (DRC), que com frequência é oligossintomática ou assintomática, também podem apresentar dificuldade em excretar água livre. A capacidade de diluir a urina pode também ser afetada por medicamentos (ver adiante).
   Um caso especial de dificuldade em diluir a urina é representado pela *potomania*, que vem a ser o consumo excessivo de fluidos, em geral cerveja, associado

a déficit alimentar. Nesses pacientes, a ingestão de sódio é baixa, assim como a excreção urinária de osmóis. Assim, a capacidade de eliminar água livre, que depende da retirada de solutos da urina, fica limitada, resultando na instalação de uma hiponatremia.

3. **Síndrome da antidiurese inapropriada:** a causa mais importante e mais conhecida de intoxicação hídrica é a síndrome da antidiurese inapropriada (SAI), designação que, por ter um caráter mais amplo, tende a substituir a de "secreção inapropriada de hormônio antidiurético", que passa a ser um caso especial de SAI (ainda que seja o mais frequente).

As causas da SAI podem ser reunidas em três grupos principais:

A) **Secreção inapropriada do hormônio antidiurético (SIHAD):** de longe, a causa mais frequente e mais importante de intoxicação hídrica em indivíduos euvolêmicos ou hipervolêmicos (ou seja, não desidratados). Nesses casos, o organismo é incapaz de baixar adequadamente a produção de HAD, que fica "travada" em valores inadequadamente altos, impedindo a eliminação de uma urina diluída e promovendo, assim, retenção patológica de água livre e hiponatremia.

São causas de SIHAD:

- **Estimulação patológica direta da produção de HAD:** trauma craniano; tumores intracranianos; hemorragias intracranianas; meningites/encefalites e outros (abscessos cerebrais, doenças degenerativas etc.).
- **Produção ectópica de HAD:** tumores brônquicos ou pulmonares; tumores de cabeça e pescoço; outros tumores (gastrointestinais, geniturinários); uso de anestesia geral; cirurgias extensas; queimaduras extensas.

  Condições como a Insuficiência Cardíaca Congestiva, a Cirrose Hepática e, em parte, a síndrome nefrótica constituem casos especiais de SIHAD, nos quais o estímulo à produção inapropriada de HAD decorre do rebaixamento permanente da volemia arterial efetiva (ver também o Capítulo 1 – Desidratações).
- **Drogas que mimetizam ou facilitam a ação renal do HAD:**
  - Por inserir canais de água (aquaporina-2) no segmento de conexão e no duto coletor, independentemente da ação do HAD: tiazídicos; fluoxetina; carbamazepina e sildenafila.
  - Por inibir a síntese de prostaglandinas, aumentando assim a sensibilidade das células do segmento de conexão e do duto coletor ao HAD: anti-inflamatórios não esteroidais (diclofenaco, nimesulida, ibuprofeno etc.).
  - Por estimulação anômala à secreção do HAD: drogas neurolépticas (tricíclicos, fenotiazina, ácido valproico); ciclofosfamida (mecanismo pouco conhecido); *ecstasy* (metilenodioximetanfetamina, ou MDMA), uma droga "recreativa" ilícita que estimula também o centro da sede, resultando em hiponatremia particularmente grave.

B) **Síndrome da antidiurese inapropriada nefrogênica:** trata-se de uma rara mutação, com ganho de função, do receptor V2 do HAD, ocasionando a inserção exagerada de aquaporina-2 nas células principais do segmento de conexão e duto coletor, com consequente instalação de hiponatremia desde o nascimento.

Manifestações clínicas

As principais manifestações clínicas da intoxicação hídrica, frequentemente as primeiras a aparecer, são distúrbios neurológicos diretamente decorrentes da hiponatremia, como irritabilidade, convulsões e coma, podendo chegar ao óbito (ver também o Capítulo 1 – Desidratações). Outros sinais e sintomas podem refletir a doença primária, como tosse, cefaleia, dispneia, edema etc.

Avaliação clínico-laboratorial

Como em qualquer abordagem médica, a anamnese e o contexto clínico (pós-operatório, queimaduras, medicamentos em uso etc.) são de importância crucial para se chegar a um diagnóstico.

No exame físico, é essencial a medida do peso corpóreo, sua comparação com o peso habitual e sua evolução diária, no caso de pacientes internados. A medida da pressão arterial e a avaliação de hipotensão postural são também cruciais.

A bioquímica sanguínea pode revelar, além da hiponatremia e da baixa osmolalidade plasmática, níveis baixos de ureia e ácido úrico, decorrentes de maior rejeição tubular causada pela expansão de volume que ocorre nesses pacientes. As concentrações de potássio e bicarbonato tendem a permanecer na faixa normal. Como as concentrações de cloreto (e de sódio) estão baixas em consequência da diluição, o *anion gap* pode estar reduzido nesses pacientes. A determinação dos níveis de cortisol, T4 livre e de TSH pode ser decisiva para estabelecer a causa da dificuldade em diluir a urina. A dosagem no plasma do HAD (ou da copeptina, um peptídeo que faz parte da sua molécula precursora), embora potencialmente útil, não é usualmente realizada na maior parte dos centros médicos.

O exame do fluxo urinário e a determinação das concentrações urinárias de sódio e cloreto ajudam a avaliar o estado de hidratação do paciente. A medida da osmolaridade urinária e sua comparação com a plasmática são elementos diagnósticos importantes. É importante ressaltar que não é necessário que a osmolaridade urinária seja superior à plasmática para caracterizar uma dificuldade em diluir a urina. Deve-se lembrar que, em um contexto de hipo-osmolaridade plasmática, a resposta renal adequada é uma redução máxima da osmolaridade urinária, que deve se aproximar de 50 mOsm/L. Se, por exemplo, as osmolaridades plasmática e urinária forem 250 e 150 mOsm/L, a capacidade renal de eliminar água livre, mesmo em face de uma urina "tecnicamente" diluída, deve estar comprometida.

Nos casos de SIHAD, a realização de exames de imagem permite localizar formações eventualmente responsáveis pela produção ectópica de HAD.

Diagnóstico diferencial

A hiponatremia característica das intoxicações hídricas deve ser distinguida daquelas associadas às desidratações hiponatrêmicas (Capítulo 1 – Desidratações) ou aos estados de redução da volemia arterial efetiva, como a insuficiência cardíaca congestiva, a cirrose hepática descompensada e uma parte dos casos de síndrome nefrótica. Usualmente, não há problemas em se fazer essa distinção, contanto que a abordagem clínica seja adequada, desde a anamnese até os testes clínico-laboratoriais mais sofisticados.

Tratamento

Como em qualquer contexto médico, é indiscutível que a abordagem terapêutica das intoxicações hídricas deve ter por objetivo último o tratamento da doença de base, seja ela um tumor, seja uma falência da bomba cardíaca. No entanto, a presença de hiponatremia, por seus potenciais efeitos deletérios, exige decisões rápidas e de implementação imediata.

A limitação à ingestão de fluidos é uma medida eficaz e um elemento essencial na terapêutica das intoxicações hídricas. Se a concentração plasmática de sódio é superior a 130 mmol/L, a necessidade de intervenção rápida é menos premente, e a restrição hídrica pode bastar para controlar a situação.

Concentrações plasmáticas de sódio situadas entre 120 e 130 mmol/L exigem mais cuidado e medidas um pouco mais enérgicas, além da restrição hídrica. Um tratamento possível é a administração de um diurético de alça associado a comprimidos de cloreto de sódio, na tentativa de promover uma perda resultante de água, mas não de sódio. Outro tratamento preconizado é a administração de ureia, que tende a promover excreção de água em desproporção à de sódio.

Se a concentração plasmática de sódio for inferior a 120 mmol/L, o tratamento deve ser imediato, utilizando solução salina a 3%. É necessário extremo cuidado ao se instituir esse tratamento, especialmente se a hiponatremia for "crônica" (ou seja, se sua duração for superior a 48 horas). Nesse caso, as células do sistema nervoso central (SNC) podem ter-se adaptado à hiponatremia reduzindo sua pressão osmótica. Se houver uma elevação muito rápida da concentração plasmática de sódio, pode haver deslocamento de água do interior das células ao compartimento extracelular, o que pode resultar no estabelecimento da *mielinólise pontina*, uma complicação neurológica devastadora e irreversível que pode até mesmo conduzir a um desfecho letal. Por essa razão, o que se preconiza é que a taxa de elevação da concentração plasmática de sódio nunca exceda 10 mmol/L/dia, o que corresponde a uma velocidade de infusão de NaCl a 3% de no máximo 800 mL/dia.

A dimetilclortetraciclina e, especialmente, os vaptans (tolvaptan, conivaptan), uma nova classe de medicamentos também conhecida como "aquaréticos", inibem a ação do HAD por interagir com o receptor V2, sendo assim indicados em princípio para o tratamento das intoxicações hídricas que envolvem a ação inadequada desse hormônio. No entanto, essas drogas não estão disponíveis no Brasil.

Um equívoco frequente no tratamento da SAI é a administração de um volume considerável de solução fisiológica, na expectativa de que, por conter sódio em concentração superior à do plasma (154 mmol/L), essa solução atenue a hiponatremia. No entanto, se o paciente estiver expandido, como é comum na SAI, todo o cloreto de sódio administrado com a solução fisiológica será excretado rapidamente. Se, como é frequente nesses casos de antidiurese inadequada, a osmolaridade urinária for superior à da solução fisiológica, que é de 308 mOsm/L (2 × 154, porque o cloreto também é osmoticamente ativo), essa quantidade de cloreto de sódio será excretada em um volume menor do que o infundido, ou seja, haverá um ganho de água livre que agravará a hiponatremia, ao invés de mitigá-la. Por exemplo, se um paciente com osmolaridade urinária de 600 mOsm/L receber 1 litro de solução fisiológica, os 308 mOsm contidos na solução serão eliminados em um volume de urina de 308 mOsm/600 mOsm/L = 308/600 L = 513 mL. Portanto, o paciente reterá 1.000 mL - 513 mL = 487 mL, o que fará baixar ainda mais a osmolaridade de seu meio interno.

Pontos principais

- Na intoxicação hídrica, ocorrem acúmulo de água livre e diluição do meio interno, resultando em hiponatremia. A volemia arterial efetiva está normal ou aumentada.
- A intoxicação hídrica é comum em pacientes hospitalizados, mas pode ocorrer em indivíduos previamente hígidos.
- A principal causa de intoxicação hídrica é a síndrome da antidiurese inapropriada (SAI), causada principalmente por secreção inapropriada do HAD (SIHAD). Algumas deficiências hormonais e o uso de certos medicamentos podem predispor à SAI.
- As principais manifestações clínicas da intoxicação hídricas decorrem de alterações neurológicas causadas pela hiponatremia.
- A avaliação laboratorial da intoxicação hídrica consiste principalmente na determinação, no plasma e na urina, da concentração de sódio e da osmolaridade, além dos níveis circulantes de ureia, ácido úrico e hormônios adrenais e tireoidianos.
- No diagnóstico diferencial da intoxicação hídrica, devem ser consideradas as desidratações hiponatrêmicas e as condições que fazem baixar a volemia arterial efetiva; por exemplo, a insuficiência cardíaca congestiva.
- No tratamento das intoxicações hídricas, é fundamental a restrição à ingestão de fluidos. Medidas adicionais incluem a administração de diuréticos de alça com reposição de cloreto de sódio e a administração de ureia. A correção rápida da natremia exige a infusão de cloreto de sódio a 3%, a uma taxa não superior a 8 mmol/L/dia.
- O uso de solução fisiológica deve ser evitado tendo em vista a possibilidade de agravamento do quadro por retenção adicional de água.

Bibliografia consultada

Ayus JC; Arieff A; Moritz MI. Hyponatremia in marathon runners. N Engl J Med 2005; 353: 427-8.

Hoorn EJ; Zietse R. Diagnosis and treatment of hyponatremia: compilation of the guidelines. J Am Soc Nephrol 2017; 28: 1340-9.

Seguro AC; Magaldi AJB; Helou CMB; et al. Processamento de água e eletrólitos pelos túbulos renais. In: Zatz R; Seguro AC; Malnic G. Bases fisiológicas da nefrologia. Rio de Janeiro: Atheneu; 2021. p. 45-84.

Siegel AJ. Fatal water intoxication and cardiac arrest in runners during marathons: prevention and treatment based on validated clinical paradigms. Am J Med. 2015; 128: 1070-5.

Sterns RH. Disorders of plasma sodium – causes, consequences and correction. N Engl J Med 2015; 372: 55-65.

Verbalis JG; Goldsmith SR; Greenber A et al. Diagnosis, evaluation and treatment of hyponatremia: expert panel recommendations. Am J Med 2013; 126 (Suppl 1) S1-42.

Capítulo 3

Distúrbios do Potássio

Antonio Carlos Seguro
Roberto Zatz

Conceitos básicos

O K^+ é o principal íon do compartimento intracelular, onde exerce dois efeitos fisiológicos essenciais à sobrevivência da célula. O primeiro decorre do fato de que, como a membrana celular é preferencialmente permeável ao K^+, seu potencial de repouso (ao redor de 70 mV, com o interior da célula negativo) é determinado principalmente pelo quociente entre as concentrações intracelular e extracelular do íon. Em virtude dessa característica, as variações da concentração plasmática de K^+ influenciam profundamente o potencial de membrana, podendo originar arritmias graves. Por essa razão, o organismo desenvolveu mecanismos para manter a concentração extracelular de K^+ dentro de uma faixa estreita, que vai de 3,5 a 5 mmol/L. O segundo efeito fisiológico do K^+ decorre de sua alta concentração no interior da célula (150 mmol/L), que o torna o principal responsável pela manutenção do volume intracelular – um efeito análogo ao que o Na^+ exerce no espaço extracelular.

Como a concentração intracelular de K^+ é quase 40 vezes superior à extracelular (150 *versus* 4 mmol/L) e como o compartimento intracelular é duas vezes maior do que o extracelular, cerca de 90% do K^+ do organismo (algo como 4.000 mmoles) encontra-se no interior das células e apenas 2% (cerca de 65 mmoles) estão dissolvidos no plasma e no fluido intersticial (8% estão imobilizados no esqueleto). Essa configuração promove um vazamento contínuo de K^+ em direção ao compartimento extracelular. Essa forte assimetria e esse vazamento mantêm-se indefinidamente graças à ação ininterrupta da Na^+, K^+-ATPase existente em todas as membranas celulares, que devolve K^+ ao interior das células e delas retira Na^+. Esse arranjo não permite que haja movimentação resultante de K^+ entre os dois compartimentos, mantendo, assim, o *balanço interno* do K^+. Esse balanço pode ser quebrado por vários fatores que favorecem a entrada de K^+ nas células, sendo os mais importantes a insulina, os agonistas β-2-adrenérgicos e a alcalose metabólica. Como consequência, a ingestão de açúcar (que estimula a produção de insulina) e os exercícios físicos (que ativam o sistema simpático) podem baixar a concentração plasmática de K^+. Fatores que dificultam o vazamento de K^+ do interior das células ao compartimento extracelular exercem o mesmo efeito. Inversamente, falta de insulina, bloqueadores β-2-adrenérgicos e acidose metabólica tendem a promover a saída de K^+ do compartimento intracelular.

Para conservar a concentração extracelular de K^+ na faixa normal, é necessário ao organismo manter também o balanço externo do íon, ou seja, a quantidade de K^+ ingerida (50 e 150 mmol/dia, dependendo da dieta) deve igualar exatamente a que é perdida para o meio externo. Normalmente, 90% dessa perda é representada pela excreção urinária (45 a 135 mmol/dia), enquanto os 10% restantes (5 a 15 mmol/dia) são eliminados com as fezes. A parcela intestinal da excreção de K^+ não é regulada. Portanto, o controle da excreção renal de K^+ é a única maneira de ajustar a excreção de K^+, adequando-a à ingestão e perdas fecais do íon.

Cerca de 700 mmol/dia de K^+ são filtrados diariamente nos glomérulos. Aproximadamente dois terços dessa carga são reabsorvidos no túbulo proximal, enquanto outros 25% são recuperados na porção espessa da alça de Henle. Assim, a maior parte do K^+ filtrado é reclamada de volta antes do início do túbulo contorneado distal. Esse processo não é regulado e independe da quantidade de K^+ ingerida. Portanto, o ajuste fino da excreção urinária de K^+ ocorre no segmento de conexão e no duto coletor, onde o K^+ é secretado através de canais luminais específicos. A taxa de secreção tubular de K^+ é fortemente estimulada por dois fatores: o aporte de Na^+ a esses dois segmentos do néfron e a ação da aldosterona. Se houver carência de K^+, a regulação fina de sua excreção pode exigir a ação de uma K^+-H^+-ATPase, expressa nas células intercaladas do segmento de conexão e no duto coletor, a qual promove a reabsorção de K^+ em troca por H^+.

Hipocalemias

As hipocalemias, diagnosticadas quando a concentração plasmática de K^+ cai abaixo de 3,5 mmol/L, desenvolvem-se em decorrência de um balanço externo negativo de K^+ e/ou de uma transferência abrupta de K^+ ao compartimento intracelular.

Hipocalemias por perda externa de K^+

Falta de ingestão de K^+

Como o interior das células é rico em K^+, sempre existe alguma secreção de K^+, por menor que seja, no segmento de conexão e no duto coletor, assim como no cólon. Por essa razão, indivíduos que ingerem muito pouco K^+ podem desenvolver balanço negativo do íon e hipocalemia. No entanto, essa é uma ocorrência rara, uma vez que o K^+ é o cátion mais abundante na alimentação. Uma situação especial é a anorexia nervosa. Embora nesses casos o balanço negativo diário de K^+ seja discreto, a deficiência acumulada de K^+ pode adquirir grandes proporções ao longo de semanas ou meses, provocando hipocalemias graves e potencialmente fatais.

Diarreias

Nas diarreias, o volume de água excretado com as fezes pode estar 10 ou mais vezes aumentado em relação ao normal, ocasionando perdas substanciais de K^+. Se essa depleção ocorrer muito rapidamente, pode não haver tempo para que a queda na concentração plasmática de K^+ seja amenizada pela saída de K^+ do espaço intracelular, originando hipocalemias muito graves. No entanto, a ocorrência de hipocalemias profundas é mais comum nas diarreias crônicas, em que há tempo para que se acumulem grandes deficiências de K^+.

Um complicador frequente das hipocalemias causadas por diarreia é a ocorrência de acidose metabólica, resultante da perda de bicarbonato com as fezes. Conforme observado anteriormente, as acidoses metabólicas tendem a alterar o balanço interno de K^+, deslocando o íon do compartimento intracelular ao extracelular. Dessa forma, a hipocalemia é atenuada e a deficiência de K^+ é mascarada, o que pode causar hipocalemia grave se a acidose for corrigida antes que os estoques de K^+ sejam repostos (ver adiante).

A resposta renal à depleção de K^+ é uma previsível reação de conservação, com diminuição acentuada da secreção tubular e inserção da K^+, H^+-ATPase na membrana luminal das células intercaladas. Além disso, como vimos, a acidose metabólica associada tende a diminuir a concentração intracelular de K^+. Isso ocorre também nas células principais do segmento de conexão e duto coletor, o que contribui para limitar a saída de K^+ em direção ao lume.

Vômitos

Ao contrário do que prevê o senso comum, a perda direta de K^+ com vômitos ou por sonda nasogástrica aberta é modesta, uma vez que a concentração de K^+ no suco gástrico é relativamente baixa. A hipocalemia resultante da perda contínua de suco gástrico decorre principalmente da perda de ácido clorídrico e da consequente alcalose. Dois mecanismos explicam esse efeito. Em primeiro lugar, a alcalose promove, como vimos, um deslocamento de K^+ ao interior das células, à custa do K^+ extracelular. Além disso, o aumento do HCO_3^- plasmático faz aumentar sua carga filtrada, sem que sua reabsorção no túbulo proximal se eleve proporcionalmente, o que aumenta o aporte desse íon aos segmentos subsequentes. Como os segmentos finais do néfron não são adaptados para reabsorver grandes quantidades de HCO_3^-, este tende a ficar retido no lume, enquanto o íon Na^+ continua a ser reabsorvido. Como consequência, o lume se torna ainda mais negativo do que normalmente, "puxando" o K^+ e aumentando sua taxa de secreção (e de excreção). Como fator adicional, as perdas de água e sódio estimulam a produção de aldosterona, acelerando ainda mais a perda renal de K^+.

Portanto, as perdas renais resultantes da alcalose e da contração de volume contribuem decisivamente para a hipocalemia associada a perdas gástricas, enquanto a parcela devida diretamente à perda de fluidos digestivos é minoritária.

Perdas renais primárias

Os rins, responsáveis pela manutenção do balanço de K^+, podem, eles próprios, causar hipocalemia por perda externa. São várias as situações em que isso ocorre:

Uso crônico de diuréticos

Com exceção dos retentores de K^+, os diuréticos atualmente disponíveis provocam caliurese por elevar o aporte de Na^+ e o fluxo intraluminal de fluido ao segmento de conexão e ao duto coletor, aumentando, assim, a secreção de K^+ por esses segmentos. A depleção é mais profunda com o uso de tiazídicos: a administração diária de 50 mg de hidroclorotiazida provoca, em média, uma queda de 0,5 mmol/L do K^+ plasmático. Com a clortalidona, a queda pode ultrapassar 1 mmol/L. Embora os diuréticos de alça exerçam efeito natriurético mais potente, sua eliminação é mais rápida e, por isso, produzem quedas mais modestas do K^+

plasmático, em torno de 0,3 mmol/L. Isso ocorre porque sua taxa de depuração renal é maior do que a dos tiazídicos, o que faz sua eliminação se efetivar quase totalmente em cerca de 6 horas, enquanto os tiazídicos mantêm sua ação por 24 horas.

Embora o uso crônico de diuréticos usualmente decorra de recomendação médica, alguns pacientes fazem uso sub-reptício desses medicamentos (em geral, com a finalidade de perder peso), o que dificulta o diagnóstico da causa de uma eventual hipocalemia.

Hiperaldosteronismo

O hiperaldosteronismo, tanto o primário (tumores e hipertrofia da suprarrenal) como o secundário (em consequência de uma queda da volemia arterial efetiva, como na insuficiência cardíaca congestiva (ICC)) pode causar hipocalemia por aumentar a secreção de K^+ e também por favorecer o deslocamento de K^+ ao compartimento intracelular, por ação direta ou em decorrência da alcalose metabólica que provoca.

Doenças hereditárias

Na síndrome de Bartter, ocorre perda urinária contínua de Na^+, Cl^- e K^+, ocasionando um quadro persistente de desidratação e hipocalemia. Esses pacientes apresentam um defeito genético no transporte desses íons na porção espessa da alça de Henle, que pode afetar o cotransportador Na^+-K^+-2 Cl^- da membrana luminal, o canal de K^+ situado na mesma membrana, ou canais de Cl^- localizados na membrana basolateral, entre outras proteínas. Ocorre também hipercalciúria, uma vez que 25% do cálcio filtrado é reabsorvido nesse segmento. Tudo se passa como se o indivíduo fizesse uso contínuo de um diurético de alça.

Na síndrome de Gitelman, o defeito genético afeta o cotransportador Na^+-Cl^- característico do túbulo contorneado distal. Aqui, o paciente comporta-se como se fizesse uso crônico de um tiazídico, apresentando-se hipovolêmico e com hipocalemia. Sua excreção urinária de Ca^{++} é baixa, mimetizando novamente o efeito de um tiazídico. Essa característica pode ser útil quando se faz necessário distinguir entre as síndromes de Gitelman e de Bartter.

Na síndrome de Liddle, uma mutação torna os canais luminais de Na^+ característicos das células principais (ENaC) do segmento de conexão e duto coletor muito mais eficientes do que o normal. Com isso, a permeabilidade da membrana luminal ao Na^+ aumenta muito, com maior reabsorção desse cátion (e, consequentemente, hipertensão arterial) e maior secreção de K^+, causando hipocalemia. Tudo se passa como se a produção de aldosterona estivesse aumentada (na verdade, os níveis sanguíneos desse hormônio são deprimidos pela hipervolemia), tanto assim que essa condição é também conhecida como "pseudo-hiperaldosteronismo" do tipo I. Comportamento semelhante é observado na síndrome do excesso aparente de mineralocorticoide, enquanto no hiperaldosteronismo sensível a corticosteroides, como o nome indica, o erro genético provoca uma produção exagerada de aldosterona, que pode ser controlada por administração de corticosteroide exógeno.

Outras causas de depleção de K^+ por perda renal

O tratamento de micoses profundas com anfotericina B tem como um de seus efeitos colaterais a hipocalemia. A droga aumenta a permeabilidade ao K^+ da membrana luminal das células principais do segmento de conexão e duto coletor, facilitando sua saída para o lume e, portanto, a caliurese.

A deficiência de magnésio tem sido apontada como uma possível causa de hipocalemia de origem renal, por facilitar a saída de K^+ através de canais ROMK da membrana luminal do segmento de conexão e do duto coletor. É possível que a presença de hipomagnesemia, nem sempre detectada na abordagem clínica, explique muitos casos de hipocalemia sem causa aparente.

A acidose tubular renal distal é uma causa relativamente rara de hipocalemia grave. A anomalia parece decorrer do fato de que a secreção deficiente de H^+ no segmento de conexão e duto coletor obriga à saída de K^+ como carga positiva alternativa para compensar a reabsorção de Na^+. Na acidose tubular proximal também pode haver perda renal de K^+ em virtude da presença anômala de HCO_3^- nas porções finais do néfron. No entanto, a hipocalemia resultante é menos intensa porque a bicarbonatúria tende a desaparecer conforme a acidose reduz a carga filtrada de HCO_3^-.

A leptospirose íctero-hemorrágica (doença de Weil) pode se apresentar com hipocalemia moderada em 40% dos casos, embora provoque rebaixamento da função renal. A razão para a perda de K^+ é uma lesão do túbulo proximal, com limitação à reabsorção de Na^+ e consequente aumento do aporte desse cátion às porções finais do néfron, onde o aumento de sua reabsorção provoca maior secreção de K^+. A poliúria associada, que resulta de uma resistência do duto coletor ao hormônio antidiurético, também contribui para aumentar a secreção de K^+.

Hipocalemias por redistribuição de K^+

Conforme descrito anteriormente, o balanço interno de K^+ reflete a oposição entre a entrada ativa de K^+ nas células e sua saída através de canais de vazamento. Pequenos distúrbios desse arranjo podem acarretar variações abruptas na concentração plasmática de K^+, com sérias manifestações clínicas.

Por alcalose metabólica

Nas alcaloses metabólicas, a Na^+-K^+-ATPase das membranas celulares é estimulada por mecanismos ainda não totalmente esclarecidos, acelerando a entrada de K^+ no espaço intracelular. Além dessa quebra do balanço interno, o balanço externo de K^+ é também afetado: como a concentração de K^+ aumenta também nas células principais, a secreção de K^+ nos segmentos finais do néfron é acelerada, aumentando a perda renal do íon e contribuindo para agravar e perpetuar a hipocalemia. Descreve-se também uma interação complexa entre a saída de H^+ das células e a entrada de K^+, tudo se passando como se houvesse um acoplamento direto entre os dois movimentos. Nas alcaloses respiratórias também ocorre hipocalemia que, no entanto, é mais branda do que nas metabólicas. A razão para essa diferença é ainda incerta.

Por excesso de catecolaminas

As catecolaminas estimulam a Na^+-K^+ -ATPase das membranas celulares, promovendo, assim, o ingresso de K^+ às células e consequente hipocalemia por redistribuição. Esse mecanismo ajuda a explicar as hipocalemias associadas a situações de atividade simpática excessiva, como no feocromocitoma e no hipertireoidismo. As hipocalemias causadas por esse mecanismo podem também ter causa iatrogênica, no caso de pacientes asmáticos que fazem uso de β-2-adrenérgicos.

Paralisia periódica familiar

A paralisia periódica familiar hipocalêmica, uma condição hereditária rara com padrão autossômico recessivo, caracteriza-se por surtos de paralisia muscular, que pode ser flácida ou miotônica. Essa anomalia tem sido atribuída a um deslocamento abrupto de K^+ do compartimento extracelular ao intracelular, resultando em hipocalemia profunda. Em consonância com essa hipótese, tais episódios podem ser desencadeados por condições que sabidamente favorecem a entrada de K^+ nas células, como exercício exaustivo (ativação do simpático) e ingestão de açúcar (liberação de insulina). Além disso, parte desses casos associa-se com tireotoxicose e pode ser explicada por ativação anômala da Na^+-K^+-ATPase das membranas celulares por hormônios tireoidianos ou por hiperatividade simpática. Em outros casos, no entanto, os episódios de paralisia parecem ser causados por anomalias em canais iônicos voltagem-dependentes de células musculares esqueléticas, com impacto direto sobre a excitabilidade dessas células. A paralisia periódica familiar hipocalêmica é uma condição muito heterogênea, cujos mecanismos ainda estão longe de ser plenamente compreendidos.

Manifestações clínicas das hipocalemias

A queda da concentração extracelular de K^+ hiperpolariza as membranas celulares. Com isso, a contração muscular, que depende da despolarização dessas membranas, torna-se mais difícil. Essa alteração eletrofisiológica é a base para as principais alterações clínicas associadas às hipocalemias: perda de força muscular e arritmias cardíacas.

A principal queixa de pacientes com hipocalemia grave é a sensação de "fraqueza". Essa adinamia muscular pode ser demonstrada por meio de exame neurológico e testes clínicos objetivos. Em casos mais graves, pode haver paralisia da musculatura periférica e, em situações extremas, até mesmo da musculatura respiratória. Outra complicação é a destruição de células musculares esqueléticas (rabdomiólise). A musculatura lisa visceral também pode ser afetada, com desenvolvimento de íleo paralítico ou retenção urinária.

As complicações cardíacas das hipocalemias, frequentes e potencialmente letais, também decorrem da hiperpolarização de membranas celulares. Como o K^+ é essencial à repolarização dos cardiócitos, as primeiras anomalias eletrocardiográficas incluem o achatamento da onda T e o aparecimento de uma onda U proeminente. Hipocalemias mais graves prolongam o intervalo QT e deprimem o segmento ST. A hiperpolarização ainda altera as velocidades de condução do impulso cardíaco, facilitando a instalação de taquicardias supraventriculares e ventriculares, que podem evoluir para fibrilação ventricular e assistolia.

As hipocalemias podem afetar diretamente os vasos renais, levando, por mecanismos ainda obscuros, a uma vasoconstrição que pode resultar em hipoperfusão renal e queda da taxa de filtração glomerular (TFG). Essas alterações predispõem ao desenvolvimento de IRA em situações de isquemia ou exposição a drogas nefrotóxicas. Outra complicação possível é a perda da capacidade de concentrar a urina, possivelmente por inibição parcial do cotransportador Na^+-K^+-$2Cl^-$ da porção espessa da alça de Henle, associada a uma inibição do HAD. Outros efeitos renais das hipocalemias são a vacuolização das células do túbulo proximal, um aumento da produção de amônio e o desenvolvimento de nefrite intersticial.

As hipocalemias podem também diminuir a secreção de insulina, causando intolerância à glicose. A depleção de K^+ pode ainda ocasionar uma alcalose metabólica, em virtude da ativação da K^+-H^+-ATPase nas células intercaladas, que conserva íons K^+ à custa de uma secreção inapropriada de íons H^+. Como a alcalose metabólica pode, por sua vez, provocar uma hipocalemia, conforme discutido anteriormente, instala-se um ciclo vicioso que só é quebrado quando as perdas de K^+ são devidamente repostas.

Avaliação clínico-laboratorial das hipocalemias

Em vista do tipo de queixa habitualmente manifestada pelos pacientes com hipocalemia, é evidente a importância do exame clínico, com ênfase especial para o exame neurológico. Em relação aos exames complementares, além da óbvia necessidade de avaliação eletrocardiográfica, é fundamental avaliar a função renal e determinar as concentrações sanguíneas dos principais eletrólitos, além da gasometria. É pertinente também a dosagem de creatinaquinase para diagnosticar uma eventual rabdomiólise.

Para distinguir entre hipocalemias por perda renal e extrarrenal, é útil a dosagem de K^+ na urina. Para avaliar com maior precisão a excreção urinária de K^+, é útil a determinação do gradiente transtubular de potássio (GTTK). Esse parâmetro leva em consideração a reabsorção de água nos segmentos finais do néfron, a qual pode dificultar a interpretação da concentração urinária de K^+. O GTTK é calculado pela equação $GTTK = (K_u/K_p)/U_{osm}/P_{osm}$, onde K_u e K_p representam as concentrações de K^+ na urina e no plasma, respectivamente, enquanto U_{osm} e P_{osm} dizem respeito às respectivas osmolaridades. Essa correção facilita a interpretação do K^+ urinário e informa com maior acurácia se a excreção urinária de K^+ é adequadamente baixa (indicando perda extrarrenal de K^+ e retenção renal) ou não (mostrando que a perda de K^+ origina-se nos próprios rins). Por convenção, considera-se que valores baixos para o GTTK são os inferiores a 3 e os altos os que excedem 8, enquanto os valores intermediários são inconclusivos e exigem avaliação adicional. É importante lembrar mais uma vez que, nas hipocalemias por hiperemese, perde-se mais K^+ pela urina, com o GTTK superando 8, do que pelo próprio vômito. Como sempre, a compreensão da fisiopatologia é fundamental para uma abordagem clínica adequada.

Diagnóstico diferencial das hipocalemias

As manifestações clínicas das hipocalemias podem ser facilmente confundidas com distúrbios neurológicos que se manifestam por adinamia muscular, tais como doenças degenerativas ou autoimunes (esclerose múltipla, esclerose lateral amiotrófica), compressão medular por tumores ou processos inflamatórios, doenças infecciosas ou vasculares, entre outras. Doenças musculares ou neuromusculares (distrofia muscular, miastenia *gravis*) também podem manifestar-se dessa forma. Por essa razão, é fundamental a avaliação do K^+ plasmático em pacientes com esse tipo de quadro clínico. Por um raciocínio semelhante, a determinação do K^+ plasmático é essencial em pacientes que se apresentam com arritmias cardíacas.

Tratamento das hipocalemias

Além da correção do distúrbio primário (estancamento de vômitos ou diarreia, suspensão de diuréticos, correção de alcalose etc.), o tratamento e a prevenção das hipocalemias repousam sobre dois esteios: 1) reposição de K^+; 2) administração de retentores de K^+.

Reposição de K^+

A reposição de K^+ é uma providência óbvia no tratamento das hipocalemias, sendo indicada até mesmo quando a causa do distúrbio é um deslocamento de K^+ ao compartimento intracelular. No entanto, é necessário cuidado para evitar uma hipercalemia iatrogênica. Em primeiro lugar, mesmo em hipocalemias graves, a infusão de K^+ (em solução com até 100 mmol/L) não pode, em hipótese alguma, ultrapassar a taxa de 40 mmol/hora, ou um máximo diário de 250 mmol. A razão para essa limitação é que o K^+ infundido não chega instantaneamente ao compartimento intracelular, uma vez que a capacidade de transporte da Na^+-K^+-ATPase das membranas celulares é finita. Se a velocidade de reposição for excessiva, pode haver acúmulo temporário de K^+ no espaço extracelular, com desenvolvimento de uma hipercalemia potencialmente fatal.

Outra medida de cautela com relação à reposição de K^+ diz respeito ao tratamento de uma eventual acidose metabólica associada à hipocalemia. Conforme observado anteriormente, nas acidoses o K^+ tende a se deslocar do compartimento intracelular ao extracelular, o que pode atenuar a hipocalemia. Com a correção da acidose, esse deslocamento é revertido, o que pode desmascarar a deficiência de K^+, resultando em uma hipocalemia grave. Por essa razão, é fundamental nesses casos monitorar o K^+ plasmático e corrigir, com a rapidez possível, as perdas desse íon.

Administração de retentores de K^+

São dois os diuréticos retentores de K^+ disponíveis na farmacopeia brasileira: 1) o amiloride, que bloqueia os canais ENaC de Na^+ nas células principais e diminui a negatividade luminal, limitando, assim, a secreção de K^+ por essas mesmas células; 2) a espironolactona, que diminui a secreção de K^+ por bloquear o receptor da aldosterona, impedindo esse hormônio de exercer sua ação nas células principais. É preciso cautela no uso desses agentes, especialmente se houver reposição simultânea de K^+, tendo em vista o risco de se desenvolver uma hipercalemia. Essa ressalva é particularmente importante no caso da espironolactona, uma vez que, por envolver síntese proteica, a ação desse medicamento pode persistir por dias após sua suspensão.

Hipercalemias

Define-se hipercalemia como a elevação da concentração plasmática de K^+ acima de 5 mmol/L. As hipercalemias se instalam sempre que um dos balanços de K^+ já descritos, externo ou interno, torna-se positivo.

Hipercalemias por retenção renal de K^+

Em indivíduos com função renal normal, a instalação de uma hipercalemia só é possível por infusão endovenosa, já que mesmo uma ingestão altamente exagerada de K^+ é rapidamente eliminada por aumento de secreção nas porções finais do néfron. Assim, as hipercalemias por quebra do balanço externo de K^+ são sempre causadas por alterações da capacidade renal de excretar esse íon. Essa limitação pode resultar de uma redução global da função renal (insuficiência renal) ou por alterações da função tubular.

Injúria renal aguda

Na injúria renal aguda, a TFG cai abruptamente a valores muito baixos, o que de imediato limita severamente a capacidade secretora dos rins em virtude da queda do fluxo intraluminal e do aporte de sódio às porções finais do néfron. Se, além disso, houver necrose tubular aguda, a secreção de K^+ será prejudicada ainda mais, em virtude da destruição celular e também da micro-obstrução e do retrovazamento que caracterizam essa condição e impõem um obstáculo adicional à chegada de Na^+ aos segmentos secretores. Para complicar ainda mais o quadro, pode haver nesses pacientes deslocamentos súbitos de K^+ do espaço intra ao extracelular, como resultado de hemólise, rabdomiólise, catabolismo aumentado ou acidose metabólica.

Doença renal crônica

Na doença renal crônica, ocorre uma destruição progressiva dos néfrons, com perda insidiosa de função renal. Assim, os néfrons remanescentes dispõem de tempo para aumentar em várias vezes sua capacidade de excretar K^+. O cólon sofre adaptação semelhante, embora menos acentuada do que a renal. Graças a esses mecanismos, o indivíduo mantém-se em balanço de K^+, só desenvolvendo hipercalemia em fases muito avançadas da doença (alguns nem chegam a fazê-lo porque entram em programa de diálise crônica por outros motivos, como hipervolemia). No entanto, certas condições podem predispor à retenção de K^+. Por exemplo, alguns pacientes com nefropatia diabética desenvolvem hipoaldosteronismo hiporreninêmico, o que pode dificultar muito a secreção de K^+ e antecipar em vários anos o aparecimento de hipercalemia. Em outros, a dificuldade em excretar o íon advém do tratamento com anti-inflamatórios ou drogas retentoras de K^+ (ver adiante). Alguns pacientes com nefrite intersticial crônica podem apresentar-se em hipercalemia por disfunção tubular, especialmente se houver acidose metabólica concomitante. O desenvolvimento de hipercalemia pode ainda ser antecipado se a ingestão de K^+ for alta.

Deficiência de aldosterona

A aldosterona influencia profundamente a secreção tubular de K^+, estimulando, nas células principais, a atividade da Na^+-K^+-ATPase basolateral e, na membrana luminal, o número de canais ENaC. Na ausência desses efeitos, estabelece-se um balanço positivo de K^+, que pode causar hipercalemias graves, agravadas pela presença simultânea de hipovolemia e acidose metabólica, também elas consequentes à falta de aldosterona.

O hipoaldosteronismo pode decorrer de uma deficiência global da suprarrenal (doença de Addison), como resultado da destruição parcial ou total da glândula por processos infecciosos, com baixa produção de aldosterona e glicocorticoides. Pode também resultar de deficiências enzimáticas específicas, que impedem a adequada biossíntese dos hormônios da suprarrenal.

Hipercalemias iatrogênicas

Conforme mencionado anteriormente, dois grandes grupos de drogas são capazes de provocar hipercalemia semelhante à causada por estados de hipoaldosteronismo: os supressores do sistema renina-angiotensina-aldosterona (SRAA) (inibidores da enzima conversora e bloqueadores do receptor de angiotensina-2) e os bloqueadores do canal luminal de Na^+ (ENaC), como a amilorida. São especialmente suscetíveis os pacientes com DRC, em consequência da limitação do número de néfrons.

Os diuréticos retentores de K^+ também podem causar hipercalemia por dificultar ou antagonizar os efeitos da aldosterona, o que é autoevidente no caso da espironolactona. Os bloqueadores do canal ENaC, como o amiloride e o triamterene, impedem a entrada de Na^+ nas células principais do segmento de conexão e do duto coletor, limitando, assim, a secreção de K^+. Por essa razão, o uso dessas drogas, como o dos inibidores do SRAA, exige cuidado e monitoramento atento, especialmente em pacientes com função renal rebaixada, e é contraindicado quando a TFG cai a menos de 20% do valor normal. O antimicrobiano trimetoprim, utilizado em associação com uma sulfa no tratamento de vários tipos de infecção bacteriana, exerce um efeito retentor de K^+ semelhante ao do amiloride, presumivelmente por bloqueio do mesmo canal iônico. Por esse motivo, o uso desse medicamento requer cuidados semelhantes àqueles empregados no tratamento com os retentores de K^+.

Os anti-inflamatórios não hormonais também podem induzir hipercalemia em pacientes com função renal rebaixada, presumivelmente como resultado da redução da TFG e também do bloqueio da produção de prostaglandinas, com consequente redução do estímulo à síntese de renina e produção de angiotensina-2 e aldosterona. O uso dessas drogas é contraindicado na DRC.

Os inibidores da calcineurina, como a ciclosporina e o tacrolimus, diminuem discretamente a atividade da Na^+-K^+-ATPase das membranas celulares, bem como o número de receptores para a aldosterona nas células principais, podendo favorecer a retenção de K^+.

Hipercalemias por redistribuição de K^+

Acidoses

Conforme discutido anteriormente, as acidoses podem causar grandes deslocamentos de K^+ do compartimento intra ao extracelular, especialmente no caso das acidoses hiperclorêmicas (com *anion gap* normal). As acidoses orgânicas, como a láctica, causam hipercalemias menos intensas, possivelmente em razão da maior facilidade de os ânions orgânicos ingressarem no espaço intracelular, arrastando consigo os íons K^+. Uma exceção é a cetoacidose diabética (ver adiante). Nas acidoses respiratórias, a hipercalemia também é modesta comparada às que se associam às acidoses metabólicas hiperclorêmicas. A razão para essa discrepância é desconhecida.

Deficiência insulínica

A cetoacidose diabética pode provocar hipercalemia por deslocamento de K^+ do espaço intra ao extracelular. Colaboram para esse efeito a própria falta de insulina e a hiperosmolaridade causada pela hiperglicemia (na ausência de insulina, a glicose passa a ter poder osmótico). Contribui ainda para o quadro a própria acidose metabólica, embora o efeito desta última seja relativamente modesto por se tratar de uma acidose orgânica. É importante notar que a cetoacidose diabética promove uma acentuada perda renal de K^+ em decorrência da rejeição proximal de Na^+ e do consequente aumento do aporte de Na^+ às porções finais do néfron. No entanto, o efeito dessa perda é amplamente compensado pelo deslocamento de K^+ ao compartimento extracelular, de tal forma que a concentração plasmática do íon pode até estar elevada, a despeito da perda externa.

No tratamento da cetoacidose diabética, é fundamental considerar que, com a correção da deficiência insulínica e da própria acidose, há uma forte movimentação de K^+ de volta ao espaço intracelular. Como a descompensação havia resultado em uma deficiência acentuada de K^+, existe o risco de hipocalemia grave ao se corrigirem os fatores que a mascaravam. Portanto, é necessária nesses casos uma reposição de K^+ que poderíamos considerar preventiva. Preocupação semelhante deve cercar o tratamento das diarreias associadas a acidose metabólica.

Administração de betabloqueadores

Conforme mencionado anteriormente, os receptores β-2-adrenérgicos facilitam o ingresso de K^+ nas células. Assim, betabloqueadores inespecíficos (ou seja, que bloqueiam igualmente receptores α e β), como o propranolol, tendem a elevar modestamente a concentração plasmática de K^+. Em pacientes com DRC, a hipercalemia resultante pode atingir níveis alarmantes, o que torna preferível, nessas condições, o uso de antagonistas β-1-específicos, como o atenolol.

Hipercalemias por destruição maciça de células

Síndrome do esmagamento (crush syndrome)

Essa síndrome ocorre em situações catastróficas como acidentes automobilísticos graves e, especialmente, desabamentos de edifícios. Nesses casos, a destruição maciça de células musculares despeja na circulação, de forma abrupta, quantidades enormes de K^+, oriundas do interior dos miócitos, elevando instantaneamente a calemia a valores que podem chegar a 10 mmol/L em casos extremos. O quadro é ainda agravado se houver também, como é frequente nesses casos, injúria renal aguda, como complicação de hipovolemia ou da própria mioglobinúria.

Rabdomiólise

Em sua maioria, as rabdomiólises decorrem de agressão mecânica ou química às células musculares esqueléticas, como traumas, exposição a peçonhas, infecções e uso de certos medicamentos, principalmente as estatinas. As principais consequências das rabdomiólises – hipercalemia e injúria renal aguda por mioglobinúria – são semelhantes às da síndrome do esmagamento.

Hemólises

As hemólises maciças, como as associadas a transfusões de sangue incompatível e às anemias hemolíticas graves, podem promover hipercalemia transitória por destruição abrupta e simultânea de um grande número de hemácias, com liberação de uma carga considerável de K^+ para a circulação. Também no caso das hemólises, a hipercalemia pode se agravar se ocorrer injúria renal aguda em decorrência da hemoglobinúria.

Quimioterapia de neoplasias

O tratamento quimioterápico de neoplasias, especialmente linfomas e leucemias, acarreta a lise súbita de um grande número de células, provocando uma liberação maciça de K^+ para o meio extracelular, o que pode causar hipercalemia, especialmente em pacientes com função renal reduzida.

Pseudo-hipercalemia

A concentração plasmática de K^+ pode estar falsamente elevada em decorrência de procedimentos inadequados na coleta e/ou manuseio de amostras sanguíneas, como a aplicação de sucção excessiva, com formação de bolhas e contaminação do soro com K^+ em virtude da hemólise (esse erro tende a desaparecer com o uso disseminado de tubos coletores a vácuo). A concentração sérica de K^+ também pode ser falsamente elevada pela aplicação prolongada de um garrote para facilitar a coleta de sangue. Em alguns pacientes, a permeabilidade da parede das hemácias a K^+ *in vitro* é alta, permitindo a rápida saída do íon após a coleta. Finalmente, amostras de sangue contendo altas contagens de leucócitos ou plaquetas podem ser contaminadas com o K^+ ali contido. A adoção de procedimentos técnicos adequados durante a coleta de sangue e a imediata centrifugação da amostra ajudam a prevenir esses erros. Em qualquer caso, o clínico deve permanecer atento a possíveis inconsistências e solicitar repetição de testes se houver dúvidas.

Outras causas de hipercalemia por quebra do balanço interno de K^+

Além das situações já mencionadas, o deslocamento anômalo de K^+ do compartimento intracelular ao extracelular pode ser causado por:

A) Intoxicações por digitálicos, que podem inibir a Na^+-K^+-ATPase das membranas celulares e dificultar a retirada de K^+ do compartimento extracelular. No entanto, esses casos tornam-se mais raros à medida que esses compostos caem em desuso.

B) Exercícios exaustivos (como maratonas) durante os quais grandes quantidades de K^+ podem deixar as células musculares esqueléticas.

C) Tratamento com relaxantes musculares despolarizantes como a succinilcolina, utilizada em cirurgias extensas.

D) Paralisia periódica hipercalêmica, uma rara condição hereditária caracterizada por crises de hipercalemia e paralisia muscular, possivelmente associadas à despolarização das células musculares esqueléticas, com rápido efluxo de K^+, talvez por uma disfunção da Na^+-K^+-ATPase. Esse distúrbio não deve ser confundido com a paralisia periódica hipocalêmica, mencionada anteriormente. O fato de que ambas podem promover paralisia muscular reflete a complexidade do efeito do K^+ sobre a eletrofisiologia celular.

Manifestações clínicas das hipercalemias

Ao contrário das hipocalemias, as hipercalemias trazem poucos sintomas – uma arritmia grave pode ser sua primeira manifestação clínica. Por essa razão, é imperativo monitorar continuamente pacientes com hipercalemia persistente. A elevação da concentração de K^+ no compartimento extracelular promove arritmias porque causa despolarização das membranas celulares, o que acarreta dois efeitos principais: 1) aumento do automatismo dos miócitos, com aparecimento de focos ectópicos de estimulação; e 2) diminuição da velocidade de transmissão do estímulo, com a consequente instalação de bloqueios de condução. O processo de repolarização celular, dependente do efluxo de K^+, também é alterado. A combinação dessas três anomalias provoca uma série de distúrbios da eletrofisiologia cardíaca e alterações eletrocardiográficas. A primeira delas envolve a onda T, que assume um aspecto pontiagudo e simétrico ("em tenda"). Mais adiante, a onda P torna-se achatada e quase desaparece, o intervalo PR aumenta e o complexo QRS se alarga, com aprofundamento da onda S. Conforme o processo se agrava, pode se instalar uma taquicardia ventricular e o traçado pode assumir um aspecto senoidal, indicando a iminência de uma fibrilação ventricular ou mesmo de uma parada cardíaca. Embora exista certa correlação entre a magnitude da hipercalemia e a gravidade das alterações eletrocardiográficas, é comum a ocorrência de arritmias graves em pacientes com elevações relativamente moderadas da calemia, especialmente se esta se instalar abruptamente. Por essa razão, as hiperpotassemias devem ser consideradas anomalias de extrema gravidade, que requerem tratamento imediato.

As manifestações neuromusculares das hipercalemias são relativamente raras e pouco exuberantes, talvez por serem precedidas ou ofuscadas pelas alterações cardíacas, que tornam imperativa uma solução rápida. Em casos extremos, com concentrações séricas de K^+ superiores a 9 mmol/L, pode ocorrer paralisia flácida muscular, atingindo até mesmo a musculatura respiratória. Os mecanismos desse efeito ainda são obscuros.

Diagnóstico e diagnóstico diferencial das hipercalemias

Apesar da pobreza dos sintomas das hipercalemias, a anamnese e o exame físico são essenciais ao diagnóstico de sua causa, seja ela uma insuficiência adrenal, uma doença renal ou o uso de medicamentos. É fundamental também uma análise adequada de um painel de exames complementares, incluindo bioquímica sanguínea e urinária, além de exames de imagem.

Em vista da limitação de seus sinais e sintomas, o diagnóstico diferencial das hipercalemias restringe-se praticamente ao campo das arritmias cardíacas. Na verdade, pode-se inverter a afirmação: as hipercalemias constituem um diagnóstico diferencial obrigatório na abordagem das arritmias cardíacas, sendo obrigatória, nessas condições, a dosagem do K^+ plasmático.

Tratamento das hipercalemias

Dada a gravidade das arritmias que provocam, as hipercalemias exigem ação imediata que neutralize os efeitos eletrofisiológicos da hipercalemia, ao mesmo tempo que se utilizam manobras destinadas a remover K^+ do espaço extracelular.

Gluconato de cálcio

A providência mais rápida a se tomar em um caso de hipercalemia consiste em atacar diretamente seus efeitos sobre os cardiócitos. O cálcio antagoniza os principais efeitos eletrofisiológicos do K^+, reduzindo o automatismo cardíaco e aumentando a velocidade de condução do estímulo. Por ser também extremamente tóxico, o cálcio deve ser administrado com grande cautela, devagar e sob monitoração cardíaca. O gluconato de cálcio (10 mL de uma solução a 10%) deve ser administrado por via endovenosa, ao longo de 2 a 3 minutos. A infusão deve ser repetida em 5 minutos se necessário. Sua ação é imediata e dura cerca de 1 hora. Em pacientes que tomam digitálicos, a conduta deve ser ainda mais cautelosa: a solução deve ser diluída em 100 mL de soro glicosado a 5% e infundida durante 20 a 30 minutos.

Alcalinização do meio interno

A administração endovenosa de bicarbonato de sódio promove a entrada de K^+ nas células, reduzindo rapidamente sua concentração plasmática. Também aqui é necessário cuidado, para evitar que a alcalose metabólica resultante gere novo problema. A quantidade de bicarbonato a ser administrada por via endovenosa, durante 15 a 20 minutos, é calculada por uma fórmula simples: peso do paciente × 0,3 × (elevação desejada da $[HCO_3^-]$ plasmática). Espera-se que essa infusão surta efeito em 5 a 10 minutos e que persista por 2 horas. É necessária cautela com a possibilidade de edema pulmonar, particularmente em pacientes com insuficiência cardíaca congestiva e/ou insuficiência renal. É necessária também atenção para o risco de a alcalose metabólica favorecer a ligação de cálcio às proteínas plasmáticas, reduzindo abruptamente a concentração plasmática de cálcio ionizado, o que pode provocar tetania e até mesmo convulsões.

Insulina

A administração endovenosa de insulina facilita, como já mencionado, a entrada de K^+ nas células, constituindo-se em uma maneira simples e eficaz de reduzir em minutos a calemia. Evidentemente, é necessário administrar glicose concomitantemente para evitar a instalação de uma hipoglicemia. O procedimento mais comum é a infusão endovenosa de 100 mL de glicose a 50%, juntamente com 10 U de insulina simples, ao longo de 5 a 10 minutos. O efeito dessa associação se faz sentir em cerca de 30 minutos, atingindo um pico em 60 minutos e persistindo durante 4 a 6 horas. É necessária cautela porque sempre existe algum risco de hipoglicemia apesar da infusão simultânea de glicose.

Beta-adrenérgicos

Conforme mencionado anteriormente, os β-adrenérgicos promovem a entrada de K^+ nas células. Devem ser utilizados com cautela, uma vez que favorecem arritmias e dores anginosas, devendo ser evitados em pacientes com miocardiopatias ou com arritmias já instaladas. Podem ser administrados por inalação (p. ex., 10 mg de salbutamol em 5 mL de soro fisiológico, com pico de ação em 90 minutos), ou por via endovenosa (p. ex., 0,5 mg de salbutamol em 100 mL de soro glicosado a 5%, infundidos durante 15 minutos, com pico de ação aos 30 minutos).

Correção da retenção de K^+

Todas as manobras descritas até aqui têm por objetivo transferir K^+ do espaço extracelular ao intracelular ou, no caso do gluconato de cálcio, neutralizar a ação celular da hipercalemia. Esses efeitos permitem afastar temporariamente o risco de um desfecho desfavorável, mas para conjurar de modo permanente a ameaça, é necessário corrigir a disfunção que gerou a hipercalemia. Se o distúrbio primário é uma quebra do balanço interno, o tratamento é relativamente fácil: correção de acidose e/ou deficiência insulínica, suspensão de β-bloqueadores etc. Já os processos de retenção de K^+ exigem condutas específicas e igualmente enérgicas, as quais, no entanto, não têm efeito imediato sobre os níveis de K^+, sendo pouco úteis para o tratamento emergencial das hipercalemias.

Diuréticos

A administração de *diuréticos* não retentores de potássio (p. ex., furosemida 40 ou 80 mg EV) ajuda a estabelecer um balanço negativo de K^+ graças ao efeito caliurético dessas drogas. É necessário, porém, que os rins estejam funcionando, ainda que parcialmente, para que o diurético alcance seu sítio de ação, garantindo algum aporte de Na^+ aos segmentos secretores de K^+.

Análogos da aldosterona

Como a aldosterona aumenta a excreção de K^+, os análogos da aldosterona, como a fludrocortisona (Florinef®), são úteis no tratamento das hipercalemias, especialmente em caso de deficiência primária de mineralocorticoides. Como no caso dos diuréticos, há necessidade de tempo e de alguma função renal para que esse tratamento surta efeito. A fludrocortisona deve ser administrada na dose de 0,1 a 0,4 mg/dia por VO. É necessária cautela para evitar as possíveis consequências da retenção de sódio (hipertensão, edemas) provocada pela droga.

Resinas de troca iônica

A resina de troca iônica poliestirenossulfonato de cálcio (Sorcal®) reduz os níveis extracelulares de K^+, removendo-o do lume intestinal em troca por outros cátions. É eficaz na remoção do excesso acumulado de K^+, mas age de modo ainda mais lento do que os diuréticos e mineralocorticoides. A dose de Sorcal® geralmente utilizada é de 15 a 30 g, dissolvidos em 60 mL de água, por VO, a cada 6 horas, mas pode ser alterada para 15 g a cada 4 horas, se for necessário remover uma quantidade maior. O início da ação da resina ocorre em 1 a 2 horas, persistindo por 6 horas. A via retal pode ser utilizada nos casos de dificuldade de administração oral.

Diálise

Quando a hipercalemia decorre de injúria renal aguda ou doença renal crônica terminal, as medidas descritas podem não ser suficientes, ou pode ser impraticável mantê-las por um período prolongado. Nesses casos, torna-se necessário o uso de hemodiálise ou diálise peritoneal até a recuperação permanente da função renal, por remissão da doença (no caso da injúria renal aguda) ou por enxerto de um rim sadio (no caso da doença renal crônica avançada).

Prevenção da hipercalemia na doença renal crônica

Conforme já observado, é virtualmente impossível a indivíduos com função renal normal desenvolver hipercalemia por excesso de ingestão de K^+. Na injúria renal aguda, o tratamento é hospitalar e tem como base a manutenção cuidadosa do balanço não apenas de K^+, mas também de Na^+, água etc., além de diálise, quando necessário. Já os pacientes com DRC avançada (TFG < 30 mL/min/1,73 m^2) acompanhados em ambulatório, principalmente os portadores de nefropatia diabética, requerem cuidados especiais para prevenir a instalação ou o agravamento de hipercalemias e de suas complicações. Essas precauções devem ser ainda mais rigorosas se o paciente estiver em tratamento com um retentor de K^+, como os inibidores do SRAA e os antagonistas da aldosterona. As medidas rotineiras nesses casos são:

A) **Restringir a ingestão de potássio:** limitar o consumo de carnes e evitar o de frutas ricas em K^+, como banana-nanica, laranja-pera, mamão e manga, frutas secas em geral, nozes e outros alimentos de origem vegetal (espinafre, tomate, cenoura, brócolis, couve-flor, batata). Deve-se exercer bom senso ao adotar tais restrições, evitando comprometer em demasiado a qualidade de vida do paciente.

B) **Evitar o uso de anti-inflamatórios não hormonais:** podem provocar uma queda abrupta e irreversível da TFG e precipitar a necessidade de terapia de substituição renal.

C) **Administrar bicarbonato de sódio:** evita a instalação de acidose metabólica, que favorece o estabelecimento de uma hipercalemia. Há recomendação de tratar esses pacientes com bicarbonato mesmo na ausência de acidose clinicamente detectável, para tornar mais lenta a progressão da própria DRC.

D) **Utilizar diuréticos não retentores de potássio:** como os tiazídicos e os diuréticos de alça (úteis também no tratamento da hipertensão e do edema que esses pacientes costumam apresentar).

E) **Resinas de troca iônica:** embora eficientes, têm o inconveniente de serem caras e, em tratamentos prolongados, provocar obstipação intestinal.

Pontos principais

- O K^+ é essencial ao funcionamento da célula e à manutenção do potencial de membrana.
- Quase todo o K^+ do organismo está no compartimento intracelular. No entanto, é essencial manter sua concentração no compartimento extracelular dentro de uma faixa estreita.
- O organismo mantém um balanço externo de K^+ – entre a ingestão e a excreção do íon – e um balanço interno – entre os compartimentos intracelular e extracelular.
- Os rins são o principal regulador da excreção de K^+, por meio de secreção e, se necessário, reabsorção nas porções finais do néfron.
- A excreção renal de K^+ é profundamente influenciada pela ação da aldosterona, que acelera a secreção do íon nas porções terminais do néfron.
- Na alcalose metabólica, a excreção de K^+ aumenta; na acidose metabólica, ocorre o oposto.
- As hipocalemias podem ser causadas por perdas extrarrenais ou renais de K^+, ou por deslocamento do íon do espaço extracelular ao intracelular.
- As principais causas de perda extrarrenal de K^+ são de natureza gastrointestinal.
- As principais causas de perda renal de K^+ são o hiperaldosteronismo e o uso (ou abuso) crônico de diuréticos.
- As hipocalemias por redistribuição interna de K^+ são menos comuns e incluem as alcaloses metabólicas, o excesso de catecolaminas, o hipertireoidismo e a paralisia periódica familiar.
- As principais manifestações clínicas das hipocalemias são astenia e arritmias cardíacas.
- O tratamento das hipocalemias consiste basicamente na reposição cuidadosa do K^+ perdido e na administração de drogas retentoras de K^+.
- As hipercalemias são causadas por limitação à excreção renal de K^+ ou por redistribuição de K^+ do espaço intra ao extracelular.
- As principais causas de hipercalemia por retenção de K^+ são a IRA, a deficiência de aldosterona e o uso de drogas retentoras de K^+.
- As principais causas de hipercalemia por redistribuição são as acidoses, o uso de betabloqueadores e a deficiência insulínica.
- As hipercalemias são oligossintomáticas e sua primeira manifestação clínica pode ser uma arritmia cardíaca grave ou mesmo fatal.
- O tratamento de emergência das hipercalemias consiste na administração de gluconato de cálcio para antagonizar seus efeitos eletrofisiológicos.
- Outras medidas terapêuticas são o uso de insulina, beta-adrenérgicos, bicarbonato de sódio, diuréticos e, em casos extremos, diálise.

Bibliografia consultada

Clase CM; Carrero J-J; Ellison DH et al. Potassium homeostasis and management of dyskalemia in kidney diseases: conclusions from a Kidney Disease: Improving Global Outcomes (KDIGO) Controversies Conference. Kidney Int 2020; 97: 42-61.

Palmer BF; Clegg DJ. Physiology and pathophysiology of potassium homeostasis: core curriculum 2019. Am J Kidney Dis 2019; 74: 682-95.

Palmer BF. Regulation of potassium homeostasis. Clin J Am Soc Nephrol 2015; 10:1050-60.

Zatz R; Seguro AC. Distúrbios do potássio. In: Zatz R; Seguro AC; Malnic G. Bases fisiológicas da nefrologia. Rio de Janeiro: Atheneu; 2011. p. 173-96.

Capítulo 4

Distúrbios do Cálcio e do Fósforo

Roberto Zatz
Rosa Maria Affonso Moyses

Cálcio – conceitos básicos

O cálcio é de longe o cátion mais abundante no organismo humano, representando aproximadamente 2% do peso corporal, ou seja, 1.000 a 1.500 g em um adulto. No entanto, mais de 99% desse Ca^{++} está contido no esqueleto e nos dentes, onde desempenha papel fundamental na manutenção das propriedades físicas dessas estruturas. O restante do Ca^{++}, algo como 1 a 2 g, está dissolvido no fluido extracelular. Embora represente uma fração minúscula do que se acumula no esqueleto, o Ca^{++} extracelular desempenha um papel fisiológico crucial, influenciando fortemente as propriedades elétricas de células excitáveis, como neurônios, cardiomiócitos e células musculares lisas e esqueléticas. Assim, variações do Ca^{++} extracelular podem causar perturbações sérias, como arritmias cardíacas, tetania muscular e distúrbios neuropsiquiátricos, o que obriga o organismo a manter sua concentração dentro de uma faixa limitada.

No compartimento intracelular, a concentração de Ca^{++} é quatro ordens de magnitude mais baixa do que a extracelular. No entanto, variações do Ca^{++} citoplasmático são utilizadas como sinalização em vários processos, como divisão celular e contração muscular. Por isso, as células mantêm estoques de Ca^{++} em organelas, além de regular a abertura de canais específicos para o Ca^{++}. Ambos os artifícios permitem o rápido aporte de Ca^{++} ao citoplasma sempre que necessário.

Cálcio iônico *versus* cálcio total

Em um indivíduo normal, a concentração de Ca^{++} no plasma mantém-se entre 8,6 e 10,2 mg/dL. Em pH e temperatura normais, cerca de 50% do Ca^{++} sérico está na forma iônica, que é a que efetivamente influencia o potencial de membrana e a transmissão de sinais no compartimento intracelular. Outros 10% formam complexos com fosfato, lactato e outros íons. Os restantes 40% estão presos às proteínas plasmáticas. Assim, em situações em que a concentração plasmática de albumina está baixa, como na síndrome nefrótica, a de Ca^{++} total (mas não a de Ca^{++} iônico) também estará rebaixada. Por isso, se não for possível determinar a concentração de Ca^{++} iônico, que não é alterada pela variação da albuminemia, é necessário corrigir os valores de Ca^{++} sérico total, o que pode ser feito de acordo com a fórmula

[Ca⁺⁺] corrigida = [Ca⁺⁺] medida + (0,8 × (4 – [Albumina])

A proporção de Ca^{++} iônico ligado às proteínas plasmáticas varia sensivelmente com o pH sanguíneo. Por exemplo, na alcalose respiratória, a concentração de Ca^{++} iônico pode cair abruptamente e provocar até mesmo tetania.

Entradas e saídas de Ca^{++}

O Ca^{++} só pode ingressar à circulação (e ao compartimento extracelular) de três maneiras: 1) por absorção intestinal (aporte externo), a uma taxa aproximada de 200 mg/dia (300 mg absorvidos e 100 secretados com secreções digestivas), um processo fortemente dependente da forma ativa da vitamina D, o calcitriol; 2) por reabsorção óssea (aporte interno); 3) desligando-se das proteínas plasmáticas.

Para manter constante seu *estoque* de Ca^{++} a longo prazo, o organismo utiliza a primeira dessas fontes, uma vez que as taxas diárias de reabsorção e incorporação de Ca^{++} pelo esqueleto (cerca de 500 mg cada), em condições normais, são idênticas: o aporte interno é zero. Para manter estável a concentração de Ca^{++} *momento a momento*, no entanto, o organismo utiliza essa segunda fonte de Ca^{++}, incorporando ao esqueleto, ou dele retirando, pequenas quantidades de Ca^{++} conforme necessário. Na média, essas pequenas movimentações de Ca^{++} neutralizam-se mutuamente, mantendo em zero, em condições normais, o aporte interno do íon.

Com relação às perdas de Ca^{++}, os rins são, em condições normais, a única via de saída, excretando cerca de 200 mg/dia, o que iguala quase exatamente o aporte externo (há uma ínfima perda pelo suor). A reabsorção de Ca^{++} se dá principalmente no túbulo proximal e na porção espessa da alça de Henle, mas a regulação fina de sua excreção depende de sua reabsorção no túbulo convoluto distal, sob influência do hormônio da paratireoide, o PTH.

Em condições patológicas, pode haver perda de Ca^{++} por outras vias, como nas diarreias, sudorese profusa e precipitação em tecidos moles. Pode também ocorrer aumento da ligação do Ca^{++} a proteínas plasmáticas, principalmente à albumina, em situações de alcalose metabólica, causando uma hipocalcemia.

É importante ressaltar que, no organismo estável, mesmo em condições patológicas, o aporte total (absorção intestinal + remoção do esqueleto) e a excreção urinária de Ca^{++} se igualam.

Regulação do Ca^{++} plasmático

Conforme observado anteriormente, o organismo é obrigado a manter a concentração extracelular de Ca^{++} dentro de limites estreitos. Para isso, atua sobre as entradas e saídas de Ca^{++} utilizando dois hormônios: o PTH; e o calcitriol. O PTH responde a quedas na concentração plasmática de Ca^{++} agindo em dois alvos distintos: no esqueleto, estimula a reabsorção de Ca^{++}, aumentando o número e a atividade dos osteoclastos; nos rins, aumenta a produção de calcitriol a partir de seu precursor, o calcidiol, ao mesmo tempo em que limita a excreção de Ca^{++}, estimulando sua reabsorção no túbulo convoluto distal. Essas ações aumentam o ingresso de Ca^{++} no compartimento extracelular (absorção intestinal e reabsorção óssea), enquanto dificultam sua excreção (por ação no túbulo distal). O resultado final é o aumento dos níveis plasmáticos de Ca^{++}.

Todo o processo aqui descrito funciona ao revés quando a concentração extracelular de Ca^{++} tende a aumentar: a produção do PTH cai, a taxa de reabsorção óssea volta a se igualar à de incorporação, a produção renal de calcitriol diminui e a excreção urinária de Ca^{++} aumenta. Dessa forma, o Ca^{++} plasmático tende a retornar a seu valor normal.

Em situações de hipercalcemia, o organismo pode lançar mão da calcitonina, um hormônio produzido por células especializadas da tireoide, cujo mecanismo de ação consiste em inibir a ação dos osteoclastos, diminuindo, assim, a reabsorção óssea e o aporte interno de Ca^{++} ao compartimento extracelular.

Fósforo – conceitos básicos

Em primeiro lugar, é preciso deixar claro que o que realmente nos interessa é a concentração plasmática do íon fosfato (HPO_4^{2-}), embora os laboratórios forneçam, por simplicidade, a concentração de fósforo no plasma, em mg/dL ou mmol/L.

Um humano adulto normal contém em seu organismo cerca de 700 g (~ 23 mol) de fósforo. Desse total, 85% encontram-se no esqueleto, como parte integrante de sua estrutura. Em sua quase totalidade, os restantes 15% integram as membranas celulares e várias moléculas vitais, como o ATP e o DNA, bem como enzimas e proteínas sinalizadoras, que são ativadas por fosforilação. Uma parcela diminuta está dissolvida como HPO_4^{2-} livre no citoplasma e no fluido extracelular.

Em condições normais, a concentração sérica de fósforo varia proporcionalmente muito mais do que a de cálcio: a faixa normal vai de 2,7 a 4,5 mg/dL (variação de 67%, comparada a 19% para o cálcio), podendo variar amplamente ao longo do dia. Essa característica indica que o fósforo não está sujeito a um mecanismo de controle tão rigoroso quanto o existente para o cálcio.

Entradas e saídas de fósforo

Como no caso do Ca^{++}, o fósforo pode chegar ao compartimento extracelular por absorção intestinal (aporte externo) e/ou reabsorção óssea (aporte interno). Cerca de 800 mg/dia de fósforo são absorvidos no intestino por um processo predominantemente passivo pouco dependente do calcitriol, embora seja moderadamente estimulado por ele. Os exatos mecanismos que regulam a absorção intestinal de fósforo ainda são incertos. Como a reabsorção e a incorporação óssea normalmente se equivalem, não há ingresso ou saída resultante de fósforo por essa via.

As evidências atualmente disponíveis indicam que o organismo só pode modificar os níveis de fósforo no compartimento extracelular interferindo na sua eliminação pela urina, embora não esteja descartada a possibilidade de regulação intestinal. Dois hormônios estimulam fortemente a excreção urinária de fósforo, impedindo seu acúmulo descontrolado: o PTH e o FGF-23. O PTH inibe a reabsorção de fósforo no túbulo proximal, promovendo a degradação do cotransportador sódio-fósforo situado na membrana luminal, diminuindo, assim, a entrada de fósforo na célula. O FGF-23 (fator de crescimento de fibroblastos 23, na sigla em inglês) pertence à família das fosfatoninas, proteínas capazes de diminuir acentuadamente a reabsorção de fósforo, inibindo o cotransporte sódio-fósforo no túbulo proximal, de modo semelhante ao do PTH. As fosfatoninas também diminuem a produção de calcitriol pelos rins, reduzindo, dessa maneira – discretamente – a absorção intestinal de fósforo. O FGF-23 é a mais bem estudada das fosfatoninas, sendo produzido principalmente por osteoblastos e osteócitos. Ambos os hormônios, PTH e FGF-23, têm sua produção intensamente estimulada em situações que levam à retenção de fósforo, como na doença renal crônica (DRC).

Em estados carenciais, com baixos níveis circulantes de fósforo, o PTH permanece na faixa normal, a menos que ocorra também carência de Ca^{++}, caso em que se pode instalar um estado de hiperparatireoidismo, com perda adicional de fósforo. Não há dados consistentes quanto ao comportamento do FGF-23 ou quanto à existência de adaptações especificamente destinadas a conservar fósforo nessas circunstâncias.

Hipercalcemias

As hipercalcemias são definidas quando a concentração plasmática de Ca^{++} ultrapassa o valor limite de 10,2 mg/dL. Podem ser leves, apenas alertando para problemas subjacentes quando detectadas; ou acentuadas, quando passam a ser um problema em si, com graves repercussões clínicas e risco de morte.

Causas de hipercalcemia

As principais causas de hipercalcemia podem ser agrupadas levando-se em conta as vias de entrada e saída que causaram a retenção anômala de Ca^{++} (Quadro 4.1).

Quadro 4.1 – Principais causas de hipercalcemia.

Ingestão excessiva de Ca^{++} (causa rara)	Uso de grandes quantidades de suplementos dietéticos contendo Ca^{++} Síndrome do leite e alcalino (*milk-alkali syndrome*)
Excesso de calcitriol	Por iatrogenia: • prescrição de vitamina D3 • calcitriol na doença renal crônica avançada Por automedicação: • doenças granulomatosas (produção ectópica de calcitriol): sarcoidose, tuberculose, grandes granulomas de corpo estranho • linfomas não Hodgkin (produção ectópica de calcitriol) • sensibilidade intestinal excessiva ao calcitriol
Reabsorção óssea patológica	Metástases ósseas; mieloma múltiplo; imobilização prolongada
Excesso de atividade do PTH ou similares	Hiperparatireoidismo primário; produção do peptídeo relacionado ao PTH (PTHrp) por tumores malignos; hiperparatireoidismo terciário na DRC avançada
Retenção renal de Ca^{++} (raro)	Uso crônico de tiazídicos; hipercalcemia hipocalciúrica familiar

O Quadro 4.2 resume as principais manifestações clínicas das hipercalcemias.

Quadro 4.2 – Principais manifestações clínicas das hipercalemias.

Neurológicas	• Astenia; convulsões; coma
Cardíacas	• Alterações eletrocardiográficas: encurtamento do intervalo QT (principalmente ST), deformação dos complexos QRS (ondas de Osborne), bloqueios de condução
Renais	• Diabetes *insipidus*, cálculos, injúria renal aguda (IRA)
Vasculares	• Calcificações, aumento de reatividade

Diagnóstico das hipercalcemias

Hipercalcemia é sempre uma suspeita a ser levantada em casos de distúrbio neurológico, arritmia cardíaca ou insuficiência renal sem causa óbvia.

Na abordagem clínica das hipercalcemias, é útil considerar que mais de 80% dos casos têm como causa o hiperparatireoidismo ou neoplasias (metástases ou produção de PTHrp).

A abordagem laboratorial das hipercalcemias compreende um painel bioquímico completo, além da dosagem de PTH e de vitamina D3. Exames de imagem podem ajudar a localizar eventuais tumores sólidos, granulomas ou linfomas responsáveis por invasão óssea ou produção ectópica de calcitriol ou PTHrp.

O raciocínio clínico-fisiopatológico deve sempre levar em conta a dinâmica Ca^{++}-fósforo-PTH. Por exemplo, hipercalcemia com fósforo baixo sugere a presença de hiperparatireoidismo. Se a concentração plasmática de PTH for baixa, podemos estar diante de um caso de produção de PTHrp, sendo necessário investigar um possível tumor. Se, no entanto, a hipercalcemia com PTH baixo estiver associada a uma elevação do fósforo plasmático, com função renal normal, é mais provável estarmos diante de uma intoxicação por vitamina D ou produção ectópica de calcitriol. Vários outros sinais e sintomas, como dores ósseas, podem ajudar a orientar o raciocínio clínico rumo ao diagnóstico correto.

Diagnóstico diferencial das hipercalcemias

Em vista da ampla gama das ações do Ca^{++}, as hipercalcemias podem simular várias condições clínicas. Algumas das principais: epilepsia e outras doenças neurológicas; distúrbios psiquiátricos: psicose, depressão; diabetes *insipidus*; hipercalciúria; nefrolitíases não hipercalciúricas; miocardiopatias e outras causas de arritmias e bloqueios de ramo.

Tratamento das hipercalcemias

Como em qualquer distúrbio, o tratamento das hipercalcemias deve ter como objetivo último a correção da afecção primária, sempre que possível. Outras medidas devem ser adotadas de imediato para baixar rapidamente a concentração plasmática de Ca^{++}:

- **Diminuição da ingestão de Ca^{++} e vitamina D:** providência óbvia.
- **Diuréticos de alça:** indicação aparentemente óbvia tendo em vista o efeito calciúrico dessas drogas; no entanto, os resultados obtidos até aqui com essa estratégia são conflitantes e sua indicação clínia ainda é duvidosa.

- » **Calcitonina de salmão:** nem sempre disponível. Reservada para hipercalcemias mais graves, com taxas de Ca^{++} plasmático superiores a 15 mg/dL.
- » **Bisfosfonatos:** indicados por sua ação inibitória sobre osteoclastos, a qual diminui a reabsorção óssea. Zolendronato e pamidronato são as drogas mais utilizadas dessa classe.
- » **Denusomab:** trata-se de um anticorpo monoclonal que inibe a ativação de osteoclastos bloqueando a ação de uma molécula ativadora dessas células (RANKL). São mais potentes do que os bisfosfonatos e têm sido utilizados principalmente em casos de hipercalcemia relacionada a tumores. Seu custo é atualmente mais elevado do que o dos bisfosfonatos.
- » **Infusão salina:** aumenta a calciúria por promover natriurese, já que a excreção de Ca^{++} tende a acompanhar a de sódio.
- » **Hemodiálise:** reservada a pacientes resistentes às medidas terapêuticas habituais e, evidentemente, aos casos de DRC avançada, cuja tolerância a infusões salinas é menor.
- » **Esteroides:** indicados nos casos de produção ectópica de calcitriol (doenças granulomatosas e linfomas). Pode-se utilizar a prednisona em doses de 10 a 40 mg/dia.

Hipocalcemias

Em princípio, o diagnóstico de hipocalcemia pode ser definido quando a concentração plasmática de Ca^{++} cai abaixo de 8,6 mg/dL. No entanto, é necessário verificar previamente a concentração plasmática de albumina, uma vez que em casos de hipoalbuminemia a concentração total de Ca^{++} cai, o que obriga a uma correção utilizando-se a fórmula mencionada anteriormente. Sempre que possível, deve-se optar pelo Ca^{++} iônico, cuja concentração não depende da presença de albumina.

Principais causas de hipocalcemia

O Quadro 4.3 sintetiza as principais causas de hipocalcemia.

Quadro 4.3 – Principais causas de hipocalcemia.

Absorção intestinal deficiente de Ca^{++}	• Ingestão deficiente (rara), resistência intestinal à vitamina D (rara), doença renal crônica, diarreia crônica, doença de Crohn, gastroplastias redutoras (cirurgias bariátricas)
Diminuição da atividade do PTH	• Hipoparatireoidismo pós-tireoparatireoidectomia, pseudo-hipoparatireoidismo, hipoparatireoidismo autoimune, doenças hereditárias, hipomagnesemia
Medicamentos	• Diuréticos, calcimiméticos, bisfosfonatos
Redistribuição interna	• Fome óssea pós-paratireoidectomia, pancreatite aguda (precipitação brusca de Ca^{++} no pâncreas)

Manifestações clínicas das hipocalcemias

As manifestações clínicas da hipocalcemia são decorrentes essencialmente do aumento generalizado da excitabilidade de neurônios, miócitos e células musculares esqueléticas. Podem ser divididas, grosseiramente, em neuromusculares, psiquiátricas e cardiovasculares.

- **Neuromusculares:** parestesias, sinais de Chvostek e Trousseau, tetania, câimbras, astenia, irritabilidade, parkinsonismo, convulsões, espasmos laríngeos, dispneia, alcalose respiratória (por sua vez, piora a hipocalcemia).
- **Psiquiátricas:** alteração de humor, alteração de consciência, ataxia, alucinações, confusão mental, psicoses.
- **Cardiovasculares:** alterações eletrocardiográficas: prolongamento do intervalo QT à custa de ST, arritmias ventriculares, hipotensão.

Diagnóstico das hipocalcemias

Em primeiro lugar, como nas hipercalemias, alterações do funcionamento de tecidos excitáveis, como miocárdio e sistema nervoso, devem sempre levantar a suspeita de hipocalcemia, embora a dosagem do Ca^{++} plasmático deva fazer parte do painel rotineiro de exames de laboratório. É importante lembrar que o diagnóstico de hipocalcemia precisa ser confirmado com a dosagem do Ca^{++} iônico, ou após correção pela albumina plasmática. É necessário também considerar que a concentração plasmática de Ca^{++} pode estar falsamente rebaixada por interação com contrastes utilizados em exames de ressonância magnética.

Diagnóstico diferencial das hipocalcemias

As manifestações clínicas das hipocalcemias podem-se confundir com as de epilepsias, vários distúrbios psiquiátricos, tétano, miopatias e algumas arritmias.

Tratamento das hipocalcemias

Correção do distúrbio primário

Como sempre, o distúrbio primário deve ser localizado e tratado sempre que possível.

Reposição de Ca^{++}

Na maior parte das vezes, é suficiente para reverter o quadro. Para reposição oral, podem-se administrar 1 a 3 g/dia de Ca^{++}, sob a forma de carbonato, acetato ou citrato de Ca^{++}. Pode ser necessário repor também Mg^{++}, uma vez que a depleção desse íon facilita a perda renal de Ca^{++}. Até a estabilização do quadro, deve-se monitorar o paciente e medir com frequência a concentração plasmática de Ca^{++}. Se necessário, o paciente deve ser mantido em unidade de terapia intensiva (UTI), embora haja dúvidas quanto à eficácia dessa providência em diminuir a mortalidade associada.

Para a manutenção crônica, o paciente deve receber suplementação de Ca^{++} e vitamina D3 por via oral (VO). Pode-se também utilizar tiazídicos e, nos casos de hipoparatireoidismo, PTH humano recombinante, se disponível.

Em casos de hipocalcemia grave, deve-se administrar cálcio por via endovenosa (EV). Geralmente 1 a 2 g de gluconato de cálcio a 10% (90 a 180 mg de Ca^{++}, equivalentes a 1 ou 2 ampolas de 10 mL), aplicados ao longo de 2 horas, são suficientes para corrigir a calcemia.

Tiazídicos

Os tiazídicos limitam a excreção de Ca^{++} aumentando sua reabsorção no túbulo proximal, como decorrência do mecanismo de escape, que limita as perdas de volume extracelular associadas ao uso desses diuréticos. É possível que haja também um efeito no túbulo convoluto distal, que reabsorve de 5 a 10% da carga filtrada de Ca^{++}.

Hiperfosfatemias

As hiperfosfatemias são definidas quando a concentração de fósforo sérico ultrapassa o limite superior de 4,5 mg/dL (1,5 mmol/L). Podemos agrupar as causas de hiperfosfatemia de acordo com o mecanismo que resultou no acúmulo de fosfato – aporte excessivo, retenção renal ou deslocamento do compartimento intracelular ao extracelular.

Aporte externo excessivo

- Suplementos contendo fósforo (raro).
- Enemas ou laxativos contendo fósforo, que podem carrear grandes quantidades de fósforo ao organismo por absorção intestinal.
- Intoxicação por vitamina D (acompanhando hipercalcemia).
- Tratamento com bisfosfonatos (possivelmente por aumento da reabsorção tubular de fosfato).

Retenção renal

- DRC em fase avançada ou já em programa de diálise.
- Injúria renal aguda.
- Hipoparatireoidismo.
- Calcinose tumoral familiar: mutação com perda de função do gene que codifica o FGF23 ou seu correceptor, o Klotho (raro).

Deslocamento do compartimento intracelular ao extracelular

- Acidose metabólica.
- Acidose respiratória.
- Lise tumoral e quimioterapia de leucemias e linfomas, devido à destruição de grande número de células neoplásicas, com liberação de fósforo contido em ATP, DNA, fosfolípides etc.
- Rabdomiólise, devido à destruição de células musculares esqueléticas por trauma ou medicamentos.
- Hemólise maciça.

Outras causas

- Acromegalia.
- Erros de dosagem causados por hiperlipidemia ou hiperglobulinemia.
- Hipomagnesemia (por diminuição do PTH e FGF-23).

Manifestações clínicas das hiperfosfatemias

Na maior parte dos casos, as hiperfosfatemias são assintomáticas. Os sintomas associados às hiperfosfatemias são causados principalmente pelo distúrbio primário, ou pela ocorrência simultânea de hipocalcemia (por hipoparatireoidismo ou por precipitação de fosfato de cálcio, nas hiperfosfatemias mais graves), especialmente em casos em que a hiperfosfatemia se instala abruptamente.

As alterações eletrocardiográficas associadas às hiperfosfatemias, basicamente o prolongamento dos intervalos QT e ST, também podem resultar de hipocalcemia, o que pode tornar difícil discernir sua origem. O mesmo vale para as manifestações neurológicas.

Uma consequência particularmente séria de hiperfosfatemias de duração um pouco mais longa são as calcificações vasculares, comuns na DRC e consequentes à retenção de fosfato associada a tratamento com calcitriol para evitar a hipocalcemia.

Portanto, as hiperfosfatemias não são usualmente diagnosticadas com base em algum sintoma específico, patognomônico ou altamente sugestivo, mas no decorrer da investigação clínica e laboratorial de algum sinal ou sintoma ligado ao distúrbio original.

Diagnóstico e diagnóstico diferencial das hiperfosfatemias

No diagnóstico das hiperfosfatemias, é fundamental uma anamnese minuciosa, com ênfase nas medicações utilizadas pelo paciente.

A história familiar pode ajudar a identificar eventuais anomalias hereditárias.

O exame neurológico e a avaliação eletrocardiográfica são importantes para identificar distúrbios e arritmias que podem ser causados pela própria hiperfosfatemia ou por uma hipocalcemia associada.

Por serem tão inespecíficos, os sinais e sintomas associados às hiperfosfatemias podem confundir-se com o de inúmeros outros distúrbios, incluindo hipocalcemia, hipermagnesemia e uremia, o que torna imperativa uma avaliação laboratorial abrangente.

Tratamento das hiperfosfatemias

Tratamento do distúrbio primário

Como nas demais anomalias, é preciso ter sempre em mente a identificação e a correção da causa primária do acúmulo de fosfato.

Diminuição do aporte de fosfato ao organismo

Suspensão de medicamentos contendo fósforo.

Suspensão de tratamento com vitamina D3 ou calcitriol.

No caso de pacientes com DRC avançada, restringir ou evitar a ingestão de alimentos ou bebidas ricos em fósforo.

A administração de quelantes de fósforo, como carbonato de cálcio e sevelamer, também pode ser útil, embora seu efeito sobre a morbimortalidade cardiovascular ainda seja incerto.

O uso de drogas inovadoras, como o tenapanor, um inibidor do contratransportador Na^+-H^+ intestinal, pode reduzir a absorção intestinal de fosfato por mecanismos ainda não esclarecidos, mas ainda há pouca informação a respeito da eficácia de tal tratamento.

Aumento da excreção renal de fósforo

O aumento da excreção renal de fósforo pode ser obtido simplesmente com a expansão da volemia com soluções salinas, que tendem a reduzir a reabsorção de fósforo acoplada à de sódio no túbulo proximal.

É evidente que tal providência é contraindicada na DRC avançada, na qual a excreção de sódio está comprometida.

O uso de acetazolamida, que inibe o contratransporte Na^+-H^+ do túbulo proximal, também pode diminuir a reabsorção de fosfato nesse segmento, embora o mecanismo dessa ação ainda não esteja esclarecido.

O uso de hemodiálise é uma maneira alternativa de retirar fósforo do organismo e pode se revelar útil em casos extremos, em que níveis circulantes perigosamente altos de fósforo associam-se a comprometimento da função renal.

No entanto, a hemodiálise não é um procedimento altamente eficiente para a remoção de fósforo, como se observa em pacientes com DRC em tratamento dialítico crônico. É possível que a aplicação de tempos maiores de hemodiálise possa se revelar útil em certos casos (ver também o Capítulo 25 – Tratamento Dialítico da Doença Renal Crônica).

Aumento da entrada de fósforo no compartimento intracelular

Para deslocar fósforo do compartimento extracelular ao intracelular, uma medida eficaz é a reversão de uma eventual acidose, o que pode ocorrer até mesmo sem tratamento específico quando se corrige rapidamente o distúrbio primário.

No caso da cetoacidose diabética, pode-se instalar uma hipofosfatemia grave se o tratamento não se acompanhar de reposição das perdas de fósforo. Essa é a razão por que a cetoacidose diabética aparece na literatura como causadora tanto de hiperfosfatemia como hipofosfatemia.

Hipofosfatemias

Conforme descrito anteriormente, os organismos superiores desenvolveram mecanismos eficientes para eliminar fosfato e impedir a elevação de seus níveis plasmáticos, mas dispõem de recursos relativamente limitados quando se trata de conservar fósforo, possivelmente em virtude da abundância desse mineral na alimentação. Por essa razão, as hipofosfatemias são mais frequentes do que as hiperfosfatemias.

Causas de hipofosfatemia

Baixa ingestão

Isoladamente, a baixa ingestão é uma causa rara de hipofosfatemia, em vista da abundância de fósforo na dieta e da facilidade com que o intestino absorve esse ânion. Pode ser um mecanismo importante em alguns casos mais graves de desnutrição, como na anorexia nervosa. No entanto, na maior parte das vezes, a baixa ingestão é apenas um fator associado de depleção de fósforo.

Baixa absorção intestinal

Também esta é uma causa relativamente incomum de deficiência de fósforo, pelas mesmas razões enumeradas anteriormente.

Pode estar associada a diarreias crônicas e a síndromes de má absorção.

Pode resultar do uso frequente de antiácidos contendo magnésio e/ou alumínio, que funcionam como quelantes de fósforo.

Pode resultar de uma deficiência grave de vitamina D, caso em que ocorre perda de fósforo por um mecanismo duplo: baixa absorção intestinal e excreção urinária aumentada em decorrência do hiperparatireoidismo secundário resultante.

Uma causa especial de hipofosfatemia é o alcoolismo, no qual a deficiência de fosfato resulta de uma associação de vários fatores: baixa ingestão; baixa absorção intestinal por diarreia e deficiência de vitamina D; hiperparatireoidismo; e lesão tubular.

Perda urinária

Hiperparatireoidismo

A excreção urinária de fosfato é facilitada no hiperparatireoidismo primário, em vista da ação inibitória do PTH sobre o transportador sódio-fosfato do túbulo proximal. A mesma consideração vale para as neoplasias produtoras do PTHrp. Esse efeito também é observado no hiperparatireoidismo secundário associado a estados de baixa absorção intestinal de cálcio e fosfato.

Tubulopatias

Na síndrome de Fanconi, a reabsorção de vários solutos no túbulo proximal, como glicose, aminoácidos e fosfato, está comprometida, resultando em hipofosfatemia por perda urinária.

Doenças hereditárias

Perda urinária de fosfato é observada também em algumas formas hereditárias de raquitismo, como o raquitismo hipofosfatêmico autossômico dominante (por ação excessiva do FGF-23), o raquitismo ligado ao cromossomo X e o raquitismo hipofosfatêmico com hipercalciúria.

Tumores

Alguns tumores mesenquimais promovem fosfatúria e hipofosfatemia por produção ectópica de FGF-23, a assim denominada "osteomalácia oncogênica".

Deslocamento de fosfato ao espaço intracelular (causa infrequente)

Administração de glicose/insulina

Em pacientes recebendo tratamento com insulina, como no tratamento da cetoacidose diabética, a entrada (ou reentrada) de fósforo nas células (onde é intensamente utilizado nessas condições) pode ser muito rápida, depletando o compartimento extracelular.

Alcaloses e correção de acidoses

O arraste de fosfato ao compartimento intracelular pode ocorrer em associação com alcaloses que se instalam rapidamente (p. ex., em estados de hiperventilação). Pode também acompanhar a correção de acidoses, como no tratamento de diarreias ou da própria cetoacidose diabética.

Realimentação

O deslocamento de fosfato ao espaço intracelular pode ocorrer também durante a realimentação de pacientes que permaneceram em estado de desnutrição grave ou jejum por períodos prolongados, como no caso de alcoólatras (também nesses casos a utilização de fosfato em processos de biossíntese e armazenamento de energia é muito intensa).

Fome óssea

Na síndrome da fome óssea, após paratireoidectomia, a súbita demanda óssea por minerais pode fazer baixar substancialmente o fosfato sérico, ainda que durante um período curto. Mecanismo semelhante pode atuar em receptores de transplante renal.

Manifestações clínicas da hipofosfatemia

Os sinais e sintomas próprios da hipofosfatemia são escassos e inespecíficos, como astenia e, eventualmente, sintomas neurológicos, como confusão mental, aparecendo principalmente em casos graves. Assim, o quadro clínico associado a baixas concentrações de fósforo costuma ser dominado pelas manifestações da doença de base, por variações associadas do Ca^{++} sérico ou por alterações ósseas, como dores e, em crianças, deformidades esqueléticas. Rabdomiólise pode ser observada ocasionalmente.

Diagnóstico e diagnóstico diferencial das hipofosfatemias

Nunca é demais enfatizar a importância da anamnese e do exame físico, que podem logo de início orientar o diagnóstico. A busca ativa por antecedentes familiares também pode trazer informação valiosa no caso de doenças hereditárias. No entanto, o diagnóstico das hiperfosfatemias e o diagnóstico diferencial de suas causas dependem fortemente da análise da bioquímica sanguínea e urinária, bem como de exames de imagem. Além dos exames mais óbvios, como Ca^{++}, Mg^{++} e fósforo no soro e na urina, a dosagem de PTH e de 25-OH-vitamina D3 pode permitir de imediato o diagnóstico ou fornecer pistas úteis à sua elucidação. Por exemplo, a determinação do fosfato urinário permite discernir entre causas extrarrenais e renais da hipofosfatemia. Uma gasometria venosa pode detectar a presença de alcalose metabólica ou mesmo respiratória. Exames de imagem permitem localizar tumores ou alterações esqueléticas. Em qualquer caso, é essencial que a análise dos parâmetros laboratoriais e dos exames de imagem seja sempre feita levando-se em conta a homeostase do fósforo e sua fisiopatologia.

Tratamento das hipofosfatemias

Como sempre, a erradicação da causa primária deve ser, sempre que possível, o objetivo último do tratamento das hipofosfatemias.

Nos casos em que isso não é possível, medidas de controle, como reposição de vitamina D e restrição à ingestão de álcool, devem ser adotadas.

Não existem atualmente medidas específicas para o tratamento de hipofosfatemias associadas a doenças hereditárias. Recentemente foi instituída a terapêutica com burosumab, um anticorpo humanizado anti-FGF-23, ainda não disponível no Brasil.

Em paralelo, a deficiência de fosfato deve ser sanada. Nos casos leves ou moderados (fosfato sérico 1,5 a 2,5 mg/dL), a reposição pode ser feita por VO, não excedendo o consumo diário usual de fósforo (~1g, ou 30 mmol/dia). Hipofosfatemias graves (fosfato sérico < 1 mg/dL) necessitam de reposição EV. Nesses casos, devem-se administrar 2 a 2,5 mg/kg de fósforo (em solução de fosfato de sódio ou potássio) durante um período não inferior a 6 horas, em um total diário não superior a 2 g.

Deve-se manter cautela especial quanto a possíveis efeitos colaterais do tratamento endovenoso, principalmente se rápido em excesso. Esses efeitos incluem os de uma possível hiperfosfatemia, resultante da dificuldade em armazenar rapidamente o fosfato injetado no interior das células, e também os da hipocalcemia consequente à precipitação com fosfato infundido em velocidade exagerada.

Pontos principais

- O Ca^{++} extracelular influencia fortemente as propriedades eletrofisiológicas de células excitáveis e deve ser mantido em uma faixa estreita.
- No plasma, cerca de 50% do Ca^{++} está sob a forma iônica, 10% formam complexos com vários ânions e 40% estão ligados a proteínas. A fração iônica é a fisiologicamente ativa.
- A regulação da concentração plasmática de Ca^{++} é efetuada pelo PTH e pelo calcitriol. Em situações de hipercalcemia, entra em ação a calcitonina, que inibe a saída de Ca^{++} do esqueleto.
- Dois hormônios estimulam a excreção urinária de fósforo: o PTH e o FGF-23. Ambos promovem a degradação do cotransportador sódio-fósforo do túbulo proximal, dificultando, assim, sua reabsorção.
- As hipercalcemias podem resultar de absorção excessiva de Ca^{++}, reabsorção óssea patológica, excesso de atividade do PTH e similares ou, mais raramente, retenção renal de Ca^{++}.
- As principais manifestações clínicas das hipercalcemias são de natureza neurológica, cardíaca, renal e vascular. Podem mimetizar sinais e sintomas de epilepsia, distúrbios psiquiátricos e miocardiopatias.
- O tratamento das hipercalcemias inclui, além da correção do distúrbio primário, a diminuição da ingesta de Ca^{++} e vitamina D, expansão salina associada a diuréticos de alça, administração de calcitonina, bisfosfonatos e esteroides e, em casos extremos, hemodiálise.
- As hipocalcemias podem ser causadas por absorção intestinal deficiente de Ca^{++}, diminuição da atividade do PTH, medicamentos ou redistribuição interna.
- As manifestações clínicas das hipocalcemias podem ser neuromusculares, psiquiátricas e cardiovasculares e podem mimetizar distúrbios desses sistemas, como tétano e miopatias.
- O tratamento das hipocalcemias consiste basicamente em repor o déficit de Ca^{++} e administrar tiazídicos. A administração de PTH recombinante pode ser útil no hipoparatireoidismo.
- As hiperfosfatemias decorrem principalmente de aporte excessivo, retenção renal ou deslocamento do espaço intracelular.
- As manifestações clínicas das hiperfosfatemias são escassas e decorrem principalmente do distúrbio primário e da hipercalcemia frequentemente associada. Uma consequência grave é a calcificação vascular.
- O tratamento das hiperfosfatemias inclui, além da correção do distúrbio primário, diminuição do aporte de fosfato, aumento de sua excreção urinária e o deslocamento forçado ao espaço intracelular.
- As hipofosfatemias podem resultar de baixa ingestão, baixa absorção intestinal, excreção urinária excessiva ou deslocamento ao compartimento intracelular.
- As manifestações clínicas das hiperfosfatemias são escassas e associadas principalmente à doença de base, a variações do Ca^{++} sérico ou a anomalias esqueléticas decorrentes de fosfatúria excessiva.
- O tratamento das hiperfosfatemias inclui, além da remoção da causa primária, reposição de fósforo por via oral ou parenteral, observando-se cautela para possíveis efeitos deletérios de uma eventual hiperfosfatemia iatrogênica.

Bibliografia consultada

Christov M; Jüppner H. Phosphate homeostasis disorders. Best Practices Res Clin Endocrinol Metab 2018; 32 (5): 685-706.

Maier JD; Levine SN. Hypercalcemia in the intensive care unit: a review of pathophysiology, diagnosis, and modern therapy. J Intensive Care Med 2015; 30 (5): 235-52.

Vautour R; Goltzman D. Regulation of calcium homeostasis. Primer on the Metabolic Bone Diseases and Disorders of Mineral Metabolism. 9. ed. Hoboken, New Jersey: John Wiley and Sons, 2018. p. 163-72.

Zatz R; Seguro AC. Distúrbios do cálcio e do fósforo. In: Zatz R; Seguro AC; Malnic G. Bases Fisiológicas da Nefrologia. Rio de Janeiro: Atheneu; 2011. p. 252-71.

Capítulo 5

Distúrbios do Magnésio

Antonio Carlos Seguro
Roberto Zatz

Conceitos básicos

O magnésio (Mg^{++}) é um metal alcalinoterroso, da mesma família do cálcio, assumindo também, em solução, a forma de um cátion divalente. O Mg^{++} é o quarto cátion mais abundante no organismo humano e o segundo mais abundante no compartimento intracelular, onde se encontra quase todo ligado à adenosinatrifosfato (ATP) e a outras moléculas orgânicas. Apesar de sua importância biológica e das sérias consequências de seu desequilíbrio, o Mg^{++} nem sempre é considerado na abordagem clínica, sendo por essa razão denominado por alguns o "íon esquecido".

O Mg^{++} atua como um cofator em todas as reações intracelulares que envolvem o ATP, sendo essencial à função de transportadores como a Na^+-K^+-ATPase e as H^+-ATPases. Além disso, participa da ativação de várias enzimas relacionadas ao metabolismo de glicose, ácidos graxos e proteínas, bem como da adenilciclase, enzima essencial à sinalização intracelular. O Mg^{++} é também um importante regulador de canais de K^+, o que o torna um participante ativo em vários distúrbios desse íon. Tem ainda ação relevante em processos que afetam a pressão arterial, por atuar como um bloqueador de canais de cálcio e estimular a produção de óxido nítrico, funcionando assim como um vasodilatador. Influencia também, e profundamente, o sistema nervoso central (SNC), exercendo um efeito depressor sobre a neurotransmissão. Por fim, o Mg^{++} está envolvido em processos inflamatórios, influenciando mecanismos de proliferação celular e reações associadas a estresse oxidativo.

O organismo de um adulto normal de 70 kg contém cerca de 0,4 g de Mg^{++} por kg de peso, ou algo como 25 g. Desse total, 50% a 60% estão presos ao esqueleto; 40% a 50%, no compartimento intracelular e apenas 1% no extracelular. Assim, a concentração plasmática de Mg^{++}, que, em indivíduos normais varia entre 1,7 e 2,4 mg/dL (0,7 e 1 mmol/L), pode não refletir exatamente seus eventuais desequilíbrios.

Balanços de magnésio e sua regulação

Como no caso do K^+ e do Ca^{++}, o organismo mantém dois balanços para o Mg^{++}, o interno e o externo. O balanço interno permite que a distribuição de Mg^{++} entre o esqueleto e os compartimentos intracelular e extracelular permaneça constante. No entanto, essa proporção pode se alterar caso haja perdas de Mg^{++}, já que o esqueleto e o compartimento intracelular constituem reservatórios do íon. Os fatores que regulam o deslocamento de Mg^{++} de seus reservatórios ao espaço extracelular são menos bem caracterizados do que os envolvidos na distribuição de Ca^{++} entre esses compartimentos. Insulina, glicose e aminoácidos tendem a transferir Mg^{++} do compartimento extracelular ao intracelular, enquanto a acidose metabólica favorece o movimento inverso. No entanto, alterações significativas do Mg^{++} plasmático causadas por distúrbios de seu balanço interno são relativamente infrequentes.

Mantendo o balanço externo, o organismo consegue preservar suas reservas de Mg^{++}, bem como a concentração plasmática do íon. O balanço externo depende da interação de dois mecanismos que se complementam: a absorção intestinal; e a reabsorção renal.

Um adulto normal ingere cerca de 350 mg de Mg^{++} por dia, mas absorve menos de um terço desse total (~100 mg/dia), excretando a maior parte (~ 250 mg) pelas fezes. Os rins fecham o balanço externo de Mg^{++} e regulam em última análise a excreção de Mg^{++}, excretando com a urina exatamente a quantidade absorvida no intestino (~100 mg/dia).

A absorção intestinal de Mg^{++} ocorre no íleo distal e no cólon, principalmente por um processo de difusão passiva através dos espaços intercelulares, enquanto uma parcela menor, de até 20% do Mg^{++} ingerido, é absorvida pela via transcelular através de canais iônicos específicos (TRPM6 e TRPM7).

Nos rins, cerca de 2.400 mg/dia são filtrados nos glomérulos (como 30% do Mg^{++} plasmático está ligado a proteínas, somente 70% do Mg^{++} ionizado ou complexado é filtrado pelos rins, de modo semelhante ao observado para o Ca^{++}; ver Capítulo 4 – Distúrbios do Cálcio e do Fósforo). Por razões não muito claras, somente 25 a 30% do Mg^{++} filtrado é reabsorvido no túbulo proximal, por um mecanismo passivo associado à reabsorção de sódio e água. A porção espessa ascendente da alça de Henle reabsorve uma parcela maior do Mg^{++} filtrado, cerca de 60%, também de forma passiva: o Mg^{++} atravessa o espaço intercelular, movido pelo potencial positivo no lume (esse movimento é facilitado pelas claudinas 16 e 19). Essa reabsorção de Mg^{++} no túbulo proximal e na alça de Henle não é regulada e não está diretamente envolvida na manutenção do balanço do íon.

O túbulo distal reabsorve uma parcela minoritária (5% a 10%) do Mg^{++} filtrado. Essa reabsorção ocorre inicialmente através de um canal luminal específico (TRPM6) semelhante ao descrito no intestino e, em seguida, através da membrana basolateral, por um processo ainda pouco conhecido, associado ao transporte de sódio. Esse processo é regulado e permite o ajuste fino da reabsorção renal de Mg^{++}, contribuindo decisivamente para manter o balanço do íon.

Com a ação conjunta do túbulo proximal/alça de Henle (reabsorção não regulada) e túbulo convoluto distal (reabsorção regulada), mais de 95% do Mg^{++} filtrado é recuperado, restando apenas 2% a 4% a serem excretados na urina conforme as necessidades do organismo. Essa é a fração de excreção de Mg^{++}, que pode ser calculada por meio de uma fórmula semelhante à utilizada para determinar a fração de excreção de Na^+ e de outros solutos, lembrando que, neste caso, a concentração plasmática de Mg^{++} deve ser multiplicada por 0,7, para levar em conta o fato de que 30% do Mg^{++} circulante está ligado a proteínas e, portanto, não é filtrado.

Hipomagnesemias

As hipomagnesemias constituem um problema clinicamente relevante, uma vez que atingem de 10% a 15% das internações hospitalares; essa porcentagem supera 60% quando se consideram apenas as unidades de terapia intensiva (UTI).

Conforme se infere do exame do balanço externo de Mg^{++}, as principais causas de hipomagnesemia são ingestão deficiente, perdas gastrointestinais e perdas renais de Mg^{++}.

Causas de hipomagnesemia

Ingestão deficiente de Mg^{++}

Hipomagnesemias causadas por deficiência primária de ingestão de Mg^{++} são raras. No entanto, o consumo crescente de alimentos industrializados, que tendem a ser pobres em Mg^{++}, pode contribuir para a instalação de hipomagnesemia na presença de perdas desse cátion.

Perdas gastrointestinais de Mg^{++}

As perdas gastrointestinais de Mg^{++} podem ter causas óbvias, como diarreias, vômitos e sondas nasogástricas abertas, ou menos frequentes, como em pacientes submetidos a cirurgia bariátrica, que podem desenvolver deficiência de Mg^{++} por limitação à absorção intestinal, embora haja poucos estudos sobre a frequência dessa complicação e seu impacto clínico. Uma causa relativamente recente de hipomagnesemia por absorção intestinal deficiente é o uso crônico de inibidores da bomba de prótons gástrica (omeprazol, pantoprazol), uma classe de medicamentos cada vez mais utilizada na prática clínica. É evidente que este último fator ocorre em pacientes que tomam estas medicações ao longo de pelo menos 1 ano, principalmente quando associadas ao uso de diuréticos como furosemida e tiazídicos.

Hipomagnesemia por perdas renais

Por uso de medicamentos

Perdas renais de Mg^{++} podem ser causadas por uso de medicações. Os diuréticos são os mais óbvios causadores de perda urinária de Mg^{++}. Os diuréticos de alça inibem o transporte de Mg^{++} na porção espessa da alça de Henle por abolir a diferença de potencial elétrico transtubular, com o lume positivo, que permite a reabsorção de cátions nesse segmento. O mecanismo da perda de Mg^{++} causada pelos tiazídicos ainda não está esclarecido e pode envolver inativação do canal específico TRPM6. Vários outros medicamentos podem causar perda renal de Mg^{++}, por mecanismos variados. Incluem-se entre esses alguns antibióticos aminoglicosídeos, a anfotericina B, a cisplatina, a pentamidina, o aciclovir e os inibidores da calcineurina (ciclosporina e tacrolimus).

Doenças hereditárias

Na síndrome de Gitelman (defeito genético com menor expressão do cotransportador NaCl no túbulo convoluto distal), ocorrem perda de sódio, hipopotassemia e alcalose metabólica. A excreção de Ca^{++} está reduzida, mas a de Mg^{++} aumenta, levando ao estabelecimento de hipomagnesemia. O mecanismo desse defeito de reabsorção de Mg^{++} é a menor expressão do canal TRMP6. Na síndrome de Gitelman, tudo se passa como se o indivíduo recebesse continuamente um tratamento com um tiazídico.

Na síndrome de Bartter, o transporte de Na^+ na porção espessa da alça de Henle é limitado por uma deficiência em uma das moléculas transportadoras características desse segmento (cotransportador NKCC, canal luminal de K^+, canal basolateral de Cl^-, entre outras). Tudo se passa como se o indivíduo fizesse uso contínuo de um diurético de alça.

A hipomagnesemia familiar com hipercalciúria e nefrocalcinose decorre de uma mutação no gene que codifica a claudina-16, uma proteína existente na porção espessa da alça de Henle sem a qual a reabsorção de Ca^{++} e Mg^{++} através dos espaços intercelulares é drasticamente reduzida.

Outras raras mutações afetando genes como os que codificam o sensor de cálcio existente na porção espessa da alça de Henle, no túbulo convoluto distal e nas paratireoides, o canal TRPM6 do túbulo convoluto distal e a Na^+-K^+-ATPase desse mesmo segmento também se caracterizam por hipomagnesemia, acompanhada ou não por hipocalcemia.

Outras causas de perda renal de Mg^{++}

Situações de expansão moderada da volemia arterial efetiva, como no hiperaldosteronismo primário, podem resultar em diminuição do transporte passivo de Mg^{++}, paralelamente à redução da reabsorção de sódio, ocasionando uma hipomagnesemia leve.

O alcoolismo é uma causa comum de hipomagnesemia, principalmente em pacientes hospitalizados. O álcool inibe a reabsorção tubular de Mg^{++}, ocasionando perda renal do íon. Além disso, é frequente nesses pacientes a perda de Mg^{++} por vômitos e/ou diarreia, além do que, sua ingestão de Mg^{++} pode estar muito reduzida se seu aporte calórico provier principalmente do etanol. Uma complicação adicional comum em alcoolistas é a instalação de pancreatite aguda, que pode levar à deposição de grandes quantidades de Mg^{++} no pâncreas.

Há uma forte associação entre o diabetes *mellitus* do tipo 2 e a hipomagnesemia por perda renal. Essa anomalia pode ocorrer em até metade dos diabéticos do tipo 2 e pode estar diretamente relacionada à própria deficiência de insulina, já que esta estimula a inserção de canais TRPM6 no túbulo convoluto distal. Outros fatores podem contribuir para a hipomagnesemia no diabetes tipo 2, incluindo dieta deficiente em Mg^{++}, diurese osmótica, hipopotassemia e hipofosfatemia. Além disso, a hipomagnesemia promove resistência à insulina, o que pode conduzir a um ciclo vicioso, no qual a hipomagmesemia causa resistência à insulina, dificultando o controle da glicemia, o que, por sua vez, causa perda adicional de Mg^{++}. Outras interações deletérias entre o diabetes e a hipomagnesemia incluem uma possível participação desta na patogênese da nefropatia e da retinopatia associadas ao diabetes, enquanto o diabetes promove alterações lipídicas que podem diminuir a expressão dos canais TRPM6.

O fato de a hipomagnesemia ser um fator de risco para o desenvolvimento de diabetes *mellitus* pode ajudar a explicar o aparecimento da doença em pacientes submetidos a transplante de órgãos que são tratados com inibidores da calcineurina, como tacrolimus e ciclosporina, que induzem hipomagnesemia por inibir o transportador distal TRPM6. Também a rapamicina induz hipomagnesemia, mas seu mecanismo de ação envolve a inibição do transportador NaKCC na porção espessa da alça de Henle.

Hipomagnesemia por redistribuição de Mg^{++}

Algumas situações resultam na entrada de grande quantidade de Mg^{++} no compartimento intracelular e podem causar hipomagnesemia. No tratamento da cetoacidose diabética, a administração de insulina e a correção da acidose metabólica podem arrastar Mg^{++} ao compartimento intracelular, desmascarando um estado de depleção de Mg^{++} frequentemente associado a esses casos, de modo semelhante ao observado para o K^+ (Capítulo 3 – Distúrbios do Potássio). Na síndrome da fome óssea, que se segue à paratireoidectomia em pacientes com hiperparatireoidismo grave, a hipomagnesemia é causada pela incorporação maciça de Mg^{++} ao esqueleto, juntamente com Ca^{++} e fosfato. A ação de catecolaminas, da alcalose e dos hormônios tireoidianos pode provocar efeito semelhante, também observado em relação ao K^+. A síndrome da realimentação (após jejum prolongado) também pode se fazer acompanhar de deslocamento de Mg^{++} ao espaço intracelular. Por fim, a entrada de Mg^{++} no compartimento intracelular pode acompanhar as pancreatites agudas, conforme mencionado anteriormente, e também algumas neoplasias malignas com metástases ósseas, em que o Mg^{++} é captado maciçamente por células tumorais.

Manifestações clínicas da hipomagnesemia

Em vista da importância do Mg^{++} na fisiologia celular, especialmente em tecidos excitáveis, não chega a surpreender que a hipomagnesemia cause uma pletora de manifestações clínicas.

- **Manifestações neurológicas e musculares**: na ausência do efeito inibidor do Mg^{++}, alguns sinais de hiperexcitação nervosa tornam-se manifestos, como parestesias, vertigens, nistagmo, convulsões e coma. A musculatura esquelética também pode ser seriamente afetada, com efeitos que podem ser díspares: de um lado, câimbras, tremores, presença dos sinais de Chvostek e Trousseau e até tetania; de outro, fraqueza muscular, que pode estender-se à musculatura respiratória a ponto de causar hipóxia.
- **Manifestações psiquiátricas:** confusão mental, depressão, psicose.
- **Manifestações cardíacas**: em virtude do efeito do Mg^{++} sobre a Na^+-K^+-ATPase e da excitabilidade miocárdica, sua escassez pode acarretar alterações eletrocardiográficas leves, como distúrbios de repolarização, assim como perturbações mais graves, como arritmias supraventriculares e ventriculares, *torsades de pointes* e predisposição à intoxicação digitálica.
- **Manifestações renais:**
  - a hipomagnesemia agrava a injúria renal aguda pós-isquêmica e a nefrotoxicidade por drogas como o AZT e a didanosina;
  - em receptores de transplante renal, a correção precoce de uma eventual hipomagnesemia pode ajudar a prevenir lesões vasculares, um importante fator de morbimortalidade nesse grupo de pacientes.
- **Manifestações metabólicas:**
  - hipocalcemia devido à diminuição da secreção de paratormônio, com adinamia óssea e fragilização do esqueleto;
  - hipofosfatemia por menor reabsorção tubular de fosfato;
  - hipocalemia devido ao aumento da secreção de K^+, no segmento de conexão e duto coletor, através de canais ROMK, cuja abertura é normalmente regulada pela concentração intracelular de Mg^{++}. A hipocalemia só é revertida após correção da hipomagnesemia;
  - hipercolesterolemia e queda das taxas circulantes de HDL;
  - em pacientes diabéticos, dificuldade de controle da glicemia, lesões coronarianas, hipertensão, retinopatia, nefropatia e neuropatia.

Diagnóstico das hipomagnesemias

Em princípio, o painel bioquímico de rotina deveria incluir a dosagem de Mg^{++} no plasma. No entanto, essa providência não faz parte da abordagem clínica habitual e, de todo modo, nem todos os centros médicos dispõem desse recurso.

A suspeita de hipomagnesemia deve ser levantada sempre que houver manifestações clínicas não imediatamente explicáveis de acometimento de tecido excitável, como arritmias cardíacas e distúrbios neurológicos ou musculares sem causa óbvia, distúrbios inexplicáveis de comportamento ou presença de hipocalemia ou hipocalcemia de difícil reversão.

Diagnóstico diferencial das hipomagnesemias

Em vista de suas manifestações clínicas pleomórficas, o diagnóstico diferencial das hipomagnesemias é constituído de uma lista extensa, que compreende desde doenças neurológicas degenerativas até psicoses graves, passando por miocardiopatias e tubulopatias hereditárias. É imperativo que, em cada um desses casos, a hipótese de hipomagnesemia seja levantada, especialmente quando se tratar de emergências médicas, como nas arritmias graves, convulsões e tetania.

Tratamento das hipomagnesemias

Evidentemente, a base para o tratamento das hipomagnesemias é a administração de Mg^{++} exógeno a fim de repor os estoques do íon. No entanto, algumas restrições devem ser obedecidas. Em primeiro lugar, a reposição deve ser lenta, exceto em situações de emergência ou hipomagnesemia grave. O motivo para essa limitação é que a passagem de Mg^{++} ao compartimento intracelular não é instantânea, de modo que uma reposição excessivamente rápida pode ocasionar um pico sérico que, além de perigoso em si, acarreta perda substancial do que foi infundido. Assim, a reposição endovenosa de Mg^{++} não deve durar menos de 12 horas. Sempre que possível, a administração por via oral deve ser preferida. É importante manter a reposição durante 3 a 5 dias consecutivos, para que as reservas do organismo sejam devidamente recompostas. Em pacientes com taxa de filtração glomerular (TFG) estimada inferior a 30 mL/min/1,73 m^2, a dose de reposição deve ser reduzida à metade.

Na prática, a reposição de Mg^{++} pode seguir os seguintes esquemas:

» Emergências (arritmias, convulsões, tetania) ou hipomagnesemia grave (concentrações plasmáticas inferiores a 1 mg/dL): 5 a 10 mL de $MgSO_4$ a 10%, correspondentes a ~100 a 200 mg (4 a 8 mmol) de Mg^{++} elementar, infundidos por via endovenosa (EV), em 5 minutos, seguidos de 20 a 40 mL da mesma solução, correspondentes a ~400 a 800 mg (16 a 32 mmol) de Mg^{++} elementar durante 12 a 24 horas.

» Hipomagnesemia leve a moderada: 10 a 20 mL de $MgSO_4$ a 10% (~200 a 400 mg, ou 8 a 16 mmol) EV, durante 12 horas.

» Para a manutenção dos níveis de Mg^{++} em pacientes internados, utilizam-se 10 a 20 mL de $MgSO_4$ a 10% (~200 a 400 mg, ou 8 a 16 mmol) EV, durante 12 a 24 horas.

» Para reposição oral em pacientes com função renal normal, pode-se administrar até 1.000 mg/dia (~40 mmol/dia), sob a forma de cápsulas de carbonato de Mg^{++} ou óxido de Mg^{++}, de preferência obtidas em farmácias de manipulação (na maior parte dos preparados comerciais, o Mg^{++} está associado a outros suplementos). O amiloride, 5 a 10 mg/dia, pode ser usado como terapêutica auxiliar nos casos de perda urinária de

Mg^{++}, por aumentar a reabsorção do íon no segmento de conexão e duto coletor. O mecanismo desse efeito ainda não foi esclarecido.

» Pacientes em hemodiálise também estão sujeitos a desenvolver hipomagnesemia e suas consequências. Se isso ocorrer, é importante dosar o Mg^{++} antes da diálise, pois o Mg^{++} do dialisato tem de ser devidamente ajustado. Uma medida que pode ajudar a prevenir a deficiência de Mg^{++} é a administração de quelantes de fosfato. O mecanismo desse efeito não foi esclarecido.

Hipermagnesemia

As hipermagnesemias são bem menos frequentes do que as hipomagnesemias. A razão para isso é a grande eficiência com que os rins regulam a excreção de Mg^{++}, o que permite ao organismo manter o balanço do íon mesmo em fases avançadas (4 e 5) da doença renal crônica (DRC). Para ocorrer retenção de Mg^{++}, é necessária a perda quase total da função renal, como na injúria renal aguda (IRA) e nas etapas finais, predialíticas, da DRC. É muito mais comum, no entanto, a ocorrência de comprometimento renal parcial acoplado a um ingresso aumentado de Mg^{++} no organismo.

Nas formas oligúricas da IRA, a retenção de Mg^{++} ocorre como manifestação da perda da capacidade excretora associada à disfunção renal. No entanto, a hipermagnesemia resultante raramente chega a níveis alarmantes, a menos que o ingresso de Mg^{++} no organismo esteja aumentado. Isso pode ocorrer por dois motivos: 1) uso contínuo de antiácidos ou laxativos, que são vendidos livremente, consumidos por uma larga parcela da população e frequentemente contêm quantidades apreciáveis de Mg^{++}; 2) administração parenteral de Mg^{++} para o tratamento de hipomagnesemias, eclâmpsia ou arritmias, especialmente se rápida em excesso. A presença de acidose tende a elevar ainda mais o Mg^{++} plasmático.

Na DRC, a hipermagnesemia tende a ser apenas moderada, mesmo em fases avançadas. Quadros mais graves ocorrem em 10 a 15% desses pacientes, especialmente naqueles que fazem uso contínuo de alcalinos e/ou laxativos contendo Mg^{++} em suas fórmulas. Curiosamente, a hipermagnesemia é mais rara em pacientes diabéticos.

Outras causas de hipermagnesemia incluem o uso de enemas e suplementos vitamínicos em idosos, insuficiência adrenal (por hipovolemia, hemoconcentração e disfunção renal), constipação intestinal e íleo paralítico (por aumento da absorção intestinal de Mg^{++} associado à IRA), síndrome do leite e alcalinos (*milk-alkali syndrome*, rara), síndrome da lise tumoral, rabdomiólise (por destruição celular abrupta e maciça), hipotireoidismo (raramente) e intoxicação por lítio.

Manifestações clínicas da hipermagnesemia

Os sintomas de hipermagnesemia surgem quando a concentração plasmática de Mg^{++} ultrapassa os 2 mg/dL e consistem inicialmente em letargia, com desaparecimento dos reflexos tendíneos profundos. À medida que os níveis plasmáticos de Mg^{++} sobem, surgem sintomas e sinais mais alarmantes, como hipotensão e paralisias musculares. Com níveis de Mg^{++} superiores a 10 mg/dL, podem surgir arritmias cardíacas, com prolongamento dos intervalos PR, QRS e QT, bradicardia, alterações da condução e, no limite, bloqueio atrioventricular (AV) total, fibrilação ventricular e assistolia. Esses níveis extremos associam-se também a manifestações neurológicas graves, como alteração de consciência e coma. Manifestações não neurológicas das hipermagnesemias graves incluem hipocalcemia (por supressão do PTH) e insuficiência ventilatória (por enfraquecimento ou flacidez da musculatura respiratória). É evidente que a evolução para óbito é tanto mais provável quanto mais alta a concentração plasmática de Mg^{++}.

Diagnóstico/diagnóstico diferencial das hipermagnesemias

Cabem aqui considerações semelhantes às expostas anteriormente quanto às hipomagnesemias, em especial no que diz respeito a manifestações neurológicas e arritmias cardíacas de causa não evidente. A suspeita de que essas alterações possam ser causadas por hipermagnesemia deve ser levantada com presteza ainda maior em casos de insuficiência renal, tanto aguda como crônica, nos quais é maior a tendência à retenção de Mg^{++}.

A dosagem de creatina quinase (CK) permite verificar a possível presença de rabdomiólise, que pode aumentar os níveis circulantes de Mg^{++}, especialmente se associada a uma IRA. A avaliação da função tireoidiana é útil para afastar hipotireoidismo como uma possível causa de elevação do Mg^{++} plasmático.

Tratamento da hipermagnesemia

Em pacientes com função renal preservada, a simples suspensão da medicação contendo Mg^{++}, seja por via oral ou parenteral, permitirá a normalização dos níveis séricos de Mg^{++}.

Se a hipermagnesemia for grave e/ou estiver associada a sintomas neuromusculares e/ou cardíacos, pode ser necessário tratar o distúrbio como uma emergência médica, procurando baixar rapidamente o Mg^{++} sérico e/ou neutralizar seus efeitos eletrofisiológicos. A medida mais rápida é, como no caso das hipercalemias (Capítulo 3 – Distúrbios do potássio), a infusão EV de cálcio, que antagoniza localmente os efeitos do Mg^{++}. Utilizam-se habitualmente uma ou duas ampolas contendo 10 mL de gluconato de cálcio a 10% (aproximadamente 93 mg ou 2,3 mmol de Ca^{++} cada uma), infundidas ao longo de 5 a 10 minutos.

Para acelerar a eliminação urinária de Mg^{++}, pode-se administrar um diurético de alça (p. ex., 40 mg de furosemida EV), aproveitando a conhecida ação desses compostos sobre a reabsorção de Mg^{++} na porção espessa da alça de Henle. A expansão da volemia com soro fisiológico pode ajudar a eliminar o excesso de Mg^{++}, especialmente se houver também depleção de volume. No entanto, é necessária cautela para evitar hipervolemia e edema pulmonar, particularmente em pacientes com função renal limitada.

De modo análogo ao utilizado no tratamento de hipercalemias, a infusão de insulina com glicose pode ajudar a reduzir os níveis de Mg^{++} deslocando o íon ao compartimento intracelular. Evidentemente, é necessária monitorização dos níveis glicêmicos enquanto durar o procedimento.

Nos casos em que as medidas descritas se mostram ineficazes, e naqueles em que a função renal está gravemente comprometida, a hemodiálise pode ser o único recurso capaz de reduzir os níveis séricos de Mg^{++}. Nesses casos, a presença de hipermagnesemia pode se somar aos critérios (hipercalemia, hipervolemia) que habitualmente norteiam a indicação do procedimento dialítico.

Pontos principais

- O Mg^{++} é o quarto cátion mais abundante no organismo e o segundo no compartimento intracelular, onde desempenha papel fisiológico fundamental.
- A maior parcela do Mg^{++} do organismo está presa ao esqueleto, enquanto uma porção um pouco menor situa-se no compartimento intracelular. Apenas 1% do total fica no espaço extracelular.
- O organismo mantém um balanço interno de Mg^{++}, que garante que a proporção entre as quantidades do íon no compartimento intracelular e extracelular permaneça constante. Fatores como insulina e alterações do equilíbrio ácido-base influenciam esse balanço.
- O balanço externo de Mg^{++} reflete a oposição entre absorção intestinal e excreção renal. Seu ajuste fino depende da regulação da reabsorção do íon nos túbulos renais.
- As hipomagnesemias podem ocorrer por quebra do balanço externo de Mg^{++}, resultante de perdas gastrointestinais – diarreias, vômitos, absorção intestinal deficiente – e/ou renais – diuréticos, drogas nefrotóxicas, doenças hereditárias.
- Hipomagnesemias por entrada de Mg^{++} nas células ocorrem no tratamento da cetoacidose diabética, na fome óssea, na alcalose metabólica e no hipertireoidismo.
- As principais manifestações clínicas das hipomagnesemias são alterações neuropsiquiátricas e arritmias cardíacas potencialmente fatais. Podem ocorrer também hipocalemias graves, cuja reversão só é possível com a correção dos níveis de Mg^{++}.
- O tratamento das hipomagnesemias se baseia principalmente na reposição de perdas, que deve ser lenta para evitar elevações bruscas da concentração de Mg^{++}.
- As hipermagnesemias são menos frequentes do que as hipomagnesemias e, em geral, requerem uma associação entre perda de função renal e administração exógena de Mg^{++}.
- As manifestações clínicas das hipermagnesemias consistem basicamente em arritmias cardíacas e/ou alterações neurológicas. A gravidade de ambas, que pode chegar ao óbito, é proporcional à magnitude da elevação dos níveis de Mg^{++}.
- O tratamento das hipermagnesemias consiste em suspender a administração exógena de Mg^{++} e, ao mesmo tempo, neutralizar seus efeitos no miocárdio com gluconato de cálcio, acelerar a eliminação urinária de Mg^{++} e promover a entrada do íon no compartimento intracelular.

Bibliografia consultada

Alhosaini M; Leehey DJ. Magnesium and dialysis: thee neglected cation. Am J Kidney Dis 2015 Sep; 66 (3): 523-31.

Blaine J; Chonchol M; Levi M. Renal control of calcium, phosphate and magnesium homeostasis. Clin J Am Soc Nephrol 2015 Jul 7; 10 (7): 1257-72.

Dimke H; Monnens L; Hoenderop JG; Bindels RJ. Evaluation of hypomagnesemia: lessons from disordered of tubular transport. AM J Kidney Dis 2013; 62 (2): 377-83.

Garnirs AS; Duveau A; Planchais M; et al. Serum magnesium after kidney transplantation: a systematic review. Nutrients 2018; 10, 729.

Gommers LM; Hoenderop JG; Bindels RJ; et al. Hypomagnesemia in type 2 diabetes: a vicious circle. Diabetes 2016 Jan; 65 (1): 3-13.

Huang JW; Famure C; Li Yet al. Hypomagnesemia and the risk of new-onset diabetes mellitus after kidney transplantation. J Am Soc Neprol 2016; 27: 1793-800.

Kurstjens S; de Baaij JH; Bouras H; et al. Determinants of hypomagnesemia in patients with type 2 diabetes mellitus. Eur J Endocrinol 2017 Jan;176 (1): 11-9.

Lameris AL; Monnens L; Bindels RJ; et al. Drug-induced alterations in Mg 2+ homeostasis. Clin SCI (Lond) 2012; 123 (1): 1-14.

Martin KJ; Gonzáles EA; Slatopolsky E. Clinical consequences and management of hypomagnesemia. J Am Soc Nephrol 2009; 20: 2291-5.

Pham P-CT; Pham P-M T; Pham SV; et al. Hypomagnesemia in patients with type 2 diabetes. Clin J Am Soc Nephrol 2007; 2: 366-73.

Rodriguez-Moran M; Mendia LES; Galvano GZ; et al. The role of magnesium in type 2 diabetes: a brief-clinical review. Magnesium Research 2011; 24: 156-62.

Seguro AC; de Araujo M; Seguro FS; et al. Effects os hypokalemia and hypomagnesemia on zidovudine (AZT) and didanosine (ddI) nephrotoxicity in rats. Clin Nephrol 2003 Apr; 59 (4): 267-72.

Capítulo 6

Distúrbios do Equilíbrio Ácido-Base

Roberto Zatz
Maristela Carvalho da Costa
Antonio Carlos Seguro

Alguns conceitos fundamentais

Vamos rever inicialmente, de modo sucinto, alguns conceitos físico-químicos e fisiológicos essenciais à compreensão dos distúrbios ácido-base.

Definição de ácido e base

Os conceitos de ácido e de base adotados aqui seguem a concepção de Brönsted-Lowry, mais do que suficiente para o escopo deste livro.

Ácidos são compostos capazes de "doar" prótons quando em solução; inversamente, bases são compostos capazes de incorporar, ou "aceitar" prótons.

Variações da concentração de prótons $[H^+]$, no meio interno, exercem um profundo efeito sobre as proteínas plasmáticas e intracelulares, tanto as que fazem parte da própria estrutura das células como as que funcionam como enzimas, além das que regulam o transporte de íons e moléculas através de membranas. Por essa razão, o organismo humano obstina-se em manter a $[H^+]$ dentro de uma faixa estreita, que vai de 35 a 44 nmol/L (nmol/L, ou 10^{-9} mol/L).

É universalmente utilizada a notação pH para mensurar a $[H^+]$ em soluções como o plasma e o citosol. O pH é definido como o cologaritmo da $[H^+]$, ou seja, $-\log([H^+])$. Portanto, a faixa de pH correspondente à $[H^+]$ normal vai de 7,35 ($-\log(35 \times 10^{-9})$) a 7,45 ($-\log(45 \times 10^{-9})$).

Produção de ácido pelo organismo

O metabolismo humano produz continuamente grandes quantidades de um ácido volátil, o dióxido de carbono (CO_2), resultante da queima de combustível, principalmente glicose. A rigor, o CO_2 não é um ácido, porque não age como doador de prótons, mas, ao reagir com a água, dá origem ao ácido carbônico (H_2CO_3) que se dissocia em H^+ e HCO_3^-. A taxa de produção de CO_2 pelo organismo é de cerca de 15 mil a 20 mil mmoles por dia. No entanto, a natureza volátil do CO_2 torna fácil ao organismo livrar-se de toda essa carga, expelindo-a à atmosfera por meio da ventilação alveolar.

O metabolismo humano produz também ácidos fixos, assim denominados porque, não sendo voláteis como o CO_2, tendem a permanecer indefinidamente no sistema. São exemplos de ácidos fixos gerados pelo organismo o sulfúrico, o fosfórico e o láctico, entre outros. A taxa de produção de ácidos fixos pelo organismo é de cerca de 1 mmol/kg em condições normais, ou algo como 70 mmol/dia para um adulto mediano. Embora essa quantidade seja centenas de vezes menor que a do ácido volátil, sua eliminação, mesmo em condições normais, é muito mais problemática do que a do CO_2, exigindo a atuação de três linhas distintas de defesa.

Tampões – a primeira linha de defesa contra o acúmulo de ácidos fixos

A primeira e mais simples forma de defesa contra o acúmulo de ácidos fixos é sua neutralização por tampões, constituídos pela associação entre um ácido fraco (HA) e o sal correspondente (A^-), como o sistema $HPO_4^{2-}/H_2PO_4^-$. Moléculas mais complexas, como a albumina plasmática, e intracelulares, como a hemoglobina, também podem atuar como tampões. Até mesmo o esqueleto pode ser recrutado para o tamponamento de ácido fixo, como ocorre na doença renal crônica (DRC). No entanto, o mais importante sistema tampão do organismo é o bicarbonato/CO_2.

Sistema bicarbonato/CO_2 – um ácido volátil envolvido na defesa contra ácidos fixos

A natureza especial do sistema HCO_3^-/CO_2, que, na verdade, seria mais apropriadamente descrito como HCO_3^-/H_2CO_3, deriva do fato de que sua fase ácida, ou seja, o H_2CO_3, está em permanente equilíbrio com o CO_2, cuja concentração é mantida constante pela ventilação alveolar. Assim, o sistema HCO_3^-/CO_2 contrasta com os tampões não bicarbonato, cuja fase ácida (HA) acumula-se à medida que o sistema recebe cargas crescentes de ácido fixo. Essa propriedade permite ao sistema HCO_3^-/CO_2 neutralizar a maior parte (80% ou mais) de uma carga ácida, cabendo aos tampões não bicarbonato a neutralização do restante.

Efeito de variações da pCO_2 sobre o equilíbrio ácido-base

Quando elevamos a pCO_2, o pH cai, refletindo a natureza ácida do CO_2, que se hidrata a H_2CO_3, gerando íons H^+ e HCO_3^-. A concentração de HCO_3^- sofre muito pouca influência direta dessa reação por ser, sempre, muito maior do que a de H^+ (mmoles *versus* nmoles). No entanto, como no sistema existem também tampões não bicarbonato, o H^+ gerado é neutralizado, permitindo o prosseguimento da reação até um novo equilíbrio e o acúmulo de uma pequena quantidade de íons HCO_3^-, cerca de 1 mmol/L para cada 10 mmHg de elevação da pCO_2.

Nomograma de Davenport

O nomograma de Davenport, assim denominado em homenagem a seu criador Horace W. Davenport, tem sido utilizado nas últimas décadas como uma das principais ferramentas no estudo dos distúrbios do equilíbrio ácido-base. Em sua formulação original, e na maioria dos livros de texto, a [HCO_3^-] é representada no eixo das ordenadas, enquanto o pH aparece no das abscissas. No presente texto, o nomograma de Davenport foi adaptado, aparecendo com o pH no eixo das ordenadas, para tornar mais intuitiva sua compreensão. Várias das situações aqui representadas são reproduzidas no Apêndice ao final deste texto usando a formulação original do nomograma e comparando-as à formulação alternativa.

Figura 6.1

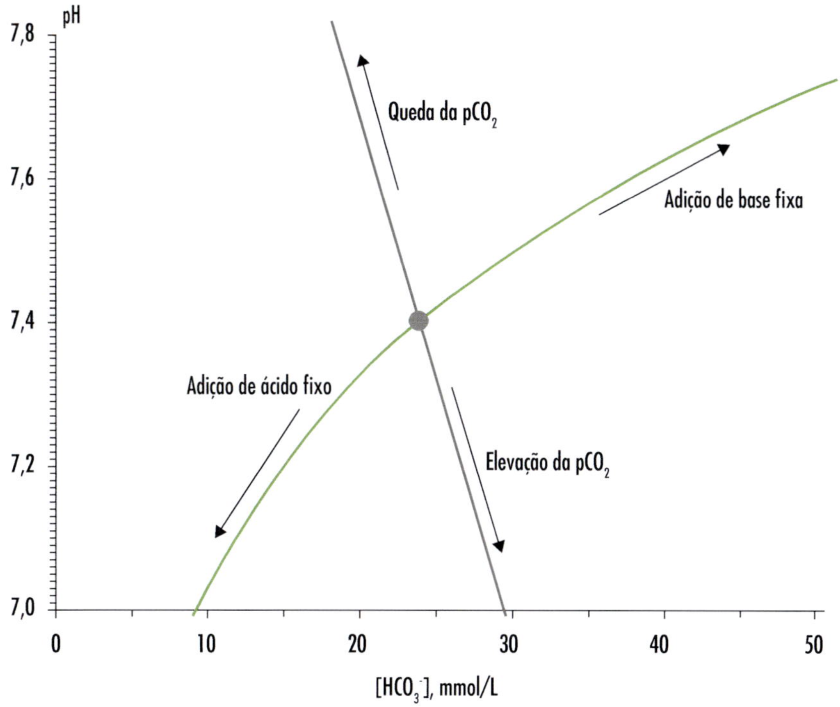

Nomograma de Davenport.
Fonte: Desenvolvida pela autoria do capítulo.

Na Figura 6.1, a intersecção entre as duas linhas, onde se situa o círculo cinza, representa a condição normal. Uma sobrecarga de ácido fixo (acidose metabólica) consumirá [HCO_3^-] e o pH cairá. Portanto, o círculo cinza percorrerá a linha verde (denominada "linha de dissociação de HCO_3^-") no sentido indicado. Uma adição de base fixa (alcalose metabólica) terá efeito inverso. Uma elevação isolada da pCO_2 (acidose respiratória) baixará o pH e gerará uma pequena quantidade de [HCO_3^-], fazendo com que o círculo cinza percorra a linha reta (denominada "linha de tamponamento do CO_2") conforme indicado. O inverso ocorrerá caso o distúrbio primário seja uma queda da pCO_2 (alcalose respiratória). Se ocorrerem variações metabólicas e respiratórias simultaneamente (compensação fisiológica ou distúrbio misto), o círculo cinza se deslocará de modo correspondente, permitindo uma visualização clara das principais perturbações do equilíbrio ácido-base. Combinada a outros parâmetros, descritos mais adiante, essa abordagem gráfica pode ter grande utilidade na prática clínica.

Variação da ventilação alveolar – segunda linha de defesa

Por serem capazes de regular a pCO_2, os pulmões podem atenuar os efeitos de uma sobrecarga de ácido ou base fixa. Uma sobrecarga ácida, por baixar o pH sanguíneo faz aumentar a ventilação alveolar, com queda consequente da pCO_2, o que traz o pH a valores menos ácidos. Da mesma forma, uma sobrecarga alcalina eleva o pH e causa uma resposta hipoventilatória, elevando a pCO_2 e baixando o pH sanguíneo a níveis menos alcalinos.

Os rins constituem a terceira linha de defesa contra o acúmulo de ácido ou base fixa

Não é possível ao organismo contar apenas com os tampões e a ventilação alveolar para neutralizar a contínua produção de H^+ pelo metabolismo. Tampões se esgotam, e a ventilação alveolar apenas atenua os efeitos do acúmulo de H^+, sem detê-lo. Assim, é necessária a geração de base nova. Inversamente, uma sobrecarga alcalina tem de ser neutralizada por geração de H^+ (ou perda de base). Os rins são os únicos órgãos capazes de levar a efeito, de modo controlado, essa tarefa.

Os rins secretam H^+ continuamente, acidificando o fluido tubular. Com isso, reabsorvem quase toda a carga filtrada de HCO_3^-, principalmente no túbulo proximal, e eliminam ácido na urina sob duas formas: ácido titulável (AT), que são íons H^+ ligados a tampões (HA), especialmente fosfato; e amônio (NH_4^+), que é produzido no túbulo proximal e cuja excreção equivale à perda de H^+. Em um adulto médio, os rins excretam cerca de 70 mmol de H^+ por dia, sendo 30 a 35 mmol/dia como AT e 35 a 40 mmol/dia sob forma de NH_4^+.

Resposta renal a sobrecargas ácidas ou alcalinas

Para que o organismo se mantenha em balanço, as taxas de produção e excreção de ácidos fixos devem ser iguais. Quando a produção de ácido fixo aumenta, ou quando ocorre uma sobrecarga exógena de H^+, os rins precisam aumentar a taxa de excreção de H^+ até restabelecer o balanço. Como o aumento da AT é limitado pela disponibilidade de tampões fixos no fluido tubular, já próximos à saturação em condições normais, a resposta renal a uma sobrecarga de H^+ exige aumento da produção e excreção de NH_4^+. No entanto, essa adaptação não é imediata, requerendo 2 ou 3 dias para se completar, o que pode resultar no estabelecimento de uma acidose, especialmente se houver simultaneamente algum comprometimento da função renal.

Os rins são capazes de se adaptar também a um excesso de base (ou deficiência de ácido), diminuindo a excreção de AT e NH_4^+ e, se necessário, excretando HCO_3^-. Novamente, são necessários 2 ou 3 dias para uma resposta plena. Assim, uma sobrecarga alcalina célere pode suplantar a resposta renal e resultar em uma alcalose metabólica.

Conceito de *base excess*

A maior parte de uma carga ácida é neutralizada pelo sistema CO_2/HCO_3^-, com uma pequena participação dos tampões não bicarbonato. Na prática clínica, o parâmetro analisado é a $[HCO_3^-]$ plasmática, que está diminuída nas acidoses metabólicas. A sobrecarga ácida pode ser avaliada pela diferença entre a $[HCO_3^-]$ plasmática efetivamente medida e o valor normal (24 mmol/L). No entanto, essa informação é incompleta porque uma parte minoritária da sobrecarga ácida é neutralizada por tampões não bicarbonato. Para corrigir a estimativa, criou-se o conceito de *base excess* (BE), originalmente destinado a medir um excesso de base fixa, ou seja, uma alcalose metabólica. Portanto, na acidose metabólica o valor do BE é *negativo*.

Na prática clínica, o BE é usualmente estimado a partir de fórmulas empíricas, como:

$$BE = 0,93 \times ([HCO_3^-] - 24,4 + 14,83 \times (pH - 7,4))$$

Por exemplo, em um paciente com um pH de 7,28 e $[HCO_3^-]$ plasmática de 14 mmol/L, o BE assim calculado será de aproximadamente −11 mmol/L, um valor pouco superior à diferença entre a $[HCO_3^-]$ plasmática atual e a de referência (ou seja, −10 mmol/L), indicando mais uma vez o amplo predomínio do sistema CO_2/HCO_3^- na neutralização de uma sobrecarga ácida.

Composição iônica do plasma – o conceito de *anion gap*

O sódio é o principal cátion do espaço extracelular com uma concentração de cerca de 140 mmol/L (Figura 6.2). O segundo cátion em importância é o potássio, com distantes 4 mmol/L. Do lado dos ânions, temos $[Cl^-] + [HCO_3^-] = 105 + 24 = 129$ mmol/L. Como a eletroneutralidade é obrigatoriamente respeitada, há no plasma algo como $140 + 4 - 129 = 15$ mmol/L de outros ânions, não mensurados rotineiramente na prática clínica. Denomina-se essa diferença *anion gap* (AG). Como *mesmo* variações amplas do potássio plasmático exercem pouca influência sobre o total, muitos textos, este incluído, excluem a $[K^+]$ do cálculo do AG, cujo valor normal é, portanto, $140 - 129 = 11$ mmol/L (na verdade, a faixa normal vai de 9 a 13 mmol/L, ou seja, 11 ± 2). O AG é constituído principalmente pelas cargas negativas da molécula de albumina, uma vez que, na faixa usual de pH plasmático, sua molécula é um poliânion com 17 cargas elétricas negativas. Uma porcentagem menor corresponde a pequenos íons como fosfato, sulfato, citrato e lactato.

Figura 6.2

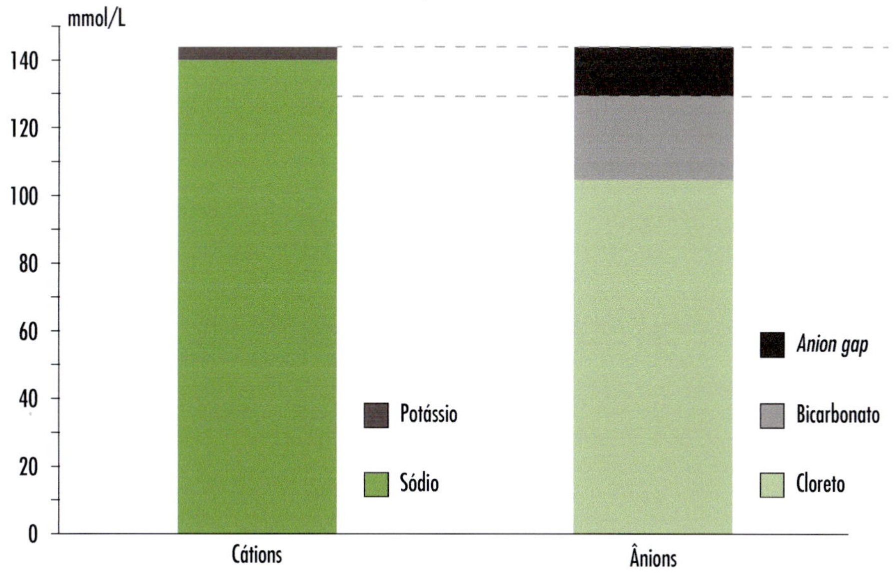

Representação gráfica da composição iônica do plasma normal. O *anion gap* (AG) corresponde à diferença entre a soma das concentrações de sódio e de potássio e a soma das concentrações de cloreto e de bicarbonato. Na prática clínica usual, a concentração de potássio não é levada em conta.

Fonte: Desenvolvida pela autoria do capítulo.

A determinação do AG tem importância clínica porque suas variações nos distúrbios do equilíbrio ácido-base podem orientar o diagnóstico, como veremos mais adiante.

Acidose metabólica

As acidoses metabólicas constituem o distúrbio mais comum do equilíbrio ácido-base, em razão do elevado número de situações que podem fazer o organismo acumular ácido fixo. A acidose metabólica tem como característica o consumo de tampões, principalmente o HCO_3^-, cuja concentração plasmática é o parâmetro que se avalia na prática clínica. No nomograma adaptado de Davenport (Figura 6.3), esse consumo se traduz em um deslocamento para baixo, ao longo da linha verde (curva de dissociação de HCO_3^-), do pequeno círculo que representa o *status* ácido-base do indivíduo, inicialmente no centro da Figura 6.3 (seta 1).

Figura 6.3

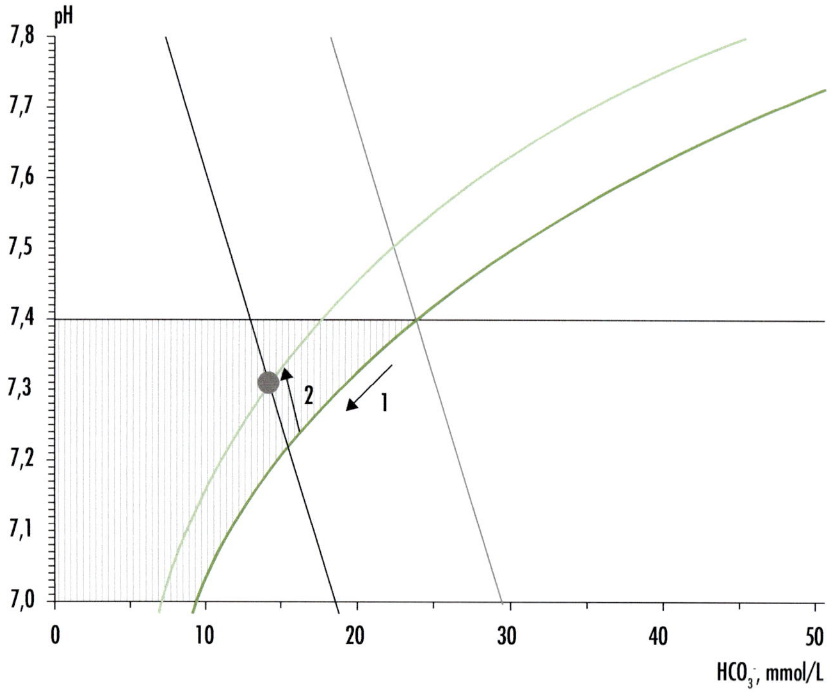

Representação da acidose metabólica no nomograma adaptado de Davenport. Tudo se passa como se o círculo cinza percorresse inicialmente a linha de dissociação do HCO_3^- no sentido dos pH mais baixos (seta 1), para depois percorrer a linha de tamponamento do CO_2 (seta 2) no sentido dos pH mais altos.

Fonte: Desenvolvida pela autoria do capítulo.

Com a queda do pH sanguíneo, o centro respiratório é estimulado, ocasionando um aumento da ventilação alveolar e queda da pCO_2, elevando, assim, o pH. Em consequência, o círculo cinza sobe ao longo da nova linha de tamponamento do CO_2 (seta 2), estabilizando-se dentro da área de acidose metabólica parcialmente compensada (área hachurada) e permitindo um diagnóstico visual e instantâneo do distúrbio. Note-se que a curva de dissociação de HCO_3^- (a linha verde) acompanha o deslocamento para cima do círculo cinza.

Limites de compensação

Nas acidoses metabólicas puras (sem outros distúrbios associados), a compensação respiratória nunca é completa porque a hiperventilação é freada pela própria hipocapnia, o que impede que o pH sanguíneo retorne aos valores normais. Se a compensação respiratória for completa (o círculo cinza estaciona bem próximo à linha horizontal ou a atinge), é provável que tenhamos uma alcalose respiratória associada. Uma equação empírica muito utilizada na prática clínica, a fórmula de Winters, ajuda a diagnosticar essa condição:

$$pCO_2 \text{ esperada} = (1{,}5 \times [HCO_3^-] + 8) \pm 2 \text{ mmHg}$$

Por exemplo, em uma acidose metabólica com $[HCO_3^-]$ plasmática de 14 mmol/L, a pCO_2 esperada seria $(1{,}5 \times 14) + 8\} \pm 2 = 27$ a 31 mmHg. Neste caso, valores inferiores a 27 mmHg sugerem a presença de uma alcalose respiratória associada (p. ex., intoxicação salicílica em adultos, em que a acidose metabólica pode se associar a um estímulo anômalo do centro respiratório).

Causas de acidose metabólica 1 – excesso de ácido fixo

Acidose láctica

Em condições normais, o ácido láctico, um subproduto do metabolismo anaeróbico da glicose, é facilmente metabolizado no fígado, nos rins e em outros tecidos, de tal forma que sua concentração sanguínea é baixa, usualmente inferior a 2 mmol/L. Há certas condições, no entanto, em que a produção de ácido láctico aumenta muito, a ponto de se acumular em grandes quantidades no organismo, como no choque circulatório ou sob efeito de drogas como a metformina e algumas drogas antirretrovirais utilizadas no tratamento da aids. Se a perfusão hepática e renal também estiver diminuída, a utilização/catabolismo do ácido láctico será limitada, agravando a hiperlactatemia. Mais raramente, a acidose láctica pode acompanhar doenças hepáticas ou hereditárias.

Cetoacidose

A cetoacidose, outra causa comum de acidose metabólica, consiste no acúmulo dos ácidos acetoacético e beta-hidroxibutírico (corpos cetônicos), que são produzidos a partir da acetilcoenzima-A como subprodutos da oxidação de carboidratos e, principalmente, de ácidos graxos. Em condições normais, as concentrações sanguíneas dos corpos cetônicos são insignificantes, mas pode haver acúmulo desses compostos na ausência prolongada de insulina. É o que ocorre no jejum prolongado, em alguns casos de intoxicação etílica e, principalmente, no diabetes *mellitus* descompensado (cetoacidose diabética). Nesses casos, a dificuldade de utilização da glicose pela maioria das células resulta em aumento acentuado da oxidação de ácidos graxos, com produção de grandes quantidades de acetilcoenzima-A e consequente acúmulo de corpos cetônicos e liberação de $[H^+]$.

Intoxicações exógenas

Em outros casos, o excesso de $[H^+]$ é provocado pela ingestão, acidental ou deliberada, de certos compostos químicos ou medicamentos. O caso mais comum é a intoxicação pelo ácido acetilsalicílico, a aspirina. A aspirina é metabolizada em ácido salicílico, que, por dissociar-se quase por completo, libera $[H^+]$ e, em doses tóxicas, promove acidose metabólica por ação direta (como cada comprimido de 500 mg equivale a 2,8 mmol de aspirina, a ingestão de 20 comprimidos, o conteúdo de um frasco pequeno de aspirina, despeja abruptamente no organismo 56 mmol de $[H^+]$, quase a produção diária total de ácido fixo). Além disso, o ácido salicílico interfere na função mitocondrial, promovendo aumento na produção de ácido láctico, o que contribui para agravar a acidose.

Outros produtos químicos cuja ingestão pode causar acidose metabólica são o etilenoglicol e o metanol. O etilenoglicol é utilizado como aditivo para radiadores de automóveis, em alguns cosméticos e em vários processos industriais. Ao ser ingerido, o etilenoglicol passa por uma série de reações, até ser transformado nos ácidos glicólico, glioxálico e fórmico, promovendo, assim, acidose metabólica. O metanol é utilizado como combustível e também na indústria química. Uma vez ingerido, o metanol também é metabolizado em ácido fórmico, levando, assim, ao acúmulo de $[H^+]$.

Anion gap *nas acidoses metabólicas por excesso de ácido fixo*

As acidoses metabólicas decorrentes de um excesso de ácido fixo fazem-se acompanhar de aumento no AG. É fácil entender por quê. Não pode haver acúmulo de $[H^+]$ no sistema sem um ânion, que não pode ser o cloreto, uma vez que não existe produção de HCl no organismo. Assim, no caso da acidose láctica, aumenta a concentração plasmática de lactato, enquanto na cetoacidose o ânion conjugado é o acetoacetato ou o beta-hidroxibutirato. Na intoxicação por aspirina, temos o salicilato, enquanto a ingestão de etilenoglicol ou metanol ocasiona a produção de glicolato, glioxalato ou formato. Todos esses ânions são "anômalos", ou seja, sua concentração é nula ou muito baixa em condições normais e, portanto, fazem aumentar o AG quando introduzidos no sistema em grande quantidade.

A análise do AG é indissociável do exame da $[Cl^-]$ plasmática. Nos casos em que a acidose metabólica decorre da produção excessiva de ácido (ou de intoxicação exógena), a $[Cl^-]$ mantém-se em níveis normais, uma vez que a carga de ácido fixo que o organismo recebe se faz acompanhar de uma quantidade idêntica do ânion conjugado (lactato, acetoacetato etc.), que, por sua vez, é muito próxima à queda da $[HCO_3^-]$ plasmática. Assim, a eletroneutralidade é mantida sem que seja necessário elevar a $[Cl^-]$. Portanto, a simples constatação de uma $[Cl^-]$ normal em um caso de acidose metabólica leva à conclusão de que o AG está aumentado, o que pode ser muito útil para orientar o procedimento diagnóstico.

A relação entre a variação do *anion gap* e a da $[HCO_3^-]$ plasmática é visualizada com maior clareza sob forma gráfica (Figura 6.4). A variação do AG (ΔAG) equivale à queda da $[HCO_3^-]$ plasmática, ΔHCO_3^-, com sinal trocado. Portanto, nas acidoses metabólicas com AG alto, o quociente $\Delta AG/\Delta HCO_3^-$ fica em torno de -1 (habitualmente o sinal negativo é ignorado para maior simplicidade).

Figura 6.4

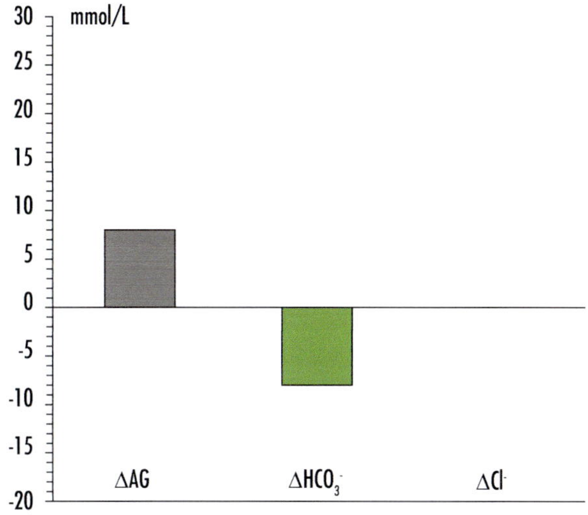

Relação entre a variação do *anion gap* (ΔAG) e a da concentração plasmática de HCO_3^- (ΔHCO_3^-) em acidoses metabólicas com *anion gap* alto. Nesse contexto, a relação entre ΔAG e ΔHCO_3^- é recíproca e a variação do Cl^- (ΔCl^-) é zero.

Fonte: Desenvolvida pela autoria do capítulo.

Causas de acidose metabólica 2 – perda externa de HCO_3^-

Diarreia

Diarreias intensas e prolongadas promovem espoliação de HCO_3^- porque as secreções que chegam ao lume intestinal são ricas nesse íon. Como a geração de cada íon HCO_3^- "deixa para trás" um íon H^+, as diarreias tendem a promover uma acidose metabólica. Os rins compensam essa retenção aumentando a excreção de NH_4^+, mas necessitam de pelo menos 2 dias para completar essa resposta. Assim, pode instalar-se rapidamente um considerável balanço negativo de HCO_3^-. O quadro pode se agravar se a hipovolemia resultante causar uma injúria renal aguda, limitando a excreção de ácido.

Disfunção do túbulo proximal – acidose tubular renal (ATR) do tipo 2

A maior parte (85%) do HCO_3^- filtrado é recuperada no túbulo proximal. Defeitos genéticos ou adquiridos do transporte de H^+ (e, portanto, da recuperação de HCO_3^-) nesse segmento provocam a perda urinária de HCO_3^- e a instalação de uma ATR do tipo 2. Uma característica notável dessa ATR é que, conforme o organismo perde HCO_3^-, a $[HCO_3^-]$ plasmática declina, diminuindo a carga filtrada do íon. Quando esta cai a um valor suficientemente baixo, o túbulo proximal consegue reabsorvê-la em sua maior parte e, como na situação normal, reduzir praticamente a zero a perda urinária de HCO_3^-. Se agora os rins aumentarem a excreção urinária de H^+, a $[HCO_3^-]$ subirá, o que causará o imediato retorno da bicarbonatúria e fará a $[HCO_3^-]$ cair novamente. Ocorrerá o mesmo se o HCO_3^- perdido for reposto com suplementação exógena. Dessa forma, o quadro tende a se estabilizar com uma $[HCO_3^-]$ constantemente baixa no plasma e zero na urina.

Disfunção das porções finais do néfron (defeito de acidificação) – ATR do tipo 1

Nesses casos, a secreção de H^+ no segmento de conexão e duto coletor (células intercaladas) é deficiente. São várias as causas possíveis dessa disfunção: 1) defeito na H^+-ATPase luminal (hereditário ou causado por doença autoimune); 2) hipoaldosteronismo ou defeito no receptor mineralocorticoide; 3) defeito de voltagem (diminuição da eletronegatidade luminal); 4) defeito no epitélio tubular (causado, p. ex., por drogas nefrotóxicas), levando a um refluxo de H^+ do lume ao interstício.

É interessante notar que esses pacientes respondem bem ao tratamento com HCO_3^-, que apenas neutraliza o ácido metabólico que os rins não conseguem eliminar, sem produzir bicarbonatúria, como na ATR proximal.

As ATR são distúrbios raros (especialmente a proximal), mas instrutivos quanto ao funcionamento dos processos de acidificação renal.

Anion gap *nas acidoses metabólicas por perda externa de HCO_3^-*

Nesses casos (diarreia intensa, acidose tubular renal proximal e acidose tubular distal), a $[Cl^-]$ apresenta-se elevada, diferentemente do que ocorre nas acidoses metabólicas por excesso de ácido fixo. Novamente, é fácil entender por quê: aqui, a queda da $[HCO_3^-]$ não é compensada por uma elevação do AG, o que força a $[Cl^-]$ a aumentar para manter a eletroneutralidade. Portanto, as acidoses metabólicas por perda externa de HCO_3^-, nas quais o AG não aumenta, são *hiperclorêmicas*. A relação entre ΔAG (neste caso, zero) e $\Delta[HCO_3^-]$ pode ser expressa sob forma gráfica, como na Figura 6.5.

Figura 6.5

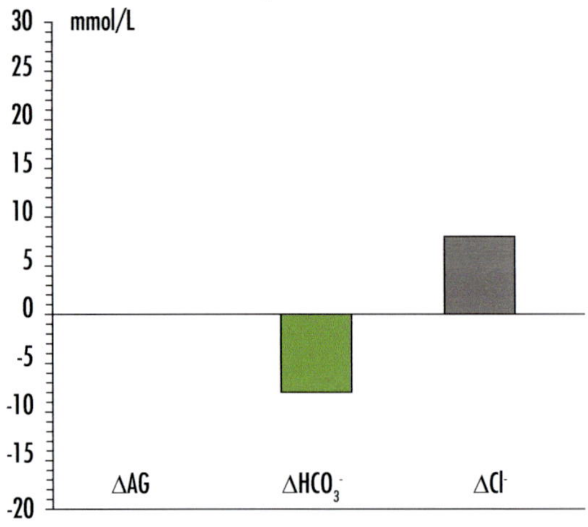

Relação entre a variação do *anion gap* (ΔAG) e a da concentração plasmática de HCO_3^- ($\Delta[HCO_3^-]$) em acidoses metabólicas com *anion gap* normal. A queda da $[HCO_3^-]$ é inteiramente compensada pela elevação da $[Cl^-]$.

Fonte: Desenvolvida pela autoria do capítulo.

Causas de acidose metabólica 3 – acidose metabólica por insuficiência renal

Na IRA não há tempo para adaptação, e a perda de função renal é abrupta, não permitindo a neutralização do ácido gerado pelo metabolismo, o que ocasiona a rápida instalação de uma acidose metabólica. Na DRC, em que o número de néfrons se reduz durante um longo período, os néfrons remanescentes têm tempo para se adaptar, aumentando sua taxa de excreção de NH_4^+. Nas fases mais avançadas (4 e 5), essa adaptação deixa de ser suficiente, estabelecendo-se uma acidose metabólica.

Como vimos anteriormente, a excreção deficiente de ácido fixo não chega a elevar substancialmente o AG. No entanto, a queda da taxa de filtração glomerular (TFG) pode resultar diretamente na retenção desses ânions e de outros ânions não mensurados na prática clínica. Além disso, na IRA, é comum a ocorrência simultânea de choque circulatório, o que pode resultar, como vimos, na instalação de uma acidose láctica. Portanto, o comportamento do AG nas insuficiências renais é muito variável e, frequentemente, imprevisível.

Hipoalbuminemia pode mascarar a presença de um *anion gap* elevado

Conforme observado anteriormente, a albumina plasmática é responsável pela maior parte do AG. Por essa razão, uma queda da albumina plasmática (P_{alb}), comum em pacientes críticos, desnutridos ou nefróticos, reduz o AG, que pode situar-se dentro dos limites normais mesmo que a acidose se acompanhe de um excesso de algum íon "anômalo" (p. ex., o lactato), o que pode confundir o clínico. Para evitar esse erro, utilizamos a equação de Figge:

$$AG_{corrigido} = AG + 2,5 \times (4,4 - P_{alb})$$

Por exemplo, se P_{alb} for 2 e o AG calculado for 12 ("normal"), o $AG_{corrigido}$ será igual a 18 (elevado). Dessa maneira, é possível desmascarar um AG alto oculto por uma hipoalbuminemia, o que pode ajudar no diagnóstico da condição que gerou a acidose.

Na Tabela 6.1 podemos comparar as alterações do AG e da $[Cl^-]$ em várias formas de acidose metabólica.

Tabela 6.1 – Comparação entre as alterações do AG e da $[Cl^-]$ em diferentes formas de acidose metabólica.

	pH	$[HCO_3^-]_{plasma}$	$[Cl^-]_{plasma}$	AG
Acidose láctica	↓	↓	Normal	↑
Cetoacidose	↓	↓	Normal	↑
Intoxicações	↓	↓	Normal	↑
Diarreia	↓	↓	↑	Normal
Disfunções tubulares	↓	↓	↑	Normal
DRC e IRA	↓	↓	Variável	Variável

Fonte: Desenvolvida pela autoria do capítulo.

Potássio plasmático nas acidoses metabólicas

A $[K^+]$ tende a se elevar nas acidoses metabólicas agudas em virtude principalmente de uma alteração do balanço interno do íon, que se desloca do espaço intracelular ao extracelular. As razões para esse comportamento não são claras, podendo envolver algum tipo de troca entre o K^+ e o H^+ ou alterações das membranas celulares de forma a inibir a Na^+-K^+-ATPase e/ou aumentar a permeabilidade ao K^+. A acidose pode ainda dificultar a secreção de K^+ nas porções finais do néfron, promovendo, assim, a retenção do íon.

Nas ATR, ao contrário do que ocorre nas acidoses metabólicas agudas, é comum a hipocalemia por perda crônica de K^+. As razões para essa complicação não foram ainda plenamente elucidadas, embora seja possível que, no caso da ATR proximal, a perda urinária de K^+ resulte da presença de HCO_3^- nas porções finais do néfron.

Assim como a acidose metabólica promove movimentação de $[K^+]$ ao espaço extracelular, a normalização do equilíbrio ácido-base tende a corrigir esse deslocamento de $[K^+]$. Se a acidose se acompanhou de depleção de $[K^+]$, esta será desmascarada pela normalização do pH sanguíneo, o que pode resultar em hipocalemia grave. Portanto, é necessário monitorar a $[K^+]$ durante o tratamento da acidose metabólica, repondo o déficit de $[K^+]$ se necessário.

Sequência lógica no diagnóstico das acidoses metabólicas

1. Um pH baixo indica que se trata de uma acidose.
2. Uma $[HCO_3^-]$ baixa sugere que a acidose é metabólica.
3. Uma pCO_2 baixa indica a existência de uma hiperventilação e que a causa da acidose não pode ser um distúrbio respiratório. A hiperventilação é compensatória.
4. Uma compensação "excessiva" indica uma alcalose respiratória associada.

Anion gap urinário

Figura 6.6

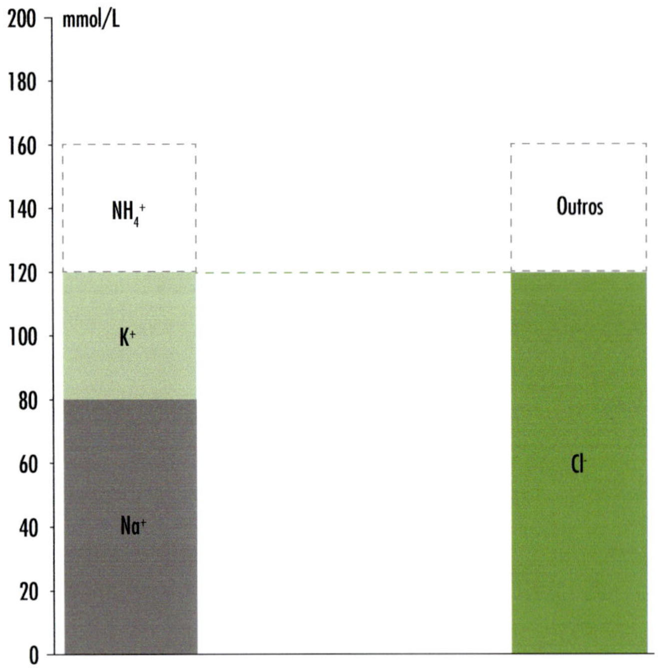

Esquema de íons urinários na condição normal. A eletroneutralidade é sempre rigorosamente mantida. Como apenas Na^+, K^+ e Cl^- são dosados na urina, o *anion gap* urinário é próximo de zero (as concentrações de NH_4^+ e de "outros" ânions, ou seja, não Cl^-, são semelhantes).

Fonte: Desenvolvida pela autoria do capítulo.

Na prática clínica, medimos apenas as concentrações de Na^+, K^+ e Cl^-, e é por essa razão que, no gráfico da Figura 6.6, as concentrações de NH_4^+ e de outros ânions estão representadas por barras sem preenchimento e com bordas tracejadas.

O conceito de *anion gap*, discutido anteriormente, pode ser estendido à urina, mas com significado diferente: o *anion gap* urinário (AGU) serve para estimar a concentração urinária de NH_4^+ e, portanto, a capacidade renal de acidificação. O AGU é definido como a diferença entre a soma das concentrações urinárias de Na^+ e K^+ e a concentração de Cl^-.

$$AGU = [Na^+] + [K^+] - [Cl^-]$$

As concentrações urinárias de sódio, potássio e cloreto variam amplamente com as respectivas taxas de ingestão. Tomando como valores médios $[Na^+] = 80$, $[K^+] = 40$ e $[Cl^-] = 120$ mmol/L, temos, em condições normais, um $AGU = 80 + 40 - 120 = 0$ mmol/L.

O significado desse parâmetro fica mais claro quando aplicado a situações concretas. Em um caso de diarreia intensa, como vimos anteriormente, ocorre perda fecal de Na^+, K^+, Cl^- e HCO_3^-, gerando um quadro de acidose metabólica. A composição da urina (Figura 6.7) reflete a resposta renal a essas perdas, com concentrações baixas de Na^+, K^+ e, em menor escala, de Cl^- (que precisa equilibrar eletricamente o excesso de NH_4^+), de tal forma que o AGU se torna negativo, indicando o aumento esperado da excreção compensatória de NH_4^+.

Figura 6.7

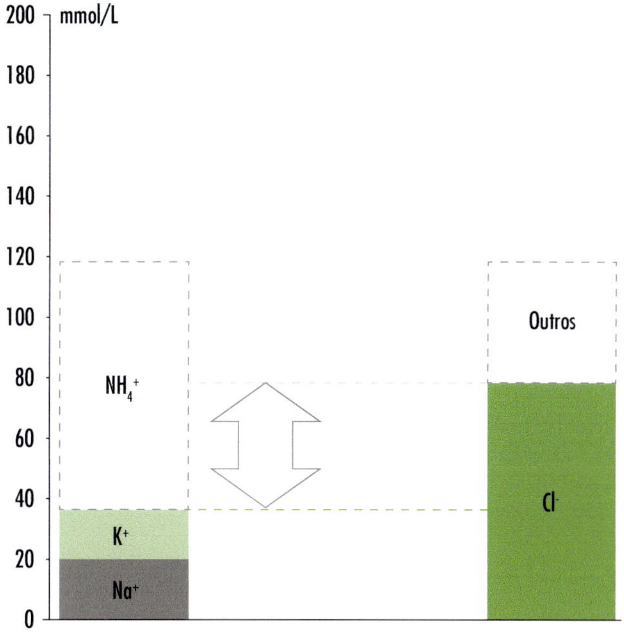

Esquema de íons urinários em uma situação de diarreia aquosa intensa com função renal preservada. Os rins conservam Na^+, K^+ e (em menor grau) Cl^-, perdidos com as fezes, e aumentam a excreção de NH_4^+, em resposta à acidose metabólica causada pela perda simultânea de HCO_3^-. Como apenas Na^+, K^+ e Cl^- são dosados na urina, o AGU é negativo (seta), um sinal indireto de que a excreção de NH_4^+ está aumentada.

Fonte: Desenvolvida pela autoria do capítulo.

Em outro exemplo de situação patológica, a acidose tubular renal distal, ou do tipo 1, as concentrações urinárias de Na^+ e K^+ estão em níveis "normais", ou seja, compatíveis com as respectivas taxas de ingestão, enquanto a de NH_4^+ está acentuadamente diminuída, refletindo a deficiência de acidificação. Nesse caso, a concentração de Cl^- também cai, mantendo a neutralidade, e o AGU é positivo (Figura 6.8).

Figura 6.8

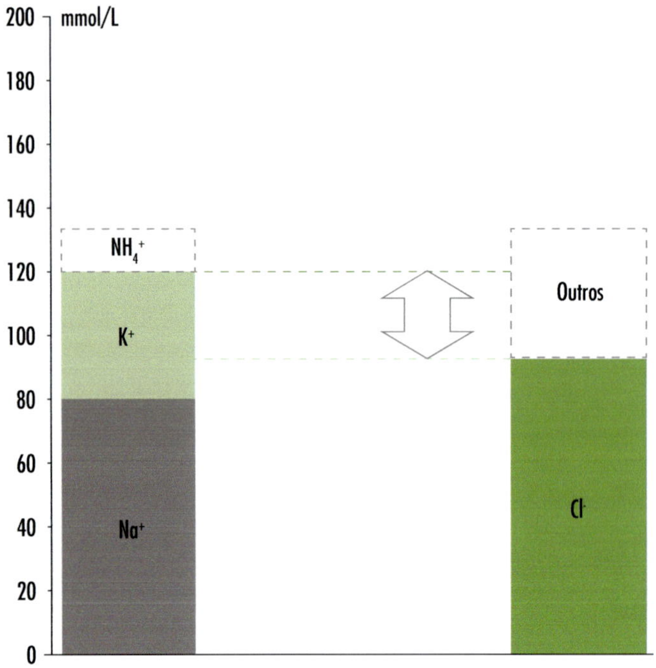

Esquema de íons urinários na acidose tubular renal distal (tipo 1). Os rins não conseguem excretar NH_4^+ em quantidade normal. A excreção de Cl^- também cai, para manter a eletroneutralidade, e se a de Na^+ e de K^+ se mantiver (a de K^+ pode até aumentar), o AGU aumenta, tornando-se francamente positivo (seta) e indicando a existência de um defeito de acidificação.

Fonte: Desenvolvida pela autoria do capítulo.

É importante lembrar que, como qualquer parâmetro, o AGU deve ser interpretado dentro do contexto clínico, levando em conta a anamnese, exame físico e demais exames laboratoriais, especialmente o pH urinário. Por exemplo, na cetoacidose diabética ânions orgânicos compensam parcialmente as cargas positivas do Na^+ e do K^+, deixando a concentração de Cl^- mais baixa e o AGU positivo, mesmo em face de uma excreção aumentada de NH_4^+ (Figura 6.9).

Tratamento das acidoses metabólicas

De modo geral, o tratamento das acidoses metabólicas é o da condição subjacente, seja ela um quadro de choque circulatório, uma cetoacidose diabética ou um hipoaldosteronismo, uma vez que, na ausência de lesão orgânica grave, os rins rapidamente dão conta de eliminar o excesso de ácido fixo e restabelecer o equilíbrio ácido-base, não havendo necessidade de

Figura 6.9

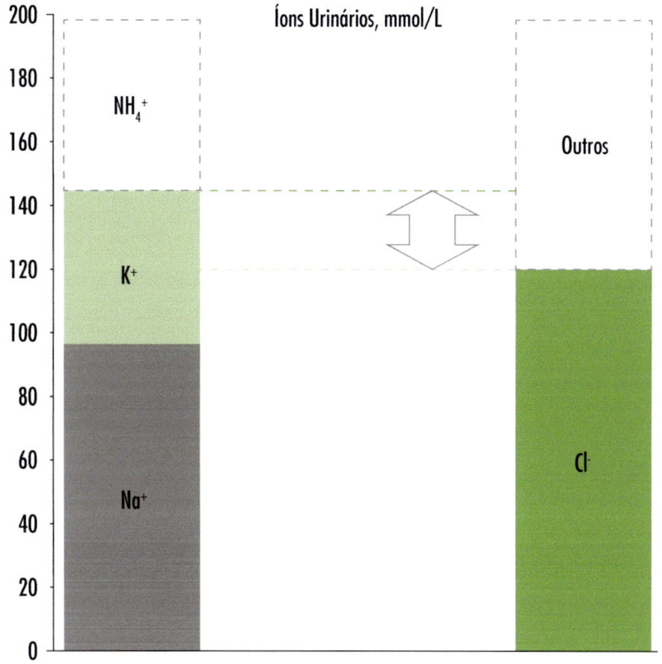

Esquema de íons urinários na cetoacidose diabética. A capacidade de acidificação renal está preservada, mas a presença de corpos cetônicos, que são ácidos orgânicos, compensa parcialmente as cargas positivas do Na^+ e do K^+, permitindo que a concentração urinária de Cl^- seja mais baixa. Assim, o AGU pode se mostrar positivo porque em seu cálculo entram apenas as concentrações de Na^+, K^+ e Cl^-. No entanto, a excreção de NH_4^+ está aumentada, e não diminuída, como o AGU positivo faria prever. Esse exemplo ressalta a necessidade de interpretar o AGU no contexto clínico, e não isoladamente.

Fonte: Desenvolvida pela autoria do capítulo.

administrar bicarbonato ou outros álcalis. No entanto, tal tratamento é indicado caso o pH sanguíneo caia a menos de 7,20 (alguns propõem um limite ainda mais baixo, de 7,10) tendo em vista o efeito citotóxico de uma acidemia de tal magnitude. Nesses casos, o cálculo da quantidade de base a ser infundida (em geral, bicarbonato) deve levar em conta o peso do paciente e o incremento pretendido da concentração plasmática de HCO_3^-, multiplicando o espaço de distribuição do HCO_3^-, aproximadamente igual ao volume total de água do organismo (~0,6 × Peso), pelo aumento desejado da concentração plasmática de HCO_3^- (Delta HCO_3^-). Por exemplo, para uma elevação de 5 mmol/L em um paciente com peso de 70 kg, deve-se administrar 0,6 × 70 × 5 ≅ 210 mmol de HCO_3^-, correspondentes a cerca de 200 mL de uma solução de $NaHCO_3$ a 8,4%.

Alcalose metabólica

Em condições normais, os rins são capazes de compensar muito rapidamente uma alcalose metabólica, sobretudo por meio da secreção de HCO_3^- através das células intercaladas B no segmento de conexão e no duto coletor. Como veremos adiante, para que uma alcalose metabólica se sustente, é necessária a presença de hipocloremia e/ou de hipopotassemia.

Nomograma de Davenport na alcalose metabólica

O comportamento das alcaloses metabólicas também pode ser descrito utilizando-se o nomograma adaptado de Davenport (Figura 6.10). Sem compensação, o pequeno círculo cinza percorreria a curva de dissociação de bicarbonato rumo a pH mais altos. No entanto, a alcalose metabólica deprime o centro respiratório, com consequente queda da ventilação alveolar e aumento da pCO_2 sanguínea, que pode ultrapassar os 50 mmHg. Assim, tudo se passa como se o pequeno círculo cinza agora descesse ao longo da nova linha de tamponamento de CO_2, diminuindo o pH sanguíneo e situando-se na área de alcalose metabólica parcialmente compensada (Figura 6.10).

Figura 6.10

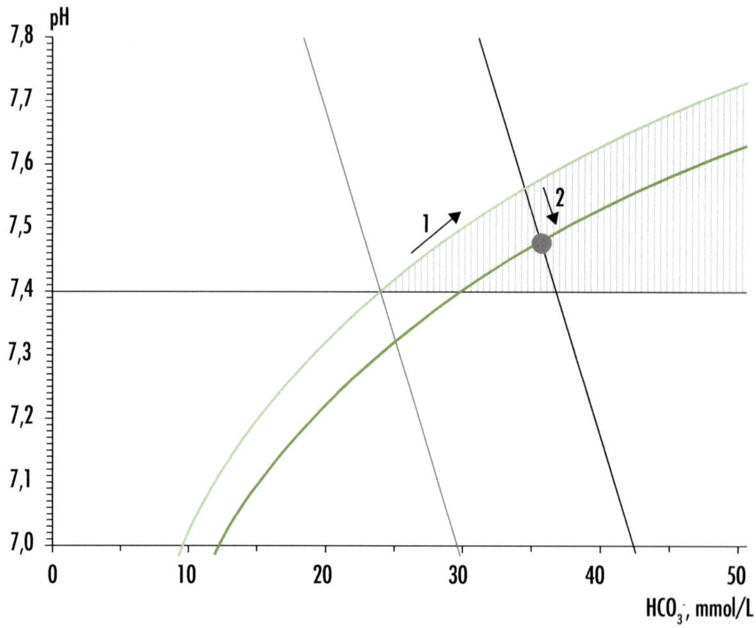

Efeito de uma alcalose metabólica (seta 1) e de sua compensação por hipoventilação (seta 2). A área hachurada equivale à região de alcalose metabólica com compensação respiratória (lembrando que uma compensação excessiva sugere a presença de uma acidose respiratória associada). O caminho percorrido pelo pequeno círculo cinza nesse processo é mais direto do que o representado pelas setas 1 e 2 porque o centro respiratório responde prontamente a variações do pH.

Fonte: Desenvolvida pela autoria do capítulo.

A eficácia dessa compensação respiratória é menor do que na acidose metabólica porque uma das consequências da hipoventilação é a hipóxia, a qual estimula o centro respiratório, impedindo que a pCO_2 se eleve muito acima dos 55 mmHg. Se isso chegar a acontecer, é provável que estejamos diante de uma acidose respiratória associada, ou seja, um distúrbio ácido-base misto. Assim como no caso da acidose metabólica, utilizam-se, na prática clínica, fórmulas empíricas para auxiliar a detectar essa associação. A mais utilizada é:

$$pCO_2\text{esperada} = [HCO_3^-] + 15 \pm 2$$

Por exemplo, se a [HCO_3^-] é 35 mmol/L, a máxima pCO_2 que ainda seria esperada como parte de uma resposta fisiológica compensatória seria 35 + 15 + 2 = 52 mmHg.

Sequência lógica no diagnóstico das alcaloses metabólicas

1. Um pH alto indica que se trata de uma alcalose.
2. Uma [HCO_3^-] elevada sugere que a alcalose é metabólica.
3. Uma pCO_2 alta indica a existência de uma hipoventilação e que a causa da alcalose não pode ser um distúrbio respiratório. A hipoventilação é compensatória.
4. Uma compensação "excessiva" indica uma acidose respiratória associada.

Base excess na alcalose metabólica

Como a alcalose metabólica consiste em um acúmulo de bases fixas no organismo, é natural que o BE seja maior do que zero, de modo inteiramente simétrico ao verificado na acidose metabólica: como nesta última, o BE reflete principalmente a variação (neste caso positiva) da [HCO_3^-] plasmática, acrescida dos radicais A^- gerados pela titulação dos tampões não bicarbonato.

Principais causas de alcalose metabólica

As principais causas de alcalose metabólica, quase sempre associadas a alguma combinação entre depleção de Cl^- e de K^+, são: perda prolongada de ácido gástrico por vômitos ou sonda nasogástrica; uso prolongado de diuréticos; depleção de potássio; hiperaldosteronismo.

Vômitos/perdas por sonda

A mucosa gástrica secreta para o lume cerca de 100 mmol/dia de íons H^+, lançando quantidade idêntica de HCO_3^- ao meio interno, como se o estômago fosse um gigantesco túbulo renal. Em condições normais, esses prótons retornam ao meio interno e são neutralizados, sem provocar desequilíbrio ácido-base. Já em situações de perda prolongada de fluido gástrico por hiperemese, obstrução digestiva ou sonda nasogástrica aberta, ocorre um excesso de íons HCO_3^- (alcalose metabólica), não mais neutralizados pela reabsorção do ácido gástrico. Os rins devem, em princípio, dar conta dessa alcalose diminuindo a reabsorção de HCO_3^- no túbulo proximal, diminuindo a produção de NH_4^+, limitando a secreção de H^+ e promovendo secreção de HCO_3^- nas células intercaladas B do sistema conexão/coletor. No entanto, várias consequências da perda contínua de fluido gástrico podem limitar a compensação renal da alcalose, contribuindo para sua perpetuação, como descrito a seguir.

» **Hipocloremia:** a perda de fluido gástrico provoca, além da alcalose, uma queda simultânea e substancial da [Cl^-] no plasma, com a qual se mantém a eletroneutralidade em face da elevação da [HCO_3^-] plasmática. No túbulo proximal, a baixa [Cl^-] obriga à reabsorção de HCO_3^- para acompanhar a de sódio. No sistema conexão/coletor, a escassez de Cl^- limita a secreção de HCO_3^- pelas células intercaladas B, processo que exige a permuta Cl^-/HCO_3^-.

» **Contração do volume extracelular:** quando o volume extracelular diminui em virtude da perda de fluido, e se não houver perda concomitante de HCO_3^-, a concentração desse íon aumenta, contribuindo para a alcalose metabólica. Além disso, em resposta à contração de volume, os túbulos proximais reabsorvem mais sódio e, na falta de [Cl^-], mais HCO_3^-, limitando a instalação de uma bicarbonatúria compensatória.

- **Hiperaldosteronismo:** a contração do volume extracelular estimula fortemente a produção de aldosterona. Além de promover a reabsorção de sódio, a aldosterona estimula intensamente a secreção de H^+ nas porções mais distais do néfron.
- **Hipopotassemia:** como o fluido gástrico contém quantidades apreciáveis de K^+, sua perda resulta na depleção desse íon. A hipopotassemia é por si só uma causa e um fator de perpetuação de alcalose metabólica (ver adiante). Por sua vez, a alcalose metabólica é uma causa relevante de depleção de K^+ (a bicarbonatúria, mesmo limitada, aumenta a eletronegatividade luminal), e de hipopotassemia, pela própria depleção de K^+ e pela translocação do íon ao espaço intracelular. Desse modo, fecha-se um ciclo vicioso que tende a perpetuar ambos os distúrbios, a alcalose metabólica e a própria hipopotassemia. A ruptura desse ciclo exige a reposição de K^+, além, é claro, da correção da hipocloremia e do distúrbio primário, fazendo cessar os vômitos e corrigindo a hipovolemia.

Essa perda urinária anômala de H^+, que acompanha as perdas crônicas de fluido gástrico e tem papel central na perpetuação da alcalose metabólica, é denominada "acidúria paradoxal".

Depleção de potássio

Os mecanismos pelos quais a depleção de $[K^+]$ causa alcalose metabólica e contribui para perpetuá-la não estão inteiramente esclarecidos. É possível que a hipocalemia simplesmente facilite a difusão passiva de K^+ do compartimento intra ao extracelular e, para manter a eletroneutralidade, cause uma queda da acidemia em decorrência do ingresso de prótons ao interior das células. No caso particular das células intercaladas situadas no segmento de conexão e no duto coletor, esse aumento da $[H^+]$ intracelular pode favorecer uma secreção exagerada de H^+, gerando déficit de ácido no organismo. Outro mecanismo que pode contribuir substancialmente para a alcalose metabólica associada à carência de $[K^+]$ é a ativação de uma H^+/K^+-ATPase existente na membrana luminal das células intercaladas. Essa bomba tem como prioridade a conservação de $[K^+]$, reabsorvendo avidamente esse íon mesmo à custa de uma secreção forçada de prótons e da instalação e manutenção de uma alcalose metabólica. Por fim, é imperativo considerar o efeito do excesso de HCO_3^- no lume das porções finais do néfron, uma consequência da própria alcalose metabólica. Como esses segmentos não conseguem "reabsorver" o HCO_3^- como faz o túbulo proximal, a obrigatória reabsorção de Na^+ tem como consequência um aumento da eletronegatividade luminal, atraindo K^+ para o lume e, portanto, aumentando sua excreção.

Uso prolongado e/ou abusivo de diuréticos

Em pacientes que fazem uso prolongado de tiazídicos e/ou diuréticos de alça sem indicação clínica, frequentemente de modo sub-reptício e com a finalidade de perder peso, a ação natriurética desses compostos promove contração do volume extracelular e, consequentemente, como vimos, aumento da $[HCO_3^-]$ e da produção de aldosterona. Além disso, os estoques de K^+ e sua concentração plasmática caem pela ação caliurética dessas drogas e também em virtude do hiperaldosteronismo. Outra consequência do uso prolongado desses medicamentos é a depleção de $[Cl^-]$. Como vimos, cada um desses efeitos é capaz de causar e perpetuar, de modo independente, uma alcalose metabólica, um efeito colateral comum do uso prolongado dessas drogas.

Hiperaldosteronismo

A aldosterona desempenha um papel de relevo na secreção de H^+ nas células principais do segmento de conexão e duto coletor. Em primeiro lugar, a aldosterona estimula fortemente a H^+-ATPase existente na membrana luminal dessas células, promovendo a secreção de prótons ao lume tubular. Em segundo lugar, o aumento da reabsorção de $[Na^+]$, o principal efeito da aldosterona, amplia a diferença de potencial entre o lume tubular e o interstício (com o lume negativo), favorecendo, assim, o transporte de cargas positivas como o K^+ e o H^+. Finalmente, como vimos, a hipocalemia promovida pela aldosterona pode causar por si só uma excreção excessiva de $[H^+]$.

Efeito da alcalose metabólica sobre o *anion gap*

Como vimos, a concentração plasmática de Cl^- está diminuída nas alcaloses metabólicas, em consequência da própria elevação da $[HCO_3^-]$ no meio interno. É graças à hipocloremia que a eletroneutralidade é mantida. Portanto, o AG não sofre grande alteração na alcalose metabólica. Pode haver um leve aumento (Figura 6.11) resultante principalmente da produção de ácido láctico (e lactato) como uma resposta tardia à alcalose intracelular. Contribui ainda para essa pequena elevação do AG a ação de tampões fixos que, em pH alcalino, dissociam-se, liberando radicais A^- (fosfato, sulfato, cargas negativas da albumina etc.). No entanto, o AG tende a permanecer dentro da faixa normal.

Figura 6.11

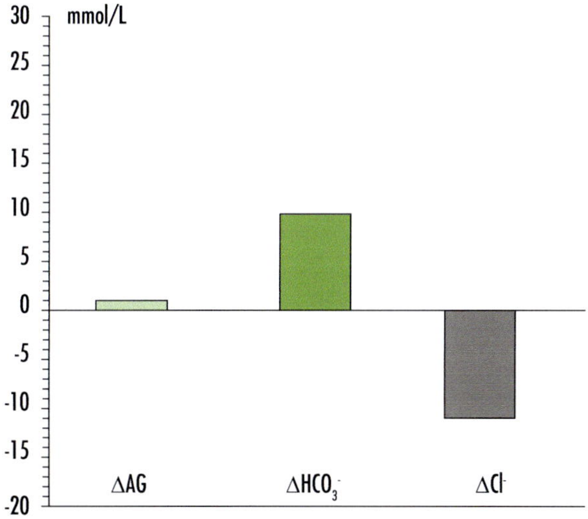

Relação entre a variação do *anion gap* (ΔAG) e a da concentração plasmática de HCO_3^- ($\Delta[HCO_3^-]$) em alcaloses metabólicas. A elevação da $[HCO_3^-]$ reflete aproximadamente a queda da $[Cl^-]$, enquanto o ΔAG é próximo de zero.

Fonte: Desenvolvida pela autoria do capítulo.

Tratamento das alcaloses metabólicas

Como no caso das acidoses metabólicas, é fundamental tratar o distúrbio primário, seja ele hiperemese, hipopotassemia ou hiperaldosteronismo. Em qualquer caso, e conforme analisado em detalhe anteriormente, é difícil reverter uma alcalose metabólica sem que sejam corrigidos os fatores que a perpetuam: a hipopotassemia; a hipocloremia; e a contração do volume extracelular A simples reposição do volume extracelular com NaCl a 0,9% já corrige boa parte do distúrbio. No entanto, é possível que sejam necessárias quantidades adicionais dessa solução para elevar a cloremia e baixar a bicarbonatemia (ou seja, substituir parte do $NaHCO_3^-$ extracelular por NaCl). A reposição de K^+, também obrigatória, deve obedecer aos protocolos descritos no Capítulo 3 – Distúrbios do Potássio. A infusão de uma solução de HCl é indicada apenas em casos extremos. Na prática, sua utilização é muito rara.

Acidose respiratória

Na acidose respiratória, os mecanismos de retenção de H^+ são inteiramente distintos dos envolvidos nas acidoses metabólicas: aqui, o que se acumula, em virtude de uma queda da ventilação alveolar, é ácido volátil – o CO_2 – e não ácido fixo. O CO_2 gera H^+ por meio da reação de hidratação do CO_2:

$$CO_2 + H_2O \leftrightarrow H_2CO_3 \leftrightarrow H^+ + HCO_3^-$$

Um aspecto singular das acidoses respiratórias, conforme veremos adiante, é a profunda diferença quanto à velocidade da compensação fisiológica conforme se trate de um distúrbio agudo ou crônico.

Acidoses respiratórias agudas

A elevação súbita da pCO_2 desloca para a direita a reação de hidratação do CO_2 e provoca uma queda acentuada do pH do meio interno. Desencadeia-se de imediato um processo de compensação química inteiramente passivo, por meio da ação de tampões fixos, representados principalmente pelas cargas negativas (A^-) da hemoglobina e da albumina plasmática. Num primeiro momento, esses radicais A^- neutralizam a maior parte dos íons H^+, atenuando a queda do pH e permitindo a geração de mais íons H^+ (e mais íons HCO_3^-). Assim, o desequilíbrio químico provocado pelo aumento abrupto da pCO_2 promove um fluxo de íons H^+, cujo tamponamento gera a forma não dissociada, HA. Quando o sistema se estabiliza, o que ocorre rapidamente graças à presença da anidrase carbônica, a $[HCO_3^-]$ plasmática mostra um pequeno aumento, raramente superior a 3 mmol/L em relação ao normal. Tudo se passa como se o CO_2 reagisse com os íons A^-, gerando a forma indissociada do tampão (HA) e íons HCO_3^-, conforme as equações:

$$\mathbf{CO_2} + H_2O \rightleftarrows H_2CO_3 \rightleftarrows H^+ + HCO_3^-$$
$$H^+ + A^- \rightleftarrows HA$$
$$\mathbf{CO_2} + H_20 + A^- \rightleftarrows HA + HCO_3^-$$

É importante ressaltar que esses novos íons HCO_3^- não resultam da adição de base externa ao sistema: foram gerados por titulação de tampões fixos preexistentes.

No nomograma adaptado de Davenport, a acidose respiratória aguda é representada simplesmente por um deslocamento do círculo cinza ao longo da linha de tamponamento de CO_2, rumo a pH mais ácidos (Figura 6.12). Em decorrência da inclinação dessa linha, esse movimento se faz acompanhar de uma pequena elevação da concentração plasmática de [HCO_3^-], em consistência com os mecanismos descritos. É evidente que a curva de dissociação do HCO_3^- (verde) também se desloca, acompanhando o círculo cinza. Essa nova curva, da mesma forma que a curva normal de dissociação (representada pela linha verde mais tênue), é uma *isóbara*, ou seja, todos os seus pontos correspondem a uma mesma pressão, no caso a nova pCO_2 (elevada). É claro que a linha normal de dissociação do HCO_3^- é a isóbara correspondente à pCO_2 de 40 mmHg.

Figura 6.12

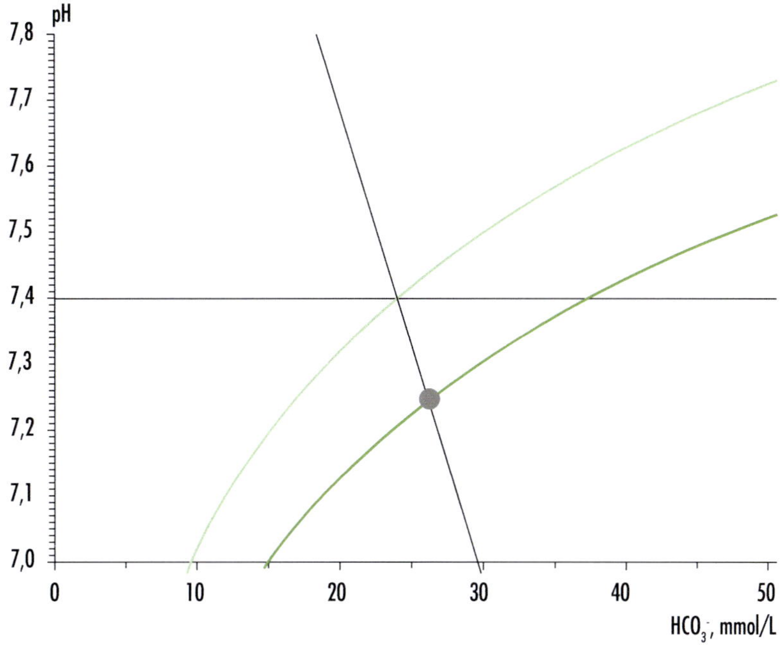

Efeito de uma acidose respiratória aguda sobre o nomograma pH-bicarbonato. O pequeno círculo cinza desloca-se ao longo da linha de tamponamento de CO_2 rumo a pH mais baixos, arrastando consigo a linha verde forte, que agora é a isóbara correspondente à nova pCO_2.

Fonte: Desenvolvida pela autoria do capítulo.

Como vimos, nas acidoses respiratórias agudas os íons H^+ gerados pelo aumento da pCO_2 são parcialmente neutralizados por tampões fixos. Como nenhuma base fixa é adicionada ao sistema, não há nenhuma variação do BE. Em consistência com esse achado, a [Cl^-] plasmática permanece dentro da faixa normal, com no máximo uma ligeira queda, correspondente ao pequeno aumento simultâneo da [HCO_3^-]. Por sua vez, o AG também se mantém em níveis normais, embora possa apresentar uma leve queda, uma vez que parte dos íons A^- dos tampões fixos é "substituída", como vimos, por íons HCO_3^-. A [K^+] plasmática altera-se pouco, talvez em virtude da curta duração dessa fase.

Sequência lógica no diagnóstico das acidoses respiratórias agudas

1. O pH baixo indica a existência de uma acidose.
2. A [HCO_3^-] ligeiramente elevada indica que a acidose não pode ser causada por uma retenção de ácido fixo, que consumiria HCO_3^-.
3. A pCO_2 alta (retenção de CO_2) aponta a hipoventilação como causa da acidose.

Acidoses respiratórias crônicas

Como vimos, a compensação da acidose logo após um aumento abrupto da pCO_2 envolve apenas tamponamento químico. Caso, no entanto, a hipercapnia persista, um sistema de compensação bem mais poderoso é acionado: a geração de HCO_3^- pelos rins. Com isso, a [HCO_3^-] plasmática sobe acentuadamente. São necessários cerca de 3 dias para que essa resposta se complete, uma vez que ela resulta essencialmente de um aumento da excreção urinária de NH_4^+, a qual, por sua vez, envolve um complexo processo de adaptação celular.

Figura 6.13

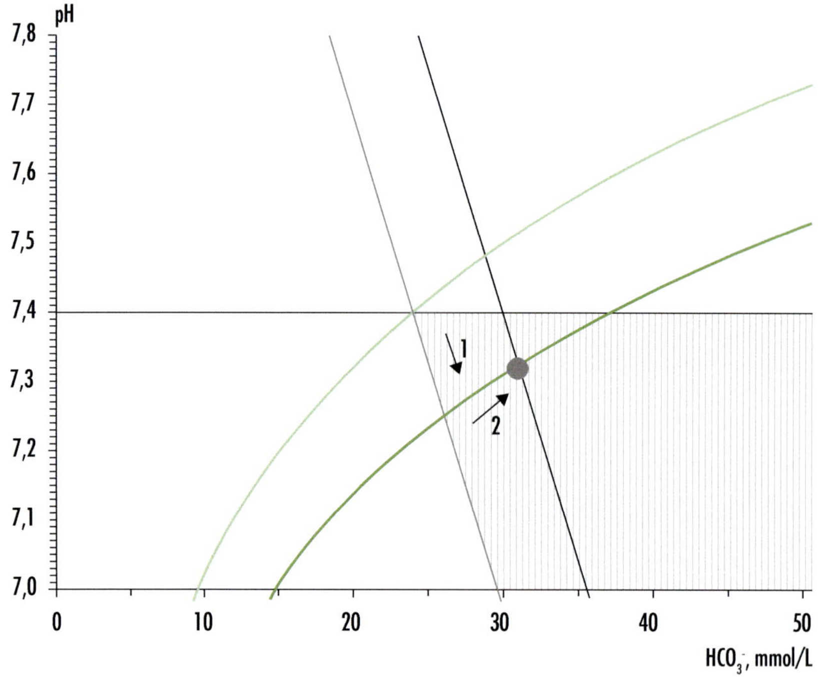

Efeito de uma acidose respiratória crônica sobre o nomograma pH-bicarbonato. Na fase aguda (seta 1), o pequeno círculo cinza percorre a linha de tamponamento de CO_2. Com a compensação renal, o ponto percorre a nova isóbara de CO_2 (seta 2), atenuando a queda do pH. A área hachurada corresponde à região de acidose respiratória compensada (lembrando sempre que uma compensação excessiva pode indicar a presença de um distúrbio metabólico associado).

Fonte: Desenvolvida pela autoria do capítulo.

No nomograma de Davenport (Figura 6.13), a compensação renal da acidose respiratória faz agora o círculo cinza subir ao longo da nova isóbara, refletindo a geração de HCO_3^- novo. A área onde o ponto estaciona é a da acidose respiratória compensada. É importante ressaltar que essa compensação nunca é completa: se o pH sanguíneo se estabilizar muito próximo ao normal, é provável que haja uma alcalose metabólica associada (distúrbio misto, ver adiante). Para auxiliar a distinguir uma simples compensação fisiológica de um distúrbio metabólico associado, utilizam-se, na prática clínica, as seguintes equações empíricas, que definem aproximadamente a [HCO_3^-] esperada para cada situação:

Acidose respiratória aguda:

$$[HCO_3^-] \text{ esperada} = 20 + 0{,}1 \times pCO_2$$

Acidose respiratória crônica:

$$[HCO_3^-] \text{ esperada} = 10 + 0{,}35 \times pCO_2$$

Assim, para uma pCO_2 agudamente elevada de 40 a 60 mmHg, a máxima [HCO_3^-] esperada seria $20 + 0{,}1 \times 60 = 26$ mmol/L. Se o processo for crônico, teremos $10 + 0{,}35 \times 60 = 31$ mmol/L.

Sequência lógica no diagnóstico das acidoses respiratórias crônicas

1. O pH baixo indica a existência de uma acidose.
2. A [HCO_3^-] fortemente elevada indica que a acidose não pode ser causada por uma retenção de ácido fixo, que consumiria HCO_3^-.
3. A pCO_2 alta aponta uma hipoventilação como causa da acidose.
4. A grande magnitude da elevação da [HCO_3^-] indica que já houve tempo para uma compensação renal e que, portanto, a acidose é crônica.
5. Uma compensação completa, ou quase, sugere a existência de uma alcalose metabólica associada. O uso de equações empíricas facilita esse diagnóstico.

Efeito das acidoses respiratórias crônicas sobre AG, base excess e [Cl^-]

A compensação renal das acidoses respiratórias crônicas gera HCO_3^- novo e, portanto, adiciona base fixa ao sistema. Por isso, o BE é positivo, de modo semelhante ao que ocorre nas alcaloses metabólicas. No entanto, não se trata de uma "alcalose metabólica compensatória", e sim de uma compensação fisiológica.

O AG, que sofre pequena queda nas acidoses respiratórias agudas, tende a retornar a seu valor normal quando ocorre a compensação renal, mas essas variações são pequenas e não chegam a tirar o AG da faixa normal. Quanto ao [Cl^-] plasmático, há uma queda considerável, simétrica à elevação da [HCO_3^-], como nas alcaloses metabólicas. Já a [K^+] plasmática sofre uma pequena elevação, usualmente sem manifestações clínicas. As razões por que esse comportamento difere do das acidoses metabólicas não são claras.

A Tabela 6.2 descreve as principais alterações encontradas nas acidoses respiratórias aguda e crônica.

Tabela 6.2 – Principais alterações encontradas nas acidoses respiratórias aguda e crônica.

	pH	[HCO_3^-]$_{plasma}$	[Cl^-]$_{plasma}$	AG
Acidose respiratória aguda	↓↓	↑	Normal ou ↓	Normal
Acidose respiratória crônica	↓	↑↑	↓↓	Normal

Fonte: Desenvolvida pela autoria do capítulo.

Causas de acidose respiratória

A acidose respiratória pode ser causada por diminuição da superfície disponível para trocas gasosas, por restrição mecânica à expansão torácica, ou por falha do centro respiratório, todas resultando em queda da ventilação alveolar. Assim, as causas de acidose respiratória dividem-se em quatro grupos principais:

- **Afecções graves do parênquima pulmonar:** representante típica desse grupo é a doença pulmonar obstrutiva crônica (DPOC), causada por bronquite crônica e enfisema pulmonar. A hipercapnia pode se associar a uma queda acentuada da pO_2 (hipóxia). Ao contrário do que se poderia esperar, as pneumonias não costumam causar acidose, e sim alcalose respiratória (ver adiante), exceto em casos muito graves, em que a maior parte do parênquima pulmonar está tomada, como nas infecções por covid-19.
- **Restrição mecânica à ventilação alveolar:** aqui, a ventilação alveolar é limitada por uma restrição mecânica, por exemplo, por múltiplas fraturas de costelas, ou ocupação do espaço pleural por efusões ou hemorragias.
- **Disfunção muscular:** a ventilação alveolar necessita de atividade muscular incessante para expandir a caixa torácica. Assim, patologias que comprometem o funcionamento da musculatura esquelética, como a miastenia *gravis*, o tétano, o botulismo, as distrofias musculares e várias doenças nervosas degenerativas podem se fazer acompanhar de hipoventilação alveolar e acidose respiratória.
- **Depressão do centro respiratório:** o centro respiratório pode ser afetado mecanicamente por um trauma craniano ou por tumores intracranianos. Pode haver também inibição farmacológica por depressores do sistema nervoso central (SNC), como anestésicos gerais e psicofármacos ingeridos por acidente ou em tentativas de suicídio.

Alcalose respiratória

Na alcalose respiratória a hiperventilação e a consequente queda da PCO_2 deflagram um processo inverso com relação à acidose respiratória, tanto em sua forma aguda como na crônica.

Alcaloses respiratórias agudas

Uma queda da pCO_2 desloca para a esquerda a reação de hidratação do CO_2, fazendo cair a $[H^+]$ e aumentando o pH.

$$CO_2 + H_2O \leftrightarrows H_2CO_3 \leftrightarrows H^+ + HCO_3^-$$

$$H^+ + A^- \leftrightarrows HA$$

$$\overline{CO_2 + H_20 + A^- \leftrightarrows HA + HCO_3^-}$$

De modo inverso ao observado na acidose respiratória, a queda da pCO_2 ocasiona a dissociação de tampões fixos, gerando íons H^+, que neutralizam íons HCO_3^- e deixam para trás íons A^-. O processo como um todo equivale a uma reação entre os tampões HA e o íon HCO_3^-, gerando CO_2, H_2O e íons A^-. Como nas acidoses respiratórias agudas, esse processo flui até que o sistema se reequilibre, adaptando-se à pCO_2 mais baixa. Quando isso ocorre, a $[HCO_3^-]$ plasmática terá sofrido um pequeno decréscimo, dificilmente superior a 3 ou 4 mmol/L. No nomograma adaptado de Davenport (Figura 6.14), o círculo cinza percorre a linha de

Figura 6.14

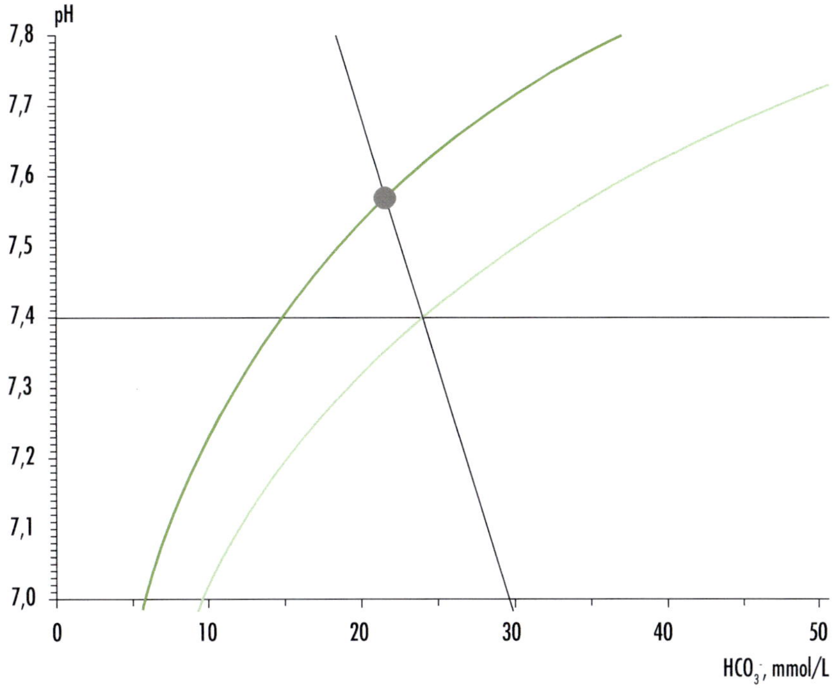

Efeito de uma alcalose respiratória aguda sobre o nomograma adaptado de Davenport. O círculo cinza percorre a linha de tamponamento de CO_2 rumo a pH mais altos, arrastando consigo a linha verde, que é a isóbara correspondente à pCO_2 vigente, mais baixa que o normal.
Fonte: Desenvolvida pela autoria do capítulo.

tamponamento de CO_2 em direção a pH mais alcalinos, arrastando consigo a curva de dissociação do HCO_3^-, que é a isóbara correspondente à nova pCO_2.

Sequência lógica no diagnóstico das alcaloses respiratórias agudas

1. O pH alto indica a existência de uma alcalose.
2. A $[HCO_3^-]$ ligeiramente diminuída indica que a alcalose não pode ser causada por um excesso de base fixa, que elevaria a $[HCO_3^-]$.
3. A pCO_2 baixa aponta uma hiperventilação como causa da alcalose.
4. A pequena magnitude da queda da $[HCO_3^-]$ indica que só houve tempo para uma compensação rápida pelos tampões fixos e que, portanto, a alcalose é aguda.

Efeito da alcalose respiratória aguda sobre o BE, AG e $[Cl^-]$ e $[K^+]$ plasmáticas

Nas alcaloses respiratórias agudas, a falta de íons H^+ decorrente da baixa pCO_2 é neutralizada pela dissociação de tampões fixos, que geram íons H^+ (que consomem HCO_3^-) e A^-. De modo análogo ao que ocorre nas acidoses respiratórias agudas, esse processo não adiciona base fixa ao sistema e, portanto, a variação do BE nas alcaloses respiratórias agudas é essencialmente zero. A elevação da $[Cl^-]$ plasmática é mínima e nem chega a ser percebida, assim como a variação do AG.

Alcaloses respiratórias crônicas

Se a hipocapnia persistir, os rins entram em ação limitando a secreção de H^+ e promovendo bicarbonatúria, baixando, assim, substancialmente e em poucos dias, a $[HCO_3^-]$ plasmática. O círculo vermelho fixa-se agora na área correspondente à alcalose respiratória compensada (Figura 6.15). Como nos demais distúrbios do equilíbrio ácido-base, o pH sanguíneo nunca é totalmente corrigido, mesmo após a compensação renal. Se isso ocorrer, é provável estarmos diante de um distúrbio misto.

Figura 6.15

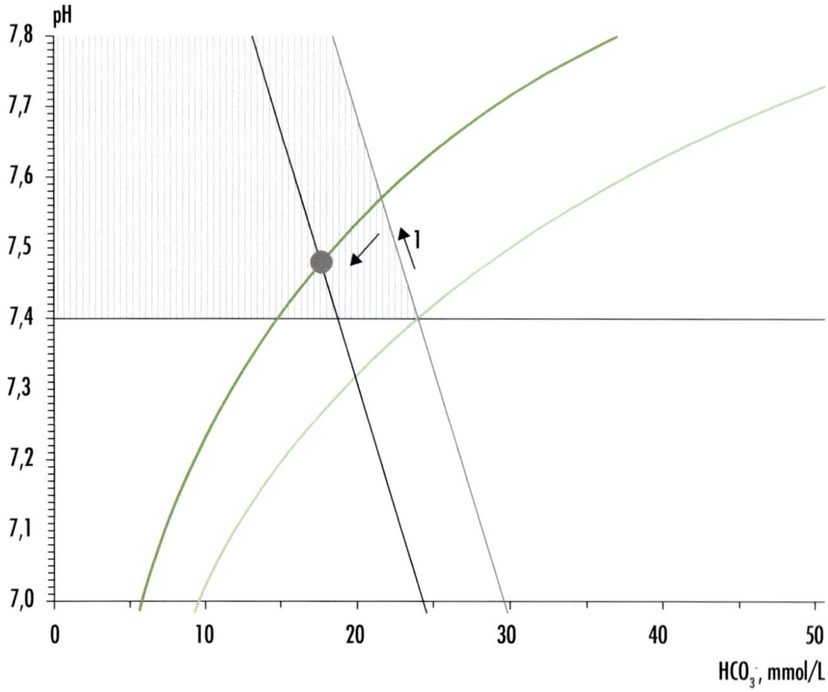

Representação de uma alcalose respiratória crônica no nomograma adaptado de Davenport. O círculo cinza, que na fase aguda havia subido pela linha de tamponamento de CO_2 (Seta 1), desce agora pela nova isóbara (seta 2), atenuando a elevação do pH. A área hachurada corresponde à região de alcalose respiratória com compensação metabólica. Uma compensação "excessiva" indica uma acidose metabólica associada.

Fonte: Desenvolvida pela autoria do capítulo.

Efeito das alcaloses respiratórias crônicas sobre o base excess

Nas alcaloses respiratórias crônicas, como houve tempo para uma adaptação, os rins reduzem sua acidificação e eliminam HCO_3^-. Tudo se passa como se ácido fixo fosse adicionado ao sistema. Assim, o BE assume um valor negativo, como nas acidoses metabólicas, embora não se trate de uma "acidose metabólica associada", e sim de uma compensação metabólica. A $[Cl^-]$ plasmática tende a aumentar em resposta à queda do $[HCO_3^-]$, mas essa hipercloremia pode ser limitada pela produção compensatória de ácido láctico (promovendo um modesto aumento do AG), como parte do processo de regulação do pH intracelular.

Para discernir entre uma resposta renal meramente compensatória e uma acidose metabólica associada, lançamos mão de equações empíricas análogas às utilizadas para as acidoses respiratórias:

Na alcalose respiratória aguda:

$$[HCO_3^-] \text{ esperada} = 16 + 0{,}2 \times pCO_2$$

Na alcalose respiratória crônica:

$$[HCO_3^-] \text{ esperada} = 8 + 0{,}4 \times pCO_2$$

Sequência lógica no diagnóstico das alcaloses respiratórias crônicas

1. O pH alto indica a existência de uma alcalose.
2. A $[HCO_3^-]$ fortemente diminuída indica que a alcalose não pode ser causada por um déficit de ácido fixo, o que aumentaria a $[HCO_3^-]$.
3. A pCO_2 baixa indica escassez de CO_2 e aponta uma hiperventilação como causa da acidose.
4. A grande magnitude da queda da $[HCO_3^-]$ indica que já houve tempo para uma compensação renal e que, portanto, a alcalose é crônica.
5. Uma compensação completa, ou quase, sugere a existência de uma alcalose respiratória associada.

Causas de alcalose respiratória

As causas de alcalose respiratória dividem-se em três grupos principais:

- **Hipóxia:** o centro respiratório responde a uma queda da pO_2 sanguínea promovendo hiperventilação compensatória. Se esta não for capaz de normalizar a oxigenação sanguínea, tende a se perpetuar, e com ela a hipocapnia. É o que acontece, por exemplo, na maioria das pneumonias, em que uma parte do parênquima pulmonar, inundada por um exsudato inflamatório, deixa de realizar trocas gasosas, mas continua a ser perfundida, contaminando com sangue mal oxigenado o fluxo proveniente das áreas sadias (que, mesmo hiperventiladas, não têm como transportar quantidades adicionais de O_2 porque a saturação da hemoglobina já é próxima de 100% em condições normais). Pode ocorrer o mesmo em casos de embolia ou fibrose pulmonar. A hipóxia associada a anemias intensas e à exposição abrupta a grandes altitudes também pode estimular o centro respiratório e causar uma alcalose respiratória.
- **Ansiedade excessiva:** nesses casos, o estímulo anômalo ao centro respiratório origina-se no córtex cerebral, predominando sobre os estímulos fisiológicos e resultando em hiperventilação. Nem sempre essa situação é evidente, exigindo, às vezes, grande perspicácia para ser identificada.
- **Alterações do SNC:** o estímulo à hiperventilação pode decorrer de uma alteração do próprio centro respiratório, que pode ser comprimido por tumores, ou afetado por traumas ou infecções. Os estados febris também podem estimular o centro respiratório, bem como certas intoxicações, como no caso do ácido salicílico.

Na Tabela 6.3 estão descritas as principais alterações encontradas nas alcaloses respiratórias aguda e crônica.

Tabela 6.3 – Principais alterações encontradas nas alcaloses respiratórias aguda e crônica.

	pH	$[HCO_3^-]_{plasma}$	$[Cl^-]_{plasma}$	AG
Alcalose respiratória aguda	↑↑	↓	Normal	Normal
Alcalose respiratória crônica	↑	↓↓	↑	↑

Fonte: Desenvolvida pela autoria do capítulo.

Distúrbios mistos do equilíbrio ácido-base

É comum na prática clínica, e especialmente na UTI, a ruptura do equilíbrio ácido-base consequente à associação de dois, e até três, desarranjos da produção e/ou eliminação de ácidos fixos e/ou voláteis. São os distúrbios mistos do equilíbrio ácido-base.

Nas acidoses mistas, há acúmulo simultâneo de CO_2 e ácido fixo. Ou seja, não há compensação fisiológica para o excesso de ácido, e sim retenção simultânea de ácido fixo e volátil. No nomograma de Davenport adaptado, o círculo cinza situa-se na região da acidose mista, na porção inferior do gráfico (Figura 6.16A).

As situações que resultam nas acidoses mistas tendem a ser extremamente graves, associando-se com frequência à falência múltipla de órgãos e a uma alta mortalidade. Ocorrem, por exemplo, em pacientes em choque circulatório (com retenção de ácido láctico) que desenvolvem também insuficiência ventilatória restritiva (p. ex., por hemotórax ou efusão pleural). Outro exemplo é a associação entre DPOC (hipoventilação) e diarreia intensa ou insuficiência renal (perda de base ou retenção de ácido).

Sequência lógica no diagnóstico das acidoses mistas

1. O pH muito baixo indica a existência de uma acidose grave.
2. A $[HCO_3^-]$ diminuída indica que a acidose está relacionada a uma retenção de ácido fixo. No entanto, a queda da $[HCO_3^-]$ é modesta e não explica uma queda tão acentuada do pH.
3. A pCO_2 alta indica retenção de CO_2, que também contribui para a acidose, indicando a origem mista do distúrbio.

Nas alcaloses mistas, ocorre a eliminação excessiva simultânea de ácido fixo e de ácido volátil, o que resulta em um quadro particularmente grave. No nomograma de Davenport adaptado, o círculo cinza situa-se na região correspondente, na porção superior do gráfico (Figura 6.16B).

Como as acidoses mistas, as alcaloses mistas ocorrem como complicações de quadros clínicos graves, usualmente em UTI. São causadas por associações como febre alta com vômitos, ventilação mecânica mal ajustada com sonda nasogástrica aberta e pneumonias com hipopotassemia.

Sequência lógica no diagnóstico das alcaloses mistas

1. O pH alto indica a existência de uma alcalose.
2. A $[HCO_3^-]$ aumentada indica que a acidose está relacionada a um déficit de ácido fixo. No entanto, o aumento da $[HCO_3^-]$ é modesto, não justificando a magnitude da elevação do pH.
3. A pCO_2 baixa indica escassez de CO_2 e que um estado de hiperventilação também contribui para manter a alcalose, indicando a origem mista do distúrbio.

Figura 6.16

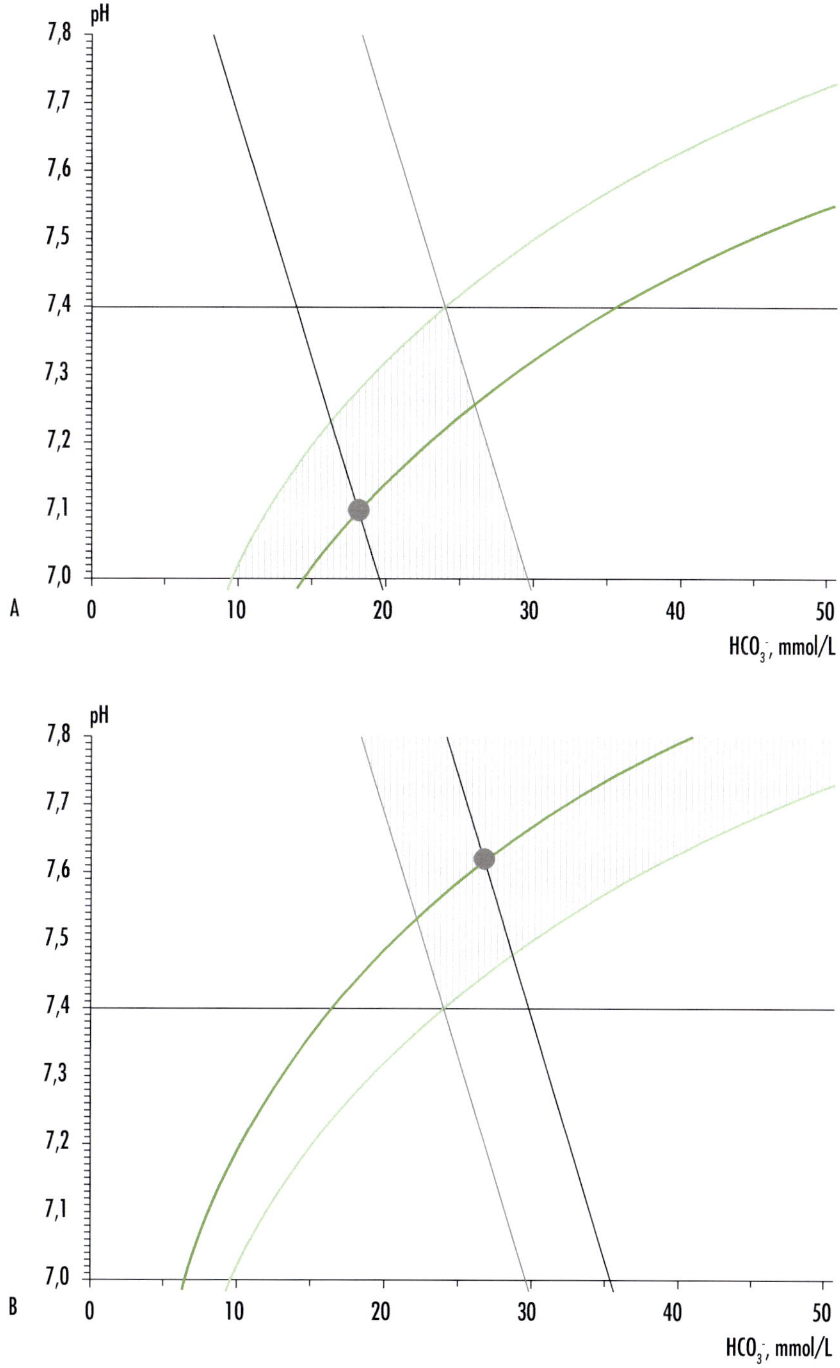

A: Representação de uma acidose mista no nomograma de Davenport adaptado. O círculo cinza situa-se na região correspondente, representada pela área hachurada; **B:** Representação de uma alcalose mista, com o círculo cinza no interior da área correspondente.
Fonte: Desenvolvida pela autoria do capítulo.

Nem sempre os distúrbios mistos do equilíbrio ácido-base consistem na associação entre perturbações com o mesmo sentido. Há situações em que dois distúrbios "de sinais opostos", como uma acidose metabólica e uma alcalose respiratória, se combinam. Por exemplo, um paciente em sepse pode desenvolver acidose láctica por choque circulatório e hipocapnia por pneumonia, estímulo direto ao centro respiratório ou ventilação mecânica mal regulada. Em tais casos, podem se desenvolver situações inusitadas, como a associação de um pH sanguíneo de 7,4 em um paciente com uma [HCO_3^-] de 9 mmol/L e uma pCO_2 de 15 mmHg. O que temos nesse exemplo específico é uma associação entre dois distúrbios, uma acidose metabólica e uma alcalose respiratória, ambos particularmente graves, cujos efeitos cancelam-se mutuamente apenas com relação ao pH sanguíneo. Nesse caso específico, o círculo cinza do nomograma de Davenport adaptado (Figura 6.17) estacionou sobre a linha horizontal correspondente ao pH 7,40, mas uma simples inspeção do próprio nomograma e do valor baixíssimo da [HCO_3^-] nos informa instantaneamente que se trata de um quadro extremamente grave.

Figura 6.17

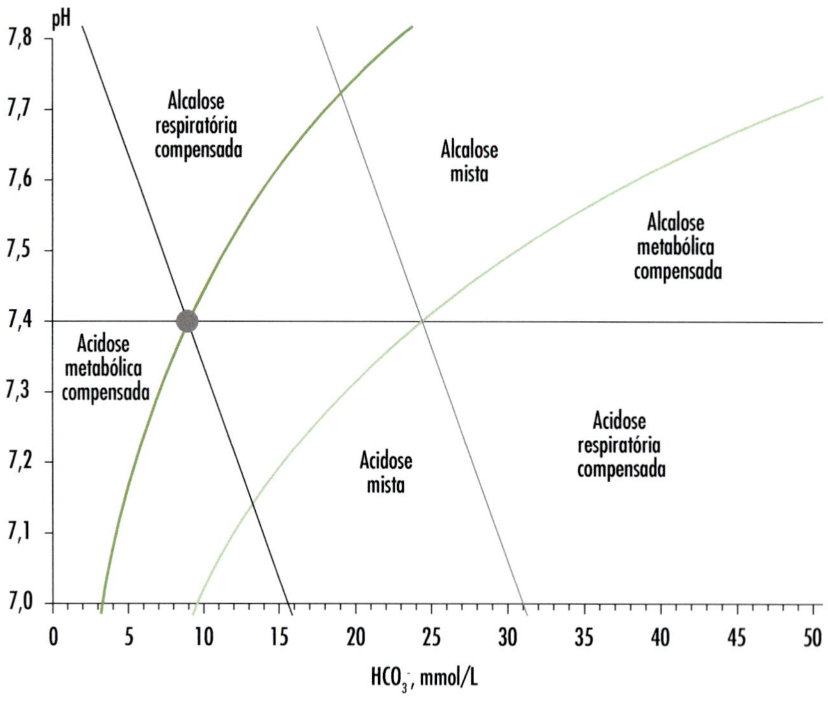

Representação de um distúrbio misto (acidose metabólica + alcalose respiratória) no nomograma de Davenport adaptado. O círculo cinza encontra-se sobre a abscissa, indicando que o pH está normal, apesar da queda acentuada da [HCO_3^-]. Essa configuração é possível porque a PCO_2 está muito baixa, caracterizando uma hiperventilação patológica associada.
Fonte: Desenvolvida pela autoria do capítulo.

Distúrbios triplos do equilíbrio ácido-base

Há situações, ainda mais complexas do que as descritas anteriormente, em que coexistem três distúrbios distintos do equilíbrio ácido-base: são distúrbios triplos. Por exemplo, um paciente com doença pulmonar obstrutiva crônica e acidose respiratória por hipoventilação pode desenvolver também insuficiência renal avançada e acidose metabólica por retenção de ácido fixo. Se esse paciente for acometido por vômitos em razão do próprio estado urêmico ou de alguma intercorrência, adicionará a seu quadro uma alcalose metabólica por perda de ácido fixo. Em casos como esse, o raciocínio linear descrito para os casos mais simples e o exame do nomograma de Davenport são insuficientes para se chegar a um diagnóstico preciso, sendo necessária uma análise mais elaborada dos exames de laboratório, especialmente nos casos em que a anamnese e o exame físico (sempre obrigatórios) são inconclusivos ou pouco informativos.

Vamos examinar um caso de distúrbio triplo

Homem de 46 anos, branco, encontrado em coma por familiares, sem antecedentes relevantes. PA 100 × 60 mmHg, frequência cardíaca 96 bpm, frequência respiratória 25 ipm, afebril. Uma radiografia de tórax nada revelou. Exames de laboratório (plasma): sódio 140 mmol/L; potássio 4,6 mmol/L; cloreto 93 mmol/L; creatinina 0,9 mg/dL. Gasometria venosa: pH 7,58; HCO_3^- 22 mmol/L; pCO_2 24 mmHg.

A informação clínica disponível é escassa, o que nos obriga a raciocinar quase exclusivamente com os exames de laboratório. À primeira vista, o nomograma adaptado de Davenport (Figura 6.18) indica apenas um quadro de alcalose respiratória aguda, com pH elevado e $[HCO_3^-]$ ligeiramente rebaixada, o que é consistente com a taquipneia observada. No entanto, o AG calculado é 140-22-93 = 25 mmol/L, o que é totalmente incompatível com a alcalose respiratória aguda e indica a presença de uma acidose metabólica associada, com AG elevado. Mas por que então o quadro não se apresenta como se fosse uma alcalose respiratória compensada? Na verdade, há mais parâmetros a considerar: o ΔAG observado é 25-12 = 13 mmol/L, enquanto o ΔHCO_3^- é 22-24 = -2 mmol/L (Figura 6.19), o que está em desacordo com o que se esperaria se houvesse apenas uma acidose metabólica associada à alcalose respiratória e indica a presença simultânea de uma alcalose metabólica, que explica por que o ponto cinza não se situou na região da alcalose respiratória compensada. Essa sequência lógica permitiu chegar ao diagnóstico correto: intoxicação salicílica, capaz de, ao mesmo tempo, promover uma acidose metabólica de AG alto, estimular o centro respiratório causando alcalose respiratória e, ainda, provocar vômitos que resultaram na alcalose metabólica.

Figura 6.18

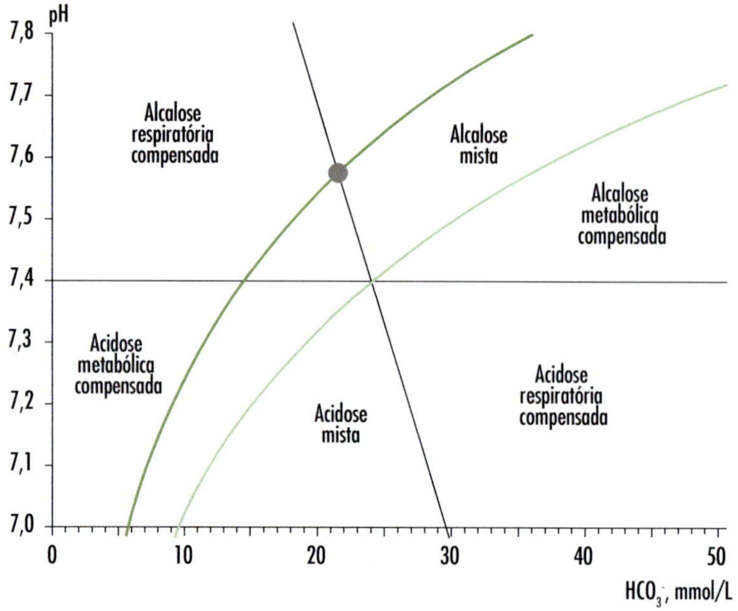

Representação do caso no nomograma de Davenport adaptado. Aparentemente trata-se apenas de uma alcalose respiratória aguda, mas outros parâmetros clínico-laboratoriais indicam tratar-se de um distúrbio ácido-base triplo.

Fonte: Desenvolvida pela autoria do capítulo.

Figura 6.19

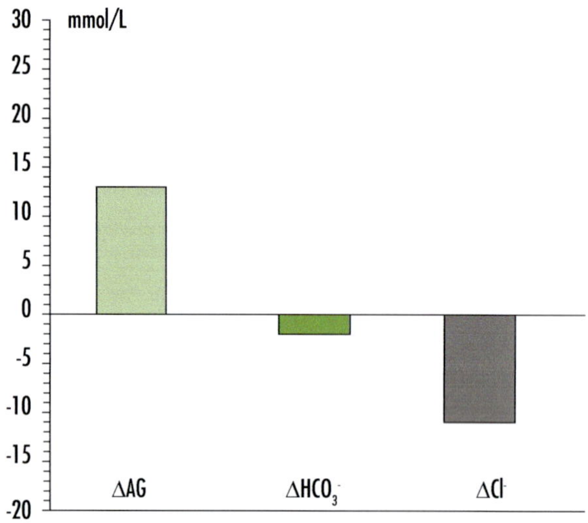

O AG está aumentado, mostrando que, além da alcalose respiratória, há uma acidose metabólica. No entanto, o aumento do AG não é compensado por uma redução da [HCO_3^-], o que só pode ser explicado pela existência de uma alcalose metabólica associada.

Fonte: Desenvolvida pela autoria do capítulo.

Bibliografia consultada

Albert M; Dell R; Winters R. Quantitative displacement of acid-base equilibrium in metabolic acidosis. Ann. Int. Med 1967; 66: 312-22.

DuBose Jr T. Disorders of acid-base balance. In: Skorecki K; Chertow GM; Marsden PA; Taal MW; Yu ASL. Brenner and Rector's: the kidney. 10. ed. Philadelphia: Saunders-Elsevier; 2015. p. 511-58.

Hamm LL; Nakhoul N; Hering-Smith KS. Acid-base homeostasis. Clin J Am Soc Nephrol 2015; 10: 2232-4.

Kurtz I; Kraut J; Ornekian V; Nguyen MK. Acid-base analysis: a critique of the Stewart and bicarbonate-centered approaches. Am J Physiol Renal Physiol 2008; 294: F1009-31.

Zatz R; Seguro AC. Acidoses e alcaloses. In: Zatz R; Seguro AC; Malnic G. Bases fisiológicas da nefrologia. Rio de Janeiro: Atheneu; 2011. p. 223-49.

APÊNDICE

Correspondência entre as representações pH *versus* [HCO_3^-] (alternativa, acima) e [HCO_3^-] *versus* pH (clássica, abaixo) do nomograma de Davenport em algumas situações clínicas. BE = *base excess*.

ACIDOSE METABÓLICA

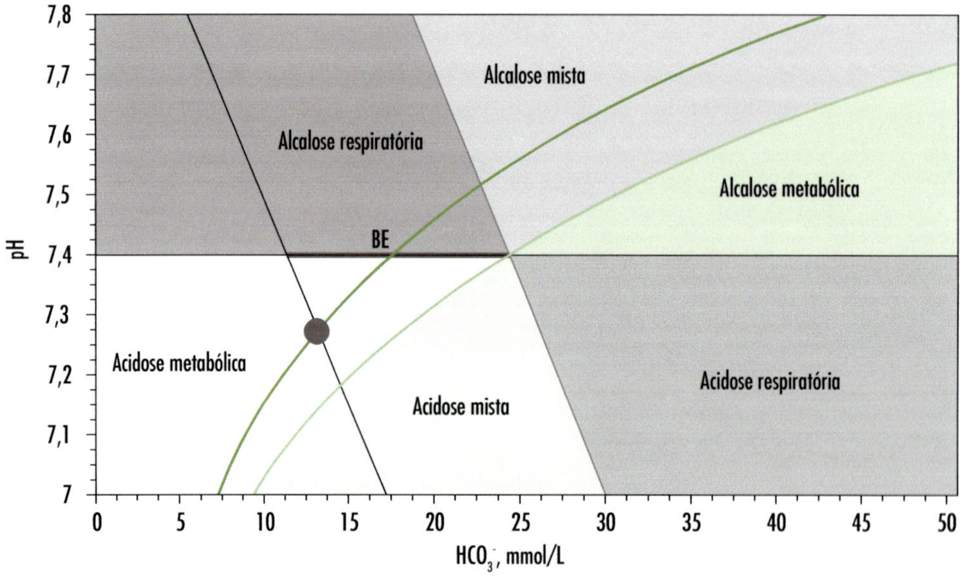

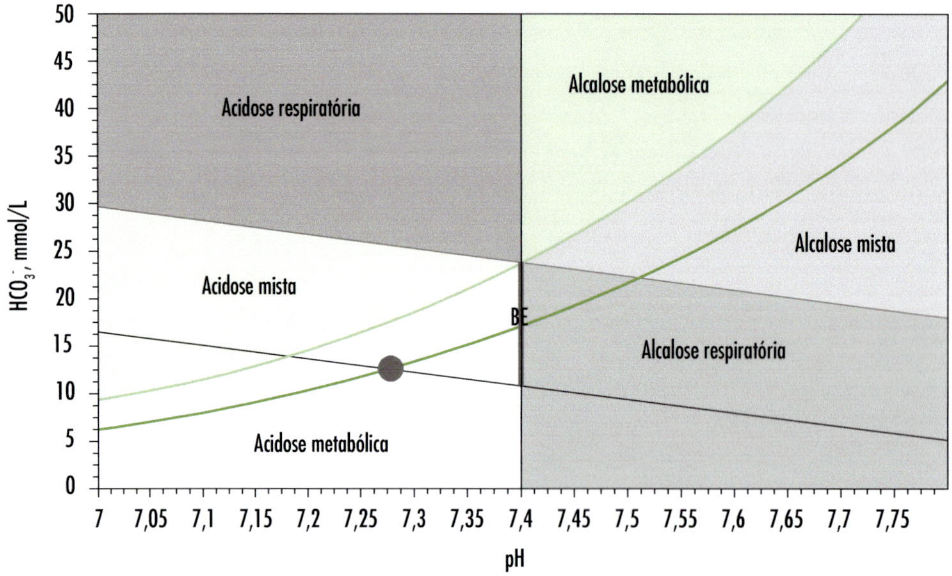

ALCALOSE METABÓLICA

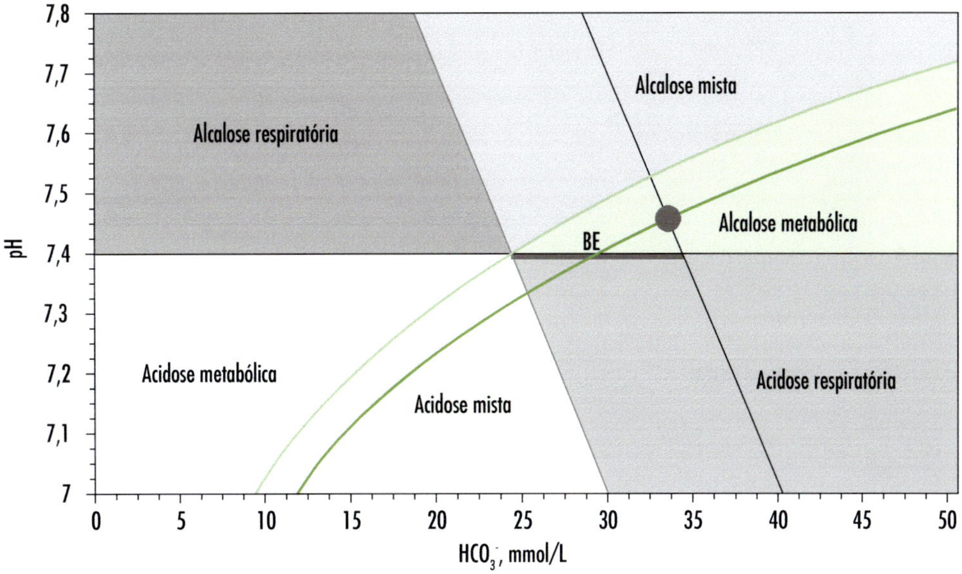

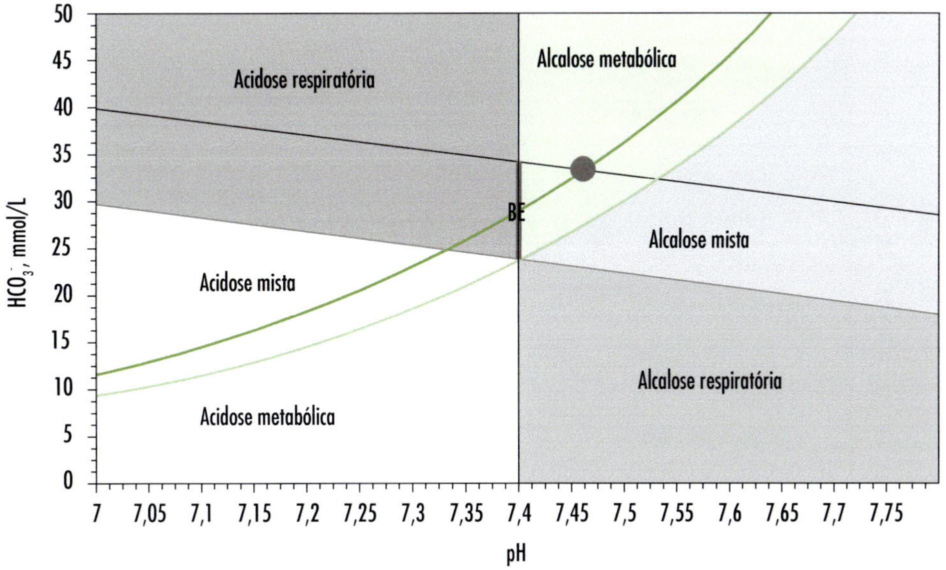

ACIDOSE RESPIRATÓRIA AGUDA

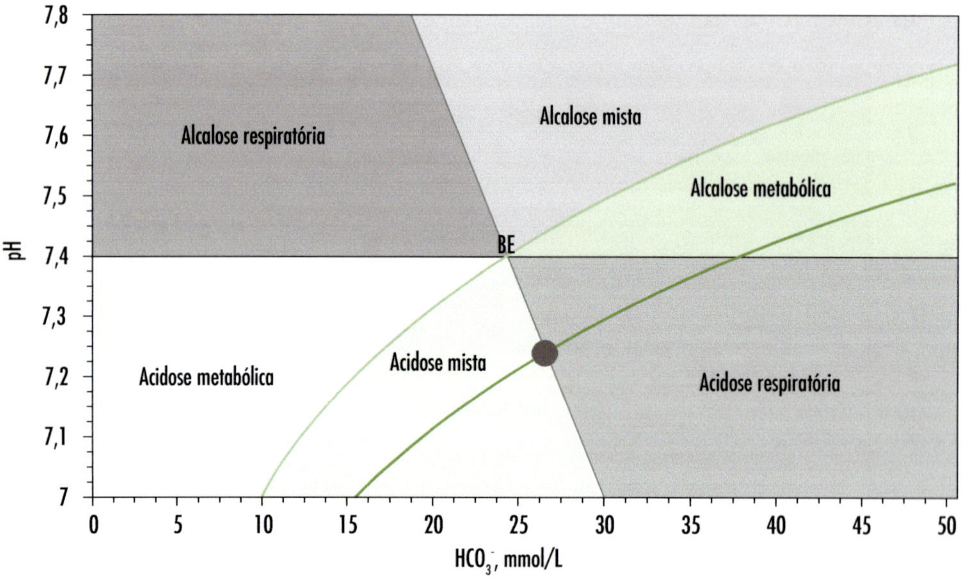

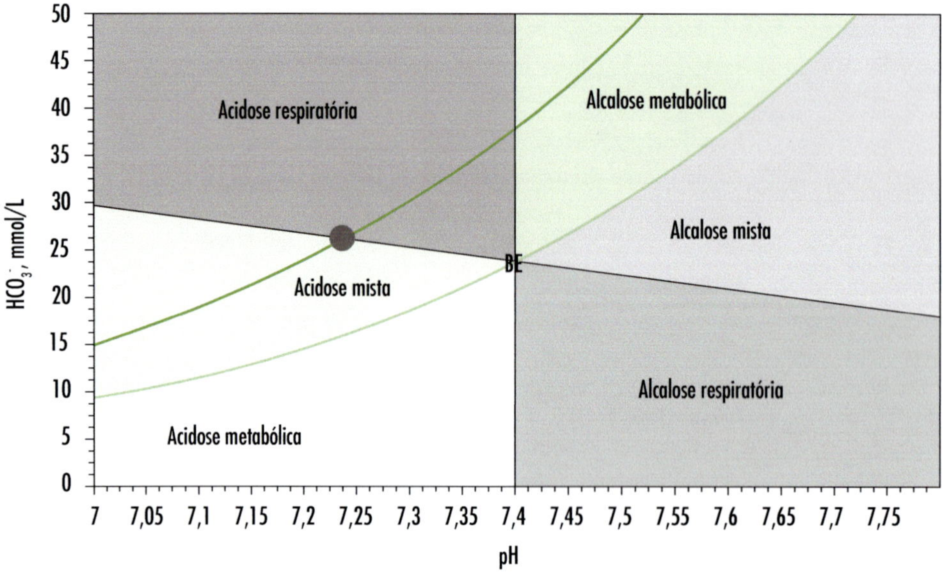

ACIDOSE RESPIRATÓRIA CRÔNICA

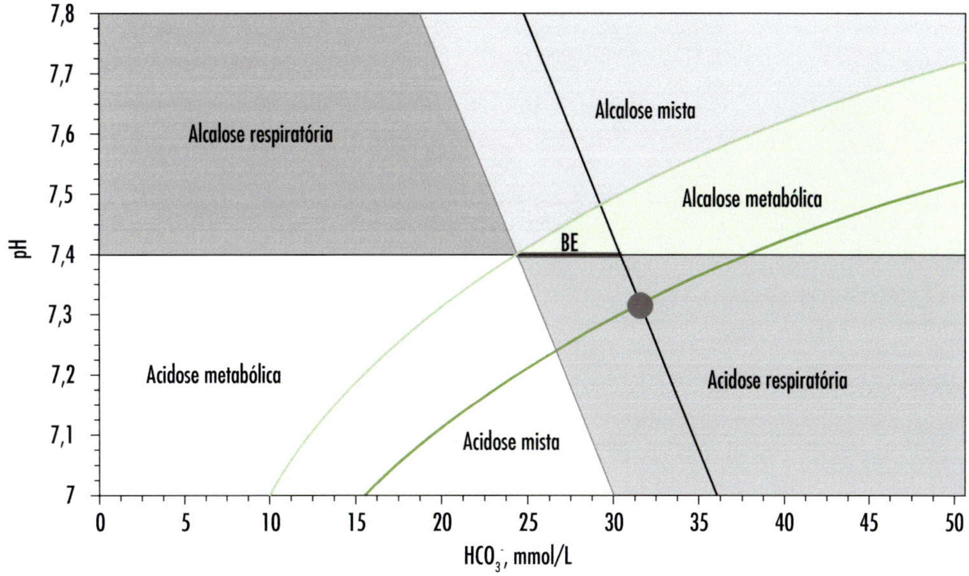

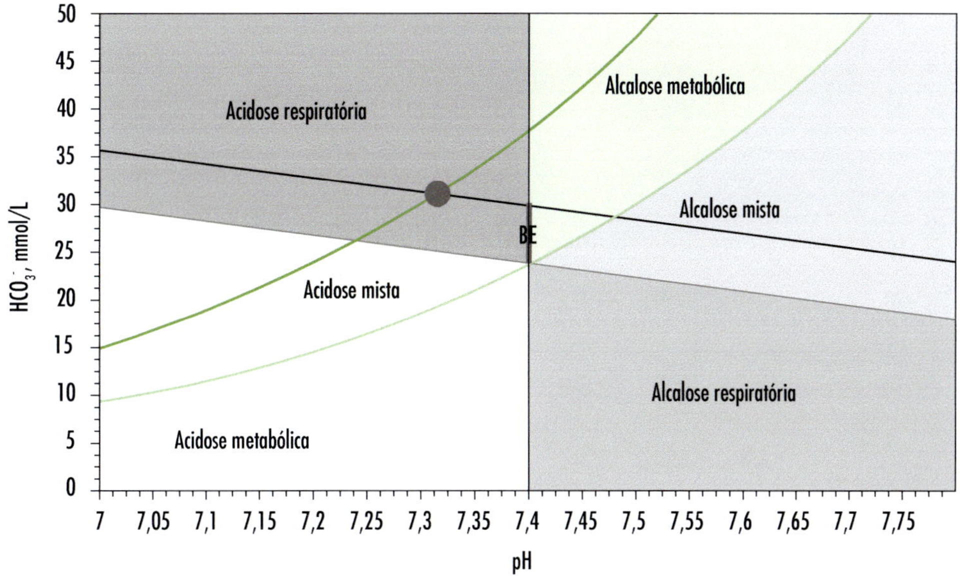

ALCALOSE RESPIRATÓRIA AGUDA

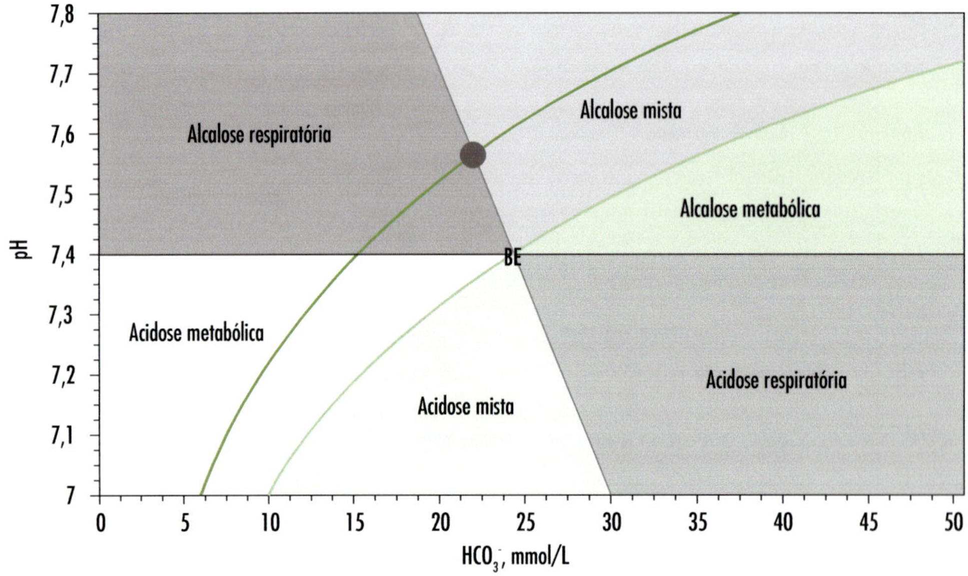

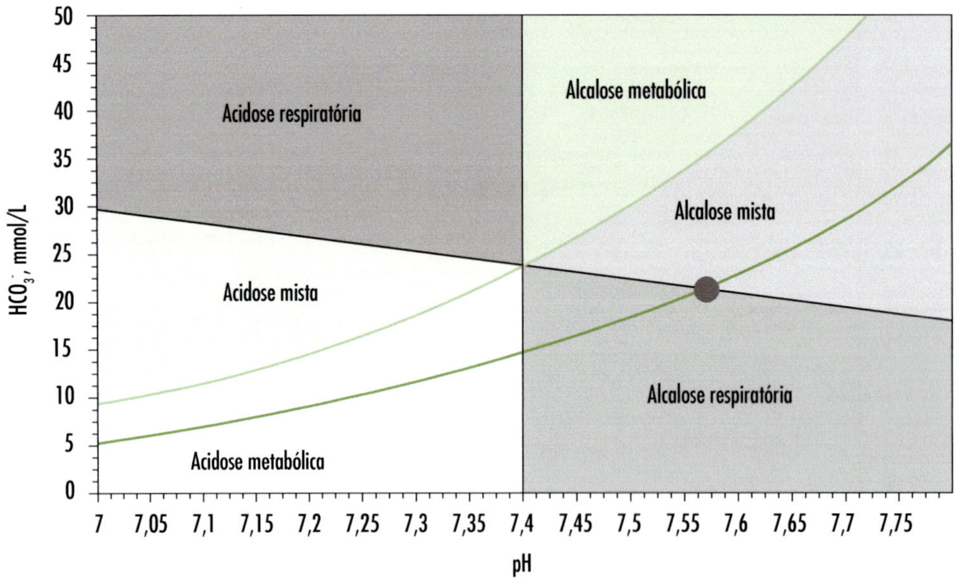

ALCALOSE RESPIRATÓRIA CRÔNICA

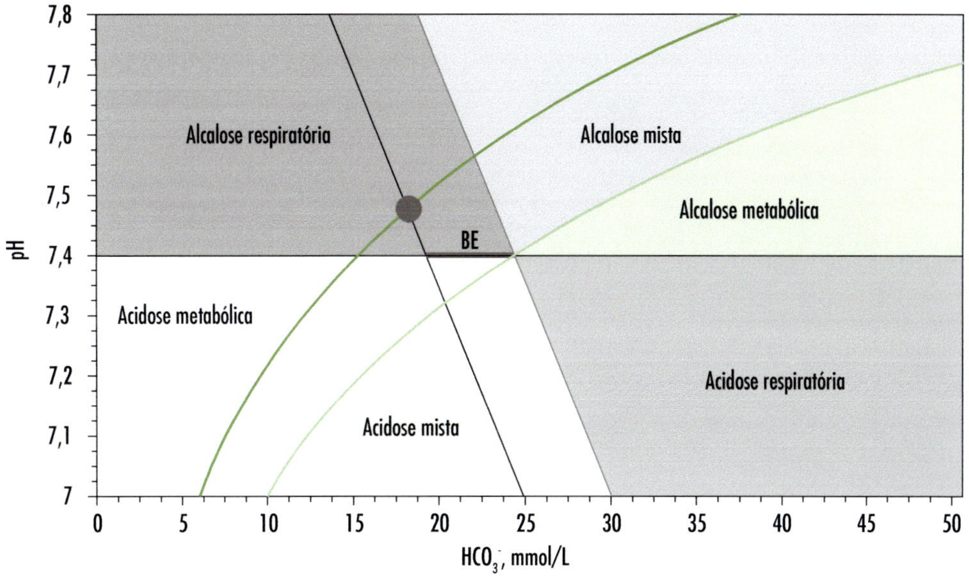

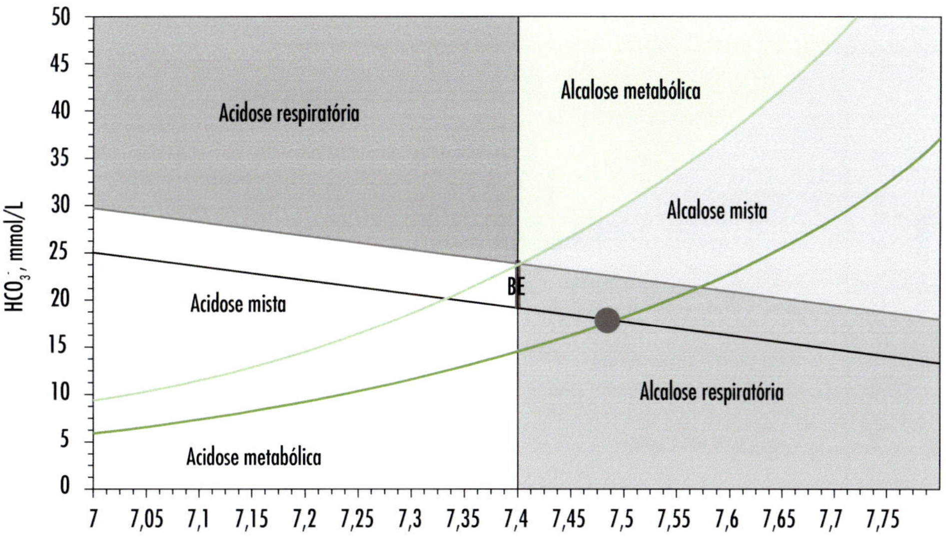

ACIDOSE MISTA

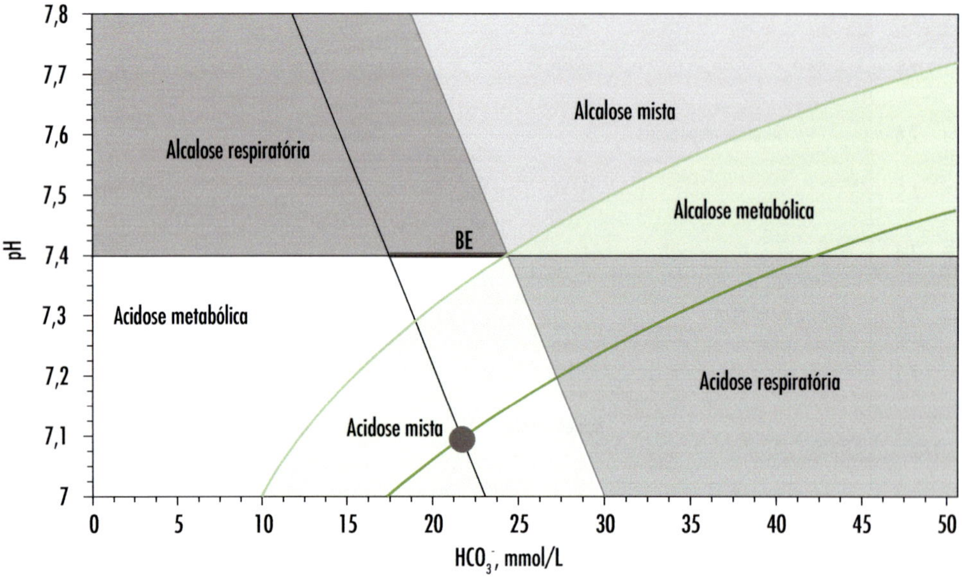

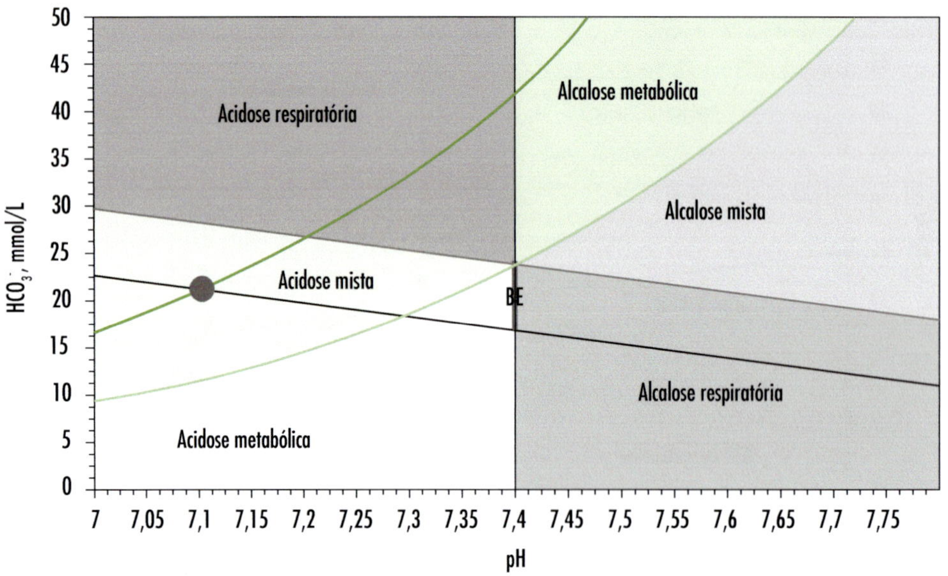

ALCALOSE MISTA

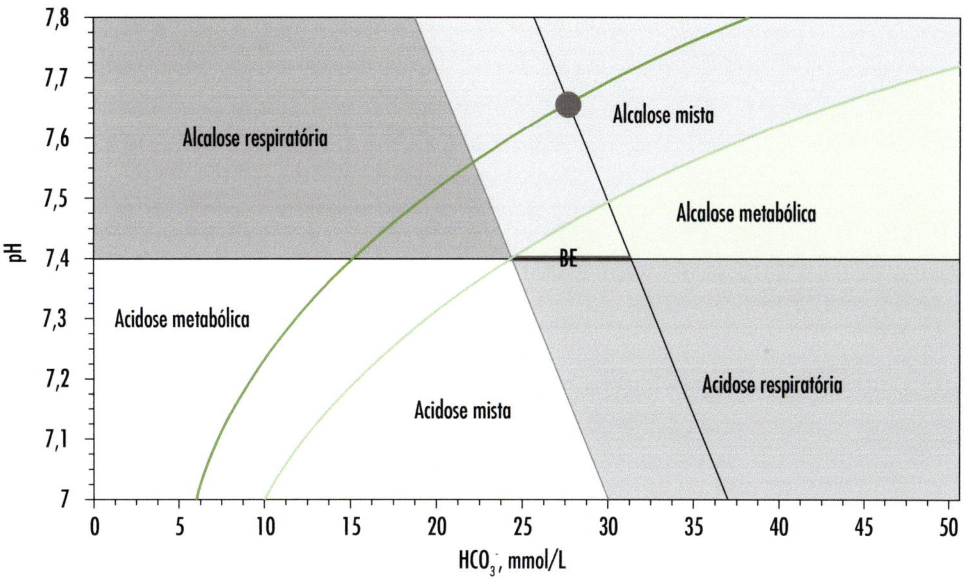

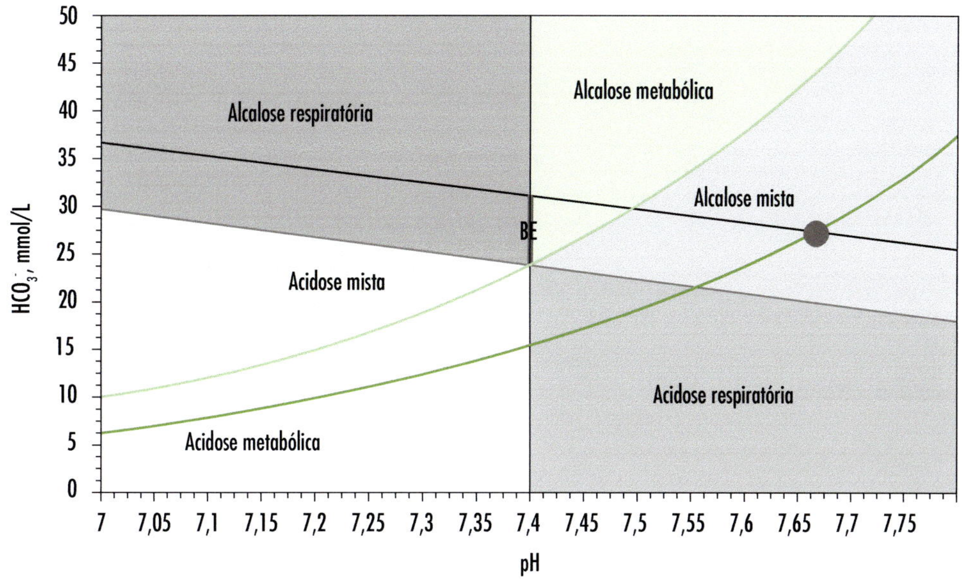

Seção II

Glomerulopatias Primárias

Capítulo 7

Doença de Lesão Mínima

Cristiane Bitencourt Dias

A doença de lesão mínima (DLM), também conhecida como glomerulopatia de lesão histológica mínima, é de longe a principal causa de síndrome nefrótica (SN) em crianças com menos de 10 anos. Após essa idade, a frequência de DLM como causa de SN cai progressivamente, estabilizando-se em 10% a 15% após os 19 anos de idade. Ainda assim, a DLM é a segunda causa mais frequente de SN em adultos jovens, excetuadas doenças sistêmicas (a primeira é a glomeruloesclerose segmentar e focal (GESF)). Apesar de alguns relatos anedóticos, não há evidências sólidas de que a frequência de DLM aumente em idosos. Há uma tendência muito discreta ao acometimento predominante de homens, enquanto a prevalência é claramente maior em brancos caucasianos.

Apresentação clínica

Tipicamente, a DLM apresenta-se como um estado de anasarca que se instala em poucos dias, levantando a suspeita de síndrome nefrótica, que deve ser prontamente confirmada com exames de laboratório. Em princípio, a função renal não deveria estar rebaixada. Ao contrário, seria plausível que a taxa de filtração glomerular (TFG) subisse, uma vez que a pressão coloidosmótica gerada pelas proteínas plasmáticas, que é uma força que se opõe à ultrafiltração, está baixa em virtude da hipoalbuminemia. Efetivamente, a TFG aumenta em alguns pacientes com DLM, sobretudo em crianças. No entanto, em adultos é mais comum observar rebaixamento da TFG, que, em muitos casos, pode ser explicado pela queda da volemia arterial efetiva causada pela hipoalbuminemia (*underfilling*). Na verdade, a casuística da Nefrologia do Hospital das Clínicas da Faculdade de Medicina da Universidade de São Paulo (HC-FMUSP) mostra que cerca de 27% dos adultos com DLM desenvolvem necrose tubular aguda, indicando que essa hipovolemia exerce um profundo efeito hemodinâmico. Outra razão para queda da TFG, especialmente se abrupta, é a ocorrência de trombose da veia renal, uma complicação comum da síndrome nefrótica, causada pela perda urinária de fatores antitrombóticos e possível produção excessiva de fatores protrombóticos.

A hipertensão arterial não é uma característica da DLM. No entanto, como a hipertensão arterial é altamente prevalente na população adulta, pode haver uma associação meramente incidental entre as duas condições nessa população.

A DLM é por excelência uma glomerulopatia primária. No entanto, alguns relatos anedóticos dão conta de possíveis associações com neoplasias hematológicas, em especial linfomas, e com o uso de algumas drogas, principalmente anti-inflamatórios não hormonais. Se tais associações de fato existirem, trata-se de fenômeno raro. Por exemplo, na casuística da Nefrologia do HC-FMUSP, compreendendo mais de 60 pacientes adultos com DLM, não foi possível demonstrar uma associação consistente com neoplasias hematológicas ou com o uso de fármacos.

Os achados laboratoriais na DLM são os de qualquer síndrome nefrótica em adultos: proteinúria ≥ 3,5 g/dia e hipoalbuminemia (albumina plasmática inferior a 2,5 g/dL), hipercolesterolemia (colesterol total plasmático superior a 350 mg/dL). Além disso, destaca-se o cálcio plasmático total baixo (em virtude da hipoalbuminemia) e cálcio iônico normal, creatinina plasmática normal ou elevada se houver queda da TFG decorrente de hipovolemia, sem anemia ou leucocitose na ausência de complicações. Hematúria microscópica é infrequente (menos de 13% na casuística do HCFMUSP) e deve levantar a suspeita de trombose de veia renal, especialmente se acompanhada de queda da TFG.

A rigor, o diagnóstico de DLM deveria requerer a realização de biópsia renal. No entanto, esse procedimento não é indicado para crianças com até 10 anos de idade porque, nessa subpopulação, é muito provável que a causa da síndrome nefrótica seja a DLM. Assim, o tratamento deve ser iniciado assim que possível, e somente na ausência de resposta rápida a biópsia é indicada, porque nesse caso outras patologias podem estar presentes. Já em adultos nefróticos, indica-se sempre a biópsia porque, nesses casos, a DLM é apenas uma entre inúmeras possibilidades diagnósticas, que podem ser abordadas com igualmente variadas estratégias terapêuticas.

Se a biópsia renal chegar a ser indicada, o quadro histológico da DLM à microscopia óptica é de aparente normalidade em todos os compartimentos – glomerular, tubular, intersticial e vascular. Não se demonstra deposição de imunoglobulinas ou de frações do complemento à imunofluorescência. A única anormalidade estrutural descrita na DLM exige microscopia eletrônica para ser visualizada: trata-se da chamada "fusão" de podócitos, que na verdade reflete uma simplificação da estrutura dessas células, as quais perdem a complexa subdivisão em pedicelas que se entrecruzam.

Para se chegar ao diagnóstico de DLM, o exame anatomopatológico do tecido renal deve ser extremamente cuidadoso porque, em algumas glomerulopatias, as alterações histológicas podem ser extremamente sutis. Por exemplo, na glomeruloesclerose segmentar e focal (GESF), a anomalia pode não aparecer em mais do que 1% ou 2% dos glomérulos, podendo, assim, não estar representada no material examinado (por essa razão, recomenda-se que a amostra de tecido contenha pelo menos 27 glomérulos para que o diagnóstico de DLM seja estabelecido com relativa segurança).

Patogênese

A patogênese da DLM ainda é incerta, embora tenha havido progresso em anos recentes na elucidação dos mecanismos que promovem perda da função de barreira nesses pacientes. Parece cada vez mais claro que a DLM decorre de uma anomalia dos podócitos, que causaria um comportamento aberrante de linfócitos T, que, por sua vez, passariam a agredir a membrana diafragmática (que se estende entre pedicelas adjacentes) e os próprios podócitos. Estes poderiam sofrer apoptose, necrose ou se desgarrar da membrana basal. Essa hipótese encontra respaldo em vários achados clínicos e experimentais: 1) a maioria dos casos de DLM responde prontamente à administração de esteroides ou imunossupressores; 2) o CD80, uma molécula reguladora de linfócitos T, está aumentado na urina de pacientes com DLM em atividade; 3) a expressão de CD80 por podócitos está aumentada no modelo de síndrome nefrótica por puromicina, que simula a DLM.

A expressão de CD80 pelo podócito e sua interação com linfócitos T podem também alterar proteínas de conexão como CD2AP e ZO-1, desorganizando o complexo arranjo entre o citoesqueleto do podócito e a nefrina, principal componente da membrana diafragmática, ou de fenda (*slit membrane*), e ocasionando o esgarçamento desta. Outra consequência dessa interação pode ser a perda ou o desarranjo de integrinas, moléculas que garantem o firme ancoramento dos podócitos à membrana basal glomerular, impedindo seu desprendimento e arraste ao espaço urinário.

A Figura 7.1 ilustra de forma bem simplificada a atual concepção da patogênese da DLM.

Figura 7.1

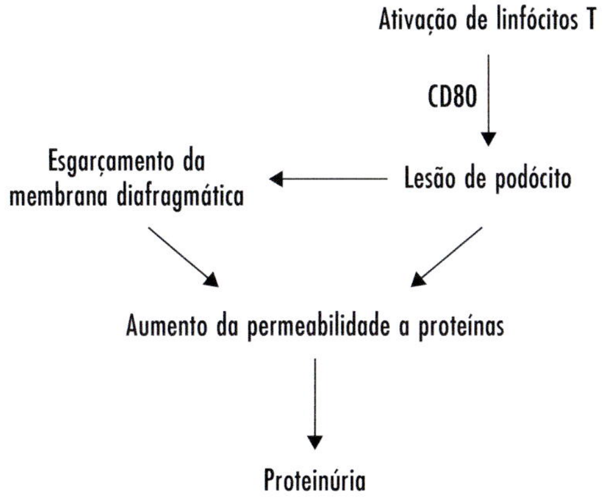

Representação esquemática da patogênese da DLM.
Fonte: Adaptada de Pediatric Nephrol 29: 2333-40, 2014.

Tratamento e evolução

O tratamento da DLM é sempre iniciado com esteroides por via oral. Usualmente emprega-se a prednisona, na dose de 1 mg/kg/dia de peso corpóreo, mantendo-se esse esquema por 8 semanas. A maior parte dos pacientes com DLM responde a esse tratamento, mas essa resposta é variável e pode ser classificada em seis categorias:

- **Remissão completa:** a proteinúria cai a 0,3 g/dia ou menos.
- **Remissão parcial:** a proteinúria cai, mas permanece entre 0,3 e 3,5 g/dia.
- **Recidiva:** a proteinúria retorna a mais de 3,5 g/dia após remissão.
- **Corticorresistência:** não se observa remissão após 4 meses de tratamento.
- **Corticodependência:** há remissão, mas a proteinúria recidiva menos de 1 mês após cessado o tratamento.
- **Recidivas múltiplas (frequentes):** há remissão, mas ocorrem recidivas entre 2 e 6 meses após cessado o tratamento.

No primeiro episódio de DLM, a grande maioria dos pacientes responde com remissão completa à prednisona, enquanto apenas uma pequena parcela se enquadra na de corticorresistência. Desses que respondem favoravelmente logo de início, em torno de metade apresenta pelo menos uma recidiva, mas os corticodependentes e recidivantes múltiplos também representam apenas uma minoria.

Nos casos em que a resposta ao esteroide é insatisfatória, pode-se tentar outras duas drogas imunossupressoras: ciclosporina, 2 a 3 mg/kg/dia em duas tomadas, mantendo C0 (concentração plasmática 12 horas após a última tomada) em níveis próximos a 100 ng/mL; ou tacrolimus 0,05 mg/kg/dia em duas tomadas (nível sérico T0 entre 5 e 8 ng/mL) ou ainda dexametasona com micofenolato mofetil 2 g/dia.

Quando há resposta ao tratamento com esteroide, não se observam lesões estruturais dos rins, mesmo que ocorram recidivas. Já os pacientes que não respondem a nenhum dos esquemas imunossupressores tendem a progredir para doença renal crônica (DRC), podendo vir a necessitar de terapia de substituição renal (TSR). É possível que em pelo menos parte desses pacientes a glomerulopatia em questão não seja DLM, e sim GESF, que deixou de ser diagnosticada, mesmo com biópsia renal, porque a porcentagem de glomérulos afetados era muito pequena, e/ou porque o número de glomérulos na amostra era insuficiente.

O esquema de tratamento da DLM pode ser representado pelo algoritmo descrito na Figura 7.2:

Figura 7.2

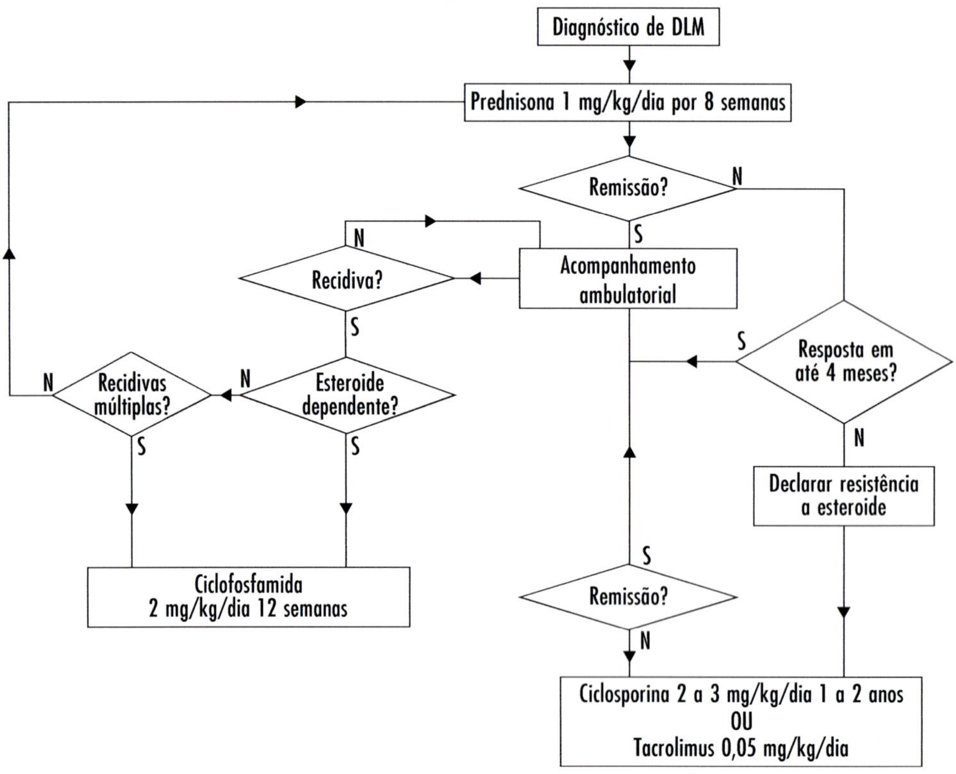

Algoritmo representando de modo simplificado o esquema de decisões terapêuticas na doença de lesões mínimas.

Fonte: Adaptada de Cattran DC et al.; 2007.

Bibliografia consultada

Cara-Fuentes G; Wasserfall CH; Wang H; Johnson RJ; Garin H. Minimal change disease: a dysregulation of the podocyte CD80-CTLA-4 axis? Pediatric Nephrol 2014; 29: 2333-40.

Cattran DC et al. Cyclosporin in idiopathic glomerular disease associated with the nephrotic syndrome: workshop recommendations. Kidney Int 2007; 72, 1429-47.

Dias CB; Pinheiro CC; Silva VS et al. Proteinuria predicts relapse in adolescent and adult minimal change disease. Clinics 2012; 67(11): 1271-4.

Malafronte P; Mastroianni-Kirsztajn G; Betônico GN et al. Paulista registry of glomerulonephritis: 5-year data report. Nephrol Dial Transplant 2006; 21: 3098-105.

Waldman M; Crew RJ; Valeri et al. Adult minimal-change disease: clinical characteristics, treatment, and outcomes. Clin J Am Soc Nephrol 2007; 2(3): 445-53.

Capítulo 8

Glomerulopatia Membranosa

Cristiane Bitencourt Dias
Denise Maria Avancini Costa Malheiros

Epidemiologia

A glomerulopatia membranosa (GM) é uma das três glomerulopatias mais frequentemente encontradas. No Registro Paulista de Glomerulopatias, a GM responde por mais de 20% de todas as glomerulopatias primárias. Ela acomete tipicamente adultos a partir de 30 anos de idade, sendo rara em crianças e adolescentes e deve ser sempre a primeira hipótese clínica a ser considerada em pacientes nefróticos com 60 anos ou mais, uma vez que constitui a principal causa da síndrome nessa faixa etária. A GM tende a ser mais frequente em homens e em caucasianos.

A GM é usualmente atribuída a mecanismos intrínsecos aos rins, a serem considerados mais adiante. No entanto, 1 em cada 5 casos pode estar associado a condições sistêmicas. Destas, as mais frequentes são as de natureza infectoparasitária, destacando-se a infecção pelo vírus da hepatite B. Outras condições que se enquadram nessa categoria são a sífilis, a aids, a infecção pelo vírus da hepatite C e a esquistossomose (no entanto, as duas últimas estão mais estreitamente associadas à glomerulonefrite membranoproliferativa; a associação com a esquistossomose só é descrita no Brasil). A GM pode também ter origem em processos autoimunes, como o lúpus eritematoso sistêmico (classe V), a artrite reumatoide e a síndrome de Sjögren. Uma associação particularmente importante é a da GM com alguns cânceres sólidos comuns, principalmente os de pulmão, próstata e colón. Finalmente, a GM é descrita em associação com o uso de certas drogas como captopril, anti-inflamatórios não hormonais, D-penicilamina e sais de ouro (usados para o tratamento de algumas doenças reumáticas).

Patogênese

Sabe-se há várias décadas que a GM decorre da deposição de material imune entre a membrana basal e o epitélio glomerular, ou seja, os podócitos (depósitos subepiteliais). Esses depósitos são identificáveis por imunofluorescência, utilizada rotineiramente no diagnóstico da GM. Em 2009, demonstrou-se que, em cerca de 80% dos casos de GM primária, esses imunocomplexos eram formados localmente pela reação de um antígeno da superfície do podócito, o receptor da fosfolipase A2 (PLA2R), com um anticorpo específico, da classe IgG4, que foi denominado "anti-PLA2R". Esses imunocomplexos são capazes de ativar o sistema complemento pela via das lectinas, desencadeando, assim, um processo inflamatório local. No entanto, por estarem separados da circulação pela membrana basal glomerular, esses imunocomplexos não chegam a consumir complemento maciçamente, o que traz duas consequências clinicamente relevantes: 1) o processo inflamatório é relativamente brando; 2) não se observa uma queda clinicamente significativa das taxas circulantes de complemento.

Descobriu-se posteriormente que, em 5% adicionais dos pacientes com GM primária, uma reação imune análoga envolve outro antígeno podocitário, a trombospondina domínio 7A (THSD7A) e o anticorpo correspondente (anti-THSD7A), também da classe IgG4. Outro achado interessante é o da associação entre a produção de antiPLA2R ou a de anti-THSD7A à expressão de alguns HLA específicos, como o DQA1. No entanto, o significado clínico dessa associação ainda é incerto.

Dados clínicos e laboratoriais

Na grande maioria dos casos, a manifestação clínica dominante da GM é a síndrome nefrótica. Entre a minoria de pacientes que não se apresentam inicialmente com a síndrome, uma parcela considerável a desenvolve posteriormente. Mais de 70% dos pacientes são normotensos, enquanto a função renal é normal em mais de 90% dos casos. Pode haver hematúria em até 40% dos casos, porém sua presença é relativamente rara na GM primária.

Conforme observado anteriormente, as características da reação imune que provoca a GM se traduzem em uma evolução clínica relativamente indolente, com 30% dos casos entrando em remissão espontânea em até 1 ano. Outros 30% respondem parcial ou totalmente ao tratamento medicamentoso, sem progredir para perda progressiva de função renal, enquanto parcela semelhante desenvolve doença renal crônica (DRC) e pode vir a requerer terapia de substituição renal (TSR) depois de vários anos de evolução.

A padronização de testes para a detecção do anti-PLA2R e do anti-THSD7A trouxe uma ferramenta valiosa para o diagnóstico da GM primária, muito embora sua alta especificidade tenha sido recentemente colocada em questão pela demonstração de resultados positivos em alguns casos de GM por neoplasia ou por vírus da hepatite B. No entanto, não está estabelecido se o uso desses testes permite prescindir da biópsia renal para o diagnóstico de GM, até porque esta é necessária ao estadiamento da doença e à determinação de seu prognóstico. A biópsia renal traz uma vantagem adicional: em uma parte daqueles casos de GM primária nos quais os anticorpos anti-PLA2R e anti-THSD7 não são detectados no plasma, é possível chegar ao diagnóstico demonstrando-se sua presença no próprio tecido renal. Um recurso diagnóstico adicional é a pesquisa, no material de biópsia, de imunoglobulinas, com determinação de sua classe específica. A presença simultânea de IgG4 e de anticorpos anti-PLA2R ou anti-THSD7 favorece o diagnóstico de GM primária. Uma reação positiva para IgG4 na ausência daqueles anticorpos sugere o envolvimento de algum outro antígeno podocitário, ainda não identificado, na formação de complexos subepiteliais. Alguns pesquisadores sugerem que, nesses casos, a GM seja denominada "idiopática", embora não haja no momento consenso quanto à nomenclatura a ser empregada. Finalmente, a presença no tecido renal de IgG1, IgG2 ou IgG3 na ausência de anticorpos anti-PLA2R ou anti-THSD7, sugere tratar-se de uma GM secundária.

A dosagem de anti-PLA2R e anti-THSD7 no plasma tem uma utilidade adicional: como os níveis plasmáticos desses anticorpos sobem durante a atividade da doença e caem quando ela cessa, podem ser utilizados para prever um recrudescimento da doença ou acompanhar sua remissão, bem como monitorar sua resposta ao tratamento (ver adiante).

Patologia

Tipicamente, a microscopia óptica da GM mostra espessamento da membrana basal (Figura 8.1A), com formação de espículas subepiteliais à coloração pela prata (Figura 8.1B), correspondentes aos depósitos imunes descritos anteriormente. A imunofluorescência (Figura 8.1C) revela que, como seria de se esperar, esses depósitos contêm IgG (IgG4 em 90% dos casos) e, em menor grau, C3, C4d e, raramente C1q. Essas formações aparecem como grânulos dispostos ao longo do contorno das alças capilares (padrão granular) e, à microscopia eletrônica (Figura 8.1D), são vistas como formações densas, mais escuras, em localização subepitelial. Os casos que seguem esse perfil típico são classificados como GM Grau II. Em casos mais avançados, esses depósitos tendem a confluir, assumindo um aspecto "em corrente" (GM Grau III), mantendo o mesmo perfil de imunofluorescência observado na GM grau II. Já casos mais leves ou incipientes podem apresentar glomérulos com aspecto inteiramente normal à microscopia óptica, mesmo na presença de síndrome nefrótica bem caracterizada. Esses casos, classificados como GM grau I, só se distinguem da doença de lesões mínimas pela imunofluorescência e pela microscopia eletrônica, que mostram padrões semelhantes aos observados nas outras duas classes.

A presença de proliferação de células locais (mesangiais, endoteliais e epiteliais) ou células inflamatórias não é esperada em nenhuma das formas de GM primária.

Tratamento

A abordagem inicial da GM primária consiste em medidas genéricas de redução de proteinúria e combate a fatores de risco. Assim, os pacientes são tratados com inibidores da enzima conversora da angiotensina 1 (IECA) ou bloqueadores do receptor AT1 da angiotensina II (BRA) e anti-hipertensivos, tomando como meta uma pressão arterial sistêmica igual ou inferior a 120 × 75 mmHg. São também úteis algumas mudanças de estilo de vida, como redução de peso e abandono do tabagismo. Essas medidas inespecíficas iniciais fazem sentido tendo em vista que, conforme observado anteriormente, 30% dos pacientes (que em geral são aqueles com baixos níveis plasmáticos do anticorpo anti-PLA2R) entram em remissão espontânea em até 1 ano após o diagnóstico.

Figura 8.1

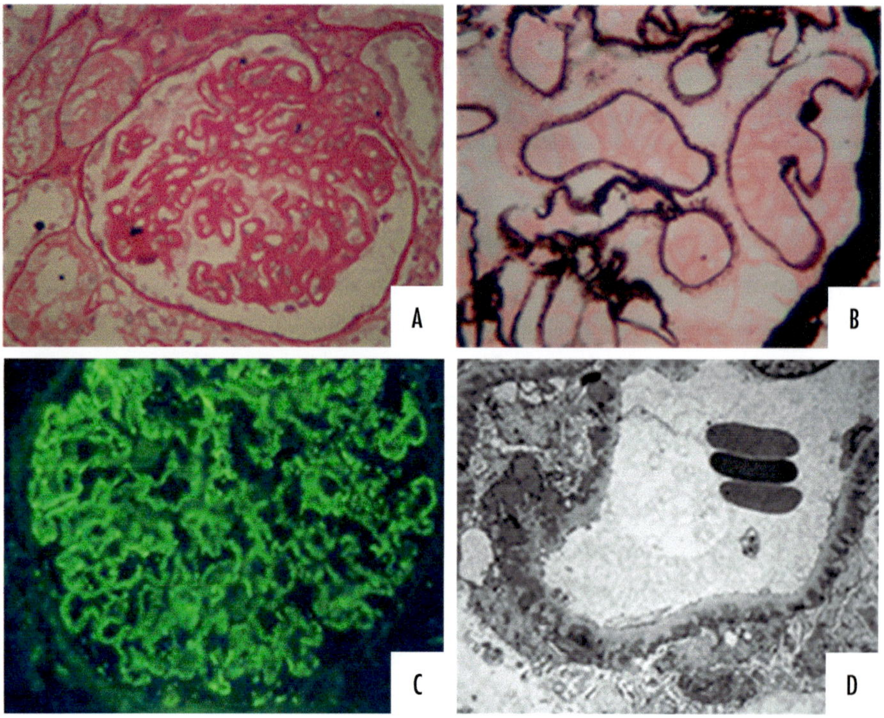

Alterações glomerulares na glomerulonefrite membranosa. **A:** Microscopia óptica com coloração pelo *periodic acid-Schiff* (PAS), mostrando espessamento difuso da membrana basal glomerular; **B:** Coloração pela prata, mostrando a presença de espículas; **C:** Marcação por imunofluorescência, revelando deposição de IgG com padrão granular em alças capilares; **D:** Microscopia eletrônica com depósitos elétron-densos em localização subepitelial.

Fonte: Imagens gentilmente cedidas pela Profa. Denise MAC Malheiros.

Os pacientes que se mantiverem durante 6 meses com proteinúria nefrótica, sem resposta a esse tratamento conservador, devem receber tratamento imunossupressor, a menos que sua taxa estimada de filtração glomerular seja inferior a 30 mL/min/1,73 m^2. No entanto, o tratamento estará indicado se tiver ocorrido elevação de 30% ou mais da creatinina sérica desde o diagnóstico. Outras indicações de imunossupressão são a persistência da anasarca e o aparecimento de complicações da síndrome nefrótica como necrose tubular aguda e trombose da veia renal.

O esquema de imunossupressão mais utilizado para o tratamento da GM é o de Ponticelli, que consiste na associação entre esteroides e a ciclofosfamida, aplicados de modo alternado, durante 6 meses. Nos meses 1, 3 e 5, o paciente recebe metilprednisolona, 1g/dia por via endovenosa (EV), durante 3 dias, e, nos 27 dias subsequentes, prednisona, 0,5 mg/kg/dia por via oral (VO). Nenhum outro imunossupressor é utilizado nesses meses. Nos meses 2, 4 e 6, o tratamento consiste exclusivamente na administração diária de ciclofosfamida, 2 mg/kg. Espera-se que, durante esses 6 meses de tratamento, os níveis plasmáticos de anti-PLA2R caiam pelo menos 50% em relação aos valores iniciais. Caso isso não ocorra, pode ser necessário tentar outro tratamento imunossupressor. Para os demais, deve-se aguardar de 12 a 18 meses após encerrado o tratamento para uma avaliação definitiva da resposta clínica.

Um tratamento alternativo, utilizado em casos de contraindicação de esteroides e/ou ciclofosfamida (p. ex., em mulheres que desejam engravidar), é a administração de ciclosporina, 3 a 4 mg/kg VO, em duas tomadas diárias, durante 6 meses a 2 anos. Considera-se que os níveis séricos da droga são adequados quando C0 (a concentração plasmática medida imediatamente antes de uma nova dose) se mantém entre 125 e 200 ng/mL. O tratamento deve ser abandonado caso não haja nenhuma resposta em até 4 meses. Um critério adicional é o comportamento dos níveis plasmáticos de anti-PLA2R. Nos casos em que estes se mantêm persistentemente elevados, o tratamento pode ser declarado ineficaz até mesmo antes de se completarem 4 meses. O tratamento pode ser interrompido pela razão oposta quando o anticorpo se torna indetectável no plasma, indicando remissão. Pode-se utilizar também o tacrolimus, 0,05 mg/kg/dia, em duas tomadas diárias por VO, em esquema idêntico ao utilizado para a ciclosporina, mantendo C0 entre 5 e 8 ng/mL. Têm-se obtido resultados positivos também com o rituximabe. Em estudo recente, controlado, randomizado e multicêntrico (Estudo Mentor), o rituximabe (2 doses de 1 g em 15 dias) foi superior à ciclosporina após 2 anos de tratamento, causando, além disso, menos efeitos colaterais, embora a resposta clínica tenha sido similar com 1 ano.

Não se indica imunossupressão para pacientes com GM secundária, cuja resposta ao tratamento é pouca ou nenhuma. Para esses casos, a recomendação é tratar da melhor forma possível a causa subjacente, além de colocar em prática as medidas genéricas descritas anteriormente para a GM primária (para a GM associada a neoplasias, ver também o Capítulo 30 – Nefrologia Oncológica).

Bibliografia consultada

Beck LM Jr; Bonegio RG; Lambeau G et al. M-type phospholipase A2 receptor as target antigen in idiopathic membranous nephropathy. New Engl J Med 2009; 361: 11-21.

Couser WG. Primary membranous nephropathy. Clin J Am SocNephrol 2017; 12: 983-97.

De Vrise An S; Glassock RJ; Nath KA et al. A proposal for a serology based approach to membranous nephropathy. J Am SocNephrol 2017; 28: 421-30.

Fervenza F; Appel G; Barbour BH et al. Rituximabe or cyclosporine in the treatment of membranous nephropathy. New Engl J Med 2019; 381: 36-46.

Malafronte P; Mastroianni-Kirsztajn G; Betônico GN et al. Paulista registry of glomerulonephritis: 5-year data report. Nephrol Dial Transplant 2006; 21: 3098-105.

Rivera F; López-Gomes JM; Perez-Garcia R. Clinicopathologic correlations of renal pathology in Spain. Kidney Int 2004; 66: 898-904.

Zhou F; Shen H; Chen M et al. The renal histological spectrum of patients with nephrotic syndrome: an analysis of 1523 patients in a single Chinese centre. Nephrol Dial Transplant 2011; 26: 3993-7.

Capítulo 9

Glomerulonefrite Membranoproliferativa

Cristiane Bitencourt Dias
Lecticia Barbosa Jorge
Denise Maria Avancini Costa Malheiros

Epidemiologia

A glomerulonefrite membranoproliferativa (GNMP), a que alguns ainda se referem como "glomerulonefrite mesangiocapilar", é uma forma infrequente de glomerulonefrite, respondendo por menos de 10% do total de glomerulopatias (7% no Registro Paulista de Glomerulopatias). Em estatísticas de outros países, homens e mulheres são acometidos com igual frequência, não havendo preferência por etnia ou faixa etária. No entanto, uma casuística do Serviço de Nefrologia do Hospital das Clínicas de São Paulo, que avaliou pacientes adultos, mostrou predomínio de homens (62%), com média de idade de 44,3 ± 15,4 anos.

Etiologia

Como a maior parte das glomerulopatias, a GNMP é causada por disfunções do sistema imune. Pode ser idiopática, mas, na maior parte dos casos, é secundária a outras patologias, especialmente infectoparasitárias. Entre estas, as mais frequentes são as hepatites virais (principalmente pelo vírus C), processos bacterianos como amigdalites, infecções cutâneas, sífilis, osteomielite, endocardite bacteriana, hanseníase, infecção pelo HIV e, somente no Brasil, a esquistossomose por *S. mansoni*.

A disfunção do sistema imune que provoca a GNMP também pode ser secundária a uma doença autoimune, principalmente o lúpus eritematoso sistêmico (LES), a artrite reumatoide, a síndrome de Sjögren e a doença mista do tecido conectivo. Outras causas, menos frequentes, observadas em nossa casuística, incluem a síndrome do anticorpo antifosfolípide, a nefropatia lúpus-*like*, a hepatite autoimune, a crioglobulinemia essencial e a arterite de Takayasu (Capítulo 17 – Glomerulopatias Associadas a Vasculites).

Por fim, a GNMP pode ser secundária a uma gamopatia, ou seja, produção de uma proteína (proteína M) por um clone anômalo, neoplásico ou não. Essa proteína pode ser uma imunoglobulina monoclonal ou um fragmento de imunoglobulina. As principais etiologias são a gamopatia monoclonal de significado indeterminado (GMSI), linfomas, leucemias e o mieloma múltiplo (Capítulo 16 – Amiloidoses e demais Paraproteinemias).

Patogênese

Na GNMP, acumulam-se complexos antígeno-anticorpo e/ou frações de complemento entre a membrana basal glomerular e o endotélio das alças capilares, ou seja, no espaço subendotelial. A origem desses depósitos ainda não está bem caracterizada. É possível que se trate de complexos imunes pré-formados, que atravessam as fenestras do endotélio e são retidos pela membrana basal glomerular. Outra possibilidade é que antígenos de micro-organismos ou autoantígenos cheguem ao glomérulo, atravessem as fenestras do endotélio e se fixem no espaço subendotelial, onde se ligam a anticorpos também trazidos pela circulação. Qualquer que seja o mecanismo, essa localização do material imune, em estreito contato com a corrente sanguínea, facilita a ativação da via alternativa do complemento, que promove inflamação local, proliferação de células mesangiais, expansão da matriz mesangial e espessamento da membrana basal glomerular.

Uma terceira e importante possibilidade é que, em decorrência de uma anomalia do complemento, sua fração C3 se fixe no espaço subendotelial sem a presença de complexos imunes, mas ativando a mesma série de reações inflamatórias descrita anteriormente. Nesses casos, temos uma glomerulopatia por disfunção do complemento (ver adiante).

Apresentação clínica

A diversidade de faixas etárias, etiologias e mecanismos de lesão glomerular torna o perfil clínico da GNMP igualmente variável. Embora sua manifestação "clássica" seja a de uma síndrome nefrítico-nefrótica, a GNMP pode se apresentar como síndrome nefrótica, síndrome nefrítica, doença renal crônica e até mesmo como uma glomerulopatia crescêntica rapidamente progressiva. Assim, podemos encontrar nesses pacientes – isoladamente ou em associação – hipertensão arterial, edema, hipoalbuminemia, creatinina sérica elevada e queda nos níveis séricos do complemento, especialmente da fração C3.

Patologia

À microscopia óptica, a quase totalidade dos glomérulos apresenta-se com expansão da matriz mesangial, que se interpõe entre o endotélio e a membrana basal, conferindo ao tufo um aspecto lobulado (Figura 9.1A). Além disso, ocorre nessa área um aumento acentuado do número de núcleos, indicando proliferação de células mesangiais (a qual na verdade antecede a expansão da matriz). A presença dos depósitos de material imune provoca a formação de uma nova membrana basal nas alças capilares, que passam a apresentar aspecto de duplo contorno, ou de "trilhos" (Figura 9.1B). Em alguns glomérulos, podem aparecer crescentes, mas a ocorrência difusa dessas formações, que poderiam conferir à GNMP um caráter rapidamente progressivo, é incomum.

Figura 9.1

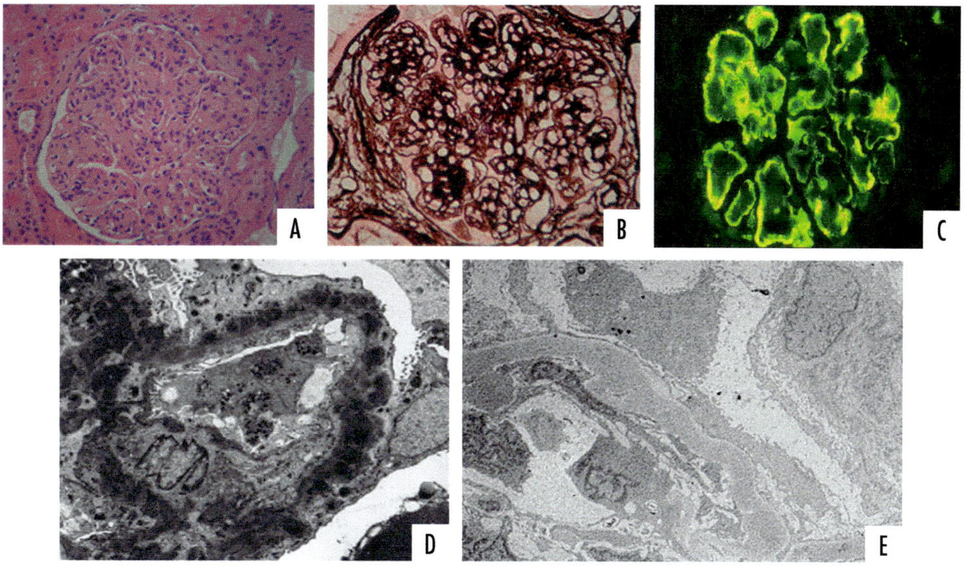

Exame anatomopatológico na GNMP. **A:** Aspecto típico à microscopia óptica (coloração por H-E), mostrando espessamento da membrana basal, proliferação celular intensa e lobulação do tufo glomerular; **B:** Exame à microscopia óptica, com coloração pela prata, mostrando duplo contorno de várias alças capilares, indicativo da formação de uma neomembrana; **C:** Exame por imunofluorescência, revelando deposição de IgG ao longo do contorno das alças capilares glomerulares; **D:** À microscopia eletrônica, depósitos elétron-densos no espaço subendotelial e na própria membrana basal glomerular; **E:** Depósitos extensos (em fita) e ultradensos em localização subendotelial, em um caso de DDD.
GNMP: glomerulonefrite membranoproliferativa; H-E: hematoxilina e eosina; DDD: doença de depósitos densos.

Fonte: Imagens gentilmente cedidas pela Dra. Lívia Barreira e pela Profa. Denise MAC Malheiros.

À imunofluorescência, observam-se, conforme a etiologia e a patogênese da doença, depósitos de IgG e/ou C3, em graus variados de densidade, acompanhando o contorno das alças capilares. Em lesões crônicas, podem-se observar também depósitos de IgM.

À microscopia eletrônica, é possível visualizar a localização dos depósitos, o que permitiu uma classificação, utilizada por vários anos, pela qual a GNMP é dividida em três tipos:

- Tipo I – o mais frequente, consiste na deposição de material imune subendotelial, conforme descrito anteriormente.
- Tipo II – depósitos intramembranosos predominantemente de C3, muito densos, homogêneos e extensos, também encontrados na cápsula de Bowman e na membrana basal tubular. Essa condição é também conhecida como doença de depósitos densos (DDD) e é considerada, juntamente com a glomerulonefrite por C3, o uma consequência de um desarranjo da via alternativa do complemento, que se mantém continuamente ativada (ver adiante).
- Tipo III – variante do tipo I, com depósitos imunes situados também no espaço subepitelial.

Recentemente, uma nova classificação da GNMP foi proposta, caracterizando três modalidades com base na patogênese da doença e nos achados de imunofluorescência, em vez dos de microscopia eletrônica: 1) presença de depósitos de imunoglobulinas, acompanhados ou não de C3, distribuídos conforme a descrição anterior; 2) presença de depósitos, distribuídos conforme descrito anteriormente, mas constituídos predominantemente de C3; 3) ausência de qualquer material imune (IF negativa).

Não é difícil constatar que a modalidade 1 dessa nova classificação corresponde à maior parte dos casos de GNMP, conforme descrito anteriormente, abarcando as etiologias autoimune, infecciosa e a relacionada a gamopatias monoclonais; já as GNMP com depósito exclusivo de C3 estão relacionadas à doença de depósitos densos (DDD) e à glomerulonefrite do C3 (ver adiante); por fim, os casos com IF totalmente negativas são considerados secundários a alterações vasculares como as microangiopatias trombóticas e a rejeição crônica de enxerto renal.

GNMP por anomalia do complemento (glomerulonefrite do C3 e DDD)

Conforme já mencionado, a glomerulonefrite do C3 (GNC3) e a DDD decorrem de uma disfunção da via alternativa do complemento, que se mantém indevidamente ativada na ausência de estímulo fisiológico. Esse desarranjo pode decorrer de um defeito genético ou de anomalias do sistema imune, como a produção do fator nefrítico, um anticorpo que dificulta a degradação da C3-convertase, possibilitando, assim, a progressão da cascata de reações que culmina com a formação do complexo de ataque à membrana e com a deflagração de um intenso processo inflamatório.

A GNC3 atinge ambos os sexos, sem uma clara preferência por faixa etária. Clinicamente, apresenta-se como uma síndrome nefrítica ou nefrítico-nefrótica, com hipertensão arterial e hematúria na maioria dos casos. É comum o achado de níveis séricos reduzidos de C3, mas essa anomalia está ausente em uma parcela substancial dos pacientes. É possível identificar no plasma anticorpos como o fator nefrítico, que inibe a degradação da C3-convertase, mas essa dosagem não está ainda disponível no Brasil.

Do ponto de vista patológico, a GNC3 se apresenta mais frequentemente como uma GNMP, mas pode exibir características de uma glomerulonefrite difusa aguda, glomerulonefrite proliferativa mesangial, ou até mesmo uma glomerulonefrite crescêntica. À imunofluorescência, observam-se depósitos de C3, mas não de imunoglobulinas, nas alças capilares.

Quanto à DDD, sua apresentação clínica é muito semelhante à da GNC3, assim como suas características morfológicas à microscopia óptica e à imunofluorescência. A distinção entre as duas entidades patológicas só é possível com a microscopia eletrônica, na qual a DDD se apresenta com um aspecto muito característico, com extensos depósitos osmiofílicos (elétron-densos) no espaço subendotelial ou na membrana basal glomerular, enquanto na GNC3 os depósitos se assemelham, em densidade e localização, aos que aparecem na GNMP por complexos imunes. A Figura 8.2 mostra de forma esquemática um algoritmo que pode ser utilizado para orientar o diagnóstico preciso de uma GNMP:

Figura 9.2

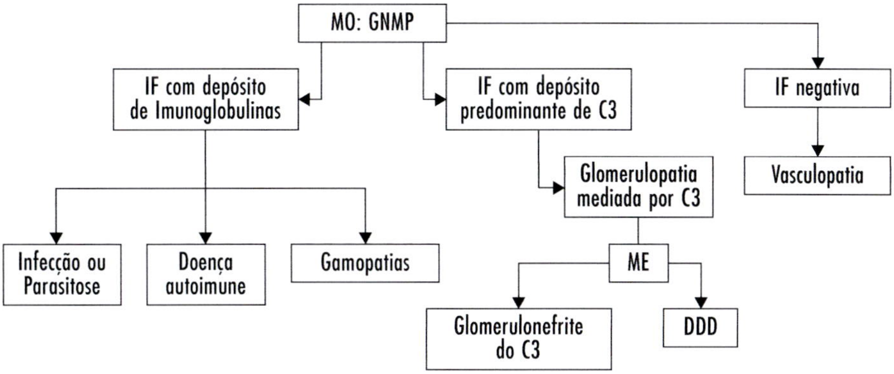

Algoritmo para o diagnóstico da glomerulonefrite membranoproliferativa (GNMP) com base na imunofluorescência (IF).
DDD: doença de depósitos densos; MO: microscopia óptica; ME: microscopia eletrônica.
Fonte: Adaptada de Sethi et al. N England J Med 2012; 366: 1119-31.

Tratamento e evolução

Como na maior parte dos casos, a GNMP é secundária a outras doenças infectoparasitárias, autoimunes ou gamopatias, a conduta mais racional é tratá-las de acordo com protocolos estabelecidos, bloqueando, assim, a fonte de antígenos que alimenta a formação de complexos imunes. O mesmo vale para os casos ligados a alterações vasculares (tipo 3 na classificação mais recente).

Para as glomerulonefrites por anomalia do C3, não há tratamento estabelecido. O eculizumabe, um anticorpo monoclonal dirigido contra a fração C5 do complemento, não se mostrou eficaz nos poucos estudos clínicos desenvolvidos até o momento.

Pacientes com GNMP idiopática que se apresentam com síndrome nefrótica ou glomerulonefrite rapidamente progressiva têm indicação de tratamento imunossupressor, embora inexistam diretrizes quanto ao esquema a ser adotado. Pode-se utilizar ciclofosfamida (VO ou EV) ou micofenolato VO. No Serviço de Nefrologia do Hospital das Clínicas da Faculdade de Medicina da Universidade de São Paulo (HC-FMUSP), utilizamos ciclofosfamida EV em pulsos mensais, associada a um esteroide, um esquema semelhante ao utilizado para a nefrite lúpica. Há no momento poucos dados quanto ao uso de rituximabe, um anticorpo monoclonal desenvolvido contra o CD20, uma molécula presente na superfície de linfócitos B.

A GNMP é um processo agressivo, que em 5 anos provoca o desenvolvimento de DRC em cerca de um terço dos pacientes. Esses números variam muito com a etiologia do processo, sendo mais desfavoráveis nas glomerulopatias por alteração do C3 (DDD e GNC3). Há uma tendência à recidiva da doença após transplante renal, com perda do enxerto entre 5 e 10 anos após o procedimento, o que é consistente com a associação da GNMP, na maioria dos casos, a fatores sistêmicos.

Em resumo, a GNMP é uma nefropatia relativamente rara, que pode atingir todas as faixas etárias e, na maioria das vezes, associa-se a outras patologias. Suas manifestações clínicas são variáveis, predominando a síndrome nefrítico-nefrótica. Redução clinicamente significativa dos níveis de complemento sérico ocorre em apenas parte dos casos.

Bibliografia consultada

Dias CB; Testagrossa L; Jorge L; Malheiros D; Woronic V. Clinical and histological features of patients with membranonoproliferative glomerulonephritis classified by immunofluorescence findings. Braz J Nephrol 2017; 39(4): 444-50.

Malafronte P; Mastroianni-Kirsztajn G; Betônico GN; Romão Jr JE; Alves MAR; Carvalho MF et al. Paulista registry of glomerulonephritis: 5-year data report. Neprol Dial Transplant 2006; 21: 3098-105.

Masani N; Jhaveri KD; Fishbane S. Update on membranoproliferative GN. Clin J Am Soc Nephrol 2014; 9: 600-8.

Sethi S; Fervenza FC. Membranoproliferative glomerulonephritis – a new look at an old entity. N England J Med 2012; 366: 1119-31.

Capítulo 10

Glomerulonefrite Pós-Infecciosa

Viktoria Woronik
Denise Maria Avancini Costa Malheiros

Descrição geral

A glomerulonefrite pós-infecciosa (GNPI) é o exemplo mais emblemático, embora esteja longe de ser o único, de glomerulopatia associada a infecções. Até recentemente, a doença era mais conhecida como "glomerulonefrite pós-estreptocócica" (GNPE), uma vez que, na maior parte das vezes, associa-se a infecções estreptocócicas, principalmente de vias aéreas superiores e de pele. Outra designação ainda muito utilizada é a de "glomerulonefrite difusa aguda" (GNDA). No entanto, a sigla GNPI é preferível por ser mais precisa, embora igualmente abrangente. Neste capítulo, examinaremos mais de perto a GNPE, que é a forma mais comum de GNPI.

Epidemiologia

Em países industrializados, menos de 5% das biópsias renais recebe atualmente o diagnóstico de GNPI. No Brasil inexiste hoje um número consolidado, mas o estado de São Paulo, com 6%, aproxima-se do perfil descrito para países desenvolvidos, segundo o Registro Paulista de Glomerulopatias (RPG).

A GNPI, que já teve altas taxas de prevalência em todo o mundo, tem se tornado mais rara por duas razões principais: em primeiro lugar, as condições de higiene e saneamento vêm apresentando melhora contínua desde o início do século XX, com queda resultante nas taxas de infecções com potencial para causar uma GNPI; em segundo lugar, o advento dos antibióticos e seu contínuo aperfeiçoamento encurtaram drasticamente a duração dessas infecções e, portanto, sua capacidade de deflagrar uma glomerulonefrite. No entanto, é possível que a incidência de GNPI seja subestimada, tendo em vista a existência de casos subclínicos, com sintomas inespecíficos e sem diagnóstico definido de doença infecciosa, nos quais apenas uma biópsia renal, raramente indicada nessas condições, poderia estabelecer o diagnóstico.

Em décadas anteriores, firmara-se o conceito de que a GNPI era uma condição benigna que afetava principalmente crianças em idade pré-escolar, remitia de forma espontânea na grande maioria dos casos e era infrequente em outras faixas etárias. Mais recentemente, a proporção de adultos atingidos pela doença aumentou de forma significativa, em parte em razão das mencionadas mudanças nas condições sanitárias, em parte em virtude do aumento da população de idosos (acima de 65 anos de idade), que atualmente respondem por cerca de um terço dos casos de GNPI, um índice mais de cinco vezes superior ao registrado algumas décadas atrás. Esses pacientes são predominantemente do sexo masculino e, em sua maioria, portadores de diabetes ou neoplasias, o que, é provável, contribui para uma evolução clínica mais tormentosa da GNPI.

A GNPI ocorre de forma endêmica, embora seja comum o agrupamento de casos em núcleos familiares, em especial entre classes sociais menos favorecidas. No entanto, pequenas epidemias são ocasionalmente relatadas, como ocorreu há pouco mais de 20 anos na região de Nova Serrana (MG), quando algumas centenas de pessoas, predominantemente adultos, desenvolveram um quadro nefrítico agudo relacionado à ingestão de queijo contaminado.

Patogênese

De acordo com as teorias aceitas atualmente, a GNPI é causada pela deposição no tufo glomerular de material imune contendo antígenos de micro-organismos que invadem outros órgãos. Os conhecimentos sobre esses mecanismos patogênicos derivam principalmente de estudos de nefrites causadas por estreptococos do grupo A de Lancefield. Há duas razões prováveis, que não se excluem mutuamente, para que os glomérulos sejam preferencialmente atingidos por esses complexos: em primeiro lugar, os rins e, portanto, os glomérulos, recebem algo como 25% do débito cardíaco e, consequentemente, estão mais expostos do que outros órgãos a material imune patogênico proveniente da circulação; em segundo lugar, o(s) antígeno(s) nefritogênico(s) proveniente(s) dos patógenos é(são) catiônico(s), o que lhe(s) facilita atravessar o glicocálice endotelial e a membrana basal glomerular, acumulando-se rapidamente no espaço subepitelial, onde se liga(m) a anticorpos (IgG), formando nódulos (*humps*) característicos (ver adiante).

A natureza do(s) antígeno(s) nefritogênico(s) causadores da GNPI ainda é motivo para controvérsia. Durante décadas, a chamada proteína M, produzida por cepas associadas a infecções cutâneas ou de vias respiratórias superiores, foi apontada como a resposta a essa indagação. Mais recentemente, outros candidatos surgiram. A NAPlr (*nephritis-associated plasmin receptor*, ou receptor da plasmina associado à nefrite) foi descrita em populações asiáticas, enquanto a SPEB (*streptococcal pyrogenic exotoxin* B, ou exotoxina B pirogênica estreptocócica) parece predominar na Europa e nas Américas. Ambos os antígenos são capazes de ativar a via alternativa do complemento, consumindo, assim, a fração C_3, o que se reflete na queda de seus níveis sanguíneos. Há evidências da existência de outras proteínas derivadas de patógenos com efeito semelhante, mas essas moléculas não foram ainda identificadas.

Há também evidências de consumo da fração C4 e, portanto, de ativação do complemento pela via clássica, o que pode contribuir para agravar o processo inflamatório. No entanto, os níveis séricos dessa fração tendem a se manter dentro dos limites da normalidade, indicando que, se existir, a ativação dessa via é de baixa intensidade. Estudos recentes sugerem ainda que, em uma fração considerável dos pacientes, pode haver contribuição adicional da via das lectinas à ativação do complemento.

Além das lesões causadas pela ativação local do sistema complemento, a produção de plasmina pelo NAPlr e por outros antígenos bacterianos lesa a matriz mesangial e a membrana basal glomerular. Assim, complexos antígeno-anticorpo pré-formados podem chegar ao glomérulo, atravessar a membrana basal danificada e chegar ao espaço subepitelial, contribuindo para a formação dos *humps*.

Alguns indivíduos mostram-se particularmente propensos a desenvolver GNPI, talvez em conexão com fatores genéticos relacionados ao sistema MHC. A aplicação clínica desse conceito ainda é incerta.

Etiologia

Em décadas passadas, a maioria dos casos de GNPI ocorria em crianças após infecções estreptocócicas, sobretudo de vias aéreas superiores e, em menor escala, cutâneas. Mais recentemente, a faixa etária, a localização e a etiologia da GNPI sofreram modificações consideráveis. Conforme já mencionado, a proporção de adultos acometidos cresceu muito em anos recentes. Nessa população, e especialmente nos idosos, o foco predominante de infecções nefritogênicas é a pele, seguida de pneumonias e do trato urinário. Com frequência, o foco infeccioso é subclínico e não chega a ser determinado. Outros focos descritos como causadores de GNPI em adultos incluem endocardites bacterianas, infecções intestinais, periodontites e até osteomielites, entre vários outros.

O perfil dos patógenos causadores de GNPI também se alterou nas últimas décadas. O predomínio absoluto de estreptococos (inclusive na epidemia de Nova Serrana, na qual o agente identificado foi o *Streptococcus zooepidemicus*, do grupo C de Lancefield) deu lugar a uma participação mais relevante de outros grupos bacterianos, principalmente o *Staphylococcus aureus* (incluindo cepas resistentes à meticilina), o que ocorre com mais frequência em países desenvolvidos. Bactérias Gram-negativas, como as dos gêneros Klebsiella, Salmonella e Mycoplasma, e vírus, como o citomegalovírus, também foram relatados como agentes etiológicos na GNPI, principalmente em idosos e portadores de comorbidades como diabetes, etilismo e dependência de drogas ilícitas.

Manifestações clinicolaboratoriais

O período de latência entre a infecção de vias aéreas e o quadro renal é tipicamente de 7 a 14 dias, podendo exceder 21 semanas quando o foco infeccioso é cutâneo.

A manifestação clínica típica da GNPI é de um quadro de início abrupto com as características de uma síndrome nefrítica: edema; hipertensão; hematúria; e proteinúria, com ou sem oligúria. O quadro se segue a uma infecção de vias aéreas superiores, como uma amigdalite ou faringite.

O edema está presente na grande maioria dos casos. Trata-se de um edema moderado, visível principalmente na face e, em particular, nas pálpebras. O mecanismo de formação do edema é o *overflow*, ou seja, retenção renal primária de sódio e água, com consequentes hipervolemia e extravasamento de fluido ao compartimento intersticial.

A hipertensão é outra manifestação muito comum da GNPI. Habitualmente, os níveis pressóricos mostram elevação leve ou moderada, sem grandes repercussões hemodinâmicas em crianças ou adultos jovens. No entanto, pacientes idosos podem chegar a apresentar insuficiência cardíaca com congestão pulmonar.

A oligúria é uma queixa comum, refletindo a retenção urinária consequente à glomerulopatia, mas não é obrigatória para definir a síndrome nefrítica. Já a anúria é rara e indicativa de maior gravidade do quadro, com possível presença de proliferação intensa ou até mesmo crescentes à microscopia óptica.

Ocasionalmente, podem ocorrer manifestações clínicas não associadas à síndrome nefrítica, como lombalgias de média ou baixa intensidade, sem características de dor muscular, presumivelmente decorrentes de inflamação renal, com aumento de seu volume e distensão de sua cápsula.

A hematúria macroscópica é uma queixa tipicamente associada à GNPI, mas na verdade nem sempre está presente, sendo mais comum o relato de urina escura, ou "com cor de Coca-Cola", que pode refletir principalmente um alto grau de concentração urinária. Já a hematúria microscópica é observada na imensa maioria dos casos, podendo sua origem glomerular ser confirmada na presença de dismorfismo eritrocitário e/ou de cilindros hemáticos, embora essas anomalias sejam relativamente infrequentes. O exame da urina pode revelar também a presença de leucócitos, células epiteliais tubulares e cilindros, hialinos e/ou granulosos.

A proteinúria está presente na quase totalidade dos casos. É constituída predominantemente por albumina, indicando sua origem glomerular, e sua intensidade é moderada, raramente se aproximando de níveis nefróticos. Na verdade, quando isso acontece, deve-se considerar a possibilidade de associação com outra glomerulopatia, como a doença renal diabética.

A dosagem no plasma das frações C3 e C4 do complemento é um dos exames complementares mais importantes na avaliação da GNPI. Sabe-se que a fração C3 é consumida na grande maioria desses casos, indicando ativação da via alternativa do complemento. No entanto, essa ativação é um evento precoce e autolimitado na patogênese da GNPI, de tal forma que, se a dosagem for realizada mais de 2 a 3 semanas após o início do quadro, os níveis circulantes de C_3 podem ter retornado ao normal. Se de um lado essa característica torna o C_3 sanguíneo um critério diagnóstico pouco sensível, com alto nível de falsos negativos, de outro permite utilizá-lo como um indicador de remissão do quadro agudo e como um sinal de alerta: níveis persistentemente baixos 2 meses depois do início do quadro indicam a forte possibilidade de uma evolução desfavorável ou de que não se trate de GNPI.

A detecção do patógeno é essencialmente impossível, tendo em vista o fato de que a infecção de pele ou vias aéreas antecede em semanas a doença renal, e já remitiu, espontaneamente ou por tratamento, quando a GNPI se manifesta. Assim, a evidência de infecção estreptocócica tem de se basear na determinação dos níveis séricos de anticorpos contra enzimas bacterianas, principalmente antiestreptolisina O, anti-hialuronidase e anti-desoxirribonuclease B. É possível que os títulos desses anticorpos ainda estejam altos quando da eclosão da GNPI, mas isso nem sempre ocorre, em especial se a infecção tiver sido tratada precocemente com antibióticos. Dosagens sequenciais desses anticorpos permitem analisar sua tendência temporal e podem ser úteis para determinar com segurança se houve infecção estreptocócica recente. Não se utilizam testes análogos para outros patógenos.

O exame ultrassonográfico traz pouca informação na GNPI, mostrando aspecto e dimensões renais dentro dos padrões de normalidade ou com ecogenicidade ligeiramente aumentada. Outros exames de imagem, como tomografia computadorizada ou ressonância magnética, não são utilizados na GNPI.

Evolução

Em crianças, a natureza da GNPI é usualmente benigna, com desaparecimento dos edemas, melhora da função renal e normalização do fluxo urinário e da pressão arterial em até

2 semanas após o início dos sintomas. Na improvável eventualidade de que essa recuperação não ocorra em até 4 semanas, é possível que estejamos diante de um quadro mais grave, como uma glomerulonefrite crescêntica. Em adultos, e especialmente em idosos, a evolução é menos favorável, com maior risco de rebaixamento permanente da função renal, sobretudo nos portadores de diabetes e/ou neoplasias.

A proteinúria tende a acompanhar a recuperação da função renal e o desaparecimento do edema, embora uma elevação residual possa perdurar durante algumas semanas. Na verdade, a regressão da proteinúria é um critério clínico importante de remissão da doença, e sua persistência um sinal de alerta para uma possível forma mais grave ou para a possibilidade de não se tratar de uma GNPI.

A hematúria também se reduz com a melhora clínica. No entanto, a ruptura de alças glomerulares, que é o que ocasiona a perda de hemácias na urina, exige mais tempo para ser reparada, fazendo a hematúria ser a última anomalia a desaparecer, podendo persistir por meses depois da resolução do quadro agudo.

Algumas complicações graves podem ocorrer na fase aguda da GNPI nos casos em que a inflamação glomerular é inusitadamente intensa, o que ocorre com maior frequência em idosos. Nesses casos, o rebaixamento da função renal pode levar ao desenvolvimento de uremia, hipervolemia extrema com edema pulmonar agudo e hiperpotassemia, especialmente na presença de hipoaldosteronismo hiporreninêmico, que se resolve com a reversão do quadro agudo. A hipertensão descontrolada pode levar à encefalopatia hipertensiva, com cefaleia, confusão mental e convulsões, obrigando ao diagnóstico diferencial com vasculites. Essas complicações obrigam à internação do paciente e à implementação de medidas para mitigar a hipervolemia e a retenção de escórias, podendo haver, inclusive, indicação de diálise.

No diagnóstico diferencial da GNPI, devem-se considerar outras causas de síndrome nefrítica, como a nefropatia por IgA, a glomerulonefrite membranoproliferativa, a glomerulopatia do C_3 e, especialmente nos casos em que a função renal está muito rebaixada, as glomerulonefrites crescênticas (pauci-imunes, por anticorpo antimembrana basal glomerular ou por imunocomplexos).

Biópsia renal

De modo geral, o diagnóstico de GNPI se baseia na anamnese e em exames laboratoriais corriqueiros. Dessa forma, a obtenção por biópsia de amostras de tecido renal para exame histológico habitualmente não se justifica por impor um risco sem benefício perceptível, em especial no caso de pacientes pediátricos. Em pacientes adultos, no entanto, o quadro clínico nem sempre é assim bem definido, podendo se confundir com o de várias glomerulopatias mais frequentes nessas faixas etárias, como a glomerulonefrite pela IgA e a membranoproliferativa. Nesse contexto, a indicação de biópsia pode ser imperativa, para esclarecimento diagnóstico, orientação terapêutica e avaliação do prognóstico.

Ao exame histológico pela microscopia óptica, o achado mais frequente é o de uma proliferação difusa endocapilar (Figura 10.1A), com numerosos núcleos de células endoteliais e mesangiais, além de neutrófilos no lume capilar, conferindo ao processo um caráter exsudativo. Alguns casos fogem a esse padrão, apresentando um quadro proliferativo focal, ou seja, envolvendo apenas parte dos glomérulos, enquanto uma minoria de pacientes apresenta uma proliferação mais branda e restrita à região mesangial, talvez indicativa de que o processo agudo está em fase de resolução. Depósitos subepiteliais, os chamados *humps*, característicos da GNPI, podem ser vistos na fase aguda em lâminas coradas pelo PAS ou Masson (Figura 10.1B). A presença de crescentes é registrada em uma minoria de pacientes, acometendo uma porcentagem restrita de glomérulos, muito raramente superior a 50%. A presença de fibrose intersticial, como em outras patologias renais, indica mau prognóstico. É evidente que, em se tratando de adultos, muitos dos quais idosos, é frequente a presença de alterações relacionadas a patologias preexistentes, como doença renal diabética, nefroesclerose hipertensiva e glomeruloesclerose, que não se confundem com as anomalias causadas pela GNPI.

Figura 10.1

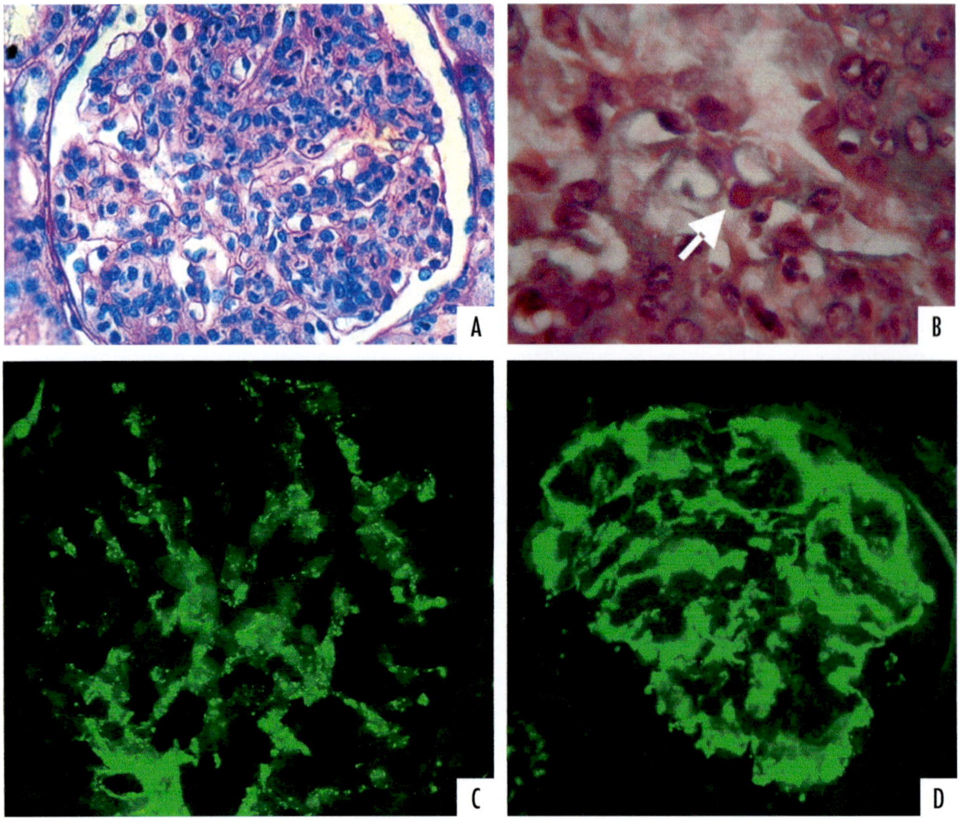

Alterações glomerulares na GNPI. **A:** Intensa proliferação endocapilar, neutrófilos e oclusão de alças capilares à microscopia óptica (coloração por PAS); **B:** Em maior aumento e em coloração pelo tricrômio de Masson, observa-se um depósito de material hialino (*hump*), em localização subepitelial (seta); **C** e **D:** Imagens obtidas com imunofluorescência, mostrando depósitos de IgG em "céu estrelado" e "guirlanda", respectivamente.

Fonte: Imagens gentilmente cedidas pela Profa. Denise MAC Malheiros e pela Dra. Lívia Barreira.

A imunofluorescência mostra depósitos granulares difusos, seguindo um padrão conhecido como "céu estrelado" (Figura 10.1C), refletindo a deposição de material imune nas paredes glomerulares e no mesângio; e/ou acompanhando as alças capilares, uma disposição denominada "em guirlanda" (Figura 10.1D). Pode haver também deposição predominante na área mesangial. Em qualquer caso, esses depósitos são constituídos predominantemente por IgG e C_3, em graus variados de dominância. Outras imunoglobulinas podem ser demonstradas, mas sem a mesma intensidade, embora alguns casos de GNPI com intensa deposição dominante de IgA tenham sido descritos recentemente, sobretudo em casos de infecção estafilocócica em idosos. O achado de um padrão *full house*, conforme observado na nefrite lúpica, é incomum.

A microscopia eletrônica (ME) é raramente utilizada nesses pacientes. Se esse for o caso, a ME mostra em detalhe os *humps* característicos da fase aguda da doença, localizados no espaço subepitelial e, em menor escala, na região mesangial. Esses depósitos tendem a se desfazer conforme a doença perde intensidade, embora alguns resquícios ainda possam ser observados na região mesangial semanas após a remissão.

Tratamento

Não há abordagem terapêutica específica para a GNPI, limitando-se o tratamento à erradicação do foco infeccioso (discute-se se deve ou não ser instituída antibioticoterapia profilática também para contactantes do paciente) e à adoção de medidas genéricas de apoio, como restrição salina, diuréticos, anti-hipertensivos e, ocasionalmente, diálise. Não há evidência de que a administração de imunossupressores traga algum benefício.

Prognóstico

Conforme observado anteriormente, o prognóstico da GNPI é excelente em crianças, com remissão das manifestações clínicas e regressão das anormalidades laboratoriais em poucas semanas, com exceção da hematúria, que pode demorar até 1 ano para desaparecer completamente. A persistência ou agravamento dos sinais e sintomas indica que a GNPI pode não se resolver como na maior parte dos casos e obriga à realização de biópsia renal, com o objetivo de se obter um diagnóstico e um prognóstico precisos e de orientar a conduta terapêutica.

Em adultos jovens, o prognóstico é de modo geral menos favorável do que em crianças. A epidemia de GNPI de Nova Serrana, já mencionada, possibilitou observar as sequelas de longo prazo da doença em um grupo de pacientes predominantemente adultos. Após 5 anos, a maioria apresentava taxa de filtração glomerular inferior a 60 mL/min/1,73 m^2, com uma pequena fração em necessidade permanente de terapia de substituição renal.

O prognóstico da GNPI é ruim em pacientes idosos, que frequentemente progridem para DRC ou exibem rebaixamento permanente e acentuado da função renal. O quadro é ainda mais sério se o paciente for portador de doença renal diabética, com a maioria progredindo para DRC e necessidade de diálise.

Bibliografia consultada

Nast CC. Infection-related glomerulonephritis: changing demographics and outcomes. Adv Chronic Kidney Dis 2012; 19: 68-75.

Nasr SH; Fidler ME; Valeri AM et al. Postinfectious glomerulonephritis in the elderly. J Am Soc Nephrol 2011; 22: 187-95.

Nasr SH; Radhakrishnan J; D'Agatti. Bacterial infection-related glomerulonephritis in adults. Kidney Int 2013; 83: 792-803.

Sesso R; Wyton S; Pinto L. Epidemic glomerulonephritis due to streptococcus zooepidemicus in Nova Serrana, Brazil. Kidney Int Suppl 2005; 97: S132-36.

Capítulo 11

Nefropatia por IgA

Viktoria Woronik
Denise Maria Avancini Costa Malheiros

Descrição geral

A nefropatia por IgA (NIgA), também conhecida como "doença de Berger", é atualmente a glomerulopatia mais comum no planeta, sobretudo em populações asiáticas, apesar de se fazer presente em todos os continentes. É uma das inúmeras glomerulopatias causadas por mecanismos imunológicos, tendo como peculiaridade a participação central da IgA, conforme seu próprio nome indica. Essa característica única é o que permite estabelecer um diagnóstico sólido com base no exame por imunofluorescência, como se verá adiante.

Epidemiologia

Há uma grande heterogeneidade na distribuição geográfica mundial da NIgA, que representa 40% a 50% das glomerulopatias primárias no Japão, na China e em Cingapura, 20% a 30% na França, Itália e Espanha e 15% a 20% nos Estados Unidos e no Canadá. No Brasil, as estatísticas em âmbito nacional são escassas. Segundo o Registro Paulista de Glomerulopatias, a NIgA responde por cerca de 18% das glomerulopatias primárias no estado de São Paulo.

Quanto aos aspectos demográficos, a NIgA é mais frequente em asiáticos, incomum em afrodescendentes, tem prevalência intermediária em europeus e norte-americanos e predomina no gênero masculino em uma proporção situada entre 2:1 e 6:1. Pode ocorrer em qualquer faixa etária, com um pico de incidência nas segunda e terceira décadas e um declínio acentuado após os 50 anos. Na casuística do Hospital das Clínicas da Faculdade de Medicina da Universidade de São Paulo (HC-FMUSP), 83% dos casos ocorrem em brancos, 60% ocorrem entre 15 e 29 anos e a proporção homens/mulheres é de 1,2/1.

Um aspecto interessante da NIgA é o agrupamento familiar da doença. Em anos recentes, foram registradas mais de cem famílias com múltiplos membros afetados, enquanto 10%

a 15% dos pacientes com diagnóstico de NIgA relatam antecedentes familiares da doença. A forma familiar da NIgA não difere da esporádica quanto às suas manifestações clínicas ou tendência à progressão para DRC.

Patogênese

A NIgA resulta da deposição na região mesangial de complexos imunes pró-inflamatórios, nos quais a IgA, mais precisamente a subclasse IgA1, é exclusiva ou predominante. Os eventos que levam a essa deposição têm sido objeto de intensa investigação, com vários mecanismos imunes desvendados em anos recentes.

O acúmulo mesangial de IgA não decorre de um único evento inicial, e sim de uma conjunção de anomalias. Em primeiro lugar, é preciso que a molécula da IgA sofra alguma alteração que a predisponha à formação de complexos. A molécula normal de IgA, como qualquer proteína do organismo, é percebida como própria pelo sistema imune, não ativando nenhuma reação de defesa. Para que a molécula se mantenha assim, imunologicamente neutra, é essencial que a porção da cadeia pesada conhecida como *hinge* ("dobradiça") seja adequadamente recoberta com açúcares, um processo conhecido como "glicosilação". Uma característica importante da IgA anômala encontrada na NIgA é a glicosilação insuficiente dessa região da "dobradiça" que, assim alterada, pode desencadear a produção de anticorpos voltados contra si. As razões para essa glicosilação aberrante não foram ainda plenamente esclarecidas, mas já se tornou evidente que há um componente genético, seja por hereditariedade, seja por mutação somática. Nesse sentido, há evidências de que alterações no cromossomo 6q22-23 podem estar envolvidas nesse processo.

A glicosilação insuficiente não basta para que se acumulem complexos parcial ou totalmente formados por IgA na região mesangial. É necessário um segundo evento (*second hit*) para que isso aconteça. Há várias possibilidades, não mutuamente excludentes, para que esse segundo evento se concretize. A primeira é a produção de anticorpos da classe IgG voltados contra a região da "dobradiça" da molécula da IgA, tornada antigênica pela glicosilação aberrante. Outra possibilidade é a agregação de moléculas de IgA1, formando polímeros, sem participação da IgG. Pode haver também uma imunogenicidade cruzada da IgA com antígenos de patógenos ("mimetismo molecular"), o que ajuda a explicar por que a NIgA frequentemente ocorre logo após episódios de infecção do trato respiratório superior, como amigdalite e faringite. Outro evento que pode contribuir para a patogênese da NIgA é a formação de complexos da molécula anômala de IgA com uma forma solúvel do seu receptor específico, Fcα R1.

Sejam quais forem os mecanismos envolvidos na formação desses complexos moleculares contendo a molécula da IgA, é necessário que eles cheguem de alguma maneira à região mesangial e ativem suas células, fazendo-as assumir um fenótipo pró-inflamatório. Vários fatores favorecem a localização desses complexos nos glomérulos e, preferencialmente, na região mesangial. Em primeiro lugar, os rins recebem 25% do débito cardíaco, embora representem menos de 0,5% do peso corpóreo, o que facilita a chegada a eles de qualquer molécula circulante. Em segundo lugar, a região mesangial está separada da circulação apenas pelo endotélio, uma vez que a membrana basal glomerular e os podócitos se estendem apenas ao longo das superfícies filtrantes das alças capilares. Dessa forma, é relativamente fácil, mesmo para complexos moleculares de grandes dimensões, ganhar a região mesangial. Em terceiro lugar, a molécula da IgA, além de sua capacidade de se polimerizar e de formar complexos com a IgG, pode se ligar a proteínas da matriz mesangial, como colágeno, fibronectina e laminina, o que facilita seu acesso e fixação a essa região. Por fim, a célula mesangial expressa em sua superfície receptores como o Fcα R1, mencionado anteriormente, e o TfR, este último com maior afinidade pela IgA1 aberrante (subglicosilada) e pelos complexos de IgA1 do que a IgA1 normal. A ligação a esses receptores superficiais deflagra a ativação de vias inflamatórias intracelulares e a produção de citocinas tais como IL-6, IL-8, IL-1β e mediadores profibrogênicos como TGF-β, levando ao mesmo tempo à proliferação de células mesangiais e à síntese exagerada de matriz extracelular.

Em virtude dessa ativação das células mesangiais, monócitos circulantes são atraídos à região, onde recrutam contingentes adicionais de leucócitos, amplificando e fazendo progredir o processo inflamatório e a NIgA. Além disso, os complexos contendo IgA podem ativar o sistema complemento pela via das lectinas e alternativa, conforme indicado pelo achado de frações desse sistema à imunofluorescência. No entanto, essa ativação não é intensa o suficiente para reduzir perceptivelmente os níveis circulantes das frações C3 ou C4 do complemento.

A produção de mediadores inflamatórios pelas células mesangiais, aliada a outras formas ainda não elucidadas de comunicação intercelular, pode estender aos podócitos a perturbação iniciada pela presença das moléculas de IgA. Esse efeito ajuda a explicar a presença de proteinúria em uma parcela considerável dos pacientes de NIgA.

Manifestações clínicas

A apresentação clínica mais evidente da NIgA é a hematúria macroscópica, que se manifesta 2 a 3 dias após um quadro infeccioso, habitualmente faringite ou amigdalite, persistindo por aproximadamente 10 dias. Em cerca de 30% dos casos, o surto hematúrico acompanha-se de dores lombares de fraca intensidade. Apenas uma minoria dos pacientes com NIgA apresenta-se claramente com os elementos básicos da síndrome nefrítica (hematúria macroscópica, proteinúria moderada, edema e hipertensão), acompanhados ou não de perda de função renal. A NIgA pode também assumir um caráter insidioso, sendo frequentemente descoberta por acaso em algum exame de rotina. Nesses casos, a doença pode se manifestar apenas por hematúria microscópica e proteinúria não nefrótica, associadas ou não a hipertensão arterial e/ou disfunção renal. Em uma minoria dos casos, o quadro clínico é de síndrome nefrótica, uma parcela considerável dos quais se apresenta com as características clínicas da doença de lesões mínimas, exceto pela detecção de IgA nos glomérulos à imunofluorescência (a chamada "NIgA de lesões mínimas"). Geralmente persiste um certo grau de hematúria microscópica e de proteinúria entre um surto e outro da doença.

Especialmente em pacientes com menos de 10 anos de idade, a NIgA pode se apresentar juntamente com lesões cutâneas, localizadas principalmente em membros inferiores, caracterizando a púrpura de Henoch-Schönlein (PHS). A relação entre a PHS e a NIgA é evidente pela concomitância e também porque é possível demonstrar, como nos glomérulos, a presença de IgA em biópsias das lesões cutâneas. Vários autores consideram que se trata de duas entidades distintas, não apenas pela distribuição etária, mas porque, nos pacientes com PHS, a nefropatia tende a ser mais grave e a progredir com maior frequência e rapidez para DRC. No entanto, é provável que se trate apenas de manifestações clínicas distintas de uma mesma doença (ver também o Capítulo 17 – Glomerulopatias Associadas a Vasculites).

Conforme já mencionado, a NIgA pode afetar seriamente a função renal. O quadro mais comum é uma evolução lenta e arrastada, com lesões glomerulares esclerosantes e fibrose intersticial, passando por todas as etapas da doença renal crônica (DRC) até chegar à necessidade de terapia de substituição renal (TSR). No entanto, a perda de função renal pode também ocorrer de forma aguda ou subaguda. Nesses pacientes, predomina a manifestação nefrítica, com intensa proliferação celular, chegando, em casos extremos, à formação de crescentes na maioria dos glomérulos. Se não tratados em tempo, tais casos podem progredir rápida e irreversivelmente, levando à necessidade permanente de TSR. Em uma pequena parcela dos pacientes com NIgA, a perda abrupta de função renal pode resultar de um processo de microangiopatia trombótica (MAT). Nesses casos, a NIgA provoca uma lesão endotelial, com formação de microtrombos que resultam na obliteração de arteríolas e consequente isquemia glomerular. Pode haver também queda abrupta da função renal em decorrência da obstrução tubular por cilindros hemáticos.

A NIgA pode ocorrer em associação com outras patologias. Destas, a mais importante é a cirrose alcoólica avançada com hipertensão portal e insuficiência hepática crônica. Uma parcela considerável desses pacientes, talvez a maioria, apresenta lesões glomerulares com evidência de deposição de IgA. Entretanto, em apenas uma minoria desses pacientes a glomerulopatia tem tradução clínica, que consiste essencialmente em proteinúria e hematúria, quase sempre microscópica. Não está claro se esses pacientes chegam a desenvolver consistentemente DRC avançada, talvez porque seu prognóstico é ditado basicamente pela doença hepática. No entanto, alguns casos de evolução para insuficiência renal dialítica foram descritos. A razão para essa associação entre doença hepática e NIgA não está clara. Segundo uma das hipóteses levantadas, o fígado lesado não consegue depurar adequadamente a IgA, que acaba por se acumular na região mesangial.

Há relatos na literatura de associação esporádica da NIgA com outras patologias, como doença celíaca, dermatite herpetiforme, espondilite anquilosante, artrite reumatoide, carcinoma pulmonar e micose fungoide, entre outras. O pequeno número de casos não permite determinar se essas associações refletem alguma interação patogênica ou se são meramente incidentais.

Avaliação laboratorial

As alterações laboratoriais encontradas na NIgA são numerosas, mas pouco específicas. A proteinúria, em geral subnefrótica, está presente em mais de 90% dos pacientes. No exame do sedimento urinário, praticamente todos os pacientes apresentam hematúria, que varia de 6 a 8 hemácias/campo até valores relatados como incontáveis. Dismorfismo eritrocitário moderado e cilindros hemáticos são achados comuns na NIgA e podem auxiliar, quando presentes (o que nem sempre ocorre), no diagnóstico diferencial com hematúrias não glomerulares. Cilindros hialinos também são comuns, refletindo a presença de proteinúria, enquanto cilindros granulosos sugerem a existência de lesão tubular, embora possam aparecer na urina de indivíduos normais após exercício físico extenuante.

No plasma, as dosagens habituais (ureia, creatinina, eletrólitos) são importantes para determinar o impacto funcional da NIgA, mas não têm valor diagnóstico. Já a dosagem das frações C3 e C4 pode ser útil: se os níveis encontrados forem baixos, é pouco provável que se trate de um caso de NIgA, que não causa consumo de complemento. O achado de níveis séricos elevados de IgA reforça o diagnóstico de NIgA. No entanto, isso ocorre em menos de 50% dos pacientes com NIgA, indicando que, apesar de altamente específico, o exame é pouco sensível.

Biópsia renal

A biópsia renal é o padrão-ouro para o diagnóstico da NIgA, pois é o único exame capaz de demonstrar de modo inequívoco a presença de depósitos glomerulares em que a IgA é dominante ou codominante. No entanto, nem sempre a biópsia é claramente indicada. Há poucas dúvidas quando o caso se apresenta com proteinúria nefrótica e/ou perda acentuada de função renal. As opiniões se dividem, no entanto, quanto aos casos de hematúria isolada e/ou proteinúria inferior a 1 g/dia: muitos preferem simplesmente acompanhar o caso em ambulatório, só recorrendo à biópsia se houver alterações significativas da creatinina sérica e/ou da proteinúria. Essa orientação varia conforme a geografia: por exemplo, em países asiáticos, onde a prevalência da NIgA é mais alta, há menos restrições à biópsia renal do que nos Estados Unidos ou no Reino Unido.

Patologia

O padrão anatomopatológico característico da NIgA, embora não patognomônico, é o de uma expansão difusa do mesângio, com aumento da matriz associado a proliferação de suas células (Figura 11.1). No entanto, a apresentação histológica da NIgA varia muito, desde um aspecto indistinguível do normal, como nos casos de hematúria isolada, até a presença de crescentes glomerulares. Uma exceção importante é o padrão membranoso, quase nunca encontrado na NIgA.

Figura 11.1

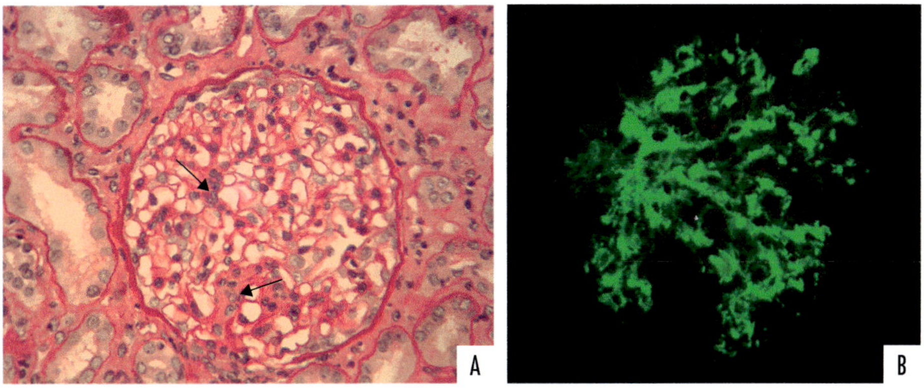

Exame anatomopatológico na NIgA. **A:** Padrão histológico (em coloração por PAS) característico da NIgA, com expansão da matriz mesangial e agrupamentos de células na área mesangial (setas); **B:** Deposição de IgA na área mesangial, detectada por imunofluorescência. A IgA tem de ser dominante ou codominante para que o diagnóstico de NIgA possa ser estabelecido. *Fonte:* Microfotografias gentilmente cedidas pela Profa. Denise MAC Malheiros e pela Dra. Lívia Barreira.

A detecção por imunofluorescência de complexos de IgA em glomérulos, especialmente na região mesangial, é obrigatória para que se possa estabelecer o diagnóstico de NIgA (Figura 11.1B). É possível também demonstrar a presença desses imunocomplexos por imuno-histoquímica. Esta última traz a vantagem de permitir o armazenamento da lâmina por um prazo longo (a imunofluorescência exige registro fotográfico imediato porque a marcação desaparece muito rapidamente). No entanto, sua sensibilidade é menor e seu custo mais elevado, levando à preferência pela imunofluorescência em nosso meio e na maior parte dos centros médicos do planeta.

Para chegar ao diagnóstico de NIgA, os depósitos glomerulares devem estar presentes em mais de 70% dos glomérulos, distribuindo-se por toda a área mesangial. Não é obrigatória a extensão dos depósitos às alças capilares. A intensidade mínima da marcação deve ser + (numa escala que vai de + a +++). É importante lembrar que em lesões glomerulares já cronificadas os depósitos de IgA, mesmo que tenham iniciado o processo, podem não mais estar presentes. Resultados falsamente negativos também podem decorrer de um número insuficiente de glomérulos na amostra.

A detecção na amostra de IgG e/ou IgM, além do componente C_3 do complemento, é comum e não afeta o diagnóstico de NIgA, desde que a IgA seja dominante ou pelo menos codominante. A presença ocasional do componente C_{1q} do complemento obriga a uma investigação mais detalhada para excluir a possibilidade de acometimento renal por uma doença autoimune, como o lúpus eritematoso sistêmico.

Classificação de Oxford

A heterogeneidade das alterações histológicas da NIgA se reflete em idêntica variabilidade quanto ao prognóstico da doença e ao melhor esquema terapêutico. Para abordar adequadamente essa questão e estratificar os riscos associados à NIgA, várias classificações têm sido adotadas ao longo das últimas décadas, com base nas lesões glomerulares e tubulointersticiais encontradas à microscopia óptica. Atualmente, utiliza-se com essa finalidade a classificação de Oxford, estabelecida em 2009 e revisada em 2017. Esse sistema tem como objetivo apontar variantes histológicas da NIgA que estejam associadas, de forma clara e reprodutível, ao risco de evolução para uma nefropatia progressiva.

Os critérios que fazem parte da classificação de Oxford e o modo de quantificá-los são apresentados no Quadro 11.1. Os parâmetros considerados são a hipercelularidade mesangial (M), a hipercelularidade endocapilar (E), a glomeruloesclerose (S), a atrofia tubular e/ou fibrose intersticial (T) e, mais recentemente, a presença de crescentes (C), o que leva o sistema a ser designado também pela sigla MEST-C. Cada um dos parâmetros recebe uma "nota", o que permite uma avaliação da gravidade e do prognóstico da doença, que é mais fortemente influenciado pela glomeruloesclerose e pela atrofia tubular/fibrose intersticial. O compartimento vascular usualmente está normal ou pouco afetado. O uso desse sistema exige que as amostras contenham pelo menos oito glomérulos analisáveis. Recomenda-se que a classificação de Oxford não seja aplicada nos casos de NIgA associada à púrpura de Henoch-Schönlein.

Quadro 11.1 – Parâmetros histológicos avaliados na classificação de Oxford.

Parâmetro	Definição	"Nota" atribuída ao parâmetro
Hipercelularidade mesangial (M)	Pelo menos 1 agrupamento de > 4 células mesangiais, em qualquer porção da área mesangial de pelo menos 1 glomérulo (Figura 11.1A, setas)	M0: em < 50% dos glomérulos M1: em > 50% dos glomérulos
Hipercelularidade endocapilar (E)	Aumento do número de células ocupando o lume capilar	E0: ausente E1: em pelo menos 1 glomérulo
Glomeruloesclerose segmentar (S)	Sinéquia ou obliteração do lume capilar por matriz em parte do tufo	S0: ausente S1: em pelo menos 1 glomérulo
Atrofia tubular/ fibrose intersticial (T)	Porcentagem estimada da área cortical com atrofia tubular ou fibrose intersticial (vale a maior porcentagem)	T0: < 25% da área cortical T1: 26-50% da área cortical T2: > 50% da área cortical
Presença de crescente (C)s	Porcentagem de glomérulos com crescentes celulares ou fibrocelulares	C0: ausentes C1: em < 25% dos glomérulos C2: em ≥ 25% dos glomérulos

Fonte: Adaptado de Trimarchi H et al. Kidney Int 2017; 91: 1014-21.

Microscopia eletrônica

O exame do tecido renal à microscopia eletrônica não é procedimento diagnóstico rotineiro na NIgA. Quando aplicado, os achados típicos são depósitos elétron-densos distribuídos por toda a área mesangial.

Tratamento

Embora a NIgA tenha cunho eminentemente benigno, com remissão ou estabilidade em mais da metade dos casos, tornou-se evidente em anos recentes que, em uma parcela substancial dos pacientes, a doença não se limita a episódios esporádicos de hematúria, podendo progredir para DRC. Os pacientes em risco de evoluir dessa maneira são atualmente tratados segundo duas vertentes básicas: 1) intervenções genéricas destinadas a deter a progressão do processo, semelhantes às adotadas em outras nefropatias; 2) uso de drogas imunossupressoras.

Tratamento genérico da NIgA

Controle da pressão arterial

O controle da pressão arterial deve ser o mais rigoroso possível, mantendo a PA em 120-125/70-75 mmHg (como sempre, a redução a esses níveis deve ser lenta, especialmente em pacientes com doença cardiovascular, para evitar possíveis efeitos hemodinâmicos desfavoráveis). Entre as drogas anti-hipertensivas, devem ter preferência os bloqueadores do sistema renina-angiotensina que, reduzindo a pressão intraglomerular, diminuem a proteinúria e ajudam a preservar a estrutura e a função renal. Um importante estudo clínico, o STOP-IgAN, trouxe evidências de que uma parcela substancial dos pacientes com NIgA pode se beneficiar desse tratamento, prescindindo de imunossupressão. Tanto os inibidores da enzima conversora como os bloqueadores dos receptores da angiotensina 2 podem ser usados com essa finalidade. Alguns estudos clínicos sugerem que a utilização simultânea das duas classes pode ser mais eficaz do que o uso de cada uma delas isoladamente. No entanto, não há no momento evidência sólida de que essa associação melhora o prognóstico da nefropatia.

Óleo de peixe

O óleo de peixe é rico nos ácidos graxos ômega-3 eicosapentaenoico e docosa-hexaenoico, aos quais é atribuído um efeito anti-inflamatório no glomérulo e no interstício renal, além de um efeito antiplaquetário. Embora alguns estudos clínicos sugiram um efeito benéfico, as evidências atuais não permitem que esse tratamento seja indicado de maneira incisiva. No entanto, tendo em vista a ausência de efeitos colaterais relevantes, o óleo de peixe pode ser administrado em associação com inibidores da enzima conversora da angiotensina 1 (IECA) e/ou bloqueadores do receptor da angiotensina-2 (BRA) a pacientes com NIgA de gravidade moderada, conforme recomendado pelo KDIGO (Kidney Disease: Improving Global Outcomes).

Agentes hipolipemiantes

Todos os pacientes com hipercolesterolemia devem receber estatinas frente ao risco cardiovascular da DRC. Não há indícios na literatura de nenhuma ação específica dessas drogas no caso da NIgA.

Outras medidas

Como em várias outras situações, a redução de um eventual excesso de peso é altamente recomendável, uma vez que a obesidade é sempre um fator de risco adicional. O mesmo vale em relação ao tabagismo. A tonsilectomia é uma medida que, em princípio, deveria contribuir para o tratamento e a prevenção da NIgA, uma vez que surtos de NIgA, com hematúria e proteinúria, são frequentemente precedidos em alguns dias por episódios de amigdalite. Os resultados obtidos até o momento em estudos clínicos são conflitantes. Outras medidas terapêuticas, ainda sem eficácia comprovada, são o uso de dietas hipoalergênicas (na tentativa de diminuir a liberação de IgA à circulação) e a administração de fitoterápicos.

Tratamento imunossupressor da NIgA

Os corticosteroides fazem parte da maioria dos esquemas de imunossupressão, proporcionando efeitos mais pronunciados em pacientes com evidência clínica e histológica de inflamação ativa e proteinúria superior a 1 g/dia, mas pouca glomeruloesclerose e fibrose intersticial. Há várias evidências de que os esteroides são mais eficazes combinados a IECA ou BRA do que isoladamente, embora não haja no momento evidências fortes em favor do uso dessa associação.

Há situações em que o uso de corticosteroides, combinados ou não a IECA ou BRA, é considerado insuficiente para o tratamento da NIgA. São aqueles pacientes com perda rápida de função renal, ou com evidência histológica de inflamação ativa e lesão glomerular grave, como a formação de crescentes. Nesses casos, pode ser necessário combinar o corticosteroide a outra droga imunossupressora. As mais utilizadas no contexto da NIgA são a ciclofosfamida e a azatioprina. Outros imunossupressores, testados em alguns estudos clínicos, são a ciclosporina, o tacrolimus, o micofenolato mofetil e o rituximabe, nenhum dos quais se mostrou eficiente em limitar de forma sustentada a progressão da doença.

Tratamento da NIgA – resumo e recomendações

Pacientes com proteinúria mínima ou sem alteração de função renal tendem à remissão completa ou à estabilidade clínica. Por outro lado, pacientes com proteinúria e hipertensão persistentes, associadas ou não a disfunção renal, exibem risco considerável de desenvolver DRC avançada no longo prazo e requerem tratamento. Os achados histológicos que apontam para uma pior evolução são: presença de crescentes; glomeruloesclerose; e fibrose intersticial.

As condutas atualmente sugeridas pelo KDIGO são resumidas a seguir:

Avaliação inicial

» Afastar causas secundárias de NIgA, como cirrose hepática.

» Avaliar risco de progressão: proteinúria, pressão arterial (PA) e taxa de filtração glomerular (TFG) por ocasião do diagnóstico e no seguimento.

» Avaliar sinais histológicos de risco, utilizando a classificação de Oxford.

Tratamento antiproteinúrico e anti-hipertensivo

» Uso crônico de IECA ou BRA quando a proteinúria excede 0,5 g/dia, titulando a dose até o máximo tolerado se a proteinúria superar 1 g/dia.

» A pressão arterial máxima para pacientes deve ser 130/80 mmHg quando a proteinúria inicial for inferior a 1 g/dia e 125/75 mmHg quando a proteinúria for superior a 1 g/dia.

Uso de imunossupressores

» Pacientes com proteinúria persistentemente acima de 1 g/dia, apesar de tratamento genérico otimizado por 6 meses e TFG acima de 50 mL/min/1,73 m^2, devem receber terapia com corticosteroide por 6 meses.

» Só usar corticosteroide em combinação com ciclofosfamida ou azatioprina nas formas crescênticas de NIgA com rápida deterioração da função renal.

» O uso de ciclosporina é restrito aos casos de NIgA de lesão mínima corticorresistente ou corticodependente.

» O uso de imunossupressão não é indicado com TFG < 30 mL/min, a não ser nas formas rapidamente progressivas.

» O uso de micofenolato não é indicado na NIgA.

Outros tratamentos

» Óleo de peixe: uso recomendado, apesar do baixo nível de evidência, tendo em vista a inexistência de efeitos adversos relevantes.

- Agentes antiplaquetários: não indicados.
- Tonsilectomia: indicação apenas por critérios otorrinolaringológicos (criptas em amígdalas, abscessos, infecções de repetição etc.) e não como terapêutica da NIgA.

Tratamento de formas atípicas

- Lesão mínima com depósitos de IgA: tratar como na doença de lesões mínimas idiopática.
- Insuficiência renal aguda associada a hematúria macroscópica:
  - **a)** Repetir a biópsia renal se após 5 dias não houver melhora da função renal.
  - **b)** Manter tratamento de suporte enquanto persistir o quadro.
- IgA crescêntica: tratar com corticosteroides e ciclofosfamida, como nas vasculites ANCA-positivas.

Prognóstico

A NIgA ainda é considerada uma doença benigna, de bom prognóstico, com sobrevida renal superior a 90% 5 anos após o diagnóstico. No entanto, como uma parcela considerável dos pacientes desenvolve uma nefropatia progressiva, é necessário identificar, por ocasião da biopsia renal, os fatores de risco, clínicos e histológicos, para essa evolução. Além da classificação de Oxford, especialmente os parâmetros S (glomeruloesclerose), T (atrofia tubular/fibrose intersticial) e C (presença de crescentes), os seguintes parâmetros clínicos são considerados indicadores de mau prognóstico:

- sexo masculino;
- idade acima de 35 anos ao se iniciar a doença;
- proteinúria superior a 1g/dia;
- presença de hipertensão arterial;
- perda de função renal.

Bibliografia consultada

Coppo R. Corticosteroids in IgA nephropathy: lesson from recent studies. J Am Soc Nephrol 2017; 28: 25-33.

Fellström B; Barratt J; Cook H et al. Targeted-release budesonide versus placebo in patients with IgA nephropathy (NEFIGAN): a double-blind randomized, placebo-controlled phase 2b trial. Lancet 2017; 389: 2117-27.

Kiryluk K; Li Y; Sanna-Cherchi S et al. Geographic differences in genetic susceptibility to IgA nephropathy: GWAS replication study and geospatial risk analysis. PloS Genetics 2012; 8: 30-40.

Rauen T; Eitner F; Fitzner C et al. Intensive supportive care plus immunosuppression in IgA nephropaty. N Engl J Med 2015; 3: 2225-36.

Reich HN; Troyanov S; Scholey JW et al. Remission of proteinuria improves prognosis in IgA nephropathy. J Am Soc Nephrol 2007; 18: 3177-83.

Trimarchi H; Barrat J; Cattran DC et al. Oxford classification of IgA nephropathy 2016: an update from the IgA nephropathy classification working group. Kidney Int 2017; 91(5): 1014-21.

Capítulo 12

Glomeruloesclerose Segmentar e Focal

Cristiane Bitencourt Dias

A glomeruloesclerose segmentar e focal (GESF) é um padrão histológico de lesão glomerular comum a várias patologias renais, frequentemente diagnosticada em pacientes com síndrome nefrótica e uma causa importante de doença renal crônica (DRC) em todo o mundo.

Epidemiologia

No Brasil, as estatísticas são escassas, mas os dados disponíveis indicam que a GESF é a principal glomerulopatia primária, responsável por cerca de 30% dos casos. Embora possa ocorrer em qualquer idade, a GESF é a principal causa de síndrome nefrótica em adolescentes e adultos jovens, uma faixa etária em que a doença de lesões mínimas (que predomina amplamente até os 10 anos de idade) e a glomerulopatia membranosa (cujo pico acontece próximo aos 50 anos) são pouco prevalentes.

Em qualquer idade, a GESF atinge mais homens do que mulheres. Quanto ao fator étnico, a GESF afeta mais afrodescendentes do que brancos ou asiáticos, provavelmente em decorrência de uma mutação no gene da apolipoproteína L-1 (APOL1), como veremos adiante.

Etiologia e patogênese

Não há uma etiologia única nem um mecanismo único para a GESF que, conforme mencionado anteriormente, é uma espécie de via final comum a várias patologias que afetam os rins. Trata-se de um processo tão complexo e heterogêneo que é mais adequado analisar etiologia e patogênese em conjunto, conforme exposto no Quadro 12.1. No entanto, todos esses mecanismos têm um denominador comum: há sempre de alguma forma uma agressão aos podócitos, embora outras células glomerulares também possam ser atingidas.

Quadro 12.1 – Classificação da GESF quanto à etiologia e patogênese.

Primária (idiopática) – presumivelmente ligada a um fator circulante

Genética

Decorrente de mutações em moléculas do citoesqueleto do podócito

- Nefrina
- CD2AP
- α-actinina 4
- Podocina
- WT-1
- Outras

Decorrente de mutações no gene da apolipoproteína L-1 (APOL1)

Secundária

Mediada por drogas

- Heroína
- Interferon-α
- Lítio
- Pamidronato
- Anabolizantes
- Sirolimus, everolimus

Mediada por respostas adaptativas estruturais e funcionais

Por redução da massa renal

- Agenesia renal unilateral
- Displasia renal
- Oligomeganefronia
- Ablação renal cirúrgica
- Refluxo vesicoureteral
- Redução do número de néfrons por doença renal crônica avançada

Com massa renal inicialmente normal

- Hipertensão arterial
- Ateroembolismo
- Obesidade
- Anemia falciforme
- Cardiopatias congênitas cianóticas

Mediada por infecções

- HIV-1
- Parvovírus B19
- Citomegalovírus
- Esquistossomose

Fonte: Adaptado de D'Agati VD; Kaskel FJ; Falk RJ. 2011.

GESF primária

Como outras patologias, a GESF é denominada primária quando não se consegue associá-la claramente a um fator causal determinado. Mesmo neste caso é possível, em princípio, associar a GESF a uma causa definida. Durante décadas, têm-se acumulado evidências da existência de um fator circulante capaz de exercer um efeito tóxico sobre os podócitos, provocando uma alteração fenotípica que compromete sua função de barreira, aumentando a permeabilidade glomerular a proteínas. Esse fator não foi ainda identificado, embora tenha sido proposto recentemente tratar-se do receptor solúvel do ativador do plasminogênio do tipo uroquinase, conhecido pela sigla suPAR (*soluble urokinase-type plasminogen activator receptor*).

GESF de origem genética

Uma forte evidência da importância fisiológica do complexo arranjo molecular associado ao podócito é o fato de que várias mutações dos genes que codificam essas moléculas têm por consequência o desenvolvimento de proteinúria intensa e GESF. É o que ocorre na síndrome nefrótica finlandesa, em que a nefrina, principal componente da membrana diafragmática (entre as pedicelas dos podócitos) não é sintetizada. Comportamento semelhante resulta da ausência de algumas proteínas envolvidas na conexão entre a nefrina e o citoesqueleto do podócito, que leva à produção de uma membrana diafragmática defeituosa ou desgarrada das pedicelas. A razão por que essa disfunção do podócito resulta não só em proteinúria, mas também no desenvolvimento de GESF, ainda não foi elucidada. É possível que a aderência do tufo à cápsula de Bowman, em consequência da alteração da superfície dos podócitos, seja um evento inicial, levando à formação de sinéquias que servem de ponto de partida para um processo inflamatório.

Um papel importante é atualmente atribuído a mutações do gene da Apolipoproteína L1, que aparecem sobretudo em afrodescendentes e podem explicar a maior suscetibilidade destes à GESF. Esses genes são expressos em podócitos, mas não se sabe o mecanismo pelo qual contribuem, especialmente em homozigose, para a alteração fenotípica dessas células, facilitando o desenvolvimento não só de GESF, mas também da glomerulopatia colapsante, GC (Capítulo 13 – Glomerulopatia Colapsante) e de outras glomerulopatias.

GESF Secundária

Mediada por drogas

O uso de drogas de várias origens e estruturas moleculares pode levar ao desenvolvimento de GESF, presumivelmente por um efeito tóxico sobre os podócitos. Os exatos mecanismos pelos quais drogas tão díspares como bisfosfonatos, lítio e heroína promovem efeitos tóxicos semelhantes não são conhecidos. Sabe-se, no entanto, que, com a cessação do uso da substância em questão, a disfunção dos podócitos tende a regredir.

Mediada por respostas adaptativas (hipertensão e/ou hipertofia do tufo glomerular)

Por redução da massa renal

Os rins se adaptam a condições como agenesia renal unilateral, displasia renal e oligomeganefronia, em que o número de néfrons é reduzido, com um aumento da taxa de ultrafiltração glomerular nos néfrons disponíveis. Essa adaptação, que tende a minimizar a perda da função renal, envolve a dilatação predominante da arteríola aferente e a elevação da pressão hidráulica intraglomerular, necessária para que ocorra a hiperfiltração. Essa hipertensão intraglomerular, que pode ser ainda mais intensa se houver também uma elevação da pressão arterial sistêmica, tem um efeito deletério sobre as paredes glomerulares, lesando especialmente os podócitos, que não têm como se opor à tensão mecânica aumentada e podem sofrer esgarçamento. Contribui ainda para esse efeito a hipertrofia do tufo, que aumenta a tensão na parede glomerular por aumentar o raio do capilar. Esses mecanismos podem explicar também o desenvolvimento de GESF em fases avançadas de doenças que não se apresentam inicialmente com lesões esclerosantes, como nas glomerulopatias de origem imunológica.

Com massa renal inicialmente normal

A hipertensão intraglomerular pode ser um fator de lesão glomerular mesmo que inicialmente a massa renal seja normal. É o que acontece em condições como o diabetes *mellitus* (Capítulo 14 – Doença Renal do Diabetes), algumas cardiopatias congênitas cianosantes e a obesidade, entre outras. Na hipertensão arterial, é comum o achado de GESF, presumivelmente por transmissão da pressão arterial elevada (autorregulação falha) a pelo menos uma parte dos glomérulos.

Mediada por infecções

A GESF pode resultar de infecções virais, principalmente por HIV-1, parvovírus B-19 e citomegalovírus. Há também relatos de casos associados à esquistossomose. O HIV-1 é também associado à GC (Capítulo 13 – Glomerulopatia Colapsante).

A patogênese da GESF associada a agentes infecciosos é pouco conhecida. No caso do HIV-1, há evidências de uma ação direta sobre os podócitos, alterando suas características fenotípicas e facilitando comportamentos aberrantes como a adesão ao folheto parietal da cápsula de Bowman. É possível que a ação patogênica dos demais agentes infecciosos mencionados envolva interações semelhantes, mas inexistem atualmente evidências nesse sentido.

Apresentação clínica

De modo geral, a maioria dos casos se apresenta inicialmente com proteinúria em níveis nefróticos, especialmente em se tratando de GESF primária. A síndrome nefrótica é também a apresentação mais comum em pacientes pediátricos. Nas formas secundárias, os níveis de proteinúria são em geral subnefróticos, com albumina sérica normal e ausência de edema.

A presença de hematúria microscópica e hipertensão arterial é igualmente frequente na GESF. A taxa de filtração glomerular (TFG) pode estar reduzida em até 50% dos pacientes. Os níveis de complemento são normais, assim como os resultados dos demais testes imunológicos, em consistência com o conceito de que a patogênese da GESF não envolve alterações imunológicas.

Patologia

As alterações histológicas observadas na GESF são tão variadas que se tornou necessário organizá-las no que passou a ser conhecido desde 2004 como a "classificação de Columbia" (nome da Universidade onde foi desenvolvida). Foram propostas originalmente cinco categorias de GESF, mutuamente excludentes: NOS (*not otherwise specified*); *tip lesion*; celular; e peri-hilar, além da já mencionada forma colapsante (GC). A criação dessas categorias, que refletem caminhos patogênicos distintos, trouxe uma definição mais precisa do prognóstico e do esquema terapêutico oferecido a esses pacientes, permitindo respostas e desfechos mais favoráveis.

Os quatro tipos de lesão glomerular esclerosante estão exemplificados na Figura 12.1 (Conforme já mencionado, a GC é descrita em detalhe no Capítulo 13 – Glomerulopatia Colapsante).

Figura 12.1

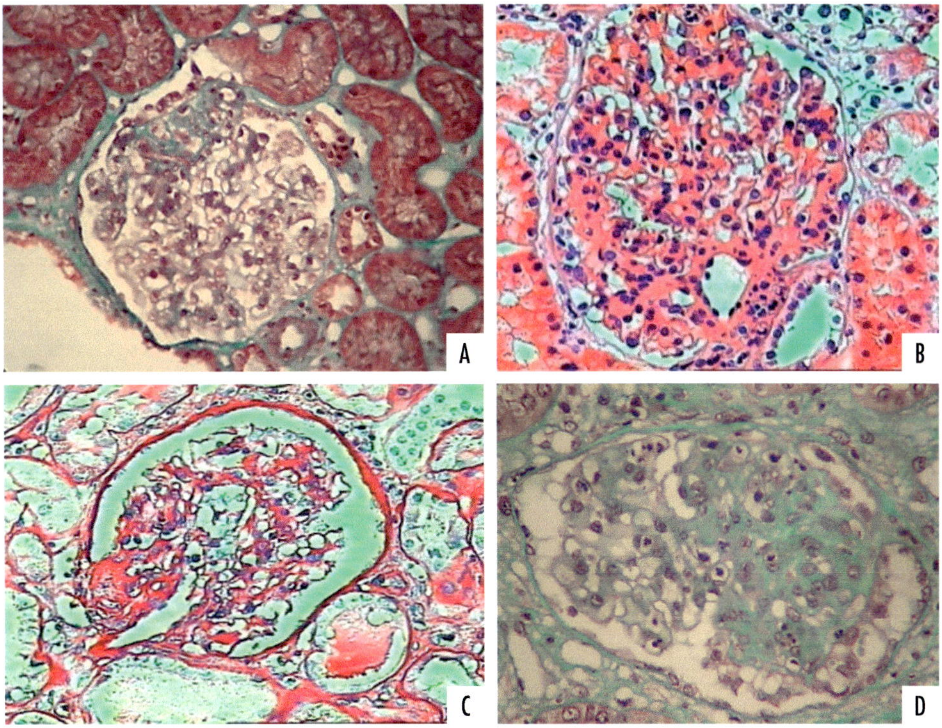

Modalidades de GESF. **A:** *Tip lesion* (tricrômio de Masson); **B:** Forma celular (HE); **C:** Peri-hilar (PAS); **D:** *Not otherwise specified* (tricrômio de Masson). A forma colapsante é descrita separadamente no Capítulo 13 – Glomerulopatia Colapsante.

Fonte: Microfotografias gentilmente cedidas pela Profa. Denise MAC Malheiros.

Variante *tip lesion*

Nesses casos, a lesão esclerosante se concentra junto à emergência do túbulo proximal. A razão para essa disposição não foi determinada. É possível que se trate de um efeito da alta concentração de proteínas prevalente na porção final do capilar glomerular, em decorrência do processo de ultrafiltração. No entanto, não está claro por que alguns indivíduos seriam susceptíveis a esse efeito e outros não. Além disso, essa explicação é pouco consistente com o fato de que a síndrome nefrótica que caracteriza essa variante responde muito bem ao tratamento com corticosteroide, com prognóstico renal similar ao da doença de lesões mínimas.

Variante celular

Essa variante, a menos frequente, é definida pelo achado de pelo menos um glomérulo com hipercelularidade endocapilar, podendo também ocorrer hiperplasia/hipertrofia de podócitos. Segundo alguns autores, essa variante pode ser confundida com a forma *tip lesion* e com a GC, a depender da amostra disponível. A apresentação clínica é de síndrome nefrótica, mas, diferentemente da variante *tip lesion*, as taxas de remissão não ultrapassam 50%, e uma fração substancial dos pacientes evolui em poucos anos para DRC e necessidade permanente de terapia de substituição renal.

Variante peri-hilar

Embora seja possível sua ocorrência na GESF primária, esta variante é muito mais comum nas formas mediadas por hipertensão e/ou hipertofia do tufo glomerular. Conforme indica seu nome, as lesões esclerosantes se dispõem nas proximidades do hilo glomerular, frequentemente em aparente continuidade com a parede da arteríola aferente. As razões para essa localização são incertas e talvez relacionadas ao fato de que a pressão efetiva de ultrafiltração (hidráulica – oncótica) é mais alta nas porções iniciais do capilar glomerular. Também pode contribuir para a lesão glomerular a hipertrofia do tufo (glomerulomegalia). O achado de síndrome nefrótica é incomum nesta variante, com taxas de resposta ao tratamento em torno de 20% e taxa de sobrevida renal estimada em cerca de 90 % (1 ano) e 75% (3 anos).

Variante *not otherwise specified* (NOS)

A NOS é a forma mais comum da GESF, apresentando-se em qualquer localização do tufo que não seja as descritas para as outras variantes, ou seja, a variante NOS é um diagnóstico de exclusão. É possível que a forma NOS seja o resultado da evolução de cada um dos outros padrões histológicos de GESF. De modo geral, a forma NOS apresenta características clinicolaboratoriais e resposta ao tratamento com corticosteroides semelhantes às da variante peri-hilar.

Independentemente da variante de GESF, o exame à imunofluorescência não mostra acúmulo de material imune a não ser nas áreas esclerosadas, onde podem aparecer depósitos de IgM, C3 ou ambos, simplesmente retidos nessas localizações. O exame por microscopia eletrônica não revela depósitos imunes ou acúmulo de fibrilas, não sendo habitualmente indicado nesses casos.

Tratamento

O uso de medicações que atuam sobre o sistema renina-angiotensina-aldosterona (inibidores da enzima conversora de angiotensina ou bloqueadores dos receptores de angiotensina) está indicado em todos os pacientes com doença renal proteinúrica, uma vez que os resultados de vários estudos clínicos sugerem que o uso dessas medicações está associado a uma redução da proteinúria e da taxa de progressão da doença renal. Para pacientes com síndrome nefrótica persistente pode ser indicado o uso de hipolipemiantes, para atenuar a progressão da nefropatia e também reduzir o risco cardiovascular, embora seu efeito anti-inflamatório seja objeto de controvérsia.

A decisão quanto à instituição de tratamento imunossupressor (que atua restaurando o citoesqueleto do podócito) depende fortemente do grau de proteinúria e da função renal de cada paciente. Em princípio, a imunossupressão sempre está indicada quando a GESF se faz acompanhar de síndrome nefrótica com função renal normal, ou se a TFG estiver rebaixada agudamente. No entanto, não há indicação de tratamento imunossupressor nos seguintes casos:

1. Proteinúria subnefrótica com função renal normal. Nesses casos, o prognóstico é favorável, com evolução indolente, e a imunossupressão é desnecessária.
2. Proteinúria subnefrótica com TFG baixa e sinais de nefropatia avançada, como lesões tubulointersticiais e fibrose tomando mais de 50% do parênquima. Para esses pacientes, a imunossupressão é inútil porque a nefropatia já evoluiu, e o risco do tratamento não se justifica.

3. GESF secundária, na qual a imunossupressão tampouco se justifica por se tratar de processo de origem não imune.
4. GESF hereditária, que resulta de um defeito molecular em nada afetado por tratamentos imunossupressores.
5. Doença viral com carga viral positiva, como na infecção por HIV, que exige, antes de mais nada, tratamento antiviral.

De modo geral, o esquema de imunossupressão indicado para a GESF é semelhante ao utilizado para a doença de lesões mínimas (ver Capítulo 7 – Lesão Histológica Mínima). Os corticosteroides são de 1ª escolha para o tratamento da GESF com síndrome nefrótica, embora as evidências disponíveis sejam baseadas essencialmente em estudos observacionais que mostraram remissão pelo menos parcial em 40% a 80% dos casos. A dose e a duração do tratamento permanecem controversas, mas a droga usualmente utilizada, como é o caso da Nefrologia do Hospital das Clínicas da Faculdade de Medicina de São Paulo (HC-FMUSP), é a prednisona, na dose de 1 mg/kg/dia, com um máximo de 80 mg/dia. Se a proteinúria cair abaixo de 1 g/dia, o que nos casos responsivos costuma ocorrer após 8 semanas de tratamento, inicia-se o desmame lento da prednisona, chegando-se ao 6º mês de uso com 5 mg/dia e cessando totalmente a medicação logo a seguir. O mesmo esquema de desmame é adotado se, entre 12 e 16 semanas de tratamento, a proteinúria cair abaixo de 3,5 g/dia, mantendo-se, porém, acima de 1 g/dia. Se a proteinúria se mantiver em níveis nefróticos após 12 a 16 semanas de tratamento, o paciente é considerado corticorresistente e o desmame total do corticosteroide é efetuado de maneira bem mais rápida.

Os inibidores da calcineurina, como a ciclosporina e o tacrolimus, constituem uma opção importante para o tratamento de glomerulopatias, e da GESF em particular, quando a resposta a corticosteroides é inexistente ou insatisfatória. Sua ação antiproteinúrica, antes atribuída à inibição de linfócitos T4, pode estar mais diretamente relacionada a um efeito estabilizador sobre o citoesqueleto de actina do podócito. As principais indicações de inibidores de calcineurina na GESF são corticorresistência (o paciente não responde ao corticosteroide); corticodependência (o paciente responde ao corticosteroide, porém durante o desmame, ou até 1 mês após a retirada da medicação, ocorre recidiva da doença); recidivas frequentes (o paciente responde, mas a proteinúria retorna entre o 2º e o 6º meses após cessado o tratamento com corticosteroide); efeito tóxico do corticosteroide; e contraindicação ao seu uso. A dose inicial de ciclosporina é de 2 a 3 mg/kg/dia, dividida em 2 tomadas, podendo ser aumentada até o máximo de 5 mg/kg/dia, ou 125 mg a cada 12 horas. Para o Tacrolimus, a dose recomendada é de 0,05 mg/kg/dia, dividida em 2 tomadas. A monitorização dos níveis séricos dessas drogas e da função renal é fundamental devido à grande variação interpessoal na sua absorção intestinal e ao risco de nefrotoxicidade aguda (que se reflete sobretudo na queda da TFG). Habitualmente, os níveis plasmáticos dessas drogas são medidos 12 horas após a tomada noturna (C_0), sendo consideradas adequadas concentrações de ciclosporina entre 125 e 175 ng/mL e de tacrolimus entre 5 e 8 ng/mL. Havendo resposta (parcial ou total), a dose da droga pode ser reduzida, à taxa de 10% ao mês, até a menor dose efetiva, que deve ser mantida por 1 a 2 anos. Se não houver resposta após 3 meses de uso da ciclosporina, devem-se considerar outros agentes, como ciclofosfamida, clorambucil ou micofenolato.

É importante ressaltar que, em virtude do risco de nefrotoxicidade, os inibidores da calcineurina devem ser evitados em pacientes com comprometimento vascular ou intersticial significativo, ou TFG estimada inferior a 50 mL/min/1,73 m^2.

A associação de inibidores da calcineurina à prednisona em doses baixas (0,15 mg/kg/dia) aumenta o número de remissões e é considerada aceitável até mesmo como tratamento inicial, especialmente no caso de pacientes que apresentam alto risco para complicações do tratamento com corticosteroides (obesos, idosos, diabéticos, intolerância à glicose ou osteoporose).

Na corticodependência ou recidiva frequente e na ausência de resposta satisfatória ao tratamento usual, cabe associar ao corticosteroide uma droga citotóxica (ciclofosfamida 2 mg/kg/dia ou clorambucil 0,1 a 0,2 mg/kg/dia, por via oral, uma vez ao dia, durante 2 a 3 meses), com o objetivo de diminuir a incidência de recidivas e reduzir a necessidade de uso de corticosteroides. No caso de corticorresistência, o uso desse recurso é questionável, uma vez que as taxas de remissão são muito baixas, não justificando o risco dos sérios efeitos adversos causados por citotóxicos.

Alguns autores têm relatado resultados positivos com o uso de micofenolato de mofetila (MMF), isoladamente ou associado a corticosteroides em lugar de inibidores da calcineurina, em pacientes corticorresistentes com TFG estimada inferior a 50 mL/min/1,73 m^2. O esquema que tem sido proposto é: MMF, 25 a 36 mg/kg/dia (máximo de 2 g/dia), em 2 tomadas diárias, associado à dexametasona, 0,9 mg/kg por dose (máximo de 40 mg), em 2 dias consecutivos e, subsequentemente, nas semanas 1, 2, 3, 4, 5, 6, 7, 8, 10, 12, 14, 16, 18, 20, 22, 24, 26, 30, 34, 38, 42, 46, e 50, totalizando 50 doses de MMF e 25 de dexametasona.

Alguns relatos recentes dão conta de que o rituximabe pode ser eficaz em pacientes recidivantes frequentes, corticodependentes e corticorresistentes, reduzindo o número de recidivas e a dose necessária de imunossupressores. No entanto, os dados disponíveis ainda são demasiadamente escassos para que a droga possa ser indicada sistematicamente no tratamento da GESF.

Bibliografia consultada

Braun N; Schmutzler F; Lange C et al. Immunosuppressive treatment for focal segmental glomerulosclerosis in adults. Cochrane Database of Systematic Reviews 2008.

D'Agati VD; Fogo AB; Bruijn JÁ et al. Pathologic Classification of focal segmental glomerulosclerosis: a working proposal. Am J Kidney Dis 2004; 43: 368-82.

D'Agati VD; Kaskel FJ; Falk RJ. Focal segmental glomerulosclerosis. N Engl J Med 2011; 365: 2398–411.

De Vriese AS; Sethi S; Nath KA et al. Differentiating primary, genetic, and secondary FSGS in adults: a clinicopathologic approach. J Am Soc Nephrol 2018; 29: 759-74.

Malafronte P; Alves MAR; Barros RT et al. Paulista registry of glomerulonephritis: 5-year data report. Nephrology Dialysis Transplantation 2006; 21(11), 3098-105.

McCarthy ET; Sharma M; Savin VJ. Circulating permeability factors in idiopathic nephrotic syndrome and focal segmental glomerulosclerosis. Clin J Am Soc Nephrol 2010; 5(11), 2115-21.

Rosenberg AZ; Kopp JB. Focal segmental glomerulosclerosis. Clin J Am Soc Nephrol 2017; 12: 502-17.

Siemens TA; Riella MC; Moraes TP et al. APOL1 risk variants and kidney disease: what we know so far. Braz J Nephrol (J. Bras. Nefrol.) 2018; 40(4): 388-402.

Testagrossa L; Azevedo Neto R; Resende A et al. Immunohistochemical expression of podocyte markers in the variants of focal segmental glomerulosclerosis. Nephrol Dial Transplant 2012; 28(1), 91-8.

Thomas DB; Franceschini N; Hogan SL et al. Clinical and Pathologic Characteristics of Focal Segmental Glomerulosclerosis Pathologic Variants. Kidney Int 2006; 69(5), 920-926.

Capítulo 13

Glomerulopatia Colapsante

Lecticia Barbosa Jorge

Histórico

Ao ser descrita pela primeira vez, em 1978, a entidade que hoje conhecemos como "glomerulopatia colapsante" (GC) foi considerada uma variante da glomeruloesclerose segmentar e focal (GESF), mais precisamente uma "GESF maligna" devido à intensidade da síndrome nefrótica e da perda de função renal que a acompanhavam, bem como à rapidez com que progredia para doença renal crônica (DRC) em estádio final. Tratava-se de um quadro cujas características histológicas mais marcantes eram o colapso do tufo glomerular associado à hipertrofia e proliferação de podócitos, que pareciam haver passado por um processo de desdiferenciação. No início dos anos 1980, quando surgiu a pandemia de aids, esse quadro cada vez mais frequente de GESF colapsante, como passou a ser chamado, foi associado ao vírus da imunodeficiência humana (HIV), passando a ser conhecido também como *human immunodeficiency virus-associated nephropathy* (HIVAN). Em 1986, o quadro histológico típico de colapso do tufo/proliferação de podócitos foi descrito em um grupo de pacientes HIV-negativos com síndrome nefrótica e perda rápida de função renal. A partir de então, a "GESF colapsante" passou a ser progressivamente dissociada da infecção pelo HIV, embora esta continue a ser uma causa importante desse distúrbio. Atualmente, esse quadro é cada vez mais considerado uma entidade clínica com características próprias, razão pela qual o termo "GESF colapsante" tende a ser substituído por "glomerulopatia colapsante" (GC).

Epidemiologia

A GC é uma glomerulopatia relativamente rara. Em uma extensa casuística norte-americana, foram identificados 1.201 casos de GC em um total de 70 mil biópsias, o que representa apenas 1,4% dos casos. Outros pesquisadores relataram porcentagens igualmente baixas, com alguma variação atribuível a diferenças nos critérios de seleção dos casos, em fatores socioeconômicos, étnicos e etários e na ocorrência de infecções. Em alguns centros de referência, como o Serviço de Nefrologia do Hospital das Clínicas da Faculdade de Medicina da Universidade de São Paulo (HC-FMUSP), essas taxas podem ser um pouco maiores em virtude do encaminhamento seletivo de casos complexos.

Quanto aos aspectos demográficos, a GC tem sido relatada em pacientes de todas as idades entre 10 e 80 anos, mas é em adultos jovens que ela é mais frequentemente encontrada, com predominância de afrodescendentes e, com variações, de gênero masculino.

Etiologia

Embora a GC tenha sido inicialmente descrita como uma complicação da infecção por HIV, sabe-se hoje em dia que, na maior parte dos casos, não é possível determinar a causa da doença, que nesse contexto é denominada "idiopática". É possível associar uma parte considerável dos casos de GC à presença, especialmente em homozigose, do gene Apol1, que codifica uma proteína presente em lipoproteínas de alta densidade (HDL) e em podócitos, células tubulares renais, hepatócitos e células endoteliais, entre outras. A influência de outros fatores genéticos, além do gene Apol-1, na etiologia da GC é sugerida também pela existência de formas familiares da doença e por sua maior prevalência em afrodescendentes. A patogênese da GC nesses casos ainda é pouco compreendida.

Em uma porcentagem menor de casos, a GC está associada a causas definidas, como tuberculose; infecções virais (por HIV, parvovírus, citomegalovírus, vírus das hepatites B e C e, mais recentemente, covid-19); doenças autoimunes, como lúpus eritematoso sistêmico, doença mista do tecido conjuntivo e doença de Still; uso de medicamentos como interferon, corticosteroides anabolizantes, bisfosfonatos e drogas ilícitas como a heroína. Isquemia renal e microangiopatia trombótica também se correlacionam à GC. Os mecanismos pelos quais essas anomalias favorecem a instalação da GC são incertos.

Quadro 13.1 – Etiologia da glomerulopatia colapsante.

Primária
- Gene Apol1?

Secundária
- Infecciosa
  HIV
  Parvovírus
  Citomegalovírus
  Outras
- Genética
- Medicamentosa
- Autoimune
- Vascular

Fonte: Desenvolvido pela autoria do capítulo.

Patogênese

Decorridos mais de 30 anos desde sua descrição inicial, os mecanismos que levam à instalação da GC ainda são apenas parcialmente compreendidos. O que se sabe é que se trata essencialmente de uma doença do podócito. Essas células são extremamente especializadas e organizam-se em uma intricada estrutura que envolve delicadas ramificações e uma complexa interligação envolvendo moléculas externas e as do seu próprio citoesqueleto. Sendo altamente diferenciado, o podócito não tem a capacidade de se dividir e proliferar.

Na GC, os podócitos sofrem profundas alterações fenotípicas: hipertrofiam-se, perdem moléculas ligadas à maturação celular e passam a expressar outras, associadas à proliferação. Nessas condições, os podócitos deixam de apresentar a sofisticada estrutura ramificada habitual e, com isso, apesar de hipertrofiados, perdem eficiência como barreira contra a perda de proteínas e também a capacidade de servir como sustentáculo do tufo. Além disso, sofrem um processo de desdiferenciação, readquirindo a capacidade de proliferar. Esse processo tem tripla consequência: em primeiro lugar, proteinúria maciça, devido ao comprometimento da função de barreira; em segundo lugar, colapso do tufo, privado de sustentação; em terceiro lugar, proliferação intensa (não neoplásica) de podócitos, que formam agrupamentos em torno do tufo, sem, no entanto, obedecer à arquitetura habitual.

Esse processo de colapso, perda de função de barreira e aglomeração de podócitos pode não englobar todos os glomérulos (caráter focal) nem todos os segmentos glomerulares (caráter segmentar). Essa característica certamente contribuiu para que por muitos anos a GC fosse considerada uma variante da GESF.

Além da disfunção dos podócitos, a GC pode afetar células tubulares, como demonstrado em modelos experimentais de HIVAN. As consequências desse efeito sobre o transporte tubular de eletrólitos e outras funções tubulares não foram ainda caracterizadas.

Patologia

À microscopia óptica, as alterações típicas da GC são aquelas esperadas em vista de sua patogênese: de um lado, um colapso do tufo glomerular, com fechamento de alças capilares; de outro, uma proliferação totalmente anormal de podócitos, que se mostram hipertrofiados e tendem a se aglomerar, formando frequentemente uma "coroa" que rodeia parcial ou totalmente o tufo (Figura 13.1). Para que se possa estabelecer o diagnóstico anatomopatológico de GC, é necessário e suficiente que todas essas alterações estejam presentes em pelo menos um glomérulo, não envolvendo obrigatoriamente a totalidade do tufo. A presença de hipercelularidade mesangial, de glomerulomegalia e de hialinose arteriolar é incomum. Como na GESF, atrofia tubular e fibrose intersticial são comumente observadas, especialmente nos casos mais graves e/ou de maior duração, sempre indicando pior prognóstico.

À imunofluorescência, as manifestações são mínimas e inespecíficas. Podem ser detectadas pequenas quantidades de IgM e C3, consideradas não patogênicas e consequentes à simples retenção no glomérulo. O exame à microscopia eletrônica não é indicado na GC por não trazer informação relevante além da esperada deformação de podócitos, com apagamento de pedicelas.

Manifestações clínicas e laboratoriais

As manifestações clínicas da GC podem ser resumidas em uma tríade característica: proteinúria maciça, geralmente com síndrome nefrótica; perda abrupta de função renal; e rápida

Figura 13.1

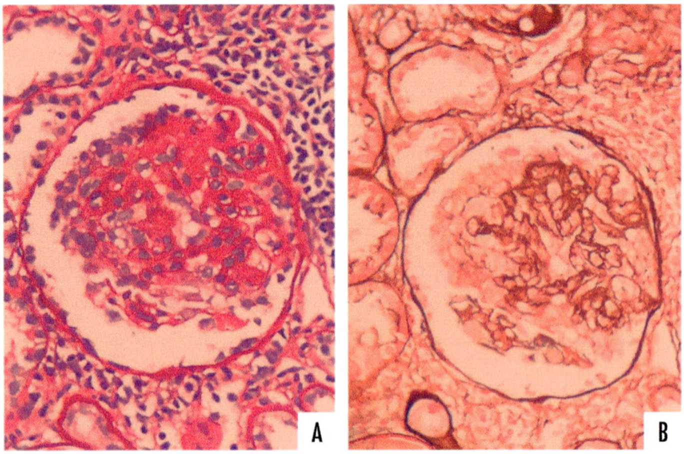

Alterações glomerulares na GC. Exemplo de glomerulopatia colapsante, com proliferação, hipertrofia e aglomeração maciça de podócitos ao redor do tufo retraído. **A:** Coloração pelo PAS; **B:** Coloração pela prata (PAMS). Observe-se a presença de inflamação intersticial junto ao glomérulo na foto à esquerda (x400).

Fonte: Imagens gentilmente cedidas pela Dra. Livia Barreira Cavalcanti.

progressão para DRC, com necessidade de terapia de substituição renal (TSR). Hipertensão arterial e hematúria são também achados frequentes nesses pacientes. Em se tratando de uma doença dos podócitos, não se espera que a GC promova consumo de complemento. Os exames de imagem pouco contribuem ao diagnóstico, servindo, no entanto, para detectar a progressão para os estágios mais avançados da doença.

Quanto ao diagnóstico diferencial, a GC deve ser distinguida das causas usuais de síndrome nefrítico-nefrótica e perda rápida de função renal, como as glomerulonefrites crescênticas de todas as origens e as formas mais graves de glomerulonefrite membranoproliferativa, nefropatia lúpica e nefropatia por IgA. Como naquelas patologias, a biópsia renal é indispensável para se chegar ao diagnóstico correto, embora frequentemente haja margem a dúvidas porque pode ser difícil identificar o padrão histológico típico.

Tratamento

A GC é uma condição de difícil abordagem. Não há diretrizes ou esquemas padronizados especificamente voltados ao tratamento dessa condição. Nenhum grande estudo clínico prospectivo foi publicado até o momento. Nos estudos realizados até agora, foram testados corticosteroides, a ciclofosfamida, a ciclosporina, o micofenolato e, mais recentemente, o rituximabe. A resposta a esses tratamentos tem sido em geral desalentadora, com baixo índice de remissão e altas taxas de recidiva da doença. É possível que o insucesso desses tratamentos imunossupressores se deva ao fato de que a GC é essencialmente um distúrbio intrínseco do podócito, sem relação com disfunções do sistema imune, embora não esteja claro por que a resposta é melhor na GESF, também ela uma disfunção podocitária.

O uso de anti-hipertensivos, de diuréticos e de hipolipemiantes na GC segue as indicações usuais, inexistindo dados de que esses medicamentos exerçam efeitos benéficos específicos na GC. Tampouco há evidências de que os supressores do sistema renina-angiotensina modifiquem a história natural da doença.

Prognóstico

O prognóstico renal da GC é em geral desfavorável. Os pacientes tendem a perder função renal rapidamente, com uma parte evoluindo à necessidade de TSR em poucos meses, enquanto mais da metade chega a esse estágio avançado em menos de 5 anos. Há inúmeros relatos de recorrência ou aparecimento de novo da doença em enxertos renais. Com base nos poucos estudos clínicos disponíveis, os fatores de risco para prognóstico adverso parecem ser a porcentagem de glomérulos com as alterações histológicas características; o grau de atrofia tubular/fibrose intersticial; o gênero masculino; a ancestralidade africana; a velocidade de perda da função renal; a intensidade da proteinúria; e a resposta inicial ao tratamento.

Bibliografia consultada

Albaqumi M; Barisoni L. Current views on collapsing glomerulopathy. Journal of the American Society of Nephrology: JASN 2008; 19(7): 1276-81.

Albaqumi M; Soos TJ; Barisoni L; Nelson PJ. Collapsing glomerulopathy. Journal of the American Society of Nephrology: JASN 2006; 17(10): 2854-63.

Chandra P; Kopp JB. Viruses and collapsing glomerulopathy: a brief critical review. Clin Kidney J 2013; 6(1): 1-5.

Detwiler RK; Falk RJ; Hogan SL; Jennette JC. Collapsing glomerulopathy: a clinically and pathologically distinct variant of focal segmental glomerulosclerosis. Kidney Int 1994; 45(5): 1416-24.

Laurin LP; Gasim AM; Derebail VK et al. Renal survival in patients with collapsing compared with not otherwise specified FSGS. Clinical Journal of the American Society of Nephrology 2016; 11(10): 1752.

Nicholas Cossey L; Larsen CP; Liapis H. Collapsing glomerulopathy: a 30-year perspective and single, large center experience. Clin Kidney J 2017; 10(4): 443-9.

Ramachandran R; Rajakumar V; Duseja R et al. Successful treatment of adult-onset collapsing focal segmental glomerulosclerosis with rituximab. Clin Kidney J 2013; 6(5): 500-2.

Valeri A; Barisoni L; Appel GB et al. Idiopathic collapsing focal segmental glomerulosclerosis: a clinicopathologic study. Kidney International 1996; 50(5): 1734-46.

Weiss MA; Daquioag E; Margolin EG et al. Nephrotic syndrome, progressive irreversible renal failure, and glomerular "collapse": a new clinicopathologic entity? Am J Kidney Dis 1986; 7(1): 20-8.

Seção III

Envolvimento Renal em Condições Sistêmicas

Capítulo 14

Doença Renal Diabética

Aécio Lopes de Araújo Lira
Ligia Costa Battaini
Márcia Silva Queiroz
Roberto Zatz

A doença renal diabética (DRD), também conhecida como "doença renal do diabetes", "nefropatia diabética" e "glomerulosclerose diabética", é a principal causa de doença renal crônica (DRC) em países como Estados Unidos, França e Japão. No Brasil, a DRD é a segunda causa de DRC, respondendo por cerca de 30% dos pacientes em terapia de substituição renal (TSR), segundo estimativa recente da Sociedade Brasileira de Nefrologia (SBN). Portanto, a DRD constitui-se em um grave problema de saúde pública, que contribui substancialmente para a morbidade e a mortalidade de milhões de pessoas em todo o planeta.

Epidemiologia

O diabetes *mellitus* (DM) é altamente prevalente. A International Diabetes Federation (IDF) estima que, em 2017, o DM afetava cerca de 420 milhões de pessoas em todo o mundo, sendo mais de 12 milhões no Brasil, uma prevalência de mais de 8% na população adulta, com uma mortalidade superior a 108 mil pessoas/ano (0,08%) e gastos equivalentes a nada menos do que 12% de toda a verba destinada à saúde. Sua incidência vem aumentando progressivamente nos últimos anos e estima-se que até 2045 atinja duas vezes os valores atuais. Contribuem para esse alarmante crescimento o consumo exagerado de calorias, a obesidade e o sedentarismo, mazelas que se tornaram comuns em décadas recentes.

Em tal contexto, não chega a surpreender o aumento da prevalência da DRD. Cerca de 30% a 40% dos indivíduos diabéticos desenvolvem a doença, grande parte dos quais progride às fases mais avançadas e termina por necessitar permanentemente de TSR. Esse número só não é maior porque uma larga porcentagem desses pacientes vai a óbito, em geral devido a complicações cardiovasculares, antes de chegar ao estádio de falência renal.

Patogênese

A patogênese da DRD envolve fatores hemodinâmicos, bioquímicos e inflamatórios, que, em sua maior parte, foram descobertos nas últimas três décadas e que são atualmente alvo de intensa investigação.

Em suas fases iniciais, o diabetes se faz acompanhar de um aumento de 30% a 40% na taxa de filtração glomerular (TFG). Esse aumento resulta de vasodilatação, por mecanismos ainda obscuros, da arteríola aferente, provocando aumento simultâneo do fluxo plasmático glomerular e da diferença de pressão hidráulica transglomerular. Atribui-se à elevação desta última, em associação com a hipertrofia glomerular também observada em indivíduos diabéticos, um aumento da tensão mecânica da parede dos capilares glomerulares, resultando em lesão direta a células endoteliais e mesangiais, bem como a podócitos. A partir desses eventos iniciais, vários processos celulares se sucedem, levando o glomérulo a acumular matriz extracelular e resultando na esclerose parcial ou total do tufo.

Essa agressão mecânica é comum a vários modelos experimentais de DRC, além do DM. No entanto, ela não basta para explicar o desenvolvimento de lesões renais crônicas na DRC. Outros mecanismos são essenciais à propagação (e também à perpetuação) desse processo. Incluem-se entre esses mecanismos a produção de mediadores inflamatórios em resposta ao próprio estiramento mecânico; a consequente infiltração do glomérulo por células inflamatórias, como macrófagos e linfócitos, associada à proliferação de células mesangiais; a produção excessiva de matriz extracelular, que se acumula e leva à expansão da área mesangial, que é uma das mais visíveis alterações associadas à DRD; e o efeito tóxico das proteínas filtradas, que obriga as células tubulares proximais a acelerar sua reabsorção e hidrólise, levando à liberação de mediadores que estendem o processo inflamatório ao interstício renal.

Recentemente, têm-se acumulado evidências de que a ativação da imunidade inata também pode contribuir para a instalação e a progressão da DRC e, particularmente, da DRD. A via mais consistentemente implicada na patogênese desses processos é a do NF-κB, um fator de transcrição que, uma vez no núcleo celular, estimula a síntese de uma série de mediadores inflamatórios capazes de favorecer a instalação e a progressão da DRC.

A todos esses fatores juntam-se ainda anomalias bioquímicas capazes de iniciar ou agravar a DRD. A mais bem estudada delas é a glicação não enzimática, que altera profundamente a conformação de proteínas estruturais. Além dessa contribuição direta, a glicação pode fazer com que proteínas circulantes se liguem a receptores localizados na superfície de leucócitos, ativando vias intracelulares como a do NF-κB.

A DRD é um processo multifatorial, altamente complexo e intricado, longe ainda de ser completamente elucidado, embora vários alvos terapêuticos potenciais tenham emergido de pesquisas recentes.

Manifestações clínicas

Até recentemente, muitos clínicos e centros médicos adotavam um estadiamento específico para a DRD, que se estendia continuamente desde a fase inicial de hiperfiltração até o estágio pré-dialítico, em que uma queda acentuada da TFG se associava a proteinúrias que podiam atingir níveis nefróticos. Atualmente, o estadiamento da DRD (em 5 fases) segue os mesmos critérios adotados para a DRC: redução da TFG e taxa de albumina na urina superior a 30mg/g de Cr, além de manifestações específicas de lesão renal, como anormalidades à biópsia ou em exames de imagem (para maiores detalhes ver Capítulo 23 – Perda Gradativa da Função Renal: Doença Renal Crônica).

O diagnóstico da DRD é eminentemente clínico, não sendo em princípio indicada biópsia renal para estabelecê-lo. Para firmar esse diagnóstico, é essencial conhecer a duração da DM, uma vez que, tipicamente, a DRD exige um mínimo de dez anos para se tornar clinicamente manifesta. Em pacientes com DM do tipo 1, a duração exata da doença é conhecida, uma vez que seu início, quase sempre tormentoso, é bem definido. Assim, não há grande dificuldade em se estabelecer o diagnóstico clínico de DRD em pacientes com DM tipo 1 que se apresentam com albuminúria e queda da TFG. Já o início da DM do tipo 2 é geralmente insidioso: no momento do diagnóstico, o clínico pode estar diante de um processo que se iniciou há vários anos, o que traz um forte elemento de incerteza quanto à sua duração.

Um dado clínico auxiliar no diagnóstico de DRD é a presença de retinopatia, especialmente na DM do tipo 1. Nesses casos, a retinopatia e a DRD desenvolvem-se de modo paralelo, de tal maneira que é rara a presença de doença renal sem lesão de vasos retinianos. Já na DM do tipo 2 essa associação é mais frouxa, sendo que a retinopatia pode estar ausente em mais da metade dos casos de DRD no momento em que o paciente se apresenta ao clínico.

As lesões causadas pela DRD tendem a reduzir a TFG de modo contínuo e inexorável. Cada paciente tem o seu próprio ritmo de queda, embora exista uma tendência a uma progressão mais rápida naqueles com proteinúria mais acentuada. Apesar disso, a DRD pode evoluir de modo silencioso durante anos. Quando surgem, os sinais e sintomas da doença são essencialmente os da DRC avançada, como hipertensão, edema, anemia e dores ósseas, embora seja provável a presença de manifestações de comorbidades cardiovasculares, como insuficiência cardíaca congestiva e claudicação intermitente. Algumas particularidades merecem destaque, como a presença precoce de anemia e maior tendência a desenvolver doença óssea adinâmica (em comparação com outras causas de DRC).

A apresentação "clássica" da DRD é a de um paciente com hipertensão, queda da TFG e proteinúria acentuada, frequentemente em níveis nefróticos. No entanto, muitos pacientes com DRD fogem a esse paradigma. Por exemplo, apenas 30% a 50% desses pacientes apresentam aumento da excreção urinária de albumina, que pode ou não se acompanhar de redução da TFG. Entretanto, cerca de 20% dos pacientes com DRD apresentam-se apenas com redução da TFG, sem proteinúria significativa. Neste último caso, não está claro atualmente se se trata de uma glomerulopatia grave que evolui sem proteinúria, ou se uma parcela desses pacientes tem, na verdade, nefroesclerose hipertensiva, e não DRD. Em suma, a apresentação clínica da DRD frequentemente se afasta do padrão estabelecido, gerando dúvidas quanto ao diagnóstico correto da nefropatia. Por essa razão, é imperativo que esses pacientes sejam investigados minuciosamente, com anamnese e exame físico cuidadosos, análise bioquímica de sangue e de urina, bem como exames de imagem. A persistirem as dúvidas, deve-se obter uma biópsia renal (ver adiante).

Conforme já mencionado, a DRD é um fator de risco para mortalidade, principalmente por eventos cardiovasculares. Quando presente, a excreção anormal de albumina constitui-se em fator de risco independente, não apenas para o desenvolvimento e progressão da DRC, como também para eventos coronarianos.

Abordagem clínica do paciente diabético – prevenção e acompanhamento da DRD

A presença de DRD deve ser investigada em pacientes com DM tipo 2 no momento do diagnóstico e, a partir de então, anualmente. Já os diabéticos do tipo I devem ser avaliados a cada 5 anos desde o início. Visitas mais frequentes devem ser agendadas em caso de controle glicêmico difícil, ou em situações naturais de instabilidade, como ocorre durante a puberdade.

Além da anamnese e exame físicos habituais, o que inclui a medida criteriosa da pressão arterial, a avaliação diagnóstica da DRD envolve principalmente a determinação da taxa de excreção urinária de albumina e a estimativa da TFG.

A excreção urinária de albumina varia amplamente ao longo do dia. Por essa razão, devem-se obter duas ou três amostras em um período de 3 a 6 meses para confirmação diagnóstica. É cada vez mais acentuada a tendência ao uso de amostras isoladas de urina (em que a concentração de proteínas é dividida pela de creatinina), por sua praticidade e por seus resultados não diferirem muito dos obtidos com a tradicional coleta de 24 horas. Alguns fatores podem influenciar o resultado do exame: atividade física nas últimas 24 horas; infecções; febre; insuficiência cardíaca; hiperglicemia; fluxo menstrual; e alterações pressóricas. Os termos "microalbuminúria" e "macroalbuminúria", muito utilizados até recentemente, caíram em desuso. A Associação Americana de Diabetes (ADA) recomenda os termos "albuminúria normal" (< 30 mg/g dia) ou "albuminúria elevada" (> 30 mg/g dia). Já o Kidney Disease: Improving Global Outcomes (KDIGO) recomenda os termos "albuminúria normal" (< 30 mg/g dia), "albuminúria elevada" (30 a 300 mg/g) e "albuminúria muito elevada" (> 300 mg/g).

A TFG sempre pode ser avaliada diretamente determinando-se o *clearance* de creatinina. No entanto, esse procedimento é cada vez menos utilizado devido à dificuldade em se obterem coletas urinárias de 24 horas. Em seu lugar, utiliza-se atualmente a estimativa da TFG por meio de equações que utilizam principalmente a creatinina sérica, a idade e o gênero, mas que podem levar em conta também outros parâmetros, como o peso corpóreo e a albumina sérica. As fórmulas mais frequentemente utilizadas para pacientes com DRC são a de Cockcroft-Gault, que estima o ClCr em mL/min e a MDRD e a CKD-EPI, que estimam a TFG, em mL/min/1,73 m^2. Atualmente, a ADA recomenda o uso da fórmula CKD-EPI, com a ressalva de que ela pode subestimar a TFG se esta estiver na faixa normal.

Para deixar bem claro que se trata de estimativas, os parâmetros de função renal serão designados daqui em diante "eClCr" e "eTFG".

Diagnósticos diferenciais

Conforme já observado, o diagnóstico da DRD é eminentemente clínico, não havendo em princípio indicação de biópsia renal. Pacientes que desenvolvem perda crônica de função renal e proteinúria crescente, mas igualmente insidiosa, ainda que venha a atingir níveis nefróticos, recebem o diagnóstico de DRD e são tratados de acordo. No entanto, pacientes diabéticos podem perder função renal ou desenvolver albuminúria como consequência de outras patologias que não a DRD. Se for essa a suspeita, torna-se necessário investigar o caso mais a fundo, inclusive com a realização de biópsia renal. As seguintes situações impõem a necessidade de avaliação adicional:

- Início abrupto e rapidamente progressivo de proteinúria.
- Declínio demasiadamente rápido da função renal.
- Sedimento urinário ativo (hematúria, leucocitúria, cilindros celulares).
- Diabetes tipo 1 com alteração de função renal na ausência de retinopatia diabética (em até 57% dos pacientes com diabetes tipo 2, a retinopatia pode estar ausente).
- Manifestações de outras doenças sistêmicas, como lúpus ou vasculites.
- Queda acentuada da eTFG após introdução de inibidores da enzima conversora de angiotensina (IECA)/bloqueadores de receptores da angiotensina (BRA) (levantando a suspeita de estenose de artéria renal).
- Proteinúria maciça e/ou queda substancial da eTFG em paciente com DM de duração comprovadamente inferior a 5 anos.

Tratamento

A DRD é uma condição progressiva e associada com elevada morbidade e mortalidade. Os principais objetivos ao tratar um paciente com DRD são: reduzir ou normalizar a excreção urinária de albumina; atenuar ou deter o declínio da TFG; e prevenir eventos cardiovasculares.

Controle do distúrbio metabólico

O robusto conhecimento trazido pelos principais estudos clínicos ao longo das últimas décadas indica que, para alcançar as metas terapêuticas, é indispensável o controle adequado do distúrbio metabólico associado ao DM. Em princípio, isso significa que o tratamento com insulina e hipoglicemiantes deveria ser contínuo e intensivo, para manter permanentemente a glicemia e a taxa de hemoglobina glicada (HbA1C) em níveis próximos ao normal, e precoce, para que o efeito deletério do descontrole metabólico ao longo do tempo seja o menor possível. Não há dúvidas quanto à conveniência da precocidade e do caráter contínuo da terapia antidiabética, que pode prevenir ou retardar a DRD. No entanto, a experiência tem ensinado que o excesso de zelo na correção da hiperglicemia pode causar mais dano do que benefício devido ao risco aumentado de hipoglicemia, de eventos cardiovasculares e de morte por todas as causas. Essa permanente ameaça deu origem ao atual conceito de tratamento individualizado, segundo o qual os alvos terapêuticos adotados para pacientes com DRD em estágios mais avançados e com múltiplas complicações devem ser menos ambiciosos e talhados individualmente, admitindo níveis de HbA1C antes inaceitáveis, como 7% e até 8%, ou seja, sacrificando parte da eficiência do controle glicêmico em prol de maior segurança. Entre os principais parâmetros utilizados para embasar a decisão do clínico quanto à individualização e ao rigor do tratamento, incluem-se a duração do DM, a expectativa de vida, o risco de hipoglicemia, as comorbidades e as complicações vasculares existentes.

As recomendações e sugestões de algumas respeitadas entidades médicas para o controle glicêmico na DRD estão enumeradas na Tabela 14.1:

Tabela 14.1 – Meta glicêmica recomendada para indivíduos com DRD.

Diretriz/Consenso (ano)	Recomendações/Sugestões
ADA (2018)	• HbA1C até 8% tolerável p/pacientes com complicações avançadas, incluindo DRD
Consenso ADA (2014)	• HbA1c até 8% se eTFG < 60 mL/min/1,73 m^2 • Automonitorização glicêmica (considerada menos imprecisa do que a HbA1c)
Posicionamento Oficial Tripartite SBD/SBEM/SBN (2016)	• Meta de HbA1c individualizada • HbA1c entre 7% e 8% p/pacientes dialíticos
KDOQI (2012)	• HbA1C > 7% tolerável em presença de comorbidades, expectativa de vida limitada e/ou risco de hipoglicemia

ADA: American Diabetes Association; HbA1C: hemoglobina glicada; DRC: doença renal crônica; DRD: doença renal do diabetes; eTFG: taxa de filtração glomerular; SBD: Sociedade Brasileira de Diabetes; SBEM: Sociedade Brasileira de Endocrinologia e Metabologia; SBN: Sociedade Brasileira de Nefrologia; KDOQI: Kidney Disease Outcomes Quality Initiative.

Fonte: Elaborada pela autoria do capítulo.

Nas últimas duas décadas, o arsenal terapêutico para tratamento do diabetes *mellitus* foi ampliado, com o advento de novos anti-hiperglicemiantes orais, drogas de uso

Tabela 14.2 – Medicações disponíveis para o tratamento do DM: mecanismos de ação e ajuste terapêutico na DRC.

Classe	Drogas	Eficácia	Mecanismo de ação
Biguanidas	Metformina	Alta	• Ativa AMPK hepática • ↓ Neoglicogênese • ↑ Sensibilidade à insulina
Sulfonilureias	Glibenclamida Gliclazida Glimepirida	Alta	• ↑ Secreção de insulina (fecha canais de K^+ATP-dependentes)
Tiazolidinedionas	Pioglitazona	Alta	• ↑ Sensibilidade à insulina (ativa o PPAR-γ)

subcutâneo e análogos de insulina com diferentes perfis e mecanismos de ação, meia-vida e duração. Adquiriram destaque especial as gliflozinas, uma nova classe terapêutica cujo mecanismo de ação consiste em bloquear o SGLT2, um transportador de sódio e glicose situado na membrana luminal do túbulo proximal. Além de baixar a glicemia, as gliflozinas diminuem a reabsorção de sódio nesse segmento do néfron, com natriurese e contração da arteríola aferente, o que ajuda a explicar o efeito protetor renal e cardiovascular que essas drogas exercem, e que as torna uma ferramenta promissora no tratamento da DRD e da DRC em geral.

A opção terapêutica mais adequada é a que consegue aliar segurança, adesão e custo-efetividade. Sem dúvida, a prescrição de drogas para os pacientes com DRC exige conhecimento do seu metabolismo, farmacodinâmica e farmacocinética, ajuste de dose ou contraindicação para uso, conforme a eTFG. A Tabela 14.2 enumera de forma resumida as principais medicações atualmente em uso para controle metabólico da DM, segundo a classe terapêutica, mecanismo de ação, dose e posologia ajustadas para função renal, efeitos colaterais e precauções com o uso.

Observe-se que a função renal pode ser estimada como eClCr, em mL/min, ou eTFG, em mL/min/1,73 m^2. As recomendações de fabricantes e de textos técnicos são por vezes desencontradas. Assim, se houver dúvida, é mais prudente utilizar o menor valor obtido. Para segurança máxima, o ideal é utilizar a medida do nível sérico do medicamento, se disponível.

Ajuste de dose pela eTFG ou eCLCR	Efeitos adversos
• eTFG > 45: nenhum ajuste • eTFG 30-45: evitar ou avaliar risco/benefício; titular até um máximo de 1.000 mg/dia • eTFG < 30: descontinuar	• Diarreia, náuseas • Deficiência de B12 • Acidose láctica
• eTFG < 60: evitar • eTFG < 45: contraindicado	• Hipoglicemia (principalmente as de 1ª geração, como a glibenclamida)
• eTFG > 30: não é necessário ajustar a dose • eTFG 15-30: precaução ou redução de dose • eTFG < 15: não recomendado	
• eClCr > 30 mL/min: não é necessário ajuste de dose; iniciar de forma conservadora com 1 mg/dia para evitar hipoglicemia • < 15 mL/min: não recomendado	
• Não é necessário ajuste de dose	• ICC (por retenção hídrica) • Fraturas • Câncer de bexiga

(*Continua*)

Tabela 14.2 – Medicações disponíveis para o tratamento do DM: mecanismos de ação e ajuste terapêutico na DRC. (*Continuação*)

Classe	Drogas	Eficácia	Mecanismo de ação	
Inibidores da DPP-4	Sitagliptina	Média	• ↑ Secreção de insulina e ↓ a de glucagon (glicose dependente) • (inibem a atividade da DPP-4 e por isso ↑ os níveis pós-prandiais das incretinas GLP-1 e GIP)	
	Vildagliptina			
	Saxagliptina			
	Linagliptina			
	Alogliptina			
Análogos do GLP-1 (incretinomiméticos)	Exenatide Liraglutide Dulaglutide Lixisinatide	Alta	• ↑ Secreção de insulina e ↓ a de glucagon (glicose dependente) • ↓ Esvaziamento gástrico • ↑ Saciedade (ativa receptores GLP-1)	
Gliflozinas (inibem o SGLT2)	Canagliflozina	Média	• Bloqueiam a reabsorção de glicose nos túbulos proximais, aumentando a glicosúria	
	Dapagliflozina			
	Empagliflozina			
Insulinas	Rápida: Regular Intermediária: NPH Ultrarrápidas: Lispro, Asparte, Glulisina Ação basal: Glargina, Detemir, Degludeca Pré-mistura: NPH/Reg 70/30, Aspart Mix 70/30, Lispro NPL75/25, Lispro NPL 50/50	Muito Alta	↑ Captação de glicose ↓ Produção hepática de glicose Suprime cetogenêse	

eTFG: taxa de filtração glomerular estimada, mL/min/1,73 m²; eClCr: *clearance* de creatinina estimado, mL/min; AMPK: proteinaquinase ativada por AMP; TGI: trato gastrointestinal; PPAR-γ: receptor ativado por proliferadores de peroxissoma subtipo gama; ICC: insuficiência cardíaca congestiva; DPP4: dipeptidilpeptidase-4; GLP-1: peptídeo semelhante a glucagon-1; GIP: peptídeo inibidor gástrico; DRC: doença renal crônica; SGLT2: cotransportador sodioglicose, subtipo 2; LDL: colesterol de baixa densidade; NPH: *neutral protamine hagedorn*; NPL: *neutral protamine lispro*. Os análogos de insulina de ação ultrarrápida e basal, os inibidores da DPP-4 e as gliflozinas são medicações de alto custo.
Recomenda-se a avaliação da função renal antes do início do tratamento e, depois, a cada 3 ou 6 meses.

Fonte: Desenvolvida pela autoria do capítulo.

Ajuste de dose pela eTFG ou eCLCR	Efeitos adversos
• eTFG > 50: 100 mg/dia • 30-50: 50 mg/dia • < 30: 25 mg/dia • Hemodiálise/diálise peritoneal: 25 mg 1 vez/dia	• Pancreatite aguda • Artralgias
• eClCr < 50: 50 mg 1 vez/dia apenas	
• eTFG > 50: 5 mg/dia ≤ 50: 2,5 mg/dia • Hemodiálise: 2,5 mg 1 vez/dia. Administrar após a sessão	
• Não é necessário ajuste de dose • Pode ser usada em hemodiálise (com cautela)	
• eClCr > 60: 25 mg/dia • 30-60: 12,5 mg/dia • < 30: • 6,25 mg/dia • Hemodiálise: • 6,25 mg 1 vez/dia	
• Exenatide não recomendado com eClCr < 30 • Demais da classe: nenhum ajuste específico recomendado pelos fabricantes • Experiência limitada em pacientes com DRC avançada	• Diarreia, náuseas e vômitos • Reações no local da aplicação subcutânea • Câncer de tireoide (células C)
• eTFG ≥ 60: Não é necessário ajuste de dose • 45-59: 100 mg/dia • < 45: descontinuar	• Infecções genitourinárias • Fraturas e amputações (canaglifozina) • Hipotensão arterial • ↑ LDL-colesterol
• eTFG 30-60: evitar uso • < 30: contraindicado	
• eTFG≥ 30: sem necessidade de ajuste • < 30: não recomendado • Pacientes em diálise: contraindicado	
• Ajuste da dose baseada na resposta clínica • Menores doses de insulina são necessárias com a diminuição da TFG	• Hipoglicemia (risco alto)

Durante o acompanhamento ambulatorial de pacientes diabéticos, o monitoramento sistemático visando à detecção de complicações é essencial. As decisões clínicas devem ser norteadas não apenas pelos aspectos estritamente técnicos, mas devem procurar ao máximo respeitar as preferências, limitações e peculiaridades de cada paciente. O paciente deve ser estimulado a participar ativamente de seu tratamento, obtendo, por exemplo, amostras de sangue ao longo do dia para determinação da glicemia e conscientizando-se da necessidade de uma monitorização contínua de sua condição metabólica. O Quadro 14.1 mostra os principais exames, sua frequência e algumas considerações específicas para o controle glicêmico ambulatorial da DRD.

A automonitorização glicêmica capilar domiciliar, quando realizada de forma racional, correlacionando períodos pré e pós-prandial, tem papel fundamental na avaliação do portador de DM no dia a dia, permitindo ajustes específicos e individualizados.

A hemoglobina glicada é outro importante recurso no acompanhamento de pacientes com DRD, com uma vasta experiência acumulada em décadas de uso clínico contínuo. Apesar de suas limitações, especialmente no contexto da DRC, há robustas evidências de sua correlação com desfechos relacionados ao DM.

De acordo com as metas propostas pelas recentes (2018) Diretrizes da ADA, os valores pré-prandiais obtidos por glicosimetria capilar devem ficar entre 80 e 130 mg/dL e o pico pós-prandial (entre 1 e 2 horas) não deve ultrapassar 180 mg/dL (o que em princípio previne a glicosúria, por manter a glicemia abaixo da capacidade máxima de reabsorção tubular). No entanto, não há uma meta definida para pacientes em HD, embora para estes últimos valha

Quadro 14.1 – Exames laboratoriais para avaliação do controle glicêmico em portadores de diabetes e doença renal crônica.

Exame	O que avalia	Custo
Glicemia	Glicemia após jejum ou pós-prandial (2 horas)	Baixo
Hb glicada	Glicemia média nos últimos 2 a 3 meses	Baixo
Frutosamina	Glicemia média nos últimos 10 a 15 dias	Baixo
Albumina glicada	Média de glicose nos últimos 7 a 14 dias	Alto
Automonitorização glicêmica	Glicemia capilar Deve-se orientar a fazer pré e pós-prandial (1 a 2 horas) ou se houver sintomas de hipoglicemia	Alto
Monitorização contínua de glicose (CGM)	Glicemia intersticial (boa correlação com glicose sanguínea) Medições a cada 5 minutos, durante 14 dias (a depender do modelo)	Alto

Fonte: Desenvolvido pela autoria do capítulo.

também o conceito de individualização e o estabelecimento de metas menos severas para aqueles em risco de desenvolver hipoglicemia.

Controle da pressão arterial e albuminúria e uso de inibidores do sistema renina-angiotensina-aldosterona (SRAA)

A hipertensão arterial (HA) é altamente prevalente em pacientes com DRD, exercendo alto impacto negativo sobre a morbidade, a mortalidade e a própria progressão da DRC. O tratamento da HA traz efeitos benéficos claros, independentemente da droga utilizada. A atual meta para pacientes diabéticos, de acordo com a ADA, é manter os níveis pressóricos abaixo de 140 × 90 mmHg. Algumas correntes sustentam que, em pacientes jovens ou naqueles com alto risco cardiovascular, o tratamento pode ser um pouco mais rigoroso, com uma meta de 130 × 80 mmHg. No entanto, é necessária cautela, uma vez que o excesso de zelo na busca por metas excessivamente rigorosas de controle pressórico pode causar danos aos rins e ao miocárdio por hipoperfusão, devido ao enrijecimento das paredes vasculares, frequente nesses pacientes.

O tratamento de pacientes com albuminúria (≥ 30 mg/g de creatinina), hipertensos ou não, deve incluir IECA ou BRA2, que reduzem o risco de que a progressão da DRD leve à necessidade de TSR, assim como o risco de acidentes ou complicações cardiovasculares. Vários estudos sugerem que a ação benéfica sobre a DRD dos fármacos que bloqueiam o SRAA é independente de seu efeito anti-hipertensivo. No entanto, não há evidência de que, na ausência de albuminúria, IECA ou BRA sejam superiores a outras classes de anti-hipertensivos na redução do risco cardiovascular.

Frequência de solicitação	Considerações na DRD
Todas as consultas	Nenhuma
Todas as consultas (a cada 3 meses)	A dosagem de HbA1c sofre interferência de qualquer condição que altere o turnover das hemácias. Aumentam HbA1c: deficiência de ferro e vitamina B12; hemoglobina carbamilada Diminuem HbA1c: uremia, uso de eritropoietina (EPO), ferro ou vitamina B12; anemia da DRC, perdas sanguíneas nas sessões de HD
A cada 3 a 4 meses	Não sofre interferência de alterações da Hb e, sim, de condições que mudem a meia-vida das proteínas séricas Não recomendada em casos de síndrome nefrótica Não há consenso quanto a seu uso em pacientes em HD
Todas as consultas (se disponível)	Talvez seja o método mais confiável de avaliação glicêmica em pacientes em HD Não sofre interferência com uso de EPO ou com meia-vida de hemácias. Menos confiável em pacientes com albuminúria elevada ou em diálise peritoneal
Todas as consultas	Nos pacientes em terapia dialítica, sugere-se criar mapas de monitorização separados para dias com e sem diálise
Por indicação médica	Nenhuma

As evidências disponíveis indicam que a associação IECA/BRA não traz benefícios adicionais em relação aos proporcionados pelas respectivas monoterapias. Ao contrário, vários estudos clínicos indicam que esse duplo bloqueio pode trazer ou agravar eventos adversos sérios, especialmente a hipercalemia, e até mesmo aumentar o risco de progressão da DRD.

A espironolactona, um antagonista do receptor de mineralocorticoides, é eficaz no tratamento da hipertensão arterial refratária, ajudando também a reduzir a albuminúria quando usada em conjunto com os IECA/ BRA. No entanto, seu uso é limitado pelo risco de hipercalemia, uma vez que o aumento da produção de aldosterona é uma das adaptações voltadas à manutenção da homeostase do potássio na DRC. No Brasil, a espironolactona é a única droga disponível dessa classe. Por não ser muito específica, a espironolactona bloqueia também receptores de andrógenos, causando, assim, ginecomastia e limitando seu uso em pacientes do sexo masculino. A eplerenona, um antagonista mais específico da aldosteroína, é desprovida desse efeito, mas infelizmente ainda não está disponível no Brasil. Uma droga ainda mais recente dessa classe, a finerenona, tampouco disponível no Brasil, é ainda mais promissora, uma vez que sua tendência a provocar hipercalemia é bem menor do que a das drogas que a antecederam.

Alguns estudos clínicos sugerem que o uso de IECA ou BRA deve ser suspenso em pacientes em estágio V da DRC para os quais já se cogita a implementação de TSR. Com isso, busca-se interromper o efeito depressor daquelas drogas sobre a pressão hidráulica intraglomerular, permitindo, assim, um modesto aumento da TFG, suficiente para adiar a necessidade de TSR. No entanto, as evidências disponíveis são insuficientes para recomendar a adoção sistemática desse procedimento. A decisão clínica quanto a seu uso deve ser tomada caso a caso.

Quanto ao momento certo para iniciar a TSR, o consenso atual é o de que se devem utilizar para os pacientes com DRD que cheguem a esse estágio os mesmos critérios aplicados a pacientes não diabéticos: hipervolemia; hipertensão; hipercalemia e acidose intratáveis; náuseas e vômitos incontroláveis; pericardite urêmica; sangramentos; e encefalopatia urêmica. A mesma filosofia deve nortear a escolha do acesso vascular, dando preferência à confecção de fístula arteriovenosa, mas individualizando cada decisão conforme o contexto (ver também Capítulos 23 – Perda Gradativa da Função Renal: Doença Renal Crônica; e 25 – Tratamento Dialítico da Doença Renal Crônica).

Nutrição

A ADA não postula a adoção de restrição proteica para pacientes com albuminúria, tendo em vista a escassez de evidências de que tal regime previna ou limite a progressão da DRD nessa subpopulação. Entretanto, recomenda-se não ultrapassar 1,2 g/kg/dia nesses pacientes. Quando a queda da TFG é acentuada (fase 3b em diante), existe a recomendação de restringir a ingestão de proteínas ao máximo de 0,8 g/kg/dia, não tanto para atenuar a progressão da nefropatia, mas principalmente para limitar a produção de ureia. Pacientes em programa de TSR, nos quais a depuração de ureia já não depende da função renal, podem consumir uma dieta mais liberal, com ingestão proteica de até 1,2 g/kg/dia.

A limitação à ingesta de sal é sempre indicada para indivíduos hipertensos. No caso de pacientes diabéticos com DRC, especialmente nos hipertensos, a ADA recomenda que não seja ultrapassado um teto diário de 1.500 mg (~65 mmol) de sódio, correspondentes a 3,8 g de NaCl, um grau de restrição dificilmente alcançado quando se considera que o consumo médio de NaCl no Brasil gira em torno de 9 g/dia. Pacientes edemaciados requerem restrição semelhante, especialmente quando a DRC avança para além da fase 3 e avolumam-se os sinais de hipervolemia.

As fases mais avançadas da DRC associada à DM exigem atenção também quanto à ingestão de potássio, especialmente em pacientes que fazem uso de IECA/BRA e/ou aldosterona. Além de ter seus níveis sanguíneos de potássio estreitamente monitorados, esses pacientes devem receber orientação de nutricionistas quanto à ingestão do íon, evitando frutas e vegetais frescos ou removendo-o por meio de cozimento.

Dislipidemia

A dislipidemia associada ao DM é um dos fatores de risco para o desenvolvimento de DRC e de complicações cardiovasculares. Por essa razão, deve-se obter um perfil lipídico completo do paciente logo no início do seguimento, repetindo-o 4 a 12 semanas após o início da intervenção terapêutica e anualmente em pacientes em acompanhamento rotineiro de longo prazo.

Pacientes com DRD e idade igual ou superior a 50 anos têm indicação de tratamento com estatina. Se a TFG for inferior a 60 mL/min/1,73 m^2, deve-se ajustar adequadamente a dose (Tabela 14.3) e associar o ezetimibe, para potencializar a ação da estatina limitando a absorção intestinal de colesterol. Deve-se notar que os níveis circulantes de LDL, embora permitam estimar o risco cardiovascular, não servem para avaliar a eficácia do tratamento, uma vez que sua queda não é proporcional à redução desse risco. Na verdade, o benefício das estatinas parece ser tanto maior quanto mais alto o risco calculado logo antes do início do tratamento.

Os pacientes com DRD e menos de 50 anos de idade, mas sabidamente portadores de doença cardiovascular, ou com risco cardiovascular superior a 10% em 10 anos, também devem receber tratamento com estatina.

Pacientes que recebem estatina cronicamente e iniciam programa de diálise devem continuar a receber o tratamento sem alterações. Para aqueles que não faziam uso de estatinas ao iniciar o programa de diálise, o tratamento com essas drogas só deve ser prescrito se houver indicação específica (p.ex., após infarto agudo do miocárdio).

O uso de fibratos, que traz o risco de potencialização de efeitos colaterais como a rabdomiólise, deve ser restrito àqueles pacientes com níveis circulantes de triglicérides superiores a 1.000 mg/dL. Nesses casos, o principal objetivo é reduzir o risco de pancreatite aguda.

Tabela 14.3 – Ajuste de doses de estatinas para pacientes com DRC.

Medicamento	Dose recomendada
Lovastatina	80 mg
Fluvastatina	80mg
Atorvastatina	20 mg
Rosuvastatina	10 mg
Sinvastatina/Ezetmib	20/10 mg
Pravastatina	40 mg
Sinvastatina	40 mg
Pitavastatina	2 mg

Dose recomendada para pacientes com TFG < 60 mL/min/1,73 m^2

Fonte: De acordo com o Kidney Disease: Improving Global Outcomes (KDIGO).

Anemia e doença óssea metabólica

O tratamento da anemia e da doença óssea associadas à DRC é descrito em detalhes no Capítulo 23 – Doença Renal Crônica.

Prognóstico

Sabe-se hoje que a progressão da DRD para fases avançadas de DRC, com necessidade de TSR, não é inevitável, como se pensava até recentemente. Em até 40% dos pacientes com DM tipo 1 e quociente albumina/creatinina na urina entre 30 e 300 mg/g (albuminúria moderada), pode ocorrer até mesmo remissão espontânea da albuminúria. Em outros 30% a 40% dos pacientes, a albuminúria pode permanecer relativamente estável durante vários anos, não progredindo para estágios mais avançados de DRD. Já a persistência, na urina, de uma relação albumina/creatinina de 300 mg/g ou superior em pacientes com DM do tipo 2 indica um risco alto de evolução para DRC dialítica, bem como de desenvolvimento de doença cardiovascular ateroesclerótica. Em pacientes com DM Tipo 1, mesmo uma albuminúria moderada (relação albumina/creatinina entre 30 e 299 mg/g) pode funcionar como um marcador precoce de DRD.

Uma vez estabelecida, a DRD leva, se não tratada, a um declínio da TFG entre 2 e 20 mL/min/1,73m^2/ano (12 em média). O tratamento cuidadoso desses pacientes, com controle adequado da glicemia e da pressão arterial, bloqueio do SRAA, redução da albuminúria e dos níveis de colesterol pode reduzir substancialmente essa taxa de progressão, prevenindo ou retardando a necessidade de TSR. Para que esse desfecho favorável seja alcançando, é fundamental que os pacientes em risco sejam detectados precocemente e que o tratamento adequado seja instituído sem demora.

Bibliografia consultada

Inzucchi SE; Bergenstal RM; Buse JB et al. Management of hyperglycemia in type 2 diabetes, 2015: a patient-centered approach: update to a position statement of the american diabetes association and the european association for the study of diabetes. Diabetes Care 2015; 38: 140-9.

National Kidney Foundation. KDOQI Clinical practice guideline for diabetes and CKD: 2012 update. Am J Kidney Dis 2012; 60(5): 850-86.

Neumiller JJ; Alicic RZ; Tuttle KR. Therapeutic considerations for antihyperglycemic agents in diabetic kidney disease. J Am Soc Nephrol 2017; 28: 2263-74.

Posicionamento Oficial Tripartite n. 01/2016. Sociedade Brasileira de Diabetes; Sociedade Brasileira de Endocrinologia e Metabologia; Sociedade Brasileira de Nefrologia. Prevenção, diagnóstico e conduta terapêutica na doença renal do diabetes.

Standards of Medical Care in Diabetes – 2018. Diabetes Care 2018; 41(Suppl 1).

Tuttle, KR. Diabetic kidney disease: a report from an ada consensus conference. Am J Kidney Dis 2014; 64(4): 510-33.

Capítulo 15

Nefrite Lúpica

Viktoria Woronik
Luis Yu
Lecticia Barbosa Jorge

Introdução e epidemiologia

O lúpus eritematoso sistêmico (LES), conhecido há vários séculos, é uma doença relativamente rara, mas potencialmente devastadora. Sua prevalência varia de 14 a 50 casos por 100 mil habitantes, com amplo predomínio (9:1) de mulheres, especialmente em idade fértil, evidenciando a importância de fatores hormonais.

A nefrite lúpica (NL) acomete de 30% a 80% dos portadores de LES ao longo da evolução da doença. Atualmente, mesmo tratados, entre 10% e 20% dos(as) pacientes com NL evoluem para doença renal crônica terminal (DRCT) dentro de 5 anos após o diagnóstico. Por outro lado, a NL é responsável atualmente por cerca de 2% dos casos de DRCT com necessidade de terapia de substituição renal (TSR).

Patogênese

Como outras manifestações do LES, a NL resulta da formação de autoanticorpos, dirigidos contra uma ampla gama de moléculas presentes normalmente no núcleo e no citosol de todas as células do organismo. Entre essas moléculas, indevidamente consideradas "invasoras" pelo organismo, incluem-se sobretudo fragmentos de DNA, tanto de hélice simples (ss-DNA) como de hélice dupla (ds-DNA). Muitas outras moléculas podem ser atacadas, como fosfolípides constituintes da membrana celular, nucleoproteínas, histonas e proteínas da matriz extracelular, como laminina, colágeno IV e heparan sulfato. Para que essas moléculas possam evocar a produção de anticorpos específicos, é necessário que haja destruição de células e exposição de seu conteúdo ao sistema imune por meio de células dendríticas e outras células apresentadoras de antígenos. Em condições normais, ocorre certo grau de destruição celular por mecanismos fisiológicos como a apoptose. O processo é lento e o material resultante do desmonte celular é removido e degradado com rapidez, de modo a não permitir a produção de autoanticorpos. Considera-se atualmente que a razão para a formação desses anticorpos no LES está ligada a uma complexa e infausta combinação entre uma taxa anormalmente alta de ruptura de células, com extravasamento de seu conteúdo, e uma hiperatividade desenfreada de linfócitos B, possivelmente por falência de mecanismos fisiológicos de repressão, normalmente a cargo de subpopulações de linfócitos T.

A contínua produção de autoanticorpos no LES pode causar dois tipos principais de reação: 1) a formação de complexos antígeno-anticorpo circulantes, que podem se ligar a diversos tecidos; e 2) a ligação de autoanticorpos a proteínas expressas na superfície das células. As duas reações tendem a promover processos inflamatórios que levam às inúmeras manifestações clínicas do LES, extremamente variadas em vista da extensa lista de moléculas que podem funcionar indevidamente como autoantígenos.

No caso específico da NL, vários fatores próprios do parênquima renal, e especificamente dos glomérulos, ajudam a explicar, juntamente com as variadas características físicas dos anticorpos, a pletora de manifestações renais da doença, que vão desde glomerulopatias leves até quadros extremamente graves de perda rápida da função renal. Assim, anticorpos capazes de atravessar a membrana basal glomerular e de ligar-se a moléculas expressas na superfície dos podócitos tendem a produzir um quadro semelhante ao da glomerulonefrite membranosa (Capítulo 8 – Glomerulonefrite Membranosa). Já os complexos antígeno-anticorpo, que são retidos por essa mesma membrana basal, fixam-se no espaço subendotelial e podem provocar quadros inflamatórios bem mais graves, com ativação do sistema complemento, principalmente de sua via alternativa, e consequente produção de citocinas, intensa proliferação celular, infiltração de leucócitos, síntese exagerada de matriz extracelular, ativação de fatores procoagulantes e liberação de enzimas proteolíticas.

O dano glomerular e vascular pode ser exacerbado se, além da deposição de complexos imunes nos glomérulos, houver produção de anticorpos antifosfolípides, que atacam primariamente a superfície interna dos vasos. Nesses casos, a alteração funcional das células endoteliais leva à adesão de plaquetas e formação de microtrombos, acrescentando características de microangiopatia trombótica (MAT) ao já complicado cenário da glomerulopatia lúpica. Tais quadros são geralmente muito graves, com hipertensão acentuada, anemia hemolítica e perda acelerada de função renal.

Na patogênese da NL, há ainda um componente genético, sugerido por um grau não desprezível de agregação familiar: uma parte significativa dos pacientes com LES e, particularmente NL, relata a presença da doença em parentes próximos. Alguns genes envolvidos tanto na resposta imune como na resposta celular renal já foram identificados. Sabe-se também que há uma associação entre as manifestações clínicas da NL e a expressão de certos haplótipos HLA, como DR2 e DR3, além de algumas deficiências hereditárias do sistema complemento. O significado dessas associações é atualmente incerto.

Patologia

A NL caracteriza-se pela deposição, principalmente nos glomérulos, de autoanticorpos ou complexos antígeno-anticorpo, além de frações do sistema complemento. Em consequência, desenvolvem-se lesões decorrentes da deposição de material hialino na região mesangial, levando à expansão dessa área, bem como nas alças glomerulares e nos espaços subendotelial e subepitelial, dando origem ao aparecimento de uma lesão característica, a "alça de arame" (*wire loop*). Além disso, há uma tendência à proliferação celular no tufo, que em casos extremos pode causar a formação de crescentes, com perda muito rápida de função renal.

À imunofluorescência, a característica mais marcante da NL é a presença das três principais classes de imunoglobulinas (IgG, IgA e IgM) e das frações C3 e C1q do sistema complemento, condição esta conhecida pela expressão *full house*, possivelmente derivada do pôquer (três cartas de um tipo, duas de outro).

O grande número de antígenos afetados pelo LES e a enorme variedade de localizações dos autoanticorpos e complexos antígeno-anticorpo no interior dos glomérulos e no restante do parênquima renal explicam a heterogeneidade das manifestações histológicas do LES, assim como a mutabilidade dessas lesões, que podem variar radicalmente ao longo da evolução da doença e de uma biópsia a outra.

Com a finalidade de melhor organizar a abordagem anatomopatológica da NL, a Sociedade Internacional de Nefrologia (ISN) e a Sociedade de Patologia Renal (RPS) estabeleceram conjuntamente, em 2003, uma sistematização da NL, dividindo-a em seis classes principais e algumas subclasses, que refletem o padrão histológico, a gravidade, a atividade e a cronicidade das lesões renais, assim como os diversos padrões de coloração à imunofluorescência. Essas classes e subclasses estão descritas no Quadro 15.1:

Quadro 15.1 – Classificação da nefrite lúpica proposta pela Sociedade Internacional de Nefrologia e pela Sociedade de Patologia Renal em 2003 e revisada em 2018.

Classe I: Mesangial mínima
- Glomérulos normais à MO, porém com depósitos imunes no mesângio à IF

Classe II: Proliferativa mesangial
- Hipercelularidade mesangial, ou expansão da matriz mesangial à MO, com depósitos imunes no mesângio

Classe III: GN lúpica focal
- GN focal caracterizada por proliferação endo ou extracapilar envolvendo < 50% dos glomérulos, com depósitos focais subendoteliais (ME), com ou sem alterações mesangiais.

Classe IV: GN lúpica difusa
- GN difusa, caracterizada por proliferação endo ou extracapilar, envolvendo > 50% dos glomérulos, com depósitos difusos subendoteliais (ME), com ou sem alterações mesangiais

Classe V: GN lúpica membranosa
- GN membranosa, caracterizada por espessamento da membrana basal, espículas à coloração pela prata e depósitos globais ou segmentares subepiteliais (ME), e alterações correspondentes à IF, com ou sem alterações mesangiais. Pode ocorrer em associação com classe III ou IV

Classe VI: GN com esclerose avançada
- Fase mais avançada, com > 90% dos glomérulos em esclerose global, e função renal bem comprometida

MO, microscopia óptica; IF, imunofluorescência; ME, microscopia eletrônica; GN, glomerulonefrite.
Fonte: Desenvolvido pela autoria do capítulo.

É útil correlacionar as classes estabelecidas em 2003 (exceto a classe VI, já por demais avançada) com as principais manifestações laboratoriais da NL, conforme demonstrado na Tabela 15.1:

Tabela 15.1 – Classes histológicas e frequência de anormalidades laboratoriais na NL.

Classe	Sedimento urinário ativo	Proteinúria	Síndrome nefrótica	Perda de função renal
I	0	0	0	0
II	< 25%	25% a 50%	0	< 15%
III	50%	65%	25% a 30%	0% a 25%
IV	75%	95% a 100%	50%	> 50%
V	50%	95% a 100%	90%	10% a 20%

Fonte: Desenvolvida pela autoria do capítulo.

Embora a classificação da ISN/RPS permita uma melhor sistematização da NL, as lesões frequentemente se superpõem, e as mudanças de classe, espontâneas ou induzidas por tratamento, são comuns, podendo atingir até 40% dos pacientes.

Outro critério para avaliar a NL com base no exame anatomopatológico é o de quantificar as lesões histológicas da NL com base na presença de lesões renais ativas e crônicas. O critério mais usado é o denominado "escore de Austin", que estabelece um índice de atividade (IA), que varia de 0 a 24, e um de cronicidade (IC), que vai de 0 a 12 (Quadro 15.2). Pacientes com IC superior a 5 têm pior prognóstico e risco mais alto de evoluir para DRC e necessidade de TSR.

Quadro 15.2 – Índices de atividade e cronicidade na nefrite lúpica e seus componentes.

Índice de atividade (0 a 24)
- Hipercelularidade glomerular (0 a 3)
- Exsudato leucocitário (0 a 3)
- Necrose fibrinoide/cariorréxis (0 a 3) × 2
- Crescentes celulares (0 a 3) × 2
- Depósitos hialinos (trombos e/ou alça de arame) (0 a 3)
- Inflamação tubulointersticial (0 a 3)

Índice de cronicidade (0 a 12)

Lesões glomerulares
- Esclerose glomerular (0 a 3)
- Crescentes fibróticos (0 a 3)

Lesões tubulointersticiais
- Atrofia tubular (0 a 3)
- Fibrose intersticial (0 a 3)

As "notas" de 0 a 3 correspondem a lesões ausentes, leves, moderadas e graves, respectivamente. As "notas" atribuídas a necrose/cariorréxis e crescentes celulares são multiplicadas por 2.

Fonte: Desenvolvido pela autoria do capítulo.

A classificação da NL e o estabelecimento de índices para avaliar a NL são largamente baseados em lesões glomerulares causadas direta ou indiretamente pela deposição de autoanticorpos na região mesangial e/ou nos espaços subendotelial e subepitelial. Há, no entanto, outras lesões renais relevantes que fogem a esse perfil. Por exemplo, autoanticorpos podem agredir os túbulos, levando a uma lesão tubulointersticial. A presença de anticorpos antifosfolípide pode provocar alterações endoteliais que favorecem a formação de microtrombos intracapilares, caracterizando a presença de microangiopatia trombótica. Finalmente, uma entidade emergente e ainda pouco compreendida é a podocitopatia lúpica, na qual presumivelmente os podócitos são afetados por mecanismos semelhantes aos que atuam na doença de lesões mínimas e na glomeruloesclerose segmentar e focal, levando a um comportamento análogo ao daquelas entidades, que pode se somar a outras manifestações clínicas – renais e sistêmicas – do LES. Os mediadores que afetam os podócitos nesse contexto são desconhecidos, sendo certo apenas que não se trata de anticorpos ou de outros materiais imunes.

Manifestações clínicas e critérios para o diagnóstico da NL

A NL não é muito frequente como primeira apresentação clínica da doença – em geral, quando ela aparece, várias manifestações sistêmicas do LES, como artralgias e erupções cutâneas, já se tornaram evidentes.

A NL se caracteriza pela presença de proteinúria persistente, acima de 500 mg/dia e/ou cilindros celulares no sedimento urinário. A presença de hematúria também é comum. É claro que outras causas de proteinúria, cilindrúria e hematúria, como outras glomerulopatias, infecções urinárias e uso de drogas nefrotóxicas, devem ser afastadas. Pode ou não haver redução da função renal, na dependência da gravidade da inflamação renal. A recorrência da NL (*flare*) após um período de remissão acarreta um risco maior de disfunção renal. Nessas recidivas, a nefropatia pode se apresentar isoladamente ou acompanhada de manifestações sistêmicas da doença.

Pacientes com as formas mais leves da NL (classes I e II), que correspondem a 5% a 10% dos casos submetidos a biópsia renal, apresentam em geral sedimento urinário pouco ativo, com proteinúrias inferiores a 1 g/dia. Os testes sorológicos estão alterados de forma variável, e a função renal costuma ser normal.

As formas proliferativas (classes III e IV), identificadas em 60% a 70% das biópsias que recebem o diagnóstico de NL, apresentam alterações clinicolaboratoriais mais evidentes, assumindo um perfil nefrítico-nefrótico. São frequentes a HAS, a perda de função renal, a presença de um sedimento urinário rico, com proteinúria superior a 3,5 g/dia e marcadores sorológicos bem alterados (FAN e anti-DNA elevados e consumo das frações C3 e C4 do complemento). Uma fração substancial (20% a 30%) desses pacientes evolui para DRC em um prazo de 10 anos, mesmo com tratamento imunossupressor.

A NL membranosa (classe V), que ocorre em 20% a 25% das biópsias com diagnóstico de NL, apresenta-se, geralmente, como uma forma particularmente acentuada de síndrome nefrótica, sem que, no entanto, a função renal seja muito comprometida. A HAS e a hematúria são em geral pouco intensas. A associação com tromboses periféricas ou da veia renal são comuns, em decorrência da hipercoagulabilidade que acompanha a síndrome nefrótica. Os marcadores de autoimunidade (FAN, anticorpos anti-DNA) podem estar em títulos baixos e, como em outras formas de glomerulonefrite membranosa, não costuma haver evidência de consumo de complemento. Esse perfil pode mudar se houver a associação com as classes III ou IV da NL, caso em que as respectivas características se somam ao quadro clínico da classe V.

A classe VI representa simplesmente o estágio final de progressão da NL, quando a maioria dos glomérulos já está acometida por um processo de esclerose global, é evidente a fibrose acentuada do interstício renal e os sinais de atividade da nefropatia já não são mais detectáveis: o parênquima renal foi quase todo destruído, a função renal baixou a valores críticos e já se impõe o início da TSR.

O diagnóstico da NL, assim como o do próprio LES, é fortemente dependente de testes sorológicos, que apresentam graus variados de especificidade e sensibilidade. O mais conhecido deles, o fator antinúcleo (FAN), é também o menos específico, especialmente em títulos baixos. Outros testes, como o de anticorpos antinúcleo (ANA) e contra antígenos mais definidos, como Ro, La e Sm, conferem maior especificidade e confiabilidade ao diagnóstico. Embora inespecífico, o consumo de complemento, quando presente, também tem valor diagnóstico no contexto de uma suspeita de NL.

Dado o pleomorfismo de suas manifestações clínicas, a NL pode facilmente ser confundida com outras nefropatias, o que torna imperativo o estabelecimento de critérios para um diagnóstico mais preciso. O preenchimento de no mínimo quatro critérios clinicolaboratoriais (sendo pelo menos um clínico e um imunológico), estabelecidos pelo ACR (American College of Rheumatology) ou de dois dos critérios elaborados pela SLICC (Systemic Lupus International Collaborating Clinics), somados às alterações urinárias já descritas, conferem 96% de sensibilidade e especificidade para NL. Esses critérios estão enumerados no Quadro 15.3.

Quadro 15.3 – Critérios clinicolaboratoriais para o diagnóstico de NL.

Da ACR
Proteinúria persistentemente superior a 0,5 g/dia ou cilindros celulares
Anemia hemolítica, leucopenia, linfopenia ou trombocitopenia
Pleurite ou pericardite
Eritema malar
Eritema discoide
Úlceras orais ou nasais
Fotossensibilidade
Convulsões ou psicose
ANA positivo
Anti-dsDNA, anti-Sm ou antifosfolípide
Artrite (duas ou mais articulações)

(Continua)

Quadro 15.3 – Critérios clinicolaboratoriais para o diagnóstico de NL. (*Continuação*)

Da SLICC
Proteinúria > 0,5 mg/dia ou cilindros hemáticos
Anemia hemolítica
Leucopenia
Trombocitopenia
Pleurite ou pericardite
Eritema (agudo, subagudo ou crônico)
Úlceras orais ou nasais
Convulsões, mielite ou neuropatias craniais ou periféricas
ANA positivo
Anticorpos anti-dsDNA, anti-Sm ou antifosfolípide, consumo de C3, C4 ou CH50, Coombs positivo (na ausência de anemia hemolítica)
Sinovite ou artralgia envolvendo duas ou mais articulações, com rigidez matinal
Alopécia não cicatricial

ACR: American College of Rheumatology; SLICC: Systemic Lupus International Collaborating Clinics; ANA: anticorpo antinúcleo; dsDNA: DNA de dupla hélice; Anti-Sm: anticorpo anti-Smith.

Fonte: Desenvolvido pela autoria do capítulo.

A presença de características sugestivas de NL à biópsia renal (alça de arame, *full house* à imunofluorescência) também pode ser considerada um critério válido.

Tratamento

Tendo em vista a patogênese da doença, é natural que o tratamento da NL, como o do próprio LES, seja baseado essencialmente em imunossupressores. As drogas atualmente utilizadas são esteroides (prednisona e metilprednisolona), cloroquina e hidroxicloroquina, ciclofosfamida, azatioprina, micofenolato e rituximabe. Inibidores do sistema renina-angiotensina podem ser utilizados como tratamento auxiliar, visando reduzir a proteinúria.

As classes I e II, formas mais brandas da NL, não requerem tratamento específico. No entanto, requerem acompanhamento, pois sempre podem evoluir para classes mais avançadas da doença. As formas proliferativas (classes III e IV), que são mais comuns e mais graves, exigem tratamento de indução, seguido de um período mais prolongado de terapia de manutenção. A instituição do tratamento é decisiva para o prognóstico da doença, cuja evolução natural, no caso das classes mencionadas, leva inexoravelmente à perda da função renal em um prazo que pode variar de alguns meses a alguns anos. Mesmo tratadas, essas formas proliferativas tendem a evoluir para doença renal crônica progressiva, com necessidade de TSR em um prazo que pode chegar a 20 anos.

A maior parte dos esquemas disponíveis para o tratamento de indução da NL utiliza metilprednisolona, em pulsos de 0,5 a 1 g por via endovenosa durante 3 dias, associada à ciclofosfamida, em doses mensais (de 0,5 a 1,0 g/m^2 IV) durante 6 meses (esquema conhecido como "NIH") ou quinzenais (de 0,5 a 1 g IV) durante 3 meses (esquema proposto pela Sociedade Europeia de Reumatologia, também conhecido como "Euro-lupus", nome do estudo clínico que o validou). Em lugar da ciclofosfamida, pode-se utilizar o micofenolato mofetil (MMF), 2 a 3 g/dia, por via oral (VO), durante 6 meses. Grupos de pacientes com função renal muito comprometida ou formas histológicas mais graves (alto grau de proliferação ou presença de crescentes na maioria dos glomérulos) merecem atenção especial. Para esses pacientes, ainda existe uma preferência pela utilização da ciclofosfamida. Já as formas mais leves, como a classe V, e a NL em gestantes podem ser tratadas com azatioprina, sempre considerando que o efeito dessa droga é menos potente do que o da ciclofosfamida.

Para o tratamento de manutenção, que na maior parte dos casos deve perdurar por longos períodos, usualmente vários anos, são utilizados o MMF, 1 a 2 g/dia, VO; ou a azatioprina, 1 a 2 mg/kg/dia, VO, em associação com doses baixas de prednisona (5 a 10 mg/dia durante pelo menos 6 meses, a depender da gravidade do acometimento renal). O MMF tem-se mostrado superior à azatioprina nesse contexto, devendo ser preferido principalmente em pacientes com formas mais graves da doença, e em maior risco de sofrer recidivas.

Como a atividade da doença não é suprimida rapidamente, muitos pacientes terminam a fase de indução com regressão apenas parcial, chegando à remissão total somente durante o tratamento de manutenção, em geral 10 a 15 meses após seu início.

É necessária extrema atenção à questão da má aderência ao tratamento, tanto o de indução como o de manutenção. Independentemente da eventual negativa do(a) paciente, essa possibilidade precisa sempre ser considerada, sobretudo nos casos de refratariedade ao tratamento e, especialmente, quando as recidivas (*flares*) são frequentes (a aderência tende a diminuir quando os pacientes percebem que a doença está estabilizada). É importante lembrar que as recidivas do LES e, especialmente as da NL, tendem a exercer um efeito devastador na sobrevida dos rins, cada uma delas provocando uma perda adicional e permanente da função renal, apressando, assim, a evolução para os estágios finais da doença. É preciso ressaltar também que, mesmo com um tratamento de manutenção adequado, certo número de recidivas, ainda que menor, tende a ocorrer.

O rituximabe tem se apresentado como uma boa alternativa de tratamento de indução para a nefrite lúpica em casos refratários e como opção para reduzir a dose de corticosteroide. No entanto, seu uso nesse contexto ainda carece de validação, além do que sua disponibilidade no Brasil ainda é limitada, em razão principalmente de seu alto custo.

Um fluxograma básico para o tratamento da NL, de indução e manutenção, está esquematizado na Figura 15.1.

Acompanhamento ambulatorial da NL

Pacientes com lúpus, em atividade ou não, necessitam de acompanhamento ambulatorial constante, devido ao risco sempre presente de novos *flares*, de complicações da doença e de perda de função renal com necessidade de TSR. Nessas visitas devem ser sempre aferidas a pressão arterial, a função renal e a possível atividade da doença. Os parâmetros clinicolaboratoriais básicos a serem examinados estão enumerados no Quadro 15.4, juntamente com a frequência com a qual devem ser avaliados, de acordo com as diretrizes atuais:

Figura 15.1

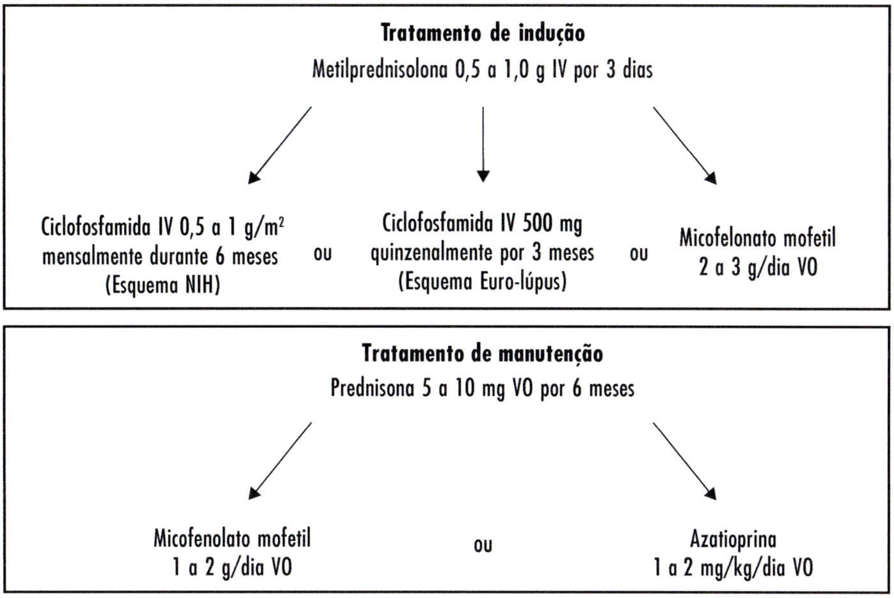

Fluxograma para o tratamento de indução e de manutenção da Nefrite Lúpica.
Fonte: Desenvolvida pela autoria do capítulo.

Quadro 15.4 – Diretrizes para o monitoramento ambulatorial da nefrite lúpica.

	Pressão arterial	Creatinina sérica	Complemento sérico	Anti-DNA	Urina 1	Proteinúria
NL ativa	Mensal	Mensal	Bimensal	Trimestral	Mensal	Mensal
NL prévia	Trimestral	Trimestral	Trimestral	Semestral	Trimestral	Trimestral
Grávida c/ NL ativa	Mensal	Mensal	Mensal	Mensal	Mensal	Mensal
Grávida c/ NL prévia	Mensal	Trimestral	Trimestral	Trimestral	Mensal	Trimestral
Sem NL atual ou prévia	Trimestral	Semestral	Semestral	Semestral	Semestral	Semestral

Fonte: Adaptado de Hahn et al. Arthritis Care & Research 2012; 64: 797-808 e Hahn BH et al., 2012.

Bibliografia consultada

Anders HJ; Appel GB. Lupus nephritis: implications of the new ACR lupus nephritis guidelines. Nat Rev Nephrol 2012 Sept; 8(9): 500-1.

Andus HJ; Rovin B. A pathophysiology-based approach to the diagnosis and treatment of lupus nephritis. Kidney Int 2016 Sept; 90(3): 493-501.

Appel GB. New and future therapies for lupus nephritis. Cleve Clin J Med 2012 Feb; 79(2): 134-40.

Appel GB; Radhakrihnan J; D'Agati VD. Secondary glomerular diseases. In Brenner and Rector's the Kidney. 9. ed. Philadelphia: WB Saunders; 2012. p. 1192-279.

Bajema IM, Wilhelmus S, Alpers CE et al. Revision of the International Society of Nephrology/Renal Pathology Society classification for lupus nephritis: clarification of definitions, and modified National Institutes of Health activity and chronicity indices. Kidney Int 2018 Apr; 93(4): 789-796.

Hahn BH et al. American College of Rheumatology guidelines for screening, treatment, and management of lupus nephritis. Arthritis Care & Research 64, 2012: 797-808.

Parikh SV; Alvarado A; Malvor A et al. The kidney biopsy in lupus nephritis: past, present and future. Semin Nephrol 2015 Sept; 35(5): 465-77.

Tesar V1; Hruskova Z. Treatment of proliferative lupus nephritis: a slowly changing landscape. Nat Rev Nephrol 2011 Feb; 7(2): 96-109.

Weening JJ; D'Agati VD; Schwartz MM et al. The classification of glomerulonephritis in systemic lupus erythematosus revisited. Kidney Int 2004 Feb; 65(2): 521-30.

Capítulo 16

Amiloidoses e demais Paraproteinemias

Patricia Malafronte
Roberto Zatz

Introdução

As assim denominadas "paraproteinemias", também conhecidas como "gamopatias monoclonais", compreendem um grupo de doenças causadas pela síntese, por um único clone anômalo de plasmócitos, de grande quantidade de imunoglobulinas, íntegras ou em fragmentos. Essas proteínas são conhecidas pela designação de proteínas M (de monoclonal). As manifestações das paraproteinemias derivam do acúmulo desse material proteico, intacto ou modificado, na corrente sanguínea e em diversos órgãos vitais, incluindo os rins. As paraproteinemias constituem patologias muito diferentes da glomerulonefrite membranosa, glomerulonefrite da IgA e outras nefropatias associadas primariamente ao acúmulo de imunoglobulinas (e complexos imunes) nos glomérulos (ver capítulos correspondentes).

Embora as paraproteinemias sejam condições sistêmicas, frequentemente relacionadas a doenças hematológicas, suas manifestações clínicas iniciais costumam incluir o aparecimento de edema, proteinúria e outras anomalias relacionadas aos rins. Assim, a biópsia renal, comumente indicada nesses casos, é, não raro, o procedimento que permite chegar ao diagnóstico correto.

Embora as doenças renais associadas às paraproteinemias representem uma pequena fração de todas as nefropatias, trata-se de doenças graves e de prognóstico usualmente desfavorável, tanto no que diz respeito à função renal como à sobrevivência do próprio paciente. Esse quadro sombrio deriva em parte da distribuição etária dessas doenças, que acometem principalmente idosos, e é particularmente adverso quando se apresenta desde o início com proteinúria elevada e queda da função renal. Outro fator negativo é o fato de que em boa parte dos casos o mecanismo patogênico é a proliferação neoplásica ou pré-neoplásica de plasmócitos ou linfócitos B, pouco responsiva aos esquemas imunossupressores usualmente utilizados no tratamento das nefropatias mais comuns.

Patogênese das paraproteinemias

A estrutura básica das imunoglobulinas está ilustrada na Figura 16.1. Essas moléculas são constituídas de duas cadeias pesadas e duas cadeias leves, formando um Y. Há dois tipos de cadeia leve, κ (kappa) e λ (lambda).

Figura 16.1

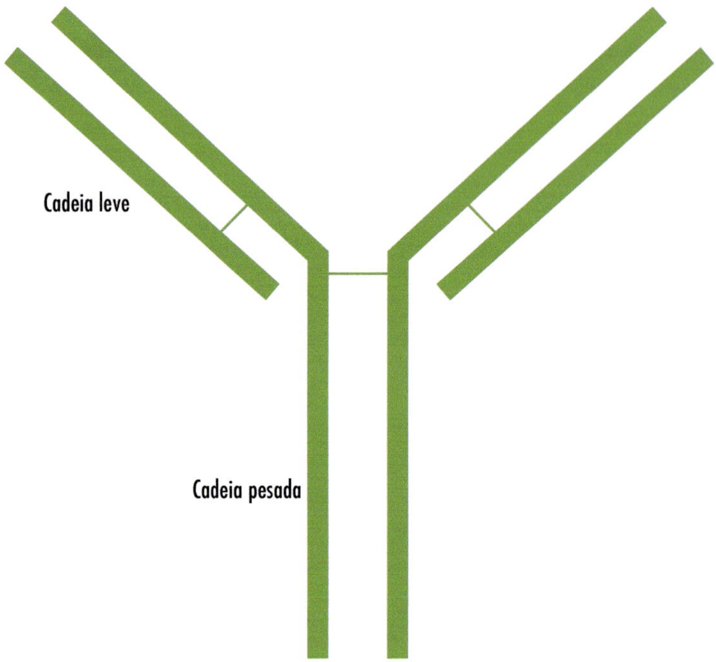

Representação esquemática de uma molécula de imunoglobulina.
Fonte: Desenvolvida pela autoria do capítulo.

Em sua maior parte, as paraproteinemias resultam de uma produção excessiva de cadeias λ por clones não cancerosos de células plasmáticas, com exceção de condições malignas bem definidas como o mieloma múltiplo e a macroglobulinemia de Waldenström (ver adiante). Essas cadeias leves de imunoglobulinas podem depositar-se nos glomérulos ou, por ter baixo peso molecular, atravessar livremente suas paredes, podendo causar dano por obstruir o néfron e/ou por um efeito tóxico direto aos túbulos (ver adiante). Além disso, moléculas intactas de imunoglobulinas e moléculas de cadeia leve alteradas e polimerizadas (amiloides) podem lesar os glomérulos por deposição direta ou, ocasionalmente, por causar a deposição local de imunocomplexos, enquanto seu acúmulo na circulação pode aumentar a viscosidade sanguínea. Assim, o espectro das lesões renais associadas à deposição de paraproteínas é bem amplo, afetando glomérulos, interstício, vasos e túbulos (Quadro 16.1).

Quadro 16.1 – Padrões de nefropatia associados ao acúmulo de imunoglobulinas monoclonais.

Patologia	Estrutura renal lesada	Tipo de paraproteína
Amiloidose AL	Glomérulo	Cadeia leve λ
Amiloidose AA	Glomérulo	Amiloide sérico A
Doença de depósito de cadeia leve	Glomérulo	Cadeia leve κ
Doença de depósito de cadeia pesada	Glomérulo	IgG
Doença de depósito de cadeia leve/pesada	Glomérulo	IgG, cadeia κ ou λ
Glomerulonefrite imunotactoide	Glomérulo	IgG, IGA ou IgM
Crioglobulinemia monoclonal	Glomérulo	Crioglobulina
Mieloma múltiplo (nefropatia por cilindros)	Túbulo	Cadeia leve λ
Síndrome de Fanconi	Túbulo	Cadeia leve λ

Fonte: Desenvolvido pela autoria do capítulo.

Amiloidoses

As amiloidoses constituem um grupo de doenças caracterizadas pela deposição extracelular, em vários órgãos vitais, de uma substância amorfa, eosinofílica, com características histoquímicas específicas e aspecto fibrilar à microscopia eletrônica. O acúmulo de amiloides se deve a uma conjunção de três processos básicos:

1. A produção excessiva de uma proteína específica. Mais de 30 proteínas aptas a produzir fibrilas já foram identificadas, mas poucas são capazes de se depositar nos rins – na maior parte das vezes trata-se de uma cadeia λ.
2. Alteração na clivagem e na estrutura quaternária da proteína – a molécula se dobra de forma anômala (*misfolding*) –, favorecendo sua polimerização e consequente formação de fibrilas insolúveis, que se depositam em órgãos e tecidos.
3. Ligação dessas fibrilas a uma glicoproteína encontrada na circulação, o amiloide sérico P (SAP), que é essencial à estabilização da fibrila e facilita sua ligação à matriz extracelular.

Devido à sua composição e à sua conformação estrutural atípica, as fibrilas de amiloide são resistentes aos processos usuais de biodegradação, tendendo, assim, a se acumular nos tecidos em depósitos estáveis, que causam as disfunções de órgãos e as manifestações clínicas da doença.

Há três tipos principais de amiloidose. A mais comum é a amiloidose AL (de A, amiloidose e L, Leve), cujas fibrilas são derivadas de cadeias leves, produzidas por um clone de células plasmáticas. Na amiloidose AA, associada a doenças inflamatórias crônicas, ocorre deposição da proteína amiloide sérica A (SAA), produzida abundantemente nessas condições. Já nas formas hereditárias de amiloidose, as fibrilas derivam de mutações que alteram a estrutura quaternária de proteínas normalmente presentes no organismo (ver adiante).

Patologia das amiloidoses

Figura 16.2

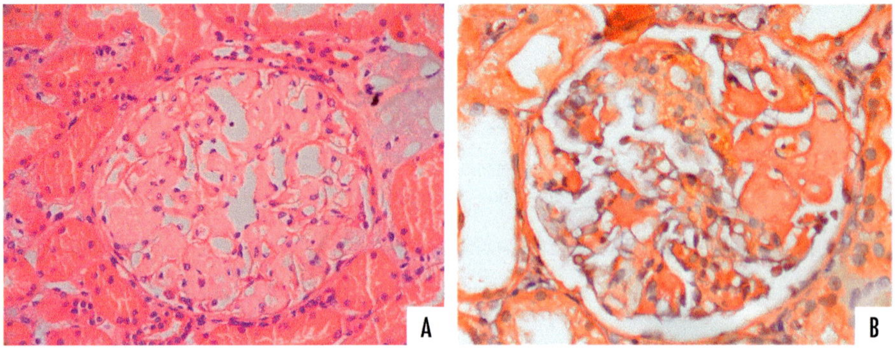

A: Glomérulo de um paciente com amiloidose, mostrando os espaços intercapilares alargados pela presença de uma substância rósea, vítrea e homogênea. Coloração pela hematoxilina-eosina; **B:** Glomérulo de paciente com amiloidose, mostrando a substância amiloide corada pelo vermelho Congo. Aumentos de 400×.

Fonte: Fotomicrografias gentilmente cedidas pelas Dras. Livia Barreira e Denise MAC Malheiros.

À microscopia óptica (Figuras 16.2A e 16.2B), os glomérulos aparecem profundamente alterados, com a região intercapilar tomada por depósitos de amiloide, que aparecem como uma substância fracamente eosinofílica, acelular e amorfa, que substitui a matriz mesangial e difere dela por seu aspecto extremamente homogêneo e por suas características tintoriais peculiares: além de pálida à hematoxilina-eosina, é PAS-negativa e cora-se positivamente com o vermelho Congo. Esse material comprime as alças capilares, assumindo frequentemente um aspecto nodular, e infiltra-se nas membranas basais, acabando por substituí-las.

Figura 16.3

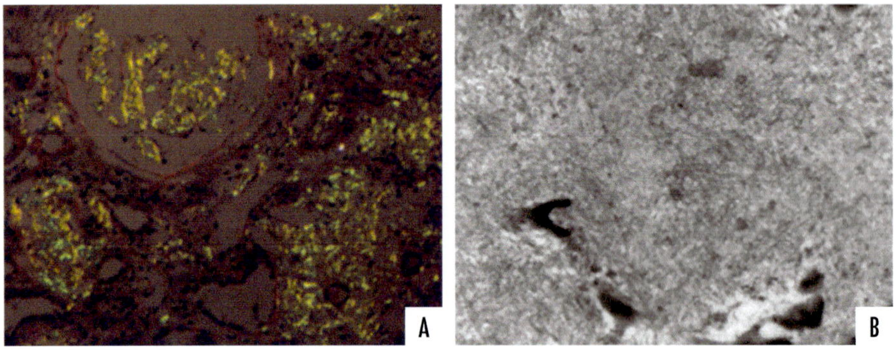

A: Substância amiloide depositada nos espaços intercapilares e no interstício renal, com birrefrigência de tonalidade verde-maçã à luz polarizada após coloração pelo vermelho Congo; **B:** Microscopia eletrônica de transmissão, mostrando deposição de fibrilas extremamente delgadas, em geral entre 8 e 12 nm, com distribuição aleatória (60.000×).

Fonte: Fotomicrografias gentilmente cedidas pelas Dras. Lívia Barreira e Denise MAC Malheiros.

A identificação do amiloide é ainda mais precisa quando o tecido renal, previamente corado pelo vermelho Congo, é examinado sob luz polarizada: as fibrilas apresentam birrefringência e adquirem uma tonalidade verde-maçã (Figura 16.3A). Uma alternativa mais recente é o tratamento com tioflavina T, que confere às fibrilas amiloides uma intensa fluorescência verde-amarela. A imunofluorescência convencional também pode ser útil, embora seja alto o porcentual de falso-negativos. A substância amiloide pode ainda ser identificada por microscopia eletrônica, aparecendo como fibrilas rígidas, não ramificadas, habitualmente dispostas de modo aleatório, de comprimento indefinido e com diâmetro entre 8 e 12 nm (Figura 16.3B).

Características morfológicas e tintoriais semelhantes às encontradas nos rins aparecem também em outros tecidos, como fígado, vasos, gordura abdominal e reto.

Amiloidose de cadeia leve (AL) ou primária

A amiloidose AL, conhecida até recentemente como amiloidose primária, é a forma mais comum de amiloidose. Sua incidência média é de aproximadamente oito indivíduos por milhão de habitantes por ano, variando conforme a região. A grande maioria dos pacientes tem mais de 50 anos, com predomínio do sexo masculino.

A substância amiloide é constituída de cadeias leves de imunoglobulinas monoclonais, mais frequentemente λ do que κ, e pode se depositar em qualquer tecido, exceto no cérebro. Os rins são os órgãos mais frequentemente comprometidos, seguidos do coração, fígado, nervos periféricos, vasos sanguíneos, trato digestivo e outros menos comuns. Por razões que não são claras, mas que certamente se relacionam às propriedades físico-químicas de suas moléculas, certas imunoglobulinas de cadeia leve são mais "amiloidogênicas" do que outras. Outras diferenças estruturais determinam se o amiloide se deposita nos rins, miocárdio ou outra localização.

Nos rins, os glomérulos constituem o principal local de acúmulo, enquanto artérias, arteríolas, interstício e membrana basal tubular são acometidos em graus ligeiramente menores, com depósitos irregulares e frequentemente confluentes.

Manifestações clínicas da amiloidose AL

O quadro clínico da amiloidose AL depende do local de deposição das fibrilas: renais (síndrome nefrótica, queda da taxa de filtração glomerular); cardíacas (insuficiência cardíaca por miocardiopatia restritiva, doença do nódulo atrioventricular, padrões de baixa voltagem ao eletrocardiograma (ECG), disfunção sistólica e/ou diastólica evidenciada à ecocardiografia); gastrointestinais (síndrome de má absorção, distúrbios de motilidade); neurológicas (dor neuropática, síndrome do túnel do carpo), autonômicas (hipotensão ortostática, impotência, gastroparesia), cutâneas (pápulas, nódulos, púrpuras, equimoses por traumatismo mínimo), articulares (poliartrite da cintura escapular); e distúrbios da coagulação (hemorragias resultantes de deficiência dos fatores IX e X). Uma manifestação quase patognomônica da amiloidose AL é a macroglossia, consequente à deposição lingual de fibrilas.

Manifestações atribuíveis a comprometimento renal aparecem em até metade dos pacientes com amiloidose AL no momento do diagnóstico. Hipertensão arterial é encontrada em 20% a 50% dos pacientes, mas é comum a presença de hipotensão ortostática (consequente à neuropatia autonômica causada pela doença), que frequentemente ajuda a levantar a suspeita de AL. A maioria dos pacientes desenvolve proteinúria superior a 1 g/dia, com 25% se apresentando com síndrome nefrótica e graus variados de perda de função renal (atribuída à compressão de alças glomerulares pelos depósitos de amiloide) no momento do diagnóstico. O sedimento urinário mostra hematúria microscópica e cilindros celulares. Hipercolesterolemia é menos comum do que em outras formas de síndrome nefrótica, talvez por comprometimento hepático simultâneo. Mais raramente, podem-se encontrar depósitos tubulares de amiloide, acompanhados de alterações funcionais tais como acidose tubular renal distal e diabetes insipidus nefrogênico.

Diagnóstico da amiloidose AL

A demonstração da existência de uma proteína monoclonal pode ser feita com eletroforese simples, que revela, em quase dois terços dos pacientes com amiloidose primária, a presença de uma proteína monoclonal no soro, enquanto em 20% dos casos detecta-se a proteína de Bence Jones na urina. Entretanto, nem sempre é possível demonstrar claramente um pico monoclonal, seja no soro ou na urina. Nesses casos, é necessário recorrer à imunoeletroforese e à imunofixação, que utilizam antissoros específicos que permitem identificar, no soro e/ou na urina, a proteína anômala, sua natureza (imunoglobulina intacta ou cadeia leve) e sua classe (IgM, IgG ou IgA). No entanto, mesmo esses testes podem não ser suficientemente sensíveis para detectar a proteína anômala se esta for uma cadeia leve. Nesses casos, é necessário quantificar as cadeias leves livres no soro por nefelometria, ou turbidimetria, muito mais sensíveis, indicados especialmente na amiloidose primária, em que a concentração de cadeias leves no soro pode ser muito baixa.

Um parâmetro importante derivado das medidas de cadeias leves no soro é a relação entre as concentrações de cadeias κ e λ. Valores de κ/λ inferiores a 0,26 são considerados indicativos de um excesso de cadeias λ, consistente com amiloidose AL, mas não patognomônico. Os quocientes superiores a 1,65 são encarados como marcadores de um excesso de cadeias κ, encontrado em condições como o mieloma múltiplo. Valores entre 0,26 e 1,65 são considerados normais.

Os exames não histológicos são úteis como ferramentas auxiliares, embora não sejam decisivos para o diagnóstico de amiloidose AL. O ecocardiograma pode revelar ecogenicidade "brilhante" (hiperecogenicidade), espessamento do miocárdio e comprometimento da contratilidade ou do relaxamento dos ventrículos (fração de ejeção e volume diastólico anormais). A ultrassonografia do abdome revela frequentemente rins de tamanho normal ou aumentado. A trombose de veia renal, comum em pacientes com síndrome nefrótica, pode ser detectada por tomografia computadorizada ou ressonância magnética.

É também possível detectar e acompanhar os depósitos amiloides com SAP marcado com iodo radioativo, porém a disponibilidade desse exame é muito limitada.

A confirmação diagnóstica da amiloidose AL é feita mediante exame tecidual, utilizando histoquímica, imuno-histoquímica, imunofluorescência e, se possível, microscopia eletrônica. A sensibilidade é máxima em tecido renal, hepático e gástrico e, em princípio, a biópsia renal deveria ser preferida, uma vez que as manifestações renais são frequentes e é necessário fazer diagnóstico diferencial com outras nefropatias. No entanto, há sempre risco de sangramento, sobretudo se houver concomitantemente deficiência de fatores de coagulação. Esse risco é ainda maior com biópsia hepática, mesmo sem deficiência de coagulação, enquanto a biópsia gástrica exige endoscopia. Por essa razão, dá-se preferência a métodos menos invasivos, como aspiração de gordura abdominal subcutânea ou biópsia retal, que são diagnósticas em 80% dos casos.

Embora na maior parte dos casos se trate de um distúrbio primário, é necessário realizar uma investigação hematológica completa e uma biópsia de medula óssea para descartar a possibilidade de outras doenças hematológicas, principalmente o mieloma múltiplo, o qual acompanha 10% a 15% dos casos de amiloidose AL. Nesta, a porcentagem de plasmócitos na medula é normal ou discretamente aumentada, mas se mantém abaixo de 10%, que é o valor mínimo para o diagnóstico de mieloma múltiplo. Outra associação importante da amiloidose AL ocorre com a gamopatia monoclonal de significado indeterminado (ver adiante). Como esta última condição é comum em pacientes idosos, é necessária cautela para evitar erros diagnósticos ou atribuir importância indevida a um pequeno pico na eletroforese de proteínas séricas.

Tratamento e prognóstico da amiloidose AL

Os tratamentos disponíveis para amiloidose AL têm eficácia parcial, que depende da idade, dos órgãos acometidos e do estado geral do paciente. A estratégia do tratamento é diminuir a produção de cadeias leves monoclonais, usando corticosteroides e quimioterápicos como melfalano, prednisona, ciclofosfamida ou a associação VAD (vincristina, adriamicina e dexametasona).

Durante muitos anos, a associação melfalano/prednisona foi o tratamento de escolha para os pacientes com amiloidose AL que não eram candidatos a um transplante de medula. Esse esquema, cuja eficiência era muito limitada, veio a ser substituído pelo tratamento combinado melfalano/dexametasona, atualmente considerado padrão. Esse regime é bem tolerado, com a maior parte dos pacientes apresentando remissão ao menos parcial, embora a taxa de recidivas seja relativamente alta.

Resultados mais animadores, inclusive com relação à qualidade de vida, têm sido observados com a terapia com melfalano em altas doses, seguida do transplante de células-tronco hematopoiéticas. Na atualidade, esse é o tratamento de escolha para pacientes mais jovens com pouco ou nenhum comprometimento sistêmico, especialmente no que diz respeito ao miocárdio. No entanto, mesmo com os mais eficazes tratamentos disponíveis, a letalidade da doença em médio prazo ainda é relativamente alta. Deve-se ressaltar que 80% dos pacientes não têm indicação de transplante, por serem idosos e/ou por comprometimento cardíaco ou multissistêmico.

Nos pacientes refratários aos tratamentos descritos, ou em caso de recidivas, têm sido utilizados a lenalidomida (derivada da talidomida) e o bortezomib. Embora sejam drogas de alta toxicidade, a sobrevida média aumenta de 10 meses para 4 a 5 anos em casos selecionados, com resposta hematológica plena.

Nos casos que evoluem para necessidade permanente de diálise, a mortalidade é mais elevada do que em outras nefropatias, principalmente devido à sepse e às complicações cardíacas. Não há evidência de que a modalidade de diálise (peritoneal ou hemodiálise) seja relevante para a sobrevida do paciente. O transplante renal pode ser considerado após remissão. A taxa de recorrência situa-se entre 20% e 30% dos casos, mas só infrequentemente leva à perda do enxerto.

A terapia de apoio consiste em diuréticos (para o edema) e anti-hipertensivos, principalmente inibidores da angiotensina II, que devem ser utilizados com muita cautela devido ao risco de síncope (e quedas) por hipotensão postural. Esta última pode ser aliviada com o uso de fludrocortisona e meias compressivas. Pode ser necessário o uso de analgésicos para a dor neuropática. Os glicosídeos cardíacos e os antagonistas dos canais de cálcio são contraindicados, uma vez que podem agravar as manifestações cardíacas.

O prognóstico de amiloidose AL varia consideravelmente, com sobrevida desde poucos meses até vários anos, na dependência do número de órgãos acometidos e da extensão das lesões. O comprometimento cardíaco, a intensidade da proteinúria, a excreção urinária predominante de cadeias λ, a elevação da creatinina sérica, a fibrose intersticial e a necessidade de diálise são indicadores de mau prognóstico.

Amiloidose AA ou secundária

A amiloidose AA guarda muitas semelhanças com a amiloidose AL, mas sua patogênese é bem diferente. Enquanto na amiloidose AL as fibrilas que constituem os depósitos originam-se de cadeias leves de imunoglobulinas, na AA elas provêm de uma proteína de fase aguda sintetizada no fígado, o amiloide sérico A (SAA, na sigla em inglês). Quando produzida em um episódio agudo, a SAA não chega a exercer efeitos deletérios, embora seus níveis séricos possam se elevar milhares de vezes em relação ao normal. Quando, no entanto, sua produção e seu nível sérico se mantêm altos durante períodos muito longos, a SAA tende a sofrer alterações conformacionais e a se depositar em diversos órgãos de forma análoga à das cadeias leves na amiloidose AL. Por essa razão, a amiloidose AA está associada a doenças crônicas de natureza infecciosa, inflamatória ou neoplásica, como tuberculose, artrite reumatoide e doença de Hodgkin. Como na amiloidose AL, ocorre na amiloidose AA a deposição de fibrilas em vários órgãos, como fígado, baço, vasos e, em especial, os rins. No entanto, em contraste ao que ocorre na AL, o envolvimento cardíaco na amiloidose AA é relativamente raro. Evidências de lesão hepática ou esplênica são igualmente incomuns.

Manifestações clínicas, diagnóstico, tratamento e prognóstico da amiloidose AA

Em coerência com essa distribuição de suas fibrilas, as manifestações mais frequentes da amiloidose AA, acometendo a grande maioria dos pacientes, são renais, consistindo em proteinúria, frequentemente intensa o suficiente para causar síndrome nefrótica, e elevação da creatinina sérica. Hipertensão arterial é incomum nesses pacientes. Evidentemente, o quadro clínico pode ser dominado pela doença de base, o que exige atenção para detectar as manifestações renais e levantar a suspeita de amiloidose AA quando elas se associam a uma enfermidade crônica sem relação direta com os rins.

Infelizmente, as opções terapêuticas para a amiloidose AA são muito limitadas. Com frequência, o melhor cenário para o paciente é o tratamento bem-sucedido da doença de base, como no caso da artrite reumatoide tratada com rituximabe ou com pulso de ciclofosfamida. A experiência com transplante renal não é das mais animadoras: a sobrevida desses pacientes é baixa, especialmente logo após o transplante, devido sobretudo a infecções e complicações cardíacas.

Amiloidose renal na febre familial do Mediterrâneo

A febre familial do Mediterrâneo (FFM) é uma doença genética rara, quase sempre autonômica recessiva, que acomete preferencialmente certos grupos étnico/nacionais – árabes, armênios, judeus e turcos. É caracterizada por episódios autolimitados, com duração de

12 horas a 3 dias, de febre, dor abdominal, artralgias e serosites. O diagnóstico da FFM baseia-se principalmente no quadro clínico, na história familial e em uma característica especial: a doença responde com melhora acentuada ao tratamento com a colchicina.

Manifestações clínicas da amiloidose associada à FFM

A amiloidose renal secundária à FFM consiste na deposição de fibrilas AA, sobretudo nos rins (alguns a classificam como uma forma de amiloidose AA). Coerentemente, as principais manifestações da FFM são proteinúria isolada, síndrome nefrótica e insuficiência renal. Os pacientes nefróticos, em geral, são normotensos, e a hematúria é rara. Assim, essas manifestações renais podem ser erroneamente diagnosticadas como nefropatia de lesões mínimas, levando ao tratamento, igualmente equivocado, com corticosteroides, sem que se obtenha resposta. Como nas demais formas de amiloidose, o diagnóstico é feito por meio de biópsia renal, a qual revela as mesmas características morfológicas e tintoriais descritas acima.

Tratamento e prognóstico da amiloidose associada à FFM

O tratamento com colchicina não só alivia os sintomas característicos da FFM, como também pode prevenir, desde que instituído precocemente e em dose adequada, a amiloidose renal. Mesmo quando o tratamento com colchicina é iniciado de forma tardia, é possível obter remissão da proteinúria, ainda que persistam os depósitos renais.

Para pacientes com perda permanente da função renal, valem os métodos convencionais de hemodiálise e diálise peritoneal. Nos casos de transplante renal, é obrigatório o uso da colchicina em doses apropriadas para prevenir a recidiva da amiloidose no enxerto. É necessária cautela com a interação medicamentosa entre a colchicina e a ciclosporina, a qual deve ser utilizada em doses menores ou substituída por imunossupressores alternativos. Apesar de todos esses cuidados, a sobrevida dos pacientes e do enxerto renal ainda é menor do que a observada com outras nefropatias, mesmo diante de uma incidência semelhante de episódios de rejeição.

Amiloidose renal hereditária (ver também o Capítulo 31 – Nefropatias Hereditárias Não Císticas)

Raramente a amiloidose se apresenta como uma doença hereditária, em geral obedecendo a um padrão autossômico dominante. Nesses casos, o material amiloide é formado a partir de proteínas normalmente presentes no organismo, cuja estrutura primária sofreu sutis alterações decorrentes de uma troca de aminoácidos, causando uma alteração conformacional que as leva a dobrar-se de modo anômalo e formar fibrilas insolúveis. A proteína mais frequentemente envolvida nesses processos é a transtiretina, que está presente no plasma e transporta outras moléculas, como tiroxina e retinol. Por razões ainda não elucidadas, os depósitos amiloides constituídos por essa proteína localizam-se predominantemente nos rins. Outras proteínas cuja alteração causa amiloidose hereditária são a apoproteína AI, a cadeia α do fibrinogênio, as apoproteínas AI e AII, a cistatina C e a gelsolina.

Não há um esquema terapêutico específico para as amiloidoses hereditárias, que não respondem à imunossupressão. O transplante renal é o recurso disponível, de preferência acoplado a transplante hepático, a única maneira de suprimir a síntese da proteína anômala.

Doença de depósitos de imunoglobulinas monoclonais

A doença de depósito de imunoglobulinas monoclonais (DDIM), uma condição mais rara do que a amiloidose, aparece geralmente depois dos 45 anos. Na DDIM, os depósitos sistêmicos de imunoglobulinas podem ser constituídos de cadeia leves (forma mais comum, amplamente conhecida como "doença de cadeia leve"), cadeias pesadas, ou ambas. Embora a DDIM e a amiloidose sejam ambas doenças de depósito, há várias diferenças importantes entre elas: 1) na DDIM, as cadeias leves envolvidas são em sua maior parte do isotipo κ, enquanto na amiloidose predominam cadeias λ; 2) na DDIM, os depósitos não se coram pelo vermelho Congo nem pela tioflavina T; 3) na DDIM, não há associação com amiloide sérico P; 4) na DDIM, os depósitos apresentam aspecto granular, e não fibrilar como na amiloidose.

À microscopia óptica, o padrão mais comum – observado em 50% dos pacientes – é o de uma glomeruloesclerose nodular, semelhante à observada na nefropatia diabética, mas com nódulos de tamanho mais uniforme e distribuídos de forma mais difusa. Microaneurismas em capilares glomerulares também podem ser encontrados. São também frequentes esclerose e hipercelularidade mesangiais discretas e/ou alterações da membrana basal. Ocasionalmente podem aparecer lesões de padrão membranoproliferativo.

Na microscopia por imunofluorescência, são observados depósitos de cadeia leve (κ em 80% dos casos) em padrão difuso e linear na membrana basal glomerular, membrana basal tubular, parede de vasos e nos nódulos. Usualmente não se observam depósitos de frações do complemento. À microscopia eletrônica, notam-se depósitos eletrondensos não fibrilares no mesângio e na membrana basal de glomérulos, túbulos e vasos.

A patogênese da glomeruloesclerose na DDIM, ainda não totalmente elucidada, envolve a ação do fator transformador de crescimento beta (TGF-β) e a produção acelerada de proteínas da matriz extracelular, tais como colágeno IV, laminina e fibronectina.

Manifestações clínicas e diagnóstico da DDIM

Como na amiloidose, o quadro clínico da DDIM varia conforme a localização e extensão dos depósitos de imunoglobulinas. O acometimento renal é o mais comum, resultando em proteinúria intensa, síndrome nefrótica, hematúria, hipertensão e declínio de função renal. Com frequência menor, o fígado e o coração também podem ser afetados, além do sistema nervoso, pele, tireoide, baço, adrenal e trato gastrointestinal.

O diagnóstico da DDIM baseia-se no quadro clínico, na demonstração, por eletroforese e imunofixação, de cadeias monoclonais leves e/ou pesadas no soro e/ou urina e, principalmente, na biópsia renal, que tem caráter confirmatório.

Tratamento e prognóstico da DDIM

Para o tratamento da DDIM, pode-se utilizar um esquema de imunossupressão com melfalano e prednisona, o qual, como no caso da amiloidose, tem de ser precoce, uma vez que é limitada a resposta de pacientes com creatinina plasmática superior a 4mg/dL. O transplante de células-tronco hematopoiéticas pode ser uma boa alternativa, com evolução aparentemente mais favorável do que na amiloidose.

O prognóstico da DDIM é incerto, mas parece ser melhor do que o da amiloidose. Alguns estudos indicam uma sobrevida de ~70% em 5 anos, enquanto a sobrevida renal em igual período é inferior a 40%. A mortalidade está associada a complicações renais, cardíacas e infecciosas e, de modo geral, o prognóstico é profundamente influenciado pela idade e pela função renal no momento do diagnóstico. Uma parcela substancial dos pacientes desenvolve mieloma múltiplo, sugerindo que a produção excessiva de imunoglobulinas pode ser uma manifestação precoce dessa doença.

Glomerulonefrites fibrilar e imunotactoide

A glomerulonefrite fibrilar (GF) e a glomerulonefrite imunotactoide (GI) são causas raras de glomerulopatia (especialmente a GI, dez vezes menos frequente), apesar de um aumento moderado de sua prevalência em anos recentes. São doenças da meia-idade, com pico de incidência entre 40 e 60 anos. Podem estar relacionadas a carcinomas, doenças autoimunes, linfomas ou leucemias de células B, principalmente no caso da GF. Suas características clínicas e patológicas são muito semelhantes, a ponto de haver controvérsia sobre se são doenças distintas ou se constituem variações da mesma entidade. Ao mesmo tempo, apresentam algumas semelhanças com as amiloidoses, embora alguns aspectos sejam claramente distintos. Os mecanismos que levam à deposição glomerular de material proteico nessas doenças são incertos.

Manifestações clínicas e diagnóstico da GF e da GI

As manifestações clínicas dessas glomerulopatias são, em geral, inespecíficas. Os pacientes apresentam-se com hipertensão, proteinúria geralmente nefrótica, hematúria microscópica e perda de função renal. Podem também apresentar paraproteínas circulantes.

Os achados à microscopia óptica, em geral, também são inespecíficos, consistindo em hipercelularidade mesangial, expansão da matriz mesangial e deposição de um material amorfo que aparentemente se assemelha ao encontrado na amiloidose e na DDIM. Em alguns casos, as alterações glomerulares assumem um padrão membranoso, o que pode levar a um diagnóstico errôneo. Mais raramente, a evolução dessas lesões pode levar à formação de crescentes.

Para distinguir entre GF, GI e amiloidose, um dos recursos é a coloração com vermelho Congo ou tioflavina T, que é negativa na GF e na GI. Outra possibilidade é a imunofluorescência. Na GF, é possível detectar depósitos de IgG, C3 e cadeias leves κ. Os depósitos também podem ser lineares e tão intensos a ponto de simular os encontrados na doença antimembrana basal glomerular. No entanto, um diagnóstico preciso e confiável requer o uso de microscopia eletrônica. Na GF, é possível demonstrar a presença, no mesângio e na parede do capilar glomerular, de fibrilas distribuídas aleatoriamente, com espessura variando entre 16 e 24 nm, o que as distingue das observadas na amiloidose, cujo diâmetro não ultrapassa 10 nm. Já na GI as fibrilas são ainda mais espessas, com diâmetros entre 30 e 50 nm, dispostas em paralelo. Entretanto, o aspecto mais distintivo dessas estruturas é a existência de um lúmen central, que as caracteriza como microtúbulos, e não como simples fibrilas.

Tratamento e prognóstico da GF e da GI

Não há tratamento específico para a GF e a GI. Para a maioria dos pacientes, a prednisona e a ciclofosfamida trazem pouco benefício, embora os resultados sejam um pouco melhores com a GI. Em casos com crescentes, a ciclofosfamida e a prednisona podem reduzir a proteinúria e resgatar parcialmente a função renal. A ciclosporina também tem sido usada com sucesso em alguns pacientes com GF e padrão membranoso à microscopia óptica.

O transplante renal tem sido utilizado em pacientes com GF. No entanto, a doença recidiva em cerca de metade dos casos. Tanto o prognóstico da GF como o da GI são ruins, com mais da metade dos pacientes progredindo para DRC terminal em 5 anos.

Mieloma múltiplo

No mieloma múltiplo (MM), um clone de plasmócitos adquire características neoplásicas e passa a proliferar descontroladamente, infiltrando a medula óssea e provocando manifestações clínicas variadas, como dores ósseas, lesões líticas do esqueleto, anemia, hipercalcemia, suscetibilidade a infecções e falência renal. O MM acomete predominantemente homens com idade superior a 60 anos (a idade ao diagnóstico é, em média, 70 anos).

Os plasmócitos neoplásicos produzem imunoglobulinas monoclonais que podem ser detectadas na circulação e/ou na urina por eletroforese e imunofixação. A classe de imunoglobulinas mais frequentemente observada é a IgG (60%), seguida da IgA (27%) e, raramente, IgD (< 1%). Em cerca de 10% dos casos, o que é detectado é uma cadeia leve, desacompanhada de cadeia pesada. Essas proteínas são responsáveis pela maior parte das manifestações renais do MM.

O MM é frequentemente precedido pela presença de paraproteinemias assintomáticas, muitas vezes descobertas em exames laboratoriais de rotina. Esses pacientes são classificados, com base em outros achados clinicolaboratoriais, como pertencentes ao grupo das gamopatias monoclonais de significado indeterminado (GMSI ou, na sigla em inglês, MGUS) ou mieloma múltiplo latente (*smoldering multiple myeloma*), que serão considerados mais adiante. Inversamente, cerca de 20% dos pacientes que se apresentam com paraproteinemias já são portadores de mieloma múltiplo.

Patologia renal no MM

No Quadro 16.2, estão esquematizados os principais efeitos adversos do MM sobre os rins. Nos glomérulos, pode haver deposição de cadeias leves como fibrilas amiloides (amiloidose AL) ou de cadeias leves e/ou pesadas sob a forma de DDIM, conforme descrito anteriormente. Crioglobulinemia monoclonal e glomerulonefrite proliferativa causada por depósitos monoclonais de IgG são formas menos frequentes de acometimento glomerular. O mais comum e mais deletério efeito renal do MM é a nefropatia por cilindros, também conhecida como "rim do mieloma". Essa condição se associa a altas taxas de produção de cadeias leves monoclonais que, por seu baixo peso molecular, atravessam facilmente a barreira glomerular, saturam o mecanismo de reabsorção proximal e, chegando à porção espessa ascendente da alça de Henle, precipitam juntamente com a proteína de Tamm-Horsfal (pode haver precipitação também mais adiante, no duto coletor). Formam-se assim cilindros (Figura 16.4) que causam micro-obstrução dos néfrons e reduzem drasticamente a taxa de filtração glomerular, causando necrose tubular e injúria renal aguda (IRA). O material proteico é circundado por células gigantes multinucleadas, formadas por macrófagos provavelmente provenientes do interstício renal, onde também ocorre um processo inflamatório. Os túbulos podem também apresentar alterações funcionais devido ao efeito tóxico das cadeias leves. A lesão dos túbulos proximais pode causar a síndrome de Fanconi, com fosfatúria, glicosúria, aminoacidúria, uricosúria, acidose tubular renal do tipo II e proteinúria tubular. O comprometimento dos túbulos distais leva à acidose tubular renal do tipo I. Finalmente, no interstício, além da inflamação já mencionada, pode haver (raramente) infiltração por células plasmáticas.

Quadro 16.2 – Principais manifestações renais do mieloma múltiplo.

Nos glomérulos
- Amiloidose primária
- DDIM (depósitos de cadeia leve, pesada ou ambas)
- Crioglobulinemia monoclonal
- Glomerulonefrite proliferativa por depósitos monoclonais de IgG

Nos túbulos
- Nefropatia por cilindros (rim do mieloma – forma mais comum)
- Disfunção tubular distal
- Tubulopatia proximal ou síndrome de Fanconi adquirida

No interstício
- Nefrite intersticial
- Infiltração de células plasmáticas

Fonte: Desenvolvido pela autoria do capítulo.

Figura 16.4

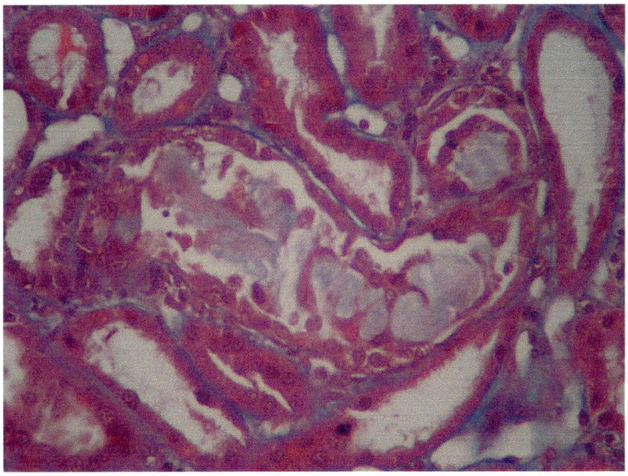

Cilindros intratubulares circundados por células gigantes. Coloração pelo tricrômico de Masson 400x.

Fonte: Microfotografia gentilmente cedida pelas Dras. Livia Barreira e Denise MAC Malheiros.

Manifestações clínicas do MM

Em vista da multiplicidade de órgãos e sistemas afetados pelo MM, não surpreende que as manifestações clínicas da doença sejam igualmente variadas, compreendendo dores ósseas, anemia, fadiga, perda de peso e suscetibilidade aumentada a infecções, entre várias outras. No entanto, a IRA causada pela nefropatia por cilindros pode ser a forma inicial de apresentação clínica do MM, obrigando a um diagnóstico diferencial com outras causas de perda abrupta da função renal, como as desidratações. A possibilidade de confusão inicial é aumentada pelo fato de que a nefropatia por cilindros pode ser desencadeada justamente por situações de hipoperfusão renal, que favorecem a concentração do fluido intratubular nas porções finais do néfron, onde também pode haver formação de cilindros. A hipercalcemia resultante de lise óssea pode contribuir para a IRA por seu efeito vasoconstritor e também por facilitar a formação de precipitados intratubulares. Infecções, uso de contrastes iodados, anti-inflamatórios não hormonais, bloqueadores do sistema renina-angiotensina e excesso de diuréticos também favorecem a precipitação intratubular de cadeias leves.

Diagnóstico do MM

O diagnóstico do MM baseia-se na detecção de proteínas monoclonais na urina e no soro. A imunoeletroforese e a imunofixação de proteínas urinárias mostram a presença de cadeias leves, que podem constituir mais de 70% da proteinúria total. A biópsia renal mostra cilindros característicos, com aspecto fragmentado, dilatação tubular, células gigantes multinucleadas e infiltrado inflamatório intersticial (Figura 16.4). Nos glomérulos, pode haver a presença de nódulos mesangiais causados pela deposição de imunoglobulinas.

Embora a história clínica e a análise das proteínas monoclonais no soro e na urina sejam fundamentais, o diagnóstico de mieloma múltiplo requer biópsia de medula óssea, que deve mostrar uma proporção de plasmócitos igual ou superior a 10%. Outros testes, menos específicos, como exames de imagem, velocidade de hemossedimentação e concentrações séricas de cálcio e β-2 microglobulina, podem auxiliar no diagnóstico. De acordo com o International Multiple Myeloma Working Group, todos esses critérios devem ser abrigados nas siglas CRAB -SLIM, definidas com base nas principais manifestações clínicas do MM: C, para hipercalcemia; R, para doença renal; A, para anemia; e B, para doença óssea (*bone disease*), completando a sigla CRAB. Para compor a sigla adicional SLIM, temos S, para 60% ou mais de plasmócitos na medula óssea; Li, para a presença anômala de cadeias leves (*light chains*); e M para mais de uma lesão focal à ressonância magnética.

Tratamento do MM

O tratamento atual do mieloma múltiplo consiste basicamente na quimioterapia com drogas como melfalano (associado à prednisona), lenalidomida e bortezomib. A recuperação da função renal ocorre em aproximadamente 50% dos pacientes, mas é menos provável naqueles que vêm a necessitar de diálise, os quais apresentam também índices baixos de sobrevida.

Em pacientes com MM e IRA não oligúrica de início recente, é necessário manter o débito urinário elevado pela infusão de soro fisiológico e alcalinização da urina, na tentativa de minimizar a precipitação de cadeias leves e de corrigir a hipercalcemia e também a hiperuricemia. Essa conduta deve ser adotada com muita cautela em casos de oligúria ou insuficiência cardíaca congestiva e suspensa se a função renal não se restabelecer em 24 horas. O uso de diuréticos de alça e de bisfosfonatos está indicado para o tratamento de hipercalcemias. Outra medida sugerida para a terapêutica da nefropatia por cilindros é a plasmaférese, com a qual se procura remover cadeias leves. No entanto, o benefício trazido por essa conduta é incerto.

A hemodiálise crônica está indicada nos casos de insuficiência renal avançada, embora a mortalidade em diálise seja mais elevada do que em outras nefropatias. O transplante renal pode ser uma opção de tratamento para pacientes jovens que apresentem completa remissão da doença sistêmica.

Gamopatia monoclonal de significado indeterminado e MM latente

Manifestações clínicas

Como o nome indica, a gamopatia monoclonal de significado indeterminado (GMSI ou, na sigla em inglês, MGUS), também conhecida como gamopatia benigna, consiste na presença de uma proteína monoclonal anômala circulante, sem que se manifestem alterações clínicas relevantes. São pacientes em quem se descobre incidentalmente uma proteína M na eletroforese de proteínas séricas durante um exame de rotina, ou no decorrer de alguma investigação diagnóstica. Em alguns desses pacientes, a proteína anômala pode permanecer insuspeita durante 20 anos antes de ser detectada.

A GMSI é definida pelos seguintes critérios: 1) presença no soro de uma proteína sérica monoclonal (proteína M) em concentração inferior a 3 g/dL; 2) menos de 10% de plasmócitos à biópsia de medula óssea; e 3) ausência de comprometimento de órgãos atribuível à proliferação de plasmócitos, tais como lesões ósseas líticas, anemia, hipercalcemia, lesões renais e hiperviscosidade sanguínea.

A GMSI é uma condição relativamente rara, acometendo 3,2% da população acima de 50 anos de idade. No entanto, sua prevalência aumenta com a idade: atinge 5% aos 70 anos de idade e 7,5% acima de 85 anos.

Apesar de ser também conhecida como "gamopatia benigna", a GMSI comporta-se de modo não condizente com essa designação, podendo mesmo ser considerada uma condição pré-maligna, capaz de evoluir para mieloma múltiplo, macroglobulinemia de Waldeström ou outras doenças linfoproliferativas.

Conforme a natureza da proteína anômala, a GMSI pode ser classificada em três tipos clínicos distintos:

» **GMSI-não IgM (IgG, IGA ou IgD):** é o subtipo mais comum de GMSI, podendo evoluir para mieloma múltiplo e, menos frequentemente, para amiloidose AL, DDIM de cadeia leve ou outras doenças linfoproliferativas.
» **GMSI-IgM:** ocorre aproximadamente em 15% dos casos de GMSI, podendo evoluir para macroglobulinemia de Waldenström e, mais raramente, para amiloidose AL ou linfoma. A progressão para MM-IgM é ainda mais rara.
» **GMSI-cadeia leve:** pode progredir para proteinúria de Bence-Jones idiopática, mieloma múltiplo cadeia leve, amiloidose AL ou doença de depósito de cadeia leve.

O acometimento renal é praticamente inexistente em pacientes com GMSI, consistindo no máximo em proteinúria e/ou hematúria de pequena intensidade. Na verdade, a própria definição de GMSI exclui a presença de lesão renal clinicamente relevante.

Tratamento da GMSI

Não há um esquema terapêutico específico para a GMSI. No entanto, esses pacientes devem ser acompanhados e submetidos a testes periódicos para verificar sua condição clínica e seus níveis séricos de proteína M, cálcio e creatinina, além de eventuais exames de imagem.

Mieloma múltiplo latente (*smoldering multiple myeloma*)

O mieloma múltiplo latente (MML), ou mieloma múltiplo assintomático, é uma condição intermediária entre a GMSI e o MM. Como na GMSI, são pacientes assintomáticos, em quem se detecta incidentalmente uma proteína monoclonal anômala e que não apresentam lesão de órgãos relacionada à disproteinemia. No entanto, diferentemente do que ocorre na GMSI, no MML a porcentagem de plasmócitos na medula óssea situa-se entre 10% e 60%, caracterizando um estágio mais próximo ao MM do que à GMSI. Na verdade, é provável que a GMSI, o MML e o MM façam parte de um espectro contínuo, com gravidade crescente, da mesma desordem linfoproliferativa.

Tratamento do MML

Não existe ainda consenso quanto à abordagem clínica do MML. Enquanto alguns propõem acompanhamento clínico vigilante, como no MML, outros advogam abordagem mais agressiva, adotando tratamentos específicos para o MM.

Gamopatia monoclonal de significado renal (GMSR)

Conforme mencionado anteriormente, a definição de GMSI e a de MM latente excluem a existência de lesões clinicamente relevantes nos rins ou em outros órgãos-alvo. Exatamente por apresentar tais lesões, muitos pacientes com proteínas monoclonais nefrotóxicas acabavam, paradoxalmente, por não receber um diagnóstico definido, o que dificultava a adoção de medidas terapêuticas adequadas.

A criação relativamente recente de uma nova categoria, a gamopatia monoclonal de significado renal (GMSR, ou MGRS na sigla em inglês), distinta da GMSI, discutida anteriormente, veio ajudar a preencher essa lacuna. A GMSR é descrita como uma condição hematológica caracterizada pela produção de imunoglobulinas monoclonais nefrotóxicas por um clone de células plasmáticas ou, menos frequentemente, de linfócitos B. Essas imunoglobulinas monoclonais e/ou seus fragmentos podem acumular-se em qualquer compartimento do parênquima renal, mais frequentemente no tufo glomerular. Conforme a estrutura afetada e a natureza do depósito, a GMSR pode assumir várias das formas de lesão por acúmulo descritas anteriormente. Assim, a deposição de imunoglobulinas nas alças glomerulares e na região mesangial, com ativação do complemento, pode causar uma forma de glomerulonefrite proliferativa. Precipitação de cadeias leves, especialmente na membrana basal de glomérulos, vasos e túbulos, causa uma doença de depósito de imunoglobulinas (DDIM), com produção de *transforming growth factor-beta* (TGF-β) e forte estímulo à produção de matriz mesangial. A ativação da via alternativa do complemento por uma proteína monoclonal leva a uma forma de glomerulopatia por C3, na qual não se detecta a deposição de imunoglobulinas (ver também o Capítulo 9 – Glomerulonefrite Membranoproliferativa). A precipitação de fibrilas nos glomérulos pode apresentar-se como uma amiloidose AL. Outras manifestações de lesão renal por essas proteínas incluem tubulopatias, nefrites tubulointersticiais, glomerulonefrite imunotactoide e microangiopatia trombótica.

O diagnóstico da GMSR inclui, além do exame clinicolaboratorial habitual, uma avaliação hematológica detalhada, visando identificar o clone anômalo por meio de eletroforese e imunofixação de proteínas séricas e urinárias, além da dosagem sérica de cadeias leves. Usualmente há também necessidade de biópsia de medula óssea para determinar a proporção de plasmócitos, que deve ser inferior a 10%, em contraste com o observado no mieloma múltiplo, latente ou não. A realização de biópsia renal, com exame do tecido renal à microscopia óptica, imunofluorescência e microscopia eletrônica, é igualmente essencial ao diagnóstico.

Os pacientes com GMSR respondem mal aos tratamentos imunossupressores usualmente utilizados para nefropatias de natureza imunológica. Além disso, a taxa de recidiva após transplante renal é de cerca de 90% se a produção da proteína M não for contida. Esses achados não chegam a surpreender se levarmos em conta que a GMSR é causada por clones anômalos, considerados atualmente pré-malignos, resistentes aos esquemas imunossupressores usuais. Em coerência com esse conceito, o tratamento atual para a GMSR focaliza a erradicação do clone patológico ou, ao menos, sua neutralização, em vez de concentrar-se diretamente nas manifestações renais da doença, como no caso das nefropatias mediadas por imunocomplexos ou autoanticorpos. Assim, a terapêutica atual da MGSR envolve largamente o uso de drogas antes restritas ao tratamento de cânceres hematológicos, como o bortezomibe e o melfalan. Esquemas envolvendo drogas antilinfocíticas, como o rituximabe, e procedimentos inovadores, como o autotransplante de células-tronco, também têm sido propostos. É evidente que, em cada caso, é necessário analisar cuidadosamente a relação custo-benefício.

O prognóstico renal da MGSR depende essencialmente da resposta terapêutica do clone anômalo, uma vez que é a partir deste último que se originam as proteínas nefrotóxicas. Mesmo que se consiga obter remissão completa com o tratamento, é fundamental que o paciente seja acompanhado estreitamente, uma vez que é alto o risco não somente de recidiva da nefropatia, como também o de desenvolvimento pleno de uma neoplasia hematológica.

As semelhanças e diferenças entre MM, MML, GMSI e GMSR estão expostas de modo resumido na Tabela 16.1.

Tabela 16.1 – Principais semelhanças e diferenças entre MM, MML, GMSI e GMSR.

	Mieloma múltiplo	MM latente	GMSI	GMSR
Plasmócitos na medula	> 10%	> 10%	< 10%	< 10%
Proteína M plasma	> 3 g/dL	< 3 g/dL	< 3 g/dL	< 3 g/dL
Lesão renal	Presente	Ausente	Ausente	Presente
Tratamento do clone	Sim	Não	Não	Sim

Fonte: Desenvolvida pela autoria do capítulo.

Macroglobulinemia de Waldenström

A macroglobulinemia de Waldenström (MW) é uma síndrome na qual um clone neoplásico de linfócitos B produz quantidades excessivas de IgM. É uma doença lenta e progressiva que acomete principalmente pacientes do sexo masculino com idade superior a 60 anos. As principais consequências da proliferação de plasmócitos e produção da proteína monoclonal são: 1) infiltração de órgãos e tecidos pelas próprias células cancerosas; 2) deposição em vários órgãos de agregados de IgM ou IgM-IgG; 3) aumento da viscosidade sanguínea.

Manifestações clínicas da MW

As manifestações clínicas mais comuns da MW são fadiga, perda de peso, sangramentos, alterações visuais, neuropatia periférica, hepatoesplenomegalia, linfadenopatia, anemia e alterações renais. O acometimento renal pode incluir hematúria microscópica, proteinúria que pode chegar a níveis nefróticos e perda de função renal. A patologia renal é variada: em alguns pacientes, pode ocorrer invasão do parênquima renal por células linfoplasmáticas neoplásicas ou insuficiência renal aguda associada à formação de trombos hialinos intraglomerulares, consequentes à precipitação de paraproteína IgM. À imunofluorescência, podem-se observar depósitos granulares de IgM e uma única cadeia leve. Os componentes do complemento estão habitualmente ausentes. À microscopia eletrônica, podem-se demonstrar depósitos fibrilares não amiloidóticos ou material elétron-denso amorfo.

Tratamento da MW

O tratamento da MW é essencialmente focalizado na própria doença linfoproliferativa, consistindo em agentes alquilantes, melfalano e prednisona. Plasmaférese pode ser efetuada para atenuar os sinais e sintomas de hiperviscosidade sanguínea. Novas terapias introduzidas recentemente incluem agentes como a fludarabina, a cladribina, o α-interferon e o rituximabe. O transplante de medula óssea é uma alternativa adicional, mas ainda não há evidências sólidas em favor de seu uso, que ainda tem caráter eminentemente experimental.

Bibliografia consultada

Basnayake K; Stringer SJ; Hutchison CA et al. The biology of immunoglobulin free light chains and kidney injury. Kidney Int 2011; 79(12): 1289-301.

Dember LM. Amyloidosis-associated kidney disease. J Am Soc Nephrol 2006; 17(12): 3458-71.

Eliot C Heher; Nelson B Goes; Thomas R Spitzer et al. Kidney disease associated with plasma cell dyscrasias. Blood 2010; 116 (9): 1397-404.

Shveta S Motwani; Leal Herlitz; Divya Monga; Kenar D Jhaveri et al. Paraprotein – related kidney disease: glomerular diseases associated with paraproteinemias. Clin J Am Soc Nephrol 2016, 11 (12): 2260-72.

Sipe JD; Benson MD; Buxbaum JN et al. Amyloid fibril protein nomenclature: 2012 recommendations from the nomenclature commitee of the international society of amyloidosis. Amyloid 2012; 19(4): 167-70.

Capítulo 17

Envolvimento Renal em Vasculites

Lecticia Barbosa Jorge
Roberto Zatz
Rui Toledo Barros

Definição

Vasculites renais são doenças inflamatórias dos vasos renais, particularmente os de pequeno calibre, em geral secundárias a doenças sistêmicas. Nos rins, manifestam-se mais frequentemente como síndrome nefrítica e/ou glomerulonefrite rapidamente progressiva.

Classificação

A classificação de vasculites utilizadas neste capítulo é baseada na de Chapel Hill, proposta num consenso internacional em 1994 e revista em 2012, conforme representado, de forma adaptada e esquemática, na Figura 17.1.

Essa classificação é baseada no diâmetro dos vasos acometidos – grandes, médios ou pequenos. No caso destes últimos, é importante a distinção entre vasculites pauci-imunes, na maior parte das quais podem ser detectados anticorpos anticitoplasma de neutrófilo (ANCA); e vasculites mediadas por deposição de material imune (predominantemente ANCA-negativas).

Figura 17.1

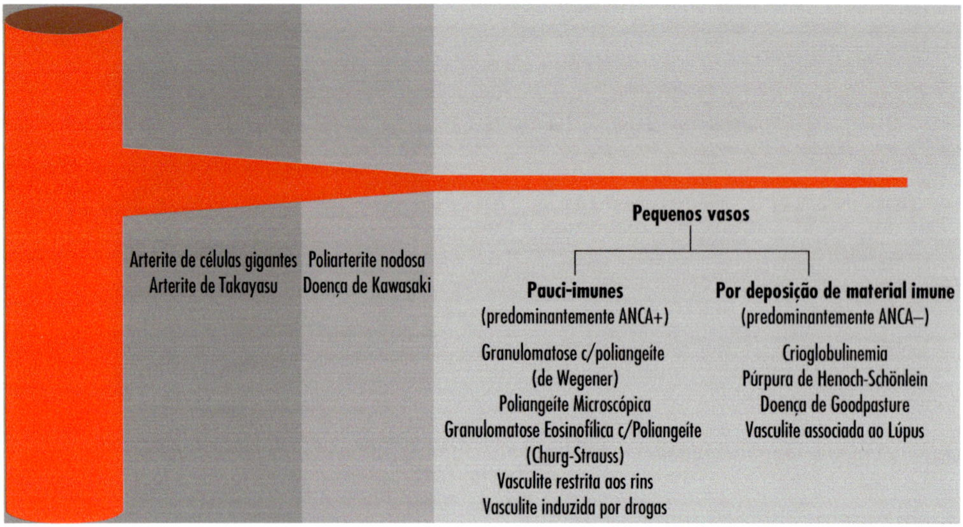

Classificação das principais vasculites que podem afetar os rins, em versão esquemática e simplificada.

Fonte: Adaptada de Chapel Hill, 2012.

Vasculites de pequenos vasos

As vasculites de pequenos vasos comprometem capilares, vênulas e arteríolas, preservando em geral as artérias. Podem acometer qualquer território vascular, causando sérias manifestações circulatórias, pulmonares e neurológicas. Nos rins, sua apresentação clínica mais comum é a de uma glomerulonefrite que, com muita frequência, assume uma forma rapidamente progressiva, com presença de crescentes ao exame histológico. As vasculites de pequenos vasos distribuem-se em dois grandes grupos, de acordo com sua patogênese. O primeiro grupo compreende as vasculites denominadas "pauci-imunes", nas quais, como o nome indica, a imunofluorescência não revela a presença de material imune. O segundo grupo é o das vasculites por deposição de material imune, os quais podem ser detectados por imunofluorescência, como nas glomerulonefrites imunologicamente mediadas estudadas nas Seções 2 e 3.

Vasculites pauci-imunes (VPI)

Definição

As VPI compreendem várias formas de vasculite que têm em comum a mencionada ausência de deposição de material imune na parede de pequenos vasos. Constam desse importante grupo a poliangeíte microscópica (PAM); a granulomatose com poliangeíte (GPA), antiga "granulomatose de Wegener"; a granulomatose eosinofílica com poliangeíte (GEPA), antes conhecida como "vasculite de Churg-Strauss"; a vasculite restrita aos rins (VRR); e a vasculite induzida por drogas (VID).

Epidemiologia

Não há, no Brasil, dados epidemiológicos consolidados sobre as VPI. Na Europa e nos Estados Unidos, a prevalência das VPI varia entre 50 e 200 por milhão de habitantes, menor do que a de outras doenças autoimunes como lúpus eritematoso sistêmico e artrite reumatoide. A doença é mais frequente em caucasianos e, especialmente, no grupo etário entre 50 e 70 anos, havendo um discreto predomínio do sexo masculino. A agregação familiar é comum, reforçando a hipótese de uma predisposição genética, talvez ligada a polimorfismo de um ou mais genes.

Patogênese

A maior parte das VPI é causada por autoanticorpos anticitoplasma de neutrófilo (ANCA, na sigla em inglês), os quais, como o nome indica, reagem com certos antígenos presentes no citoplasma dos neutrófilos, causando um intenso processo inflamatório. Esse predomínio dos ANCA faz com que as VPI sejam também conhecidas como "vasculites ANCA-associadas" (VAA), ou "ANCA-positivas", o que pode causar certa confusão, uma vez que, em uma fração minoritária das VPI, não se consegue demonstrar a presença desses anticorpos e, inversamente, algumas vasculites por deposição de material imune são também ANCA-positivas.

Os neutrófilos exercem papel central na complexa patogênese das VPI. Em linhas gerais, o que se sabe atualmente é que, durante algumas infecções bacterianas ou virais, os neutrófilos podem sofrer a ação de citocinas – diz-se que são "pré-ativados" ou, na notação corriqueira em inglês, *primed* – desenvolvendo uma alteração fenotípica que faz com que pelo menos duas enzimas normalmente confinadas ao citoplasma – a proteinase 3 (PR3) e a mieloperoxidase (MPO) – migrem à membrana celular e sejam exteriorizadas. Dessa forma, funcionam como antígenos aos quais se ligam os ANCA específicos para cada uma delas. Com isso, o neutrófilo sofre alterações fenotípicas adicionais, comportando-se como se combatesse uma infecção, produzindo um grande número de citocinas pró-inflamatórias e aderindo, por meio de moléculas especializadas, às células endoteliais. Estas, por sua vez, passam também a produzir uma grande quantidade de citocinas, o que promove uma lesão citotóxica e lítica na parede do vaso e dá origem a um processo inflamatório que acaba por se estender ao interstício perivascular.

Não está claro ainda de que maneira os ANCA são originados. Uma das hipóteses é a do mimetismo molecular. De acordo com essa concepção, algumas bactérias normalmente presentes nas vias aéreas superiores, em especial o *Staphylococcus aureus*, compartilham alguns fragmentos moleculares com a PR3 e/ou a MPO dos neutrófilos, induzindo, assim, o sistema imune a produzir anticorpos – os ANCA –, que se ligam "por engano" àquelas moléculas quando elas são exteriorizadas. Outra hipótese sustenta que a origem dos ANCA é uma deficiência do apoptose de neutrófilos, que permite a exposição daquelas moléculas ao sistema imune. É importante notar que outras proteínas dos neutrófilos (nem MPO nem PR3) também podem funcionar como antígenos, originando um quadro muito semelhante ao das VPI. No entanto, inexiste atualmente uma padronização para que sejam detectados na prática clínica. É possível que a produção de anticorpos dirigidos contra esses antígenos explique a existência de casos de VPI com pesquisa negativa de ANCA.

A razão pela qual certas drogas promovem pré-ativação de neutrófilos com produção de ANCA e desenvolvimento de VID é ainda mais obscura, sendo digno de nota que, na maioria dos casos, o antígeno envolvido é a MPO, seguindo, portanto, o padrão p-ANCA de distribuição (ver adiante).

A patogênese das vasculites ANCA-positivas está exposta de modo simplificado na Figura 17.2.

Figura 17.2

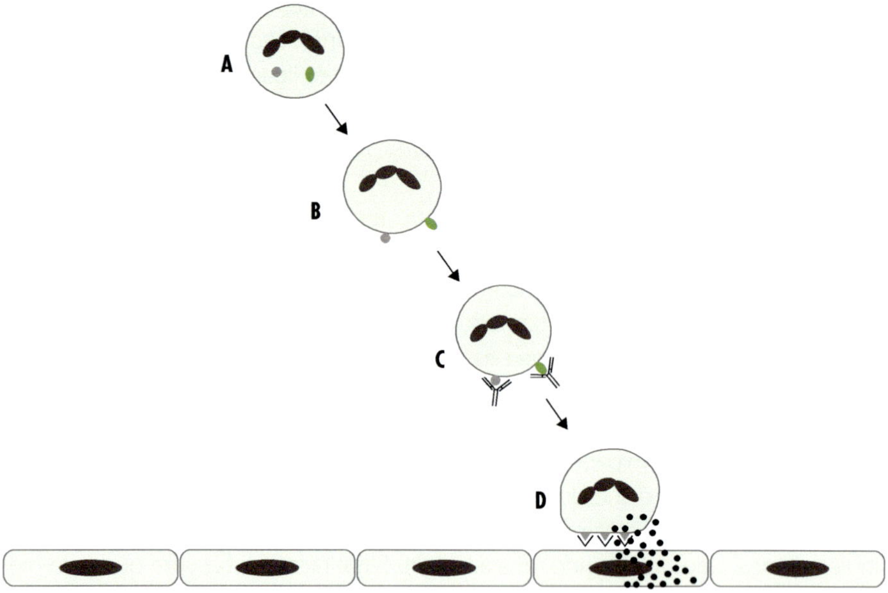

Esquema ultrassimplificado da patogênese das vasculites ANCA+.
A: Em condições normais, as moléculas de mieloperoxidase (MPO) e proteinase 3 (PR3), representadas em cinza e verde, respectivamente (é possível que outras moléculas estejam também envolvidas), permanecem confinadas ao citoplasma dos neutrófilos; **B:** Durante uma infecção bacteriana ou viral, os neutrófilos são "pré-ativados" (*primed*, em inglês) por exposição a produtos microbianos ou a citocinas, causando a migração e fixação da MPO e da PR3 à superfície da célula; **C:** A exposição da MPO e da PR3 permite a ligação ao ANCA circulante, o que causa uma alteração fenotípica do neutrófilo, que é ativado e comporta-se como se existisse uma infecção; **D:** Por meio de moléculas de adesão, representadas esquematicamente, o neutrófilo ativado adere ao endotélio, que é lesado pela grande quantidade de citocinas liberadas, sofrendo uma transformação fenotípica que contamina o interstício perivascular e dá início ao processo de vasculite.

Fonte: Desenvolvida pela autoria do capítulo.

Manifestações clínicas das VPI

As manifestações clínicas das VPI são extremamente variadas, refletindo a multiplicidade de territórios vasculares que podem ser afetados, bem como o grau de atividade (ou cronicidade) do processo. A PAM, a GPA e a GEPA causam manifestações sistêmicas de natureza inespecífica, tais como febre, sintomas gripais, mialgias, artralgias e perda de peso. O acometimento específico de outros territórios varia conforme o tipo de VPI. A GPA se caracteriza por alta frequência de lesão pulmonar e de vias aéreas, que se expressa como uma capilarite alveolar, com hemorragia de vias aéreas e lesões nodulares, cavitárias ou de condensação reveladas em exames de imagem. A PAM e a GEPA também podem causar, com menor frequência, sintomas claros de capilarite alveolar.

O envolvimento cutâneo é encontrado em aproximadamente metade dos casos de VPI, independentemente da forma específica (com exceção das VID, nas quais a pele é quase sempre acometida), apresentando-se como púrpura localizada predominantemente em membros inferiores, que pode ulcerar e recidiva com frequência. Formas nodulares são mais frequentes em GPA e GEPA.

A neuropatia associada às VPI, mais frequente na GEPA, assume usualmente um padrão de mononeurite multiplex. Pode ocorrer, também, embora com menor frequência, envolvimento do sistema nervoso central (SNC), o que confere maior gravidade ao processo.

Nos rins, a agressão às paredes glomerulares pode causar desde hematúria com proteinúria discreta até quadros de glomerulonefrite rapidamente progressiva. Já no caso da vasculite restrita aos rins, essas anomalias renais ocorrem isoladamente, desacompanhadas de manifestações sistêmicas.

Inúmeros medicamentos são capazes de causar VID. A extensa lista inclui drogas antitireoidianas, como propiltiouracil e metimazol, hidralazina, vários antibióticos, anti-inflamatórios e drogas ilícitas, como a cocaína (isoladamente ou associada ao levamizole), entre muitas outras. As VID podem assumir qualquer das formas de VPI conhecidas e sua gravidade é variável, numa faixa que vai desde manifestações cutâneas leves até sério acometimento renal e sistêmico. Na maior parte das vezes, as VID estão associadas à presença de ANCA. Caracteristicamente, as VID entram em remissão uma vez cessada a exposição ao agente causador do processo.

A presença de dano renal tem grande importância na evolução das VPI. Em média, a sobrevida desses pacientes é de 90%, 83% e 74% após 1, 5 e 10 anos, respectivamente. No entanto, esses números se reduzem de forma considerável em presença de manifestações renais, particularmente se houver necessidade de terapia de substituição renal (TSR), o que ocorre em cerca de 25% dos casos. O impacto do envolvimento renal fica evidente quando consideramos que esse prognóstico se mantém nos casos de VRR, em que as manifestações sistêmicas estão ausentes.

Patologia

Figura 17.3

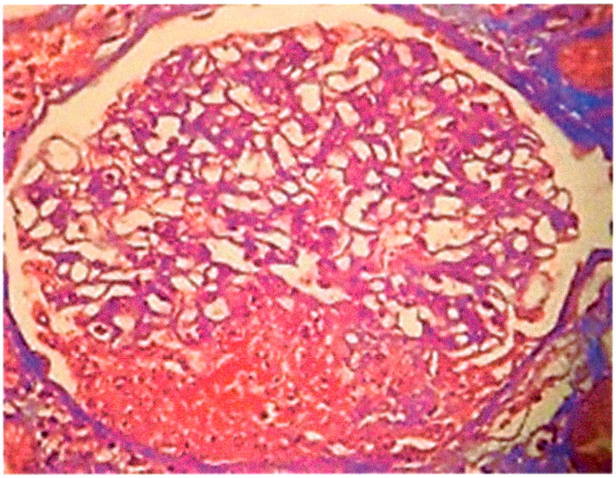

Exemplo de necrose fibrinoide segmentar em paciente com vasculite pauci-imune.
Fonte: Imagem gentilmente cedida pela Profa. Denise MAC Malheiros.

As VPI têm em comum algumas características histológicas bem definidas que envolvem a córtex renal (a medula raramente é afetada): 1) necrose fibrinoide de alças glomerulares, pequenas artérias e arteríolas em 10% a 30% dos casos, conforme ilustrado na Figura 17.3;

2) essas lesões são frequentemente acompanhadas de infiltração de leucócitos, que muitas vezes aparecem fragmentados, acompanhada de proliferação extracapilar; 3) formação de crescentes, geralmente associados à ruptura da cápsula de Bowman ("explosão solar"), como demonstrado na Figura 17.4; 4) ausência de marcação à imunofluorescência (caráter "pauci-imune"). Esse achado negativo é de crucial importância diagnóstica porque permite excluir com segurança os processos mediados por complexos imunes, como o lúpus, a nefropatia por IgA e a glomerulonefrite pós-infecciosa.

Figura 17.4

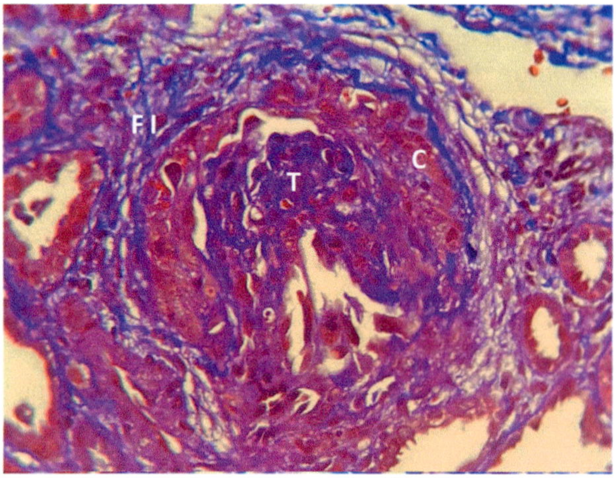

Exemplo de crescente fibrocelular (marcado como C) comprimindo o tufo glomerular (T) em paciente com vasculite pauci-imune. Fibrose intersticial (FI) também é evidente.
Fonte: Imagem gentilmente cedida pela Profa. Denise MAC Malheiros.

Diagnóstico das VPI

O diagnóstico das VPI pode ser problemático, uma vez que, conforme observado anteriormente, seus sinais, sintomas e alterações laboratoriais mais proeminentes, como febre, astenia e alteração de provas de fase aguda, são inespecíficos. Mesmo as alterações clínicas e laboratoriais mais características das VPI podem ser facilmente confundidas não apenas com as de vasculites por deposição de material imune (ver adiante), como também com as de outros grupos de doenças, como endocardite infecciosa (e outras infecções acompanhadas de púrpura), ateroembolismo renal e síndrome hemolítico-urêmica. Além disso, pode ser particularmente difícil discernir entre as diferentes formas de VPI, que compartilham uma série de manifestações clinicolaboratoriais. Por essas razões, é importante estar permanentemente atento às peculiaridades de cada uma delas. Por exemplo, a PAM associa-se com maior frequência a manifestações pulmonares e das vias aéreas superiores e à presença, ao exame histológico do tecido renal, de granulomas necrosantes, enquanto episódios de asma e eosinofilia são característicos da GEPA. Mesmo assim, essas manifestações não são totalmente específicas e não podem ser utilizadas para firmar um diagnóstico. Uma exceção é a VRR, na qual, conforme já mencionado, apenas o território renal é afetado. Conforme mencionado anteriormente, as VID podem se manifestar apenas como lesão cutânea.

Conforme mencionado anteriormente, a pesquisa de ANCA no plasma é de grande valor no diagnóstico das VPI. De acordo com um consenso internacional, o complexo procedimento para a investigação de ANCA deve incluir um exame de imunofluorescência indireta (IFI), que visa detectar a presença dos anticorpos e sua distribuição nos neutrófilos – citoplasmática (c-ANCA) ou perinuclear (p-ANCA); e um ensaio imunoenzimático, utilizando a técnica ELISA (da nomenclatura em inglês, *enzyme-linked immunosorbant assay*), que permite determinar o antígeno envolvido – proteinase 3 (PR3-ANCA), na maioria dos pacientes com padrão c-ANCA e mieloperoxidase (MPO-ANCA) na maioria daqueles com padrão p-ANCA.

Embora seja um procedimento tecnicamente sofisticado, a pesquisa de ANCA no plasma tem suas limitações como ferramenta diagnóstica, uma vez que, conforme mencionado anteriormente, resulta negativa em uma parte das VPI – a porcentagem de negativos varia conforme se trate de uma PAM, GPA, GEPA, VRR ou VID. De modo inverso, algumas vasculites claramente mediadas por material imune, como as ligadas ao lúpus eritematoso sistêmico e à doença de Goodpasture, podem se revelar ANCA-positivas.

As principais características clínicas e laboratoriais das VPI são mostradas de forma comparativa no Quadro 17.1.

Quadro 17.1 – Principais características das vasculites pauci-imunes.

	PAM	GPA	GEPA	VRR	VID
Manifestações sistêmicas	Sim	Sim	Sim	Não	Não
Asma	Não	Não	Sim	Não	Não
Presença de granulomas	Não	Sim	Sim	Rara	Rara
Presença de crescentes	Frequente	Frequente	Frequente	Frequente	Rara
Hipocomplementemia	Não	Não	Não	Não	Não
% PR3 / cANCA	20 a 40	70 a 80	10	20	< 5
% MPO / pANCA	50 a 60	10 a 25	60	70	> 90
% ANCA-Negativo	10 a 15	5 a 7	30	10	< 5
% Pele (púrpura/outros)	40	40	60	–	
% Pulmões	50	90	70	–	
% Nariz, ouvido, garganta	35	90	50	–	Variável
% Sistema nervoso	30	50	70	–	
% Rins	90	80	45	100	

ANCA: anticorpo anticitoplasma de neutrófilos; PR3: proteinase 3; MPO: mieloperoxidase; PAM: poliangeíte microscópica; GPA: granulomatose com poliangeíte; GEPA: granulomatose eosinofílica com poliangeíte; VRR: vasculite restrita aos rins; VID: vasculite induzida por drogas.
Fonte: Desenvolvido pela autoria do capítulo.

Tratamento

Deixadas à sua evolução natural, as VPI apresentam altíssimas taxas de letalidade. Graças aos tratamentos atualmente disponíveis, a sobrevida desses pacientes após 5 anos fica na faixa de 70% a 90%.

Os atuais esquemas terapêuticos para o tratamento das VPI apresentam três características básicas: 1) visam suprimir a produção de autoanticorpos e/ou removê-los da circulação; 2) não levam em consideração a ocorrência, ou não, de acometimento sistêmico; 3) não levam em consideração se a pesquisa de ANCA é positiva ou negativa.

O tratamento das vasculites pauci-imunes compreende uma fase de indução, que tem por objetivo superar a fase aguda e inflamatória da doença, e uma fase de manutenção, na qual drogas geralmente menos tóxicas são utilizadas para manter o paciente em remissão, evitando recidivas.

Nas formas mais amenas de VPI, o tratamento com prednisona pode ser suficiente para obter a remissão, embora, em alguns casos, possa ser indicada a administração de metrotexato. A dose preconizada é 1 mg/kg/dia durante as 4 primeiras semanas (dose máxima de 60 mg/dia), com redução da dose diária à razão de 2,5 mg/semana, até chegar a um valor entre 5 e 10 mg/dia. A duração desse processo não deve ultrapassar 6 meses. Para o metrotexato, a dose inicial recomendada é 0,2 mg/kg por semana (não excedendo 15 mg/semana), com incrementos semanais de 2,5 mg até atingir um valor máximo de 25 mg/semana, a menos que surjam leucopenia e sinais de toxicidade hepática. Há controvérsia quanto à conduta após 6 meses do tratamento. Enquanto alguns centros recomendam suspender o uso de prednisona se a vasculite estiver controlada, outros, como o Hospital das Clínicas da Faculdade de Medicina da Universidade de São Paulo (HC-FMUSP), preconizam o uso contínuo de prednisona à dose de 5 a 10 mg/dia no período de manutenção, para reduzir o risco de recidiva.

Nos casos de acometimento de rins e/ou pulmões, indica-se pulsoterapia com metilprednisolona (500 a 1.000 mg/dia por 3 dias), seguida de prednisona, 1 mg/kg/dia, associada a um imunossupressor, usualmente a ciclofosfamida (CFA), à dose de 1,5 a 2 mg/kg/dia (via oral) ou 750 mg/m^2 (endovenosa) a cada 3 a 4 semanas. Esta última é, em geral, preferida por ser considerada mais segura. Tanto no caso da administração por via oral (VO) como no da endovenosa (EV), as doses devem ser reduzidas (para 500 mg/m^2 no caso da administração EV) em pacientes com idade superior a 60 anos e/ou TFG inferior a 20 mL/min/1,73 m^2, e ajustadas para que o nadir de leucócitos em 2 semanas seja superior a 3.000/mm^3. O esquema deve ser mantido até 1 a 2 meses após a remissão da doença, o que equivale a 3 a 9 meses de tratamento. A remissão é definida como ausência de lesão pulmonar ativa ou hematúria, com estabilização ou melhora da proteinúria e da taxa de filtração glomerular.

Uma alternativa à CFA na fase de indução (e também no tratamento de recidivas, ver adiante) é o rituximab, um anticorpo monoclonal dirigido contra a molécula CD20 dos linfócitos B, capaz, assim, de reduzir o número dessas células e, portanto, a produção de anticorpos. A droga deve ser administrada por via EV em 4 doses semanais de 375 mg/m^2, diluída em soro fisiológico a uma concentração de até 4 mg/mL. A velocidade inicial de infusão deve ser 50 mg/hora, com incrementos de 50 mg/hora a cada 30 minutos, até chegar a 400 mg/hora, se não ocorrerem efeitos adversos. Para minimizar essas reações, recomenda-se o uso prévio de paracetamol (750 mg) ou dipirona (1 g), difenidramina (1 ampola) e metilprednisolona (100 mg). No mês em que a droga é utilizada, deve-se fazer profilaxia de pneumocistose. Os efeitos adversos do rituximab, em geral, são brandos, como febre, calafrios e hipotensão leve, mas podem incluir reações mais graves como leucopenia, plaquetopenia, arritmias, síndrome de Stevens-Johnson e choque anafilático. Seu uso é contraindicado em gestantes e pacientes com infecção ativa, leucopenia ou alergia ao medicamento.

Não existem no momento dados suficientes para embasar o uso rotineiro de MMF no tratamento de indução das VPI. Os dados disponíveis sugerem que o MMF é menos eficaz do que a CFA e o rituximab, sendo por isso considerado uma droga de 2ª linha, a ser utilizada apenas nos casos de VPI em que esses medicamentos forem contraindicados.

A adição de plasmaférese (PF) ao tratamento inicial de indução das VPI com imunossupressores é tema controverso. Um estudo recente, controlado e randomizado, com 700 pacientes (PEXIVAS Trial, NEJM, 2020), não demonstrou efeito benéfico da PF quando adicionada à imunossupressão convencional em pacientes com RFG < 50 mL/min. No entanto, vários centros internacionais indicam esse procedimento para pacientes graves, que se apresentam com hemorragia alveolar difusa e/ou falência renal (definida por níveis de creatinina sérica superiores a 5,7 mg/dL), para os quais é urgente a remoção de autoanticorpos circulantes. A ascensão rápida dos níveis de creatinina e a necessidade de diálise já na abertura do quadro são critérios adicionais para indicação do procedimento.

O tratamento com plasmaférese consiste em sessões diárias até a cessação da hemorragia alveolar e/ou da ascensão da creatinina plasmática, seguidas de sessões adicionais em dias alternados, até um máximo de 10 sessões ou uma duração total de no máximo 14 dias. Deve-se lembrar de realizar a reposição de plasma (60 mL/kg) ao final do procedimento.

Os esquemas de tratamento de indução das VPI são apresentados de forma esquemática na Tabela 17.1.

Tabela 17.1 – Esquemas de tratamento de indução das VPI.

Droga	Via	Dose
Esteroides	EV	Pulsoterapia 500 a 1.000 mg EV por 3 dias
Esteroides	VO	Prednisona 1 mg/kg por 4 semanas (não exceder 60 mg/dia) Reduzir dose diária em 2,5 mg/semana, até 5 a 10 mg/dia
CFA	IV	750 mg/m² a cada 3 a 4 semanas Reduzir a 500 mg/m² se idade > 60 anos e/ou TFG < 20 mL/min/1,73 m² Ajustar doses subsequentes para que o nadir de leucócitos em 2 semanas seja superior a 3.000/mm³
CFA	VO	1,5 a 2mg/kg/dia Diminuir dose se idade > 60 anos e/ou TFG < 20 mL/min/1,73 m² Ajustar doses subsequentes para que o nadir de leucócitos em 2 semanas seja superior a 3.000/mm³
Rituximab	IV	4 doses semanais de 375 mg/m²
Plasmaferese		Sessões diárias até a hemorragia alveolar cessar e/ou a creatinina plasmática parar de subir e, em seguida, em dias alternados até um total de 7 a 10 sessões ou tempo máximo de 14 dias

Fonte: Adaptada das Diretrizes KDIGO, 2012.

A terapia de indução deverá ser abandonada nos pacientes que, após 3 meses de terapia, permanecerem em hemodiálise, sem outras manifestações sistêmicas associadas à VPI.

Fase de manutenção

A fase de manutenção, cujo principal objetivo é a prevenção de recidivas, inicia-se de 1 a 2 meses após a remissão da fase aguda, que geralmente ocorre entre 3 e 9 meses de tratamento de indução. Na prática clínica, o que se considera fase de indução são usualmente os 6 primeiros meses de terapia. Os pacientes que concluem esse período ainda com sinais de atividade poderão ter o tratamento de indução estendido antes que o tratamento de manutenção possa ser iniciado.

A principal droga usada na fase de manutenção é a azatioprina, que proporciona efeito terapêutico semelhante ao da CFA, com menos reações adversas. O período do tratamento de manutenção e as doses que devem ser usadas de azatioprina ainda são motivo de controvérsia. Atualmente a EULAR (European Alliance of Associations for Rheumatology) recomenda um período de manutenção básico de 18 a 24 meses, que pode ser prolongado na dependência do risco de recidiva. Os principais fatores a determinar esse risco são: teste positivo para ANCA-PR3; lesão de vias aéreas superiores; acometimento pulmonar; e recidivas anteriores. A azatioprina deve ser administrada por via oral, à dose de 2 mg/kg/dia no 1º ano, 1,5 mg/kg/dia no 2º ano e 1 mg/kg/dia a partir de então, indefinidamente. Pacientes que não recuperam função renal e permanecem em hemodiálise têm risco 60% menor de recidivas e duas vezes maior de contrair infecções. Por essa razão, a terapia de manutenção não é usualmente indicada nesse grupo específico, devendo ser avaliada caso a caso.

Como opções ao tratamento de manutenção com azatioprina, algumas drogas vêm sendo testadas. O MMF (2 g/dia) mostrou eficácia variável em alguns pequenos estudos, sendo atualmente considerado droga de 2ª linha para o tratamento de manutenção das vasculites. O metotrexate parece ser tão eficiente como a azatioprina, porém provoca mais efeitos colaterais graves e necessita ter sua dose ajustada para pacientes com TFG inferior a 60 mL/min/1,73 m^2, sendo contraindicado quando a TFG cai abaixo de 30 mL/min/1,73 m^2. Uma possível opção adicional é a leflunomida, para a qual há evidências de eficácia, mas cujos efeitos hepatotóxicos exigem cautela.

A utilização de baixas doses de prednisona (5 a 10 mg/dia) como parte da terapia de manutenção e o período durante o qual deve ser mantida também são motivo de debate, havendo evidências de que ela contribui para reduzir o risco de recidivas.

O tratamento com a associação sulfametoxazol/trimetoprim pode baixar o risco de recidivas, que é mais alto em carreadores nasais de *Staphylococcus Aureus*.

Tratamento de recidivas

A recidiva é caracterizada pelo aparecimento ou aumento da atividade da doença após um período de remissão parcial ou completa. Em casos de recidiva leve (sem lesão de órgão vital) em pacientes ainda em fase de manutenção, deve-se aumentar a dose das drogas (corticosteroide + azatioprina ou metotrexato). Se a recidiva leve ocorrer após a suspensão da fase de manutenção, esta deve ser retomada, sem necessidade de nova fase de indução.

Se a recidiva for considerada grave (ameaça à vida ou piora de função renal, hemorragia alveolar ou lesão pulmonar extensa), é sempre necessário realizar novamente a fase de indução. Se a recidiva grave ocorrer durante a fase de manutenção, torna-se necessária uma nova fase de indução (CFA ou rituximab, preferindo-se rituximab se a dose acumulada de CFA tiver superado 36 g). Uma vez obtida a remissão, a fase de manutenção deve ser reinstituída com uma droga diferente da utilizada anteriormente (p. ex., se tiver sido a azatioprina, considerar metotrexato, MMF ou rituximab). Se a recidiva grave ocorrer após a suspensão da fase de manutenção, uma nova fase de indução (CFA ou rituximab) é igualmente obrigatória, com as mesmas limitações observadas no caso de recidivas leves. Após conseguir a remissão da vasculite, uma nova fase de manutenção deve ser iniciada, com a mesma droga utilizada antes. Porém, essa nova fase de manutenção deve ser mantida por no mínimo 24 meses, ou mesmo indefinidamente.

Vasculites mediadas por deposição de material imune

Conforme discutido anteriormente, uma parte das vasculites de pequenos vasos é mediada por deposição, nas paredes vasculares, de material imune que pode consistir em complexos antígeno-anticorpo, como aqueles observados na doença do soro (aliás, ela própria uma causa – rara – de vasculite) ou em anticorpos dirigidos diretamente contra componentes da membrana basal capilar, sobretudo nos pulmões e glomérulos. Em qualquer dos casos, o depósito que predomina é geralmente o de IgG. Instala-se, via de regra, um quadro inflamatório intenso, com participação de neutrófilos (mas não de ANCA na maioria dos casos), macrófagos e linfócitos, podendo haver ativação local do sistema complemento, sem consumo suficiente, na maioria das vezes, para causar hipocomplementemia. Frequentemente esses processos acometem vasos cutâneos, levando a quadros dermatológicos que podem ser a primeira manifestação da doença. Há uma grande variedade de situações em que essas vasculites podem ocorrer, as principais das quais serão discutidas a seguir.

Vasculites associadas a crioglobulinemias

Nessas vasculites, o material imune depositado em pequenos vasos é constituído por crioglobulinas, que são imunoglobulinas sobretudo da classe IgG e, em menor grau, IgM, dotadas da propriedade de precipitar, reversivelmente, em temperaturas inferiores a 37 °C. São doenças da idade adulta, mais comuns em mulheres com 50 anos ou mais. Acompanham principalmente hepatites pelo vírus C, mas podem associar-se a várias outras condições, como hepatites pelo vírus B, artrite reumatoide, doença de Sjögren e lúpus eritematoso sistêmico. Nos raros casos em que não se consegue identificar uma causa, a crioglobulinemia é considerada primária.

A expressão clínica das vasculites por crioglobulinemias varia amplamente, desde sintomas leves até manifestações graves, como insuficiência renal e vasculite generalizada. Os sintomas mais comuns são inespecíficos, como astenia, presente na grande maioria dos pacientes. Outro sinal comum, mas não exatamente específico, é a presença de púrpura palpável, que pode se associar a vermelhidão cutânea e usualmente aparece nos membros inferiores, embora possa se estender ao abdome e, mais raramente, a outras regiões. A biópsia de pele não costuma trazer informações muito específicas, revelando usualmente a presença de vasculite leucocitoclástica, com deposição de material imune, como imunoglobulinas e frações do complemento, na parede de pequenas artérias e arteríolas. É corriqueira também a queixa de artralgias, simétricas, não deformantes, envolvendo mãos, cotovelos, joelhos e tornozelos. Alguns pacientes relatam sintomas compatíveis com o fenômeno de Raynaud. O envolvimento neurológico é usualmente moderado, consistindo sobretudo em uma neuropatia periférica, que pode ser sensorial, motora, ou mista, enquanto o acometimento central é menos frequente. É comum o achado de trombos vasculares. O coração também pode ser afetado, com vasculite do território coronariano, isquemia miocárdica e lesões valvulares, podendo resultar, conjuntamente, em insuficiência cardíaca. Nos pulmões, pode instalar-se uma capilarite que leva a hemorragias alveolares, com manifestações clínicas como tosse seca e hemoptise. As manifestações hepáticas, quando ocorrem, são basicamente as da hepatite C. O acometimento do trato gastrointestinal é mais raro, embora alguns casos de abdome agudo tenham sido descritos.

As manifestações renais da vasculite por crioglobulinemia são relativamente infrequentes, mas bem sérias. De longe, a forma mais comum é a glomerulonefrite membranoproliferativa do tipo 1, na qual depósitos de material imune são observados no espaço subendotelial (Capítulo 9 – Glomerulonefrite Membranoproliferativa) em material de biópsia. As manifestações clínicas mais frequentes dessa nefropatia são: hipertensão arterial; proteinúria intensa, que pode chegar a níveis nefróticos, usualmente acompanhada de edema, hipoalbuminemia e hematúria microscópica, caracterizando uma síndrome mista (nefrítico-nefrótica). Na grande maioria dos casos, ocorre alguma perda de função renal, que pode progredir para IRCT. Outras manifestações renais das vasculites por crioglobulinemia, como a glomerulonefrite crescêntica, são mais raras.

Quanto aos exames de laboratório, é comum o achado de anemia discreta e alteração de provas de fase aguda. A fração C4 do complemento se apresenta frequentemente reduzida, evidenciando ativação da via clássica desse sistema. Na maioria dos casos a pesquisa de fator antinúcleo e fator reumatoide é positiva. A detecção de crioglobulinas circulantes permite estabelecer com segurança o diagnóstico da vasculite. No entanto, esse exame exige cuidados especiais na coleta de sangue e, com frequência, traz resultados falsamente negativos. As dosagens de creatinina no soro e proteínas na urina refletem o comprometimento renal. As dosagens de enzimas e a alteração de provas funcionais, além dos exames sorológicos para hepatite viral, indicam o acometimento hepático.

Em princípio, não há esquemas terapêuticos específicos para as vasculites por crioglobulinemia. O tratamento desses casos é essencialmente o da causa básica do distúrbio, o que, na maior parte das vezes, equivale a combater a infecção pelo vírus da hepatite C. Caso a doença de base seja de natureza inflamatória, cabem as respectivas medidas terapêuticas. De modo geral, a crioglobulinemia remite na mesma medida em que a condição primária é superada. Nos casos de crioglobulinemia primária, pode ser necessário o uso de esteroides e/ou imunossupressores. Nos casos mais graves, com envolvimento cardíaco, pulmonar e/ou renal, pode ser necessária a utilização de plasmaférese, para que o material imune circulante possa ser removido de imediato.

Púrpura de Henoch-Schönlein (vasculite por IgA)

A assim denominada púrpura de Henoch-Schönlein (PHS), mais recentemente rebatizada como "vasculite por IgA", é uma vasculite sistêmica, mediada pela deposição de IgA. Manifesta-se como uma tétrade, associando, além da púrpura, artralgias, dores abdominais e envolvimento renal (ver também o Capítulo 11 – Nefropatia por IgA). Apresenta baixa incidência e pode ocorrer em qualquer faixa etária, mas é mais comum em crianças com idade entre 5 e 10 anos. Predomina no gênero masculino e em asiáticos, sendo infrequente em afrodescendentes.

A patogênese da PHS consiste basicamente na deposição de material imune contendo IgA anômala em pequenos vasos das regiões envolvidas (pele, articulações, trato gastrointestinal e rins), originando um processo inflamatório que envolve ativação local do sistema complemento e recrutamento de linfócitos, macrófagos e neutrófilos (ver também o Capítulo 11 – Nefropatia por IgA). Na maioria dos casos, os sintomas da doença são precedidos em alguns dias por uma infecção de vias aéreas superiores, sugerindo que um ou mais agentes infecciosos possam exercer papel patogênico no processo, embora não haja evidências diretas em favor dessa hipótese.

A manifestação clínica mais comum e mais evidente da PHS é a púrpura, que aparece sobretudo em membros inferiores, mas pode acometer, mais raramente, tronco e membros superiores. São lesões elevadas e pruriginosas, que podem tornar-se ulceradas. Lesões urticariformes também são comuns e costumam preceder o aparecimento da púrpura. Petéquias e equimoses também podem acompanhar o quadro. Artralgias e artrites são também muito comuns, atingindo principalmente joelhos e tornozelos, sem causar deformações. Os sintomas gastrointestinais, também comuns, são, em geral, leves ou moderados, como dores abdominais e náuseas, mas podem evoluir para acometimentos mais graves, como hemorragias e até mesmo perfurações intestinais.

A expressão renal da PHS assemelha-se muito à da nefropatia da IgA (NIgA), descrita em detalhe no Capítulo 11 – Nefropatia por IgA, sendo majoritário o conceito de que PHS e NIgA são manifestações distintas de um mesmo distúrbio. Como na NIgA, pode ocorrer desde hematúria isolada até formação de crescentes glomerulares e progressão rápida para IRCT. A presença de proteinúria moderada é comum, mas raramente se chega a níveis nefróticos.

O envolvimento de outros órgãos, como coração, pulmões e SNC é mais raro, embora possa eventualmente trazer consequências sérias, como convulsões e hemorragias alveolares. Neste último caso, pode haver confusão com a doença de Goodpasture (ver adiante).

De modo geral, os exames de laboratório apenas refletem o estado inflamatório, com aumento de marcadores de fase aguda. Não há consumo aparente de complemento nem aumento de marcadores como fator antinúcleo e fator reumatoide. Há uma tendência ao aumento dos níveis circulantes de IgA, mas essa anomalia frequentemente está ausente. O exame de urina pouco revela além das já mencionadas hematúria e proteinúria.

O exame microscópico do material de biópsia de pele mostra uma vasculite leucocitoclástica de aspecto histológico inespecífico, mas com predomínio de IgA à imunofluorescência, que, na verdade, constitui um critério obrigatório para o diagnóstico de PHS. A biópsia renal mostra expansão difusa da matriz mesangial, valendo a mesma exigência de IgA predominante à imunofluorescência para confirmação diagnóstica (Capítulo 11 – Nefropatia por IgA).

A PHS tende a remitir de forma espontânea, especialmente em crianças. Não há tratamento específico para o distúrbio. Corticosteroides (metilprednisolona e prednisona) e imunossupressores (azatioprina, ciclofosfamida e ciclosporina) podem ser utilizados para o tratamento de manifestações sistêmicas, especialmente no caso da nefropatia (Capítulo 11 – Nefropatia por IgA), mas são muito pouco eficazes com relação ao quadro cutâneo, que deve ser tratado apenas com analgésicos e anti-histamínicos.

Doença antimembrana basal glomerular (Goodpasture)

Esta vasculite, descrita originalmente por Goodpasture, em 1919, e sistematizada em 1958, por Stanton et al., resulta da deposição de autoanticorpos IgG na membrana basal de glomérulos (MBG) e na de capilares alveolares. O quadro pode se apresentar sob a forma da chamada "doença de Goodpasture" (DGP) ou "síndrome de Goodpasture", em que rins e pulmões são acometidos simultaneamente, ou apenas como uma glomerulonefrite com crescentes e necrose, que se traduz em uma síndrome clínica de glomerulonefrite rapidamente progressiva.

A incidência da DGP é baixa, em torno de 1 caso/milhão de habitantes por ano, com distribuição geográfica homogênea e equitativa entre homens e mulheres. Afeta principalmente caucasianos entre 30 e 70 anos de idade.

A DGP é uma doença autoimune, na qual autoanticorpos da classe IgG são dirigidos contra um segmento da cadeia α3 do colágeno IV, que é um dos componentes de membranas basais em vários órgãos, além de rins e pulmões, tais como testículo, ouvido interno, olho e plexo coroide. Na microcirculação renal e pulmonar, a ligação desses anticorpos à membrana basal de glomérulos e capilares alveolares ativa localmente o sistema complemento pela via clássica e desencadeia uma intensa reação inflamatória, com afluxo de neutrófilos e macrófagos. Alguns fatores ambientais, como tabagismo e exposição a solventes orgânicos, podem predispor à doença, embora as evidências em apoio a essa hipótese sejam escassas. Além disso, alguns achados indicam a existência de uma propensão genética à DGP, com uma forte associação positiva com o sistema HLA, notadamente os antígenos HLA-DRB1 e HLA-DR15. Inversamente, há evidências de uma ação protetora do HLA-DR7.

A manifestação mais típica da DGP, embora não exclusiva, é uma síndrome pulmão-rim, com combinações amplamente variáveis de hemorragia alveolar e insuficiência renal. As manifestações renais, que podem ser as únicas, consistem em hematúria macroscóspica ou microscópica, proteinúria discreta e insuficiência renal, frequentemente com padrão rapidamente progressivo e evolução para anúria em um período de dias a semanas. Em uma minoria de casos, a doença apresenta-se de forma protraída, com função renal preservada durante meses. Quando existentes, os sintomas e sinais pulmonares, como tosse, dispneia, hemoptise e hipóxia, são acompanhados de evidência radiológica de consolidação bilateral. No entanto, a imagem radiológica simples do tórax pode aparecer com aspecto normal, obrigando a se recorrer a uma tomografia ou até mesmo a um lavado broncoalveolar para pesquisa de sangramento. É importante ressaltar que o acometimento pulmonar não é necessariamente sincronizado com a doença renal: pode antecedê-la em semanas ou meses, ou surgir quando o paciente já está em diálise.

Sem tratamento, a história natural da DGP é desoladora, com taxas muito altas de mortalidade e de IRCT. Apesar da gravidade do acometimento renal, a causa mais frequente de óbito em pacientes com DGP é a insuficiência respiratória consequente à hemorragia alveolar. Com os tratamentos disponíveis na atualidade, esses índices melhoraram substancialmente, embora o efeito seja menos acentuado entre aqueles que rapidamente necessitam de TSR.

O marcador sorológico característico da doença é o anticorpo anti-GBM, que pode ser detectado por imunofluorescência indireta, análise por Western Blot, ou ELISA, utilizando *kits* disponíveis no mercado. Em pacientes com a síndrome pulmão-rim, cerca de um terço dos casos é positivo, enquanto, em pacientes com a forma exclusivamente renal, esse índice cai a menos de 5%. Essa baixa sensibilidade reflete as limitações dos métodos de dosagem, em especial com níveis circulantes baixos do anticorpo. Quando elevados, os níveis de anticorpo indicam um prognóstico desfavorável, e a forte possibilidade de recidiva em pacientes eventualmente submetidos a transplante renal.

Na maioria das vezes, a biópsia renal é essencial ao diagnóstico da DGP. O achado patológico típico da doença é uma glomerulonefrite proliferativa com variáveis graus de necrose e alto percentual de crescentes, em geral acima de 80%. Como seria de se esperar, o número de crescentes correlaciona-se inversamente com a função renal. A imunofluorescência do tecido renal é bem característica, com deposição linear de IgG na membrana basal em 100% dos casos. Podem também ocorrer depósitos de C_3 em 75%, e de IgA ou IgM em 10% a 15% dos casos.

Discernir a DGP de outras vasculites de pequenos vasos mediadas por deposição de material imune, como as analisadas anteriormente, não costuma oferecer grande dificuldade, até porque aquelas anomalias só muito raramente acometem os pulmões. Já o diagnóstico diferencial com as vasculites ANCA-relacionadas, como a GCP e a PAM, pode ser problemático, uma vez que estas também podem causar uma síndrome pulmão-rim. Essa dificuldade é ainda agravada pelo fato de que, conforme mencionado anteriormente, a pesquisa de ANCA é positiva em 20% a 35% dos pacientes com DGP, geralmente com especificidade para mieloperoxidase. Em tais casos, a pesquisa de anticorpo anti-MBG circulante pode ser útil se resultar positiva, mas o exame histológico com imunofluorescência é absolutamente indispensável para se chegar ao diagnóstico correto.

O tratamento-padrão da DGP consiste em uma etapa de indução, em que glicocorticoides e ciclofosfamida são administrados durante 2 a 3 meses, seguida de uma fase de manutenção, com menor dosagem da medicação imunossupressora, por um período que varia na dependência da resposta clínica e dos níveis circulantes de anticorpo anti-MBG. Durante a fase de indução, o tratamento imunossupressor é associado à plasmaférese, visando remover rapidamente os autoanticorpos da circulação. A adição desse procedimento ao esquema terapêutico é sobretudo indicada nos casos de hemorragia pulmonar, mas não está ainda claro se seus efeitos benéficos são replicados com relação à nefropatia.

A indicação de um esquema terapêutico mais agressivo, com doses altas de imunossupressores e plasmaférese, deve ser avaliada frente às condições gerais do paciente e à atividade da doença, priorizando os que apresentam hemorragia pulmonar, doença de instalação mais recente e perda rápida de função renal, com crescentes não fibrosadas. Um dos critérios para a indicação de plasmaférese é a detecção concomitante do anticorpo anti-MBG e de ANCA. É preciso ressaltar que a plasmaférese é um procedimento invasivo, que pode trazer uma série de efeitos adversos, como sobrecarga de volume, infecções e hemorragias, pelo uso de anticoagulantes e também devido à depleção de plaquetas, fibrina e fatores de coagulação.

Vasculites associadas ao lúpus eritematoso sistêmico

O LES é uma doença autoimune que afeta praticamente todos os órgãos, tecidos e sistemas. Não surpreende, assim, que a doença tenha uma ampla gama de manifestações clínicas, entre as quais se inclui a vasculite. No entanto, esta última está longe de ser a expressão mais comum do LES, atingindo menos de um terço dos pacientes. Pequenos vasos cutâneos são os mais frequentemente acometidos, levando ao aparecimento de lesões como petéquias e púrpuras, que podem provocar confusão com vasculites de outras etiologias, como a PHS, descrita anteriormente. Outras manifestações envolvem pâncreas, fígado, SNC, nervos periféricos, vasos retinianos, circulação coronariana, capilares pulmonares e mesentéricos. Nos rins, o LES se apresenta geralmente como uma glomerulopatia mediada por complexos imunes

(Capítulo 15 – Nefropatia Lúpica), que pode assumir uma ampla gama de padrões histológicos, desde alterações mínimas até a formação generalizada de crescentes. Casos esporádicos de vasculite pauci-imune atribuída ao LES foram descritos, mas constituem raridade.

Outras vasculites mediadas por deposição de material imune

Mais raramente, VIC podem estar associadas a condições reumatológicas desencadeadas pela deposição de complexos imunes, como a artrite reumatoide, a doença de Behçet, a doença do soro, a vasculite urticariforme hipocomplementêmica e as vasculites paraneoplásicas. As características clínicas dessas vasculites, seu diagnóstico e seu tratamento são inteiramente vinculados às respectivas patologias de base e não serão analisados neste capítulo.

As principais características das vasculites mediadas por deposição de material imune nas paredes de pequenos vasos estão expostas de modo resumido no Quadro 17.2 a seguir.

Quadro 17.2 – Principais características das vasculites mediadas por deposição de material imune.

	Henoch--Schönlein	Vasculite lúpica	Vasculite por crioglobulinas	Doença anti-MBG
Crescentes	Raros	Frequentes	Raros	Frequentes
IF	IgA	Full house	IgG, IgM	IgG linear
Outras características	↑IgA circulante Púrpura	Manifestações sistêmicas de lúpus	Crioglobulinemia GNMP	Manifestações pulmonares
Hipocomplementemia	Não	Frequente	Frequente	Não

Fonte: Desenvolvido pela autoria do capítulo.

Vasculites de vasos médios

Poliarterite nodosa (PAN)

A poliarterite nodosa (PAN) foi descrita em 1866 por Küssmaul e Maier e durante muito tempo foi confundida na literatura com a PAM. Após o Consenso de Chapel Hill, a PAN foi caracterizada de modo específico, utilizando-se critérios apropriados. A PAN é uma vasculite sistêmica que afeta predominantemente artérias de médio calibre e, por definição, exclui capilares, vênulas e arteríolas. Sua prevalência varia entre 10 e 30 por milhão de habitantes, com igual distribuição entre os sexos e pico etário entre 40 e 60 anos. Sua etiologia e patogênese são desconhecidas, embora a associação com a hepatite B, observada em inúmeros casos, sugira a participação de um mecanismo imunológico.

As manifestações clínicas mais comuns da PAN são inespecíficas, como febre, astenia e mal-estar. São também frequentes sintomas neurológicos, incluindo neuropatia periférica e mononeurite multiplex, e cutâneas, com púrpura, livedo reticular e nódulos. O acometimento pulmonar é raro e inespecífico, consistindo em tosse, infiltrados e derrame pleural, geralmente refletindo, mais do que a vasculite em si, a congestão causada por insuficiência cardíaca e/ou renal. As manifestações gastrointestinais variam desde simples dores abdominais até complicações graves, como apendicite, colecistite e perfuração de alças intestinais. Um achado relativamente comum é o de orquite, que pode causar apenas dor e edema local ou, em alguns casos, culminar em necrose e na necessidade de orquiectomia. Ocasionalmente, o acometimento testicular é a única manifestação clínica da doença, tornando difícil o seu diagnóstico.

As principais manifestações renais da PAN, que acometem aproximadamente metade dos pacientes, são hematúria e proteinúria não nefrótica, acompanhadas de hipertensão grave. A função renal está preservada na grande maioria dos casos. Em uma fase crônica, a PAN pode provocar o aparecimento de estenoses arteriais, sendo afetados principalmente os territórios gastrointestinal e renal. Outra complicação é a formação de microaneurismas, que podem se romper, com graves consequências.

É raro que a pesquisa de ANCA na PAN traga resultado positivo. Quando isso ocorre, o padrão encontrado é o p-ANCA. Exatamente por ser quase sempre negativo, o teste tem valor apenas no diagnóstico diferencial com as vasculites de pequenos vasos.

Na fase aguda, o exame histológico revela a presença de necrose fibrinoide em artérias interlobares e arqueadas (calibre médio) e, com menor frequência, em artérias interlobulares e na artéria renal principal. A lesão vascular acaba por levar a complicações locais, como trombose, hemorragia e formação de pseudoaneurismas. Outros territórios acessíveis para exame histológico e confirmação diagnóstica são músculos e nervos. Em fases mais tardias, podem-se desenvolver estenoses e microaneurismas, que podem ser demonstrados por angiografia.

Em seu conjunto, essas características da PAN auxiliam no diagnóstico diferencial com vasculites pauci-imunes de pequenos vasos, nas quais o acometimento pulmonar, a nefropatia rapidamente progressiva e a detecção de ANCA são frequentes, enquanto, em contrapartida, neuropatia periférica, hipertensão renovascular e microaneurismas são raros. No diagnóstico diferencial com a doença de Kawasaki, os achados histológicos, a presença de adenopatia e a faixa etária afetada (predominantemente crianças com menos de 5 anos de idade) são elementos decisivos (ver adiante).

O tratamento da PAN consiste basicamente na administração de corticosteroides e drogas citotóxicas, usualmente ciclofosfamida; o uso de plasmaférese é excepcional. A sobrevida em 10 anos é de 80% e a recidiva é incomum (aproximadamente 15%). Parâmetros clínicos associados a risco aumentado de óbito são: idade acima de 65 anos, hipertensão de instalação recente e manifestações gastrointestinais com indicação cirúrgica.

Doença de Kawasaki

Apesar de algumas semelhanças com a PAN, a doença de Kawasaki (DK) tem características bem peculiares. Descrita em 1967, afeta essencialmente crianças asiáticas com menos de 5 anos de idade (é endêmica no Japão, onde sua incidência vem aumentando). Suas manifestações típicas são febre, exantema polimorfo, linfadenopatia cervical (foi inicialmente denominada "síndrome mucocutânea linfática") e vasculite de médios vasos, predominantemente artérias coronárias. A DK leva a trombose e manifestações isquêmicas. O acometimento renal, limitado a artérias interlobares e arqueadas, é muito raro. Há inúmeras evidências de que a patogênese da doença guarda relação com algum agente infeccioso, provavelmente um vírus, que acomete a via respiratória e desencadeia uma reação imunológica humoral e celular.

As lesões coronarianas agudas aparecem durante a primeira semana da doença, causando uma inflamação necrosante edematosa, com pouca necrose fibrinoide, mas com inflamação exuberante e formação de granulomas. Após aproximadamente 5 ou 6 semanas, há um declínio da atividade inflamatória, instalando-se lesões cicatriciais, como estreitamentos e aneurismas em artérias coronárias, lesão miocárdica por isquemia e/ou inflamação (miocardite) e valvulites, sobretudo na válvula mitral, podendo afetar permanentemente o desempenho cardíaco. Se a doença não for detectada e tratada em tempo, essas sequelas podem afetar 20% a 25% dos pacientes. Nos rins, a lesão sequelar assume a forma de hipertensão renovascular. No entanto, a ocorrência dessas complicações é muito rara.

Para o tratamento da DK, a recomendação atual é a administração intravenosa de gamaglobulina, combinada com aspirina em altas doses (3 a 5 mg/kg) por VO. Os corticosteroides são contraindicados porque aumentam o risco de complicações coronarianas.

Vasculites de grandes vasos

As vasculites de grandes vasos (arterites) acometem a aorta e seus ramos. Nos rins, seu substrato anatomopatológico é o de uma arterite granulomatosa crônica, com estenoses e obstruções em artérias renais e seus ramos, podendo manifestar-se clinicamente como hipertensão renovascular (Capítulo 20 – Rins e Hipertensão Arterial). Há dois tipos de vasculite de grandes vasos: a arterite de Takayasu e a arterite de células gigantes.

Arterite de Takayasu

A arterite de Takayasu (AT) é uma vasculite granulomatosa sistêmica crônica, que afeta a aorta e seus ramos, descrita, em 1908, por Takayasu, um professor de Oftalmologia, que observou pela primeira vez o quadro em uma paciente que se queixava de perda de visão.

A doença é mais frequente na Ásia, predomina em mulheres na proporção de 9:1 e na faixa etária de 10 a 20 anos. O quadro clínico associa manifestações inespecíficas, como febre, artralgias e perda de peso, a sinais e sintomas diretamente decorrentes de acometimento vascular, como claudicação, redução e assimetria de pulsos periféricos (95%), sopros e hipertensão renovascular secundária à estenose de artérias renais e de seus ramos. Além disso, foram descritos raros casos de glomerulonefrite crescêntica necrosante.

Embora o exato mecanismo da lesão vascular seja desconhecido, admite-se que o início de agressão ocorra nas células endoteliais dos *vasa vasorum* da camada adventícia, com recrutamento de pelo menos dois tipos de linfócitos: *natural killer* (NK), envolvidos na produção de perforinas e na apoptose de células endoteliais; e $CD4^+$, secretores de IFN-gama, um dos principais mediadores proinflamatórios no contexto da AT. Já o papel de linfócitos B e de anticorpos como o AECA (*anti-epithelial cell antibody*) e antifosfolípides é atualmente incerto.

Histologicamente, as lesões agudas consistem em um infiltrado mononuclear, com presença de células gigantes multinucleadas e formação de granulomas, enquanto na fase crônica predomina a fibrose, que é o que leva ao desenvolvimento de estenoses e mesmo de obstruções vasculares.

A etiologia da doença é desconhecida. Alguns consideram que a AT é uma das manifestações da infecção pelo *Mycobacterium tuberculosis*. A favor dessa hipótese há a semelhança entre os granulomas presentes na AT e na tuberculose e, principalmente, o fato de que a reação à tuberculina é positiva na maioria dos pacientes com AT. Além disso, a infecção de animais de laboratório com o *Mycobacterium tuberculosis* provoca uma arterite semelhante à AT. Entretanto, essa hipótese ainda carece de uma comprovação definitiva.

O diagnóstico da AT na sua fase aguda é problemático, uma vez que são por demais inespecíficos os sinais e sintomas da doença – febre, mal-estar, astenia – e as alterações dos exames de laboratório, como a proteína C-reativa (PCR) e a velocidade de hemossedimentação (VHS), úteis apenas para caracterizar a atividade da doença e indicar a resposta a um eventual tratamento. É possível que o Pentraxin 3, recentemente descrito como um marcador mais sensível que a PCR, venha a preencher essa lacuna. No entanto, esse exame ainda está longe de ser padronizado e disponibilizado à prática clínica.

Devido à falta de marcadores apropriados, a fase aguda da AT costuma passar despercebida, sendo a doença comumente diagnosticada apenas na sua fase crônica, quando as sequelas vasculares dão origem a sinais e sintomas proeminentes e podem ser detectadas por exames de imagem, como a angiotomografia e a angiorressonância. É necessário distinguir as lesões vasculares daquelas provocadas pela aterosclerose, muito mais frequentes. No entanto, essa distinção é facilitada pelo fato de que a AT afeta uma faixa etária bem mais jovem.

Na fase ativa da AT, o tratamento consiste na administração de prednisona, 1 mg/kg/dia durante 1 mês, seguida de diminuição progressiva da dose (desmame). Agentes imunossupressores, como a ciclofosfamida, a ciclosporina e o micofenolato mofetil, podem ser associados à corticoterapia se a doença persistir ou recidivar. O uso de aspirina em baixas doses, como um agente antiplaquetário, é também recomendado. O infliximab e o tocilizumab, anticorpos monoclonais dirigidos contra o TNF-α e o receptor da interleucina-6, respectivamente, são alternativas promissoras, embora ainda não testadas em grandes estudos clínicos. A eficácia do abatacept, um inibidor da estimulação de linfócitos T, é atualmente incerta.

Na fase crônica, a terapêutica deve focalizar as lesões vasculares estenosantes, que devem ser corrigidas cirurgicamente utilizando-se técnicas de reconstrução vascular. Para que esse procedimento possa ser executado, é obrigatório que a atividade inflamatória da doença tenha sido controlada.

Arterite de células gigantes ("arterite temporal")

A arterite de células gigantes (ACG) acomete preferencialmente ramos extracranianos da artéria carótida, caracterizando-se por uma inflamação granulomatosa dos vasos com presença de células gigantes multinucleadas, assemelhando-se nesse aspecto à arterite de Takayasu. A ACG já foi também denominada "arterite temporal", nome inapropriado já que a artéria temporal também pode ser acometida por outras arterites.

A ACG é mais frequente no hemisfério norte, com predomínio do sexo feminino (4:1) e das faixas etárias acima de 50 anos. Seus sintomas mais frequentes são cefaleia intensa e latejante, sensibilidade ao toque no couro cabeludo, nodulação e dor na região das artérias temporais, dificuldade à mastigação (claudicação de mandíbula), dor e disfunção lingual, perturbações auditivas e amaurose de início súbito. Ao exame físico, a artéria temporal pode se mostrar com aspecto nodular e pulso atenuado. Em cerca de 50% dos casos, a ACG associa-se à polimialgia reumática (dor e rigidez muscular nas regiões cervical e escapular). O acometimento renal é excepcional, porém, quando ocorre, é muito semelhante ao da síndrome de Takayasu, manifestando-se principalmente por hipertensão renovascular.

Em vista da extensa superposição entre as manifestações clínicas e patológicas da ACG e da síndrome de Takayasu, pode ser difícil discernir entre as duas condições. Como critérios clínicos, idade acima de 50 anos, manifestações acentuadas em cabeça e pescoço e a presença de polimialgia reumática podem ser úteis. Como no caso da AT, as alterações de exames laboratoriais são inespecíficas, mas consistentes, especialmente a hemossedimentação e a proteína C-reativa, elevadas em mais de 95% dos pacientes. Anemia, leucocitose, trombocitose, anticardiolipina positiva e alteração dos testes de função hepática também são comuns e, em seu conjunto, contribuem para o diagnóstico da ACG. Exames de imagem, como ultrassom duplex e angiorressonância, mostram apenas sinais de alterações inflamatórias, como edema de paredes arteriais. No entanto, o exame diagnóstico definitivo é a biópsia de artéria temporal, que deve ser precoce e mostra um infiltrado inflamatório mononuclear e a formação de granulomas, usualmente com a presença de células gigantes. Ainda assim, falsos negativos podem ocorrer em 10% a 30% dos casos, uma vez que a lesão é segmentar.

O esquema terapêutico da ACG é semelhante ao da síndrome de Takayasu, sendo iniciado com corticosteroides associados à aspirina e, em caso de resistência ou recidivas frequentes, com a adição de ciclofosfamida, metotrexate e agentes biológicos como o tocilizumab e o infliximab.

Bibliografia consultada

Barros MT; Barros RT. Vasculites: classificação, patogênese e tratamento. Rev Bras Alergia Imunopatol 1998; 21: 128-38.

Binda V; Moroni G; Messa P. ANCA-associated vasculitis with renal involvement. J Nephrol 2018; 31: 197-208.

KDIGO 2021. Clinical practice guideline for the management of glomerular diseases. Kidney Int 2021; 100(4 Suppl): S1-S276.

Morita TCAB; Trés GFS; Criado RFJ et al. Update on vasculitis: an overview and dermatological clues for clinical and histopathological diagnosis - part I. An. Bras. Dermatol, 2020; 95: 355-71.

Watts RA; Hatemi G; Burns JC et al. Global epidemiology of vasculitis. Nature Reviews Rheumatology 2022; 18: 22–34.

Capítulo 18

Microangiopatia Trombótica

Lilian Pires de Freitas do Carmo
Fernanda Coelho
Roberto Zatz
Lecticia Barbosa Jorge

Introdução

A microangiopatia trombótica (MAT) é uma condição rara na qual pequenos vasos são ocluídos por microtrombos, causando lesão tecidual grave. O processo é causado por uma disfunção endotelial, que leva à agregação descontrolada de plaquetas e, consequentemente, à formação de microtrombos e a um duplo efeito deletério: trombocitopenia por consumo e lesão mecânica aos eritrócitos, os quais, forçados a percorrer territórios microvasculares seriamente danificados e semiocluídos por microtombos, acabam por se romper, ocasionando a chamada anemia hemolítica microangiopática. Essa associação entre plaquetopenia, anemia hemolítica e disfunção de órgãos (principalmente rins e sistema nervoso central (SNC)) é característica da MAT. Na verdade, como ficará claro ao longo do capítulo, a MAT é uma via final de lesão de órgãos, compartilhada por doenças claramente distintas quanto à sua patogênese e apresentação clínica, mas que têm como denominador comum uma disfunção endotelial que leva à formação de microtrombos e a suas consequências.

Até o final do século XX, a MAT era geralmente dividida em apenas duas entidades: a púrpura trombocitopênica trombótica (PTT), descrita pela primeira vez nos anos 1920, e a síndrome hemolítico-urêmica (SHU), reconhecida como entidade distinta na década de 1950. O fato de que PTT e SHU pareciam compartilhar alguns mecanismos patogênicos fez com que durante certo período alguns postulassem que essas duas condições constituíam diferentes manifestações clínicas de uma mesma entidade. Graças ao acúmulo de novos conhecimentos nas últimas duas décadas, confirmou-se que PTT e SHU são, sim, condições claramente distintas sob vários aspectos. Além disso, tornou-se evidente que o que denominamos MAT constitui, na verdade, um conjunto heterogêneo de doenças, amplo, complexo e ainda incompletamente compreendido, que transcende a antiga dicotomia entre SHU e PTT.

Manifestações clínicas gerais da MAT

Manifestações inespecíficas, como febre (geralmente moderada), fadiga e mal-estar, estão presentes em todas as modalidades de MAT, mas há diferenças importantes entre SHU e PTT. Por exemplo, sinais e sintomas neurológicos que podem ser sérios, como hemiparesias e convulsões, são mais comuns em pacientes com PTT. A hipertensão arterial é frequente e pode chegar a níveis bem elevados, especialmente na SHU. O relato de oligúria ou anúria, refletindo queda abrupta da função renal, também é mais frequente na SHU. Pode haver também a presença de púrpura ou petéquias, na dependência do nível sanguíneo de plaquetas.

Os exames de laboratório mostram anemia acentuada, com queda acentuada da hemoglobina sanguínea a níveis inferiores a 6,5 g/dL em 40% dos pacientes. Há claros sinais de hemólise, com níveis elevados de bilirrubina indireta e desidrogenase láctica, além de consumo de haptoglobina. A presença de esquizócitos, indicadores de trauma mecânico às hemácias, ocorre em quase 100% dos casos. Com raras exceções, o teste de Coombs é negativo, em consistência com a natureza não imunológica do processo. A trombocitopenia, em geral acentuada, mas sem cair a níveis críticos, também aparece em virtualmente todos os casos. A dosagem de frações do complemento não costuma trazer informação útil por ser rara a queda de suas frações no sangue. Os testes de coagulação não mostram anormalidades. Os níveis circulantes de ureia e creatinina tendem a ser elevados. A falência renal, com necessidade de terapia de substituição renal (TSR), é mais frequente em pacientes com SHU. O exame de urina revela apenas proteinúria leve a moderada, e sedimento urinário pouco ativo.

Síndrome hemolítico-urêmica (SHU) típica

Desde sua descrição inicial em 1955, a SHU foi caracterizada como uma tríade constituída por trombocitopenia, anemia hemolítica e insuficiência renal, em associação com diarreia sanguinolenta. Sua taxa de incidência é de cerca de 2 casos/100 mil habitantes por ano, com um claro predomínio da faixa etária inferior a 5 anos. Embora seja uma doença endêmica, surtos esporádicos têm-se verificado em vários países, sendo o mais recente e de maior repercussão midiática o ocorrido na Alemanha em 2011. O adjetivo "típica" (alguns preferem o termo "clássica") foi adicionado recentemente devido ao reconhecimento de uma forma "atípica", que será analisada mais adiante.

Patogênese da SHU típica

A associação um tanto inesperada entre MAT e um quadro intestinal é, na verdade, a chave para entender a patogênese da SHU típica. Na verdade, a doença se inicia com ingestão de alimentos ou água contaminada por bactérias produtoras da toxina Shiga, especialmente a *Escherichia coli*, conhecida pela designação em inglês, *Shiga toxin-producing Escherichia coli*, e pela sigla correspondente STEC. O sorotipo mais frequentemente encontrado é o O157:H7. Essa toxina atravessa a barreira intestinal e chega em grandes quantidades à circulação. No revestimento endotelial, notadamente em pequenos vasos, a toxina causa lesão celular por três mecanismos básicos: 1) diretamente, por ativação de vias proinflamatórias e apoptose (morte celular programada); 2) por ativação de monócitos e neutrófilos, que, por sua vez, produzem grandes quantidades de mediadores inflamatórios e moléculas de adesão; 3) por ativação local da via alternativa do complemento, com exacerbação do processo inflamatório. A consequente disfunção das células endoteliais leva-as a aumentar acentuadamente a produção do fator de von Willebrand (FvW), uma glicoproteína que forma grandes polímeros na superfície celular e tem papel-chave na agregação plaquetária fisiológica e na hemostasia. O resultado final dessas complexas interações é a formação de extensos microtrombos, com oclusão do vaso e isquemia do território afetado. É interessante notar que esse processo só chega a se consumar em cerca de 15%, em média, dos pacientes expostos à toxina Shiga, sugerindo que características individuais, possivelmente influenciadas por fatores hereditários, além de propriedades da própria cepa bacteriana envolvida, são essenciais à instalação da lesão vascular.

Manifestações clínicas da SHU típica

Além das manifestações genéricas de MAT mencionadas anteriormente, a SHU típica caracteriza-se pela história recente (em geral, poucos dias antes do início do quadro) de diarreia sanguinolenta, que pode ser acompanhada de vômitos e geralmente é associada à ingestão de alimentos contaminados. Sinais e sintomas neurológicos, em geral leves ou moderados, são infrequentes. Verifica-se o contrário quanto à insuficiência renal, que atinge a maioria dos pacientes e pode requerer a instituição de TSR. A hipertensão arterial tende a acompanhar a disfunção renal. Uma pequena parte dos pacientes que sobrevivem ao episódio de SHU acaba por desenvolver doença renal crônica (DRC).

Com relação aos exames de laboratório, o que caracteriza a SHU típica é a detecção da toxina Shiga, que confirma a infecção prévia e tem valor diagnóstico, como veremos adiante.

Síndrome hemolítico-urêmica atípica (SHUa)

A SHUa representa menos de 10% dos casos de SHU. Diferentemente do que ocorre na SHU típica, a SHUa não está associada a diarreia, o que lhe confere o caráter "atípico" e leva alguns a designá-la "diarreia-negativa" (diarreia-). Como no caso da SHU típica, a SHUa afeta predominantemente a população pediátrica, embora a população adulta também seja afetada.

Patogênese da SHU atípica

O mecanismo pelo qual ocorre a formação de microtrombos na SHUa é completamente diferente do que opera na SHU típica e não depende da ação de uma toxina exógena. Na maioria dos casos de SHUa, o que ocorre é uma ativação anômala da via alternativa do complemento no endotélio vascular, devido a alterações genéticas de fatores reguladores do sistema, especificamente aqueles que o "freiam", tais como o fator H, o fator I, a C3-convertase, a proteína ligante da fração C4, o fator B do complemento, a trombomodulina e a proteína de cofator da membrana (atual CD46). Pode estar envolvida também a produção de autoanticorpos contra esses fatores, especialmente em adultos. Essa ativação do sistema complemento permite que a sequência de eventos que culmina com a formação de microtrombos – lesão endotelial, produção aumentada de FvW e de citocinas proinflamatórias etc. – se desenvolva de modo autônomo, sem a presença da toxina Shiga ou de outros fatores iniciadores.

Manifestações clínicas da SHU atípica

Na SHUa, as principais manifestações clínicas são semelhantes àquelas observadas na SHU típica, ou seja, além dos sintomas inespecíficos, anemia hemolítica associada a plaquetopenia. Falta, no entanto, a presença de diarreia sanguinolenta, enquanto o envolvimento neurológico, que pode incluir hemiparesia, convulsões e coma, é mais comum (ou menos incomum). Além disso, o quadro clínico, especialmente no que diz respeito ao acometimento renal, é mais grave, com hipertensão arterial acentuada, necessidade mais frequente de diálise e, depois de superado o episódio agudo, maior risco de desenvolvimento de DRC.

Apesar da participação do sistema complemento, somente em uma pequena minoria dos pacientes observam-se níveis plasmáticos reduzidos da fração C3, sugerindo que o consumo local de pequenas quantidades é suficiente para deflagrar o processo de formação de microtrombos.

Púrpura trombocitopênica trombótica (PTT)

A PTT foi a primeira forma de MAT a ser descrita, há quase 1 século. É uma doença rara e, ao contrário da SHU, que afeta sobretudo a população pediátrica, atinge preferencialmente adultos jovens, com predomínio de mulheres na proporção de 2:1.

Patogênese da PTT

Na PTT, a lesão endotelial decorre da formação desenfreada de grandes multímeros do FvW, que aumentam a adesão plaquetária e favorecem a formação de microtrombos. A razão para esse descontrole é a ação insuficiente da ADAMTS13 (da designação em inglês, *A Desintegrin And Metalloprotease with eight ThromboSpondin-1-like*), uma protease cuja importante função é "aparar" o FvW, impedindo a formação de cadeias proteicas excessivamente longas (o número 13 destina-se a distingui-la das outras proteases da mesma família). Há dois mecanismos possíveis para a deficiência da ADAMTS13. A primeira é uma produção limitada da própria protease devido a um defeito genético: são as PTT de natureza hereditária, que representam uma fração minoritária. A segunda, bem mais frequente, é a produção de autoanticorpos voltados contra a ADAMTS13, que impedem a ação fisiológica da protease. Os mecanismos que levam à produção desses anticorpos são obscuros e podem refletir a exposição anômala de antígenos provocada por infecções, uso de medicamentos ou gestação (considerada um possível fator predisponente à PTT). É improvável a participação de processos inflamatórios ou de ativação significativa do sistema complemento.

Manifestações clínicas da PTT

Como na SHU, pacientes com PTT apresentam-se usualmente com sintomas inespecíficos, como fadiga e mal-estar. A presença de febre é comum, mas inconstante, e sempre alerta para a possibilidade de uma infecção. Ao contrário do que ocorre na SHU típica, não é comum haver relato de diarreia recente, embora uma associação ocasional seja sempre possível. A presença de petéquias, refletindo a trombocitopenia, é obviamente esperada, mas nem sempre observada.

A função renal está moderadamente reduzida e só uma parte dos pacientes chega a requerer TSR, em contraste com a SHU, frequentemente associada a IRA. Inversamente, alterações neurológicas, infrequentes na SHU, manifestam-se em cerca de metade dos pacientes com PTT. Essas alterações, que podem ser temporárias e simular um quadro de isquemia transitória, incluem confusão mental, convulsões, hemiparesias e afasia.

Na gravidez, a PTT ocorre usualmente no 3º trimestre, e é facilmente confundida com pré-eclâmpsia, podendo acarretar consequências graves tanto para a gestante como para o feto (Capítulo 19 – Rins e Gravidez).

Além das alterações nos exames de laboratório características de qualquer MAT, a PTT caracteriza-se pelos baixos níveis circulantes de ADAMTS13 (menos de 10% do normal), ou pela presença de anticorpos anti-ADAMTS13. No entanto, são poucos ainda os centros médicos em que esses exames estão rotineiramente disponíveis.

MAT secundária

Em um importante contingente de pacientes com MAT, as características que ajudam a definir a SHU e a PTT estão ausentes. Nesse grupo, a ativação da sequência que leva à lesão endotelial e à consequente formação de microtrombos se dá por outros mecanismos, deflagrados como complicação de diferentes condições clínicas. Consideramos aqui, de forma necessariamente resumida, as causas mais frequentes de MAT secundária.

Infecções

Alguns estados infecciosos, especialmente se complicados por sepse, podem promover lesão endotelial e MAT. Os mecanismos que resultam nessa complicação não foram completamente elucidados, mas há evidências de que a ativação local da via alternativa do complemento por agentes infecciosos ou seus produtos pode causar disfunção acentuada de células endoteliais, com formação de grandes polímeros do FvW e consequente agregação plaquetária. Mecanismo semelhante pode atuar na MAT associada a estágios avançados da infecção por HIV, embora essa condição se tenha tornado relativamente rara após a instituição de terapias antirretrovirais eficazes. Durante a recente pandemia pelo covid-19, a presença de MAT, identificada em uma alta porcentagem de casos graves, contribuiu significativamente para a letalidade da doença. Esse efeito é claramente associado à ação deletéria do vírus sobre as células endoteliais, por dano direto e/ou por promover uma deficiência, absoluta ou relativa, de ADAMTS13. Essa grave consequência da covid-19 ilustra eloquentemente a importância de manter a integridade das células endoteliais e o quanto essa higidez pode ser rompida por agentes infecciosos.

Neoplasias malignas

A relação entre câncer e TMA é conhecida há décadas, tanto para tumores sólidos como para cânceres linfáticos, sendo recomendável a pesquisa ativa de uma neoplasia em casos em que a causa da microangiopatia é indeterminada. A disfunção endotelial pode resultar da ação indireta da própria neoplasia sobre o endotélio, de ativação local do sistema complemento ou, mais frequentemente, de efeitos colaterais das inúmeras drogas utilizadas em Oncologia, como a mitomicina, inibidores do VEGF (vascular endothelial growth factor), como o bevacizumabe, inibidores de tirosinaquinases, como o sunitinibe, compostos de platina, como a cisplatina e a carboplatina, entre várias outras. O transplante de células-tronco hematopoiéticas, utilizado no tratamento de inúmeros cânceres hematológicos, como leucemias e linfomas, também pode causar MAT por mecanismos complexos que incluem ativação do sistema complemento e ação das drogas imunossupressoras necessariamente utilizadas. A aplicação de radioterapia às regiões abdominal e pélvica também pode causar MAT por lesão ou apoptose de células endoteliais.

Lúpus eritematoso sistêmico (LES)

A MAT associada ao LES é infrequente quando comparada às manifestações mais conhecidas da doença, como a nefropatia lúpica, mas destaca-se por sua gravidade. Essa complicação do LES decorre da produção de autoanticorpos contra proteínas envolvidas na homeostase endotelial, como o ADAMTS13, ou contra moléculas que funcionam como "freios" do sistema complemento, como a trombomodulina e os fatores H e I, levando à ativação descontrolada desse sistema no endotélio. A ativação desses processos é facilitada naqueles pacientes com deficiência hereditária de um ou mais desses fatores de proteção. Outro mecanismo de lesão endotelial no LES é a produção de anticorpos contra fosfolípides (ver adiante). Finalmente, a imunodepressão que acomete esses pacientes, em decorrência da própria doença ou da ação de tratamento medicamentoso, pode facilitar infecções e a lesão endotelial por micro-organismos e/ou suas toxinas.

Hipertensão maligna (HM)

Quando a pressão arterial sai de controle e sobrevém a HM, o endotélio dos pequenos vasos pode ser diretamente agredido por um efeito mecânico que danifica a superfície celular, promovendo adesão e agregação plaquetária e causando MAT, além de necrose fibrinoide, edema mucoide e proliferação celular em "casca de cebola", características da HM (Capítulo 20 – Rins e Hipertensão Arterial). O diagnóstico de tais casos pode ser problemático, uma vez que hipertensão grave pode ser uma manifestação proeminente de SHU e PTT. Favorecem a hipótese de hipertensão maligna o achado de retinopatia hipertensiva grave (graus III e IV), além de evidências de hipertensão de longo prazo, como hipertrofia cardíaca e sobrecarga ventricular esquerda. São também critérios importantes a ausência de alterações como plaquetopenia e de história recente de diarreia sanguinolenta ou redução dos níveis circulantes de ADAMTS13.

Síndrome antifosfolípide (SAF)

A SAF é caracterizada pela presença de anticorpos dirigidos contra moléculas normalmente presentes nas superfícies celulares, como a cardiolipina (um fosfolípide) e a β2-glicoproteína 1 (uma proteína que se liga a fosfolípides das membranas celulares), tendo, portanto, natureza autoimune. Esses anticorpos são detectados em uma proporção significativa de pacientes com LES, embora apenas uma fração deles desenvolva a SAF. A esses anticorpos junta-se também o assim denominado "anticoagulante lúpico", na verdade um nome impróprio, uma vez que nem é exclusivamente associado ao LES, nem tem propriedades anticoagulantes *in vivo* (ao contrário, funciona como procoagulante), mas apenas em testes *in vitro*. A SAF é caracterizada principalmente por episódios recorrentes de trombose de vasos grandes e médios, geralmente veias, mas afeta também a microcirculação, originando um quadro de MAT que pode ser particularmente grave, com hipertensão acentuada, comprometimento agudo da função renal e ulcerações cutâneas. Em gestantes e puérperas, a SAF pode causar sérias complicações para a saúde materna, aumentando muito o risco não apenas de trombose venosa e MAT, mas também o de pré-eclâmpsia, eclâmpsia e síndrome HELLP (*Hemolysis, Elevated Liver enzymes, Low Platelet*). Além disso, a SAF pode trazer sérias consequências ao concepto, como perda fetal recorrente, parto prematuro, baixo peso ao nascer e óbito fetal (ver Capítulo 19 – Rins e Gravidez, para informações adicionais sobre MAT na gestação).

Nefropatia por IgA (NIgA)

A NIgA é uma das nefropatias mais prevalentes, assumindo várias formas clínicas, desde hematúria isolada até doença renal crônica avançada (Capítulo 11 – Nefropatia por IgA). Uma complicação particularmente grave da NIgA é a MAT, que pode causar hipertensão arterial acentuada e perda rápida e irreversível de função renal. Os mecanismos que atuam nesses pacientes são incertos, mas provavelmente semelhantes aos propostos para outras modalidades de MAT: 1) ativação local do sistema complemento pela deposição da IgA anômala, com consequente inflamação e predisposição à formação de microtrombos. Esse processo seria facilitado em pacientes com deficiência hereditária de inibidores do sistema; 2) ligação da IgA anômala à superfície endotelial, com produção de anticorpos, lesão celular e consequente adesão plaquetária. As razões por que essas manifestações são usualmente restritas ao território renal ainda não foram esclarecidas.

Transplante renal

Em pacientes que receberam um enxerto renal, a rejeição aguda mediada por anticorpos (rejeição humoral) tende a agredir o endotélio vascular (Capítulo 26 – Transplante Renal), promovendo, assim, de forma direta, as condições para a adesão e agregação plaquetárias e a formação de microtrombos. Na atualidade, a rejeição humoral é relativamente rara graças ao contínuo aperfeiçoamento das técnicas de seleção de doadores. No entanto, há outras causas de MAT que podem acometer essa população. Uma delas é o efeito tóxico sobre a célula endotelial de drogas utilizadas intensivamente para prevenir a rejeição, observado sobretudo com a ciclosporina, mas também com tacrolimus e inibidores do mTOR. Os mecanismos envolvidos na patogênese desse efeito não foram ainda elucidados, embora as evidências apontem para uma ação tóxica direta sobre as células endoteliais e sobre a agregação plaquetária. Outra causa importante de MAT nessa população é a recidiva de episódios de SHUa ou PTT anteriores ao transplante.

Drogas

Embora a MAT induzida por drogas seja relativamente infrequente, há uma lista extensa de medicamentos que podem produzir esse efeito adverso. Além dos antineoplásicos e dos inibidores da calcineurina e do mTOR, já mencionados, a lista inclui quinino e, em menor grau, moléculas a ele relacionadas, como quinidina e cloroquina; antiagregantes plaquetários; interferon; alguns antibióticos; e drogas ilícitas. A lesão endotelial causada por essas drogas pode ser devida a um efeito tóxico direto ou mediada por mecanismo imunológico. O efeito tóxico tende a desaparecer com a suspensão do uso da droga, mas pode haver necessidade de tratamento especializado para que não ocorra dano irreversível.

Crise do escleroderma

A disfunção de células endoteliais é uma das características centrais da esclerodermia. Sua origem exata ainda não foi determinada, mas é muito provável que envolva a participação de autoanticorpos dirigidos contra o endotélio, em associação com outros fatores, como ativação da imunidade inata e hipóxia tecidual. Na crise do escleroderma, uma condição felizmente não muito frequente, a lesão das células endoteliais provoca agregação plaquetária e formação de microtrombos, como nas outras modalidades de MAT, com as quais é comum haver confusão. A presença de outros sinais e sintomas do escleroderma, como o espessamento cutâneo, o fenômeno de Raynaud e as manifestações da doença em outros órgãos, como coração e pulmões, são importantes para se chegar ao diagnóstico correto.

Pancreatite

A MAT é uma complicação extremamente rara de pancreatites agudas. Como na MAT associada a outras condições, a formação de microtrombos envolve uma disfunção das células endoteliais. Os mecanismos que promovem a anomalia não foram ainda estabelecidos. É possível que a patogênese da MAT nesse contexto seja semelhante à da SHU típica, com aumento da permeabilidade intestinal a toxinas bacterianas capazes de lesar o endotélio. No entanto, até por conta da raridade desses casos, as evidências em favor dessa hipótese são escassas.

Deficiência de vitamina B12

Além de causar anemia megaloblástica, a carência de cianocobalamina (vitamina B12) pode ter um raro e curioso efeito: o de simular uma MAT ("pseudo-MAT"). Contribuem para esse efeito vários fatores: 1) a disfunção da medula óssea decorrente da carência vitamínica afeta não só a produção de hemácias, mas também a de megacariócitos, levando a um estado de plaquetopenia; 2) as hemácias formadas nesse contexto têm a parede frágil, o que as predispõe não somente à ruptura como também à deformidade (esquizocitose); 3) a consequente hemólise (que pode ocorrer ainda na medula), previsivelmente, causa hiperbilirrubinemia, elevação dos níveis circulantes de desidrogenase láctica (DHL) e consumo de haptoglobina. A confusão com MAT pode ter consequências sérias por levar à instituição errônea de terapêuticas invasivas, custosas e, no caso, ineficazes. A suspeita de deficiência vitamínica pode ser levantada pela taxa inapropriadamente baixa de reticulócitos e, evidentemente, pelos baixos níveis de vitamina B12.

Diagnóstico e diagnóstico diferencial das MAT

A suspeita de MAT deve ser levantada diante da presença inexplicável de anemia profunda (hemoglobina sanguínea inferior a 6,5 g/dL em 40% dos pacientes) de instalação rápida, associada a plaquetopenia. O achado no plasma de DHL elevada, haptoglobina baixa, bilirrubina indireta aumentada e Coombs negativo indica a ocorrência de hemólise causada por um mecanismo não imunológico. A presença no sangue de hemácias deformadas ou fragmentadas (esquizócitos), verificada em praticamente todos os pacientes já na abertura do quadro, indica que elas foram expostas a um trauma mecânico, o que reforça a hipótese de MAT, mas não a comprova, por estar também presente em outras condições patológicas. Em muitos casos, é necessário excluir a presença de coagulação intravascular disseminada (CIVD), uma condição associada sobretudo a infecções (especialmente em caso de septicemia) e neoplasias. Na CIVD também ocorre trombocitpenia por consumo, mas acompanhada de depleção de fatores de coagulação, o que não é observado na MAT.

Uma vez firmado o diagnóstico sindrômico de MAT, é necessário discernir entre as suas várias modalidades, que diferem acentuadamente em relação a prognóstico e terapêutica. Como vimos anteriormente, há manifestações clinicolaboratoriais bem marcantes de cada uma, mas há numerosas características em comum que podem dificultar o diagnóstico diferencial.

No caso da SHU típica, a faixa etária predominante é a pediátrica: a grande maioria dos pacientes tem idade igual ou inferior a 5 anos. É característico o relato de diarreia sanguinolenta precedendo o quadro. A função renal está frequentemente rebaixada nesses pacientes, o que pode ajudar no diagnóstico diferencial com a PTT, na qual o comprometimento renal é incomum. A dosagem da toxina Shiga, se estiver disponível, permite fechar com maior segurança o diagnóstico de SHU típica.

Para o diagnóstico diferencial entre SHU e PTT, é útil a idade do paciente (a PTT é rara na população pediátrica e mais frequentemente afeta adultos jovens). Também podem ter importância diagnóstica a presença de púrpura e a ausência de história recente de diarreia. A trombocitopenia tende a ser mais grave na PTT em comparação com as SHU, embora haja um grau considerável de superposição. Também neste caso a dosagem de complemento sérico tem usualmente pouca utilidade. A função renal não costuma estar gravemente rebaixada na PTT, embora isso possa ocorrer em uma parcela dos pacientes. A presença de distúrbios neurológicos também é útil no diagnóstico diferencial. Entretanto, conforme já observado, tais distúrbios estão ausentes em cerca de metade dos pacientes com PTT e podem estar presentes na SHU urêmica. O diagnóstico de PTT é praticamente confirmado se o nível sanguíneo da ADAMTS13 for inferior a 10% e/ou se forem detectados anticorpos neutralizadores dirigidos contra ela. No entanto, como já mencionado, nem sempre esses exames estão disponíveis.

Não sendo possível estabelecer um diagnóstico de SHU ou PTT, restam duas possibilidades: SHUa e MAT secundária. O diagnóstico desta última é essencialmente o da doença de base, para o qual é fundamental uma avaliação clínica minuciosa, que leve em conta cada uma das possibilidades já mencionadas. Quanto à SHUa, sua caracterização pode ser problemática: são aqueles casos que não puderam ser enquadrados em nenhuma das demais modalidades de MAT, mas que por suas características clínicas assemelham-se à SHU típica, sem o antecedente de diarreia sanguinolenta. Uma análise detalhada de frações do complemento, como a dosagem de C3, C4, CH50, fator H, fator I, C3-convertase, trombomodulina e proteína ligante do C4, entre outros, poderia trazer indícios de ativação anômala do sistema. No entanto, tais exames não estão disponíveis na prática clínica rotineira e, mesmo que estivessem, não é certo que seriam conclusivos, uma vez que em uma fração substancial dos pacientes não é possível encontrar alterações específicas. Por essas razões, a SHUa pode ser considerada, em última análise, um diagnóstico de exclusão.

A estratégia para o diagnóstico diferencial das MAT está representada de maneira esquemática na Figura 18.1:

Figura 18.1

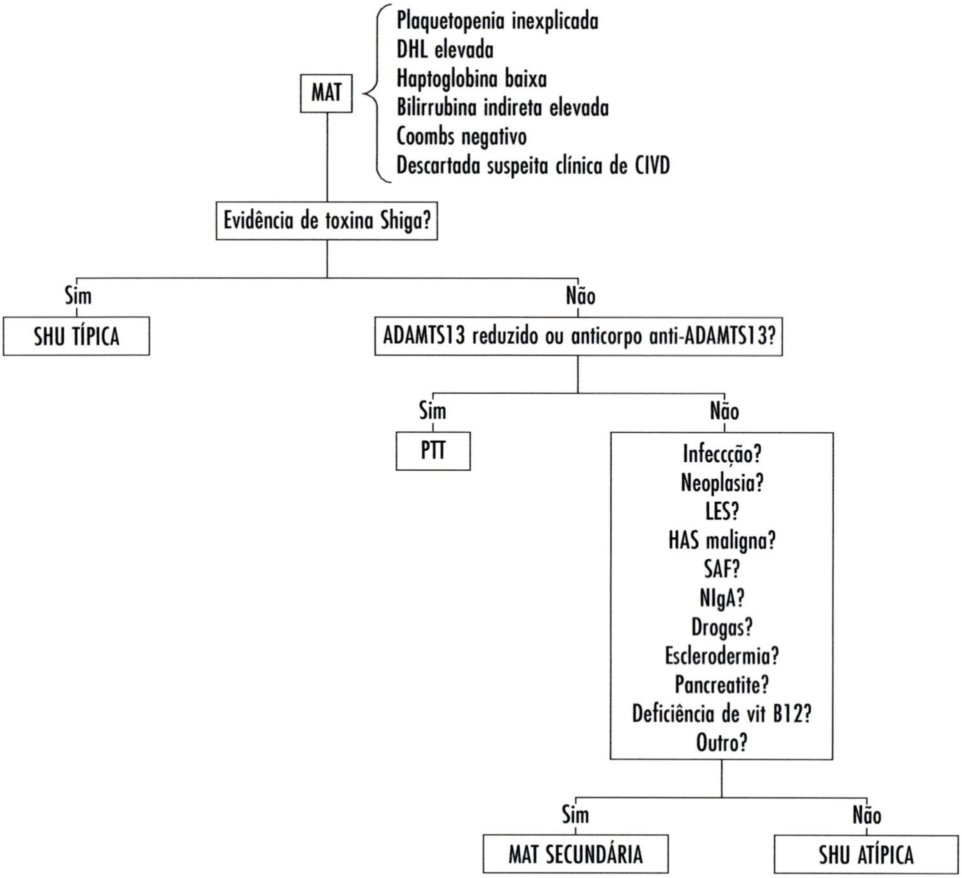

Representação esquemática, em forma de fluxograma, dos procedimentos utilizados para o diagnóstico das MAT e de suas modalidades.
MAT: microangiopatia trombótica; CIVD: coagulação intravascular disseminada; SHU: síndrome hemolítico-urêmica; LES: lúpus eritematoso sistêmico; HAS: hipertensão arterial sistêmica.
Fonte: Desenvolvida pela autoria do capítulo.

No Quadro 18.1, estão enumerados os exames de laboratório relevantes na investigação diagnóstica das MAT.

Quadro 18.1 – Testes habitualmente solicitados para a elucidação diagnóstica das microangiopatias trombóticas.

- Hemograma completo
- Contagem de reticulócitos
- Bilirrubinas
- DHL
- Pesquisa de esquizócitos

(*Continua*)

Quadro 18.1 – Testes habitualmente solicitados para a elucidação diagnóstica das microangiopatias trombóticas. (*Continuação*)

- Dosagem de haptoglobina
- Creatinina, ureia
- Eletrólitos
- Gasometria venosa
- Coagulograma/INR
- Atividade de ADAMTS 13
- Fator de von Willebrand
- Teste de Coombs
- Complemento: C3, C4, CH50, fator H, fator I, C3-convertase, trombomodulina, proteína ligante do C4
- Toxina Shiga
- Anticorpos antifosfolípides
- Anticoagulante lúpico
- Fator antinúcleo
- Pesquisa de HIV
- Hemoculturas

Fonte: Desenvolvido pela autoria do capítulo.

Patologia renal na MAT

As alterações histológicas renais associadas à MAT são muito consistentes e variam principalmente com a gravidade e a duração do processo, sendo de pouca valia para o diagnóstico diferencial entre suas várias modalidades, que se baseia em outros parâmetros clínicos e laboratoriais.

Microscopia óptica

Todos os compartimentos renais – glomerular, tubular, intersticial e vascular – podem ser afetados na MAT. O espectro das alterações é amplo, compreendendo desde lesões focais e segmentares até aquelas que se apresentam difusas e globais. Além disso, na dependência da gravidade do processo, de sua duração e da ocorrência de surtos anteriores, alterações agudas podem aparecer lado a lado com lesões crônicas.

Lesões agudas

Tipicamente, uma ou mais alças glomerulares aparecem ocluídas por microtrombos, que é o elemento central da MAT, enquanto outras são acometidas por necrose fibrinoide, especialmente no polo vascular. Segmentos glomerulares ou, às vezes, todo o tufo, podem se apresentar em colapso. Essas lesões se associam a espessamento da parede capilar por edema endotelial e expansão do espaço subendotelial. O quadro glomerular é completado por mesangiólise e pela presença de hemácias fragmentadas no interior de trombos, no mesângio e no espaço subendotelial.

Nos túbulos convolutos proximais, pode ocorrer perda da orla em escova, atipia nuclear reativa e necrose, enquanto o interstício pode apresentar-se edemaciado. O lume das arteríolas pode aparecer ocluído por microtrombos e edema endotelial, enquanto a parede arteriolar pode se apresentar com edema mucoide e necrose fibrinoide, sem infiltrado inflamatório.

Lesões crônicas

Na fase resolutiva, ou cicatricial, é comum a duplicação da membrana basal glomerular, acompanhada de expansão da matriz mesangial e de mesangiólise. É também frequente o achado de glomérulos com tufos retraídos e de glomeruloesclerose segmentar e focal (GESF), enquanto outros glomérulos apresentam-se globalmente esclerosados. No compartimento tubular, a anormalidade dominante é a atrofia, enquanto no interstício podem-se encontrar áreas fibróticas esparsas e de extensão variável. Nas arteríolas, o achado mais notável é o de fibrose e proliferação miointimal, que pode se dispor em camadas concêntricas, conferindo ao vaso um aspecto em "casca de cebola", como observado na hipertensão maligna. O lume pode aparecer ocluído por microtrombos organizados ou se mostrar recanalizado.

Algumas das lesões arteriolares e glomerulares observadas na MAT são exemplificadas na Figura 18.2.

Imunofluorescência

Figura 18.2

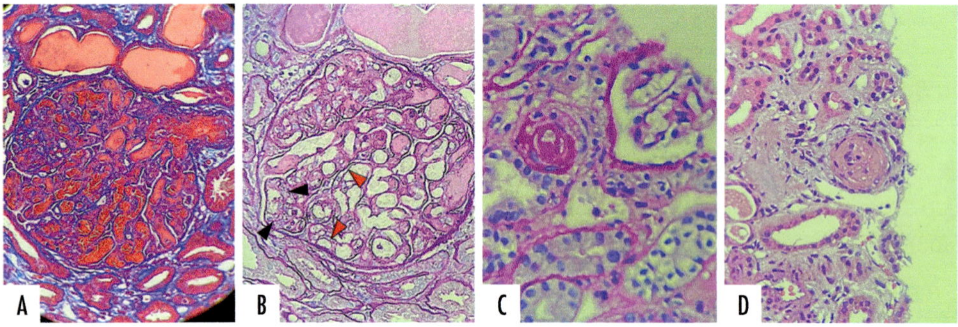

Microfotografias representativas de MAT na microcirculação renal. **A:** Microtrombos ocluindo a arteríola aferente e várias alças glomerulares. É possível visualizar hemácias em alças onde ainda não se formaram microtrombos; **B:** Mesangiólise (cabeças de seta negras) e desdobramento da membrana basal glomerular (cabeças de seta vermelhas); **C:** Oclusão de arteríola por fibrina; **D:** arteríola ocluída por proliferação miointimal obliterante cronificada.

Fonte: Imagens gentilmente cedidas pela Profa. Denise MAC Malheiros.

À imunofluorescência, os microtrombos que aparecem no lume dos glomérulos e das arteríolas apresentam-se marcados para fibrinogênio. Pode ocorrer ainda marcação inespecífica, nos glomérulos, para C3 e IgM. O exame pode revelar a presença de imunocomplexos nos casos em que a MAT está associada a doenças de natureza imunológica, como o LES e a NIgA.

Microscopia eletrônica

A microscopia eletrônica não é utilizada rotineiramente para o diagnóstico diferencial das diversas formas de MAT, uma vez que pouca informação acrescenta à microscopia óptica.

Tratamento das microangiopatias trombóticas

A MAT é uma urgência médica, ou seja, embora não represente uma ameaça imediata à vida (p. ex., um quadro de edema pulmonar agudo), exige intervenção rápida para evitar que tal ameaça se concretize em futuro muito próximo (ou seja, transforme-se em uma emergência médica). Como a MAT é um processo de natureza não imunológica, o uso de imunossupressores, em princípio, não está indicado (exceto nos casos em que a MAT constitui uma complicação de um processo imunológico, p. ex., no LES). Uma das estratégias para o tratamento da MAT baseia-se na remoção, por plasmaférese (PF), das moléculas causadoras do distúrbio. Esse método aplica-se principalmente ao caso da PTT adquirida, que decorre da ação de anticorpos voltados contra a ADAMTS13. A PF poderia também ser utilizada, em princípio, para remover a toxina Shiga e citocinas pró-inflamatórias em casos de SHU típica. No entanto, as evidências em favor do uso de PF nesse contexto são atualmente inconclusivas, embora possa haver algum efeito benéfico em casos de SHU típica com grave comprometimento neurológico e/ou renal. A plasmaférese pode ser indicada em alguns casos de MAT secundária, como na síndrome antifosfolípide, mas essa indicação deve ser avaliada caso a caso.

Se a PF não estiver disponível, o que acontece frequentemente em razão da complexidade e do custo do método, pode-se utilizar a infusão de plasma fresco (após a administração de corticosteroides e anti-histamínicos) até a transferência para um centro mais bem aparelhado. Esse método permite repor elementos faltantes e diluir moléculas nocivas, mas pode ser inviável nos casos em que a sobrecarga de volume tende a ser pouco tolerada, como na insuficiência cardíaca congestiva e na injúria renal aguda.

Tendo em vista a gravidade dos quadros de MAT, a urgente necessidade de intervenção e o fato de que os resultados da dosagem da toxina Shiga (e o diagnóstico de SHU típica) podem não estar disponíveis em menos de 48 horas, a PF costuma ser iniciada imediatamente após a confirmação do diagnóstico de MAT, sendo suspensa caso o exame se revele positivo.

Pelo menos uma parte dos pacientes com SHUa responde à PF, presumivelmente por remoção de anticorpos dirigidos contra componentes do sistema complemento com função reguladora, como I e H, e/ou por reposição desses fatores. Em anos recentes, uma nova droga, o eculizumabe, originalmente indicada para o tratamento da hemoglobinúria paroxística noturna, tem sido testada com resultados promissores em pacientes com SHUa, inclusive no tratamento de recidivas em enxertos renais. O eculizumabe é um anticorpo monoclonal humanizado que inibe o fator C5a e a formação do complexo de ataque à membrana. Os resultados são mais expressivos naqueles pacientes com deficiência de fator H ou I. Está em andamento um estudo multicêntrico e randomizado com a droga, o qual poderá trazer respostas mais claras quanto à sua eficácia no tratamento da SHUa. No entanto, deve-se lembrar que, no momento atual, o custo do tratamento com o eculizumabe é extremamente elevado e proibitivo para a grande maioria dos pacientes e dos centros médicos, públicos ou privados.

No Quadro 18.2, estão esquematizadas as principais características de cada modalidade de MAT e os tratamentos atualmente preconizados.

Quadro 18.2 – Classificação, diagnóstico e tratamento das microangiopatias trombóticas.

Modalidade	Patogênese	Tratamento	
		Plasmaférese/ plasma fresco	**Outros**
SHU típica	Toxina Shiga	?	–
SHU atípica		Sim	
Familiar	↓ inibidores naturais do complemento	?	Eculizumabe
Adquirida	Autoanticorpos contra fatores H ou I	Sim	Eculizumabe?
PTT			
Familiar	Deficiência de ADAMTS13	?	–
Adquirida	Autoanticorpos anti-ADAMTS13	Sim	–
MAT secundária	Dano endotelial (direto ou indireto)	Conforme etiologia	Conforme doença de base

Fonte: Desenvolvido pela autoria do capítulo.

Bibliografia consultada

Brocklebank V; Wood KM; Kavanagh D. thrombotic microangiopathy and the kidney. Clin J Am Soc Nephrol 2018; 13: 300-17.

George JN; Nester CM. Syndromes of thrombotic microangiopathy. N Eng J Med 2014; 371 654-66.

Kottke-Marchant K. Diagnostic approach to microangiopathic hemolytic disorders. Int J Lab Hem 2017; 39(Suppl.1): 69-75.

McFarlane PA; Bitzan M; Broome C et al. Making the correct diagnosis in thrombotic microangiopathy: a narrative review. Can J Kid Health Dis 2021; 8: 1-12.

Capítulo 19

Rins e Gravidez

Claudio Luders
Soubhi Kahhale

A anatomia e a fisiologia dos rins são afetadas profundamente pelo estado gestacional. O adequado conhecimento dessas alterações é fundamental à interpretação correta dos dados clínicos e laboratoriais e faz-se necessário no acompanhamento de gestações normais, bem como daquelas eventualmente associadas a nefropatias agudas ou crônicas.

A Figura 19.1 resume as principais alterações renais, anatômicas e funcionais, observadas na gestação, alterações essas que se instalam precocemente e, muitas vezes, já estão presentes com apenas 6 semanas. Vale lembrar que o adequado desenvolvimento fetal, de um lado, depende intimamente de algumas dessas mudanças e que, por outro lado, várias delas podem dificultar a interpretação e o reconhecimento de disfunções renais superpostas à gestação. O exemplo mais notório é o aumento da taxa de filtração glomerular (TFG), da ordem de 50%, observado precocemente na paciente gestante, e que trazem as taxas plasmáticas de creatinina a valores mais baixos do que em não grávidas de mesma idade – 0,4 a 0,6 mg/dL. Assim, valores de creatinina sérica ao redor de 0,8 mg/dL, muito embora estejam dentro da faixa normal, já devem ser observados com atenção e podem estar associados à presença de doença renal crônica (DRC) incipiente. Infelizmente, inexiste fórmula validada para se estimar a TFG nessa população. Portanto, a avaliação da TFG em gestantes deve sempre ser feita com coleta de urina de 24 horas e determinação do *clearance* de creatinina.

A hiperfiltração característica da gravidez resulta de um aumento igualmente acentuado do fluxo plasmático renal, por sua vez decorrente de uma vasodilatação renal que acompanha uma queda pronunciada da resistência vascular sistêmica, induzida pela ação de vários hormônios, com redução da resposta vascular à ação de vasoconstritores. Em outras palavras, a gravidez é um estado hiperdinâmico, com aumento do débito cardíaco e tendência à hipotensão arterial. A hiperfiltração glomerular é uma das manifestações clinicofisiológicas desse estado. Deve-se ressaltar que não há evidência de elevação da pressão glomerular na

Figura 19.1

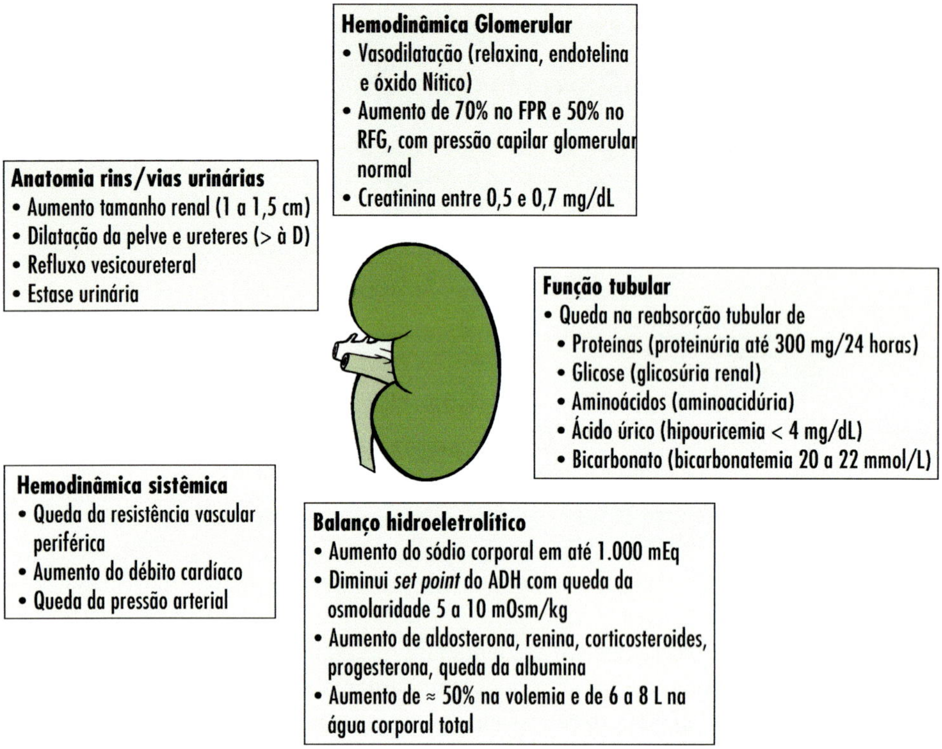

Alterações fisiológicas características da gravidez.
FPR: Fluxo Plasmático Renal; RFG: Ritmo de Filtração Glomerular.
Fonte: Adaptada de Odutayo et al. Clin J Am Soc Nephrology 2021; 7: 2073-80.

gravidez (que poderia promover lesão glomerular crônica), o que é consistente com a ausência de correlação entre multiparidade e desenvolvimento de DRC.

Outra alteração fisiológica associada à gestação, acometendo 50% das pacientes, é a glicosúria renal, decorrente de alterações tubulares e da própria hiperfiltração (que aumenta a carga de glicose a ser reabsorvida pelo túbulo proximal). Embora reversível, a glicosúria renal impede que a taxa de excreção urinária de glicose seja utilizada para aferir a presença de diabetes *mellitus*.

Além dessas alterações da fisiologia renal, observa-se durante a gestação a presença de dilatação (hidronefrose) leve a moderada das vias urinárias, compreendendo cálices, pelve renal e ureteres. As razões para essa dilatação não são bem compreendidas, mas provavelmente resultam de mais de um fator. Em primeiro lugar, o extraordinário aumento do volume uterino pode resultar em compressão mecânica progressiva dos ureteres, especialmente à direita, onde ela é sabidamente mais acentuada. Em segundo lugar, a acentuada alteração do ambiente hormonal na gravidez, notadamente o aumento dos níveis de progesterona, resulta no relaxamento da musculatura lisa dos ureteres, além de reduzir seu peristaltismo de forma significativa. Essas modificações podem exercer um papel importante na patogênese da IRA associada à gestação. Além disso, a estase urinária resultante favorece a instalação de infecções urinárias na gravidez e contribui para sua maior gravidade (ver adiante).

Gestação em pacientes com doença renal crônica

A presença de DRC, em qualquer de seus estágios, aumenta consideravelmente o risco materno e fetal. Eventos adversos fetais como prematuridade, retardo de crescimento intrauterino, abortamento, óbito fetal e perimortalidade são cinco vezes mais frequentes nas gestantes com DRC do que na população geral. Da mesma forma, eventos adversos maternos, como pré-eclâmpsia, hipertensão e piora da proteinúria são duas vezes mais frequentes em gestantes com DRC. Esses riscos aumentam progressivamente com a piora da função renal, podendo ainda ser potencializados pela presença de hipertensão arterial, diabetes *mellitus* e lúpus eritematoso sistêmico (LES).

Outro aspecto fundamental na análise das gestações em pacientes com DRC está relacionado ao risco, induzido pela gravidez, de progressão da nefropatia. Apesar de os mecanismos envolvidos serem pouco conhecidos, sabemos com certeza que, quanto mais grave a disfunção renal preexistente, maior o risco de progressão da DRC. Esse processo pode, inclusive, precipitar a necessidade de terapêutica dialítica, muitas vezes durante a própria gestação.

Com exceção da nefropatia diabética, vasculites e nefropatia lúpica, a natureza da doença renal de base tem impacto apenas discreto na evolução da gestação. O fator mais importante na determinação do risco materno e fetal é, na verdade, de longe, a TFG pré-gestacional, conforme ficará evidente nos parágrafos que se seguem.

Gestantes com DRC leve (estágios 1 e 2)

Nesse grupo de gestantes, com pressão arterial controlada e perda pequena de proteína na urina (< 1 g/24 horas), há evidência conclusiva de que o potencial da gestação em levar à DRC terminal é muito baixo. Em um importante estudo retrospectivo de 1995, foram acompanhadas 171 gestações em pacientes com glomerulopatias primárias de diferentes etiologias, sempre confirmadas por biópsia. Todas as pacientes apresentavam creatinina < 1,2 mg/dL antes da gestação e foram seguidas por até 30 anos. O risco de progressão dessas pacientes para DRC terminal não foi superior ao de 189 não gestantes portadoras de glomerulopatias semelhantes. No entanto, as hipertensas, gestantes ou não, evoluíram, previsivelmente, com perda mais acelerada da função renal quando comparadas às normotensas. Outros estudos mostraram que, a presença de DRC, mesmo leve ou moderada, pode causar algum declínio da função renal, sem progressão significativa para estágios terminais. Importante, a presença de DRC tem impacto negativo, proporcional à perda prévia de função renal, quanto a complicações da gestação, como pré-eclâmpsia, parto prematuro, retardo de crescimento intrauterino e perda fetal, o que indica que esse grupo de pacientes merece atenção desde os primeiros meses de gestação.

Em resumo, a presença de DRC leve a moderada (fases 1 e 2) tende a promover algum declínio da função renal, sem levar às fases mais avançadas, mas aumentando significativamente o risco de complicações materno-fetais.

Gestantes com DRC moderada e grave (estágios 3 a 5)

Nesse grupo de pacientes, o impacto da DRC é bem mais evidente. Durante a gestação e o puerpério, essas pacientes tendem a perder função renal em velocidade bem maior do que as pacientes não gestantes com DRC em estágios semelhantes, com uma parcela substancial progredindo para fases terminais e necessitando de terapia de substituição renal (TSR).

Um subgrupo particularmente vulnerável é representado por pacientes com *clearance* de creatinina inferior a 40 mL/min e proteinúria maior do que 1 g/24 horas, nas quais a gestação provocou um aumento de quase seis vezes na taxa de declínio da função renal, que tendeu a se manter mesmo após o termo.

Em resumo, gestantes com DRC nos estágios 3a e 3b, especialmente quando de início o *clearance* de creatinina inicial é inferior a 40 mL/min e a proteinúria é superior a 1 g/24 horas, correm alto risco de perda irreversível da função renal e de sofrer complicações inerentes à gravidez.

Essas relações entre a função renal basal (pré-gestação) e a prevalência de complicações materno-fetais e de perda de função renal estão resumidas e representadas de forma esquemática na Tabela 19.1.

Tabela 19.1 – Interrelações entre função renal pré-gestação e desfechos materno-fetais (valores em %).

Creatinina basal (mg/dL)*	Efeito no resultado materno e fetal (% afetada)				Perda de > 25% da função renal (% afetada)		
	RCU	Prematuridade	Pré-eclâmpsia	Perimortalidade	Na gestação	Persistente pós-parto	Em diálise após 1 ano
< 1,4	25	30	22	1	2	0	0
1,4 a 2	40	60	40	5	40	20	2
> 2	65	> 90	60	10	70	50	35
Em diálise	> 90	> 90	75	20	NA	NA	NA

RCU: retardo de crescimento intrauterino; NA: não se aplica.
* mais recentemente, a função renal tem sido avaliada por medida direta ou por fórmulas convencionais, com resultados semelhantes.
Fonte: Conforme revisão de Willians D e Davison J, Brit Med J 2008; 336: 211-15.

Nefrite lúpica e gestação

O estado gestacional pode induzir ou reativar algumas patologias graves, em especial o LES, que, como se sabe, afeta predominantemente mulheres em idade fértil. Alguns estudos bem documentados indicam que, em pacientes com LES, aproximadamente 25% das gestações levam à reativação (*flare*) da doença, sendo que em 16% desses casos ocorre envolvimento renal. De maneira geral, o prognóstico das gestantes com nefrite lúpica é pior do que o das acometidas por DRC de outras etiologias e o das gestantes lúpicas sem nefrite. Nessas gestantes, o risco de prematuridade é de 25% a 35%, o de pré-eclâmpsia é de 10% a 15% e de síndrome HELLP (*Hemolysis, Elevated Liver enzymes, Low Platelet*) é de 1% a 1,5%. A ocorrência de *flare* aumenta o risco de pré-eclâmpsia em 12 vezes e o de perda fetal em três. A presença de nefrite lúpica ativa aumenta o risco de resultado materno adverso em cinco vezes. Como nos demais casos de gestação no contexto de DRC, quanto pior a função renal inicial, pior o prognóstico materno e fetal. Também, previsivelmente, a presença inicial de HAS (ou necessidade do uso de anti-hipertensivos) e/ou proteinúria piora o prognóstico dessas pacientes. Outros fatores de risco são a ascendência não caucasiana e a presença de anticoagulante lúpico e/ou anticorpos anticardiolipina.

Por todas as razões enumeradas, é fundamental que a doença esteja quiescente (proteína/creatinina urinária inferior a 1.000 mg/g, creatinina < 1,2 mg/dL), espontaneamente ou graças a medidas terapêuticas, por pelo menos 6 meses antes do início da gestação, conforme demonstrado em estudos controlados. A aplicação desses conceitos tem permitido uma redução, nos últimos anos, do risco imposto pelo LES a pacientes gestantes, com melhora tanto do prognóstico materno como do fetal.

No tratamento do LES em gestantes, é fundamental estabelecer quais drogas podem e quais não podem ser utilizadas. Os seguintes medicamentos são considerados seguros para o controle da atividade lúpica durante a gestação: corticosteroides, administrados por via oral (VO) ou endovenosa (VE) (inclusive como pulsoterapia), azatioprina, ciclosporina A e tacrolimus. O uso de ciclofosfamida, comum fora do contexto da gravidez, deve ser evitado por seus efeitos teratogênicos. Há evidência crescente de que a hidroxicloroquina, comumente usada no tratamento do LES, é altamente eficiente também em gestantes, controlando a atividade da doença, reduzindo os riscos de *flare*, infecção, trombose e bloqueio cardíaco fetal, além de estar associada a maior sobrevida renal. Outra medida terapêutica importante é a anticoagulação com heparina de baixo peso molecular, indicada na presença de proteinúria nefrótica, comum nessas pacientes, a qual sabidamente se associa a eventos trombóticos, especialmente se houver internação prolongada, com mobilidade limitada.

Nefropatia diabética e gestação

As pacientes diabéticas que engravidam sem apresentar previamente proteinúria ou disfunção renal não mostram maior tendência do que as não diabéticas a desenvolver nefropatia. No entanto, o risco de um desfecho obstétrico desfavorável, tanto materno como fetal, é sempre maior na presença de diabetes, seja do tipo 1 ou 2. São vários os fatores que levam a esses efeitos adversos. Em primeiro lugar, o descontrole metabólico correlaciona-se diretamente ao desenvolvimento de malformações: cada 1% de aumento da hemoglobina glicada aumenta em 30% o risco de anomalias fetais. Também o risco de pré-eclâmpsia é aumentado pela hiperglicemia persistente. Em segundo lugar, a simples presença de nefropatia diabética agrava acentuadamente a morbidade materno-fetal. Habitualmente, de 60% a 90% das pacientes gestantes com nefropatia diabética desenvolvem hipertensão arterial, enquanto o risco de desenvolver pré-eclâmpsia é multiplicado. Se a paciente já for proteinúrica de início, a gestação pode aumentar dramaticamente a perda proteica: uma larga parcela dessas pacientes, se não a maioria, chega a apresentar proteinúria em níveis nefróticos até o final da gestação, e é nesse subgrupo que são descritos os quadros mais graves de anasarca gestacional. Quando ocorre, essa condição traz o risco adicional de fenômenos trombóticos, como nas gestantes lúpicas, provavelmente devido à perda de fatores anticoagulantes na urina.

Por todas essas razões, as diabéticas que engravidam, ou consideram a possibilidade de fazê-lo, exigem atenção especial, e proativa, por parte das equipes médicas que as acompanham. Em primeiro lugar, deve-se fazer o possível para garantir o quanto antes um controle glicêmico adequado, de preferência antes mesmo do início da gestação. Em segundo lugar, e com igual premência, a pressão arterial deve ser trazida a níveis adequados. Na ausência de estudos que indiquem valores de referência para essas pacientes, utilizamos rotineiramente as recomendações gerais destinadas a pacientes não gestantes com nefropatia diabética, ou seja, um alvo de 110 a 129 mmHg para pressão sistólica e de 65 a 79 mmHg para a diastólica.

A proteinúria deve ser evitada tanto quanto possível e o ideal é que ela seja nula antes e durante a gestação. No entanto, uma perda diária de até 500 mg/dia é geralmente considerada tolerável. Para manter a proteinúria em níveis baixos, minimizando o risco de perdas proteicas mais sérias, as medidas gerais para controle da glicemia e da pressão arterial são essenciais, assim como o uso de supressores do sistema renina-angiotensina (inibidores da enzima conversora (IECA) e bloqueadores do receptor da angiotensina (BRA)), amplamente utilizados no contexto da nefropatia diabética e da DRC em geral. No entanto, é preciso cuidado com os efeitos teratogênicos dessas drogas, uma vez que a presença da angiotensina durante a gestação é essencial para o adequado desenvolvimento do feto, em especial no que diz respeito à formação dos rins. Há controvérsia com relação ao melhor momento de se suspender o uso desses medicamentos. Enquanto alguns sugerem a suspensão apenas após a confirmação da gravidez, minimizando, assim, o tempo em que a paciente permanece desprotegida, a maioria dos autores preconiza interromper o uso de qualquer droga com potencial teratogênico antes mesmo da concepção.

Se todas as medidas profiláticas falharem e a gestante, diabética ou não, chegar a desenvolver síndrome nefrótica, há necessidade de se fazer profilaxia de eventos trombóticos, que, como vimos, são comuns nessas pacientes, mediante o uso de heparina de baixo peso molecular. Já a anasarca deve ser tratada da forma habitual, com restrição salina e diuréticos. No entanto, deve-se atentar para o fato de que, conforme ressaltado anteriormente, as gestantes apresentam uma tendência à hipotensão arterial, que pode ser agravada pelo uso exagerado ou pouco criterioso de diuréticos e restrição salina, com prejuízo à função renal materna e, indiretamente, ao feto, por reduzir o fluxo placentário.

Conforme observado anteriormente, as gestantes com nefropatia diabética apresentam risco muito elevado de pré-eclâmpsia. Sabe-se há tempo que o uso de ácido acetilsalicílico (AAS) em baixas doses (100 a 200 mg/dia) ajuda a prevenir essa complicação, por mecanismos ainda não esclarecidos, que incluem a conhecida inibição da ciclo-oxigenase e a produção de lipoxinas. Com base nesses efeitos, o AAS é indicado também para a síndrome antifosfolípide, outra séria complicação da gravidez. Também a administração de carbonato de cálcio, que, de todo modo, é indicada durante a gravidez como suplementação alimentar, é eficaz como tratamento profilático. A pré-eclâmpsia é abordada em maior detalhe mais adiante.

Quanto à progressão da nefropatia induzida pela gravidez, há evidências de que as gestantes diabéticas apresentam a mesma tendência das nefropatas não diabéticas, sendo a função renal pré-gestação e a proteinúria os principais fatores determinantes da evolução. Vale a ressalva de que em um único trabalho, com número pequeno de pacientes, foi sugerido que as gestantes com nefropatia diabética têm maior propensão a acelerar a perda funcional renal.

Diálise em gestantes com doença renal crônica

Um contingente felizmente minoritário de pacientes requer a realização de diálise durante a gestação. Essa necessidade pode estar presente desde o início, ou seja, a paciente já estava em tratamento dialítico ao engravidar. Embora se trate de evento relativamente raro, em razão da baixa fertilidade decorrente da própria DRC, a incidência de gravidez em pacientes em diálise tem aumentado expressivamente em anos recentes, variando entre 1% e 7% ao ano. Deve-se ressaltar que há uma diferença importante entre as duas modalidades básicas de diálise: no grupo tratado com diálise peritoneal, as taxas de concepção, de 0,25% ao ano, são várias vezes inferiores às observadas entre as pacientes em hemodiálise. A razão para essa diferença ainda não foi esclarecida; é possível que a solução hipertônica utilizada para a diálise peritoneal interfira na captação e na sobrevida do óvulo. Independentemente dessas diferenças entre os métodos, recomenda-se, em geral, que, estando já a paciente em diálise antes de iniciada a gestação, mantenha-se o método já em vigência.

Caso a necessidade de diálise surja durante a gestação, por agravamento de nefropatia preexistente ou em decorrência de eventos agudos (ver adiante), o método escolhido inicialmente costuma ser a hemodiálise. Embora preferido por alguns, a diálise peritoneal traz alguns inconvenientes, o principal dos quais é a necessidade de, na presença de um útero gravídico, inserir o cateter de Tenckhoff, por si só um procedimento delicado e que acarreta certo risco de complicações. Além disso, há algumas evidências de que a diálise peritoneal pode aumentar o risco de retardo do crescimento fetal, quando comparada à hemodiálise. No entanto, as evidências atualmente disponíveis não indicam com clareza a superioridade de uma modalidade de diálise sobre outra.

A decisão de submeter gestantes a diálise é sempre difícil, em vista dos riscos envolvidos. É fundamental estabelecer quando iniciar a diálise em gestantes com DRC. Como procedimento de rotina no Hospital das Clínicas da Faculdade de Medicina da Universidade de São Paulo (HC-FMUSP), usamos como critério os valores de creatinina plasmática, que refletem melhor o ambiente urêmico. Pacientes com creatinina plasmática estável, igual ou inferior a 3,5 mg/dL, são mantidas fora de diálise. As que se apresentam com creatinina plasmática em contínua elevação iniciam hemodiálise quando esses níveis ultrapassam 3,5 mg/dL. A eficiência da diálise é fundamental para o sucesso da gestação: há uma clara correlação entre os níveis de creatinina pré-diálise e o sucesso fetal, medido em semanas de gestação até o termo. Com o aperfeiçoamento das técnicas de diálise e o acúmulo de conhecimento científico, tem sido possível observar uma melhora progressiva nas taxas de sucesso da gestação em pacientes em hemodiálise, embora persistam índices elevados de prematuridade e baixo peso ao nascer.

Além da preocupação relativa ao desfecho da gravidez, deve-se levar em consideração o risco de perda definitiva de função renal da gestante. Em nossa casuística, observamos progressão da DRC na maior parte das pacientes em quem foi preciso iniciar diálise durante a gestação, de tal sorte que 90% delas continuaram a requerer terapia de substituição renal permanente após o parto.

Outro aspecto importante a se levar em consideração diz respeito à dose de diálise durante a gestação, um tema atualmente controvertido. Podemos afirmar, com segurança, que as gestantes em hemodiálise devem ser submetidas a, no mínimo, seis sessões por semana. Existe forte evidência de que os níveis sanguíneos de ureia impactam o desfecho da gestação. Assim, sugerimos que a ureia sanguínea pré-diálise, no meio da semana, seja sempre mantida abaixo de 75 mg/dL.

O Quadro 19.1 resume as diretrizes e estratégias para o acompanhamento da gestação em vigência de hemodiálise.

Quadro 19.1 – Hemodiálise em gestantes: diretrizes e condutas.

Aconselhamento pré-gestação
• Revisão medicamentosa, com suspensão de drogas com potencial teratogênico, como inibidores do sistema renina-angiotensina, estatinas, micofenolato mofetil e ciclofosfamida. • Controle adequado de comorbidades, como diabetes e lúpus. • Uso de anti-hipertensivos seguros: metildopa, pindolol, anlodipina, hidralazina. Manter níveis pressóricos abaixo de 140 × 90 mmHg. • A menos que exista alguma contraindicação, iniciar uso de aspirina, 100 mg/dia e carbonato de cálcio, 1 g/dia, como profilaxia de pré-eclâmpsia. • Iniciar suplementação com ácido fólico, 5 mg por dia.
Prescrição da hemodiálise • Hemodiálise diária (pelo menos seis sessões semanais). • Hemodiálise de alto fluxo e alta eficiência com capilar de superfície > 1,6 m^2. • Manter ureia pré-diálise, no meio da semana, abaixo de 75 mg/dL. Aumentar o tempo em 30 minutos, se esse valor for superado. A utilização de ureia pré-diálise já corrige a dose de diálise pela função renal residual. • O tempo de diálise é variável e individualizado, em função dos valores citados. A utilização de 36 horas semanais de diálise é preconizada por alguns. Entretanto, tal esquema só é viável com a realização de diálise domiciliar e as evidências disponíveis não indicam que seus resultados sejam superiores aos obtidos em nosso serviço, com apenas 16 horas semanais, em média. • Devem-se evitar taxas elevadas de ultrafiltração, que aumentam o risco de hipotensão e hipoperfusão renal e placentária. Habitualmente, taxas de até 500 mL/hora são adequadas. Caso seja necessária uma remoção de fluido mais rigorosa, deve-se prolongar a sessão, em vez de aumentar a taxa de ultrafiltração. • O ganho de peso preconizado é de 1 a 2 kg no 1° trimestre e entre 400 e 500 g/semana no 2° e 3° trimestres. No entanto, o ganho de peso não pode ser avaliado de forma isolada, devendo-se levar em conta dados clínicos como edema, congestão pulmonar e pressão arterial. • O uso de heparina é seguro, porém devem-se utilizar as menores doses recomendadas pelo protocolo de cada unidade de diálise. • O banho de diálise deve conter cálcio entre 3 e 3,5 mEq/L (1,5 a 1,75 mmol/L), e ajustado para manter a bicarbonatemia pré-diálise entre 18 e 20 mmol/L (procurando compensar a tendência habitual das gestantes à alcalose respiratória). O sódio pode ser mantido em seu nível habitual de 136 mmol/L. • Aplicações de eritropoietina recombinante são seguras, em doses geralmente duas a três vezes superiores aos valores de referência. A taxa sanguínea de hemoglobina deve ser mantida entre 10 e 11 g/dL. A correção de eventuais deficiências de ferro deve seguir o protocolo habitual, sendo segura a administração de ferro endovenoso. • O conteúdo proteico da dieta deve ficar entre 1,5 e 1,8 g/kg/dia. É altamente recomendável que a paciente seja acompanhada por nutricionista. • O uso de análogos de vitamina D e calcitriol para tratar o hiperparatireoidismo secundário associado à DRC é seguro. Já os quelantes de fósforo, como o sevelamer, e calcimiméticos, como o cinacalcete, devem ser evitados, uma vez que não há estudos disponíveis atestando a segurança dessas drogas na gestação.

(*Continua*)

Quadro 19.1 – Hemodiálise em gestantes: diretrizes e condutas. (*Continuação*)

Aconselhamento pré-gestação
Cuidados obstétricos gerais Considerar todas as gestações na vigência de diálise como de alto risco. O acompanhamento pré-natal deve ser iniciado precocemente, com retorno quinzenal até a 30ª semana e semanal a partir de então. Em nosso serviço, a internação precoce, geralmente com 34 semanas e estendendo-se até o parto, é indicada mesmo para gestações não complicadas, permitindo melhor acompanhamento da própria gestante e propedêutica de vitalidade fetal. Indicamos o parto ao se completarem 37 semanas de gestação, mesmo no caso de pacientes estáveis. • Iniciar precocemente, antes da 12ª semana de gestação, AAS 100 mg/dia e suplementação de cálcio, conforme indicado anteriormente, para profilaxia da pré-eclâmpsia. • A presença de polidrâmnio, com índice de líquido amniótico (ILA) superior a 24 cm (alguns sugerem um limite de 18 cm), obriga a um aumento de 30 minutos no tempo de diálise, com a finalidade de reduzir as altas taxas sanguíneas de ureia materna, provavelmente responsáveis pelo aumento do fluxo urinário fetal (por diurese osmótica), principal fonte de líquido amniótico. A normalização do ILA ocorre habitualmente em 7 a 10 dias. É necessária atenção para a detecção precoce de eventual hipercalcemia materna, que também pode causar polidrâmnio. Nesse caso, torna-se necessário suspender a suplementação de cálcio e reduzir a concentração de cálcio no banho de diálise. • O diagnóstico de pré-eclâmpsia deve ser buscado ativamente. Os critérios habituais para diagnóstico de pré-eclâmpsia – hipertensão e proteinúria após a 20ª semana de gestação – são de pouca utilidade para pacientes em diálise. É preciso estar sempre atento à possibilidade da síndrome HELLP, monitorando enzimas hepáticas (TGO/TGP), indicadores de hemólise (DHL, haptoglobina e esquizócitos) e a contagem de plaquetas (ver adiante).

Fonte: Desenvolvido pela autoria do capítulo.

Gestação em pacientes com transplante renal

As alterações do eixo hipotálamo-hipófise-gônadas causadas pela DRC regridem poucos meses após o transplante renal. Assim, ciclos menstruais ovulatórios voltam a ocorrer com frequência, trazendo o retorno da fertilidade.

Inexistem atualmente evidências relevantes de que a gestação cause piora da função renal em receptoras de enxerto renal. No entanto, alguns cuidados são importantes no planejamento e acompanhamento de uma gestação nesse contexto. A Sociedade Americana de Transplantes recomenda que, antes de engravidar, a paciente deve observar um intervalo de no mínimo 1 ano após receber o enxerto renal. Deverá ainda, durante esse período, manter-se sem nenhum episódio de rejeição, com creatinina plasmática estável e inferior a 1,5 mg/dL, sem proteinúria clinicamente relevante e sem infecções por agentes potencialmente teratogênicos como o citomegalovírus, mesmo após seu esquema de imunossupressão passar a incluir apenas drogas não teratogênicas.

O risco de rejeição do enxerto durante a gestação é inferior a 5%, enquanto as chances de sucesso da gestação excedem 90%. No entanto, o risco de complicações como pré-eclâmpsia (24% a 36%), retardo do crescimento intrauterino e prematuridade é alto comparado ao de pacientes com rins normais.

São seguras as seguintes drogas: prednisona, azatioprina, ciclosporina e tacrolimus. Habitualmente, os dois últimos requerem aumento das doses para manutenção de níveis adequados, uma vez que, com o desenvolvimento da gestação, passam a ser metabolizados pelo fígado fetal. O uso de micofenolato mofetil e everolimus é contraindicado em vista do potencial teratogênico dessas drogas.

Injúria renal aguda na gestação

Introdução

A ocorrência de IRA durante a gestação associa-se a elevada mortalidade materna e fetal, representando uma condição clínica grave e constituindo-se em um importante desafio à Medicina contemporânea, especialmente em países em desenvolvimento. Enquanto em países mais avançados menos de 1% de todos os casos de IRA decorre de eventos relacionados à gravidez, essa proporção chega a 20% em países periféricos, onde a atenção primária à saúde é frequentemente precária e onde é comum a prática de abortamentos clandestinos. No entanto, essas estatísticas têm apresentado melhora contínua nas últimas décadas: nos anos 1960, a incidência de IRA associada à gestação era de 1 caso para cada 3 mil gestações, ou 0,03%. Em anos mais recentes, essa porcentagem caiu para algo entre 0,005% e 0,007%. A proporção de eventos gestacionais como causa de IRA também caiu ao longo desse período. No HC-FMUSP, a IRA associada à gestação foi responsável por 8,8% de todos os casos de IRA entre 1957 e 1966, passando a ser a causa de IRA em menos de 0,5% de todos os casos após 1993, uma taxa comparável à de países desenvolvidos. A razão para essa forte redução é a disseminação da atenção pré-natal, com foco no diagnóstico e tratamento das diferentes síndromes hipertensivas da gestação e na orientação materna, visando evitar abortamentos clandestinos.

Apesar desses números animadores, a letalidade da IRA associada à gestação permanece alta, chegando a 30% em alguns relatos, enquanto a taxa de recuperação completa da função renal varia de 60% a 90%. A maior complexidade dos casos atuais de IRA associada à gestação é o principal motivo para que essas taxas de letalidade se mantenham em níveis tão altos.

A IRA associada à gestação apresenta, tipicamente, uma distribuição temporal bimodal, com um primeiro pico de incidência no início da gestação, associado sobretudo a abortamentos sépticos e, em menor escala, desidratação associada à hiperemese, seguido de um segundo pico no 3º trimestre, tendo agora como causas principais a pré-eclâmpsia e processos hemorrágicos. A incidência de pré-eclâmpsia tem aumentado discretamente em anos recentes em países como Estados Unidos e Canadá, em decorrência do aumento da idade das gestantes, em função da inserção cada vez maior das mulheres no mercado de trabalho. Com isso, a incidência de IRA associada à gravidez tem aumentado paralelamente.

Diagnóstico da injúria renal aguda na gestação

As definições para a injúria renal aguda associada à gestação apresentam um elevado grau de heterogeneidade e variam desde elevações discretas da creatinina sérica até a necessidade de diálise. O uso da classificação RIFLE, classificação esta baseada na porcentagem de elevação da creatinina e/ou da queda da taxa de filtração glomerular e do débito urinário, não é consensual na literatura e carece de validação para esta população específica.

Os critérios da AKIN (Acute Kidney Injury Network), que utilizam o débito urinário e a elevação da creatinina sérica de 0,30 mg/dL ou mais para a definição de IRA, não foram utilizados na gestação. A presença de elevadas taxas de filtração glomerular na gestante, ao redor de 150 mL/min, requer que ocorram reduções significativas na depuração de creatinina para que se observe uma elevação de 0,30 mg/dL na dosagem de creatinina sérica. Assim, uma gestante com função renal normal teria de perder, aproximadamente, 50% da filtração glomerular para satisfazer os critérios da AKIN. Desta forma, os critérios de elevação da creatinina sérica, utilizados na população geral para o diagnóstico de IRA, não são adequados para a população gestante e, com certeza, subestimam sua ocorrência. A utilização da taxa de filtração glomerular para a determinação da função renal nas pacientes gestantes permite detectar alterações da filtração glomerular de forma mais precisa e chegar ao diagnóstico de IRA mesmo nas pacientes com creatinina absolutamente normal. As diferentes fórmulas que estimam a filtração glomerular na população geral não apresentam acurácia adequada para sua utilização na gestação. Desta forma, o *clearance* de creatinina com coleta de urina de 24 horas permanece como o padrão-ouro na determinação da filtração glomerular em gestantes.

Etiologia da injúria renal aguda na gestação

O diagnóstico de IRA na gestação é sempre desafiador, pois, além das patologias específicas à sua condição, as gestantes estão expostas às causas gerais de IRA, habitualmente agrupadas em pré-renais, renais e pós-renais. Todas estão expostas de forma esquemática no Quadro 19.2.

Quadro 19.2 – Causas de IRA em gestantes.

Pré-renal (hipofluxo renal)	
Patologias associadas à gestação	
Hiperemese gravídica	
Hemorragias uterinas	Abortamento espontâneo Abortamento séptico Descolamento prematuro da placenta Placenta prévia Atonia uterina Acretismo placentário Sangramentos cirúrgicos
Pielonefrite	
Septicemia	
Patologias não associadas à gestação	
Desidratação por vômitos e/ou diarreia de qualquer etiologia	
Hemorragias não uterinas	
Insuficiência cardíaca	
Uso contínuo ou abuso de diuréticos	

(*Continua*)

Quadro 19.2 – Causas de IRA em gestantes. (*Continuação*)

Renal (lesão parenquimatosa)	
Patologias associadas à gestação	
Necrose tubular aguda Necrose cortical	Pré-eclâmpsia/Eclâmpsia Síndrome HELLP Hipofluxo renal prolongado (causas acima) EHAG Embolia amniótica
Microangiopatias trombóticas	SHU atípica PTT Síndrome HELLP CID
Pielonefrites/microabscessos renais	
Patologias não associadas à gestação	
Glomerulopatias/SHU típica	
Medicações nefrotóxicas	
Nefrite intersticial aguda	
Necrose tubular aguda de qualquer etiologia	
Pós-renal (obstrução urinária)	
Patologias associadas à gestação	
Hidronefrose bilateral ou em rim único	
Trauma ureteral cirúrgico	
Patologias não associadas à gestação	
Obstrução ureteral bilateral ou em rim único por cálculos ou tumores	
Obstrução vesical	

HELLP: hemólise, enzimas hepáticas elevadas e plaquetopenia; EHAG: esteatose hepática aguda da gestação; SHU: síndrome hemolítico-urêmica; PTT: púrpura trombocitopênica trombótica; CID: coagulação intravascular disseminada.

Fonte: Desenvolvido pela autoria do capítulo.

As gestantes estão sujeitas a numerosos fatores de risco para o desenvolvimento de IRA. Para chegar ao diagnóstico etiológico correto, é essencial identificar esses fatores de modo adequado, mas é igualmente imprescindível levar em conta o contexto clínico e o da própria gestação. Assim, a elevação da pressão arterial e o aparecimento de quantidades consideráveis de proteína na urina após a 20ª semana de gestação sugerem fortemente o diagnóstico de pré-eclâmpsia e/ou de uma de suas possíveis complicações. Se a hipertensão e a proteinúria forem identificadas nas primeiras semanas da gestação, é provável estarmos diante de uma nefropatia não relacionada diretamente à gravidez, que pode ter surgido até mesmo antes da concepção. O quadro é ainda complicado pelo fato de que a existência, anterior à gravidez, de hipertensão arterial, DRC ou diabetes aumenta em muitas vezes o risco de pré-eclâmpsia.

Assim, a correta identificação de uma DRC no início da gestação não desobriga o clínico de permanecer atento a uma possível pré-eclâmpsia em fases mais avançadas, até porque em tais pacientes é alto o risco de síndrome HELLP. Considerações análogas são necessárias com relação a outros estados de microangiopatia trombótica, como a síndrome hemolítico-urêmica atípica (SHUa) e a púrpura trombocitopênica trombótica (ver adiante).

Pré-eclâmpsia/eclâmpsia

A pré-eclâmpsia é uma patologia específica da gestação, com incidência entre 3% e 8% em primigestas, que pode superar 50% na presença de DRC com creatinina plasmática superior a 2 mg/dL. A pré-eclâmpsia caracteriza-se pelo surgimento de hipertensão arterial e proteinúria superior a 300 mg/24 horas, quase sempre após a 20ª semana de gestação. Tem-se discutido recentemente a possibilidade de diagnosticar pré-eclâmpsia na ausência de proteinúria, desde que haja evidência de manifestações sistêmicas da doença.

Apesar de ser uma das principais causas de IRA associada à gestação, com aproximadamente 40% dos casos em países desenvolvidos e também no Brasil, a recíproca não é verdadeira: apenas uma minoria das pacientes com pré-eclâmpsia, algo como 2% (até 12% em formas mais graves da doença), desenvolvem IRA.

A lesão típica da pré-eclâmpsia é a endoteliose glomerular, caracterizada por edema e vacuolização das células endoteliais, levando, juntamente com a deposição luminal de fibrina, ao estreitamento e até mesmo à oclusão das alças capilares. Em consequência, ocorre uma redução simultânea do fluxo plasmático renal e do coeficiente de ultrafiltração glomerular (K_f), causando uma queda drástica da TFG e da fração de filtração. A hipóxia decorrente da hipoperfusão renal pode levar a um quadro de necrose tubular aguda (NTA). Nos casos mais graves de pré-eclâmpsia, geralmente associados a eventos hemorrágicos periparto, pode ocorrer também necrose cortical, parcial ou total, uma condição ainda mais grave, que frequentemente acarreta a necessidade permanente de terapia de substituição renal (ver adiante).

A pré-eclâmpsia é uma condição sistêmica e progressiva, que expõe a gestante a um risco considerável de lesões graves e de morte, especialmente na presença de IRA. O que se preconiza atualmente é que não se poupem esforços no sentido de estabilizar a saúde materna, ao mesmo tempo em que se procura manter, tanto quanto possível, a continuidade da gestação, se possível até, pelo menos, 34 semanas. Se for impossível evitar a contínua deterioração da condição materna, e se sua vida estiver em risco iminente, a única medida realmente capaz de preservar a vida da gestante e do feto é a interrupção prematura da gravidez.

Consequências de longo prazo da pré-eclâmpsia

As consequências da pré-eclâmpsia não se esgotam com o término da gestação. Nos últimos 20 anos, um número crescente de evidências tem demonstrado a associação entre pré-eclâmpsia e o risco de complicações de longo prazo nessas mulheres. Os efeitos deletérios à saúde de mulheres que apresentaram pré-eclâmpsia em alguma gestação podem se manifestar até 15 anos após o parto e parecem ser mais graves quanto mais precoces e mais sérias tiverem sido as manifestações do distúrbio.

Diferentes estudos com diferentes metodologias mostraram evidências de que, comparadas a gestantes normotensas, as que apresentaram pré-eclâmpsia têm risco três vezes maior de hipertensão arterial e duas vezes maior de doença cardiovascular (inclusive coronariana) e acidente vascular cerebral (isquêmico e hemorrágico). Também está aumentado nessas mulheres o risco de morte em consequência de doença cardiovascular.

A presença de pré-eclâmpsia em gestações pregressas também aumenta o risco do desenvolvimento de doença renal crônica. Em estudo retrospectivo na Noruega, em que foram analisados todos os nascimentos desde 1967, demonstrou-se um aumento significativo na incidência de DRC estágio 5, diagnosticada após 1980, em mulheres com história de pré-eclâmpsia. O risco relativo variou entre 4,7 e 15,5 de acordo com o número total de gestações e a porcentagem das que se complicaram com pré-eclâmpsia.

A pré-eclâmpsia e as doenças cardiovasculares compartilham vários fatores de risco, como obesidade, hipertensão, trombofilia e diabetes, entre outros. Ainda é desconhecido se a prevalência aumentada de complicações cardiovasculares de longo prazo simplesmente reflete esses fatores de risco em comum ou se resulta de dano vascular persistente induzido pela própria pré-eclâmpsia. Recentemente, foram descritos alguns mecanismos patogênicos específicos, que podem explicar esse risco cardiovascular persistente após uma gestação com pré-eclâmpsia: aumento da sensibilidade ao sal; resposta vascular exacerbada à angiotensina II; redução da vasodilatação dependente de endotélio e NO; e um risco 4 a 8 vezes maior de aparecimento de microalbuminúria em média 7 anos após o parto.

Síndrome "HELLP" (*hemolysis, elevated liver enzymes, low platelet*)

A síndrome HELLP é uma condição rara, com uma incidência de 1 a 2 casos por mil gestações. Apesar de ser considerada por alguns como uma variante particularmente grave de pré-eclâmpsia (é alta a frequência de endoteliose glomerular nesses casos), em 10% a 20% dessas pacientes, não se observa hipertensão nem proteinúria. É de se notar que, em até 30% dos casos, a doença se manifesta após o parto. O diagnóstico baseia-se na detecção de hemólise (anemia, bilirrubinas séricas > 1,2 mg/dL, DHL > 600 U/L, haptoglobina < 25 g/dL, presença de esquizócitos), aumento de enzimas hepáticas (TGP > 70 U/L) e plaquetopenia (< 100 mil plaquetas/mm^3). A frequência de IRA varia entre 7% e 36% dos casos, conforme os critérios utilizados. Entre 10% e 50% das pacientes com IRA associada à síndrome evoluem para diálise, enquanto a letalidade fica em torno de 5%. A necrose tubular aguda é a lesão histológica mais frequente, podendo ou não se associar com microangiopatia trombótica (ver adiante). Em casos mais graves associados a sangramentos periparto, é possível observar a presença de necrose cortical que, conforme sua extensão, pode levar à necessidade imediata e permanente de TSR.

Microangiopatias trombóticas (ver também o Capítulo 18 – Microangiopatia Trombótica)

A SHU e a púrpura trombocitopênica trombótica (PTT) são patologias raras, respondendo por menos de 10% das IRA associadas à gestação. São caracterizadas por anemia hemolítica microangiopática, trombocitopenia e isquemia sistêmica, com falência múltipla de órgãos. Embora não sejam específicas da gestação, precisam ser distinguidas da pré-eclâmpsia e da síndrome HELLP acompanhadas de IRA. Esse diagnóstico diferencial pode ser difícil, uma vez que a própria síndrome HELLP pode ser considerada, também ela, uma microangiopatia trombótica. Mais uma vez, o contexto clínico, e em particular a fase da gestação em que a doença aparece, são extremamente úteis para estabelecer o diagnóstico. Tanto a SHU como a PTT tendem a surgir no 3º trimestre da gestação ou mesmo no puerpério, o que dificulta distingui-las da pré-eclâmpsia/HELLP. No entanto, a presença de hipertensão e de proteinúria, assim como a rápida resolução pós-parto, é forte evidência em apoio ao diagnóstico de pré-eclâmpsia/HELLP. Por outro lado, se a SHU ou PTT ocorrer no 1º trimestre, o que é infrequente, o diagnóstico diferencial com pré-eclâmpsia/HELLP é facilitado. Já a presença de níveis anormalmente elevados das enzimas hepáticas sugere, fortemente, o diagnóstico de síndrome HELLP. Esses quadros clínicos têm sua complexidade aumentada ainda mais pelo fato de que, também na síndrome HELLP pode ocorrer ativação anormal da via alternativa do complemento, enquanto na SHU existe risco aumentado de pré-eclâmpsia.

Embora tanto na PTT como na SHU ocorram lesões endoteliais, suas manifestações clínicas são distintas, especialmente no que diz respeito ao envolvimento neurológico, comum na PTT mas não na SHU. Os mecanismos que levam a uma e outra anomalia também são diferentes. Na PTT, o dano ao endotélio é causado por uma deficiência em uma metaloproteinase, a ADAMTS-13, essencial à "limpeza" da superfície do endotélio. Os níveis dessa enzima diminuem nas fases mais avançadas da gravidez, o que ajuda a explicar por que a PTT tende a surgir no 3º trimestre ou no puerpério imediato. Na verdade, a gestação pode servir como um "gatilho", desencadeando o desenvolvimento de PTT em pacientes predispostas (p. ex., com baixos níveis basais de ADAMTS-13), uma hipótese que encontra apoio na observação de que uma fração substancial dos casos ocorre em gestantes. Se disponível, a dosagem de ADAMTS-13 pode ajudar a estabelecer o diagnóstico.

Fora da gestação, a SHU, que acomete principalmente crianças com idade inferior a 5 anos, é causada por uma toxina produzida por patógenos intestinais, como a *Shigella disenteriae* e algumas cepas de *Escherichia coli*. Essa toxina lesa o endotélio por ativar a via alternativa do complemento. A SHU desencadeada por esse mecanismo é denominada "típica" e só excepcionalmente é observada durante a gestação. A SHU que acomete gestantes decorre de uma ativação anômala da via alternativa do complemento e é denominada "atípica" (SHUa). Seu mecanismo não foi elucidado, mas sabe-se que não está associado a patógenos. É possível que a ativação aberrante do complemento decorra da exposição de antígenos fetais e/ou placentários, embora as evidências disponíveis sejam escassas.

O tratamento da PTT consiste em plasmaférese, visando retirar anticorpos anti-ADAMTS-13, associada à imunossupressão com metilprednisolona em pulsos e, se disponível, rituximab. A infusão de plasma fresco também é útil, embora sua eficácia seja menor do que a da plasmaférese. Como na pré-eclâmpsia/HELLP, a interrupção da gravidez é indicada quando a resposta ao tratamento clínico é insatisfatória ou quando o risco materno é alto e iminente. A letalidade na presença de IRA é alta e, em longo prazo, o prognóstico renal é desanimador, com muitas pacientes que superaram o episódio agudo desenvolvendo hipertensão, doença renal crônica e necessidade de TSR.

A SHUa também pode se beneficiar de plasmaférese, que deve ser mantida até que a contagem de plaquetas se mantenha acima de 150 mil células/mm^3 por 3 dias consecutivos e ocorra normalização do nível de desidrogenase lática. A interrupção da gestação é, como no caso da PTT, uma medida extrema, a ser tomada quando há pouca resposta ao tratamento clínico. A despeito dessas medidas, a letalidade da doença em presença de IRA mantém-se alta, como na PTT. Em longo prazo, o prognóstico renal é igualmente desfavorável. O recente desenvolvimento de anticorpos monoclonais contra a fração C5 do complemento, eculizumab e ravulizumab, que parecem seguros para uso na gestação, trouxe novo alento no tratamento da SHUa, embora o número de estudos ainda seja limitado, e o custo dessas medicações extremamente elevado.

Esteatose hepática aguda da gestação

A EHAG, patologia do 3º trimestre, é caracterizada por uma perda extremamente rápida das funções hepáticas, levando de modo fulminante à falência do órgão e devendo, por essa razão, ser considerada uma urgência obstétrica. Felizmente, é um evento raro, com incidência entre 0,005% (1 em 20 mil partos) e 0,015% (1 em 7 mil partos). A patogênese da EHAG ainda é incerta, mas as evidências disponíveis indicam que, nessas pacientes, há um acúmulo de ácidos graxos nos hepatócitos, em virtude de um defeito na betaoxidação desses compostos na mitocôndria. Em pelo menos parte dessas pacientes, é possível demonstrar uma deficiência na enzima 3-hidroxil-CoA-desidrogenase de cadeia longa, de transmissão autossômica recessiva. Como o feto é homozigoto, ocorre em seu fígado um acúmulo de ácidos graxos livres, que cruzam a placenta e ganham a circulação materna. Sendo a gestante heterozigota, é limitada sua capacidade de depurar esses ácidos graxos, que terminam por se depositar em seus hepatócitos, determinando a perda progressiva de sua função hepática. Os sintomas usuais da EHAG são náuseas, vômitos, queda do estado geral e, nos casos mais graves, confusão mental, coma e morte. Os exames de laboratório mostram hiperbilirrubinemia, elevação de transaminases, hipoglicemia, diminuição dos níveis de fibrinogênio, alterações no coagulograma, plaquetopenia e hiperamonemia. O diagnóstico diferencial com a síndrome HELLP pode ser muito difícil, em vista de tantas alterações comuns às duas condições. Algumas diferenças clínicas e laboratoriais podem contribuir para elucidar o diagnóstico: hipertensão e proteinúria são mais frequentes na pré-eclâmpsia/HELLP, enquanto manifestações de lesão hepática grave sugerem o diagnóstico de EHAG. Cerca de 60% das pacientes evoluem com IRA, de etiologia multifatorial e usualmente sem necessidade de diálise. Em geral, as pacientes que sobrevivem à fase aguda recuperam plenamente a função renal, embora uma parte acabe por requerer transplante hepático. O tratamento preconizado consiste na interrupção imediata da gestação e medidas gerais de suporte, frequentemente requerendo internação em UTI.

Outras etiologias de IRA na gestação

Infecção/sepse

A principal complicação infecciosa na gestante é a pielonefrite. A alta incidência de bacteriúria assintomática e o risco aumentado de infecção ascendente nessas pacientes decorrem, provavelmente, das alterações fisiológicas do trato urinário induzidas pela gestação. Assim, a dilatação ureteral, a flacidez vesical com maior estase urinária e a exacerbação da resposta inflamatória sistêmica nas gestantes facilitam a migração do processo infeccioso urinário ao parênquima renal (ver também o Capítulo 27 – Infecções Urinárias, Pielonefrites e Nefrites Tubulointersticiais). A bacteriúria assintomática durante a gestação deve sempre ser tratada, uma vez que está associada a prematuridade e baixo peso ao nascer, além de aumentar o risco de desenvolver pielonefrite aguda. Deve-se ressaltar que aproximadamente 1 em cada 5 gestantes com pielonefrite preenche critérios clínicos para o diagnóstico de sepse. Mesmo na ausência desta última, gestantes com pielonefrite apresentam risco aumentado de desenvolver IRA em comparação com não gestantes na mesma condição.

Injúria renal aguda pós-renal/obstrução

O já mencionado relaxamento da musculatura lisa ureteral, associado à compressão das vias urinárias pelo útero aumentado, especialmente em casos de polidrâmnio, gestação múltipla e miomas, pode levar à IRA pós-renal, ou obstrutiva. Essa oclusão é facilitada se a paciente tiver rim único e/ou pélvico (por malformação ou no caso de rim transplantado), ou cálculos urinários, embora esta última seja uma ocorrência menos frequente. Outra possibilidade, muito rara, mas sempre lembrada após partos cirúrgicos, é a ligadura ou lesão acidental de ureteres ou bexiga.

Necrose cortical

Todas as condições que podem levar à necrose tubular aguda isquêmica podem, também, causar necrose cortical, que ocorre em 2% a 7% das IRA associadas à gestação. Usualmente decorre de complicações como descolamento prematuro da placenta, placenta prévia, retenção de feto morto ou embolismo de líquido amniótico. As razões para essa propensão a desenvolver necrose cortical durante a gestação ainda são pouco compreendidas. Tipicamente, as manifestações clínicas da necrose cortical consistem em oligúria ou anúria de início súbito, acompanhada de hematúria macroscópica e dor lombar. Se for indicada biópsia, o exame histológico mostra necrose de todas as estruturas do córtex renal, glomérulos, túbulos e vasos. Se esse processo de destruição for difuso, a função renal é perdida de modo irreversível, já que, diferentemente dos túbulos, os glomérulos não são capazes de se regenerar. Nesses casos, infelizmente majoritários, as pacientes passam de imediato a depender de TSR, uma vez que não existe tratamento específico para essa condição. Em outros, apenas uma faixa do córtex renal é destruída, podendo garantir, conforme a extensão do parênquima necrosado, suficiente capacidade de depuração para adiar por muito tempo a necessidade de TSR.

Tratamento

A IRA associada à gestação envolve riscos tanto para a mãe como para o feto. Seu tratamento deve sempre ser feito por uma equipe multidisciplinar que inclua um obstetra, um nefrologista e um neonatologista. O acompanhamento pré-natal cuidadoso, com enfoque na identificação de pacientes de risco, é fundamental. Se a IRA chegar a se instalar, a terapêutica consiste essencialmente em medidas de suporte e de prevenção de novas agressões renais, eliminação da causa desencadeante, TSR quando indicada e interrupção da gestação quando é iminente o risco à vida da mãe. As indicações de diálise são as aplicadas à população não gestante: acidose; uremia; distúrbios hidroeletrolíticos – especialmente hipercalemia –; e sobrecarga de volume. Inexistem atualmente diretrizes claras quanto ao momento mais apropriado para se iniciar a diálise, quanto à modalidade de diálise ou quanto à dose de diálise a ser adotada. Em nosso serviço, procuramos iniciar a diálise precocemente. Assim, em casos de creatinina sérica em ascensão, valores de 3 a 3,5 mg/dL constituem indicação para o início da diálise.

Bibliografia consultada

Bramham K. Diabetic nephropathy and pregnancy. Semin Nephrol 2017; 37: 362-9.

Fakhouri F; Roumenina L; Provot F et al. Pregnancy-associated hemolytic uremic syndrome revisited in the era of complement gene mutation. J Am SocNephrol 2010; 21: 850-67.

Jim B; Garovic V. Acute kidney injury in pregnancy. Semin Nephrol 2017; 37: 378-85.

Knight M; Nelson-Piercy C; Kurinczuk JJ et al. UK obstetric surveillance system. A prospective national study of acute fatty liver of pregnancy in the UK. Gut 2008; 57: 951-6.

Luders C; Castro MCM; Titan SM et al. Obstetric outcome in pregnant women on long-term haemodialysis: a case series. Am J Kidney Dis 2010; 56: 77-85.

Matlin RA; Gary NE. Acute cortical necrosis. Case report and review of the literature. Am J Med 1974; 56: 110-8.

Odutayo A; Hladunewich M. Obstetric nephrology: renal hemodynamic and metabolic physiologyin normal pregnancy. Clin J Am Soc Nephrology 2021; 7: 2073-80.

Piccoli BC; Minelli F; Versino E et al. Pregnancy in dialysis patients in the new millennium: a systematic review and meta-regression analysis correlating dialysis schedules and pregnancy outcomes. Nephrol Dial Transplant 2016; 31: 1915-34.

Rosovo MH. Trombotic microangiopathies. Semin Arthr Rheum 2014; 43: 797-805.

Silva Jr GB; Monteiro FA; Mota RMS et al. Acute kidney injury requiring dialysis in obstetric patients: a series of 55 patients in Brazil. Arch GynecolObstet 2009; 279: 131-7.

Smyth A; Oliveira GH; Lahr BD et al. A systematic review and meta-analysis of pregnancy outcomes in patients with systemic lupus erythematosus and lupus nephritis. Clin J Am SocNephrol 2010; 5, 2060-8.

Steegers EA; Dadelszen P; Duvekot JJ et al. Pre-eclampsia. Lancet 2010; 376: 631-44.

Thompson C; Verani R; Evanoff G et al. Suppurative bacterial pyelonephritis as a cause of acute renal failure. Am J Kidney Dis 1986; 8: 271-3.

Tubeville H; Sassr JM. Preeclampsia beyond pregnancy: long-term consequences for mother and child. Am J Physiol Renal Physiol 2020; 318: 1315-26.

Williams D; Davison J. Chronic kidney disease in pregnancy. BMJ 2008; 336: 211-5.

Zhang JJ; Ma XX; Haol et al. A systematic review and meta-analysis of outcomes of pregnancy in CKD and CKD outcomes in pregnancy. Clin J Am Soc Nephrol 2015; 10: 1964-78.

Capítulo 20

Rins e Hipertensão Arterial

Decio Mion
Luis Yu
Roberto Zatz

Epidemiologia da hipertensão arterial

A hipertensão arterial sistêmica (HAS) é uma condição extremamente frequente em todo o mundo, desenvolvido ou não, afetando atualmente mais de 2 bilhões de pessoas. Trata-se de um sério problema de saúde pública, uma vez que a HAS é o maior fator de risco para o desenvolvimento de doenças cardiovasculares como infarto do miocárdio, insuficiência cardíaca congestiva (ICC) e acidentes vasculares encefálicos (AVE), principais fatores de morbidade e mortalidade em todo o mundo. Além disso, a HAS é uma das principais causas de doença renal crônica (DRC) com necessidade de terapia de substituição renal (TSR), exercendo, assim, impacto considerável na qualidade de vida dos pacientes, além de pressionar os orçamentos dos serviços de saúde.

Inexistem atualmente estudos epidemiológicos abrangentes sobre a HAS no Brasil. Os dados disponíveis provêm de alguns estudos populacionais, realizados principalmente na região Sudeste, e do sistema de Vigilância de Fatores de Risco e Proteção para Doenças Crônicas por Inquérito Telefônico (Vigitel), mantido pelo Ministério da Saúde para monitoração de fatores de risco para doenças crônicas não transmissíveis. Esses dados sugerem que a prevalência de HAS no Brasil situa-se entre 25% e 30%, semelhante à observada em outros países sul-americanos, nos Estados Unidos e no Japão. Informações sobre a incidência de HAS são ainda mais escassas. Um estudo com trabalhadores de uma indústria petroquímica, acompanhados durante 2 a 9 anos, encontrou uma incidência de cerca de 20 casos novos/mil indivíduos por ano.

Esses alarmantes índices epidemiológicos referem-se à população geral. Quando consideramos a variação da pressão arterial (PA) com a idade, o quadro é ainda mais inquietante: a partir de 50 anos de idade, a prevalência de HA supera 50%, conforme demonstrado na Figura 20.1. Essa tendência tende a se agravar nas próximas décadas devido ao envelhecimento da população e ao aumento da prevalência de fatores de risco.

Figura 20.1

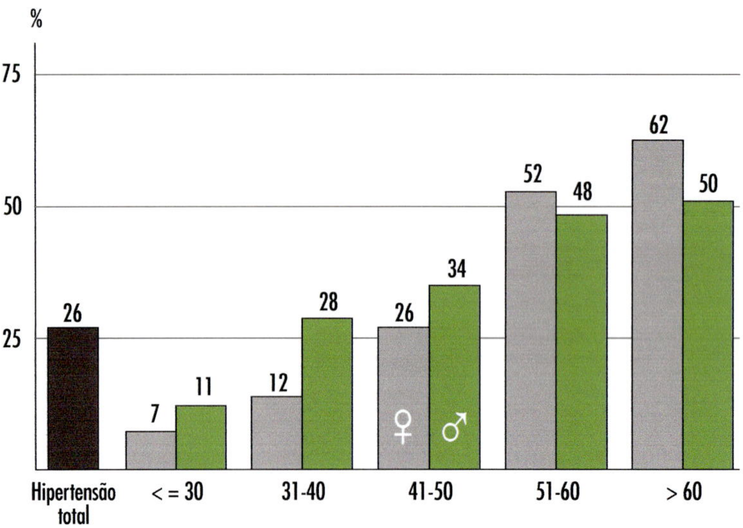

Variação da PA com gênero e idade entre funcionários do Hospital das Clínicas da Faculdade de Medicina da Universidade de São Paulo.

Fonte: Adaptada de Mion et al., 2004.

Definição de HAS – afinal, quem é considerado hipertenso?

O risco cardiovascular cresce de modo contínuo com a pressão arterial, seja sistólica, diastólica ou média. Idealmente, a intervenção médica, farmacológica ou não, deveria ser dosada conforme o risco, ou seja, ser proporcional à pressão arterial. No entanto, tal proporcionalidade é evidentemente impraticável. Por essa razão, o conceito moderno de HAS envolve uma elaborada estratificação, destinada a orientar o diagnóstico e a terapêutica do distúrbio. Existem vários sistemas de classificação da HAS, desenvolvidos por sociedades especializadas. De acordo com essas classificações, que envolvem inevitavelmente certo grau de arbitrariedade, há um nível pressórico (medido em consultório) considerado "ideal", ou seja, associado a um risco cardiovascular mínimo; um nível intermediário, ainda "tolerável"; e um nível mais alto, a partir do qual o indivíduo é considerado hipertenso (leve, moderado ou grave) e o risco cardiovascular aumenta exponencialmente.

Na Tabela 20.1 estão descritas três das diretrizes vigentes, desenvolvidas no Brasil, Europa e Estados Unidos.

Note-se que há consenso quanto aos níveis pressóricos (inferiores a 120/80 mmHg) que devem ser considerados "normais" ou "ótimos" e quanto aos níveis (superiores a 140 e/ou 90 mmHg) a partir dos quais o indivíduo deve ser considerado hipertenso (em vermelho na Tabela 20.1), havendo pequenas divergências quanto à estratificação da hipertensão, com apenas dois níveis na classificação norte-americana. Observe-se ainda que há uma categoria à parte, a hipertensão sistólica isolada, a ser considerada mais adiante.

Tabela 20.1 – Definição e classificação da HAS de acordo com diretrizes atualmente adotadas no Brasil, na Europa e nos Estados Unidos.

<table>
<tr><th>PAS</th><th></th><th>PAD</th><th colspan="3">Definição de acordo com...</th></tr>
<tr><th colspan="3">(mmHg)</th><th>SBC/SBN/SBH (Brasil 2020)</th><th>ESH/ESC (Europa 2018)</th><th>VIII JNC (EUA 2014)</th></tr>
<tr><td>< 120</td><td>e</td><td>< 80</td><td>PA ótima</td><td>PA ótima</td><td>Normal</td></tr>
<tr><td>120 a 129</td><td>e/ou</td><td>80 a 84</td><td>PA normal</td><td>PA normal</td><td rowspan="2">Pré-HA</td></tr>
<tr><td>130 a 139</td><td>e/ou</td><td>85 a 89</td><td>Pré-HA</td><td>PA normal alta</td></tr>
<tr><td>140 a 159</td><td>e/ou</td><td>90 a 99</td><td>HA estágio 1</td><td>HA grau 1</td><td>HA estágio 1</td></tr>
<tr><td>160 a 179</td><td>e/ou</td><td>100 a 109</td><td>HA estágio 2</td><td>HA grau 2</td><td rowspan="2">HA estágio 2</td></tr>
<tr><td>≥ 180</td><td>e/ou</td><td>≥ 110</td><td>HA estágio 3</td><td>HA grau 3</td></tr>
<tr><td>≥140</td><td>e</td><td>< 90</td><td colspan="3">HA sistólica isolada</td></tr>
</table>

PAS: pressão arterial sistólica; PAD: pressão arterial diastólica; HA: hipertensão arterial; SBC: Sociedade Brasileira de Cardiologia; SBN: Sociedade Brasileira de Nefrologia: SBH: Sociedade Brasileira de Hipertensão; ESH: European Society of Hypertension; ESC: European Society of Cardiology; JNC: Joint National Committee (on Prevention, Detection, Evaluation, and Treatment of High Blood Pressure).

Fonte: Elaborada pela autoria do capítulo.

As diretrizes propostas pela International Society of Hypertension e pela Organização Mundial de Saúde (OMS) são quase idênticas às da ESH/ESC, enquanto as adotadas pela Sociedade Latino-Americana de Hipertensão assemelham-se muito às brasileiras.

Patogênese da HA – a importância dos rins

Apesar de todos os avanços obtidos nas últimas décadas, em cerca de 90% dos casos de HAS a causa do distúrbio nunca é determinada, obrigando ao diagnóstico de hipertensão primária, ou "essencial". No entanto, os 10% restantes, cuja causa pode ser estabelecida – considerados casos de hipertensão secundária –, são muito esclarecedores quanto à patogênese da HAS: em sua quase totalidade, envolvem algum tipo de disfunção renal, que pode não somente ser diagnosticada, mas também corrigida, como é o caso da hipertensão renovascular, do hiperaldosteronismo primário e de síndromes raras como a de Liddle (abertura excessiva dos canais de sódio nos segmentos finais do néfron) e a de Gordon (funcionamento exagerado do cotransportador Na-Cl no túbulo convoluto distal). Essa observação é consistente com a teoria de Guyton, a mais amplamente aceita atualmente, segundo a qual os rins determinam, em última análise, a pressão arterial devido à sua capacidade de excretar sódio em função da pressão com que são perfundidos – a natriurese pressórica. Aplicada à hipertensão essencial, a teoria postula que, mesmo que a causa da HAS não possa ser determinada, a elevação da PA decorre sempre de alguma perturbação dessa função excretora, a qual obriga a uma pressão de perfusão mais alta para que os rins possam manter a excreção – e o balanço – de sódio. Assim, qualquer fator que dificulte permanentemente a excreção de sódio, como é evidente nas hipertensões secundárias, tende a promover uma elevação sustentada da PA. No caso da hipertensão essencial, as alterações não são tão evidentes. É possível que, diferentemente do que ocorre na HAS secundária, a HAS primária resulte de um somatório de disfunções sutis, envolvendo um número grande de moléculas ligadas ao transporte tubular de sódio. Esse conceito ajudaria a explicar a conhecida agregação familiar da HAS: indivíduos hipertensos, portadores de uma "carga" maior dessas moléculas, tenderiam a transmitir a característica a seus descendentes, mas num padrão de hereditariedade menos nítido do que se fosse uma herança monogênica. Além disso, o componente genético da hipertensão, seja qual for, interage obrigatoriamente com uma série de fatores ambientais – consumo de sal, tabagismo, estresse etc. – e com o próprio processo de envelhecimento do indivíduo. Tendo em vista toda essa complexidade, não surpreende que padrões de agregação familiar sejam frequentemente indistintos e imprevisíveis e que, na maior parte dos casos, a HAS tenha de ser classificada como primária ou "essencial".

Outra evidência em favor da teoria de Guyton é o fato de que as doenças renais crônicas, em que a excreção urinária de sódio é limitada por redução do número de néfrons, tendem a evoluir com HAS. Da mesma forma, é possível entender, com base nessa teoria, por que os níveis pressóricos permanecem elevados em pacientes com HAS secundária de longa duração, mesmo depois de removida a causa básica do distúrbio: a lesão dos vasos intrarrenais pode comprometer a perfusão renal, limitando, assim, a excreção de sódio. Pelo mesmo raciocínio, é possível ainda que lesões microvasculares primárias, originadas por disfunção endotelial e/ou alterações da parede vascular (p. ex., devido à aterosclerose), ajudem a manter elevada a PA em uma larga parcela dos hipertensos (p. ex., aqueles com dislipidemias). Finalmente, há evidências, em modelos experimentais de HAS, de que a presença de inflamação renal, mesmo sem comprometimento funcional, antecede a elevação da PA.

Apesar das evidências em favor da teoria de Guyton, há quem defenda o conceito de que a HAS resulta de uma disfunção do sistema nervoso simpático, uma das bases para o tratamento da HAS com denervação renal (ver adiante). Na verdade, as duas teorias não se excluem mutuamente: em vista da densa inervação simpática renal, é muito plausível que um aumento sustentado do influxo nervoso aos rins e/ou uma elevação do nível circulante de catecolaminas leve ao desenvolvimento de HAS em consequência de uma limitação à excreção de sódio.

Fatores de risco para HAS

Tendo em vista o que se sabe sobre sua patogênese, é possível uma abordagem racional dos fatores de risco para o desenvolvimento de HAS.

Idade

Conforme mencionado anteriormente, há um aumento progressivo da prevalência de HAS com a idade. A principal razão para esse fenômeno é a esclerose progressiva de glomérulos, que se inicia na juventude e exerce maior impacto depois dos 50 anos, quando a perda de néfrons passa a dificultar mais claramente a excreção de sódio. Como o consumo de sal não se altera com a idade, a única adaptação possível para manter o balanço de sódio é a elevação da PA.

Etnia

Em países onde as diferenças étnicas são marcantes, a prevalência de HAS é claramente mais alta em afrodescendentes, comparada a caucasianos, hispânicos e asiáticos. No Brasil, onde o grau de miscigenação é bem maior, tais diferenças são muito menos acentuadas ou inexistentes, conforme o estudo, sugerindo que o fator etnia pouco contribui em nosso meio para o risco de desenvolver HAS. As razões para esse efeito da etnia e para as disparidades entre populações não estão claras.

Obesidade e sobrepeso

O excesso de peso, cada vez mais prevalente nas sociedades ocidentais, é um inquestionável fator de risco para o desenvolvimento da HAS. A razão para esse efeito está provavelmente ligada ao desarranjo metabólico associado, que favorece a resistência à insulina, a produção de mediadores inflamatórios, a hiperatividade simpática e do sistema renina-angiotensina, a lesão endotelial e a deformação das paredes vasculares, tudo isso convergindo para dificultar a excreção de sódio. Deve-se notar que o risco cardiovascular está mais claramente associado ao acúmulo de gordura abdominal, especialmente interna (obesidade visceral).

Sedentarismo

É um fator de risco altamente prevalente na população brasileira, pouco afeita à prática de exercícios físicos. Por razões óbvias, a inatividade física contribui para o desenvolvimento de sobrepeso e de obesidade. No entanto, há evidências de que o sedentarismo constitui um fator de risco independente para o desenvolvimento de HAS. Inversamente, a prática regular de atividades físicas tende a baixar a PA em hipertensos.

Consumo de sal

Embora não seja possível prever a PA de um indivíduo com base em sua taxa de ingestão de sódio, vários estudos já demonstraram que a prevalência de HAS em uma população associa-se de modo positivo ao respectivo consumo médio de sal. Esse achado representa uma das evidências mais claras em favor da teoria de Guyton, especialmente quando se considera que a associação sal/HAS torna-se mais acentuada com o envelhecimento, que, como já vimos, leva à redução do número de néfrons.

Por razões eminentemente culturais, o consumo médio de cloreto de sódio nas sociedades ocidentais é muito mais alto do que o recomendado por entidades como a OMS, a American Hypertension Association e a Sociedade Brasileira de Hipertensão, sendo ele um dos motivos pela elevada prevalência mundial de hipertensão. No Brasil, essa taxa supera os 12 g/dia, 2,5 vezes maior do que os 5 g/dia geralmente preconizados.

Consumo de etanol

O consumo abusivo de bebidas alcoólicas, mesmo quando não configura um quadro de alcoolismo, é muito frequente em várias partes do mundo, inclusive no Brasil. Por razões que ainda não foram elucidadas, esse hábito contribui para elevar a PA e, portanto, constitui também um fator de risco para HAS. Vários mecanismos têm sido propostos para explicar esse efeito, incluindo hiperatividade simpática, ativação anômala do sistema renina-angiotensina, aumento da reatividade vascular, lesão endotelial, diminuição da produção de óxido nítrico pelo endotélio, aumento da produção de cortisol e inflamação das paredes arteriolares.

Condições socioeconômicas desfavoráveis

Vários estudos indicam que o risco de desenvolver HAS é maior em populações com baixo nível socioeconômico. É provável que essa associação reflita principalmente hábitos pouco saudáveis, como ingestão excessiva de sal, carboidratos e etanol, além de baixa escolaridade, acesso limitado a serviços de saúde e maior estresse.

Estratificação do risco cardiovascular

A avaliação do risco cardiovascular global do paciente hipertenso envolve não apenas a medida da PA, mas também a presença de outros fatores de risco, bem como a existência de lesões estabelecidas de órgãos-alvo, seja pela própria HAS, seja por doenças cardiovasculares de outras causas. É importante ressaltar que mesmo com a PA limítrofe, ou mesmo normal, o risco cardiovascular pode ser alto, na dependência da presença de outros fatores, conforme esquematizado na Tabela 20.2.

Tabela 20.2 – Classificação do risco cardiovascular de acordo com o nível pressórico, presença de fatores de risco, lesão de órgãos-alvo ou comorbidades. Em itálico, a meta pressórica (PAS/PAD) a ser atingida com o tratamento anti-hipertensivo.

Fatores de risco, LOA, CM	Pré-hipertensão PAS 130-139 PAD 85-89	HAS estágio 1 PAS 140-159 PAD 90-99	HAS estágio 2 PAS 160-179 PAD 100-109	HAS estágio 3 PAS > 180 PAD > 110
Sem FR	Sem risco adicional	Risco Baixo *< 140/< 90*	Risco moderado *< 140/< 90*	Risco alto *120-129/70-79*
1 a 2 Fatores de risco	Risco baixo *< 140/< 90*	Risco moderado *< 140/< 90*	Risco alto *120-129/70-79*	Risco alto *120-129/70-79*
≥ 3 Fatores de risco	Risco moderado *< 140/< 90*	Risco alto *120-129/70-79*	Risco alto *120-129/70-79*	Risco alto *120-129/70-79*
LOA, DRC-3, DM, DCV	Risco alto *120-129/70-79*	Risco alto *120-129/70-79*	Risco alto *120-129/70-79*	Risco alto *120-129/70-79*

HAS: hipertensão arterial sistêmica; FR: fator de risco; LOA: lesão de órgão-alvo; DRC-3: doença renal crônica em estágio 3; DCV: doença cardiovascular; CM: comorbidades. Valores pressóricos em mmHg.

Fonte: Adaptada de Barroso et al. Arq Bras Cardio 2021; 116: 516-658.

Manifestações clínicas da HAS

Embora muitos pacientes julguem-se capazes de "sentir" quando sua PA está elevada, o fato é que a HAS é basicamente assintomática. Suas manifestações clínicas são as de suas inúmeras complicações cardiovasculares, que resultam de lesões graves em órgãos vitais – os órgãos-alvo – principalmente rins, coração e sistema nervoso central (SNC). Por essa razão, a apresentação clínica da HAS é extremamente variada, compreendendo desde perturbações visuais leves até quadros neurológicos potencialmente fatais.

Os rins como órgãos-alvo da HAS – a nefrosclerose hipertensiva

Em princípio, a probabilidade de um paciente hipertenso vir a desenvolver insuficiência renal crônica terminal (IRCT) em consequência de HAS é relativamente baixa, embora alguns estudos mais recentes tenham detectado uma tendência ao crescimento desse risco. Contudo, os registros de diálise em todo o mundo apontam a HAS como uma das causas mais importantes de IRCT – primeira no Brasil, segunda nos Estados Unidos e União Europeia. A razão para essa aparente discrepância é a alta prevalência de HAS, que infla o número absoluto de pacientes que requerem TSR.

De modo geral, a lesão renal promovida diretamente pela HAS, denominada "nefrosclerose hipertensiva", pode ser subdividida em duas formas clinicamente distintas: benigna; e maligna. A nefrosclerose benigna, de longe a mais comum, apresenta-se de forma insidiosa, uma vez que a lesão renal correspondente se instala lentamente, ao longo de vários anos, ou mesmo décadas. Se a disfunção renal não for descoberta por acaso, em exame de rotina ou no decorrer da investigação de alguma outra patologia, a nefrosclerose benigna tende a se manifestar quando a DRC já está avançada. Já a nefrosclerose maligna, felizmente cada vez mais infrequente, evolui quase sempre de forma tormentosa, com níveis pressóricos extremamente elevados e rapidamente progressivos, sintomas de encefalopatia hipertensiva, como cefaleia e perturbações visuais, de insuficiência cardíaca, como dispneia, e insuficiência renal, como retenção de escórias. As razões para esse comportamento envolvem provavelmente um mecanismo de realimentação positiva, com isquemia renal ativando o sistema renina-angiotensina, o que eleva ainda mais os níveis pressóricos e agrava a isquemia renal, perpetuando o ciclo vicioso.

A nefrosclerose benigna compreende quatro tipos básicos de lesão: a isquemia glomerular; a glomerulosclerose; a lesão tubulointersticial, com atrofia tubular e fibrose do interstício renal; e a lesão vascular, essencialmente hipertrofia e hialinose das paredes arteriolares. As razões para tanta variação das lesões glomerulares provavelmente envolvem comportamentos distintos das arteríolas aferentes. No caso da isquemia glomerular, o lume dessas arteríolas pode se estreitar devido a uma vasoconstrição extrema – em uma reação exagerada de autorregulação – ou, então, por hipertrofia e/ou hialinização resultante da exposição prolongada aos níveis pressóricos elevados. Já a glomerulosclerose resulta provavelmente de agressão mecânica ao glomérulo por hipertensão intracapilar, como resultado de autorregulação deficiente (insuficiente constricção aferente) ou, em fases mais avançadas, por perda de néfrons e consequente sobrecarga compensatória às unidades remanescentes. A atrofia tubular é uma provável consequência da perda dos respectivos glomérulos, enquanto a fibrose intersticial provavelmente reflete a isquemia associada.

A nefrosclerose maligna atinge principalmente a camada íntima das artérias interlobulares, com proliferação exagerada de células musculares lisas e fibrose concêntrica por deposição de colágeno, que confere ao vaso um aspecto em "casca de cebola". Outra lesão típica é a necrose fibrinoide da parede de pequenas artérias, que pode se estender a arteríolas e ao próprio glomérulo, podendo evoluir para lesões cicatriciais em fases mais tardias. Edema mucoide de artérias interlobulares e principalmente arteríolas aferentes também é descrito nesses casos.

É importante observar que, no caso da nefrosclerose benigna, a proteinúria associada é geralmente baixa, salientando o fato de que as lesões glomerulares são de natureza principalmente isquêmica. Na HAS maligna, a proteinúria é variável, podendo até chegar a níveis nefróticos, indicando lesão direta da parede glomerular por níveis pressóricos extremamente elevados.

O diagnóstico de nefrosclerose hipertensiva é eminentemente clínico e de exclusão. Esse diagnóstico é mais fácil no caso da nefrosclerose maligna, com seus sinais e sintomas exuberantes, com a PA sistólica excedendo 180 mmHg e com manifestações de lesão aguda de órgãos-alvo, como encefalopatia, insuficiência cardíaca, hematúria macroscópica e deterioração rápida da função renal. Para o diagnóstico de nefrosclerose benigna são critérios úteis: 1) HAS de longa duração, com dano a outros órgãos-alvo, como coronárias e vasos retinianos; 2) proteinúria inferior a 0,2 g/24 horas; 3) função renal preservada quando do diagnóstico da HAS; 4) ausência de hematúria ou leucocitúria; 5) ausência de outras causas de nefropatia, como lúpus ou diabetes.

Não há indicação de biópsia renal para o diagnóstico de nefrosclerose hipertensiva, a menos que se suspeite de nefropatia de outra origem. Se for esse o caso, é obrigatório baixar a PA antes de se proceder à biópsia (ver Capítulo 35 – Biópsia Renal Percutânea).

Efeitos da HAS sobre o sistema cardiovascular

O miocárdio é duramente atingido pela HAS por intermédio de vários mecanismos cujos efeitos se somam. O mais direto deles é o próprio nível pressórico, que aumenta a pós-carga ao ventrículo esquerdo, obrigando a um maior esforço e a um maior consumo de oxigênio. A resultante hipertrofia concêntrica do miocárdio, que é uma função direta da PA, prejudica a função diastólica, pela dificuldade imposta ao enchimento da câmara. Além disso, o espessamento do miocárdio dificulta a difusão de gases, num contexto em que a demanda por oxigênio está aumentada. Esse quadro é exacerbado pela presença frequente de coronariopatia. O resultado da interação de todos esses fatores é o desenvolvimento de uma miocardiopatia isquêmica. Um efeito adicional da HAS prolongada é a disfunção da válvula aórtica, uma possível consequência do enrijecimento das paredes da aorta. A ocorrência de infartos, com inativação de parcelas do miocárdio, agrava ainda mais o declínio funcional, com queda da fração de ejeção e o desenvolvimento de insuficiência cardíaca congestiva, uma das causas mais importantes de perda de qualidade de vida e de necessidade de hospitalização.

As artérias, também expostas, direta e prolongadamente, a níveis pressóricos elevados, também são órgãos-alvo da HAS. As principais manifestações da lesão arterial são a remodelação em resposta ao aumento da tensão mecânica, a formação de placas ateromatosas, dano endotelial e, como resultado de todas essas alterações estruturais, o enrijecimento de suas paredes e a propensão à formação de trombos. As manifestações clínicas dessas lesões arteriais são as esperadas nessas condições: dor anginosa (que pode ocorrer mesmo na ausência de obstrução coronariana devido às outras causas de isquemia miocárdica), claudicação intermitente, bem como trombose arterial e suas consequências, como infarto do miocárdio e necrose de outros territórios, como intestino e membros inferiores. Além disso, o enrijecimento das paredes arteriais leva a alterações na forma da onda da pressão arterial, constituindo o principal mecanismo da hipertensão sistólica isolada (ver adiante).

Efeitos da HAS sobre o sistema nervoso central

A HAS é o fator de risco mais importante, embora não o único, para a ocorrência de AVE; de todo modo, os pacientes que chegam a desenvolver AVE são, em sua maioria, hipertensos. A incidência de AVE é mais alta em homens, embora essa diferença se atenue com a idade.

Os AVE mais comuns são os isquêmicos, consequentes a uma obstrução arterial, usualmente devido à presença de um trombo resultante de lesão aterosclerótica da parede arterial, consequente, por sua vez, a anos de exposição a níveis pressóricos elevados e, frequentemente, a dislipidemia. Sendo os neurônios células extremamente sensíveis à hipóxia, um episódio isquêmico, a menos que tenha duração muito breve (isquemia transitória), pode causar a perda de um número substancial de neurônios, levando a um incapacitante déficit motor e, em casos mais graves, afasia e perda cognitiva. Na fase aguda, pode haver também perturbações visuais e alteração do nível de consciência, que pode culminar com a instalação de um quadro comatoso.

Os AVE hemorrágicos, consequentes à ruptura de uma pequena artéria devido à PA elevada, são menos frequentes, mas por sua natureza (extravasamento de um volume considerável de sangue, com compressão de estruturas nervosas), podem ter consequências ainda mais funestas do que os AVE isquêmicos. O quadro é mais grave quando o sangramento é intracerebral, especialmente se a elevação dos níveis pressóricos se mantiver ou se exacerbar, provocando extensão do hematoma e do edema associado. Se a hemorragia for subaracnóidea, o quadro neurológico é ainda agravado pelo vasoespasmo associado, que pode provocar isquemia cerebral grave e exacerbar a HAS, levando a um quadro de coma irreversível e à morte em questão de horas.

Mesmo na ausência de eventos dramáticos como os AVE, a HAS pode comprometer seriamente, ainda que de forma insidiosa, as funções do SNC. Pacientes com HAS moderada podem apresentar, de forma precoce, a deterioração cognitiva e a perda de memória que somente seriam esperadas em idade já bem avançada, o que pode levar à confusão com a doença de Alzheimer e outros quadros demenciais. Além disso, tais quadros, se de fato presentes, podem ser agravados e acelerados pela HAS.

Efeitos da HAS sobre a retina

Como ocorre em outros territórios, os vasos retinianos são fortemente afetados pela HAS. Neste caso específico, temos duas particularidades importantes: 1) trata-se de vasos facilmente visualizáveis à fundoscopia, permitindo, assim, uma estimativa clínica da gravidade da lesão vascular e da duração da HAS; 2) conforme a extensão e localização específica das lesões vasculares, pode haver séria perda de acuidade visual.

A retinopatia hipertensiva é classificada em 4 graus, que refletem a gravidade e/ou duração da HAS. O grau I consiste no estreitamento e alteração das propriedades reflexivas das arteríolas, que assumem um aspecto conhecido como "em fio de cobre". No grau II, as vênulas aparecem indentadas nos pontos em que tocam as arteríolas, uma anomalia conhecida como "cruzamentos arteriovenosos patológicos". O grau III indica a presença de lesão aguda pela HAS, com a presença de exsudatos e hemorragias retinianas, que podem comprometer seriamente a acuidade visual se ocorrerem sobre a mácula lútea. Finalmente, o grau IV, que consiste no borramento da papila (papiledema), indica a ocorrência de edema cerebral resultante de níveis pressóricos extremamente elevados, caracterizando uma encefalopatia hipertensiva (ver adiante). Os graus III e IV são característicos da hipertensão maligna, mas podem aparecer em outras emergências hipertensivas (ver adiante). Outras formas de perturbação visual, leves, como a presença de escotomas, ou graves, como o descolamento de retina (raro) não são consideradas nessa classificação.

Abordagem clinicolaboratorial da HAS

Anamnese

Como em toda abordagem clínica, a anamnese é fundamental na avaliação do paciente presumível ou sabidamente hipertenso. Os dados antropométricos e epidemiológicos (sexo, idade, etnia, naturalidade, procedência, índice de massa corpórea, circunferência da cintura e quadril) são sempre clinicamente relevantes, conforme já mencionado. Da mesma forma, a história clínica costuma trazer muitas informações pertinentes à condução do caso, como a duração da HAS (nem sempre confiável devido a seu caráter frequentemente insidioso); níveis anteriores de PA (em consultório ou domiciliar); medicações em uso atual ou prévio (anti-hipertensivos, anti-inflamatórios, corticosteroides, vasoconstritores nasais, drogas ilícitas, anorexígenos, anticoncepcionais); antecedentes pessoais (peso ao nascer, sintomas indicativos de possível lesão de órgãos-alvo, patologias anteriores); antecedentes familiares (HAS, doenças cardiovasculares, nefropatias, diabetes, gota); hábitos (tabagismo, etilismo, consumo de sal, gordura e fibras, sedentarismo, qualidade do sono); e situação psicossocial (condição social, escolaridade, profissão e condições de trabalho, estrutura familiar, episódios de ansiedade e/ou depressão).

Conforme já aqui mencionado, a grande maioria dos hipertensos é assintomática. Embora a presença de cefaleia seja frequentemente atribuída à HAS, o fato é que essa associação ocorre apenas nos casos mais graves, como a HAS maligna e a encefalopatia hipertensiva (ver adiante). Na maioria das vezes, a cefaleia decorre de enxaqueca ou de estresse da musculatura cervical. Os sintomas e sinais relatados por hipertensos resultam essencialmente de lesão de órgãos-alvo: dispneia; dor precordial; edemas; noctúria; palidez; perturbações visuais; alterações neurológicas sensitivas e motoras; claudicação intermitente; entre outros.

Exame físico

O exame físico do paciente hipertenso deve ser inicialmente orientado à confirmação do diagnóstico de HAS. Para tanto, é fundamental que a medida da PA siga padrões bem estabelecidos. Utiliza-se como rotina aparelho automático oscilométrico ou esfigmomanômetro aneroide, devidamente calibrados e com manguito de tamanho adequado às dimensões do braço. O paciente deve estar sentado, com os pés descruzados e ter permanecido em repouso durante 5 minutos. Além disso, deve estar com a bexiga vazia; não ter praticado exercícios físicos há pelo menos 60 minutos; não ter fumado nos 30 minutos anteriores e não ter ingerido bebidas alcoólicas, café ou alimentos. Durante o procedimento, não deve falar nem se mover, mantendo-se relaxado e apoiando o braço sobre uma mesa. São necessárias três medidas consecutivas, com intervalos de 1 ou 2 minutos, utilizando-se a média das duas últimas como representativa da PA do paciente. Não se devem arredondar valores, por exemplo, de 138 para 140, ou de 73 para 75. Para se firmar o diagnóstico de HAS, é necessário obter valores de PA de pelo menos 140/90 mmHg em pelo menos três consultas consecutivas. Medidas obtidas em domicílio com aparelhos automáticos (MRPA, monitorização residencial da pressão arterial), ou por monitorização contínua (MAPA, monitorização ambulatorial da pressão arterial) ajudam no acompanhamento do paciente e no diagnóstico de hipertensão do avental branco ou mascarada (ver adiante).

Outros elementos do exame físico podem facilitar a identificação precoce de fatores de risco cardiovascular e de lesões de órgãos-alvo, além de possíveis causas secundárias de HAS. Os mais importantes são as medidas da circunferência da cintura (C), do quadril (Q) e do quociente C/Q; peso, altura e índice de massa corporal (IMC); palpação e ausculta de carótidas; observação de possível estase jugular; ausculta cardiopulmonar; pesquisa de massas palpáveis e sopros abdominais; determinação do índice tornozelo-braquial (ITB) = PA tornozelo/PA braço ipsilateral.

Exames complementares

Vários testes bioquímicos de sangue e urina permitem completar a abordagem clínica do paciente hipertenso. Os mais relevantes são: creatinina sérica; ureia sanguínea; proteinúria de 24 horas (ou relação proteína/creatinina na urina); microalbuminúria e análise do sedimento urinário (para avaliação do possível impacto da HAS sobre os rins ou da presença de uma possível nefropatia não hipertensiva); potássio plasmático (rastreio de um possível hiperaldosteronismo primário); glicemia, hemoglobina glicada, teste de tolerância à glicose; e perfil lipídico (rastreio de diabetes e dislipidemias).

Com a radiografia torácica simples (área cardíaca) e o eletrocardiograma (sobrecarga ventricular esquerda, isquemia miocárdica, arritmias), é possível estimar a duração da HAS e seu impacto sobre o coração. O ecocardiograma traz informações mais detalhadas sobre hipertrofia e função (sistólica e diastólica) do ventrículo esquerdo, bem como sobre eventuais valvulopatias. Testes ergométricos e de cintilografia de perfusão miocárdica sob esforço podem ser necessários para revelar a presença de isquemia miocárdica sem manifestações clínicas ou eletrocardiográficas bem definidas.

A MAPA de 24 horas é útil para o diagnóstico de HAS em casos duvidosos ou na suspeita de hipertensão do avental branco (PA ≥ 140/90 mmHg no consultório e < 130/85 mmHg com a MAPA) ou hipertensão mascarada (PA < 140/90 mmHg no consultório e ≥ 130/85 mmHg com a MAPA). Além disso, a MAPA permite a avaliação da PA durante o sono, que não deve ultrapassar 120/70 mmHg, e traz um parâmetro adicional: o descenso noturno, normalmente de 10% a 20% da PA durante a vigília, e cuja ausência ou atenuação indica a existência de um risco cardiovascular, independentemente dos próprios níveis pressóricos. A MAPA é considerada o padrão-ouro para medida da PA fora do consultório, mas a MRPA, muito útil para acompanhar a eficácia do tratamento anti-hipertensivo de longo prazo, também auxilia no diagnóstico de hipertensão do avental branco e da hipertensão mascarada.

Por suas características, diferentes das dos métodos tradicionais de avaliação da PA, a MAPA e a MRPA trouxeram a necessidade de novas padronizações e novos valores de referência para o que se considera PA normal. Esses valores são apresentados na Tabela 20.3.

Tabela 20.3 – Valores normais da pressão arterial medida no consultório e utilizando MAPA ou MRPA.

Método	PAS		PAD
Medida em consultório	< 140	e	< 90
MAPA 24 horas	< 130	e	< 80
MAPA vigília	< 135	e	< 85
MAPA sono	< 120	e	< 70
MRPA	< 130	e	< 80

PA: pressão arterial; PAS: pressão arterial sistólica; PAD: pressão arterial diastólica; MAPA: monitorização ambulatorial da pressão arterial; MRPA: monitorização residencial da pressão arterial.

Fonte: Adaptada de Barroso et al. Arq Bras Cardiol 2021; 116: 516-658.

Tratamento da hipertensão essencial

Tratamento não farmacológico

A adoção de hábitos saudáveis tem um papel importante no tratamento da HAS e, pelo menos no caso de hipertensões leves, pode até mesmo tornar dispensável o tratamento farmacológico. Entre as alterações comprovadamente eficazes, incluem-se:

1. Reduzir o consumo de sal – em média, os brasileiros consomem em torno de 12 g (~ 205 mmol) de NaCl por dia, o que excede em muito a necessidade diária. Para se ter uma ideia, a OMS recomenda um consumo máximo de 5 g/dia de NaCl (~ 86 mmol/dia), mas mesmo reduções menores (e mais realistas) têm efeito benéfico sobre a HAS e suas complicações.
2. Aumentar o consumo de frutas e verduras e reduzir a ingesta de gorduras saturadas e colesterol.
3. Evitar sobrepeso e obesidade.
4. Praticar exercícios físicos regularmente.
5. Evitar a ingestão exagerada de álcool.
6. Evitar ou abandonar o tabagismo.

Cada uma dessas medidas traz uma redução modesta da PA, mas o somatório desses efeitos pode resultar em uma redução de até 20 mmHg na PA sistólica.

Tratamento farmacológico

Se as mudanças de estilo de vida não bastarem para normalizar a PA em um prazo de 3 meses, torna-se necessário adotar tratamento com anti-hipertensivos. As drogas atualmente utilizadas são: diuréticos; betabloqueadores; alfabloqueadores; bloqueadores de canais de cálcio; inibidores da enzima de conversão da angiotensina; bloqueadores do receptor AT1 da angiotensina II; vasodilatadores de ação direta e simpatolíticos de ação central.

A Diretriz Brasileira de Hipertensão 2020 recomenda que, para pré-hipertensos com risco alto, hipertensos em Estágio 1 com risco baixo e hipertensos com idade superior a 80 anos e/ou frágeis (para definição de fragilidade em idosos, ver J Frailty Aging 10:38-43, 2021), seja inicialmente instituída monoterapia com diuréticos, bloqueadores de canais de cálcio, inibidores da enzima de conversão da angiotensina (IECA), ou bloqueadores do receptor AT1 da angiotensina II (BRA). Alternativamente, pode-se iniciar o tratamento com uma combinação de dois desses fármacos (exceção feita à associação IECA/BRA, não recomendada).

Para hipertensos em estágio 1 com risco moderado ou alto e hipertensos em estágios 2 e 3, recomenda-se iniciar o tratamento com uma associação de dois dos fármacos citados, progredindo para três caso não se consiga trazer a PA à meta desejada. Se ainda assim não for obtido o controle pressórico, acrescenta-se espironolactona como quarto fármaco e outros anti-hipertensivos como betabloqueadores, simpatolíticos de ação central, alfabloqueadores ou vasodilatadores de ação direta, até se chegar à meta. Essa estratégia está descrita em forma de fluxograma na Figura 20.2.

Ao se empregarem associações de dois ou mais anti-hipertensivos, a recomendação atual é de que sejam escolhidas drogas com mecanismos de ação diferentes e em doses baixas, com o objetivo de aumentar a eficácia do tratamento e ao mesmo tempo minimizar o risco de efeitos colaterais. Em princípio, a meta é baixar a PA a menos de 140/90 mmHg em hipertensos de risco baixo ou moderado ou para um valor entre 120-129/70-79 para hipertensos com risco alto, conforme esquematizado anteriormente na Tabela 20.2.

Figura 20.2

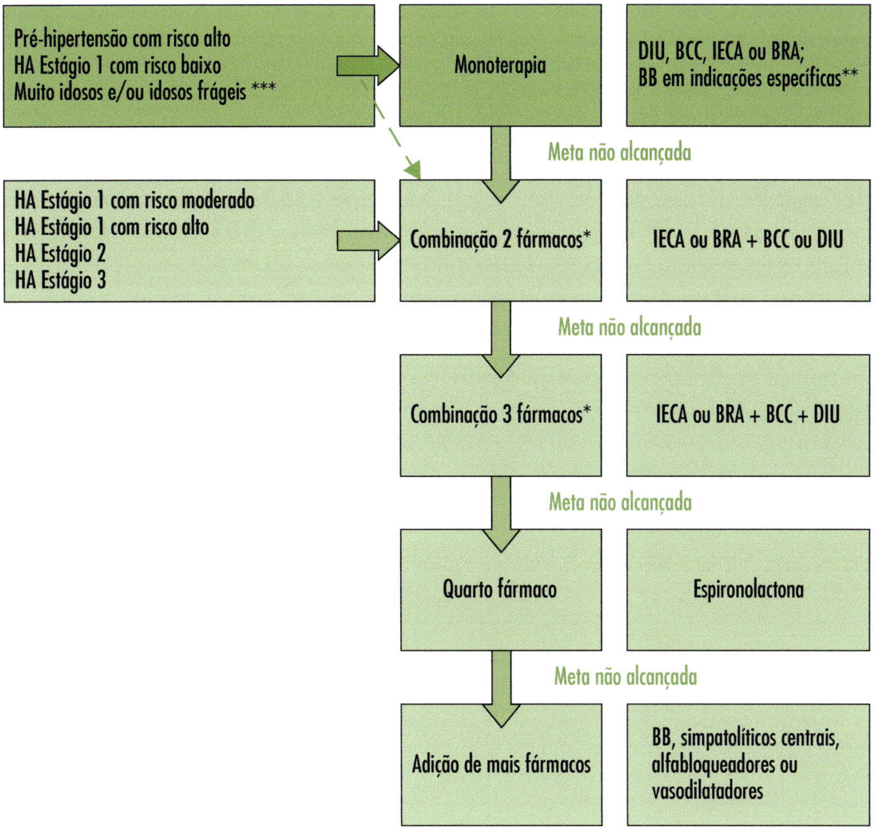

Fluxograma para o tratamento da hipertensão primária de acordo com as atuais diretrizes.
* Otimizar dose, preferencialmente em comprimido único.
** Betabloqueadores devem ser indicados em condições específicas, como insuficiência cardíaca, após infarto agudo do miocárdio, para controle da frequência cardíaca e para mulheres com possibilidade de engravidar.
*** A definição de fragilidade em idosos pode ser encontrada em J Frailty Aging 2021; 10: 38-43.
HA: hipertensão arterial; DIU: diurético; BCC: bloqueador de canais de cálcio; IECA: inibidor da enzima conversora da angiotensina I; BRA: bloqueador do receptor AT1 da angiotensina II; BB: betabloqueador.
Fonte: Adaptada de Barroso et al. Arq Bras Cardiol 2021; 116: 516-658.

Se não for possível o controle da PA com três fármacos, sendo um deles um diurético e os demais administrados em dose máxima, a HAS é considerada resistente. Caso a impossibilidade permaneça mesmo com quatro ou mais anti-hipertensivos, define-se uma HAS refratária ao tratamento. Nesse caso, deve-se pesquisar a possibilidade de hipertensão secundária (ver adiante) ou hipertensão do avental branco. Uma possibilidade adicional é a falta de adesão ao tratamento. É comum um paciente com HAS considerada resistente, ou até mesmo refratária, apresentar queda dramática da PA ao ser internado em enfermaria (onde é natural que a posologia das drogas seja observada rigorosamente), indicando que o uso domiciliar das medicações prescritas era incompleto ou errático. Essa falta de adesão ajuda a explicar por que o controle da PA é obtido em apenas uma fração minoritária dos hipertensos tratados, mesmo com o uso de anti-hipertensivos altamente eficazes. Há várias estratégias propostas atualmente para aprimorar essa adesão, que ainda não resultaram em diretrizes claras.

Hipertensão secundária

Conforme observado anteriormente, as HAS secundárias, cuja causa é identificável e em princípio corrigível, respondem por até 10% dos casos de HAS. São condições em que o controle da PA pode se tornar muito difícil, requerendo frequentemente quatro ou mais drogas anti-hipertensivas. As causas mais importantes de HAS secundária são a DRC, a estenose de artéria renal, o hiperaldosteronismo primário e a apneia obstrutiva do sono. Causas menos comuns são a síndrome de Cushing; o feocromocitoma; o uso de drogas como anticoncepcionais, anti-inflamatórios não esteroidais e descongestionantes nasais; o consumo de drogas ilícitas; e condições hereditárias como as doenças de Liddle e de Gordon.

A suspeita de que a HAS seja secundária deve ser levantada sempre que ela se apresentar clinicamente com certas caraterísticas: PAS > 160 mmHg; instalação antes dos 30 ou depois dos 65 anos; presença de hipertensão maligna; necessidade de quatro ou mais drogas anti-hipertensivas para controle da PA; diagnóstico confirmado de vasculopatia aterosclerótica (coronárias, carótidas, ilíacas) ou suspeita de sua presença (sopros abdominais ou lombares, assimetria de pulsos); queda exagerada da PA e/ou elevação da creatinina sérica em resposta a inibidores do sistema renina-angiotensina-aldosterona; assimetria de tamanho renal.

As manifestações clínicas da HAS secundária são em princípio as mesmas da HAS essencial, com algumas particularidades que dependem da causa, conforme abordado nos parágrafos seguintes. O mesmo vale para os respectivos tratamentos.

Há alguma controvérsia sobre a conveniência de investigar sistematicamente possíveis causas secundárias em hipertensos. É evidente que tal rastreamento permitiria detectar casos de HAS potencialmente curáveis. No entanto, o custo da aplicação maciça de tal procedimento seria proibitivo tendo em vista a alta prevalência de HAS, além do que, os possíveis benefícios, por exemplo, a remoção de um tumor adrenal, seriam restritos a uma pequena fração dos pacientes. Por essa razão, existe atualmente um consenso de que só devem ser investigados os casos em que há suspeitas bem fundamentadas de HAS secundária.

Hipertensão renovascular

A hipertensão renovascular (HRV) é causada por estenose da artéria renal ou de um ou mais de seus ramos, mais frequentemente de forma unilateral. De modo geral, assume-se que é necessária uma redução de mais de 60% do diâmetro da artéria para que a estenose seja hemodinamicamente significativa. Em 90% dos casos, a HRV é causada por aterosclerose. Por consequência, o perfil epidemiológico da HRV é aquele geralmente observado nas vasculopatias ateroscleróticas: idade superior a 50 anos; predomínio em homens e associação com fatores de risco comuns, como história de HAS e doença cardiovascular, diabetes, tabagismo e dislipidemia. Na maior parte dos casos, a HRV por aterosclerose envolve o estreitamento do óstio da artéria renal, que pode estender-se por todo seu terço proximal. Frequentemente, a parede da aorta também está envolvida.

Em uma minoria de casos, a HRV é causada por displasia fibromuscular, uma condição não aterosclerótica e não inflamatória, que envolve sobretudo artérias de pequeno e médio calibre. As artérias renais são predominantemente afetadas, com maior frequência em seus dois terços distais. Na população atingida predominam mulheres jovens, de 15 a 30 anos. Esses casos podem estar associados a doenças do colágeno, como as síndromes de Ehlers-Danlos e de Alport; condições hereditárias como neurofibromatose e deficiência de α-antitripsina; e vasculopatias como a coarctação da aorta.

Outras causas de HRV, bem mais raras, são a arterite de Takayasu, uma doença inflamatória de vasos de médio e grande calibre, anomalias congênitas das artérias renais, anomalias não ateroscleróticas da aorta e ptose renal.

Atualmente, a patogênese da HAS associada à estenose da artéria renal é atribuída a uma produção excessiva de renina devido à baixa pressão de perfusão renal e ao baixo aporte de sódio à mácula densa. Como resultado, aumenta a produção de angiotensina II, que é um potente vasoconstritor, e a de aldosterona, que promove retenção de sódio. A ação desses compostos sobre o rim contralateral, associada à própria hipoperfusão do rim afetado, leva a uma elevação da PA, que pode ser de difícil controle. Se a estenose arterial for bilateral, pode ocorrer grande expansão da volemia, que tende a trazer a renina circulante a níveis normais.

Diagnóstico da hipertensão renovascular

O exame mais confiável para o diagnóstico da estenose de artéria renal é a arteriografia renal. Como a técnica acarreta algum risco, ainda que pequeno, é preferível lançar mão, pelo menos inicialmente, de exames menos invasivos.

Com o renograma, que habitualmente utiliza o DTPA (ácido dietileno triaminopentacético) marcado com o isótopo tecnécio-99, podemos detectar assimetrias renais, com relação tanto ao tamanho como à função, por meio das curvas de captação e eliminação do marcador que, adicionalmente, permite medir a taxa de filtração glomerular (TFG) e visualizar uma imagem cintilográfica dos rins. O problema com essa técnica é sua baixa especificidade, uma vez que várias outras condições podem afetar os rins de forma assimétrica, como hipoplasia, pielonefrites e obstrução por cálculos. Essa limitação pode ser em grande parte contornada repetindo-se o exame após administração de captopril, que, por inibir a produção de angiotensina II, promove dilatação da arteríola eferente e, no lado com estenose, uma queda acentuada da pressão intraglomerular, o que resulta em redução da TFG e, consequentemente, da captação renal do marcador. O exame é considerado positivo se houver uma redução de pelo menos 20% da TFG e/ou aumento do tempo necessário à excreção do marcador, entre outros critérios.

A ultrassonografia bidimensional combinada com visualização dinâmica de fluxos sanguíneos utilizando o efeito Doppler, coloquialmente referida como "ultrassom com Doppler", além de trazer as informações habituais sobre dimensões e ecogenicidade, permite um exame da anatomia dos vasos renais e, ao mesmo tempo, uma análise das alterações hemodinâmicas produzidas pela estenose arterial. Os principais critérios para o diagnóstico de HRV utilizando esse método são: 1) um valor superior a 150 cm/s para o pico sistólico de velocidade do fluxo arterial; e 2) um quociente entre os picos sistólicos de velocidade na artéria renal e na aorta superior a 3. A sensibilidade do método é fortemente dependente do operador, o que leva a se encarar com reservas um eventual resultado negativo e a procurar sempre a associação com outros métodos de detecção.

Angioressonância (AR)

A AR permite a visualização detalhada e bem-definida, em 2 ou 3 dimensões, das artérias renais e de seus ramos, além da aorta e ilíacas. Além de obstruções, a AR permite a detecção de placas ateromatosas e aneurismas, o que a torna uma ferramenta eficiente não apenas no diagnóstico da estenose, mas também no preparo para uma eventual abordagem endovascular ou cirúrgica. A AR é um método não invasivo, sem uso de radiação e relativamente seguro, apesar do risco de fibrose nefrogênica sistêmica grave associada ao uso de gadolínio como contraste quando a TFG é inferior a 30 mL/min/1,73 m^2. Outra limitação é seu custo elevado, que a confina a grandes centros hospitalares.

Angiotomografia (AT)

A AT também fornece imagens detalhadas da aorta, artérias renais e pelo menos alguns de seus ramos, embora seja pouco adequada à análise do parênquima renal. Tem, no entanto, a desvantagem de requerer a exposição a radiação ionizante e o uso de contraste iodado potencialmente nefrotóxico, o que limita seu uso especialmente em pacientes com DRC.

Arteriografia renal

A arteriografia é considerada o padrão-ouro para a detecção de estenose da artéria renal, seja por visualização direta do estreitamento, seja pela demonstração de sinais indiretos como a dilatação pós-estenótica (resultado do aumento da velocidade do fluxo arterial) e a presença de circulação colateral. A arteriografia é uma ferramenta poderosa para embasar a decisão, frequentemente difícil, entre um tratamento conservador ou um procedimento mais intervencionista, como uma angioplastia. No entanto, é importante enfatizar que a arteriografia é também um método invasivo, não isento de riscos. Além disso, utiliza radiação e contrastes potencialmente nefrotóxicos, apesar do desenvolvimento recente de compostos mais seguros e protocolos avançados de proteção renal.

Tratamento da HRV

A HRV pode ser tratada de modo conservador, com drogas anti-hipertensivas e medidas não farmacológicas, ou com métodos invasivos que visam a correção da anomalia anatômica. A etiologia da HRV é um dos principais fatores a embasar essa decisão.

Quando a HRV é causada por fibrodisplasia da artéria renal, a resposta à correção por via endovascular costuma ser excelente, com redução acentuada ou mesmo normalização da PA e baixo risco de recidiva. Tal comportamento não chega a surpreender, tendo em vista que, salvo no trecho afetado, a arquitetura da artéria está preservada, o que facilita a reconstituição cirúrgica do vaso, sem a necessidade de implantação de *stents* para prevenir novos estreitamentos.

Já nos casos de estenose causada por aterosclerose, o eventual efeito benéfico de procedimentos invasivos é extremamente duvidoso, conforme evidências trazidas por inúmeros estudos clínicos, alguns deles de grande porte. Esses estudos demonstraram de forma convincente que, na maior parte das vezes, a aplicação de técnicas intervencionistas não reduz significativamente os níveis pressóricos nem a necessidade de drogas anti-hipertensivas, além de não trazer melhora da função renal e de provocar efeitos colaterais sérios e potencialmente fatais em uma parcela considerável dos pacientes.

Por essas razões, a tendência atual é privilegiar o tratamento conservador da HRV associada à aterosclerose, especialmente nos pacientes mais idosos, com comorbidades ou em risco de embolização de ateromas. Os procedimentos mais agressivos são reservados, como medida heroica ou de resgate, aos casos relativamente raros de estreitamento arterial muito grave, com HAS refratária, episódios recorrentes de edema pulmonar ou perda rápida de função renal.

Hiperaldosteronismo primário

Descrito pela primeira vez em 1955, o HAP responde por uma expressiva porcentagem dos casos de HAS secundária, especialmente entre aqueles mais graves e/ou resistentes ao tratamento.

O hiperaldosteronismo primário (HAP) decorre da produção autônoma de aldosterona por hiperplasia ou por um tumor (quase sempre um adenoma) das adrenais, gerando tipicamente uma HAS associada a hipocalemia. Esse quadro reflete a ação da aldosterona nas células principais do segmento de conexão e dos dutos coletores, onde ela se liga a um receptor específico e migra ao núcleo, promovendo a síntese de canais de sódio e de potássio, além da ATPase que mantém níveis altos de potássio e baixos de sódio no citosol. Como resultado, o néfron tem dificuldade em excretar sódio, o que resulta no desenvolvimento de HAS, em consonância com os mecanismos descritos anteriormente. Ao mesmo tempo, a contínua secreção e excreção de potássio leva a uma hipocalemia, compondo, assim, o quadro clássico do HAP.

Conforme já aqui discutido, a HAS é basicamente assintomática. Assim, na ausência de lesão de órgãos-alvo, as manifestações clínicas do HAP, quando ocorrem, são discretas e decorrentes essencialmente da hipocalemia, por hiperpolarização da membrana das células musculares esqueléticas e dos cardiomiócitos: astenia e arritmias cardíacas (mais raras).

Ao exame físico, o único achado consistente é a própria HAS, não raramente superior a 160 mmHg (sistólica). Uma característica que faz levantar a suspeita de HAP é a dificuldade em controlar a PA, para o que é frequentemente necessário o uso de três ou mais classes de anti-hipertensivos.

A presença de hipocalemia espontânea (isto é, não desencadeada pelo uso de diuréticos) em um paciente hipertenso é, por óbvio, altamente sugestiva de HAP. No entanto, a frequência de hipocalemia nesses pacientes é muito variável e até inferior a 50% em alguns estudos. Assim, a ausência de hipocalemia de forma alguma exclui o diagnóstico de HAP. Outra anomalia frequente é a alcalose metabólica, uma consequência da própria hipocalemia (Capítulo 3 – Distúrbios do Potássio) e do efeito direto da aldosterona sobre a acidificação urinária nos segmentos finais do néfron (Capítulo 6 – Distúrbios do Equilíbrio Ácido-Base).

Apesar de sugestivas, as anomalias mencionadas não bastam para firmar o diagnóstico de HAP. Nem mesmo o nível de aldosterona circulante, teoricamente mais específico, é suficiente para isso, uma vez que a produção desse hormônio é muito influenciada pela volemia e pela calemia. Para que a taxa de aldosterona plasmática tenha maior significado, é preciso fatorá-la pela de renina. A justificativa para o uso desse quociente aldosterona/renina baseia-se no fato de que, se a produção de aldosterona for autônoma, a de renina deve cair devido à expansão da volemia, conferindo, assim, maior poder diagnóstico ao método. Alguns procedimentos-padrão devem ser observados: as amostras de sangue devem ser obtidas de manhã, com o paciente sentado e em repouso durante pelo menos 15 minutos. Nos casos em que o paciente faz uso de espironolactona, a droga deve ser suspensa no mínimo 1 mês antes da dosagem.

Valores inferiores a 30 para a razão aldosterona/renina levam a descartar a hipótese de HAP. Se o valor for superior a 100, o diagnóstico se confirma, uma vez que, nesse caso, resultados falsamente positivos são muito raros. Se o valor estiver entre 30 e 100, é necessário recorrer a testes confirmatórios.

O teste da furosemida consiste em deixar o paciente em decúbito horizontal durante pelo menos meia hora, aplicar uma ampola (40 mg) de furosemida por via endovenosa (EV) e determinar a atividade plasmática de renina após 2 horas. Valores inferiores a 2 ng/mL/hora, indicativos de supressão da renina por um excesso de aldosterona, são considerados positivos.

No teste da sobrecarga salina, a aldosterona plasmática é dosada após a administração de 2 L de salina a 0,9% em 4 horas. Valores superiores a 10 ng/dL indicam que a produção de aldosterona não pode ser suprimida e confirmam o diagnóstico de HAP. Valores inferiores a 5 ng/dL o excluem e os situados entre 5 e 10 ng/dL são considerados inconclusivos.

O cateterismo direto das veias adrenais, com determinação das respectivas concentrações de aldosterona, pode auxiliar a confirmar o diagnóstico de HAP. No entanto, por se tratar de exame muito invasivo e tecnicamente difícil, é técnica de rara utilização.

Uma vez confirmada, a produção autônoma de aldosterona precisa ter sua origem determinada. Em sua maior parte, o HAP resulta de hiperplasia das adrenais. Os casos de adenoma, menos frequentes, costumam manifestar-se de forma mais intensa, com níveis pressóricos mais elevados, hipocalemias mais acentuadas e concentrações plasmáticas de aldosterona mais altas.

De modo geral, exames de imagem de uso corriqueiro, como a tomografia computadorizada e a ressonância nuclear magnética, são adequados para caracterizar de forma precisa a etiologia do HAP, revelando a hiperplasia como um aumento homogêneo de tamanho das adrenais, enquanto os adenomas, em geral, aparecem como pequenos nódulos solitários, com diâmetro raramente superior a 3 cm. Em alguns casos não se detecta nenhuma anomalia, o que costuma ser interpretado, caso os exames de laboratório confirmem o HAP, como hiperplasia adrenal discreta. Mais raramente, a hiperplasia pode coexistir com nódulos, que podem ser apenas coincidentes e não funcionantes ("incidentalomas").

Para o tratamento de hiperplasia adrenal, indicam-se os antagonistas da aldosterona, que se ligam a seu receptor específico. No Brasil, a única droga dessa classe atualmente disponível é a espironolactona, embora existam dois inibidores mais específicos, a eplerenona e a finerenona. As doses iniciais variam entre 100 e 200 mg/dia, com ajuste posterior para doses de 50 a 100 mg/dia. Em homens, o uso da espironolactona pode ser limitado pelos desagradáveis efeitos colaterais decorrentes de seu efeito antiandrogênico – a ginecomastia e a disfunção erétil. Nesses casos, pode ser necessário substituí-la por uma associação, que pode ser igualmente eficiente, entre o amiloride (bloqueador do canal ENaC) e um tiazídico.

Os adenomas com diâmetro maior do que 1 cm devem ser removidos por laparoscopia (para os menores, recomenda-se tratamento clínico) O paciente deve ser tratado nas 4 semanas anteriores com espironolactona, para corrigir a hipocalemia, a retenção de água e sódio e a alcalose metabólica resultantes do hiperaldosteronismo, minimizando assim o risco perioperatório.

Apneia do sono

A síndrome da apneia/hipopneia obstrutiva do sono (SAHOS), conhecida popularmente pela expressão abreviada "apneia do sono", consiste na ocorrência de inúmeros períodos de apneia e baixa saturação da hemoglobina durante o sono, com frequentes despertares e, consequentemente, constante sonolência durante o período de vigília. A SAHOS é o resultado de um estreitamento das vias aéreas superiores durante o período de sono, levando ao estabelecimento de uma pressão negativa que agrava a obstrução. Um dos principais causadores dessa disfunção é a obesidade. O mecanismo atualmente postulado para explicar essa conexão é o acúmulo de tecido adiposo na região cervical, que promove ou facilita a obstrução das vias aéreas superiores. O consumo de álcool contribui para o quadro por relaxar a musculatura das vias aéreas superiores, facilitando seu colapso.

Há uma evidente relação entre a SAHOS e a PA, uma vez que a prevalência de HAS é muito mais alta entre os portadores dessa síndrome do que na população geral. Essa associação persiste mesmo quando os dados são ajustados para excluir o efeito da obesidade e de condições associadas, como idade, diabetes/síndrome metabólica e aterosclerose, indicando que a SAHOS exerce uma ação independente sobre a PA.

Os mecanismos que levam ao estabelecimento de HAS na SAHOS não estão claros. É provável que os repetidos episódios de hipoxemia, associados à má qualidade do sono, promovam um aumento contínuo da atividade simpática, levando a uma vasoconstrição generalizada, em particular da microcirculação renal, com consequente retenção de sódio. Outra possibilidade é a ativação do sistema renina-angiotensina-aldosterona, diretamente ou como resultado de um aumento da atividade simpática intrarrenal.

Os principais sintomas da SAHOS refletem a patogênese do distúrbio: ronco – consequência direta da obstrução das vias aéreas – e sonolência excessiva. Ao exame clínico, sobressaem a obesidade ou sobrepeso, com padrão de distribuição central de tecido adiposo, e o perímetro cervical superior a 40 cm. A HAS, presente na grande maioria desses pacientes, tende a ser resistente ao tratamento.

Para o diagnóstico da SAHOS é necessário realizar a polissonografia, que consiste no registro, durante uma noite de sono, de uma série de parâmetros objetivos. Destes, o principal é o índice apneia-hipopneia (IAH), que nada mais é do que a quantidade de eventos atribuíveis à obstrução – como as próprias apneia/hipopneia e períodos de hipoxemia acentuada – fatorada pelo número de horas de sono. De acordo com os critérios adotados pela American Academy of Sleep Medicine, o diagnóstico de SAHOS exige um IAH de no mínimo 15/hora (ou maior do que 5/hora, desde que haja também períodos de hipoxemia acentuada), além de sonolência diurna excessiva ou pelo menos dois dos seguintes sintomas: 1) respiração ofegante durante o sono; 2) despertares frequentes; 3) sono não reparador; 4) fadiga diurna sem causa aparente; 5) dificuldade de concentração no trabalho ou estudo. É necessário também excluir outras possíveis causas de distúrbio do sono, como doenças neurológicas e uso de drogas com ação sobre o SNC.

Para o tratamento da HAS na SAHOS, a adoção de terapias não medicamentosas é fundamental. A principal delas é a perda de peso, medida óbvia em vista do papel da obesidade. Reduzir a ingestão de bebida alcoólica também é benéfico porque, como vimos, o álcool não só favorece a obstrução da via aérea como também eleva diretamente a PA.

O tratamento mais específico e mais eficiente da SAHOS é a aplicação contínua de pressão positiva à via aérea, o CPAP (continuous positive airway pressure), de modo a impedir o seu colapso. O uso desses aparelhos resulta em melhora substancial da qualidade do sono e da sonolência diurna, além de reduzir substancialmente a PA.

Qualquer dos anti-hipertensivos atualmente disponíveis pode ser utilizado para tratar a HAS associada à SAHOS, não havendo evidências consistentes de superioridade de alguma classe em especial.

Feocromocitoma (FCC)

Os FCC são tumores produtores de catecolaminas, quase sempre benignos, constituídos por células cromafins localizadas, na grande maioria dos casos, na região medular das adrenais (uma pequena parte pode ter localização extra-adrenal, quase sempre no abdome). Na grande maioria dos casos, predomina a produção de noradrenalina, com a adrenalina respondendo por uma parcela menor e a participação bem mais rara da dopamina. Os FCC são causas raras de HAS, mas despertam interesse devido à sua patogênese peculiar, às suas manifestações clínicas exuberantes e à possibilidade de cura pela remoção do tumor.

Além da HAS, que em metade dos casos surge de forma paroxística e pode constituir uma emergência hipertensiva (ver adiante), os FCC associam-se a uma tríade clássica de sintomas, que também costuma se apresentar em crises: cefaleia (consequente à elevação muito rápida da HAS); sudorese fria e taquicardia; todas atribuíveis à atividade excessiva de catecolaminas. Essa associação é tão característica que, por si só, constitui um teste de alta sensibilidade e razoável especificidade, embora insuficiente para selar o diagnóstico. Outros sintomas incluem palidez, tremores e palpitações. Antecedentes familiares compatíveis e elevação exagerada da PA durante anestesia ou cirurgia também levam à suspeita de FCC.

Os sintomas de FCC podem simular os de outras condições, como acidentes vasculares, psicopatias, síndrome carcinoide, uso de inibidores da monoaminoxidase e suspensão abrupta de anti-hipertensivos, especialmente os de ação central. Para aprimorar a segurança do diagnóstico, é necessário conjugar o quadro clínico à dosagem de epinefrina, norepinefrina e dopamina no plasma e na urina, e a de seus metabólitos metanefrinas e normetanefrinas (na urina) e ácido vanilmandélico (no plasma e na urina). Pode também ser útil a dosagem no plasma de cromogranina A, uma glicoproteína secretada pelas células cromafins. No entanto, sua especificidade não é das maiores. Os melhores resultados são obtidos com as dosagens de metanefrinas e normetanefrinas na urina, mas frequentemente são necessárias repetidas coletas até se obter um resultado positivo.

Para a localização do tumor, utilizam-se a tomografia computadorizada e a ressonância magnética, ambas capazes de detectar quase todos os nódulos com diâmetro superior a 3 cm. A ressonância magnética é preferível por não requerer o uso de radiação ou contraste. A cintilografia com metaiodobenzilguanidina (MIBG) é útil nos casos de tumores múltiplos, extra-adrenais ou recidivantes.

A remoção cirúrgica do tumor é a conduta terapêutica usual, capaz de promover a cura da moléstia. No entanto, o procedimento não é isento de riscos, principalmente devido à labilidade hemodinâmica provocada pela vasoconstrição excessiva. A própria indução anestésica pode causar uma hipotensão grave. A manipulação do tumor durante a cirurgia pode ter efeito oposto, por promover a liberação súbita de catecolaminas, enquanto sua remoção, por reduzir drástica e abruptamente o nível de catecolaminas, pode causar hipotensão e mesmo hipoglicemia. Por essas razões, são indispensáveis cuidados intensivos no período perioperatório, assim como um preparo com bloqueadores alfa-1-adrenérgicos, como a prazosina ou a doxazocina, iniciado no mínimo 2 semanas antes da cirurgia. Na impossibilidade de remover o tumor, essas mesmas drogas podem ser administradas como tratamento clínico, para reduzir a frequência das crises e o dano a órgãos-alvo. Betabloqueadores devem ser evitados antes do início do tratamento com bloqueadores dos receptores alfa-adrenérgicos, para não exacerbar o efeito vasoconstritor destes últimos. Por fim, os pacientes em crise aguda devem ser tratados com nitroprussiato de sódio EV, 0,5 a 10 microgramas/minuto, conforme necessário.

Embora na maior parte dos casos a retirada do tumor leve à cessação dos sintomas e à normalização da PA, alguns pacientes continuam hipertensos devido ao dano permanente causado à vasculatura e/ou ao parênquima renal, requerendo o uso de anti-hipertensivos. Pode ser necessário afastar a possibilidade de persistência de células cromafins, especialmente no caso de tumores extra-adrenais. Nesses casos está indicada a cintilografia com MIBG.

Hipertensão por uso de drogas

Os vasoconstritores nasais, amplamente utilizados, têm, em geral, efeito apenas tópico, sem chegar à circulação. Se, no entanto, isso ocorrer, sobretudo em casos de uso abusivo, pode haver elevação persistente da PA. Em pacientes previamente hipertensos, o uso dessas drogas pode elevar ainda mais a PA e facilitar a lesão de órgãos-alvo. Como os pacientes podem não relatar o uso desses medicamentos, é importante a busca ativa dessa informação durante a anamnese. Anfetaminas e várias drogas ilícitas também podem causar HAS por vasoconstrição generalizada. Nesses casos, é mais provável que o paciente negue o uso da droga, em vez de omiti-lo.

Os anti-inflamatórios não esteroidais (AINE) agem inibindo a síntese de prostaglandinas. Como a maior parte destas tem ação vasodilatadora, o uso contínuo de AINE pode provocar elevação da PA, o que leva à recomendação de que as drogas dessa classe, muitas das quais vendidas sem prescrição médica, sejam usadas com moderação ou simplesmente evitadas. Também aqui é importante procurar obter, durante a anamnese, informação sobre o eventual consumo dessas drogas.

O uso de anticoncepcionais orais (ACO), embora seja, de maneira geral, considerado seguro, tem sido associado a uma elevação moderada da PA em algumas mulheres, especialmente depois dos 35 anos e naquelas com antecedentes familiares de HAS e/ou história de pré-eclâmpsia ou HAS associada à gestação. Há evidências de que o risco cardiovascular associado à discreta elevação da PA provocada pelo uso de ACO é igualmente modesto. A atual recomendação é de que, mesmo na ausência de fatores de risco, as usuárias de ACO tenham sua PA aferida a cada 6 meses. Na eventualidade de elevação persistente da PA, outros métodos contraceptivos devem ser adotados. A tendência é de que a PA se normalize após a cessação do tratamento com ACO. É atualmente controverso se a reposição hormonal após a menopausa aumenta o risco de HAS e de complicações cardiovasculares.

Crises hipertensivas

A crise hipertensiva (CH) é definida como uma elevação abrupta da HAS, em princípio acima de 180/120 mm Hg, mas que pode chegar a níveis bem mais altos, sobretudo em pacientes previamente hipertensos, sendo associada a elevadas taxas de morbidade e mortalidade. Graças a um acesso mais amplo da população a serviços de saúde e a informação, a incidência de CH tem diminuído ao longo dos anos, embora ainda represente uma fração substancial dos casos levados a pronto atendimento.

A CH pode ser causada por várias situações, das quais alguns exemplos comuns são: 1) evolução natural de um quadro hipertensivo crônico, mal controlado por falta de aderência, resistência às medicações, ou por nunca ter sido diagnosticado; 2) DRC em estágio terminal; 3) glomerulonefrite pós-infecciosa; 4) glomerulonefrite rapidamente progressiva; 5) hipertensão maligna; 6) crise esclerodérmica; 7) síndrome hemolítico-urêmica; 8) feocromocitoma; 9) eclâmpsia e síndrome HELLP.

Conforme o risco que traz, a CH pode representar uma urgência ou uma emergência médica. Na urgência hipertensiva, a PA está elevada e podem ser relatados sintomas como cefaleia, palpitações, náuseas, ou simplesmente ansiedade, mas não há risco iminente de morte ou de grave comprometimento de órgãos-alvo. Nesses casos, a PA pode ser baixada gradualmente em até 24 horas na própria unidade de pronto-socorro.

Na emergência hipertensiva, há risco de morte e/ou sintomas e sinais de lesão de órgãos-alvo, iminente ou já em curso, como angina instável/infarto do miocárdio, AVE, encefalopatia hipertensiva, edema pulmonar agudo, dissecção de aorta ou perda de função renal. Há necessidade de imediata internação, se possível em unidade de terapia intensiva (UTI), para redução da PA em até 1 hora com medicação endovenosa.

É necessário enfatizar que, embora as emergências hipertensivas tendam a se associar a níveis pressóricos mais altos, é possível sua ocorrência com pressões diastólicas de 110 ou até mesmo 100 mmHg, se a HAS se estabelecer em indivíduo previamente normotenso, por exemplo, em casos de glomerulonefrite aguda ou de eclâmpsia. É preciso ressaltar também que muitos casos de PA muito elevada atendidos em pronto-socorro não configuram uma CH real, e sim uma "pseudocrise" hipertensiva. Em geral, são indivíduos com grau acentuado de ansiedade e estresse, ou que abandonaram o tratamento anti-hipertensivo. São necessários anamnese e exame físico cuidadosos para distinguir esses casos de CH reais. De modo geral, tais situações são contornadas com medicação sintomática e, se for o caso, reintrodução de anti-hipertensivos.

Os mecanismos envolvidos na patogênese da CH são pouco conhecidos. A explicação mais aceita atualmente é o de estabelecimento de um ciclo vicioso, com uma elevação inicial da resistência periférica e renal causando uma elevação da PA, que provoca uma vasoconstrição generalizada como resposta autorregulatória, levando a uma elevação ulterior da PA. O sistema renina-angiotensina está frequentemente ativado, de maneira inapropriada, nesse processo.

Para o tratamento das urgências hipertensivas, recomenda-se baixar a PA em 20% a 25%, em até 24 horas, na própria unidade de pronto-socorro, buscando normalizá-la em ambulatório nos dias subsequentes. Em uma parcela minoritária desses pacientes, especialmente nos assintomáticos, o simples repouso, associado a uma atitude tranquilizadora por parte da equipe, é suficiente para baixar a PA a níveis inferiores a 180/120 mmHg. Para os demais, utilizam-se, por via oral, drogas de ação relativamente rápida, como labetalol, clonidina e captopril.

Para as emergências hipertensivas, a meta é reduzir a PA em 20% a 25% na primeira hora, trazendo-a para valores próximos a 160/110 em até 6 horas e, uma vez superado o risco de lesões graves, o que pode demorar alguns dias, encaminhar o paciente a atendimento ambulatorial. A droga mais utilizada em nosso meio ainda é o nitroprussiato de sódio, preferido pelo início ultrarrápido de sua ação, sua rápida metabolização e algumas características farmacodinâmicas, como seu efeito dilatador tanto venoso como arteriolar, reduzindo, assim, simultaneamente, a pré-carga e a pós-carga cardíacas. Deve ser administrado em infusão EV cuidadosamente monitorada, para evitar efeito excessivo. A nitroglicerina tem efeitos semelhantes, porém menos acentuados. Betabloqueadores, como o metoprolol, o labetolol e o esmolol e bloqueadores de canais de cálcio, como nicardipina e nimodipina, também podem ser utilizados. O enalaprilato pode ser especialmente útil na presença de insuficiência cardíaca.

Em qualquer das situações descritas, deve-se sempre cuidar para que uma redução excessivamente rápida da PA não cause isquemia e lesão por hipóxia no SNC, miocárdio e rins. Esse risco é maior em HAS de longa duração, uma vez que a curva de autorregulação, especialmente no SNC, está deslocada para a direita (ou seja, adaptada à PA elevada). A exceção é a dissecção de aorta, que, por sua natureza, exige redução imediata da PA a valores normais, para evitar o óbito e estabelecer condições para a correção cirúrgica emergencial da anomalia.

Hipertensão sistólica isolada (HSI)

É comum em indivíduos idosos o enrijecimento da parede da aorta e de outras grandes artérias, principalmente em decorrência de aterosclerose. Como resultado, a onda de pressão gerada pela sístole avança com maior velocidade ao longo da aorta, reflete-se no ponto de emergência das ilíacas e retorna, somando-se ao pulso seguinte. Se a resistência periférica (que determina a pressão diastólica) não estiver aumentada, o resultado é uma elevação seletiva da pressão sistólica (ou seja, o indivíduo seria normotenso se as artérias não estivessem enrijecidas). Embora esse processo não provoque elevação da PA média, a HSI, por seu efeito mecânico, aumenta de modo independente o risco cardiovascular.

A HSI envolve um dilema terapêutico: a redução farmacológica da PAS tende a baixar também a PA média. Como em princípio esta última não está elevada, o tratamento pode levar à isquemia de órgãos nobres e a eventos adversos como acidentes vasculares encefálicos e coronarianos, além de insuficiência renal. Por essa razão, é necessária extrema cautela na abordagem terapêutica desses pacientes, aceitando-se o fato de que há um limite, que varia individualmente, para a redução da PA sistólica. Deve ficar claro que, respeitadas essas restrições, o tratamento da HSI é compensador por reduzir significativamente o risco cardiovascular a ela associado.

As evidências disponíveis indicam que as drogas de escolha para o tratamento da HSI são os tiazídicos e os bloqueadores de canais de cálcio. Medidas não farmacológicas também são benéficas e ajudam a dispensar ou reduzir consideravelmente a necessidade de anti-hipertensivos.

Bibliografia consultada

Barroso WKS; Rodrigues CIS; Bortolotto LA et al. Diretrizes brasileiras de hipertensão arterial – 2020. Arq Bras Cardiol 2021; 116(3): 516-658.

Brandão AA; Alessi A; Feitosa AM et al. 6ª Diretriz de monitorização ambulatorial da pressão arterial e 4ª Diretriz de monitorização residencial da pressão arterial. Arq Bras Cardiol 2018; 110(5 suppl 1): 1-29.

Heimann JC; Krieger JE; Zatz R. Fisiopatologia da hipertensão arterial. In: Zatz R; Seguro AC; Malnic G. Bases fisiológicas da nefrologia. São Paulo: Atheneu; 2011. p. 149-71.

Mion Jr. D; Nobre F; Oigman W et al. MAPA – monitorização ambulatorial da pressão arterial – MRPA – MAPA 5D monitorização residencial da pressão arterial. 6. ed. São Paulo: Atheneu; 2020.

Mion Jr D; Pierin AM; Bambirra AP et al. Hypertension in employees of a University General Hospital. Rev Hosp Clin Fac Med Sao Paulo 2004; 59(6): 329-36.

Rodrigues MK; Rodrigues IN; da Silva DJVG et al. Clinical frailty scale: translation and cultural adaptation into the Brazilian portuguese language. J Frailty Aging 2021; 10: 38-43.

Stergiou GS; Palatini P; Parati G et al. European Society of Hypertension Council and the European Society of Hypertension Working Group on blood pressure monitoring and cardiovascular variability. 2021 European Society of Hypertension practice guidelines for office and out-of-office blood pressure measurement. J Hypertens 2021 Jul 1; 39(7): 1293-302.

Unger T; Borghi C; Charchar F et al. 2020 International Society of Hypertension global hypertension practice guidelines. Hypertension 2020 Jun; 75(6): 1334-57.

Whelton PK; Carey RM; Aronow WS et al. 2017 ACC/AHA/AAPA/ABC/ACPM/AGS/APhA/ASH/ASPC/NMA/PCNA Guideline for the prevention, detection, evaluation, and management of high blood pressure in adults: executive summary: a report of the American College of Cardiology/American Heart Association Task Force on clinical practice guidelines. Hypertension 2018 Jun; 71(6): 1269-324.

Williams B; Mancia G; Spiering W et al. 2018 ESC/ESH Guidelines for the management of arterial hypertension. Eur Heart J 2018 Sep 1; 39(33): 3021-104.

Seção IV

Mecanismos, Consequências e Tratamento da Perda de Função Renal

Capítulo 21

Perda Abrupta da Função Renal – Injúria Renal Aguda

Victor Faria Seabra
Luis Yu

Introdução

A injúria renal aguda (IRA) pode ser definida como uma diminuição abrupta da função renal, em horas ou dias, caracterizada pela rápida elevação dos níveis circulantes de ureia e creatinina, e/ou pela redução do fluxo urinário. Os atuais critérios para o diagnóstico de IRA foram sistematizados a partir de 2012 por um consenso internacional e serão explicitados mais adiante.

Epidemiologia

A incidência de IRA vem aumentando nas últimas décadas. Nos Estados Unidos, a incidência de IRA dialítica passou de 222 casos/milhão de habitantes em 2000 para 533 em 2009 e sofreu aumento adicional de cerca de 40% na última década. As razões para esse aumento incluem o envelhecimento da população, o aumento da prevalência de doenças cardiovasculares, de diabetes e de doença renal crônica (DRC), além de maior exposição a drogas e substâncias nefrotóxicas.

A incidência de IRA varia de acordo com a população estudada e o critério diagnóstico. Estima-se que a IRA ocorra em cerca de 20% das internações hospitalares, sendo na maior parte dos casos associada à necrose tubular aguda (NTA), a qual pode resultar de sepse ou de qualquer condição que se acompanhe de redução da volemia arterial efetiva, tais como desidratações graves, hemorragias, insuficiência cardíaca e insuficiência hepática. É comum também a instalação de NTA após cirurgias extensas e/ou prolongadas, especialmente cardíacas. Indivíduos que já tiveram um episódio de IRA estão expostos a maior risco de desenvolver novos episódios. Também suscetíveis são os pacientes com DRC, especialmente se acompanhada de proteinúria. Outros fatores de risco incluem idade avançada, hipertensão arterial, diabetes *mellitus*, trauma e uso de drogas ilícitas.

Entre os fármacos capazes de desencadear um quadro de NTA, destacam-se os contrastes iodados, anti-inflamatórios não hormonais, inibidores da enzima conversora da angiotensina I (IECA), bloqueadores dos receptores de angiotensina II (BRA) e alguns antibióticos, como a colistina, a vancomicina e os aminoglicosídeos. Em países em desenvolvimento, principalmente nas áreas rurais, doenças tropicais como leptospirose, dengue, malária e febre amarela, assim como acidentes com animais peçonhentos, também são causas importantes de IRA.

A IRA está associada a altas taxas de morbimortalidade e a altos custos hospitalares por aumentar a necessidade de ventilação mecânica, o tempo de permanência em unidade de terapia intensiva (UTI) e o tempo total de internação. Mesmo pequenas reduções da função renal estão associadas a um aumento da mortalidade, o qual é tanto mais pronunciado quanto maior o grau de disfunção. Nos casos de IRA com necessidade de hemodiálise, a mortalidade pode chegar a 50%. Além disso, a IRA associada a DRC preexistente leva a um aumento da mortalidade de longo prazo em relação aos casos sem DRC.

Patogênese da IRA – base da classificação tradicional

Diversos mecanismos podem levar à IRA, incluindo alterações hemodinâmicas e citotoxicidade direta (causas de NTA), inflamação e obstrução das vias urinárias. Com base nesses mecanismos, a IRA tem sido classificada, ao longo de décadas, em três modalidades básicas: pré-renal (por hipoperfusão renal); renal (com dano ao parênquima renal por isquemia ou efeito tóxico); e pós-renal (por obstrução das vias urinárias). Neste capítulo, as IRA causadas por inflamação, trombose ou neoplasias, que de certa forma podem ser consideradas IRA renais, são abordadas separadamente (ver adiante).

IRA pré-renal

Normalmente, a taxa de filtração glomerular (TFG) permanece aproximadamente constante diante de variações da pressão arterial (PA) entre 80 e 160 mmHg. Esse processo de autorregulação da TFG é mediado essencialmente por variações do calibre da arteríola aferente, que se dilata quando a PA cai, permitindo que uma fração maior da PA chegue aos glomérulos, e contrai-se quando a PA sobe, causando o efeito oposto. Dois mecanismos, que não se excluem mutuamente, são propostos para a autorregulação da TFG: 1) reflexo miogênico: a musculatura lisa da arteríola aferente sofre contração ou relaxamento em resposta à elevação ou queda, respectivamente, da PA; 2) *feedback* tubuloglomerular (uma variação do TFG faz variar no mesmo sentido a quantidade de sódio que chega à mácula densa, causando dilatação – ou contração – da arteríola aferente). Os mediadores desse efeito não foram ainda determinados.

Se a PA cair muito abaixo do limite inferior de autorregulação, a ponto de causar repercussão sistêmica, a lógica do sistema muda: a prioridade passa a ser a manutenção de condições hemodinâmicas adequadas, visando principalmente garantir a perfusão dos territórios cerebral e coronariano. Assim, a arteríola aferente passa a sofrer a ação de vasoconstritores circulantes e do influxo simpático, o que faz aumentar sua resistência, causando queda da pressão intraglomerular e do TFG, além de reduzir o fluxo sanguíneo pós-glomerular, responsável pela perfusão dos túbulos. Essa condição caracteriza a IRA pré-renal: o TFG está baixo por mecanismo meramente hemodinâmico, e os túbulos estão íntegros, fazendo o que deles se espera, ou seja, reter sódio e concentrar a urina para conservar água. Uma vez corrigidas as alterações sistêmicas, a função renal retorna rapidamente ao normal. Entretanto, se a diminuição da perfusão renal for muito intensa ou muito prolongada, o quadro pode evoluir para NTA, com alterações morfológicas e funcionais que, embora em princípio reversíveis, podem perdurar por vários dias, ou mesmo semanas (ver adiante).

Em indivíduos antes hígidos, a IRA pré-renal, em geral, se instala quando a PA média cai a valores entre 60 e 80 mmHg, aproximadamente. Esses níveis podem ser mais altos ou até se situar na faixa normal, em condições em que a autorregulação renal esteja parcial ou totalmente comprometida, como idade avançada, hipertensão, DRC, aterosclerose, estenose de artéria renal, sepse e hipercalcemia, entre outras. Além disso, diversas medicações de uso frequente podem precipitar uma IRA pré-renal em pacientes hipovolêmicos, destacando-se os anti-inflamatórios não hormonais (AINE), que diminuem a síntese de prostaglandinas vasodilatadoras (fazendo predominar a ação de vasoconstritores) e os supressores do sistema renina-angiotensina (IECA-I e BRA-II), que limitam a conservação de sódio e, por causar dilatação da arteríola eferente, facilitam a queda da TFG. Além disso, os inibidores da calcineurina, muito utilizados por receptores de enxertos e em glomerulopatias, promovem vasoconstrição da arteríola aferente, possivelmente por estímulo à secreção de endotelina.

IRA renal

A IRA renal, na qual ocorre lesão do parênquima renal por NTA, pode resultar de isquemia renal, sepse ou ação nefrotóxica de medicamentos, contrastes radiológicos e pigmentos, bem como de exposição a peçonhas. É possível que duas ou mais dessas anomalias ocorram simultaneamente.

NTA por isquemia renal

A NTA, principal causa de IRA intra-hospitalar, é um processo difuso, embora não acometa a totalidade das células tubulares. Pode decorrer de isquemia/hipóxia ou de lesão tubular direta. A porção S3 do túbulo proximal e a porção espessa ascendente da alça de Henle são as regiões tubulares mais vulneráveis à isquemia devido a seu alto gasto energético.

Em indivíduos com NTA, três mecanismos principais contribuem para reduzir e manter baixa a TFG. O primeiro é a vasoconstrição da arteríola aferente, causadora de isquemia. Os dois outros mecanismos decorrem da necrose celular causada pela hipóxia celular: a micro-obstrução tubular por células soltas ou restos celulares; e o retrovazamento (*back-leak*).

Se na IRA pré-renal a vasoconstrição extrema da arteríola aferente é uma resposta apropriada do organismo a uma queda acentuada da volemia arterial efetiva, na IRA renal esse estreitamento vascular, por razões ainda não esclarecidas, deixa de obedecer a qualquer lógica e passa a ser autônomo. Com isso, o fluxo sanguíneo renal permanece baixo, mantendo a condição de hipóxia, que por sua vez traz consequências sérias: depletadas de ATP, as células tubulares são incapazes de manter sua própria integridade e, como consequência, o citoesqueleto se desorganiza e desconecta-se das integrinas que ancoram as células à membrana basal tubular, fazendo com que muitas delas se desprendam. Outras células sofrem necrose ou apoptose e desintegram-se. Paradoxalmente, uma parcela substancial do efeito deletério da hipóxia, e da necrose celular por ela causada, ocorre imediatamente após a perfusão do parênquima renal ser restaurada, um mecanismo conhecido como "isquemia/reperfusão", atribuído ao represamento da produção de radicais livres durante o período de hipóxia, e sua liberação súbita quando da reoxigenação dos tecidos. A destruição de células tem dois efeitos que, somados, limitam ainda mais a TFG: em primeiro lugar, as células descamadas e os destroços (*debris*) deixados pelas que se desfizeram tendem a se agregar, cimentados pela proteína de Tamm-Horsfall, obstruindo o fluxo intratubular; em segundo lugar, os rombos deixados nos túbulos pelo desprendimento ou desintegração de células permitem a passagem ao interstício (retrovazamento) de fluido intratubular, que é devolvido à circulação por vasos linfáticos.

Em outras células tubulares, o efeito da hipóxia é menos destrutivo, mas também disfuncional. Nessas células, a depleção de ATP limita a capacidade de transportar sódio e outros eletrólitos, seja por diminuir o funcionamento da Na-K-ATPAse indispensável a essa atividade (ver Capítulo 3 – Distúrbios do Potássio), seja por tumultuar a distribuição dessa e de outras moléculas transportadoras, fazendo a célula perder polaridade: moléculas de Na-K-ATPase fixam-se à membrana luminal, enquanto facilitadores do transporte de sódio, como o NKCC, migram à membrana basolateral.

Todos esses processos são acompanhados de eventos como a ativação de receptores *toll-like*, moléculas de adesão e citocinas pró-inflamatórias, além da produção de espécies reativas de oxigênio, que desencadeiam um intenso processo inflamatório, agravando ainda mais a perda de função renal. É possível que em parte desses pacientes esses processos nunca cheguem a ser totalmente desativados, facilitando a evolução a um quadro de DRC após a superação do quadro de IRA (ver adiante).

De modo infrequente, o processo de necrose pode atingir também os glomérulos, originando o quadro conhecido como "necrose cortical bilateral", que atinge desproporcionalmente as gestantes. É uma condição irreversível, uma vez que, diferentemente dos túbulos, os glomérulos não têm a capacidade de se regenerar e recompor sua estrutura.

Sepse

Apesar de também associada à NTA, a sepse é considerada à parte por ser uma das principais causas de IRA em geral e sua causa mais importante em ambiente de UTI. A patogênese da IRA na sepse é complexa e envolve a ação conjunta de vários fatores. Em primeiro lugar, a sepse causa inflamação generalizada, com liberação maciça de mediadores inflamatórios, produzidos em resposta à invasão de tecidos pelo patógeno e lançados à microcirculação. Vários desses mediadores atuam como vasodilatadores, que causam hipotensão sistêmica por provocar queda acentuada da resistência periférica, embora não causem necessariamente choque circulatório. Contribui também para essa instabilidade hemodinâmica a depressão miocárdica que acompanha a sepse. Com isso, os túbulos são expostos a hipóxia e podem sofrer NTA, com as consequências descritas anteriormente, agravadas pela inflamação e consequente produção local de citocinas. Esse quadro pode ainda ser complicado pela lesão endotelial associada à infecção generalizada, que predispõe o indivíduo a desenvolver uma microangiopatia trombótica secundária, com oclusão de alças glomerulares e exacerbação da disfunção renal (ver Capítulo 18 – Microangiopatia Trombótica). Finalmente, o uso frequente, nesse contexto, de antibióticos nefrotóxicos e de contrastes iodados pode causar dano renal por ação lesiva direta desses agentes.

IRA por hemoglobinúria, mioglobinúria e hiperbilirrubinemia

Quando quantidades anormalmente altas de hemoglobina, mioglobina ou bilirrubina chegam aos túbulos renais, podem causar sérios danos e levar a um quadro que podemos denominar "IRA renal tóxica". A mioglobina é liberada das células musculares esqueléticas em grande quantidade quando ocorre rabdomiólise (por trauma ou ação de drogas como as estatinas). Por atravessar facilmente a barreira glomerular, a mioglobina chega aos túbulos, podendo acarretar a instalação de uma IRA por dois mecanismos: 1) precipitação, juntamente com a proteína de Tamm-Horsfall, sobretudo no túbulo convoluto distal, o que resulta em obstrução tubular, de forma semelhante à já descrita em conexão com a lesão hipóxica; 2) efeito tóxico direto do heme sobre o túbulo proximal, levando à necrose celular. Um efeito adverso semelhante, ou seja, associação entre efeito tóxico direto e obstrução por cilindros, pode ser verificado em situações de hiperbilirrubinemia (em especial com bilirrubina direta) e, mais raramente, hemólise aguda, com liberação à circulação de hemoglobina livre. Contribuem também para a patogênese da IRA renal em tais casos a reação inflamatória e a vasoconstrição, com consequente isquemia renal.

IRA causada por drogas e contrastes radiológicos (iatrogênica)

Os rins são especialmente vulneráveis a agentes nefrotóxicos. Há três razões principais para essa susceptibilidade. 1) os rins recebem cerca de 25% do débito cardíaco, o que os expõe imediatamente a qualquer toxina introduzida na circulação; 2) os rins concentram o filtrado glomerular, multiplicando a toxicidade de qualquer substância que tenha acesso aos túbulos; 3) a *pars recta* do túbulo proximal é capaz de secretar solutos orgânicos, o que é fundamental à sua função depuradora, mas expõe suas células a eventuais agentes tóxicos.

Um grande número de medicamentos, pertencentes a várias classes (Quadro 21.1), pode causar IRA por diversos mecanismos: 1) toxicidade celular direta; 2) micro-obstrução tubular devido à cristalização da própria droga; 3) formação de cálculos urinários (nefropatia obstrutiva) causando IRA pós-renal (ver adiante); 4) reações alérgicas, originando uma nefrite intersticial aguda (ver adiante); 5) alterações hemodinâmicas, agravando uma IRA pré-renal (IECA/BRA, AINE e inibidores da calcineurina, conforme mencionado anteriormente).

Quadro 21.1 – Principais classes de drogas potencialmente nefrotóxicas.

Anti-inflamatórios não esteroidais
Aminoglicosídeos
Cefalosporinas
Antivirais
Anfotericina B
Vancomicina
Inibidores da calcineurina
IECA, BRA
Antineoplásicos

Fonte: Desenvolvido pela autoria do capítulo.

Aos grupos de medicamentos enumerados, juntam-se os contrastes iodados, utilizados em exames radiológicos. A IRA provocada por esses compostos, também caracterizada por NTA, é geralmente atribuída à interação de três mecanismos, ainda mal compreendidos: 1) vasoconstrição e hipoperfusão renal, especialmente medular; 2) toxicidade celular direta; 3) geração de espécies reativas de oxigênio.

IRA por peçonhas

Uma causa de IRA particularmente comum em países tropicais são as picadas de animais peçonhentos, como serpentes, aranhas, abelhas e vespas, bem como o contato direto com certas lagartas. Considera-se que a lesão renal nesses casos, que consiste basicamente em NTA, resulta principalmente de uma agressão tóxica às células tubulares, embora outros mecanismos possam atuar e interagir conforme o contexto em que ocorreu o acidente (p. ex., picada de serpente em indivíduo desidratado por exposição prolongada ao sol durante trabalho na lavoura).

IRA renal oligúrica *versus* não oligúrica

Os pacientes com IRA renal por NTA não constituem um todo homogêneo e podem ser divididos em dois subgrupos: a forma mais comum (e mais grave) é a oligúrica, na qual o fluxo urinário é inferior a 400 mL/dia, enquanto na IRA não oligúrica o débito urinário é superior a 400 mL/dia, podendo superar 1 L/dia e até mesmo chegar a níveis considerados poliúricos. As razões que levam a essa disparidade não são claras. Sabe-se que as IRA por nefrotoxicidade tendem a assumir com maior frequência a forma não oligúrica, sugerindo que o dano celular direto, sem a presença simultânea de isquemia, tem repercussão mais branda. A IRA associada à leptospirose, comum em países tropicais, também se apresenta com fluxo urinário superior a 400 mL/min. É possível que, nesses casos, haja um relativo predomínio da perda de polaridade das células tubulares em relação à micro-obstrução tubular e ao retrovazamento, processos mais agressivos, embora inexistam estudos que quantifiquem a contribuição de cada mecanismo. De todo modo, a TFG é tão baixa na IRA renal não oligúrica quanto na oligúrica, enquanto os rins se mostram igualmente incapazes de regular a homeostase, em particular no que diz respeito ao balanço hídrico, exigindo o mesmo cuidado na reposição de fluidos (ver adiante).

IRA pós-renal

A obstrução das vias urinárias por cálculos, compressão extrínseca, ligadura acidental de ureter(es), disfunção vesical ou oclusão de sonda urinária resulta na queda súbita da TFG por elevação da pressão intratubular e diminuição do fluxo sanguíneo renal. Se a obstrução não for corrigida em tempo, a perda de função renal pode se tornar irreversível, com inflamação local, liberação de citocinas, rarefação de capilares peritubulares, atrofia tubular e fibrose. É evidente que, para que esse quadro se instale, é necessário que a obstrução urinária seja bilateral, ou que ocorra em paciente com rim único. Porém, mesmo uma obstrução unilateral pode precipitar uma IRA se a função renal já estiver muito rebaixada previamente ao quadro (p. ex., em pacientes com DRC).

As condições que levam à obstrução das vias urinárias e seus desdobramentos são abordadas em maior detalhe no Capítulo 28 – Nefrolitíase.

Outras causas de IRA – inflamação, trombose, neoplasias

Uma parte minoritária dos casos de IRA tem como base patogênica uma agressão direta ao parênquima renal por processos inflamatórios, vasculares e até mesmo neoplásicos. É importante discernir esses casos, para evitar confusão com a IRA "clássica" e atrasos funestos na instituição da terapêutica correta. Analisaremos a seguir, brevemente, as principais causas de IRA não "clássica", várias das quais abordadas em outros capítulos deste Manual.

Nefrite intersticial aguda

A nefrite intersticial aguda (NIA) decorre usualmente de uma reação de hipersensibilidade que acontece dias após a exposição a antígenos (ou imunocomplexos) associados a medicamentos, sobretudo AINE (Quadro 21.2). Além da queda da TFG, a NIA caracteriza-se por um quadro inflamatório intersticial agudo, com infiltração de linfócitos T e liberação de citocinas inflamatórias, sem lesões vasculares ou glomerulares. A NIA e a pielonefrite aguda (que pode ser considerada uma NIA infecciosa) são descritas em detalhe no Capítulo 27 – Infecções Urinárias, Pielonefrites e Nefrites Tubulointersticiais.

Quadro 21.2 – Drogas frequentemente associadas à nefrite intersticial aguda (NIA).

Analgésicos
Anti-inflamatórios não hormonais
Diuréticos de alça
Tiazídicos
Antimicrobianos:
- betalactâmicos
- rifampicina
- sulfas
- quinolonas
- vancomicina
- antivirais

Bloqueadores H2
Bloqueadores de bomba de prótons
Alopurinol

Fonte: Desenvolvido pela autoria do capítulo.

Glomerulopatias

A perda súbita de função renal pode acompanhar quadros particularmente graves de glomerulonefrites. É o que se verifica na glomerulopatia colapsante (Capítulo 13 – Glomerulopatia Colapsante), em que, como o nome indica, há um colapso de tufos glomerulares, dificultando ou impossibilitando o processo de ultrafiltração. A formação de crescentes glomerulares, associada principalmente a vasculites (Capítulo 17 – Envolvimento Renal em Vasculites), mas que, em princípio, pode complicar qualquer glomerulonefrite, até mesmo a glomerulonefrite pós-infecciosa (GNPI), é outra causa importante de IRA não decorrente de NTA. No entanto, as glomerulopatias que se acompanham de síndrome nefrótica podem causar NTA se a hipoalbuminemia causar queda da volemia arterial efetiva (Capítulo 7 – Doença de Lesão Mínima). O reconhecimento de glomerulopatias como causa de IRA é importante, uma vez que, se não tratados em tempo, esses casos tendem a evoluir para perda rápida e irreversível da função renal.

Lesões vasculares

A IRA pode ser causada por microangiopatias trombóticas (MAT), como a síndrome hemoliticourêmica, a púrpura trombocitopência trombótica e a MAT associada à sepse, entre várias outras, discutidas no Capítulo 18 – Microangiopatia Trombótica. A trombose de veia renal, ou de veia cava acima das veias renais, é uma causa de queda súbita de função renal e deve ser suspeitada em casos de síndrome nefrótica (que é um estado pró-trombótico) quando ocorre elevação repentina e inexplicada da concentração sérica de creatinina (S_{creat}). Outra anomalia vascular capaz de causar disfunção renal súbita é a embolia por colesterol, que decorre do desprendimento de placas de ateroma após procedimentos vasculares e/ou uso de anticoagulantes. São situações que exigem atenção para que a suspeita diagnóstica possa ser levantada e sejam adotadas providências para evitar que a perda funcional se torne irreversível.

Neoplasias

Algumas formas de linfoma podem causar rebaixamento de função renal de modo direto, por infiltração do parênquima renal. No mieloma múltiplo, a redução da TFG resulta da obstrução dos túbulos renais devido à precipitação de uma proteína monoclonal, produzida por um clone tumoral de plasmócitos. Essas alterações renais podem ser as primeiras manifestações da doença, permitindo chegar ao seu diagnóstico. Em outros casos, a IRA não decorre da ação direta do câncer, e sim de efeitos adversos das drogas utilizadas na terapia antintumoral. Um caso especial de IRA associada a neoplasias é a causada pela síndrome de lise tumoral, na qual a destruição maciça de células pelo tratamento antineoplásico eleva o nível sérico de ácido úrico e fosfato, podendo causar obstrução tubular devido à precipitação desses compostos.

Uma análise pormenorizada da ocorrência de IRA em associação com neoplasias pode ser encontrada no Capítulo 30 – Nefrologia Oncológica.

As principais causas de IRA, organizadas conforme a sistematização clássica, estão resumidas no Quadro 21.3.

Manifestações clinicolaboratoriais da IRA

Na dependência de sua etiologia, gravidade e duração, a IRA pode ser assintomática ou apresentar-se com sintomas e sinais clínicos variados, relacionados tanto à disfunção renal como à doença de base.

Conforme discutido anteriormente, as formas mais graves de IRA renal são as oligúricas, nas quais, por definição, o fluxo urinário é inferior a 400 mL/dia. No entanto, o uso do fluxo urinário como único critério para classificar a IRA pode levar a equívocos se as condições clínicas do paciente não forem avaliadas com precisão. Em primeiro lugar, a IRA pré-renal também se faz acompanhar de oligúria. Em segundo lugar, a IRA renal não oligúrica, também por definição, apresenta-se com débito urinário superior a 400 mL/dia. Em terceiro lugar, uma parcela dos pacientes que se apresentam com IRA é, ou foi, tratada com diuréticos, o que dificulta muito a interpretação de alterações (ou manutenção) do fluxo urinário.

A PA tende a ser mais baixa do que o normal nos casos de IRA pré-renal, sepse e insuficiência cardíaca. No entanto, há casos de pacientes hipertensos que desenvolvem NTA,

Quadro 21.3 – Principais causas de IRA, classificadas de acordo com a sistemática clássica.

Causas pré-renais
• Hipotensão • Hipovolemia (desidratação, hemorragia) • Síndrome cardiorrenal • Síndrome hepatorrenal • Síndrome nefrótica
Causas renais
• Necrose tubular aguda isquêmica • Nefrite intersticial aguda • Vasculite • Glomerulonefrite • Pigmentos – Rabdomiólise/mioglobina – Bilirrubinas – Hemólise/hemoglobina • Toxicidade por drogas – Antimicrobianos – Antivirais – Contraste iodado – AINH – Imunossupressores • Sepse
Causas pós-renais
• Cálculos (calicinais, ureterais) • Hiperplasia da próstata • Tumores do trato genitourinário • Compressão extrínseca (tumores, adenomegalias) • Bexiga neurogênica

Fonte: Desenvolvido pela autoria do capítulo.

e há várias glomerulopatias que cursam com hipertensão, conforme já mencionado (na verdade, a presença de hipertensão em um contexto de IRA ajuda a levantar a suspeita de glomerulopatia).

A taquipneia, quando presente, pode ser uma manifestação de congestão pulmonar associada a hipervolemia, como no caso de glomerulopatias graves, mas também pode ser causada por acidose metabólica, decorrente da própria disfunção renal ou de causas extrarrenais, como nas diarreias intensas e em casos de choque circulatório. O cálculo do *anion gap* (AG) traz poucas informações devido ao grande número de fatores que podem influenciá-lo. Um AG alto pode sugerir um grande aumento do lactato circulante (indicando choque circulatório), mas também pode resultar de uma retenção de ânions pela própria insuficiência renal. Um AG normal é compatível com uma diarreia, mas também com disfunção tubular e com a própria insuficiência renal, que nem sempre causa retenção significativa de ânions (ver também o Capítulo 6 – Distúrbios do Equilíbrio Ácido-Base).

A retenção de escórias nitrogenadas e outras toxinas em decorrência da perda de função renal propicia o desenvolvimento da síndrome urêmica, que inclui alterações neurológicas sérias tais como confusão mental, sonolência, tremores e *flapping*, além de sangramentos por disfunção plaquetária, pericardite, náuseas e vômitos.

Distúrbios eletrolíticos são frequentes na IRA, sendo o mais grave deles a hipercalemia, em geral definida a partir de 5,5 mmol/L (alguns consideram 5,2 mmol/L o limite superior). O distúrbio pode resultar da perda da capacidade renal de excretar potássio ou pode sobrevir, e de modo bem rápido, em decorrência de destruição de células, como nos casos de rabdomiólise e na síndrome de lise celular. A hipercalemia ainda pode ser agravada iatrogenicamente, por infusão de soro contendo potássio ou administração de drogas que dificultam a secreção do íon, como IECA/BRA e espironolactona. Níveis de potássio superiores a 6 mEq/L causam anormalidades eletrocardiográficas que nem sempre acontecem de forma sequencial, incluindo onda T apiculada, achatamento da onda P, alargamento do complexo QRS, taquicardia ventricular e traçado sinusoidal, podendo culminar com fibrilação ventricular. Níveis de potássio extremamente altos também podem causar fraqueza muscular intensa, em especial nos membros inferiores. A fisiopatologia do potássio é apresentada em maiores detalhes no Capítulo 3 – Distúrbios do Potássio.

Além da hipercalemia, uma queda brusca e acentuada da TFG, especialmente abaixo de 25 mL/min, leva também à retenção de fósforo que, sobretudo se houver lise celular, pode atingir níveis plasmáticos muito elevados. Se o produto cálcio × fósforo no plasma chegar a 55 mg^2/dL^2, qualquer elevação adicional da fosforemia resultará na precipitação do excesso sob a forma de fosfato de cálcio, fazendo cair a concentração deste último. Por exemplo, se a concentração de fósforo atingir 8 mg/dL, a obrigatória manutenção do produto cálcio × fósforo forçará a concentração total de cálcio a cair a $55/8 \approx 6{,}9$ mg/dL. Se intensa o suficiente, essa hipocalcemia pode causar confusão mental, convulsões, alargamento do intervalo QT do eletrocardiograma, além de sinais de Chvostek e Trousseau ao exame físico. Nos casos de IRA associadas a mieloma múltiplo, é comum ocorrer o contrário, ou seja, hipercalcemia em decorrência de lise óssea (Capítulos 4 – Distúrbios do Cálcio e do Fósforo e 30 – Nefrologia Oncológica).

O paciente com IRA tem grande dificuldade tanto em concentrar como em diluir a urina e, por essa razão, seu balanço hídrico fica à mercê da prescrição de fluidos por parte da equipe médica: assim, o paciente pode desenvolver hipernatremia se submetido a restrição hídrica inapropriada, ou hiponatremia se receber quantidades excessivas de fluido hipotônico, ou mesmo isotônico, se seus níveis de vasopressina se mantiverem muito altos, o que é comum em pacientes em condição crítica. O quadro pode ainda ser complicado pela administração de diuréticos de alça, que interferem nos mecanismos de concentração/diluição urinária (ver também o Capítulo 1 – Desidratações).

Nos casos de IRA obstrutiva, podem ocorrer os sintomas clássicos de irritação da via urinária, como dor, disúria, polaciúria e urgência miccional. Oligúria ou mesmo anúria completa refletem a natureza obstrutiva do processo. Nos casos de obstrução uretral, podem ocorrer bexigoma (ressaltando a importância do exame físico) e dor em hipogástrio, disúria e polaciúria. A febre, quando associada a quadro obstrutivo, costuma indicar infecção associada. Pode ocorrer poliúria quando da desobstrução da via urinária (diurese pós-obstrutiva). A cólica nefrética pode ser um sintoma relevante nesse contexto, e seu comportamento pode fornecer pistas importantes para o diagnóstico. Uma oclusão localizada no ureter proximal geralmente causa dor lombar ipsilateral de forte intensidade, que se irradia para o flanco e o hipocôndrio. Porém, à medida que o cálculo migra distalmente, a dor também se desloca, passando a se irradiar à fossa ilíaca ipsilateral e à genitália.

A nova classificação da IRA

A classificação tradicional da IRA, baseada, como vimos, na patogênese da lesão renal e na sua "topografia" (pré-renal, renal e pós-renal), continua sendo útil para a compreensão do processo, fornecendo uma base racional para o seu diagnóstico. No entanto, faltam a ela critérios objetivos para avaliar o prognóstico do distúrbio, acompanhar a evolução do paciente e, principalmente, para decidir quando e como deve ocorrer uma intervenção do nefrologista, destinada a conter o processo. Até o início deste século, mais de 30 tentativas de classificação da IRA haviam sido propostas na tentativa de atender a essa necessidade, o que dificultava a comparação entre estudos clínicos que buscavam avaliar a incidência de IRA, a eficácia de medidas preventivas e terapêuticas e a implementação de ações coordenadas em âmbito internacional. Por essa razão, elaborou-se, há cerca de 20 anos, uma nova classificação, baseada em dois parâmetros facilmente mensuráveis: a S_{creat} e o fluxo urinário. Para designar essa nova sistemática, adotou-se, no início, o acrônimo RIFLE, que indicava os estágios (risco, injúria renal, falência renal, perda de função renal e doença renal terminal) que se sucedem na evolução da IRA: ***R****isk*, ***I****njury*, ***F****ailure*, ***L****oss* e ***E****nd-stage kidney disease*. Com essa sistematização e essa uniformização de critérios, tornou-se mais fácil e clara a avaliação clínica e prognóstica dos pacientes com IRA e a comparação entre estudos realizados em diferentes países. Tornou-se logo evidente, no entanto, que a inclusão dos dois últimos estágios (*Loss e End-stage Kidney Disease*) pouco acrescentava à acurácia do método, uma vez que se confundiam com o estágio F (*Failure*). Por essa razão, esses dois estágios foram removidos, e a classificação atual, elaborada pelo KDIGO (Kidney Disease Improving Global Outcomes), uma comissão internacional, considera apenas três estágios, denominados 1, 2 e 3 (Tabela 21.1). O estágio 1, equivalente ao antigo R (*Risk*) é definido se pelo menos um dos seguintes critérios for preenchido: a) uma elevação de pelo menos 50% da S_{creat} ocorrida ou presumida nos últimos 7 dias, ou uma elevação de pelo menos 0,3 mg/dL da S_{creat} em até 48 horas; b) uma redução persistente do fluxo urinário a menos de 0,5 mL/kg/hora durante pelo menos 6 horas. O estágio 2, correspondente ao antes designado I (*Injury*) exige uma elevação de 100% (duplicação) da S_{creat} em relação ao valor obtido até 1 semana antes, ou uma redução do débito urinário a menos de 0,5 mL/kg/hora durante 12 horas. Finalmente, o estágio 3, o de maior gravidade, equivalente ao antigo F (*Failure*), requer que um dos seguintes critérios seja satisfeito: a) triplicação da S_{creat} em relação ao nível obtido até 1 semana antes; b) elevação da S_{creat} a mais de 4 mg/dL; c) redução do fluxo urinário a menos de 0,3 mL/kg/hora durante 24 horas, ou anúria durante 12 horas; d) necessidade de terapia de substituição renal (TSR).

Tabela 21.1 – Classificação da IRA de acordo com os critérios do KDIGO.

Estágio	Critério baseado na S_{creat}	Critério baseado no fluxo urinário
1	↑ de pelo menos 50% na S_{creat} em 1 semana ou ↑ de pelo menos 0,3 mg/dL na S_{creat} em até 48 horas	↓ do fluxo urinário a < 0,5 mL/kg/hora durante pelo menos 6 horas
2	↑ de pelo menos 100% na S_{creat} em 1 semana	↓ do fluxo urinário a < 0,5 mL/kg/hora durante pelo menos 12 horas
3	↑ de pelo menos 200% na S_{creat} em 1 semana ou Elevação da S_{creat} a mais de 4 mg/dL ou Necessidade de TSR	↓ do fluxo urinário a < 0,3 mL/kg/hora durante pelo menos 24 horas ou anúria durante 12 horas

KDIGO, Kidney Disease Improving Global Outcomes; S_{creat}: taxa sérica de creatinina; TSR: terapia de substituição renal.

Fonte: Adaptada de KDIGO Clinical Practice Guideline for acute kidney injury. Kidney Int Suppl 2012; 2: 1-138.

Algumas considerações são necessárias com relação à classificação sistematizada pelo KDIGO: 1) o limite de 400 mL/dia, que define a presença de oligúria, não é considerado aqui; 2) para aplicar a nova classificação, a possibilidade de IRA pré-renal deve ter sido descartada pelo contexto clínico e pela resposta à recomposição da volemia (ver adiante); 3) de modo semelhante, a hipótese de IRA pós-renal deve ter sido excluída por meio de exames de imagem; 4) outras causas de redução abrupta da função renal, como glomerulonefrite crescêntica, glomerulopatia colapsante, microangiopatia trombótica, NIA e outras, descritas anteriormente, devem ter sido excluídas com base no quadro clínico e em exames complementares.

Embora a hierarquização da IRA estabelecida pelo KDIGO baseie-se amplamente em variações da S_{creat}, a creatinina está longe de ser um marcador ideal de disfunção renal em razão do tempo necessário para que seus níveis circulantes se elevem, além do que estes sofrem influência de vários fatores não relacionados diretamente à função renal, como massa muscular, desnutrição, presença de sepse e expansão volêmica. Outros biomarcadores, como a cistatina-C, o NGAL, o KIM-1 e a beta2-microgloblina têm sido testados como possíveis substitutos da creatinina, supostamente capazes de identificar, com maior sensibilidade e rapidez, a instalação de uma IRA. No entanto, e apesar de alguns resultados encorajadores, nenhum deles conseguiu se impor até o momento, uma vez que suas eventuais vantagens são insuficientes para superar a praticidade e acessibilidade da dosagem de creatinina, que continua a ser, apesar de tudo, o marcador de referência.

Diagnóstico da IRA

Como sempre, a anamnese, o exame físico e a pesquisa de antecedentes pessoais e familiares são essenciais para que se possam obter todas as informações úteis à elucidação do caso, tendo sempre em mente as principais causas de IRA, esquematizadas na Tabela 21.1. No exame físico, são importantes a medida da PA e da temperatura e a busca de sinais externos como palidez, icterícia e lesões cutâneas, como púrpura ou petéquias. Ao lado desses dados, a investigação laboratorial também é fundamental. Um painel inicial de testes inclui dosagens séricas de creatinina, ureia, sódio, potássio, cálcio, fósforo, magnésio, uma gasometria venosa, um hemograma e um exame de urina tipo I, em associação com monitorização constante do fluxo urinário, para que o diagnóstico de IRA seja confirmado e classificado conforme os critérios do KDIGO. O controle diário de peso também é importante para estimar o balanço hídrico. Como esses pacientes exibem grande instabilidade da função renal e do quadro hidroeletrolítico e ácido-base, as dosagens de creatinina, ureia, sódio e potássio e a gasometria venosa devem ser repetidas diariamente até a estabilização (ou melhora) do quadro. O hemograma e as dosagens de cálcio, fósforo e magnésio podem ser repetidos com frequência menor, na dependência do contexto clínico.

A coleta de urina, além de ser importante para a monitorização do fluxo urinário, ajuda a distinguir entre IRA pré-renal e renal, mediante o cálculo da taxa de excreção de sódio (inferior a 20 mmol/dia na IRA pré-renal, superior a 40 na renal) e da fração de excreção de sódio ($FE\%_{Na}$), que requer também a dosagem da creatinina urinária. A fórmula utilizada para o cálculo da $FE\%_{Na}$ é $(U_{Na} \times P_{Cr}) \div (P_{Na} \times U_{Cr}) \times 100$. Uma $FE\%_{Na}$ inferior a 1% é indicativa de uma IRA pré-renal, enquanto valores superiores a 1% ou 2% sugerem uma IRA renal. É útil também, se disponível, a medida da osmolalidade urinária que, se for superior a 500 mOsm/L, sugere IRA pré-renal, e se for próxima à plasmática, mesmo em condição de hipovolemia, indica que a IRA é renal. A presença de leucocitúria sugere a presença de infecção urinária, ou mesmo de pielonefrite, enquanto o achado de hematúria pode indicar sangramento da via urinária (devido, p. ex., à migração de um cálculo), ou a existência de uma glomerulopatia, especialmente se acompanhada de dismorfismo eritrocitário e proteinúria. Quanto a esta última, se detectada ao exame de urina I, deve ser confirmada em urina coletada durante 24 horas ou, alternativamente, pela determinação da relação proteína/creatinina em amostra isolada.

O hemograma é importante para detectar a presença de anemia e infecções associadas, além de eventual eosinofilia, que permite levantar a suspeita de NIA por alergia medicamentosa (e também de uma eventual parasitose). O achado de hemácias alinhadas em *rouleaux* sugere mieloma múltiplo, enquanto a presença de esquizócitos, associada a anemia hemolítica e trombocitopenia, é característica de microangiopatia trombótica.

Nos casos em que houver suspeita de DRC e naqueles com alteração da concentração de cálcio, é importante a dosagem de paratormônio (PTH) e da 25-(OH)-vitamina D. Em caso de suspeita de mieloma múltiplo ou de amiloidose, é necessário obter eletroforese de proteínas e imunofixação de proteínas séricas e urinárias.

A dosagem sérica de medicações nefrotóxicas, como vancomicina e aminoglicosídeos, pode ter utilidade diagnóstica e também auxiliar no monitoramento de níveis plasmáticos, com o intuito de guiar a terapêutica, como no caso do lítio, da ciclosporina e do tacrolimus.

Exames de imagem são também importantes na avaliação diagnóstica da IRA. De longe, sua principal finalidade nesse contexto é a detecção (ou exclusão) de um quadro obstrutivo. Nesse sentido, o exame ultrassonográfico (US) é o preferido pela sensibilidade e acurácia e também pela rapidez, pelo custo relativamente baixo, por não ser invasivo, pela acessibilidade e pela disponibilidade à beira do leito. O US permite avaliar não apenas a presença de hidronefrose e bexigomas, mas também a de cálculos urinários, refluxo vesicoureteral, hiperplasia prostática, bexiga de esforço, tumores renais e das vias urinárias, duplicidade pieloureteral, rins policísticos, rim único ou atrófico e rim sequelar. Importante, o US permite também avaliar a ecogenicidade do parênquima renal e, portanto, a eventual cronicidade do processo. Assim, o US é sempre indicado na avaliação do paciente com IRA, mesmo que exista uma hipótese definida quanto ao diagnóstico etiológico.

Se a elucidação diagnóstica não for possível com o US convencional, as alternativas são o US transvaginal ou transretal, e a tomografia. Para esta última, deve-se evitar o uso de contraste, por três razões: 1) a nefrotoxicidade desses compostos, já mencionada; 2) sua hiperosmolaridade, que, por promover o deslocamento de água do espaço intracelular ao extracelular, pode causar hipervolemia, algo obviamente indesejável no contexto de uma IRA renal, em especial se houver disfunção cardíaca concomitante; 3) alguns pacientes podem desenvolver reação anafilática. Esses problemas podem ser parcialmente contornados com o uso de meios de contraste de geração mais recente – não iodados e iso-osmóticos. De todo modo, não se devem poupar esforços para manter o paciente euvolêmico, mediante infusões cuidadosamente calibradas de solução fisiológica ou bicarbonatada. Alguns especialistas indicam também o uso de n-acetilcisteina, à qual se atribui ação protetora decorrente de suas propriedades antioxidantes. No entanto, não há no momento consenso a esse respeito. A hemodiálise pode ser indicada nos casos mais graves de hipervolemia.

Os exames cintilográficos são ferramentais diagnósticas infrequentemente utilizados em casos de IRA. A cintilografia com Tc^{99} e furosemida pode ajudar a identificar e quantificar uma obstrução do trato urinário. A cintilografia com $gálio^{67}$ pode ajudar a diferenciar NIA de NTA, embora sua especificidade seja limitada. A ressonância magnética tem papel igualmente limitado na avaliação da IRA, especialmente quando o RFG é inferior a 30 mL/min/1,73 m^2. Nesses casos, o uso de gadolínio como meio de contraste é contraindicado devido ao risco de fibrose sistêmica. Esse risco pode ser minimizado removendo o gadolínio por hemodiálise logo após o procedimento.

Na maioria dos casos de IRA, não há indicação de biópsia, uma vez que a causa habitual da disfunção renal é a NTA, diagnosticada clinicamente. A biópsia é indicada quando, após 4 semanas de evolução, não há recuperação da função renal, levantando a suspeita de uma condição mais séria, como a necrose cortical bilateral. Muito antes desse prazo, a indicação de biópsia é imperativa se houver suspeita de que a perda de função renal decorre de condições inflamatórias como glomerulonefrite, vasculite ou NIA, que requerem diagnóstico rápido e instituição imediata de terapêutica adequada, usualmente imunossupressora. É importante ressaltar que a PA, o coagulograma e a contagem de plaquetas têm de ser trazidas a valores próximos ao normal antes que a biópsia possa ser obtida (ver Capítulo 35 – Biópsia Renal Percutânea).

Diagnóstico diferencial da IRA

O principal diagnóstico diferencial da IRA é a DRC avançada, uma vez que esta pode evoluir de forma insidiosa e passar despercebida até surgirem, abruptamente, sinais, sintomas e alterações laboratoriais indicativas de insuficiência renal. Na maioria das vezes, no entanto, é possível discernir entre IRA e DRC com base em dados clínicos de fácil obtenção. É possível descartar DRC liminarmente se uma dosagem recente de S_{creat} mostrar um valor normal. A hipótese de DRC avançada também fica enfraquecida na ausência de hipertensão, diabetes, doenças renais anteriores e antecedentes familiares relevantes. Outros parâmetros também podem ser úteis na diferenciação entre IRA e DRC. Um nível de PTH sérico superior a 300 pg/mL na presença de níveis normais ou baixos de cálcio indica um estado de hiperparatireoidismo secundário. Ao exame de US, a presença de rins contraídos, com adelgaçamento cortical e aumento da ecogenicidade, é fortemente sugestiva de DRC.

É importante salientar que os portadores de DRC avançada estão expostos a maior risco de desenvolver IRA ("DRC agudizada"). A principal razão para essa predisposição é a capacidade limitada desses rins de manter a homeostase, o que facilita a ocorrência de desidratações, além do que a redução de sua capacidade excretora tende a elevar o nível plasmático de medicamentos nefrotóxicos eventualmente utilizados.

Além da diferenciação entre IRA e DRC avançada, é importante o diagnóstico diferencial entre as diversas etiologias da IRA. Alguns sinais e sintomas podem ser sugestivos. A presença de diarreia, ou de qualquer condição que faça diminuir a volemia arterial efetiva, como insuficiência cardíaca congestiva e hepatopatia crônica, assim como uma relação ureia/creatinina no plasma superior a 40, favorecem a hipótese de IRA pré-renal. Também é consistente com esse diagnóstico uma resposta diurética positiva à infusão de fluidos (que deve ser efetuada com extremo cuidado para evitar uma hipervolemia caso a hipótese de IRA pré-renal seja equivocada). Dor lombar acompanhada de hematúria e/ou diagnóstico prévio de neoplasia prostática ou ginecológica pode refletir uma obstrução urinária. Evidência de infecção bacteriana associada a instabilidade hemodinâmica chama atenção para a possibilidade de sepse. Queda da TFG 1 a 3 dias após procedimento contrastado sugere IRA tóxica. Se a disfunção renal ocorrer 1 a 2 semanas após um procedimento vascular, a suspeita é de embolia por colesterol. A presença de lombalgia, eosinofilia e *rash* cutâneo, especialmente após o uso de medicamentos como os enumerados no Quadro 21.1, reforça a hipótese de NIA. História de trauma, exercício extenuante ou uso de estatinas, associada a mialgia e urina avermelhada, favorece a suspeita de rabdomiólise. A presença de hematúria, dismorfismo eritrocitário e proteinúria obriga à investigação de glomerulopatias.

A Tabela 21.2 reúne de forma resumida os principais testes laboratoriais que podem ser úteis no diagnóstico diferencial das causas de IRA.

Tabela 21.2 – Exames laboratoriais úteis no diagnóstico diferencial das causas de IRA, agrupadas de forma "clássica" (parte superior da tabela) e com maior detalhamento (parte inferior da tabela).

	$FE\%_{Na}$*	Na^+ urinário	Ur/Cr	Osmolaridade urinária (mOsm/kg)
Pré-renal	< 1%	< 20	> 40	> 500
Renal	> 1 a 2%	> 40	< 40	~ 300
Pós-renal	Variável	Variável	Variável	Variável

	Urina I + sedimento urinário	Outros
NTA	Proteinúria tubular, hematúria, leucocitúria, cilindros granulosos, cilindros epiteliais	
NIA	Hematúria, leucocitúria, proteinúria, cilindros leucocitários	Eosinofilia, proteinúria < 1 g
Pielonefrite aguda	Hematúria, leucocitúria, bactérias, cilindros leucocitários	Urocultura em geral positiva
Síndrome nefrítica	Hematúria, proteinúria, cilindros eritrocitários, dismorfismo	Proteinúria 24 horas < 3 g
Síndrome nefrótica	Proteinúria, cilindros lipídicos	Proteinúria 24 horas > 3 g
Litíase urinária	Alterações de pH, cristais, hematúria	

$FE\%_{Na}$: fração de excreção de sódio; Ur/Cr, relação ureia/creatinina no plasma; Osm: osmolalidade.
* Uso de diuréticos compromete o resultado.
A $FE\%_{Na}$ é calculada pela fórmula (Na urinário/Na plasmático)/(Creatinina plasmática/Creatinina urinária).
Fonte: Desenvolvida pela autoria do capítulo.

Tratamento clínico da IRA

Uma série de medidas gerais é preconizada tanto para pacientes em risco de desenvolver IRA como para aqueles com IRA já instalada (Quadro 21.4). Essas recomendações incluem, entre várias outras: suspender a administração de drogas potencialmente nefrotóxicas e, se isso não for possível, monitorar seus níveis séricos; evitar ao máximo o uso endovenoso de contraste iodado; otimizar as condições hemodinâmicas e metabólicas e ajustar a dosagem de medicamentos à TFG do momento (Capítulo 24 – Ajuste de Doses na Insuficiência Renal); obstruções urinárias devem ser corrigidas tão logo detectadas; se houver a suspeita de que a IRA seja pré-renal, deve-se proceder a uma cuidadosa reposição de fluidos, com reavaliação constante do fluxo urinário, balanço hídrico e peso, além de monitorização hemodinâmica (invasiva ou não). No caso da IRA renal não oligúrica, é fundamental ter em mente que, embora o fluxo urinário possa estar dentro da faixa normal, ou até acima dela, ele está "travado" – ou seja, os rins não são capazes de regulá-lo para manter o balanço hídrico. Assim, um aporte de fluidos insuficiente mantém o paciente hipovolêmico. Inversamente, uma infusão excessiva pode até mesmo causar edema pulmonar iatrogênico.

Quadro 21.4 – Medidas gerais a serem adotadas no tratamento da IRA.

Manejo volêmico
• evitar hipotensão, com vasopressores se necessário • usar cristaloides em vez de coloides para reposição volêmica • cuidado para evitar reposição volêmica excessiva e hipervolemia, mesmo em pacientes não oligúricos
Nutricional/endócrino
• manter glicemia entre 110 e 149 mg/dL; usar insulina se necessário • ingestão energética de 20 a 30 kcal/kg/dia em pacientes com IRA • não restringir proteínas – **0,8 a 1 g/kg/dia para não catabólicos com IRA** – **1 a 1,5 g/kg/dia para IRA em diálise** – **até 1,7 g/kg/dia se hipercatabolismo ou diálise contínua** • preferir via enteral para dieta
Medicamentos
• não usar diuréticos para prevenir IRA, mas apenas para o tratamento de hipervolemia • evitar aminoglicosídeos; se o uso for necessário: dose única diária (Capítulo 24 – Ajuste de Doses na Insuficiência Renal) e monitorar nível sérico • utilizar anfotericina B lipossomal em vez da convencional • considerar uso de azólicos (voriconazol, fluconazol, itraconazol) ou equinocandinas (caspofungina, anidulafungina e micafungina) em lugar da anfotericina B • suspender drogas nefrotóxicas, incluindo anti-inflamatórios não hormonais, IECA e BRA
Prevenção de IRA por contraste
• definir o risco de IRA pós-contraste antes do exame, com uso opcional de escores – considerar como fatores de risco: DM, creatinina > 1,5, idade > 75 anos, insuficiência cardíaca, hipotensão • considerar métodos de imagem que não utilizem contraste • preferir doses baixas e/ou contrastes iso-osmolares ou hipo-osmolares • hidratar com NaCl 0,9% ou solução bicarbonatada EV se o risco for alto • não usar líquidos orais isoladamente se o risco for alto • administrar N-acetil cisteína VO se o risco for alto • não dialisar após exame contrastado para remover o contraste

IRA: injúria renal aguda; IECA: inibidores da enzima conversora de angiotensina; BRA: bloqueadores de receptores da angiotensina; DM: diabetes *mellitus*; EV: endovenosa; VO: via oral.

Fonte: Desenvolvido pela autoria do capítulo.

Em caso de hipercalemia com alterações eletrocardiográficas, deve-se instituir de imediato o tratamento habitual com gluconato de cálcio, seguido de solução polarizante, infusão ou inalação com beta-2 agonistas, infusão de bicarbonato de sódio, uso de furosemida e resina trocadora de potássio (Capítulo 3 – Distúrbios do Potássio). Deve-se interromper o uso de IECA, BRA, espironolactona, soluções contendo potássio, trimetroprim/sulfometoxazol, espironolactona, tacrolimus e ciclosporina. Por fim, deve-se considerar hemodiálise em casos poucos responsivos às condutas iniciais ou com baixa probabilidade de reversão da IRA no curto prazo (Capítulo 22 – Diálise na Injúria Renal Aguda).

A hipocalcemia, outro distúrbio frequente, deve ser tratada com reposição de cálcio quando sintomática e, se associada a hiperfosfatemia, pode ser tratada com quelantes de fósforo, como $CaCO_3$ e poliestireno sulfonato.

A anemia profunda deve ser ao menos parcialmente corrigida, mantendo a taxa sanguínea de hemoglobina acima de 7 g/dL e estancando todo e qualquer sangramento, inclusive com o uso de DDAVP (desmopressina), 0,3 mcg/kg em 30 minutos (máximo 20 mcg).

A acidose metabólica grave (pH sanguíneo igual ou inferior a 7,1) deve ser tratada com bicarbonato de sódio e, se houver hipovolemia concomitante, pode-se considerar hidratação com solução bicarbonatada (150 mL de bicarbonato de sódio a 8,4% em 850 mL de soro glicosado a 5%).

Quando os distúrbios mencionados anteriormente se mostram refratários ao tratamento convencional ou configuram uma situação de urgência, impõe-se a instituição de terapia dialítica. Os critérios para indicação do procedimento e as técnicas utilizadas são considerados em detalhe no Capítulo 22 – Diálise na Injúria Renal Aguda.

Algumas situações requerem terapias específicas, como o uso de alopurinol, febuxostat ou rasburicase na síndrome de lise tumoral, o de corticosteroides no tratamento da IRA causada por nefrite intersticial aguda e o de corticosteroides e imunossupressores nos casos de glomerulonefrite rapidamente progressiva.

Prognóstico

O risco de morte entre pacientes que desenvolvem IRA durante internação hospitalar é significativamente maior comparado ao dos que não apresentam o distúrbio, com um aumento de 15% entre aqueles com KDIGO estágio 1 e de 50% para os classificados como KDIGO estágio 3. A maioria dos sobreviventes recupera a função renal em até 4 semanas, mas os que necessitaram de diálise apresentam uma evolução menos favorável: cerca de 30% deles ainda dependem do procedimento por ocasião da alta hospitalar. Desses, só 60% recuperam a função renal num período de até 3 meses, enquanto uma pequena parcela o faz em até 12 meses. Fatores associados com menor probabilidade de recuperação incluem DRC preexistente, idade avançada e diabetes. Como um todo, o grupo dos que necessitaram de diálise e recuperaram a função renal não escapa de desenvolver sequelas: a longo prazo, nada menos de 80% evolui com algum grau de DRC, além de apresentar maior risco cardiovascular e cerebrovascular, de reinternação e de desenvolver novos episódios de IRA.

Os pacientes que desenvolvem IRA durante a internação sem necessidade de diálise têm prognóstico melhor do que os que precisaram do procedimento, mas ainda assim, a longo prazo, sua mortalidade e seu risco de evoluir para DRC avançada são mais altos, enquanto sua qualidade de vida é pior, em comparação com aqueles que não tiveram IRA.

Acompanhamento ambulatorial

Recomenda-se consulta com um nefrologista nos primeiros 90 dias após a alta hospitalar para todos os pacientes que tiveram um episódio de IRA. A função renal deve ser reavaliada pela possibilidade de piora progressiva.

Deve-se avaliar a possível presença de proteinúria e de distúrbios metabólicos e hidroeletrolíticos. Também merece atenção o controle da PA, que deve seguir as diretrizes gerais para o tratamento da hipertensão (Capítulo 20 – Rins e Hipertensão Arterial), sem metas específicas para o caso de pacientes que tiveram IRA. Para evitar ou retardar a progressão para DRC avançada, recomenda-se o uso de IECA e BRA sempre que possível. Além disso, não se devem poupar esforços para prevenir novos insultos, tratando qualquer episódio que possa causar hipovolemia, evitando o uso de anti-inflamatórios não hormonais e de contrastes iodados e ajustando as doses de medicações para o nível de função renal. Os intervalos entre as consultas devem ser individualizados de acordo com a função renal e as comorbidades presentes.

Entre os pacientes que seguem em hemodiálise após a alta, é importante evitar hipotensão intradialítica e o uso de drogas nefrotóxicas, uma vez que, como mencionado anteriormente, uma pequena parte deles ainda tem chance de recuperar função renal.

Bibliografia consultada

Basile DP; Anderson MD; Sutton TA. Pathophysiology of acute kidney injury. Compr Physiol 2012; 2:1303-53.

Bellomo R; Kellum JA; Ronco C. Acute kidney injury. Lancet 2012; 380: 756-66.

Cerdá J; Liu KD; Cruz DN; Jaber BL; Koyner JL; Heung M et al. Promoting kidney function recovery in patients with AKI requiring RRT. Clin J Am Soc Nephrol 2015; 10: 1859-67.

Kellum JA; Prowle JR. Paradigms of acute kidney injury in the intensive care setting. Nat Rev Nephrol 2018; 14: 217-30.

Kidney Disease: Improving Global Outcomes (KDIGO) Acute Kidney Injury Work Group. KDIGO Clinical practice guideline for acute kidney injury. Kidney Int Suppl 2012; 2: 1-138.

Rewa O; Bagshaw SM. Acute kidney injury-epidemiology, outcomes and economics. Nat Rev Nephrol 2014; 10:193-207.

Silver SA; Siew ED. Follow-up care in acute kidney injury: lost in transition. Adv Chronic Kidney Dis 2017; 24: 246-52.

Capítulo 22

Diálise na Injúria Renal Aguda

Maristela Carvalho da Costa

Introdução

A injúria renal aguda (IRA) representa uma síndrome complexa e de incidência elevada, podendo até mesmo ser considerada uma epidemia global. Sua real incidência tem ficado mais clara nos últimos anos com a aplicação de critérios diagnósticos mais homogêneos e sensíveis, como RIFLE-2004, AKIN-2007 e KDIGO-2012 (ver Capítulo 21 – Perda Abrupta da Função Renal: Injúria Renal Aguda). No entanto, os dados ainda variam muito, provavelmente por serem baseados em diferentes populações e contextos clínicos. Estima-se que entre 5% e 20% dos pacientes hospitalizados desenvolvam IRA, mas essa porcentagem pode chegar a 60% naqueles internados em unidades de terapia intensiva (UTIs). Neste último cenário, a mortalidade atinge valores ao redor de 70% quando se consideram os que necessitam de terapia de substituição renal (TSR), o que evidencia a importância do pronto reconhecimento da IRA e da rápida elaboração de estratégias de prevenção e tratamento.

Diante de um quadro de IRA, as primeiras medidas incluem a otimização hemodinâmica, a limitação do uso de drogas potencialmente nefrotóxicas e o ajuste criterioso do balanço hídrico. Se essas medidas iniciais forem insuficientes para garantir a homeostase durante a fase crítica de falência renal (estágio 3 da classificação do KDIGO), impõe-se o tratamento dialítico, o que vem aumentando continuamente ao longo dos anos.

Este capítulo focaliza o manejo dialítico da IRA, especialmente em ambiente de UTI, e aborda questões cruciais, e ainda controversas, quanto ao momento de iniciar (e de cessar) o procedimento, quanto à dose de diálise ideal e quanto à escolha da modalidade de diálise.

Critérios para a indicação de diálise na IRA

É importante ressaltar que a IRA é uma condição sistêmica, podendo resultar em sobrecarga volêmica e distúrbios eletrolíticos e do equilíbrio ácido-base, bem como comprometimento da imunidade, o que facilita infecções e sepse. Todas essas anomalias são fatores que aumentam a mortalidade desses pacientes. Tendo em vista esse caráter sistêmico da IRA, a TSR tem como objetivo não somente a correção dos distúrbios causados pela falência renal, mas também o suporte a outros órgãos, como coração, pulmões e fígado, sendo ambos, correção e suporte, fundamentais para assegurar a sobrevivência do paciente até que se consolide a recuperação funcional.

Os critérios para decidir se e quando iniciar o procedimento dialítico ainda são motivo de controvérsia. Embora seja amplamente utilizada para o diagnóstico de IRA (Capítulo 21 – Perda Abrupta da Função Renal – Injúria Renal Aguda), a taxa sérica de creatinina (Scr) é claramente um parâmetro inadequado nesse sentido. Outros biomarcadores, como NGAL (*neutrophil gelatinase-associated lipocalin*), IGFBP 7 (*Insulin-like Growth Fator-Binding Protein 7*), TIMPS 2 (*tissue inhibitor of metalloproteinase 2)* e L-FABP (*liver-type fatty acid-binding proteins*), se mostram promissores, mas um consenso quanto à sua padronização está longe de ser alcançado, além do que, sua disponibilidade é limitada. Por essas razões, os critérios atualmente utilizados para indicação de diálise, conforme as diretrizes KDIGO, ainda são os clinicolaboratoriais "clássicos", ou seja, a presença de complicações que coloquem em risco a vida – hipervolemia, hipercalemia, acidose grave, sangramentos, sinais e sintomas de uremia – e que sejam refratárias a tratamento conservador. Deve-se salientar que a avaliação clínica deve ser extremamente cuidadosa, não apenas para instituir o procedimento dialítico sempre que preciso, mas também para evitar tratamento desnecessário em pacientes com alta probabilidade de recuperação espontânea.

Critérios para indicar diálise na IRA

Não basta simplesmente definir critérios para indicar ou não a diálise, é preciso também definir quando indicá-la. Inexiste uma definição sobre quanto tempo, em horas ou dias, se deve esperar para instituir o procedimento. Atualmente, tais decisões são tomadas de acordo com parâmetros laboratoriais, tempo de internação, critérios de gravidade e condições clínicas. Recentemente, dois grandes estudos abordaram essa questão. Na França, o Estudo multicêntrico AKIKI (*Artificial Kidney Initiation in Kidney Injury*) avaliou 619 pacientes internados em UTI de 31 centros. O critério de inclusão foi atingir KDIGO III na vigência de drogas vasoativas e/ou ventilação mecânica. Definiu-se como precoce a diálise iniciada 6 horas após o diagnóstico de KDIGO III e tardia aquela só iniciada após a ocorrência de oligúria ou de alterações sistêmicas, como acidose e hipervolemia, até 72 horas após a randomização. Os resultados não mostraram diferença de mortalidade entre os dois grupos. Entretanto, quando a comparação foi restrita aos pacientes dialisados, a mortalidade foi menor no grupo em que a diálise foi precoce. O Estudo ELAIN (*Early versus Late Initiation of Renal Replacement Therapy in Critically Ill Patients with Acute Kidney Injury*), desenvolvido na Alemanha, também foi prospectivo, randomizado, controlado, mas monocêntrico. Foram arrolados 231 pacientes em estágio KDIGO II com pelo menos uma das seguintes condições: sepse; altas doses de noradrenalina; sobrecarga volêmica; SOFA não renal > 2; e dosagem de NGAL plasmático

> 150 ng/mL. Denominou-se precoce a diálise iniciada até 8 horas após a randomização e tardia a diálise iniciada até 12 horas após atingir o estágio KDIGO III. A mortalidade foi menor com a diálise precoce. Portanto, ambos os estudos sugeriram que os pacientes com indicação de diálise são beneficiados por um início precoce do procedimento.

Três estudos recentes voltaram a abordar essa desafiadora questão: IDEAL-ICU (2018); STAART-AKI (2020); e AKIKI 2 (2021). Todos utilizaram os critérios RIFLE ou KDIGO para a definição do início de diálise. Não houve uma conclusão definida quanto às possíveis vantagens de uma instauração precoce do procedimento. Entretanto, nunca é demais ressaltar que, ao avaliar o momento de se iniciar o procedimento dialítico, devem ser considerados outros aspectos além de variáveis quantitativas, principalmente a gravidade do quadro clínico atual e as necessidades específicas impostas pela doença que levou o paciente à UTI.

Modalidades de hemodiálise utilizadas na IRA

Os métodos hemodialíticos são divididos em três grandes grupos: contínuos; intermitentes; e híbridos.

Métodos contínuos

As terapias contínuas mais utilizadas são:

- **CVVHD:** hemodiálise venovenosa contínua – a retirada de solutos ocorre por difusão; dessa forma, necessita-se de solução balanceada (eletrólitos e tampão) atuando como dialisante, que flui em contra corrente relativamente ao sangue, sendo o fluxo desse dialisante o fator limitante para a remoção dos solutos. Essa terapia é efetiva para solutos de baixo peso, tais como ureia, creatinina e potássio.
- **CVVH:** hemofiltração venovenosa contínua – a retirada dos solutos ocorre por convecção, portanto é realizada com filtro de alta permeabilidade, promovendo retirada de grandes volumes de água e eletrólitos, sendo necessário o uso de solução para reposição, que poderá ser infundida pré e/ou pós filtro.
- **CVVHDF:** hemodiafiltração venovenosa contínua – a remoção dos solutos se faz por difusão e convecção, com moléculas pequenas e médias sendo eficientemente retiradas.

Métodos intermitentes

A hemodiálise convencional (HD), ou intermitente (HDI), é indicada para pacientes que se encontram hemodinamicamente estáveis. Caracteriza-se por promover a rápida remoção de toxinas e substâncias de baixo peso molecular, uma vez que o mecanismo de depuração é a difusão.

Para sua realização, o acesso vascular deverá permitir fluxos de sangue de 200 a 400 mL/min e o fluxo de dialisante adequado encontra-se ao redor de 300 a 800 mL/min. O tempo médio de terapia é de 4 horas. Esses parâmetros têm por objetivo garantir uma depuração satisfatória de ureia, com depuração semanal (Kt/V) da ordem de 3,9.

Esta modalidade tem como desvantagens principais a hipotensão arterial (devido à remoção rápida de fluidos) e a síndrome de desequilíbrio (Capítulo 25 – Tratamento Dialítico da Doença Renal Crônica), causada pela diferença temporária entre as concentrações de ureia no espaço extracelular (baixada rapidamente pela máquina de diálise) e intracelular (que se reduz mais lentamente pela saída de ureia das células).

A hemofiltração (HF) é utilizada quando a prioridade é a remoção de fluidos. Está sujeita às mesmas limitações da HD quanto à hipotensão arterial, mas não quanto à síndrome de desequilíbrio.

Métodos híbridos

A diálise de baixa eficiência sustentada (*sustained low-efficiency dialysis*, SLED), também conhecida como "diálise diária estendida (*extended daily dialysis*, EDD), não é considerada um método contínuo, e sim classificada como um método híbrido. No entanto, vale a pena ressaltar algumas características que a tornaram uma alternativa muito utilizada para o tratamento da IRA em UTI. A SLED foi descrita em 1988, utilizando máquinas de hemodiálise para diálises mais extensas (6 a 12 horas) e com menores fluxos de sangue (~200 mL/min) e de banho (100 a 300 mL/min). Quando comparado à diálise convencional, o método oferece maior depuração de solutos pequenos e menor risco de desequilíbrio. Modelos de cinética de ureia mostram que tanto a SLED como os métodos hemodialíticos contínuos são efetivos no controle da uremia em pacientes hipercatabólicos. Entretanto, a SLED é menos eficaz na retirada de solutos maiores. Existe uma variação do método conhecida pela sigla SLEDD-f (diafiltração sustentada de baixa eficiência) que combina convecção e difusão, aumentando, assim, a remoção de moléculas maiores.

Adequação da diálise na IRA

Uma vez firmada a decisão de iniciar a TSR, é necessário escolher, entre os vários métodos dialíticos, contínuos e convencionais, aquele que melhor se adapta à condição clínica atual do paciente. Essa escolha tem como base pelo menos quatro critérios definidores:

- **Perfil hemodinâmico:** é o critério mais utilizado, uma vez que a instabilidade hemodinâmica nos seus vários graus (leve, moderada, grave, necessidade de drogas vasoativas) determina a tolerância ao método dialítico. É por essa razão que muitos pacientes não se adaptam, pelo menos de imediato, a métodos intermitentes, que trazem um impacto hemodinâmico considerável devido à velocidade com que ocorre a remoção de fluido.
- **Balanço hídrico:** conforme mencionado anteriormente, a magnitude e a duração do acúmulo de fluido têm implicação direta na sobrevida de pacientes em condição crítica que desenvolvem IRA. Assim, se há necessidade de retirada de grandes volumes, sem comprometer a estabilidade hemodinâmica, os métodos contínuos proporcionam, na maioria das vezes, controle mais efetivo.
- **Comprometimento neurológico:** situações, clínicas ou cirúrgicas, em que a pressão intracraniana pode sofrer elevações com risco à vida requerem a indicação de métodos contínuos, que permitem correção mais lenta e gradual de alterações metabólicas como a síndrome do desequilíbrio, que pode causar edema cerebral e trazer consequências especialmente graves se o paciente já estiver em condição neurológica limítrofe antes do início da diálise.
- **Distúrbios eletrolíticos:** nesse grupo de pacientes, as principais condições a serem consideradas na escolha do método dialítico são as hipo/hipernatremias extremas, uma vez que sua correção excessivamente rápida pode levar a alterações neurológicas graves, como edema cerebral e mielinólise pontina (ver Capítulo 1 – Desidratações).

De modo geral, há uma tendência de que pacientes críticos que desenvolvem IRA sejam tratados inicialmente com métodos contínuos até se conseguir uma relativa estabilidade de sua condição, passando então, sucessivamente, para tratamento com SLED e métodos intermitentes à medida que novas melhoras sejam obtidas. Essa estratégia garante que cada paciente receba o tratamento mais adequado a seu quadro clínico. Não há atualmente evidências sólidas de que essa abordagem resulte em menor mortalidade, embora isso possa ser atribuído à dificuldade de se organizarem estudos clínicos adequados em um contexto tão complexo como o da IRA em ambiente de UTI.

A Tabela 22.1 descreve de modo esquemático os principais fatores que condicionam a escolha do tipo de terapia dialítica utilizada na UTI.

Tabela 22.1 – Fatores que determinam a escolha da modalidade de terapia dialítica.

Condição hemodinâmica (dose de noradrenalina)	Perda volêmica desejada (relativa ao peso seco)	Modalidades de diálise
Sem DVA	< 4% > 4%	HDI, SLED HDI, SLED, TSRC
0,05 a 0,1 mcg/kg/min	Sem perdas até 2% > 2%	HDI, SLED, TSRC SLED, TSRC TSRC
0,1 a 0,3 mcg/kg/min	< 2% > 2%	SLED, TSRC TSRC
> 0,3 mcg/kg/min	Qualquer perda	TSRC

HDI: hemodiálise intermitente; SLED: *sustained low-efficiency dialysis* (hemodiálise estendida); TSRC: terapias de substituição renal contínuas.

Fonte: Desenvolvida pela autoria do capítulo.

Dose de diálise na IRA

A questão da dose de diálise tem motivado uma intensa discussão nos últimos 20 anos, com a publicação de vários grandes ensaios clínicos. Em 2000, Ronco et al. avaliaram três diferentes doses num cenário em que predominava o pós-operatório de cirurgias cardíacas. A modalidade escolhida foi CVVH e três doses foram estudadas: 20 mL/kg/hora; 35 mL/kg/hora; e 45 mL/kg/hora. Os grupos 35 e 45 apresentaram melhores curvas de sobrevida em relação ao grupo 20 mL/kg/h. No entanto, estudos posteriores, também utilizando métodos contínuos, não encontraram diferenças quanto às curvas de sobrevida entre grupos submetidos a doses "menos intensas" (20 mL/kg/hora) e "mais intensas" (35 a 40 mL/kg/hora), embora algumas evidências sugiram que, com doses maiores, é mais rápido o "desmame" de drogas vasoativas.

A dose atualmente recomendada é a de 20 a 25 mL/kg/hora, embora muitos ainda considerem que uma dose em torno de 35 mL/kg/hora pode trazer um desfecho mais favorável para pacientes com inflamação grave e/ou sepse.

A decisão de encerrar a terapia dialítica deve ser baseada, sobretudo, no débito urinário. Um estudo publicado em 2009 mostrou que, se o fluxo urinário superar 500 mL/24 horas espontaneamente, ou 2.000 mL/24 horas com estímulo diurético, há grande chance de recuperação.

Parâmetros operacionais

Para que a dose de diálise efetivamente praticada se aproxime ao máximo da dose prescrita, é fundamental o conhecimento dos parâmetros operacionais dos métodos hemodialíticos.

A fração de filtração (FF) pode ser descrita como a fração do fluxo de plasma que é removida pela máquina sob forma de ultrafiltrado. Valores próximos a 30% são excessivos por promover hemoconcentração, que pode levar à coagulação do sistema. Para garantir a patência do circuito, a FF deve ficar entre 20% e 25%, idealmente 20%. A relevância da FF é maior para os métodos que envolvem convecção.

Para o cálculo da FF, utilizamos a fórmula:

$$FF = \frac{UF}{FP}$$

Onde:

UF: representa o fluxo de ultrafiltrado, ou seja, todo o volume gerado por convecção, o que inclui o volume de reposição, a retirada efetiva de volume e, quando utilizado, o fluxo de citrato.

FP: representa o fluxo plasmático, calculado como FS x (1-Ht), onde Ht = hematócrito e FS = fluxo de sangue.

Se o fluxo de reposição for administrado antes do filtro (modalidade pré-dilucional), a equação será:

$$FF = \frac{UF}{(FP+FR)}$$

Onde:

FR: fluxo de reposição pré-dilucional

Fator dilucional

Quando a reposição é administrada pré-filtro, ocorre diluição do sangue que chega ao filtro. Essa diluição resultará em redução proporcional da dose de diálise.

Para seu cálculo:

Fator dilucional = 1- [FS/(FS+FR)]

Exemplo: FS = 150 mL/min (9.000 mL/hora) e FR = 2.000 mL/hora

Fator dilucional = 1- [9.000/11.000] = 0,18 ou 18%

Taxa de dessaturação

Corresponde à relação entre fluxos de dialisante (FD) e de sangue (FS).

Para que não ocorra desperdício de dialisante, o fluxo de banho adequado será de, no máximo, 30% do fluxo de sangue.

Exemplo:

FS = 150 mL/min (9.000 mL/hora) e FD = 2.000 mL/hora
Taxa de dessaturação = 2.000/9.000 = 0,22 (22%)

É importante ressaltar que o uso excessivo de banho não torna o método mais eficiente, mas sobrecarrega a Enfermagem e aumenta o custo do procedimento.

Acesso vascular

Para realização das diversas modalidades hemodialíticas no paciente com IRA, faz-se necessário acesso vascular. Trata-se de ponto de suma importância para a adequação da terapia – sem acesso adequado, haverá comprometimento da dose de diálise ofertada, o que terá impacto negativo no desfecho do paciente.

Para o bom funcionamento do cateter, deverão ser considerados o material do cateter, seu diâmetro, comprimento e o local de inserção.

Em relação ao material, a maioria dos cateteres é feita de silicone (mais flexível) ou poliuretano (mais rígido). O material também determina o posicionamento do cateter – os cateteres rígidos não devem ser posicionados para além da veia cava superior, a fim de evitar trauma direto ao átrio direito. Considerando as características trombogênicas dos cateteres, alguns fabricantes defendem o revestimento com heparina, mas, no momento, não existe uma evidência clara para tal recurso.

O diâmetro dos cateteres para pacientes adultos encontra-se na faixa de 12 a 16 French (4 a 5 mm), pois, para diminuir a resistência ao fluxo, é mais vantajoso aumentar o diâmetro.

O comprimento dependerá do local de inserção; assim, para implantes superiores, o cateter deverá ter pelo menos 15 cm, e idealmente 24 cm para os cateteres implantados na veia femoral. De maneira resumida, o posicionamento adequado é o seguinte: acesso de jugular interna com cateteres temporários de poliuretano de 15 (VJID) a 20 cm (VJIE) no segmento da veia cava superior e os de silicone de 20 a 24 cm no átrio D; no acesso femoral, as pontas devem ser colocadas na veia cava inferior para minimizar a recirculação de sangue – os cateteres femorais com menos de 20 cm causam recirculação significativamente maior do que os mais longos. Em pacientes críticos, hipercatabólicos, o comprimento mínimo ideal do cateter femoral é 24 cm, pois proporciona melhor redução da ureia.

A escolha do sítio de inserção depende do contexto clínico, estado do paciente, experiência do médico, além das próprias características dos vasos. Feitas essas ressalvas, a escolha do acesso, de acordo com as diretrizes KDIGO, deve ser:

- **Primeira escolha:** veia jugular interna D.
- **Segunda escolha:** veia femoral.
- **Terceira escolha:** veia jugular interna E.
- **Quarta escolha:** veia subclávia.

Os cateteres tunelizados representam uma opção interessante, mesmo no contexto da IRA, para aqueles pacientes que necessitam de acesso por mais de 2 semanas.

Para mais detalhes sobre as técnicas de inserção de cateteres para HD, ver os Capítulos 32 – Inserção de Cateteres Provisórios e 33 – Inserção de Cateteres de Longa Duração (Tunelizados) para Hemodiálise.

Diálise peritoneal na IRA

A diálise peritoneal (DP) foi a primeira modalidade de TSR utilizada para o paciente portador de IRA, podendo ser considerada uma versão natural da hemodiafiltração arteriovenosa contínua (CAVHDF). Nessa modalidade, existem três elementos a serem considerados: a microcirculação peritoneal; a membrana peritoneal; e o dialisante.

Uma vez que a membrana peritoneal representa uma estrutura viva, podem acontecer variações significativas no seu desempenho. A microcirculação pode se tornar um fator crucial quando se utilizam trocas rápidas, com o fluxo sanguíneo tornando-se um fator limitante. Já com relação ao dialisante, há um amplo espectro de possibilidades quanto a volume, fluxo e composição.

A maior limitação para a diálise peritoneal é a capacidade restrita de remover toxinas urêmicas de baixo peso molecular, cujo *clearance* é mais baixo comparado ao de outras terapias. Já a retirada de solutos maiores parece ser efetiva na DP. Alguns estudos mostram que a resolução dos sintomas urêmicos em pacientes com IRA tratados com DP pode ser decorrente da remoção de algumas moléculas médias. Entretanto, o uso da DP em pacientes hipercatabólicos, cenário predominante na UTI, é controverso, pois sua eficiência global deixa a desejar quanto à adequação na retirada de solutos e de volume. Esse desempenho insatisfatório se deve ao fato de que a cavidade peritoneal pode estar lesada em situações de distensão abdominal, íleo metabólico, grave instabilidade hemodinâmica ou comprometimento da mecânica pulmonar.

Uma possível estratégia para melhorar o desempenho da diálise peritoneal é a diálise peritoneal de alto volume (DPAV), caracterizada pela utilização de grandes volumes de dialisato (36 a 48 litros por sessão), trocas rápidas (h/h) e períodos curtos de permanência (30 a 60 minutos) com sessões contínuas de 24 horas, sete vezes por semana, realizadas por meio de cateter flexível e cicladora. Esta modalidade tem se mostrado efetiva em alguns estudos.

Considerações finais

A IRA que leva à necessidade de TSR é uma condição clínica grave, com elevadas taxas de mortalidade e, mesmo quando superada, acarreta um risco aumentado de progressão para DRC.

Ao se avaliar um paciente nesse contexto, deverão ser considerados:

- **Fatores relacionados ao paciente:** comorbidades, possíveis indicações não renais, volemia, hemodinâmica, alterações ácido-base, distúrbios eletrolíticos, catabolismo, medicações em uso, estado nutricional.
- **Fatores diretamente relacionados ao procedimento:** modalidade, mecanismos de transporte de soluto (difusão, convecção, adsorção), membranas, soluções, doses prescrita e ofertada.
- **Fatores relacionados aos recursos humanos e financeiros disponíveis:** enfermagem capacitada, ferramentas para mensuração de qualidade, suporte institucional, custos.
- **Fatores de desfecho:** recuperação da função renal, sobrevida.

A evolução do conhecimento e do progresso técnico observada nas últimas duas décadas causou uma mudança de paradigma com relação à diálise na IRA, que está deixando de ser simplesmente um método de substituição de algumas funções renais, assumindo uma função mais ampla de suporte renal, podendo, inclusive, se tornar uma ferramenta mais abrangente, capaz de remover mediadores inflamatórios e endotoxinas, ou seja, uma técnica de purificação sanguínea.

Quadro 22.1 – Técnicas de substituição e suporte renal.

	Substituição renal	Suporte renal
Proposta	Substituição de função	Suporte para outros órgãos
Tempo de intervenção	Marcadores bioquímicos	Necessidades individuais
Indicações	Estreitas	Amplas
Dose	Dose de diálise (Kt/V, UF)	Suporte renal e a outros órgãos
Aplicação	Falência renal	Indicações renais e não renais

Fonte: Adaptado de Mehta R Blood Purif 2001; 19: 227-32.

Bibliografia consultada

Barbar SD; Clere-Jehl R; Bourredjem A. Timing of renal-replacement therapy in patients with acute kidney injury and sepsis. N Engl J Med 2018; 379: 1431-42.

Bellomo R; Cass A; Cole L; Finfer S; Gallagher M; Lo S et al. Intensity of continuous renal replacement therapy in critically ill patients. N Engl J Med 2009; 361(17): 1627-38.

Bellomo R; Lipcsey M; Calzavacca P; Haase M; Haase-Fielitz A. Early acid-base and blood pressure effects of continuous renal replacement therapy intensity in patients with metabolic acidosis. Intensive Care Med 2013; 39: 429-36.

Bouchard J; Soroko SB; Chertow GM; Himmelfarb J; Ikizler TA; Paganini EP et al. Fluid accumulation, survival and recovery of kidney function in critically ill patients with acute kidney injury. Kidney Int 2009; 76(4): 422-7.

Gaudry S et al; for the AKIKI Study Group. Initiation strategies for renal-replacement therapy in intensive care unit. N Engl J Med 2016; 375: 122-33.

Gaudry S; Hajage D; Martin-Lefevre L et al. Comparison of two delayed strategies for renal replacement therapy initiation for severe acute kidney injury (AKIKI 2): a multicentre, open-label, randomised, controlled trial. Lancet 2021; 397(10281):1293-300.

Kidney Disease: Improving Global Outcomes (KDIGO) acute kidney injury work group. KDIGO Clinical practice guideline for acute kidney injury. Kidney Inter Suppl 2012; 2: 1-138.

Liang KV; Sileanu FE; Palevsky PM; Kellum JA et al. Modality of RRT and recovery of kidney function after AKI in patients surviving to hospital discharge. Clin J Am Soc Nephrol 2016; 11: 30-8.

Mehta R. Indications for dialysis in the ICU: renal replacement vs. renal support. Blood Purif 2001; 19: 227-32.

Palevsky PM; Zhang JH; O'Connor TZ; Chertow GM; Crowley ST et al. Intensity of renal support in critically ill patients with acute kidney injury. N Engl J Med 2008; 359(1): 7-20.

Ponce D; Berbel MN; Almeida CTP; Goes CR; Balbi AL. High volume peritoneal dialysis in acute kidney injury: indications and limitations. Clin J Am Soc Nephrol 2012; 7: 887-94.

Ronco C; Bellomo R; Homel P; Brendolan A; Dan M; Piccinni P et al. Effects of different doses of continuous veno-venous haemofiltration on outcomes of acute renal failure: a prospective randomised trial. Lancet 2000; 356(9223): 26-30.

Schneider AG; Bellomo R; Bagshaw SM; Glassford NJ et al. Choice of renal replacement therapy modality and dialysis dependence after acute kidney injury: a systematic review and meta-analysis. Intensive Care Med 2013; 39: 987-97.

Susantitaphong P; Cruz DN; Cerda J; Abulfaraj M; Alqahtani F; Koulouridis I et al. World incidence of AKI: a meta-analysis. Clin J Am Soc Nephrol 2013; 8: 1482-93.

The STARRT-AKI Investigators. Timing of initiation of renal-replacement therapy in acute kidney injury. N Engl J Med 2020; 383: 240-51.

Uchino S; Bellomo R; Morimatsu H; Morgera S; Ronco C; Kellum JA et al. Discontinuation of continuous renal replacement therapy: a post hoc analysis of a prospective multicenter observational study. Critical Care Med 2009; 37(9): 2576-82.

Zarbock A; Kellum JA; Schmidt C; Gerß et al. Early vs delayed initiation of renal replacement therapy on mortality in critically ill patients with acute kidney injury; the ELAIN randomized clinical trial. JAMA 2016; 315(20): 2190-9.

Capítulo 23

Doença Renal Crônica

Bruno Caldin da Silva
Hugo Abensur
Rosilene Motta Elias

Definição

A doença renal crônica (DRC) é uma síndrome decorrente de alterações estruturais e/ou funcionais dos rins, de caráter progressivo e irreversível. Trata-se de uma doença sistêmica, associada a diversas alterações do equilíbrio hidroeletrolítico, volêmico e endócrino.

De acordo com as diretrizes do KDIGO (Kidney Disease: Improving Global Outcomes), a DRC é definida pela presença, por 3 meses ou mais, de dano renal, definido por uma ou mais das seguintes anormalidades: TFG (taxa de filtração glomerular) < 60 mL/min/1.73 m^2; excreção urinária de albumina ≥ 30 mg/24 horas; quociente albumina/creatinina urinárias ≥ 30 mg/g; anormalidades do sedimento urinário; anormalidades da excreção de eletrólitos por dano tubular; alterações da histologia renal; alterações estruturais detectadas por exames de imagem; e história de transplante renal. Em outras palavras: para que um paciente com TFG > 90 mL/min/1,73 m^2 seja considerado portador de DRC, há necessidade de se demonstrar a presença de algum marcador de dano renal. Já os pacientes com TFG < 60 mL/min/1.73 m^2 são considerados portadores de DRC independentemente da detecção de tais marcadores.

A DRC é uma via final comum de diversas doenças que acometem os rins e acarretam um processo inflamatório crônico, com progressão para fibrose de glomérulos e interstício renal, bem como para a destruição de túbulos.

Epidemiologia

Considerando-se todos os seus estágios, a DRC acomete de 8% a 16% da população mundial. No Brasil, as estatísticas são esparsas e variam amplamente, indicando uma prevalência entre 3% e 14%. Segundo o Censo Brasileiro de Diálise mais recente, há no Brasil cerca de 150 mil pacientes em diálise crônica, sendo 90% em hemodiálise e os demais em diálise peritoneal. Além disso, cerca de 6 mil pacientes são submetidos a transplante renal anualmente no Brasil.

A mortalidade de pacientes em hemodiálise é extremamente elevada em todo o mundo, em especial no 1º ano após o início do programa. No Brasil, a mortalidade desses pacientes tem-se mantido ao redor de 19% ao ano.

Etiologia

Diabetes *mellitus* (DM), hipertensão arterial sistêmica (HAS), doenças glomerulares e doença renal policística autossômica dominante são as principais etiologias associadas à DRC (>70% dos casos). Outras patologias que cursam com inflamação e alteração da arquitetura renal também podem levar ao desenvolvimento da DRC, conforme demonstrado no Quadro 23.1.

Quadro 23.1 – Causas adicionais de DRC.

Doenças vasculares	Nefropatia isquêmica, esclerodermia, síndrome hemolítico-urêmica
Anormalidades metabólicas	Litíase renal, nefrocalcinose
Anomalias tubulointersticiais	Refluxo vesicoureteral, nefrite intersticial crônica, rim do mieloma, nefrotoxicidade de drogas
Vasculites	Poliangeíte microscópica, granulomatose de Wegener, arterite de Takayasu
Tumores	tumor de Wilms, linfoma renal
Doenças hereditárias não císticas	Síndrome de Alport, doença de Fabry

Fonte: Adaptado de KDIGO clinical practice guideline for the evaluation and management of chronic kidney disease. Kidney Int Suppl 2013; 3: 1-150.

Apresentação clínica e diagnóstico

Em suas fases iniciais, a DRC pode ser oligossintomática ou assintomática, refletindo a grande capacidade adaptativa dos rins à perda progressiva de néfrons. Nas fases mais avançadas, quando o paciente é usualmente encaminhado ao nefrologista, costuma apresentar-se hipertenso, com TFG diminuído e níveis variáveis de proteinúria, que pode ser apenas discreta, da ordem de algumas centenas de mg ou, no outro extremo, atingir níveis até mesmo nefróticos. Ao exame ultrassonográfico, os rins podem estar diminuídos e sua ecogenicidade pode estar aumentada. No entanto, manifestações clínicas mais sérias, como hipervolemia, e anormalidades dos eletrólitos plasmáticos, como a hiperpotassemia, podem estar ausentes até fases avançadas da doença.

Estadiamento

Para melhor caracterização da apresentação clínica da DRC, recomenda-se seu estadiamento com base em dois critérios laboratoriais: a estimativa da TFG e a albuminúria (Tabelas 23.1 e 23.2). A depender do grau de alteração dessas duas variáveis, pode-se estimar o prognóstico da DRC.

Tabela 23.1 – Classificação da DRC segundo a TFG.

Categoria de TFG	TFG (mL/min/1,73 m²)	Denominação
G1	≥ 90	Normal (com risco de desenvolver DRC)
G2	60 a 89	Discretamente reduzido
G3a	45 a 59	Discreta a moderadamente reduzido
G3b	30 a 44	Moderada a gravemente reduzido
G4	15 a 29	Gravemente reduzido
G5	< 15	Falência renal

Fonte: Adaptada de KDIGO clinical practice guideline for the evaluation and management of chronic kidney disease. Kidney Int Suppl 2013; 3: 1-150.

Tabela 23.2 – Classificação da albuminúria na DRC.

Categoria de albuminúria	EUA (mg/24 horas)	RAC (aproximado) (mg/g)	Denominação
A1	< 30	< 30	Normal a discretamente aumentada
A2	30 a 300	30 a 300	Moderadamente aumentada
A3	> 300	> 300	Muito aumentada

EUA: excreção urinária de albumina; RAC: razão albumina/creatinina urinária.

Fonte: Adaptada de KDIGO clinical practice guideline for the evaluation and management of chronic kidney disease. Kidney Int Suppl 2013; 3: 1-150.

Função renal reduzida e albuminúria elevada são os principais indicadores de progressão da DRC. Nesse sentido, o KDIGO propôs uma estimativa de risco de progressão da lesão renal (Quadro 23.2), expressa pela velocidade de perda da TFG, que pode variar de 0,5 mL/min/ano a mais de 10 mL/min/ano.

Quadro 23.2 – Prognóstico de progressão da DRC para falência renal segundo a TFG e a intensidade da albuminúria, codificado por cores: preta: risco baixo; cinza: risco moderado; verde claro: risco alto; verde escuro: risco muito alto.

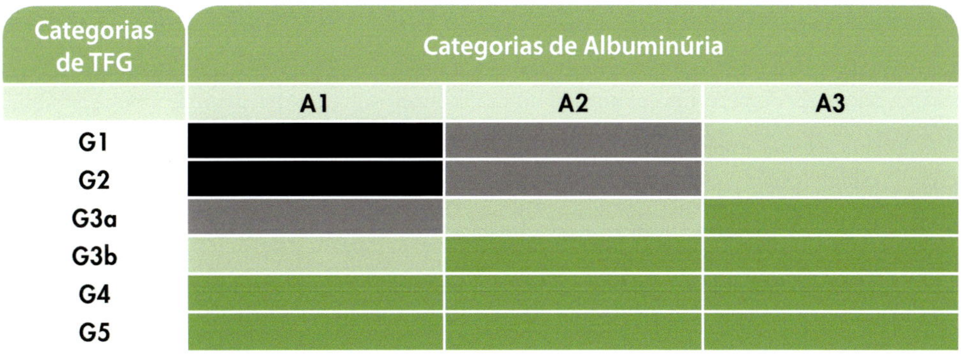

Fonte: Adaptado de KDIGO clinical practice guideline for the evaluation and management of chronic kidney disease. Kidney Int Suppl 2013; 3: 1-150.

Uma das primeiras manifestações clínicas da DRC é a noctúria, que reflete a perda da capacidade de concentração urinária e, por isso, a formação de 1 litro ou mais de urina durante o período de sono. A presença dessa anomalia é frequentemente relatada de forma espontânea, mas pode requerer indagação mais incisiva por parte do clínico.

As manifestações mais sérias da DRC, que aparecem nas fases mais avançadas da doença, em geral a partir do estádio 3, usualmente refletem suas diversas complicações, conforme descrito a seguir.

Alteração do controle volêmico

A redução acentuada do número de néfrons observada a partir do estádio 3 da DRC limita inevitavelmente a excreção renal de sódio e água, promovendo, de um lado, hipertensão arterial e, de outro, hipervolemia, podendo levar à formação de edema periférico, à congestão pulmonar e mesmo à insuficiência cardíaca congestiva.

A capacidade de reter sódio quando necessário também está comprometida nesses pacientes, em decorrência de um grande aumento da TFG por néfron e do acometimento tubular pelo processo de fibrose. Por essa razão, pacientes com DRC avançada são predispostos a desenvolver desidratação isotônica, o que pode levar a uma "agudização" da doença, com aumento abrupto da creatinina plasmática e, especialmente, da ureia sanguínea, causando a errônea impressão de que o paciente chegou à fase final de sua evolução. Na verdade, algumas indicações inapropriadas de diálise, inclusive com a confecção de fístulas arteriovenosas, devem-se a esse equívoco.

Alterações da pressão osmótica plasmática

Por um lado, a dificuldade em concentrar a urina, já mencionada, pode levar à perda anômala de água livre e a uma desidratação hipernatrêmica, sobretudo em pacientes com alteração do centro da sede (em geral idosos). Por outro lado, a limitação à diluição da urina, decorrente basicamente da queda acentuada da TFG, predispõe à retenção de água, de modo que qualquer excesso na ingestão de fluidos pode causar hiponatremia, um achado comum nesses pacientes, embora o desenvolvimento de edema cerebral seja uma complicação relativamente rara.

Desnutrição

Um dos sintomas clássicos da uremia é a anorexia, decorrente do acúmulo de escórias nitrogenadas e também do estado inflamatório sistêmico característico da DRC avançada. Como resultado, esses pacientes frequentemente se apresentam com perda ponderal e graus variados de desnutrição proteica e calórica.

Anemia

A anemia costuma aparecer no estádio 3 da DRC, tornando-se praticamente universal nas fases mais avançadas. Como em qualquer estado anêmico, os pacientes com DRC apresentam-se com palidez cutânea, indisposição, diminuição da atenção e até mesmo insuficiência cardíaca.

Diversas causas contribuem para o estabelecimento de anemia na DRC, sendo a principal delas a deficiência relativa de eritropoietina (EPO). A EPO é produzida por fibroblastos peritubulares e atua na medula óssea estimulando a proliferação da série vermelha. Na DRC, a perda de massa renal resulta em menor produção de EPO. Além disso, o estado inflamatório sistêmico secundário à DRC inibe a ação da EPO na medula óssea, além de estimular a produção hepática da hepcidina, um peptídeo que inibe a absorção intestinal de ferro e a mobilização do ferro estocado nos macrófagos do sistema reticuloendotelial. Outro fator a causar anemia na DRC é a carência de ferro provocada por perdas sanguíneas associadas a anomalias vasculares na parede intestinal e, no caso de pacientes em hemodiálise crônica, perdas relacionadas ao próprio procedimento. Contribui também para a anemia da DRC a menor vida média das hemácias, de cerca de 90 dias, 30 a menos do que em indivíduos com função renal normal, possivelmente como resultado de hiperesplenismo. Outro fator a limitar a produção de hemácias é o hiperparatireoidismo (ver adiante), que tem como uma de suas complicações a fibrose da medula óssea. Concorrem ainda para a anemia da DRC as deficiências de vitamina B12 e de ácido fólico consequentes a alterações metabólicas e falta de ingestão, esta última causada por anorexia e também por restrições alimentares recomendadas para esses pacientes.

Distúrbio mineral ósseo da DRC (DMO-DRC) (ver Capítulo 4 – Distúrbios do cálcio e do fósforo)

Uma das complicações mais características da DRC é o hiperparatireoidismo secundário, consequente a uma série de fatores decorrentes da perda progressiva de néfrons. É nos rins que a 25(OH)-vitamina D (molécula precursora) é hidroxilada por ação da 1α-hidroxilase, transformando-se na $1,25(OH)_2$vitamina D, ou calcitriol, que é a forma ativa da vitamina D. A deficiência de calcitriol limita drasticamente a absorção intestinal de cálcio, reduzindo sua concentração plasmática e estimulando a síntese do paratormônio (PTH), que busca no esqueleto o cálcio necessário para evitar o estabelecimento de hipocalcemia. O hiperparatireoidismo é ainda agravado pela retenção de fósforo consequente à perda de néfrons. O aumento dos níveis plasmáticos de fósforo também estimula a produção de PTH, que promove fosfatúria por inibir o transportador sódio-fósforo do túbulo proximal. Além disso, a retenção de fósforo induz a produção, nos osteócitos, de FGF23, uma proteína que também limita a reabsorção tubular de fósforo. Como a lógica do FGF-23 é a de evitar o acúmulo de fósforo no organismo, ele também inibe a 1α-hidroxilase, reduzindo a produção renal de calcitriol e, consequentemente, a absorção intestinal de fósforo. Ocorre que, nesse processo, o FGF-23 reduz também a absorção de cálcio, contribuindo para agravar o hiperparatireoidismo. A ação contínua e exagerada do PTH sobre o esqueleto é uma das principais causas da DMO-DRC. Outra contribuição importante é a da acidose metabólica que acompanha as fases mais avançadas da doença (ver adiante). O acúmulo crônico de ácido desmineraliza os ossos por ação meramente química, dissolvendo os cristais de hidroxiapatita/carbonato de apatita que constituem o arcabouço mineral do esqueleto e liberando carbonatos que contribuem para amenizar a acidose. Por fim, o acúmulo de toxinas urêmicas, ainda não caracterizadas, pode promover resistência ao PTH, levando a um estado de adinamia que dificulta a remodelação do esqueleto e contribui para fragilizá-lo. Essas complexas interações estão esquematizadas na Figura 23.1.

Figura 23.1

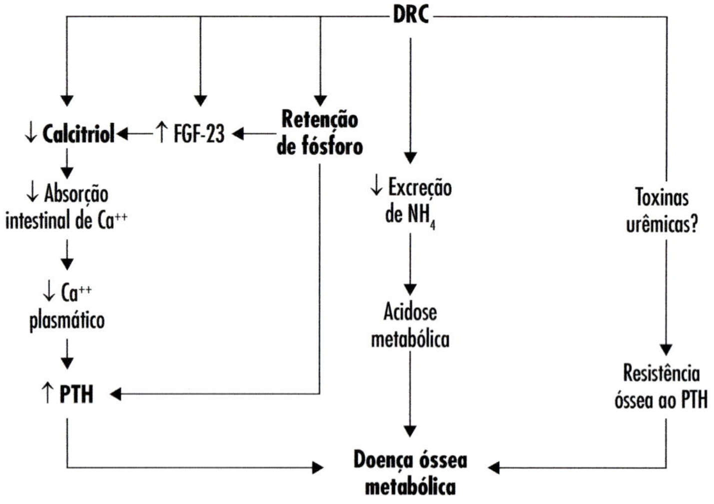

Representação esquemática da patogênese do hiperparatireoidismo na DRC.
Fonte: Desenvolvida pela autoria do capítulo.

Acidose metabólica (ver Capítulo 6 – Distúrbios do equilíbrio ácido-base)

O pH sanguíneo é influenciado pela ação química de tampões plasmáticos e pela ventilação alveolar – por meio do binômio CO_2/HCO_3^- –, sendo, em última análise, controlado pela ação dos rins. Os néfrons eliminam H^+ sob a forma de ácido titulável e íons amônio (NH_4^+). Nas fases 1 e 2 da DRC, tanto a excreção de ácido titulável como a de NH_4 estão preservadas. A partir da fase 3b, no entanto, a capacidade de produção de NH_4^+ passa a ser limitada devido à grande perda de néfrons, levando ao progressivo estabelecimento de acidose metabólica. Esta pode trazer consequências adversas, como a desmineralização óssea, contribuindo para a DMO-DRC e para a própria progressão da DRC. Em pacientes tratados com diuréticos, a acidose pode não se manifestar e pode até mesmo aparecer alcalose metabólica devido à ação dessas drogas sobre a volemia e a excreção de potássio.

Hipercalemia

Para manter a homeostase do potássio, os rins dispõem de vários mecanismos de adaptação à perda crônica de néfrons, que servem para aumentar sua fração de excreção (carga excretada/carga filtrada) dos 6% ou 7% usuais para 50% ou até mais. Os fatores que contribuem para limitar a retenção de potássio são: 1) aumento do fluxo intratubular de fluido, que ajuda a manter um gradiente favorável à secreção de potássio; 2) aumento da oferta de sódio às porções finais do néfron, onde a reabsorção de sódio favorece a secreção de potássio; 3) aumento da produção de aldosterona, estimulado pela própria retenção de potássio; 4) aumento dos canais ROMK das porções finais do néfron, o que também favorece a secreção do íon. Dessa forma, a concentração plasmática de potássio pode se manter dentro da faixa normal até fases avançadas da DRC e até mesmo depois da indicação de diálise crônica. Em outros pacientes, esses mecanismos podem ser insuficientes, levando à elevação dos níveis plasmáticos de potássio, com o risco de arritmias graves e potencialmente fatais, como a fibrilação ventricular. Em algumas situações especiais, a hipercalemia pode se estabelecer de forma precoce, como no caso do hipoaldosteronismo hiporreninêmico, que acomete alguns pacientes com doença renal do diabetes nos quais o aparelho justaglomerular está afetado a ponto de comprometer a produção de renina. Deve-se lembrar também que mesmo pacientes em fase avançada, mas bem adaptados à perda de néfrons, podem desenvolver hipercalemia grave em caso de ingestão de alimentos ricos em potássio, que pouca alteração traria em indivíduos com função renal normal.

Imunodeficiência

Pacientes com DRC avançada apresentam redução da imunidade, cuja consequência mais óbvia é um aumento da susceptibilidade a infecções, que constituem a segunda causa de morte em pacientes em diálise crônica (a primeira são os acidentes cardiovasculares). Outro importante efeito adverso da queda da imunidade na DRC é a perda de eficácia das vacinas, que previsivelmente evocam uma resposta atenuada.

A patogênese da imunodeficiência na DRC é controversa, podendo estar associada à desnutrição e à própria intoxicação urêmica. Há evidências de que estão deprimidas tanto a imunidade inata como a adaptativa (celular e humoral), com aumento da atividade dos linfócitos supressores e redução da dos linfócitos auxiliadores. Os mecanismos intrínsecos desses desajustes estão atualmente sob intensa investigação.

Avaliação da filtração glomerular

A técnica mais precisa para medir a TFG é a determinação da taxa de depuração (*clearance*) de marcadores exógenos, que passam livremente pelos glomérulos, mas não são reabsorvidos nem secretados pelos túbulos. É o caso da inulina, do ácido etilenodiamino tetracético marcado com cromo (EDTA-Cr), do Tc-DTPA (ácido dietileno triaminopentacético marcado com tecnécio), do iohexol e do iotalamato. Alternativamente, a TFG pode ser medida por meio da análise do decaimento plasmático desses marcadores. Essas técnicas requerem a permanência do paciente em hospital por pelo menos algumas horas para permitir a infusão contínua desses marcadores, ou múltiplas medidas de sua concentração plasmática. Por essa razão, embora sejam consideradas padrão-ouro, essas técnicas não são de uso rotineiro, sendo reservadas a projetos de pesquisa.

Apesar de suas limitações, a concentração sérica de creatinina (S_{cr}) ainda é universalmente utilizada na avaliação da TFG. Considerado isoladamente, seu valor é insuficiente para isso, pois só se eleva acima do limite superior da faixa normal quando a TFG já caiu a 60% do normal, conforme ilustrado na Figura 23.2. A determinação do *clearance* de creatinina permite uma avaliação mais precisa da TFG, embora a existência de secreção tubular cause uma pequena superestimação. No entanto, essa medida exige a coleta de urina durante 24 horas, a qual causa grande transtorno em dias úteis e pode não ser representativa em fins de semana, além de estar permanentemente sujeita a erros por perda de material ou esvaziamento incompleto da bexiga por alteração funcional (bexiga neurogênica) ou obstrução (por exemplo, hipertrofia prostática). Devido a todas essas limitações, a TFG é atualmente estimada por meio de equações que levam em conta a S_{Cr} e outros parâmetros como idade, gênero e a etnia. Essas fórmulas foram validadas para diferentes contextos, conforme descrito a seguir.

Figura 23.2

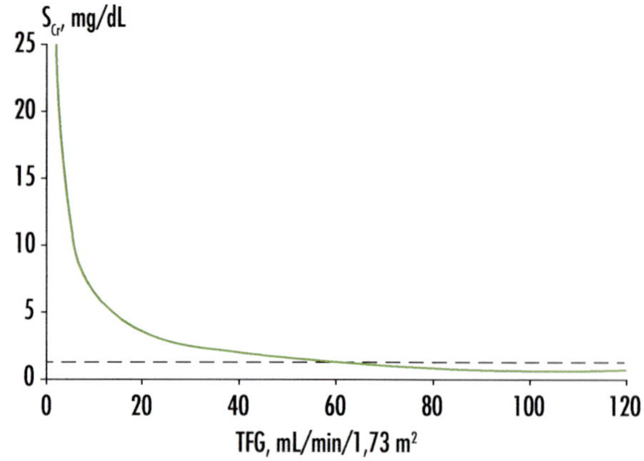

Curva S_{Cr} × TFG.

Fonte: Desenvolvida pela autoria do capítulo.

Equações para a estimativa da TFG

Fórmula de Cockroft-Gault (nome de seus desenvolvedores):

$$\text{RFG (mL/min)} = \frac{(140 - \text{Idade}) \times \text{Peso}}{72 \times S_{Cr}} \times 0{,}85 \text{ (se mulher)}$$

Peso e S_{Cr} são expressos em kg e mg/dL, respectivamente. Note-se que, neste caso, a TFG é dada em mL/min. Para expressá-lo em mL/min/1,73 m², é necessário multiplicar o resultado por 1,73 e dividi-lo pela superfície corpórea. Para estimar esta última, pode-se utilizar a fórmula de Mosteller:

$$\text{Área (em m}^2\text{)} = \sqrt{\frac{\text{Peso} \times \text{altura}}{3.600}}$$

Sendo peso e altura dados em kg e cm, respectivamente.

Assim, para um homem de 40 anos com peso de 72 kg, altura 1,77 m² e S_{Cr} 1,0 mg/dL a TFG estimada será 100 mL/min, enquanto a superfície corpórea terá 1,88 m². Assim, a TFG corrigida pela superfície corpórea será 100 × 1,73/1,88 = 92 mL/min/1,73 m². A principal limitação desta equação é que ela foi desenvolvida a partir de um número relativamente pequeno de pacientes.

Fórmula MDRD

Esta fórmula, derivada durante o estudo clínico *Modification of Diet in Renal Disease* (daí as iniciais), desenvolvido nos anos 1980, é a mais usada atualmente. A equação é:

$$\text{TFG} = 175 \times S_{Cr}^{-1,154} \times \text{idade}^{-0,03} \times 0{,}742 \text{ (se mulher)} \times 1{,}212 \text{ (se afrodescendente)}$$

A S_{Cr} é expressa em mg/dL e a TFG é estimada diretamente em mL/min/1,73 m². A principal limitação desta equação é ter sido desenvolvida a partir de dados obtidos em pacientes com TFG < 60 mL/min/1,73 m², tendo, assim, acurácia menor quando aplicada a pacientes com TFG normal.

Fórmula CKD-EPI (Chronic Kidney Disease-Epidemiology Collaboration)

Trata-se de uma fórmula mais recente e reconhecidamente mais adequada do que as duas já mencionadas para estimar a TFG em pacientes com DRC, derivada que foi a partir de um grupo de mais de 8 mil pacientes. Essa equação inclui a S_{Cr} e uma de suas versões inclui também a cistatina C plasmática. Sua principal limitação é ser menos precisa em pacientes idosos. A fórmula CKD-EPI é complexa demais para o escopo deste capítulo. No entanto, calculadoras que a utilizam, facilmente encontradas em páginas especializadas da internet, permitem estimar diretamente a TFG a partir dos dados antropométricos e laboratoriais do paciente.

Fórmula BIS

São, na verdade, duas fórmulas, derivadas a partir do *Berlin Initiative Study*:

$$\text{TFG (mL/min/1,73 m}^2\text{)} = 3.736 \times \text{Creatinina}^{-0,87} \times \text{Idade}^{-0,95} \text{ (} \times \text{ 0,82 se mulher) ou}$$
$$\text{TFG (mL/min/1,73 m}^2\text{)} = 767 \times \text{Cistatina}^{-0,61} \times \text{Creatinina}^{-0,40} \times \text{Idade}^{-0,57} \text{ (} \times \text{ 0,87 se mulher)}$$

Esses cálculos são mais acurados para idosos acima de 70 anos, brancos e com alto risco cardiovascular.

Como em todas as equações descritas anteriormente, as concentrações de creatinina e cistatina C devem ser expressas em mg/dL.

Exames complementares

Os exames clínicos, de laboratório e de imagem habitualmente utilizados no acompanhamento de pacientes com DRC estão enumerados no Quadro 23.3.

Quadro 23.3 – Principais exames clínicos e laboratoriais solicitados na avaliação da DRC.

Objeto da avaliação	Exames
Avaliação clínica global	Pressão arterial Peso corporal Colesterol total e frações Glicemia de jejum Hemoglobina glicada
Avaliação renal	Ureia Creatinina Urina 1 Albuminúria Ultrassonografia de rins e vias urinárias
Distúrbios hidroeletrolíticos e ácido-base	Sódio Potássio Gasometria venosa
Distúrbios do metabolismo osteomineral	Cálcio iônico e total Fósforo 25-OH vitamina D Paratormônio Fosfatase alcalina
Avaliação hematológica	Hemograma completo Contagem de reticulócitos Perfil de ferro Vitamina B12, ácido fólico

Fonte: Desenvolvido pela autoria do capítulo.

Prevenção da progressão da doença renal crônica

Uma vez instalada, e independentemente de sua causa, a DRC tende a progredir, com perda gradativa de função renal, culminando com a necessidade permanente de terapia de substituição renal (TSR). Cabe ao nefrologista e sua equipe adotar medidas, medicamentosas, nutricionais e comportamentais, destinadas a prevenir ou retardar a progressão da DRC. As principais recomendações estão descritas a seguir.

Redução da proteinúria

As seguintes medidas contribuem para reduzir a proteinúria na DRC: limitar a ingestão diária de proteínas a 0,8 g de proteína/kg de peso corporal; uso de inibidores da enzima conversora da angiotensina 1 (IECA) ou bloqueadores do receptor de angiotensina (BRA); e controle da pressão arterial.

Controle da pressão arterial

Além de contribuir para reduzir a proteinúria, o controle da pressão arterial auxilia a atenuar a progressão da DRC, além de diminuir o risco cardiovascular e, consequentemente, a mortalidade. Recomendam-se alvos inferiores a 140/90 mmHg apenas se a albuminúria for inferior a 30 mg/24 horas. Para quaisquer outros níveis, recomenda-se que a pressão arterial seja mantida abaixo de 130/80 mmHg. As principais medidas de controle da hipertensão são: restrição à ingestão de sódio; diuréticos; anti-hipertensivos; e tratamento não medicamentoso.

Restrição à ingestão de sódio

A limitação à ingestão de sódio é de fundamental importância para o controle pressórico em pacientes com DRC, além de contribuir decisivamente para o controle volêmico. A recomendação oficial (KDIGO) é reduzir a ingestão de cloreto de sódio a níveis próximos a 5 g/dia), embora seja muito difícil atingir esse alvo, já que o consumo médio no Brasil é quase o dobro desse valor. O uso de regimes dietéticos como o DASH (*dietary approach to stop hypertension*) pode facilitar a aderência dos pacientes à restrição de sódio. Novamente, é fundamental o papel de nutricionistas na orientação dos pacientes e na elaboração de dietas ao mesmo tempo equilibradas e apetecíveis.

Para estimar a ingestão diária de sal (em g), basta dividir a quantidade de sódio (em mmol) eliminada na urina de 24 horas por 17. Exemplo: se a excreção urinária de sódio foi 170 mmol em 24 horas, a ingestão foi 10 g (170/17).

Pode ser necessário associar à limitação do sódio a restrição à ingestão de água, especialmente quando há sinais ou sintomas de sobrecarga hídrica, como edema de membros inferiores, turgência de veias jugulares, crepitações à ausculta pulmonar, dispneia, ortopneia e dispneia paroxística noturna. Além disso, a ingestão hídrica precisa ser limitada em caso de hiponatremia, indicativa de limitação à diluição urinária.

Diuréticos

Trata-se de uma classe de medicações essencial em pacientes com DRC, por atenuar a dificuldade de excretar sódio inerente à DRC. Os mais utilizados são os diuréticos de alça, os tiazídicos e os antagonistas da aldosterona, com a ressalva de que esta última classe pode induzir hipercalemia.

Ao contrário do que tem sido publicado em diversos livros de texto, as evidências disponíveis indicam que os tiazidicos funcionam também nas fases mais avançadas da DRC (TFG < 30 mL/min/1,73 m^2). Além disso, os tiazídicos potencializam a ação dos diuréticos de alça.

Anti-hipertensivos

Qualquer classe de anti-hipertensivos pode ser utilizada em pacientes com DRC. Preferencialmente, deve-se utilizar IECA ou BRA (sobretudo se houver proteinúria), por haver evidências sólidas de que essas drogas retardam a progressão da DRC, tanto em diabéticos como em não diabéticos. O uso combinado dessas medicações é contraindicado, mesmo em pacientes com alto risco cardiovascular, principalmente pela possibilidade de se desenvolver hipercalemia.

Tratamento não medicamentoso

Como em qualquer esquema anti-hipertensivo, a mudança do estilo de vida desempenha um papel importante e complementar ao uso de medicamentos. Inclui-se aí a prática de atividade física, de preferência com a orientação de fisioterapeutas, e a redução de peso em pacientes com sobrepeso ou obesos. Ambas as medidas ajudam a baixar não apenas a pressão arterial, mas também as taxas sanguíneas de colesterol LDL, contribuindo para retardar a progressão da nefropatia e para reduzir o risco cardiovascular. A cessação do tabagismo é outro adjuvante no controle da aterosclerose e na prevenção de complicações cardiovasculares e da progressão da DRC.

Controle metabólico em pacientes diabéticos

Numerosas evidências indicam que a redução dos níveis de hemoglobina glicada a menos de 7% tende a reduzir a proteinúria e a limitar a progressão da DRC, embora seja necessário cuidado para evitar episódios de hipoglicemia (ver Capítulo 14 – Doença Renal Diabética). Cabe ressaltar que alguns agentes hipoglicemiantes de última geração, como os inibidores de SGLT2 e os agonistas do GLP1, contribuem para reduzir a proteinúria e a progressão da DRC.

Correção da acidose metabólica

Existem na literatura várias evidências sugerindo que a manutenção de níveis de bicarbonato acima de 22 mEq/L atenua a progressão da DRC, possivelmente porque a acidose metabólica prolongada estimula a produção de mediadores inflamatórios. O tratamento pode ser feito com bicarbonato de sódio, em comprimidos de 500 mg. Três desses comprimidos equivalem a ~ 18 mmol/dia, o que ajuda a compensar a deficiência de acidificação, mas não chega a aumentar substancialmente a ingestão de sódio.

Limitação do uso de anti-inflamatórios não esteroidais e contrastes iodados

Os anti-inflamatórios não esteroidais inibem a produção de prostaglandinas vasodilatadoras que contribuem para minimizar a perda de função renal em indivíduos com DRC.

Assim, essas drogas podem neutralizar esse mecanismo adaptativo, promovendo uma queda abrupta da TFG. Já os contrastes iodados exercem um efeito nefrotóxico direto. Em ambos os casos, pode haver a instalação de injúria renal aguda (IRA) que, no contexto da DRC, pode ser irreversível, levando precocemente à necessidade permanente de TSR. Deve-se evitar ao máximo a administração desses agentes a pacientes com DRC.

Abordagem multidisciplinar

As considerações feitas até aqui deixam claro que o tratamento de um paciente com DRC deve envolver não apenas o trabalho dos médicos, mas também o de nutricionistas (orientação alimentar), fisioterapeutas (facilitação e orientação da atividade física), psicólogos (apoio à aceitação da doença e de seu tratamento, preparo para possível TSR), enfermeiros (obtenção de dados antropométricos, orientação, verificação da aderência ao tratamento) e assistentes sociais (para os que têm dificuldade de obter medicação ou de comparecer às consultas). Dado o caráter sistêmico da doença, o trabalho de uma equipe multiprofissional, atenta à evolução clínica e laboratorial do paciente, aumenta sensivelmente a eficiência do tratamento, conforme inúmeras evidências.

Tratamento das complicações da doença renal crônica

Anemia

O tratamento da anemia é vital na DRC, por prevenir o desenvolvimento de complicações cardiovasculares, como hipertrofia ventricular esquerda, e também por evitar a necessidade de transfusões, que aumentam a exposição a antígenos populacionais, dificultando no futuro um possível transplante renal.

Em boa parte dos pacientes, a anemia reflete uma carência de ferro, que pode resultar de perdas ocultas por disfunção plaquetária, ou meramente de ingesta deficiente. Considera-se necessário repor ferro quando a saturação da transferrina é inferior a 30%, com valores de ferritina abaixo de 500 ng/mL. A reposição de ferro deve ser feita preferencialmente por via parenteral. Se mesmo assim os níveis de hemoglobina (Hb) se mantiverem abaixo de 10 g/dL, deve-se introduzir tratamento com eritropoetina.

É importante observar que a Hb não deve ser corrigida a níveis superiores a 11,5 g/dL, devido ao risco de eventos tromboembólicos (ver adiante).

Segundo as diretrizes do KDIGO de 2012, como a anemia é uma complicação frequente da DRC, os níveis de Hb devem ser avaliados anualmente para pacientes com DRC categoria 3, semestralmente nos pacientes categoria 4 e 5 não dialíticos e a cada 3 meses nos pacientes em diálise. Nos pacientes em uso de eritropoietina recombinante, a avaliação da hemoglobina deverá ser realizada a cada mês. Na abordagem inicial de pacientes com DRC e anemia, deverão ser realizados os seguintes exames: hemograma completo com contagem de leucócitos; plaquetas e reticulócitos; ferro sérico; saturação de transferrina; ferritina; ácido fólico; e vitamina B12. A avaliação do perfil de ferro deverá ser realizada a cada 3 meses.

O ferro deverá ser reposto em todos os pacientes com DRC e anemia. A reposição de ferro deverá ser endovenosa nos pacientes em programa de hemodiálise. Nos pacientes não dialíticos ou em programa de diálise peritoneal, uma tentativa de terapia com ferro por via oral poderá ser feita durante um período de 3 meses. O objetivo da reposição de ferro é aumentar os níveis de hemoglobina, protelando o início da terapia com agentes estimuladores de eritropoiese (AEE) ou reduzindo a necessidade de seu uso. A reposição de ferro endovenosa deverá ser evitada em casos de infecção ativa, já que o ferro é necessário à proliferação de certas bactérias.

A administração de AEE deverá ser feita nos pacientes adultos com DRC não dialítica quando a concentração de hemoglobina for menor do que 10 g/dL. Em geral, o KDIGO sugere não usar AEE para manter a concentração de Hb acima de 11,5 g/dL em adultos com DRC. Esse nível-limite foi obtido a partir de estudos que mostraram que manter níveis mais altos de hemoglobina não traz benefício, e pode até mesmo aumentar o risco de eventos cardiovasculares e de trombose de acesso vascular. O maior desses estudos, o TREAT, mostrou maior risco de acidente vascular encefálico (AVE) nos pacientes diabéticos com DRC não dialítica que tiveram sua hemoglobina corrigida acima do nível-limite mencionado. Esse tipo de preocupação também é evidenciado nas diretrizes brasileiras, que recomendam níveis de hemoglobina entre 10 e 12 g/dL.

Com relação à via de administração, o KDIGO recomenda a via intravenosa ou subcutânea de AEE para pacientes em hemodiálise. Para aqueles com DRC não dialítica ou em diálise peritoneal, a recomendação é administrar eritropoietina ou darbopoietina (os AEE disponíveis no Brasil) por via subcutânea, com base no achado de que a meia-vida desses agentes é maior por essa via, reduzindo seu consumo em 30%.

As transfusões sanguíneas deverão ser restritas às seguintes situações: perda volêmica maior do que 30% a 40%; presença de sinais ou sintomas clínicos de hipovolemia; perda sanguínea ativa; e níveis de hemoglobina sanguínea inferiores a 7 g/dL.

Doença mineral óssea

Controle do fósforo sérico

Um dos pilares do tratamento da doença mineral óssea (DMO) associada à DRC é o controle do fósforo sérico. Para mantê-lo dentro do normal, deve haver um esforço para restringir sua ingestão a menos de 1.000 mg/dia, limitando o consumo de alimentos ricos em fósforo. Uma lista básica desses alimentos inclui:

- carnes em geral;
- ovos;
- leite e seus derivados;
- grãos (feijão, amendoim, nozes, ervilha, soja);
- corantes e conservantes (frequentemente encontrados em alimentos industrializados);
- refrigerantes (principalmente os derivados de cola).

Um importante recurso adicional é o uso de quelantes de fósforo, como o carbonato de cálcio ou o Sevelamer (KDIGO). Tais medicações devem ser ingeridas antes ou durante as refeições, para que possam efetivamente limitar a absorção intestinal de fósforo.

Vitamina D

Na DRC, a produção de 1,25(OH_2)-vitamina D (calcitriol) está limitada devido à perda de massa renal, resultando em drástica diminuição da absorção intestinal de cálcio e levando, juntamente com a retenção de fósforo, ao hiperparatireoidismo secundário. Pode-se atenuar essa limitação administrando o precursor do calcitriol, a 25(OH)-vitamina D (calcidiol), até porque muitos desses pacientes apresentam uma deficiência desse composto. Os níveis séricos de calcidiol devem ser mantidos em 30 ng/mL ou pouco acima disso. Pode-se usar o ergocalciferol ou o colecalciferol para a reposição. Se o nível sérico estiver entre 15 e 30 ng/mL, recomenda-se uma dose mensal total de 50 mil UI de calcidiol. Abaixo desses valores, a recomendação é de que sejam administrados 50 mil UI de calcidiol por semana durante 1 mês (se o nível sérico de vitamina D estiver entre 5 e 15 ng/mL) ou 3 meses (se esse valor for inferior a 5 ng/mL), antes de se passar à dose rotineira de 50 mil UI/mês.

Se o hiperparatireoidismo secundário (níveis de PTH > 65 pg/mL) persistir, a despeito da restrição de fósforo, do uso de quelantes de fósforo e da reposição de calcidiol, é possível que a capacidade renal de sintetizar o calcitriol esteja muito limitada. Nesses casos, pode-se tentar limitar a produção do PTH por meio da administração do próprio calcitriol.

Calcimiméticos e análogos da vitamina D

Se mesmo com os recursos enumerados anteriormente não for possível baixar os níveis de PTH, ou se isso só ocorrer à custa de um indesejável aumento dos níveis sanguíneos de fósforo e do próprio cálcio, podem-se utilizar calcimiméticos, como o cinacalcet, que "enganam" as paratireoides, aumentando a sensibilidade de seus receptores ao cálcio, suprimindo, assim, a produção do PTH. Outro grupo de medicamentos úteis nesses casos é o dos ativadores seletivos do receptor da vitamina D (VDR), como o paricalcitol. Esses compostos têm afinidade maior para os VDR das paratireoides do que para os intestinais, promovendo, assim, uma eficiente supressão da produção do PTH sem aumentar a absorção intestinal de cálcio e de fósforo, minimizando, dessa forma, o risco de calcificação extraóssea. O uso dessas drogas é recomendado principalmente a pacientes em diálise, nos quais a prevalência de níveis extremos de PTH é mais alta.

Em situações extremas, pode ser necessário recorrer à remoção cirúrgica das paratireoides. Esse procedimento é indicado quando os níveis de PTH superam 800 pg/mL e as seguintes condições se apresentam: hipercalcemia e/ou hiperfosfatemia refratárias ao tratamento clínico; calcificações extraósseas ou arteriolopatia urêmica calcificante (calcifilaxia); doença óssea avançada e progressiva que não responde ao tratamento clínico; e grande aumento de volume (acima de 1 cm^3) das glândulas paratireoides à ultrassonografia. Para evitar a instalação pós-cirúrgica de um hipoparatireoidismo, procura-se, nesses casos, preservar uma parte da função paratireoidiana enxertando um fragmento de paratireoide no tecido subcutâneo de um antebraço.

Vacinações

Pacientes com DRC devem receber todas as vacinas do calendário básico, acrescidas de:

- hepatite A (2 doses);
- hepatite B (4 doses: 0, 1, 2 e 6 meses);
- influenza (anual);
- pneumocócica 23v (2 doses com intervalo de 5 anos). Se disponível, aplicar uma dose da vacina 13v;
- varicela (2 doses);
- *Haemophilus influenzae b* (dose única).

Distúrbios hidroeletrolíticos

Diversas alterações hidroeletrolíticas podem surgir no curso da DRC, algumas secundárias à própria disfunção renal, outras resultantes da conduta clínica e da administração de medicamentos. No Quadro 23.4 estão listados os principais distúrbios hidroeletrolíticos, suas causas e seu tratamento ambulatorial.

Quadro 23.4 – Principais causas de distúrbios hidroeletrolíticos na DRC e seu tratamento ambulatorial.

Distúrbio	Principais causas	Tratamento ambulatorial
Hipercalemia	Retenção renal (DRC avançada) Uso de IECA/BRA Uso de antagonistas da aldosterona	Cessar retentores de K^+ Tiazídicos ou furosemida Restringir ingestão de K^+
Hipocalemia	Uso de tiazídicos ou furosemida Diarreia/vômitos Baixa ingestão de potássio Hipomagnesemia Alcalose metabólica	Suspensão do diurético Tratamento da causa Reposição de potássio Espironolactona Amilorida
Acidose metabólica	Perda de néfrons (DRC avançada) Defeito tubular	Reposição de bicarbonato
Alcalose metabólica	Tiazídicos ou furosemida	Ajuste da dose de diuréticos Espironolactona
Hipernatremia	Limitação à concentração urinária Diuréticos + restrição hídrica	Adequar ingestão hídrica Ajuste da dose de diuréticos
Hiponatremia	Limitação à diluição urinária Ingestão hídrica elevada Diuréticos de alça ou tiazídicos Uso de antidepressivos	Ajuste da dose de diuréticos Adequar ingestão hídrica
Hipomagnesemia	Uso excessivo de diuréticos	Ajuste de dose de diuréticos Reposição de magnésio
Hipercalcemia	Ingestão excessiva de cálcio Uso excessivo de calcidiol ou calcitriol Hiperparatireoidismo primário ou terciário	Ajuste de medicações Tratar hiperparatireoidismo Tratar causa-base Calcimiméticos Análogos do receptor do calcitriol
Hipocalcemia	Redução da produção de calcitriol Baixa ingestão (raro)	Reposição de colecalciferol Calcitriol Reposição de cálcio
Hiperfosfatemia	Hiperparatireodismo com TFG baixo	Restrição alimentar de fósforo Uso de quelantes de fósforo
Hipofosfatemia	Hiperparatireoidismo com TFG normal Deficiência de vitamina D Disfunção tubular proximal Raquitismo, osteomalácia	Tratamento da doença de base Reposição de calcidiol Reposição de calcitriol Reposição de fósforo

Fonte: Desenvolvido pela autoria do capítulo.

Terapia de substituição renal

Em princípio, indica-se TSR (hemodiálise, diálise peritoneal ou transplante renal) quando o paciente chega ao estádio V, ou seja, quando sua TFG estimada cai a menos de 15 mL/min/1,73 m^2. No entanto, essa é apenas uma referência. De um lado, a presença de hipercalemia ou hipervolemia refratárias a tratamento conservador pode obrigar à instituição de TSR com TFG superior àquela marca. De outro, alguns pacientes conseguem manter-se estáveis durante meses, ou mesmo anos, com valores inferiores a 10 mL/min/1,73 m^2.

Maiores detalhes quanto à indicação de TSR na DRC e suas modalidades são encontrados no Capítulo 25 – Tratamento Dialítico da Doença Renal Crônica.

Considerações finais

A DRC é uma entidade cuja incidência é crescente devido ao envelhecimento populacional e ao aumento da prevalência de doenças crônicas como hipertensão arterial e diabetes *mellitus*. O diagnóstico precoce da DRC, por meio de exame de creatinina sérica, e seu seguimento adequado, com controle dos fatores de risco para sua progressão e suspensão de medicamentos e procedimentos potencialmente nefrotóxicos, podem alterar a evolução da doença e evitar diversas complicações cardiovasculares, ósseas e sistêmicas. Por fim, se necessário for, existem opções para substituição renal, que conseguem prolongar a sobrevida desses pacientes e atenuar fortemente a queda de sua qualidade de vida.

Bibliografia consultada

Carvalho AB; Cuppari L. [Management of hyperphosphatemia in CKD]. Jornal Brasileiro de Nefrologia 2011; 33(2): 191-6. Epub 2011/07/27.

Chapter 2: Definition, identification, and prediction of CKD progression. Kidney international supplements 2013; 3(1): 63-72.

Gueiros JE; Hernandes FR; Karohl C et al. [Prevention and treatment of secondary hyperparathyroidism in CKD]. Jornal Brasileiro de Nefrologia 2011; 33(2): 197-204. Epub 2011/07/27.

http://www.censo-sbn.org.br/. Acesso em: 19 maio 2019.

Jha V; Garcia-Garcia G; Iseki K et al. Chronic kidney disease: global dimension and perspectives. Lancet 2013; 382(9888): 260-72. Epub 2013/06/04.

KDIGO. KDIGO clinical practice guideline for the diagnosis, evaluation, prevention, and treatment of Chronic Kidney Disease-Mineral and Bone Disorder (CKD-MBD). Kidney International Supplement 2009; (113): S1-130. Epub 2009/08/01.

KDIGO Anemia Work Group. KDIGO Clinical practice guideline for anemia in chronic kidney disease. Kidney Int Suppl 2012; 2(4): 279-335.

Sampaio EA; Moyses RM. [Parathyroidectomy in CKD]. Jornal Brasileiro de Nefrologia 2011; 33(2): 221-4. Epub 2011/07/27.

Capítulo 24

Ajuste de Doses na Insuficiência Renal

Ligia Costa Battaini
Gabriel Daltoso Esteves
Jaqueline Pilon de Meneses

Introdução

Os principais órgãos responsáveis pela eliminação de medicamentos e de seus metabólitos pelo organismo são os rins e o fígado. A concentração plasmática de determinados fármacos pode estar aumentada em pacientes com disfunção desses órgãos e consequente perda do seu poder de depuração.

Entender o impacto da redução da função renal na farmacodinâmica de medicamentos, além de ajudar a identificar e estratificar riscos, é essencial para ajuste de doses, garantindo a sua máxima eficácia com o menor grau possível de toxicidade.

A individualização da terapia com drogas excretadas intactas predominantemente (> 70%) pelos rins pode ser obtida pela redução proporcional da dose ou aumento do intervalo de administração, com base no grau de redução da taxa de filtração glomerular (TFG) ou de seus equivalentes na prática médica, o *clearance* de creatinina (ClCr), o ClCr estimado (eClCr) e a TFG estimada (eTFG). Entretanto, como a disfunção renal está associada a alterações progressivas da biodisponibilidade, ligação a proteínas, volume de distribuição (VD) e *clearance* não renal (principalmente hepático) de muitos medicamentos, um ajuste mais complexo pode ser necessário. Pacientes com disfunção renal também podem responder de forma anômala devido a alterações fisiológicas e bioquímicas associadas à progressão da doença.

Depuração renal

A concentração plasmática de um medicamento excretado pelos rins depende da sua taxa de depuração (*clearance*) renal e de características como VD, ligação a proteínas plasmáticas e peso molecular. Por sua vez, o *clearance* renal da droga depende das condições estruturais e funcionais dos rins: número de néfrons; integridade das paredes glomerulares; presença de fibrose intersticial; reabsorção ou secreção tubular e pressão de perfusão; entre outros.

Estimativa da função renal

Apesar dos diferentes mecanismos envolvidos na eliminação de drogas pelos rins e da disponibilidade de diversos métodos para determinar a função renal, o *clearance* de creatinina (ClCr) permanece como o index mais utilizado para guiar o uso e determinar a dose adequada dos medicamentos prescritos. Durante décadas, a determinação do ClCr a partir das concentrações de creatinina no plasma e na urina constituiu o método-padrão. Entretanto, tornou-se progressivamente evidente que a coleta adequada de urina de 24 horas, essencial para a acurácia da medida, é problemática em muitos contextos clínicos. Por essa razão, predomina hoje em dia a estimativa da TFG com base em fórmulas matemáticas que prescindem da coleta de urina, utilizando apenas a concentração plasmática de creatinina e parâmetros demográficos tais como peso, idade, gênero e etnia. As equações mais utilizadas hoje são a de Cockcroft & Gault, *Modification of Diet in Renal Disease* (MDRD) e *Chronic Kidney Disease-Epidemiology Collaboration* (CKD-EPI), que demonstram uma boa correlação com o ClCr e a TFG efetivamente mensurados em indivíduos com função renal estável. Para pacientes obesos (IMC > 29,9 kg/m²), pode-se utilizar a equação de Salazar e Corcoran (Tabela 24.1). É necessário ter algum cuidado com o uso dessas fórmulas, pois elas não foram ainda sistematicamente validadas para estimativas quanto à farmacocinética de drogas ou para ajuste de doses. Uma vez que os dados da literatura se baseiam no *clearance* calculado a partir da dosagem de creatinina no plasma e na urina, esse parâmetro continua a ser o padrão-ouro para o ajuste de doses, mas a ampla disponibilidade e a facilidade de uso de fórmulas para a estimativa da TFG oferecem uma ferramenta que, uma vez validada para administração de medicamentos, pode ser facilmente incorporada à prática clínica.

Tabela 24.1 – Equações empregadas para estimar a taxa de filtração glomerular (TFG).

Nome	Equação
Cockcroft&Gault	ClCr = [140 – idade] × peso/[72 × creatinina] × 0,85 (se ♀)
MDRD (*Modification of Diet in Renal Disease*) Versão 4 revisada	TFG = 175 × $(Cr)^{-1,154}$ × $(idade)^{-0,203}$ × 1,212 (se afrodescendente) × 0,742 (se ♀)
CKD-EPI (*Chronic Kidney Disease Epidemiology Collaboration*)	TFG = 141 × min^{a} × $máx^{-1.209}$ × $0,993^{idade}$ × 1,018 (se ♀) x 1,159 (se afrodescendente) κ = 0,7 para ♀ e 0,9 para ♂ α = -0,329 para ♀ e -0,411 para ♂ min = mínimo entre Cr/κ e 1 Máx. = máximo entre Cr/κ e 1
Salazar&Corcoran (para obesos)	ClCr (♀) = (146 – Idade) × [(0,287× x Peso) + (9,74 × A²)]/(60 × Cr) Clcr (♂) = [137 – Idade] × [(0,285 × Peso) + (12,1 vez, A²)]/(51 vez, Cr)

Cr: creatinina sérica; ClCr: *clearance* de creatinina (mL/min); TFG: taxa de filtração glomerular (mL/min/1,73 m²); A = altura (em metros).

Fonte: Desenvolvida pela autoria do capítulo.

O uso de isótopos deve ser considerado quando uma maior acurácia se faz necessária; quando a função renal está muito rebaixada; ou em extremos de massa muscular. Entretanto, esse método é pouco prático, já que depende da administração endovenosa (EV) ou subcutânea (SC) do radiofármaco e de múltiplas coletas de urina e/ou sangue, além de ser disponível apenas em centros adequadamente capacitados a lidar com radiosótopos.

Particular atenção deve ser reservada a pacientes com disfunções renais agudas, cuja instabilidade impede o uso de fórmulas convencionais, que pressupõem uma situação estacionária. Embora vários métodos para estimativa do ClCr em pacientes com injúria renal aguda (IRA) tenham sido propostos, nenhum deles pode ser expressamente recomendado, uma vez que sua acurácia não foi testada com rigor.

Princípios básicos de farmacocinética

A variação com o tempo da concentração plasmática de um fármaco administrado por via oral está representada de forma esquemática na Figura 24.1. Esse perfil farmacocinético consiste em duas fases: 1) uma rápida elevação da concentração plasmática da droga, devido à sua absorção intestinal. Essa ascensão é atenuada pelo processo de difusão a todo o VD da droga e por sua ligação a proteínas plasmáticas; 2) um decréscimo lento, que reflete a remoção do fármaco por metabolização hepática, excreção renal, ou uma combinação desses processos. Em pacientes com disfunção renal, a curva que descreve o comportamento dos medicamentos excretados parcial ou totalmente pelos rins se altera, assumindo uma configuração semelhante à da curva B na Figura 24.1, com um pico mais elevado e um decaimento mais lento do que em indivíduos normais. Como consequência, há um aumento acentuado da área sob a curva, que mede a concentração plasmática média da droga, obrigando a uma redução de sua dose. São diversos os fatores responsáveis por essa alteração farmacocinética. Veremos a seguir os principais:

Figura 24.1

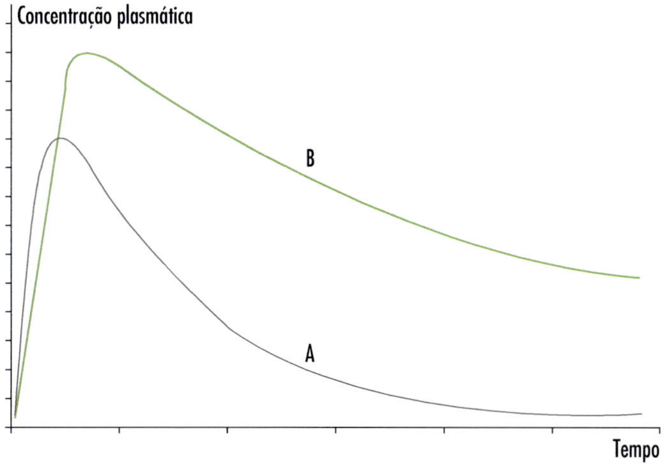

Representação esquemática idealizada da farmacocinética, após administração oral, de uma droga de excreção urinária em situação normal (curva A) e na presença de rebaixamento da função renal (curva B).

Fonte: Desenvolvida pela autoria do capítulo.

Absorção intestinal

Pouco se sabe sobre a influência da função renal na absorção intestinal de medicamentos. Muitas variáveis influenciadas por uma disfunção renal podem influenciar esse processo, incluindo alterações no trânsito intestinal e no pH gástrico, edema da parede intestinal, vômitos, diarreia e uso concomitante de quelantes.

Volume de distribuição (VD)

O (VD) de uma droga depende das propriedades físicas de sua molécula, que determinam até onde ela pode chegar. Assim, o VD pode ser igual ao volume do espaço intravascular, espaço extracelular ou da água total do organismo. Pode ainda assumir qualquer valor intermediário.

Em pacientes com IRA ou doença renal crônica (DRC), o VD de muitas drogas tende a se elevar significativamente em virtude da expansão volêmica secundária à retenção de sódio e água. Essa alteração, por um lado, tende a diminuir a concentração plasmática de qualquer droga administrada. Por outro lado, lentifica sua remoção, inclusive por diálise.

Ligação a proteínas plasmáticas

Muitos medicamentos ligam-se a proteínas plasmáticas e/ou teciduais que funcionam assim como uma espécie de "reservatório". A proporção entre a fração conjugada e a fração livre é fortemente influenciada pelo pH sanguíneo, pelo acúmulo de metabólitos na uremia e por qualquer fator que altere a afinidade da droga com os sítios de ligação a proteínas.

Tanto os efeitos terapêuticos como os tóxicos de um medicamento dependem da concentração no plasma de sua fração livre, que é a que está imediatamente "disponível". Assim, qualquer anomalia que interfira com a ligação da droga a proteínas (ou com a concentração plasmática de proteínas) tende a alterar a concentração plasmática de sua forma livre. Tal alteração não é detectada mesmo que a concentração total da droga no plasma seja medida diretamente. Portanto, em pacientes com perda de função renal, uma concentração plasmática aparentemente adequada de um medicamento pode estar associada a respostas subterapêuticas ou, inversamente, a eventos adversos graves. Por essas razões, sugere-se que, sempre que possível, seja monitorada a concentração plasmática da fração livre, em vez da total.

A concentração plasmática da fração livre de uma droga é determinante também para sua remoção do organismo, não apenas pelos rins e fígado, mas também por diálise. Assim, medicamentos com alta fração livre no plasma são dialisados com facilidade, ao contrário daqueles fortemente ligados a proteínas. Por essa razão, como veremos mais adiante, alguns medicamentos precisam ser administrados logo após uma sessão de diálise, e/ou em doses mais altas, para minimizar sua remoção. Ao contrário, outras drogas, pouco dialisáveis, necessitam ter suas doses apropriadamente reduzidas.

Metabolismo e transporte

Há várias rotas não renais de remoção de medicamentos do plasma, como a metabolização por diversas enzimas hepáticas e o transporte ativo em células hepáticas e intestinais. Além de obviamente comprometer a excreção urinária, a perda de função renal, seja aguda ou crônica, pode alterar a estrutura, as propriedades químicas e a interação dessas enzimas e/ou o transporte de medicamentos, modificando significativamente sua farmacocinética e afetando, de forma indireta, sua eliminação por vias não renais. Essa redução do *clearance* não renal tem se mostrado frequentemente proporcional a reduções no RFG, embora seja difícil quantificar esse efeito, mesmo quando se trata de drogas da mesma classe.

O metabolismo hepático de primeira passagem pode estar reduzido na DRC, possivelmente devido ao acúmulo de compostos normalmente excretados na urina. Em consequência, a concentração plasmática de medicamentos de excreção hepática, como a fenitoína, pode estar aumentada em até 70%. Além disso, conforme já mencionado, os baixos níveis plasmáticos de albumina, frequentemente observados na DRC, promovem um aumento da concentração sérica da forma livre de vários medicamentos, em especial aqueles com alto grau de ligação proteica.

Já em relação aos pacientes críticos que desenvolvem IRA, poucos estudos avaliaram o *clearance* não renal de drogas. Acredita-se que, ao contrário do que ocorre na DRC, o *clearance* não renal pode estar até aumentado. Assim, se for aplicada a esses pacientes a correção recomendada para DRC, a concentração plasmática obtida pode ficar em níveis subterapêuticos. Como nem sempre existe uma padronização adequada para ajustes de dose nesse contexto, o ideal é medir diretamente a concentração plasmática da droga.

Excreção renal de medicamentos

O *clearance* renal de medicamentos constitui o resultado da interação de três processos: a) passagem pelo filtro glomerular (carga filtrada); b) secreção tubular; c) reabsorção tubular. O grau de alteração do *clearance* de um medicamento na DRC depende do quanto cada um desses mecanismos é afetado pela doença. É importante notar que, para exercer seus efeitos, muitas drogas devem ser inicialmente metabolizadas à sua forma ativa. Isso ocorre no fígado, por processos tais como hidroxilação e glicuronização. Em muitos casos, essa forma ativa depende de excreção renal para ser eliminada do organismo.

Por reduzir diretamente a TFG, a DRC afeta sobretudo os fármacos excretados predominantemente por filtração, seja inalterados, como é o caso dos aminoglicosídeos, seja sob a forma de metabólitos, por exemplo, a carbamazepina. Em consequência, ocorre diminuição do *clearance* renal do composto e, consequentemente, aumento de sua concentração plasmática média (área sob a curva) e de sua persistência na circulação (meia-vida). Conforme já mencionado, pacientes com disfunção renal frequentemente necessitam de ajustes em seus esquemas terapêuticos, o que pode ser feito com diminuição da dose, manutenção da dose com aumento do intervalo entre as tomadas, ou uma combinação desses procedimentos.

Efeito farmacocinético da terapia de substituição renal (TSR)

Métodos contínuos

Os métodos contínuos são usados na grande maioria das vezes em pacientes com disfunção renal aguda e/ou instabilidade hemodinâmica. No momento da individualização da dose dos medicamentos, é preciso lembrar que, nesses pacientes, o *clearance* não renal é maior do que em pacientes com DRC porque o *clearance* renal é muito baixo devido ao processo agudo e também porque a remoção de metabólitos tóxicos pela diálise possivelmente melhora a função hepática. O mecanismo utilizado também deve ser levado em consideração: convecção (hemofiltração venovenosa contínua – CVVH), difusão (hemodiálise venovenosa contínua – CVVHD) ou ambos (hemodiafiltração venovenosa contínua – CVVHDF) (Capítulo 22 – Diálise na Injúria Renal Aguda). Devemos avaliar também a taxa de ultrafiltração (UF), o fluxo de sangue (FS) e a dose de diálise (DD). Nos métodos convectivos, o *clearance* é proporcional à taxa de UF e depende também do *sieving coefficient* da droga, que reflete a permeabilidade da membrana a ela. Deve-se lembrar também que o que é efetivamente removido pelo processo dialítico é a fração livre do fármaco, ou seja, aquela não ligada a proteínas. Nos métodos difusivos, o *clearance* depende também da dose de diálise.

Hemodiálise clássica

Deve-se levar em consideração a função renal residual do paciente, que se soma ao *clearance* fornecido pela prescrição de diálise. Existem atualmente recomendações específicas quanto ao ajuste de doses para um grande número de fármacos. No entanto, a maioria delas foi formulada antes da introdução dos dialisadores de alto fluxo, cabendo assim ao nefrologista, de preferência em colaboração com o farmacêutico clínico, considerar com cautela as atuais recomendações e monitorar possíveis efeitos adversos, em especial no caso de pacientes criticamente enfermos. O efeito da hemodiálise no *clearance* de medicamentos vai depender do peso molecular, da ligação a proteínas plasmáticas, do VD da droga, da composição e superfície da membrana, bem como do fluxo de sangue e de dialisato utilizados. Medicamentos fortemente ligados a proteínas ou com grande VD são pouco removidos por esse método. Já os medicamentos com baixo peso molecular (< 500 Da), ligação proteica baixa e VD pequeno, como sulfonamidas, aminoglicosídeos, vancomicina, carbapenêmicos e a maioria das penicilinas, são de remoção mais fácil e devem ter suas doses administradas após o término da hemodiálise, chegando a requerer suplementação após o procedimento.

Tabela 24.2 – Ajuste de doses para anti-hipertensivos.

Medicamento	Ajuste de dose	
Atenolol	eClCr ≥ 10 e < 30	Dose máxima: 50 mg/dia
	eClCr < 10	Dose máxima: 25 mg/dia
Bisoprolol	eTFG < 20 mL/min/1,73m²	Iniciar com 1,25 mg a 2,5 mg/dia Considerar dose máx. 10 mg/dia
Nevibolol	eClCr < 30	Iniciar c/2,5 mg, 1 vez/dia Aumentar com cautela S/N
Captopril	eClCr 10 a 50	75% da dose a cada 12 a 18 horas
	eClCr < 10	50% da dose a cada 24 horas
Enalapril	eClCr > 10 e < 30	Dose máxima 20 mg/dia
	eClCr < 10	Dose máxima 10 mg/dia
Lisinopril	eClCr > 10 e < 30	Dose máxima 40 mg/dia
Ramipril	eClCr ≥ 40	Sem ajuste de dose
	eClCr < 40	25% da dose

Diálise peritoneal

Como no caso da hemodiálise, a diálise peritoneal promove a remoção de medicamentos conforme seu peso molecular, grau de ligação proteica e VD, além de sua solubilidade e grau de ionização. No entanto, a remoção é menos intensa devido à menor eficiência desse método dialítico, interferindo menos, portanto, com a farmacodinâmica de drogas.

Tabelas de ajuste de doses para pacientes com insuficiência renal

Todos esses fatores são levados em conta quando se estuda a influência de alterações da função renal sobre a farmacocinética e a farmacodinâmica de medicamentos. Com base nesses estudos, são elaboradas tabelas práticas de correção de doses de drogas prescritas a pacientes com disfunção renal. Nas páginas que se seguem, são disponibilizadas tabelas contendo as principais drogas que fazem parte desse arsenal terapêutico, agrupadas em três classes: anti-hipertensivos; antimicrobianos; e miscelânea. Além disso, os ajustes das doses de estatinas e de antidiabéticos orais conforme a função renal podem ser encontrados no Capítulo 14 – Doença Renal do Diabetes, enquanto os de drogas antineoplásicas são descritos no Capítulo 30 – Nefrologia Oncológica.

Observe-se que a função renal pode ser estimada como eClCr, em mL/min, ou eTFG, em mL/min/1,73 m^2. As recomendações de fabricantes e de textos técnicos são por vezes desencontradas. Assim, se houver dúvida, é mais prudente utilizar o menor valor obtido. Para segurança máxima, o ideal é utilizar a medida do nível sérico do medicamento, se disponível.

Hemodiálise	DPAC	CVVH	CVVHDF
25 a 50 mg, 3 vezes/semana (nos dias de diálise, administrar dose AD). Máx. 100 mg, 3 vezes/semana	Máx. 25 mg/dia	Sem dados	Sem dados
Nos dias de diálise, administrar a dose AD Iniciar com doses de 1,25 a 2,5 mg, dependendo da indicação Considere uma dose máxima de 10 mg/dia	Iniciar com doses baixas (1,25 mg a 2,5 mg dependendo da indicação) Considere uma dose máx. de 10 mg/dia		
Sem dados			
Nos dias de diálise, administrar AD	75% da dose a cada 12 a 18 horas	Sem dados	
Em dias sem diálise, dose depende da PA Em dias de diálise, administrar dose AD Dose máxima 10 mg/dia	Máx. 10 mg/dia	Máx. 20 mg/dia (evitar se usar hemofiltro AN69)	
Nos dias de diálise, administrar AD. Máx. 40 mg, 3 vezes/semana	Máx. 40 mg/dia	50% a 75% da dose	
Sem dados			

(Continua)

Tabela 24.2 – Ajuste de doses para anti-hipertensivos. (*Continuação*)

Medicamento	Ajuste de dose	
Sacubutril/ Valsartana	eClCr < 30*	Iniciar com dose de 24/26 mg 2 vezes ao dia Aumentar a dose conforme tolerabilidade a cada 2 a 4 semanas até o alvo de 97/103 mg, 2 vezes/dia
Espironolactona	eClCr > 30 e < 50	Dose máxima 25 mg/dia
	eCLCr < 30	Não recomendado

AD: após a diálise; eClCr: *Clearance* de creatinina estimado, em mL/min. DPAC: diálise peritoneal ambulatorial contínua; CVVH: hemofiltração venovenosa contínua; CVVHDF: hemodiafiltração venovenosa contínua.

Fonte: Desenvolvida pela autoria do capítulo.

Tabela 24.3 – Miscelânea.

Medicamento	Ajuste de dose	
Alopurinol (TFG em mL/min/1,73 m²)	eTFG 10 a 20	200 mg/dia
	eTFG > 3 a 10	100 mg/dia
	eTFG < 3	100 mg/dia em intervalos estendidos
Digoxina	eClCr 45 a 59 mL/min	0,0625 a 0,125 mg, 1 vez/dia*
	eClCr 30 a 44 mL/min: eClCr < 30 mL/min	0,0625 mg, 1 vez/dia 0,0625 mg a cada 48 horas
Gabapentina (LP)	eClCr > 30 a 59	600 a 1.800 mg, 1 vez/dia
	eClCr < = 30	Não recomendado
Gabapentina (Não LP)	eClCr 30 a 49	50% da dose
	eClCr 15 a 29	25% da dose
	eClCr < 15	10% da dose
Galantamina	eClCr 9 a 59	Máx. 16 mg/dia
	eClCr < 9	Não recomendado
Venlafaxina	eClCr < 30	Não exceder 50% da dose máxima

AD: após a diálise; eClCr: *Clearance* de creatinina estimado, em mL/min; TFG: taxa de filtração glomerular; DPAC: diálise peritoneal ambulatorial contínua; CVVH: hemofiltração venovenosa contínua; CVVHDF: hemodiafiltração venovenosa contínua.
* Dose de manutenção para fibrilação atrial e taquicardia supraventricular. Para ICC, a dose deve ser individualizada.

Fonte: Desenvolvida pela autoria do capítulo.

	Hemodiálise	DPAC	CVVH	CVVHDF
			Evitar o uso	
	Não recomendado	Sem dados		

	Hemodiálise	DPAC	CVVH	CVVHDF
	Inicial: 100 mg, 3 vezes/semana. Aumentar gradualmente ≤ 50 mg/dia (p. ex., 150 mg, 3 vezes/semana) a cada 2 a 5 semanas		Sem dados	
	0,0625 mg a cada 48 horas ou 3 vezes/semana conforme HD	0,0625 mg de 48 em 48 horas	0,0625 a 0,125 mg a cada 48 horas	
	Não recomendado		Sem dados	
	100 mg, 3 vezes/semana (nos dias de diálise, dose AD) Dose máxima 300 mg, 3 vezes/semana	100 mg em dias alternados	100 mg 2 vezes/dia (máx. 300 mg 2 vezes/dia)	
	Não recomendado	Sem dados		
	Não exceder 50% da dose máxima			

Tabela 24.4 – Principais antimicrobianos que requerem ajuste de dose.

Medicamento		Ajuste de dose
Aciclovir (IV)	eClCr 25 a 50	5 mg/kg a cada 8 horas → 5 mg/kg a cada 12 horas 10 mg/kg a cada 8 horas → 10 mg/kg a cada 12 horas
	eClCr 10 a 24	5 mg/kg a cada 8 horas → 5 mg/kg a cada 24 horas 10 mg/kg a cada 8 horas → 10 mg/kg a cada 24 horas
	eClCr < 10	5 mg/kg a cada 8 horas → 2,5 mg/kg a cada 24 horas 10 mg/kg a cada 8 horas → 5 mg/kg a cada 24 horas
Aciclovir (VO)	eClCr 10 a 24	800 mg 5 vezes/dia → 800 mg a cada 8 horas
	eClCr < 10	200 mg 5 vezes/dia ou 400 mg a cada 12 horas → 200 mg a cada 12 horas 800 mg 5 vezes/dia → 200 mg a cada 12 horas ou 400 mg a cada 12 horas
Amicacina múltiplas doses	eClCr 40 a 59	5 a 7,5 mg/kg a cada 12 horas
	eClCr 20 a 39	5 a 7,5 mg/kg a cada 24 horas
	eClCr < 20	5 a 7,5 mg/kg inicial e depois conforme concentração sérica
Amicacina dose única diária	eClCr > 60	15 a 20 mg/kg a cada 24 horas
	eClCr 40 a 60	15 a 20 mg/kg a cada 36 horas
	eClCr 20 a 40	15 a 20 mg/kg a cada 48 horas
	eClCr < 20	15 a 20 mg/kg inicial e, depois, conforme concentração sérica
Amoxicilina	eClCr 10 a 30	250 a 500 mg a cada 8 horas → 250 a 500 mg a cada 12 horas 875 a 1.000 mg a cada 12 horas → 500 mg a cada 12 horas 1.000 mg a cada 8 horas → 1.000 mg a cada 12 horas
	eClCr < 10	250 a 500 mg a cada 8 horas → 250 a 500 mg a cada 12 ou 24 horas 875 a 1.000 mg a cada 12 horas → 500 mg a cada 12 ou 24 horas 1.000 mg a cada 8 horas → 500 mg a cada 12 horas

	Hemodiálise	DPAC	CVVH	CVVHDF
	2,5 a 5 mg/kg, 1 vez/dia (AD em dia de diálise)	2,5 a 5 mg/kg, 1 vez/dia	2,5 a 5 mg/kg, 1 vez/dia	5 a 10 mg/kg a cada 12 a 24 horas
	200 mg 5 vezes/dia ou 400 mg a cada 12 horas → 200 mg a cada 12 horas (AD em dias de diálise) Para dose 800 mg 5 vezes/dia: 400 mg, depois 200 mg a cada 12 horas + 400 mg AD	200 mg 5 vezes/dia ou 400 mg a cada 12 horas → 200 mg a cada 12 horas 800 mg 5 vezes/dia → 600 a 800 mg/dia	Sem dados	
	5 a 12,5 mg/kg/dia (AD em dias de diálise), reavaliar se concentração pré-HD < 10 mg/L ou concentração pós-HD < 6 a 8 mg/L	5 a 12,5 mg/kg a cada 48 a 72 horas, ajustar pelo nível sérico	15 a 25 mg/kg a cada 48 horas* ajuste de acordo com concentração sérica	
	15 a 20 mg/kg inicial e, depois, conforme concentração sérica			
	250 a 500 mg a cada 8 horas → 250 a 500 mg 12 a 24 horas 875 mg a 1 g a cada 12 horas → 500 mg cada 12 a 24 horas 1 g a cada 8 horas → 500 mg a cada 12 horas	250 a 500 mg a cada 8 horas: passar para 250 a 500 mg a cada 12 horas Para dose 875 mg a 1 g a cada 12 horas: 500 mg de 12 em 12 horas Para dose 1 g de 8 em 8 horas: 500 mg a cada 12 horas	Sem dados	

(Continua)

Tabela 24.4 – Principais antimicrobianos que requerem ajuste de dose. (*Continuação*)

Medicamento	Ajuste de dose	
Amoxicilina + Clavulonato VO (doses referem-se à amoxicilina)	eClCr 10 a 30	250 a 500 mg a cada 12 horas
	eClCr < 10	250 a 500 mg a cada 12 ou 24 horas
Amoxicilina+ Clavulanato IV	eClCr 10 a 30	1 g seguido de 500 mg a cada 12 horas
	eClCr < 10	1 g seguido de 500 mg a cada 12 ou 24 horas
Ampicilina (IV) (sem ajuste p/VO)	eClCr 30 a 49	1 a 2 g a cada 6 horas → 1 a 2 g a cada 8 horas 2 g a cada 4 horas → 2 g a cada 6 horas
	eClCr 15 a 29	1 a 2 g a cada 6 horas → 1 a 2 g a cada 12 horas 2 g a cada 4 horas → 2 g a cada 8 horas
	eClCr < 15	1 a 2 g a cada 6 horas → 1 a 2 g a cada 24 horas 2 g a cada 4 horas → 2 g a cada 12 horas
Axetilcefuroxima (VO)	eClCr 10 a 30	250 mg a cada 12 horas ou 250 a 500 mg a cada 24 horas
	eClCr < 10	250 mg a cada 24 horas ou 250 a 500 mg a cada 48 horas
Aztreonam	eClCr 10 a 29	1 g a cada 8 horas → 1 g a cada 12 horas 2 g de 6 a 8 horas → 2 g a cada 12 horas
	eClCr < 10	1 g a cada 8 horas → 1 g a cada 24 horas 2 g de 6 a 8 horas → 2 g a cada 24 horas
Cefaclor	eClCr < 10	500 mg a cada 8 horas → 500 mg a cada 12 horas
Cefadroxila	eClCr 10 a 50	1 g, depois 500 mg a cada 12 a 24 horas
	eClCr < 10	1 g, depois 500 mg a cada 36 horas
Cefalexina	eClCr 10 a 50	500 mg a cada 12 horas
	eClCr < 10	250 mg a cada 12 horas
Cefazolina	eClCr 10 a 50	1 a 2 g a cada 12 horas
	eClCr < 10	1 a 2 g a cada 24 horas

Hemodiálise	DPAC	CVVH	CVVHDF
250 a 500 mg a cada 12 a 24 horas AD nos dias de diálise	250 a 500 mg a cada 12 horas	Sem dados	
1 g seguido de 500 mg a cada 12 ou 24 horas AD nos dias de diálise	1 g seguido de 500 mg a cada 12 horas	Sem dados	
1 a 2 g a cada 6 horas → 1 a 2 g a cada 24 horas 2 g a cada 4 horas → 2 g a cada 12 horas	1 a 2 g a cada 6 horas → 1 a 2 g a cada 24 horas 2 g a cada 4 horas → 2 g a cada 12 horas	1 a 2 g a cada 6 horas → 2 g a cada 8 a 12 horas* 2 g a cada 4 horas → 2 g a cada 6 a 8 horas*	1 a 2 g a cada 6 horas → 1 a 2 g a cada 24 horas* 2 g a cada 4 horas → 2 g a cada 12 horas*
250 mg a cada 24 horas ou 250 a 500 mg a cada 48 horas (AD nos dias de diálise)	250 mg a cada 24 horas ou 250 a 500 mg a cada 48 horas	Sem dados	
1 g a cada 8 horas → 1 g a cada 24 horas 2 g de 6 a 8 horas → 2 g a cada 24 horas AD nos dias de diálise	1 g a cada 8 horas → 1 g a cada 24 horas 2 g de 6 a 8 horas → 2 g a cada 24 horas	2 g → 1 g a cada 8 horas ou 2 g a cada 12 horas*	2 g → 1 g a cada 8 horas ou 2 g a cada 12 horas*
Administrar AD nos dias de diálise Dose suplementar de 250 a 500 mg AD	250 a 500 mg a cada 8 horas	Sem dados	
1 g, depois 1 g AD	500 mg a cada 24 horas	Sem dados	
250 mg a cada 12 horas AD em dias de diálise (uma das doses)	500 mg a cada 12 horas	Sem dados	
1 a 2 g cada 24 horas (500 mg a 1 g extra após HD) Pacientes ambulatoriais: 2 g AD 2ª e 4ª-feira e 3 g AD 6ª	500 mg a cada 12 horas	2 g, seguidos de 1 a 2 g a cada 12 horas*	2 g, seguidos de 1 g a cada 8 horas ou 2 g a cada 12 horas*

(*Continua*)

Tabela 24.4 – Principais antimicrobianos que requerem ajuste de dose. (*Continuação*)

Medicamento		Ajuste de dose
Cefepima	eClCr 30 a 60	0,5 g a cada 12 horas → 0,5 g a cada 24 horas 1 g a cada 12 horas → 1 g a cada 24 horas 2 g a cada 12 horas → 2 g a cada 24 horas 2 g cada 8 horas → 2 g a cada 12 horas
	eClCr 11 a 29	0,5 g a cada 12 horas → 0,5 g a cada 24 horas 1 g a cada 12 horas → 0,5 g a cada 24 horas 2 g a cada 12 horas → 1 g a cada 24 horas 2 g a cada 8 horas → 2 g a cada 24 horas
	eClCr < 11	0,5 g a cada 12 horas → 0,25 g a cada 24 horas 1 g a cada 12 horas → 0,25 g a cada 24 horas 2 g a cada 12 horas → 0,5 g a cada 24 horas 2 g a cada 8 horas → 1 g a cada 24 horas
Cefotaxima	eClCr 10 a 50	2 g a cada 12 ou 24 horas
	eClCr < 10	2 g a cada 24 horas
Cefoxitina	eClCr 10 a 50	2 g a cada 8 ou 12 horas
	eClCr < 10	2 g a cada 24 ou 48 horas
Ceftarolina	eClCr 30 a 50	400 mg a cada 8 ou 12 horas
	eClCr 15 a 30	300 mg a cada 8 ou 12 horas
	eClCr < 15	200 mg a cada 8 ou 12 horas
Ceftazidima	eClCr 10 a 50	1 a 2 g a cada 12 ou 24 horas
	eClCr < 10	1 a 2 g a cada 24 horas
Ceftazidima/ Avibactam	eClCr 30 a 50	1,25 g a cada 8 horas
	eClCr 10 a 30	0,94 g a cada 12 horas
	eClCr < 10	0,94 g a cada 48 horas
Ceftolozana/ Tazobactam	eClCr 30 a 50	750 mg a cada 8 horas p/ pneumonia: 1,5 g a cada 8 horas
	eClCr 15 a 30	375 mg a cada 8 horas p/pneumonia: 750 mg a cada 8 horas
	eClCr < 15	750 mg, 1 vez, depois 150 mg a cada 8 horas p/pneumonia: 2,25 g, 1 vez, depois 450 mg a cada 8 horas
Cefuroxima IV	eClCr 10 a 50	750 mg a 1,5 g a cada 8 ou 12 horas
	eClCr < 10	750 mg a 1,5 g a cada 24 horas

Hemodiálise	DPAC	CVVH	CVVHDF
1 g a cada 24 horas (+1 g extra AD)	1 a 2 g a cada 48 horas	2 g, depois 1 a 2 g a cada 12 horas*	2 g, depois 2 g a cada 24 horas ou 2 g a cada 12 horas em caso de suspeita de *P. aeruginosa**
2 g a cada 24 horas (+ 1 g extra AD)	500 mg a 1 g a cada 24 horas	1 a 2 g a cada 8 a 12 horas*	1 a 2 g a cada 6 a 8 horas*
2 g a cada 24 ou 48 horas (+ 1 g extra AD)	1 g a cada 24 horas	2 g a cada 8 a 12 horas	
200 mg a cada 8 ou 12 horas		400 mg a cada 8 ou 12 horas	
0,5 a 2 g a cada 24 horas (AD nos dias de diálise)	1,5 a 2 g IP a cada 24 ou 48 horas	2 g, seguidos de 1 a 2 g a cada 12 horas*	2 g, seguidos de 1 g a cada 8 horas ou 2 g a cada 12 horas*
0,94 g cada 48 horas (AD em dias de diálise)	Não há dados	1,25 g a cada 8 horas	1,25 a 2,5 g a cada 8 horas
750 mg, 1 vez, depois 150 mg a cada 8 horas (no dia de diálise, administrar a dose AD) p/pneumonia: 2,25 g, 1 vez, depois 450 g a cada 8 horas	Não há dados		3 g, 1 vez, depois 750 mg a cada 8 horas
750 mg a 1,5 g a cada 24 horas Em dias de diálise, administrar a dose AD	0,75 a 1,5 g a cada 24 horas	750 mg a 1,5 g de 8 a 12 horas	

(Continua)

Tabela 24.4 – Principais antimicrobianos que requerem ajuste de dose. (*Continuação*)

Medicamento	Ajuste de dose	
Ciprofloxacino IV	ClCr 10 a 29	50 a 75% da dose usual a cada 12 horas
	ClCr < 10	50% da dose usual a cada 12 horas
Ciprofloxacino oral (LP)	ClCr < 10	500 mg de 12 em 12 horas → 24 em 24 horas
Ciprofloxacino oral (não LP)	eClCr 10 a 50	250 a 500 mg a cada 12 horas
	eClCr < 10	500 mg a cada 24 horas
Claritromicina oral (não LP)	eClCr 10 a 50	500 mg de 12 ou 24 horas
	eClCr < 10	500 mg a cada 24 horas
Claritromicina (IV)	eClCr < 30	50% da dose recomendada
Daptomicina	eClCr 30 a 49	4 a 6 mg/kg a cada 24 horas
	eClCr < 30	6 mg/kg a cada 48 horas
Ertapenem	eClCr < 30	500 mg a cada 24 horas
Estreptomicina Doses múltiplas	eClCr > 50	15 mg/kg (máx. 1 g) a cada 24 horas
	eClCr 10 a 50	15 mg/kg a cada 24 a 72 horas
	eClCr < 10	15 mg/kg a cada 72 a 96 horas
Estreptomicina dose única diária	ClCr > 80	15 mg/kg a cada 24 horas
	ClCr 60 a 80	12 mg/kg a cada 24 horas
	ClCr 40 a 60	7,5 mg/kg a cada 24 horas
	ClCr 30 a 40	4 mg/kg a cada 24 horas
	ClCr 20 a 30	7,5 mg/kg a cada 48 horas
	ClCr 10 a 20	4 mg/kg a cada 48 horas
	ClCr < 10	3 mg/kg a cada 48 horas

Hemodiálise	DPAC	CVVH	CVVHDF
400 mg a cada 24 horas Em dias de diálise, administrar a dose AD	400 mg a cada 24 horas	200 a 400 mg de 12 a 24 horas*	
500 mg a cada 24 horas Em dias de diálise, administrar a dose AD	500 mg a cada 24 horas	Sem dados	
500 mg a cada 24 horas Em dias de diálise, administrar a dose AD	500 mg a cada 24 horas	250 a 500 mg a cada 12 horas	
500 mg a cada 24 horas Em dias de diálise, administrar a dose AD	500 mg a cada 24 horas		500 mg a cada 12 a 24 horas
500 mg a cada 24 horas Em dias de diálise, administrar a dose AD	500 mg a cada 24 horas	500 mg a cada 12 a 24 horas	
6 mg/kg a cada 48 horas (durante ou AD a cada 48 horas); recomendam-se 7 a 9 mg/kg se administrada durante os últimos 30 minutos da sessão, para compensar a remoção intradialítica. Se sessão seguinte for dali a 72 horas: 9 mg/kg	6 mg/kg a cada 48 horas	6 mg/kg de 24 a 48 horas (levar em consideração para o uso a cada 24 horas o fluxo efluente de 1.500 a 3.000 mL/h)	
500 mg cada 24 horas (+150 mg AD se administrada < 6 horas antes da sessão)	500 mg a cada 24 horas		
15 mg/kg a cada 72 a 96 horas + dose extra de 7,5 mg/kg AD	Diluir no banho 20 a 40 mg/L	15 mg/kg a cada 24 a 72 horas*	
Sem dados. Recomenda-se monitoração de níveis plasmáticos			

(Continua)

Tabela 24.4 – Principais antimicrobianos que requerem ajuste de dose. (*Continuação*)

Medicamento	Ajuste de dose	
Flucitosina	eClCr > 50	25 mg/kg a cada 6 horas
	eClCr 10 a 50	25 mg/kg a cada 6 horas
	eClCr < 10	25 mg/kg a cada 12 horas
Fluconazol (IV e via oral)	eClCr > 50	Sem ajuste de dose
	eClCr 10 a 50	50% da dose recomendada
	eClCr < 10	
Fosfomicina VO	eClCr > 50	3 g, 1 vez/dia
	eClCr 10 a 50	Não recomendado (baixas concentrações urinárias)
	eClCr < 10	
Ganciclovir (indução IV)	ClCr ≥ 70	Sem ajuste de dose
	eClCr 50 a 69	2,5 mg/kg a cada 12 horas
	eClCr 25 a 49	2,5 mg/kg a cada 24 horas
	eClCr 10 a 24	1,25 mg/kg a cada 24 horas
	eClCr < 10	1,25 mg/kg, 3 vezes/semana (a cada 48 a 72 horas)
Ganciclovir (manutenção IV)	ClCr ≥ 70	Sem ajuste de dose
	eClCr 50 a 69	2,5 mg/kg a cada 24 horas
	eClCr 25 a 49	1,25 mg/kg a cada 24 horas
	eClCr 10 a 24	0,625 mg/kg a cada 24 horas
	eClCr < 10	0,625 mg/kg, 3 vezes/semana (a cada 48 a 72 horas)
Ganciclovir (VO)	eClCr > 50	500 mg a 1 g a cada 8 horas
	eClCr 10 a 50	500 mg a 1 g a cada 24 horas
	eClCr < 10	500 mg, 3 vezes/semana

	Hemodiálise	DPAC	CVVH	CVVHDF
	25 mg/kg a cada 24 horas Nos dias de diálise, administrar a dose AD	500 mg a 1 g a cada 24 horas	25 mg/kg a cada 6 horas	25 mg/kg a cada 12 horas
	200 a 400 mg a cada 48 a 72 horas ou 100 a 200 mg a cada 24 horas Nos dias de diálise, administrar a dose AD	50 a 200 mg a cada 24 horas	400 a 800 mg, seguidos de 200 a 400 mg a cada 24 horas*	400 a 800 mg, seguidos de 400 a 800 mg a cada 24 horas*
	Sem dados			
	1,25 mg/kg, 3 vezes/semana Em dias de diálise, administrar dose AD	1,25 mg/kg, 3 vezes/semana	2,5 mg/kg a cada 24 horas*	
	0,625 mg/kg, 3 vezes/semana Em dias de diálise, administrar dose AD	0,625 mg/kg, 3 vezes/semana	1,25 mg/kg a cada 24 horas*	
	500 mg, 3 vezes/semana Em dias de diálise, administrar dose AD	Sem dados		

(Continua)

Tabela 24.4 – Principais antimicrobianos que requerem ajuste de dose. (*Continuação*)

Medicamento	Ajuste de dose	
Gentamicina Doses múltiplas (IV)	eClCr ≥ 60	Sem ajuste de dose
	eClCr 40 a 59	Administrar dose usual a cada 12 horas
	eClCr 20 a 39	Administrar dose usual a cada 24 horas
	eClCr < 20	Administrar dose usual a cada 36 a 48 horas
Gentamicina Dose única diária (IV)	eClCr ≥ 60	Administrar dose usual a cada 24 horas
	eClCr 40 a < 60	Administrar dose usual a cada 36 horas
	eClCr 20 a < 40	Administrar dose usual a cada 48 horas
	eClCr < 20	Administrar dose usual uma vez. Doses subsequentes baseadas na concentração sérica
Imipenem/ cilastatina	eClCr > 60	Sem ajuste de dose
	eClCr 30 a 59	500 mg a cada 6 horas → 500 mg a cada 8 horas 1 g a cada 8 horas → 500 mg a cada 8 horas 1 g a cada 6 horas → 500 mg a cada 6 horas
	eClCr 15 a 29	500 mg a cada 6 horas → 500 mg a cada 12 horas 1 g a cada 8 horas → 500 mg a cada 12 horas 1 g a cada 6 horas → 250 mg a cada 6 horas
	eClCr < 15	Não administrar, a menos que seja iniciada HD em 48 horas
Levofloxacino (IV e via oral)	eClCr > 50	Sem ajuste
	eClCr 20 a 49	250 mg/dia → sem ajuste 500 mg/dia → 500 mg, seguidos de 250 mg a cada 24 horas 750 mg/dia → 750 mg a cada 48 horas
	eClCr < 20	250 mg/dia: 250 mg a cada 48 horas ITU não complicada: sem ajuste 500 mg/dia: 500 mg, seguidos de 250 mg a cada 48 horas 750 mg/dia: 750 mg, seguidos de 500 mg a cada 48 horas

Hemodiálise	DPAC	CVVH	CVVHDF
Dose de ataque de 2 a 3 mg/kg, seguida de: **Sinergismo Gram-positivo:** 1 mg/kg/dose 3 vezes/semana **ITU:** 1 a 1,5 mg/kg/dose 3 vezes/semana **Infecção sistêmica p/Gram-negativo:** 2 a 3 mg/kg/dose 3 vezes/semana Nos dias de HD, administrar dose AD	1 a 3 mg/kg/dose a cada 4 a 72 horas	**Sinergismo Gram-positivo:** ataque de 2 a 3 mg/kg, seguido de 1 a 1,5 mg/kg a cada 24 a 36 horas **ITU:** ataque de 2 a 3 mg/kg, seguido de 1 a 1,5 mg/kg a cada 24 a 36 horas **Infecção sistêmica por Gram-negativo:** 2,5 a 5 mg/kg/dose a cada 24 a 48 horas	
Sem dados. Recomenda-se monitoração de níveis plasmáticos			
200 a 500 mg a cada 12 horas Bactérias c/suscetibilidade intermediária: 500 mg a cada 12 horas Em dia de HD, uma das doses deve ser AD	250 a 500 mg a cada 12 horas	1 g, seguido de 500 mg de 6 a 8 horas	
250 mg/dia → 250 mg a cada 48 horas 500 mg/dia → 500 mg, seguidos de 250 mg a cada 48 horas 750 mg/dia → 750 mg, seguidos de 500 mg a cada 48 horas		250 mg/dia → sem ajuste de dose 500 mg/dia → 500 mg + 250 mg a cada 24 horas 750 mg/dia → 750 mg + 500 mg a cada 24 horas	

(Continua)

Tabela 24.4 – Principais antimicrobianos que requerem ajuste de dose. (*Continuação*)

Medicamento	Ajuste de dose	
Linezolida (IV e via oral)	eClCr > 50	600 mg a cada 12 horas
	eClCr 10 a 50	Sem ajuste
	eClCr < 10	
Meropenem	eClCr > 25 a ≤ 50	1 g a cada 8 horas → 1 g a cada 12 horas 2 g a cada 8 horas → 2 g a cada 12 horas
	eClCr 10 a ≤ 25	1 g a cada 8 horas → 500 mg a cada 12 horas 2 g a cada 8 horas → 1 g a cada 12 horas
	eClCr < 10	1 g a cada 8 horas → 500 mg a cada 24 horas 2 g a cada 8 horas → 1 g a cada 24 horas
Metronidazol (IV ou via oral)	eClCr ≥ 10	Sem ajuste de dose
	eClCr < 10	
Nitrofurantoína	eClCr > 50	100 mg a cada 12 horas
	eClCr 10 a 50	Não recomendado
	eClCr < 10	
Norfloxacino	eClCr > 30	400 mg a cada 12 horas
	eClCr ≤ 30	400 mg a cada 24 horas
Oseltamivir	eClCr ≥ 60	75 mg a cada 12 horas
	eClCr 31 a 59	75 mg, depois 30 mg a cada 12 horas
	eClCr 10 a 30	30 mg a cada 24 horas
	eClCr ≤ 10	30 mg a cada 48 horas
Penicilina G	eClCr > 50	0,5 a 4 milhões U a cada 4 horas
	eClCr 10 a 50	0,5 a 4 milhões U a cada 8 horas
	eClCr < 10	0,5 a 4 milhões U a cada 12 horas
Piperacilina/ tazobactam (exceto *Pseudomonas*)	eClCr > 40	3,375 g a cada 6 horas ou 4,5 g a cada 8 horas
	eClCr 20 a 39	2,25 g a cada 6 horas
	eClCr < 20	2,25 g a cada 8 horas
Piperacilina/ tazobactam (para *Pseudomonas*)	eClCr > 40	4,5 g a cada 6 horas
	eClCr 20 a 39	3,375 g a cada 6 horas ou 4,5 g a cada 8 horas
	eClCr < 20	2,25 g a cada 6 horas ou 4,5 g a cada 12 horas

	Hemodiálise	DPAC	CVVH	CVVHDF
	600 mg a cada 12 horas Em dia de HD, uma das doses deve ser AD	600 mg a cada 12 horas		
	1 g a cada 8 horas → 500 mg a cada 24 horas 2 g a cada 8 horas → 1 g a cada 24 horas		1 g, seguido de 0,5 a 1 g a cada 8 horas	
	500 mg a cada 8 ou 12 horas Em dias de HD, administrar dose AD	Sem ajuste de dose		
	Não recomendado			
	400 mg a cada 24 horas		Sem dados	
	30 mg, 1 vez/dia, seguidos de 30 mg AD	75 mg (dose única)	75 mg a cada 24 horas	
	0,5 a 4 milhões U a cada 12 horas Em dia de HD, uma das doses deve ser AD	0,5 a 4 milhões U a cada 12 horas	4 milhões U, depois 2 milhões U a cada 4 a 6 horas*	4 milhões U e depois 2 a 4 milhões U a cada 4 a 6 horas*
	4,5 g a cada 12 horas ou 2,25 g a cada 8 horas Em dias de HD, administrar dose AD	4,5 g a cada 12 horas ou 2,25 g a cada 8 horas	4,5 g a cada 8 horas ou 4,5 g, seguidos de 2,25 g a cada 6 horas*	

(Continua)

Tabela 24.4 – Principais antimicrobianos que requerem ajuste de dose. (*Continuação*)

Medicamento	Ajuste de dose	
Rifampicina	eClCr > 50	600 mg a cada 24 horas
	eClCr 10 a 50 eClCr < 10	300 a 600 mg a cada 24 horas
Teicoplanina	eClCr > 50	Ataque: 3 a 5 doses de 6 a 12 mg/kg a cada 12 horas Manutenção: 6 a 12 mg/kg a cada 24 horas
	eClCr 10 a 50	Ataque: 3 a 5 doses de 6 a 12 mg/kg a cada 12 horas Manutenção: 6 a 12 mg/kg a cada 48 horas ou 3 mg/kg a cada 24 horas
	eClCr < 10	Ataque: 3 a 5 doses de 6 a 12 mg/kg a cada 12 horas Manutenção: 6 a 12 mg/kg de a cada 72 horas
Tetraciclina	eClCr > 50	250 a 500 mg a cada 8 a 12 horas
	eClCr 10 a 50	250 a 500 mg a cada 12 a 24 horas
	eClCr < 10	250 a 500 mg a cada 24 horas
Trimetoprim + Sulfametoxazol (VO)	eClCr > 30	Sem ajuste de dose
	eClCr 15 a 30	Reduzir 50% da dose em todos os esquemas seguintes: 1 comprimido (dose dupla) 3 vezes/semana 1 comprimido (dose dupla) a cada 12 horas 2 comprimidos (dose dupla) a cada 12 horas 2 comprimidos (dose dupla) a cada 8 horas
	eClCr < 15	Reduzir 25% a 50% da dose em todos os esquemas seguintes: 1 comprimido (dose dupla) 3 vezes/semana 1 comprimido (dose dupla) a cada 12 horas 2 comprimidos (dose dupla) a cada 12 horas 2 comprimidos (dose dupla) a cada 8 horas
Trimetoprim + Sulfametoxazol (IV) Doses baseadas no trimetoprim	eClCr > 30	Sem ajuste de dose
	eClCr 15 a 30	10 mg/kg/dia → 5 mg/kg/dia 8 a 12 mg/kg/dia → 4 a 6 mg/kg/dia (em 2 doses) 15 a 20 mg/kg/dia → 7,5 a 10 mg/kg/dia (em 2 a 4 doses)
	eClCr < 15	10 mg/kg/dia → 2,5 a 5 mg/kg/dia 8 a 12 mg/kg/dia → 2 a 3 mg/kg/dia 15 a 20 mg/kg/dia → 4 a 5 mg/kg/dia

Hemodiálise	DPAC	CVVH	CVVHDF
300 a 600 mg a cada 24 horas Em dias de diálise, administrar dose AD	300 a 600 mg a cada 24 horas		
Ataque: 3 a 5 doses 6-12 mg/kg a cada 12 horas Manutenção: 6 a 12 mg/kg a cada 72 horas	Ataque: 3 a 5 doses 6 a 12 mg/kg a cada 12 horas Manutenção: 6 a 12 mg/kg a cada 72 horas	Ataque: 3-5 doses 6 a 12 mg/kg a cada 12 horas Manutenção: 6 a 12 mg/kg a cada 48 horas	
250 a 500 mg a cada 24 horas		250 a 500 mg a cada 12 a 24 horas	
1 comprimido de dose dupla 3 vezes/semana 1 comprimido de dose dupla a cada 12 horas 2 comprimidos de dose dupla a cada 12 horas 2 comprimidos de dose dupla a cada 8 horas Reduzir 25% a 50% da dose em todos os esquemas acima. Nos dias de HD, administrar dose AD	1 comprimido de dose dupla 3 vezes/semana 1 comprimido de dose dupla a cada 12 horas 2 comprimidos de dose dupla a cada 12 horas 2 comprimidos de dose dupla a cada 8 horas Reduzir 25% a 50% da dose em todos os esquemas citados anteriormente	Sem ajuste de dose	
10 mg/kg/dia → 2,5 a 5 mg/kg/dia 8 a 12 mg/kg/dia → 2 a 3 mg/kg/dia 15 a 20 mg/kg/dia → 4 a 5 mg/kg/dia Nos dias de HD, administrar dose AD	10 mg/kg/dia → 2,5 a 5 mg/kg/dia 8 a 12 mg/kg/dia → 2 a 3 mg/kg/dia 15 a 20 mg/kg/dia → 4 a 5 mg/kg/dia	Sem ajuste de dose	

(Continua)

Tabela 24.4 – Principais antimicrobianos que requerem ajuste de dose. (*Continuação*)

Medicamento	Ajuste de dose	
Tobramicina (múltiplas doses diárias)	eClCr > 60	Administrar a cada 8 horas
	eClCr 40 a 60	Administrar a cada 12 horas
	eClCr 20 a 39	Administrar a cada 24 horas
	eClCr < 20	Dose de ataque, após monitorar níveis séricos
Tobramicina (dose única diária)	eClCr ≥ 60	Administrar a cada 24 horas
	eClCr 40 a 59	Administrar a cada 36 horas
	eClCr 20 a 39	Administrar a cada 48 horas
	eClCr < 20	Administrar uma vez e só repetir a dose quando nível sérico < 1 mg/L
Valaciclovir	eClCr ≥ 50	Sem ajuste de dose
	eClCr 30 a < 50	500 mg a cada 24 horas: sem ajuste 500 mg a cada 12 horas: sem ajuste 1 g a cada 12 horas: sem ajuste 1 g a cada 8 horas → 1 g a cada 12 horas 2 g a cada 12 horas em 2 doses → 1 g cada 12 horas em 2 doses
	eClCr 10 a < 30	500 mg a cada 24 horas → 500 mg cada 48 horas 500 mg a cada 12 horas → 500 mg a cada 24 horas 1 g a cada 12 horas → 1 g a cada 24 horas 1 g a cada 8 horas → 1 g a cada 24 horas 2 g a cada 12 horas em 2 doses → 500 mg a cada 12 horas em 2 doses
	eClCr < 10	500 mg a cada 24 horas → 500 mg a cada 48 horas 500 mg a cada 12 horas → 500 mg a cada 24 horas 1 g a cada 12 horas → 500 mg a cada 24 horas 1 g a cada 8 horas → 500 mg a cada 24 horas 2 g a cada 12 horas em 2 doses → 500 mg (dose única)

Hemodiálise	DPAC	CVVH	CVVHDF
Dose de ataque de 2 a 3 mg/kg, seguidas de: ITU leve: 1 mg/kg/dose 48 a 72 horas ITU moderada a grave: 1 a 1,5 mg/kg/dose 48 a 72 horas Infecção sistêmica por Gram a negativo: 1,5 a 2 mg/kg/dose 48 a 72 horas	Sem dados	Dose de ataque de 2 a 3 mg/kg, seguida de: ITU leve: 1 mg/kg/dose 24 a 36 horas ITU moderada a grave: 1 a 1,5 mg/kg/dose 24 a 36 horas Infecção sistêmica por Gram--negativo: 1,5 a 2,5 mg/kg/dose 24 a 48 horas	
Sem dados. Recomenda-se monitoração de níveis plasmáticos			
500 mg a cada 24 horas (nos dias de diálise, administrar a dose AD)	500 mg a cada 24 horas	0,5 a 1 g a cada 12 a 24 horas	

(Continua)

Tabela 24.4 – Principais antimicrobianos que requerem ajuste de dose. (*Continuação*)

Medicamento	Ajuste de dose		
		Peso atual	Dose
Vancomicina	eClCr > 90	< 60 kg	750 mg a cada 8 horas
		60 a 80 kg	1 g cada 8 horas
		81 a 100 kg	1.250 mg a cada 8 horas
		> 100 kg	1.500 mg a cada 8 horas
	eClCr 50 a 90	< 60 kg	750 mg a cada 12 horas
		60 a 80 kg	1 g a cada 12 horas
		81 a 100 kg	1.250 mg a cada 12 horas
		> 100 kg	1 g a cada 8 horas
	eClCr 15 a 49	< 60 kg	750 mg a cada 24 horas
		60 a 80 kg	1 g a cada 24 horas
		81 a 100 kg	1.250 mg a cada 24 horas
		> 100 kg	1.500 mg a cada 24 horas
	eClCr < 15	< 60 kg	750 mg**
		60 a 80 kg	1 g**
		81 a 100 kg	1.250 mg**
		> 100 kg	1.500 mg**
	Obs: dose para paciente anúrico: 1 g a cada 24 horas		

AD: após a diálise; LP: liberação prolongada; IV: intravenoso; ClCr: *clearance* de creatinina; DPAC: diálise peritoneal ambulatorial contínua; CVVH: hemofiltração venovenosa contínua; CVVHDF: hemodiafiltração venovenosa contínua.

* A depuração de medicamentos é altamente dependente do método de substituição renal, tipo de filtro e taxa de fluxo. A dosagem apropriada requer um monitoramento próximo da resposta farmacológica, sinais de reações adversas em virtude do acúmulo da droga, bem como concentrações do fármaco em relação ao alvo (se apropriado). Essas são apenas recomendações gerais (com base em taxas de fluxo/ultrafiltração do dialisato de 1 a 2 L/hora e função renal residual mínima) e não devem substituir o julgamento clínico. ** Verificar o nível sérico da vancomicina 24 horas após a 1ª dose. Se o nível sérico for ≤ 20 mcg/mL, administrar a dose. Se o nível sérico for > 20 mcg/mL, não administrar a dose e solicitar novo nível sérico em 12 horas. No caso de pacientes com DRC, a manutenção de um nível sérico entre 15 e 20 mcg/mL garante uma AUC em 24 horas de 400 a 600 mg x h/L. Estimativas farmacocinéticas podem ser usadas para predizer o esquema de dose ideal a ser usado. *** Acompanhamento baseado no nível sérico é de vital importância durante o tratamento. Para pacientes com DRC, deve-se considerar o modelo de dose múltipla para acompanhamento dos valores de referência para nível sérico

Fonte: Desenvolvida pela autoria do capítulo.

	Hemodiálise	DPAC	CVVH	CVVHDF
	500 mg a 1 g a cada 24 horas ou 5 a 10 mg/kg cada 24 horas. Em dias de diálise, administrar a dose AD**	7,5 mg/kg a cada 2 a 3 dias**	15 a 25 mg/kg e depois 1 g a cada 48 horas ou 10 a 15 mg/kg a cada 24 a 48 horas**	15 a 25 mg/kg, seguidos de 1 g a cada 24 horas ou 7,5 a 10 mg/kg a cada 12 horas**

Principais interações medicamentosas em pacientes nefrológicos

Dizemos que há interação medicamentosa entre dois ou mais medicamentos quando sua administração simultânea causa respostas diferentes das que seriam esperadas se cada um fosse utilizado separadamente. Essas interações podem causar vários eventos adversos, particularmente no âmbito hospitalar, onde múltiplas terapias medicamentosas são comuns. Em pacientes com doença renal, essas interações podem ser amplificadas devido às inúmeras alterações farmacocinéticas presentes nesse contexto.

As interações medicamentosas podem ser classificadas quanto ao tipo (farmacocinéticas e farmacodinâmicas) e quanto à gravidade: menor; moderada; maior; contraindicada; e desconhecida (ver adiante).

Interações medicamentosas farmacocinéticas

Ocorrem quando um medicamento ou um metabólito interfere na absorção, distribuição, metabolismo ou excreção de outro medicamento ou de seu metabólito ativo.

Absorção

Medicamentos administrados por via oral podem formar complexos com outros medicamentos, alterando a sua absorção.

Alterações no pH do trato gastrointestinal, como ocorre com a administração de inibidores de bomba de prótons, podem prejudicar a dissolução e consequente absorção de outros medicamentos, como do antifúngico cetoconazol.

Efeitos sobre a flora intestinal podem alterar a absorção de fármacos. Os antibióticos podem impedir a hidrólise bacteriana de fármacos conjugados secretados pela bile, prejudicando a reabsorção do produto ativo.

Distribuição

Os medicamentos ligam-se a proteínas plasmáticas após o processo de absorção. A interação entre dois ou mais medicamentos pode ocorrer devido à competição pelo sítio de ligação dessas proteínas. Ácidos fracos, como a varfarina, ligam-se às albuminas. Bases fracas, como o propranolol, ligam-se às α1 glicoproteínas. Nestas interações, o medicamento com menor afinidade pelo sítio de ligação será deslocado, com consequente aumento da sua fração livre que, como vimos, é a farmacologicamente ativa. O resultado deste tipo de interação é a diminuição da meia-vida (t ½) do medicamento deslocado, que, dessa forma, permanece menos tempo no organismo.

Metabolismo/Transporte

As formas de interação mais importantes ligadas ao metabolismo são aquelas que envolvem as isoenzimas do citocromo P-450 (CYPs). Esse complexo enzimático participa do metabolismo de inúmeros medicamentos, sendo uma das vias mais importantes na depuração hepática. Medicamentos capazes de induzir ou inibir a expressão dessas CYP influenciam a velocidade seu metabolismo, assim como a de outros medicamentos.

O transporte de fármacos é realizado por carregadores específicos que se localizam principalmente nos epitélios intestinal, hepático e renal. A interação entre medicamentos que impedem a atividade das proteínas transportadoras e aqueles que são transportados por elas pode alterar a biodisponibilidade de ambos.

Excreção

Inúmeros medicamentos são eliminados do organismo com a urina. Interações entre medicamentos durante o processo de excreção renal podem ocorrer quando houver interferência nos processos de filtração, secreção ou reabsorção.

A reabsorção passiva de medicamentos depende do seu grau de ionização. Em sua forma não ionizada (não dissociada), a maioria dos medicamentos atravessa as membranas celulares por ser lipossolúvel, o que facilita sua reabsorção. Ácidos estão predominantemente na forma não ionizada em pH baixo, o que facilita sua difusão para o interior das células tubulares, dificultando, assim, sua eliminação na urina. Inversamente, bases são mais facilmente eliminadas em pH ácido.

Interações entre medicamentos que alteram o pH renal são pouco relevantes na prática clínica. Entretanto, em casos de intoxicação por barbitúricos, essas interações podem ser úteis, pois a administração de substâncias que alteram o pH do lúmen pode aumentar a excreção desses medicamentos.

Interações medicamentosas farmacodinâmicas

As interações farmacodinâmicas que ocorrem entre medicamentos compreendem efeitos aditivos, sinérgicos e/ou antagônicos, resultantes de ações em receptores ou sistemas fisiológicos. Por exemplo, o uso concomitante de medicamentos inibidores seletivos da recaptação da serotonina com outros que interferem nas concentrações desse neurotransmissor pode levar ao surgimento da síndrome serotoninérgica. Mudanças no balanço eletrolítico podem alterar o efeito de fármacos que atuam no miocárdio, nos rins e na transmissão neuromuscular. A administração de cardiotônicos como a digoxina pode potencializar o efeito adverso da hipocalemia causada por diuréticos. Já a administração do tacrolimo na presença de diuréticos poupadores de potássio pode provocar hipercalemia.

A avaliação da possibilidade de interação medicamentosa e de sua relevância clínica é obrigatória quando da prescrição de dois ou mais medicamentos, para que se possam tomar as precauções necessárias ou, se for o caso, evitar por completo sua administração simultânea.

Classificação das interações medicamentosas quanto à gravidade

As interações medicamentosas podem ser classificadas em menores, moderadas, maiores e contraindicadas.

- **Menores:** a interação resulta em efeitos clínicos limitados. As manifestações podem incluir um aumento na frequência ou gravidade dos efeitos colaterais, mas geralmente não requerem uma alteração importante no tratamento.
- **Moderadas:** a interação pode resultar em exacerbação do problema de saúde do paciente e/ou requerer uma alteração no tratamento.
- **Maiores:** a interação pode representar perigo à vida e/ou requerer intervenção médica para diminuir ou evitar efeitos adversos graves.
- **Contraindicadas:** a administração concomitante dos medicamentos é formalmente contraindicada.

O Quadro 24.1 mostra algumas das principais interações medicamentosas observadas em Nefrologia, juntamente com seu nível de gravidade e as condutas clínicas habitualmente adotadas para lidar com o problema.

Quadro 24.1 – Interações medicamentosas relevantes em Nefrologia.

Medicamento A	Medicamento B	Gravidade da interação	
Amicacina	Vancomicina	Maior	
Anfotericina B	Digoxina	Moderada	
Antimicrobianos Aminoglicosídeos (amicacina, gentamicina, tobramicina)	Furosemida	Maior	
Carbapenêmicos (meropenem, ertapanem, imipenem)	Ácido valproico	Maior	
Ciclosporina	Fluconazol	Maior	
Domperidona	Amiodarona	Maior	
Fenitoína	Itraconazol	Maior	
Gentamicina	Vancomicina	Maior	
Heparina sódica	Anti-inflamatórios não hormonais	Maior	
Linezolida	Antidepressivos: escitalopram, duloxetina, amitriptilina, nortriptilina, fluoxetina, paroxetina venlafaxina, sertralina, trazodona	Contraindicada	

	Efeito da interação	Conduta
	Efeito nefrotóxico e ototóxico	Monitorar efeitos aditivos nefrotóxicos e ototóxicos. Monitorar nível sérico de amicacina e vancomicina
	Hipocalemia e intoxicação digitálica (náusea, vômito, distúrbios visuais, arritmias cardíacas)	Monitorar concentração sérica de potássio. Realizar reposição de potássio quando necessário
	Efeito nefrotóxico e ototóxico	Monitorar efeitos aditivos nefrotóxicos e ototóxicos, monitorar nível sérico dos aminoglicosídeos
	Diminuição na concentração sérica do ácido valproico e redução do efeito anticonvulsivante	Aumentar a dose do ácido valproico pode não ser adequado para atingir níveis séricos desejáveis. Considerar antimicrobiano alternativo ou associar anticonvulsivante caso a administração concomitante seja mantida
	Aumento do risco de toxicidade da ciclosporina (disfunção renal, colestase e parestesia)	Redução na dose da ciclosporina. Monitorar a concentração sérica de ciclosporina e a creatinina sérica
	Aumento do risco do prolongamento do intervalo QT	Iniciar domperidona na menor dose possível e monitorar prolongamento do intervalo QT Suspender domperidona se paciente apresentar tontura, palpitação, síncope ou convulsão
	Diminuição na exposição do itraconazol e perda de eficácia	Evitar uso de fenitoína por 2 semanas antes e durante o tratamento com itraconazol. Se uso concomitante, monitorar atividade antifúngica e ajustar a dose do itraconazol
	Efeito nefrotóxico	Monitorar função renal
	Aumento do risco de sangramento	Monitorar sinais de sangramento
	Aumento do risco de síndrome serotoninérgica	Evitar o uso. Se uso concomitante, monitorar síndrome serotoninérgica por 2 semanas ou por até 24 horas após a última dose de linezolida (hipertensão, taquicardia, hipertermia, mioclonia e alterações no estado mental)

(Continua)

Quadro 24.1 – Interações medicamentosas relevantes em Nefrologia. (*Continuação*)

Medicamento A	Medicamento B	Gravidade da interação
Metoclopramida	Quetiapina	Contraindicada
Ondansetron	Fluconazol	Contraindicada
Ondansetron	Amiodarona, amitriptilina, azitromicina, clorpromazina, ciprofloxacino, citalopram, claritromicina, ciclobenzaprina, domperidona, donepezila, escitalopram, galantamina, eritromicina, haloperidol, hidroxizine, itraconazol, levofloxacino, metadona, moxifloxacino, norfloxacino, olanzapina, paroxetina, prometazina, quetiapina, setralina, tacrolimus, venlafaxina, voriconazol	Maior
Ondansetron	Codeína, fentanil, mirtazapina, morfina, remifentanil, tramadol	Maior
Sevelamer	Micofenolato mofetil	Moderada
Varfarina	Alopurinol	Maior

Fonte: Desenvolvido pela autoria do capítulo.

Efeito da interação	Conduta
Aumento do risco de reação extrapiramidal e síndrome neuroléptica maligna	Evitar o uso. Se uso concomitante, monitorar constantemente sinais/sintomas de reação extrapiramidal e síndrome neuroléptica maligna (febre, confusão e rigidez muscular)
Prolongamento do intervalo QT	Evitar o uso. Se uso concomitante, monitorar prolongamento do intervalo QT (eletrocardiograma é recomendado)
Prolongamento do intervalo QT	Monitorar prolongamento do intervalo QT (eletrocardiograma é recomendado)
Aumento do risco de síndrome serotoninérgica	Monitorar sinais/sintomas de síndrome serotoninérgica (hipertensão, taquicardia, hipertermia, mioclonia e alterações no estado mental). Se necessário, suspender medicamento suspeito
Diminuição na concentração sérica do micofenolato	Se necessário uso concomitante, administrar dose de sevelamer pelo menos 2 horas após a administração do micofenolato
Aumento do INR	Monitorar INR constantemente

Bibliografia consultada

Aizenstein ML. Fundamentos para o uso racional de medicamentos. In: Interações medicamentosa e o uso racional de medicamentos. Porto Alegre: Artes Médicas; 2010. p. 73-86.

Gilbert DN; Chambers HF; Eliopoulos GM et al. Guia Sanford para terapia antimicrobiana, 2017. In: Posologia de fármacos antimicrobianos para pacientes adultos com disfunção renal. Guanabara Koogan, Sperryville, USA; 2017. p. 216-30.

Gilbert SJ; Weiner DE; Gipson DS et al. National Kidney Foundation's Primer on kidney diseases. In: Drugs and the Kidney. Elsevier. Philadelphia, PA; 2014. p. 325-37.

Micromedex® 1.0 (Healthcare Series), (electronic version). In: Drug interactions. Truven Health Analytics, Greenwood Village, Colorado, USA; 2018. Disponível em: http://www.micromedexsolutions.com. Acesso em: 20 jan. 2018.

Mousavi S; Ghanbari G. Potential drug-drug interactions among hospitalized patients in a developing country. Caspian J Intern Med 2017; 8(4): 282-8.

Nubé MJ; Grooteman MPC; Blankestijn PJ. Hemodiafiltration: theory, technology and clinical practice. In: Medication and Hemodiafiltration. Springer Springer International Publishing Switzerland. Switzerland; 2016. p. 307-29.

Templeton IE; 11Chen Y; Mao J et al. Quantitative prediction of drug–drug interactions involving inhibitory metabolites in drug development: how can physiologically based pharmacokinetic modeling help? CPT Pharmacometrics Syst. Pharmacol 2016; 5: 505-15.

Up To Date. Wolters Kluwer (electronic version). Drug Information. In: Renal impairment; 2021. Disponível em: http://www.uptodate.com. Acesso em: 13 dez. 2021.

Veerbeck 2009 – Pharmacokinetics and dosage adjustment in patients with renal dysfunction. Eur J Clin Pharmacol 2009; 65: 757-73.

Zanella MT; Hohl A. Posicionamento oficial tripartite nº 01/2016 da Sociedade Brasileira de Diabetes, Sociedade Brasileira de Endocrinologia e Metabologia e Sociedade Brasileira de Nefrologia. In: Prevenção, diagnóstico e conduta terapêutica na doença renal do diabetes: ajuste de doses de fármacos utilizados por pacientes com doença renal do diabetes; 2016. p. 34-48.

Capítulo 25

Tratamento Dialítico da Doença Renal Crônica

Benedito Jorge Pereira
Bruno Caldin da Silva
Hugo Abensur

Descrição geral

Quando a doença renal crônica (DRC) chega à sua fase mais avançada (estádio 5, ver Capítulo 23 – Doença Renal Crônica) e os rins já não conseguem manter a homeostase, o paciente passa a necessitar permanentemente de terapia de substituição renal (TSR). Existem três modalidades de TSR: hemodiálise (HD); diálise peritoneal (DP); e transplante renal (TX). Neste capítulo, descreveremos as indicações da TSR em pacientes com DRC, os principais métodos dialíticos para esses pacientes (HD e DP), como atingir a melhor adequação dos métodos, suas complicações e a organização do sistema de referência para TSR ambulatorial. O TX é abordado no Capítulo 26 – Transplante Renal.

Indicações de terapia de substituição renal na doença renal crônica

Os pacientes ambulatoriais com taxa de filtração glomerular (TFG) inferior a 15 mL/min (estádio 5 da DRC) são candidatos, na maioria das vezes, a iniciar a TSR, uma vez que chegaram a um nível crítico de insuficiência renal, com risco de redução da qualidade de vida, comprometimento sistêmico e morte. A tolerância a essa situação varia de indivíduo para indivíduo. Uma parcela desses pacientes necessita de TSR logo após chegar ao estágio 5, ou até mesmo antes disso. Outros podem ser mantidos em tratamento conservador mesmo que o RFG esteja reduzido a menos de 10 mL/min/1,73 m^2, desde que permaneçam assintomáticos, sem perda ponderal nem alterações clinicolaboratoriais relevantes.

A instituição de TSR para pacientes em estádio 5 torna-se inescapável quando uma ou mais das seguintes situações se apresentam:

» Hipervolemia refratária à restrição de sódio e de água e ao uso de diuréticos.
» Anorexia, perda ponderal ou sintomas gastrointestinais (náuseas, vômitos) persistentes e incapacitantes.
» Hipercalemia grave (K > 6,5 mmol/L) ou rapidamente progressiva, refratária ao tratamento clínico.
» Acidose grave (pH < 7,1) e refratária ao tratamento clínico.
» Pericardite ou sangramentos atribuíveis à uremia.
» Encefalopatia ou manifestações neurológicas atribuíveis à uremia.

Portanto, a indicação de TSR, embora sempre leve em conta o RFG, é eminentemente clínica.

Em algumas situações, a instituição de TSR pode não ser indicada. É o caso de pacientes acamados ou debilitados por outros motivos que não a DRC, como neoplasias avançadas, outras doenças crônicas ou demência grave. Para aqueles com expectativa de vida inferior a 1 ano, o início de TSR pode ser inútil, causando apenas desconforto e degradação adicional de sua qualidade de vida. Assim, justifica-se nesses casos, a manutenção da conduta conservadora, que pode ser considerada parte dos cuidados paliativos cabíveis em tais circunstâncias.

Preparo para terapia de substituição renal e escolha da modalidade

A decisão quanto à modalidade de TSR deve ser tomada conjuntamente entre o paciente e toda a equipe que o assiste (especialmente, médicos, enfermeiros e psicólogos). Em princípio, o TX é a melhor opção de TSR, por proporcionar melhor qualidade de vida e maior sobrevida a longo prazo, em comparação com os métodos dialíticos. Se houver um doador disponível (transplante intervivos), pode-se até mesmo realizar o TX antes de se instituir o tratamento dialítico (TX preemptivo). No entanto, devido à escassez de tais doadores, o mais comum é o enxerto de um rim de doador falecido, para o qual existe uma lista de espera com mais de 30 mil pacientes (em 2021). Desse modo, quando a TSR se torna inevitável, paciente e equipe precisam decidir entre HD, que requer o comparecimento periódico do paciente a centros especializados, e DP, usualmente realizada em ambiente domiciliar, sob a responsabilidade do paciente ou de seu(sua) cuidador(a). Essa decisão deve levar em conta a opinião do paciente, devidamente informado sobre os métodos dialíticos.

Teoricamente, a DP deveria ser indicada para os pacientes que acabam de ingressar em programa de diálise, tendo em vista principalmente a relativa facilidade do procedimento e a possibilidade de realizá-lo em domicílio. No entanto, a instituição da DP pode ser dificultada por algumas condições do paciente. A utilização do peritônio pode ser impossível em pacientes com aderências resultantes de cirurgias abdominais prévias extensas. Em pacientes obesos, a espessura da camada de gordura subcutânea abdominal complica a inserção do cateter. Em outros, a DP pode ser insuficiente para manter a homeostase porque a função renal residual é muito baixa. A instituição da DP também pode ser complicada pelo estado geral do paciente ou por condições familiares e sociais desfavoráveis: capacidade limitada de autocuidado; baixo nível de instrução; baixa aderência à terapia medicamentosa; apoio familiar insuficiente; e tipo de residência, entre outros. Por essas razões, é frequente não haver alternativa à HD como modalidade de diálise.

Figura 25.1

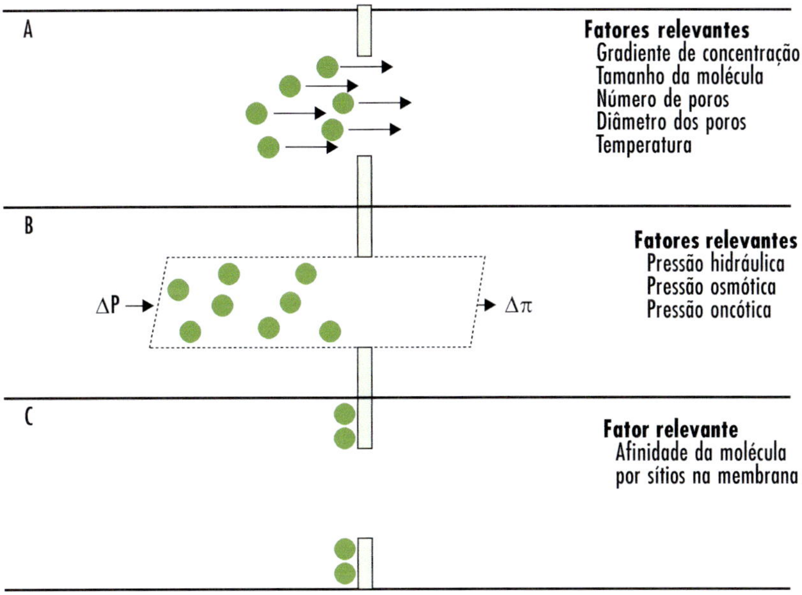

Modalidades de remoção de solutos por diálise: no transporte por difusão (**A**), os solutos se deslocam rumo ao compartimento com concentação mais baixa. No transporte por convecção (**B**), o solvente se desloca em bloco, movido por uma diferença de pressão hidráulica (ΔP) ou osmótica (Δπ), arrastando o soluto. Na remoção por adsorção (**C**), o soluto simplesmente adere à membrana de diálise.

Fonte: Desenvolvida pela autoria do capítulo.

Princípios físicos da diálise

Na Figura 25.1, estão elencados os princípios físicos envolvidos na diálise. A difusão corresponde à passagem de soluto através de uma membrana semipermeável a favor do seu gradiente de concentração, isto é, do meio mais concentrado para o mais diluído. A taxa de difusão depende: 1) do tamanho da molécula: as menores são mais difusíveis, pois movem-se mais rapidamente e, portanto, têm maior probabilidade de cruzar a membrana; 2) do gradiente de concentração: quanto maior este, tanto maior será o fluxo de soluto em direção ao meio menos concentrado; 3) do tamanho dos poros da membrana: quanto menor o raio dos poros, maior será a restrição à passagem do soluto – moléculas cujo raio é maior que o do poro nunca atravessam a membrana; 4) do número total de poros, que, por sua vez, depende da densidade de poros, que é uma propriedade intrínseca da membrana, e da superfície total da membrana, que obviamente determina o número total de poros disponíveis para a travessia; e, por fim, 5) da temperatura do sistema, que determina a energia cinética do soluto e, portanto, sua velocidade e sua probabilidade de atravessar a membrana.

O segundo processo físico envolvido na diálise é a ultrafiltração, que pode ser definida como a passagem de fluido através da membrana a favor de um gradiente hidráulico, osmótico ou coloidosmótico (oncótico). É pela ultrafiltração que se consegue a remoção do excesso de líquido acumulado no organismo. Na hemodiálise, o gradiente utilizado para que ocorra ultrafiltração é o de pressão hidráulica. Já a diálise peritoneal utiliza um gradiente osmótico, usualmente gerado pela alta concentração de glicose nas soluções introduzidas na cavidade peritoneal.

Um pequeno parêntese para algumas definições. Quando, numa sessão de diálise, usamos basicamente difusão para retirada de solutos, denominamos o processo "hemodiálise". Quando empregamos apenas ultrafiltração/convecção para retirada de fluidos e solutos, referimo-nos ao processo como "hemofiltração". Finalmente, se combinarmos as duas modalidades de transporte, estaremos submetendo o paciente a uma "hemodiafiltração".

Durante o processo de ultrafiltração, o fluxo do solvente arrasta os solutos através da membrana de diálise, um processo denominado "convecção" ou "arraste". Como os solutos são transportados "em massa", levados pelo fluxo do solvente, seu fluxo é relativamente independente de seu tamanho, desde que este seja menor do que o dos poros da membrana, o que vale para a maioria dos íons e moléculas relevantes, como sódio, potássio e ureia. Já a passagem de solutos com dimensões próximas às dos poros é drasticamente limitada, enquanto aqueles com tamanho maior do que o dos poros têm sua travessia totalmente barrada.

O transporte por difusão é extremamente rápido para pequenos íons e moléculas como ureia e creatinina, de modo que essa modalidade de transporte predomina para esses solutos. Já moléculas de tamanho médio (β2-microglobulina, toxinas urêmicas como p-cresol etc.) têm baixo coeficiente de difusão, conforme já observado, mas são arrastadas com facilidade pelo fluxo de solvente. Assim sua remoção na diálise se dá principalmente por transporte convectivo.

Outro princípio físico é a adsorção, que pode ser definida como a retenção direta de solutos por adesão à própria membrana utilizada para hemodiálise. Com membranas convencionais, a adsorção responde por uma parcela pequena do total de solutos removidos durante a diálise. No entanto, estão sendo desenvolvidas atualmente membranas com maior capacidade adsortiva, que podem adquirir um papel importante na remoção de citocinas inflamatórias.

Aparatos utilizados para hemodiálise

Os hemodialisadores, ou filtros de diálise, são constituídos de um cilindro de acrílico contendo um grande número de fibras ocas arranjadas em paralelo, por onde corre o sangue a ser depurado. Esse cilindro tem aberturas em ambas as extremidades, por onde ocorrem a entrada e a saída do sangue que perfunde as fibras ocas, e duas aberturas laterais, que permitem a entrada e a saída da solução de diálise que banhará externamente as fibras ocas. A movimentação de água e solutos ocorre entre essa solução externa e o sangue que percorre internamente as fibras ocas. A máquina de diálise tem por função promover a circulação do sangue e do banho nesse sistema e também preparar automaticamente a solução de diálise. Nessa solução, os solutos que não devem ser retirados são mantidos em concentrações próximas à do paciente (sódio 140 mEq/L, cloreto 105 mEq/L, cálcio 2,5 a 3,5 mEq/L); a concentração de potássio, que deve ser parcialmente removido, é mantida entre 1 e 2 mEq/L; a de bicarbonato, que deve ser reposto, fica em 35 mEq/L; enquanto escórias, como ureia e creatinina, estão obviamente ausentes.

A qualidade dos hemodialisadores é determinada por três parâmetros:

1. Eficiência, que se refere à capacidade de depuração de ureia. De modo geral, hemodialisadores cuja membrana tem superfície superior a 1,5 m^2 são de alta eficiência e permitem depuração de ureia *in vitro* maior que 600 mL/min.
2. Fluxo, que se refere à facilidade com que a água atravessa a membrana de hemodiálise. Capilares de alto fluxo têm uma constante de ultrafiltração superior a 20 mL/h/mmHg, ou seja, para cada milímetro de mercúrio de gradiente de pressão hidráulica, ocorre a passagem de 20 mL de solvente por hora.

3. Permeabilidade, que se refere à capacidade de transporte de moléculas médias. Membranas com capacidade de depuração de β_2-microglobulina maior que 20 mL/min são consideradas de alta permeabilidade. Fluxo e permeabilidade são propriedades acopladas: toda membrana de alto fluxo também tem alta permeabilidade.

As membranas de diálise, antes confeccionadas com celulose, são atualmente constituídas por polímeros derivados do petróleo, principalmente a polissulfona. Essas membranas são de alta eficiência e alto fluxo/permeabilidade para permitir remoção igualmente adequada de solutos pequenos e médios.

Hemodiálise na doença renal crônica

A HD requer a instalação de um acesso vascular estável, como um cateter tunelizado ou, de preferência, uma fístula arteriovenosa (FAV). Há duas modalidades principais de HD: intermitente convencional (3 a 5 horas, 3 a 4 vezes por semana); e diária de curta ou longa duração. Essas e outras modalidades são descritas na Tabela 25.1.

Tabela 25.1 – Modalidades de Hemodiálise.

HD convencional (3 a 5 h, 3/semana)
HD frequente (5 a 7/semana)
frequente curta (1,5 a 3 h): diária
frequente convencional (3 a 5 h): diária
frequente longa (> 5 h): também chamada diálise noturna frequente
HD em sessões longas (> 5 h) 3 dias/semana ou em dias alternados

Fonte: Baseada no KDOQI, Am J Kidney Dis 2015; 66(5): 884-930.

Em qualquer caso, a adequação do método dialítico escolhido deve ser avaliada de acordo com critérios clínicos e exames laboratoriais mensais. Essa adequação individual da HD, a instalação e a manutenção do acesso vascular e as possíveis complicações do procedimento serão descritas a seguir.

Avaliação da eficiência da hemodiálise na doença renal crônica

A uremia é definida como um estado de intoxicação crônica causado pelo acúmulo de solutos dialisáveis. Assim, a gravidade da uremia correlaciona-se com os níveis dessas escórias no organismo. Portanto, a redução dos níveis da mais importante dessas toxinas, a ureia sanguínea, deveria indicar, em princípio, o grau de adequação da HD. Na prática clínica, no entanto, os níveis sanguíneos de ureia não se correlacionam bem com a mortalidade, uma vez que são influenciados não apenas pela dose de diálise, mas também pela taxa de ingestão proteica. Como a concentração sanguínea de ureia é insuficiente para essa finalidade, foram criados diversos índices derivados da taxa de depuração (*clearance*) da ureia.

A remoção de ureia pela máquina de diálise pode ser quantificada a partir do *clearance* total dessa substância durante o procedimento, ou seja, o produto do *clearance* do dialisador (K, mL/min) pelo tempo de diálise (t, min). Esse produto tem dimensão de volume (mL/min × min = mL) e, portanto, mede o volume total de sangue depurado de ureia durante a sessão de diálise. Esse parâmetro, Kt, pode ser normalizado, permitindo comparações entre indivíduos, se for dividido pelo volume de distribuição da ureia (V, mL). O resultado, Kt/V, é um número adimensional (mL/mL), que representa a fração da água total do organismo (equivalente aproximadamente ao volume de distribuição da ureia) que é depurada de ureia durante a diálise, ou seja, o *clearance* fracional de ureia. A quantificação direta do Kt/V não é feita rotineiramente por envolver a necessidade de coleta de toda a solução de diálise drenada durante a sessão de hemodiálise, algo em torno de 120 L. Em vez disso, o Kt/V pode ser estimado a partir da concentração sanguínea de ureia antes da sessão de diálise e logo após seu término, além do peso corpóreo, também medido após o procedimento. Os parâmetros utilizados para quantificar a dose de diálise e a adequação dos pacientes ao procedimento (PRU, spKt/V, eKt/V, stdKt/V) são descritos sucintamente na Tabela 25.2 e analisados em detalhe a seguir:

Tabela 25.2 – Diferentes índices de avaliação da eficiência da diálise.

Parâmetro		
Porcentagem de redução de ureia (PRU)	Conceito	Taxa simples de extração de ureia
	Fórmula	$PRU = (1 - Ureia_{pós}/Ureia_{pré}) \times 100$
	Meta	PRU = 65%
Kt/V (Basile)	Conceito	Formulação mais simples do Kt/V
	Fórmula	$Kt/V = 0{,}023 \times PRU - 0{,}284$ (equação de Basile)
	Meta	1,4
Kt/V de compartimento único (spKt/V)	Conceito	Assume que a ureia se distribui em um único compartimento
	Fórmula	$spKt/V = -\ln(R - 0{,}008 \times t) + (4 - 3{,}5 \times R) \times UF/W$
	Meta	1,2 a 1,4
Kt/V equilibrado (eKt/V)	Conceito	Leva em conta que a ureia não está confinada a um único compartimento e que o equilíbrio completo entre sangue e tecidos só se estabelece 30 a 60 minutos após a diálise
	Fórmula	Acesso Arterial: $eKt/V = spKt/V - (0{,}6 \times spKt/V) + 0{,}03$ Acesso Venoso: $eKt/V = spKt/V - (0{,}47 \times spKt/V) + 0{,}02$
	Meta	1
Kt/V Padrão semanal (stdKt/V)	Conceito	Avalia a dose de diálise ao longo de uma semana, levando em conta o número de sessões. Permite comparação com outras modalidades de diálise
	Fórmula	$_{std}Kt/V = \dfrac{10080 \dfrac{1 - e^{-eKt/V}}{t}}{\dfrac{1 - e^{-eKt/V}}{_{sp}Kt/V} + \dfrac{10080}{Nt} - 1}$
	Meta	2,0

KDOQI: Kidney Disease Outcomes Quality Initiative; $Ureia_{pós}$: concentração sanguínea de ureia pós-diálise; $Ureia_{pré}$: concentração sanguínea de ureia pré-diálise; R: $Ureia_{pós}/Ureia_{pré}$; UF/W: volume ultrafitrado dividido pelo peso do paciente; N: número de sessões por semana; t: duração de cada sessão.

Fonte: Daugirdas JT; Depner TA; Jula Inrig et al. KDOQI Clinical practice guideline for hemodialysis adequacy, 2015.

Porcentagem de redução de ureia (PRU)

Foi um dos primeiros parâmetros desenvolvidos para medir a dose de diálise, tendo sido adotado amplamente devido à sua grande simplicidade. A PRU nada mais é do que a taxa de extração de ureia ((ureia pré-diálise-ureia pós-diálise)/ureia pré-diálise), expressa em porcentagem, medindo, portanto, a redução relativa da concentração sanguínea de ureia durante uma sessão de diálise. Por exemplo, se a concentração de ureia cair de 180 a 80 mg/dL, a PRU será calculada como 1 – 80/180 = 0,56 ou 56%.

Kt/V simples: equação de Basile

A fórmula mais simples para o cálculo do Kt/V é a equação de Basile, que tem o formato Kt/V = 0,023 × PRU – 0,0284. Note-se que essa equação apenas estima o Kt/V a partir da PRU, sem trazer informação adicional, funcionando essencialmente como um conversor de unidades. Por exemplo, para uma PRU de 50%, o Kt/V estimado por essa fórmula será 1,12.

Kt/V de compartimento único (*single pool*, spKt/V) – equação de Daugirdas

A equação de Daugirdas, a mais utilizada na prática clínica, baseia-se em uma premissa simplificadora: a de que a ureia distribui-se em um único compartimento (ou *pool*) do organismo, ou seja, o sangue e os tecidos encontram-se em constante equilíbrio, com a concentração sanguínea de ureia declinando linearmente ao longo da sessão de diálise. Além disso, a abordagem de Daugirdas leva em conta a remoção de ureia por arraste com o volume removido por ultrafiltração, um parâmetro ausente na equação de Basile.

O spKt/V é estimado medindo-se a concentração da ureia logo antes do procedimento ($Ureia_{pré}$) e 10 a 15 segundos após o seu final ($Ureia_{pós}$). Esse atraso visa evitar a interferência da recirculação de sangue no interior da fístula sobre as dosagens. Além disso, leva-se em conta o volume retirado por ultrafiltração (UF), o peso do paciente após a sessão (W) e a duração desta (t). Assim, a equação de Daugirdas tem a forma

$$spKt/V = -\ln(R - 0{,}008 \times t) + (4 - 3{,}5 \times R) \times UF/W,$$

onde R representa o quociente $Ureia_{pós}/Ureia_{pré}$. Por exemplo, para uma sessão de 4 horas, com peso pós-diálise de 75 kg, volume de ultrafiltração 4 L, $Ureia_{pré}$ 210 mg/dL e $Ureia_{pós}$ 75 mg/dL, o spKt/V calculado será 1,27.

As diretrizes atuais do KDOQI sobre adequação da HD recomendam, para uma sessão de diálise convencional aplicada três vezes por semana, uma meta de 1,4 para o spKt/V (dose de diálise prescrita), com um valor mínimo de 1,2.

Kt/V equilibrado (eKt/V)

Diferentemente do spKt/V, o eKt/V leva em conta o fato de que a ureia não está confinada a um único compartimento do organismo. Não é difícil entender por quê. A maior parte da ureia do organismo está contida no espaço intracelular, mas o procedimento de diálise reduz diretamente a ureia situada no espaço extracelular. Ao final da sessão, a concentração de ureia no sangue está baixa, mas não houve tempo para que se estabelecesse um equilíbrio completo entre o sangue e os tecidos, o que só vem a ocorrer 30 a 60 minutos depois, elevando a concentração sanguínea de ureia. A diferença entre as concentrações de ureia no sangue imediatamente após a diálise e após o equilíbrio completo é denominada "rebote de ureia". Como na equação de Daugirdas esse efeito não é previsto, o spKt/V tende a superestimar a dose de diálise recebida pelo paciente. A fórmula do eKt/V foi desenvolvida para compensar o efeito rebote, refletindo, assim, com maior precisão, a dose de diálise administrada. Graças a essa fórmula, os pacientes não precisam permanecer no centro por mais 30 a 60 minutos, aguardando a equilibração da ureia.

A equação do eKt/V, que nada mais é do que uma correção aplicada à equação do spKt/V, varia ligeiramente conforme a natureza do acesso:

$$\text{Para fístula AV: } eKt/V = spKt/V - (0{,}6 \times spKt/V)/t + 0{,}03,$$
$$\text{Para cateter: } eKt/V = spKt/V - (0{,}47 \times spKt/V)/t + 0{,}02$$

onde t é o tempo de diálise em horas. Por exemplo, para uma sessão de 4 horas, com um spKt/V de 1,2, o eKt/V calculado será 1,05 se for utilizada uma fístula, e 1,08 se o acesso se der por cateter.

Kt/V padrão semanal ou *standard* Kt/V (stdKt/V)

O spKt/V e o eKt/V descrevem o efeito depurador de uma única sessão de diálise. Como a periodicidade da diálise, assim como sua eficiência, pode variar, é útil avaliar a dose de diálise em prazo um pouco mais longo. Para essa finalidade, foi desenvolvido o stdKt/V, que leva em conta, simultaneamente, as taxas de depuração e de produção de ureia pelo organismo ao longo de 1 semana, como se a diálise fosse um processo contínuo, em vez de intermitente. A fórmula mais utilizada para o stdKt/V é:

$$_{std}Kt/V = \frac{10080\,\dfrac{1 - e^{-eKt/V}}{t}}{\dfrac{1 - e^{-eKt/V}}{_{sp}Kt/V} + \dfrac{10080}{Nt} - 1}$$

onde e é a base dos logaritmos naturais (≅ 2,72), N representa o número de sessões por semana e t a duração de cada sessão. Por exemplo, para um regime de 3 sessões semanais de 4 horas, com eKt/V de 1 e spKt/V de 1,2, o stdKt/V será aproximamente igual a 2, que é o mínimo recomendado pelas diretrizes do KDOQI.

Impacto do *clearance* de ureia residual (*residual urea clearance* = KR)

A depuração residual de ureia pelo que ainda resta do parênquima renal pode ajudar a reduzir a dose de diálise e a própria mortalidade de pacientes em TSR. Embora a magnitude dessa depuração seja em princípio modesta, o KR reflete um processo contínuo de depuração, que serve para limitar o acúmulo de toxinas entre as sessões de diálise. Em geral, essa função residual não é levada em conta ao se avaliar a dose de HD, em vista da complexidade e do custo financeiro envolvidos. Mais importante, essa prática pode ter um impacto psicológico negativo, uma vez que os pacientes veriam sua dose de diálise aumentar continuamente com a perda progressiva da função renal residual. No entanto, vários métodos são disponíveis para incorporar o KR à depuração do hemodialisador. Esses métodos são expostos em detalhe nas diretrizes mais recentes do KDOQI e transcendem o escopo deste Manual. Diferentemente da HD, a avaliação da dose de DP, via de regra, leva em conta a função renal residual (FRR) como parte importante do processo de depuração.

Outros marcadores da dose de diálise

Embora a ureia seja o marcador mais utilizado para quantificar a dose de diálise, sua remoção não se correlaciona estreitamente com a de compostos solúveis em água, solutos ligados a proteínas ou moléculas intermediárias. Assim, outras moléculas, como a β2-microglobulina, a cistatina-C e o fósforo, estão sendo investigadas como marcadores alternativos da dose de diálise.

Adequação da hemodiálise na doença renal crônica

A terapia dialítica, além de seu efeito depurador, deve propiciar controle adequado da pressão arterial, corrigir a acidose e a anemia, prevenir a doença óssea, melhorar a nutrição, permitir controle adequado dos níveis de cálcio e fósforo e atenuar a inflamação crônica observada com frequência na DRC.

Para chegar a uma dose adequada de diálise e cumprir esses objetivos, é necessário atingir os parâmetros recomendados de eficiência (spKt/V ≥ 1,2, stdKt/V ≥ 2 etc.). Se isso não for possível com as configurações habituais da máquina de HD, é possível efetuar ajustes por meio de variações em parâmetros operacionais tais como fluxo do sangue, fluxo do dialisato, tempo de diálise e superfície do capilar. Tais ajustes não precisam ser simultâneos: pode-se, por exemplo, aumentar em sequência o fluxo sanguíneo, a duração da sessão e a adequação do tamanho do capilar à superfície corpórea.

Outro recurso para tornar mais eficiente a remoção de solutos e toxinas é aumentar a frequência das sessões, chegando até mesmo à HD diária. Não é difícil entender por quê. Por exemplo, um paciente que é submetido a três sessões de HD por semana, necessita de um spkt/V de 1,2 por sessão para chegar a um stdKt/V de 2. Já um paciente que faz seis sessões por semana necessita de um spKt/V por sessão de 0,5 para conseguir o mesmo spKt/V, mas os picos de ureia neste caso serão bem mais baixos.

Além de seu superior efeito depurador, o aumento da frequência da HD promove melhora em vários parâmetros clínicos e laboratoriais, tais como: controle pressórico, reduzindo a atividade simpática periférica e a necessidade de drogas hipotensoras; peso corpóreo, apetite, ingesta proteica e calórica; albumina plasmática, fósforo (com melhor controle da homeostase óssea), β_2-microglobulina e hemoglobina (reduzindo a necessidade de eritropoietina); hipertrofia ventricular esquerda; qualidade do sono; fadiga, prurido, sede e melhora subjetiva da condição física e mental. Além disso, a HD diária aumenta a tolerância à ultrafiltração e reduz vários sintomas relacionados à própria diálise, como câimbras, cefaleia e indisposição. Como resultado, a HD reduz o número de internações e, em última análise, aumenta a qualidade de vida desses pacientes. Apesar de suas vantagens, a implementação de esquemas de HD diária esbarra na relativa escassez de unidades de diálise, que mal conseguem atender à atual demanda por programas de três sessões semanais.

Um aspecto importante, mas ainda pouco abordado do tratamento hemodialítico é a depuração das chamadas moléculas médias, como a β2-microglobulina, que podem causar parte do efeito tóxico da uremia, ou acumular-se em órgãos vitais no longo prazo, como na amiloidose relacionada à diálise. Não existem atualmente diretrizes relativas a essa questão, embora algumas publicações mostrem maior sobrevida desses pacientes com a utilização de membranas de alto fluxo e também com doses maiores de diálise, que permitem uma depuração mais eficiente dessas moléculas.

Acesso vascular na doença renal crônica

A fístula arteriovenosa (FAV) é o acesso vascular ideal para HD, por fornecer um fluxo adequado, por sua durabilidade e por seu baixo índice de complicações. A FAV deve ser confeccionada preferencialmente 6 meses antes do início da TSR, ou seja, ainda durante o tratamento conservador. No entanto, as circunstâncias nem sempre permitem que esse protocolo seja seguido. Frequentemente o paciente se apresenta ao nefrologista já em uremia, com hipercalemia ou hipervolemia intratáveis, que exigem a instauração imediata de TSR, sem tempo para a confecção de uma FAV, que necessita de pelo menos 30 dias para sua maturação. Nesses casos, o acesso vascular é proporcionado por um cateter de duplo lume, que pode ser instalado rapidamente em uma veia jugular interna, de preferência a direita.

Os cateteres utilizados na DRC são de dois tipos: de curta; e de longa permanência. O cateter de curta permanência deve ser evitado por ser rígido, desconfortável e não poder ser mantido por mais de 14 dias. Já os cateteres de longa permanência, exteriorizados por meio de um túnel subcutâneo, são flexíveis e podem ser utilizados durante períodos mais longos. Assim, caso o início da HD seja inadiável, deve-se inserir um cateter temporário e, assim que possível, substituí-lo por um de longa permanência. Os procedimentos adotados para a inserção de cateteres de curta e longa permanência são descritos em detalhe nos Capítulos 32 – Inserção de Cateteres Provisórios; e 33 – Inserção de Cateteres de Longa Duração (Tunelizados) para Hemodiálise.

Há dois sérios problemas com o uso de cateteres em pacientes submetidos a HD crônica. O primeiro deles é a obstrução do cateter, principalmente por trombose intraluminal, dificultando ou bloqueando o fluxo de sangue, indispensável ao funcionamento do sistema. A disfunção do cateter é definida como a incapacidade de atingir um fluxo sanguíneo (QB) de pelo menos 300 mL/minuto sem trazer a pressão pré-bomba arterial a níveis excessivamente negativos (abaixo de -250 mmHg). A obstrução do cateter pode ser diagnosticada durante o próprio procedimento por meio de alarmes de pressão arterial e venosa frequentes, que revelam uma elevada pressão negativa de saída e um aumento da pressão venosa. A disfunção do cateter também pode ser detectada por valores baixos da redução de ureia ou de Kt/V.

Para evitar a trombose do cateter, deve-se proceder a uma lavagem rápida (*flush*) com solução salina em ambos os lumes, no início e ao final de cada sessão de diálise, para remover resíduos de sangue. Outra estratégia é o *lock* com anticoagulante no período interdialítico, associada a um fechamento cuidadoso dos *clamps* do cateter após a instilação da droga. Quando a trombose é limitada, podem-se obter resultados satisfatórios utilizando-se um *lock* (selo) com agentes fibrinolíticos, como uroquinase e alteplase. Se nenhuma dessas estratégias funcionar e a trombose estiver estabelecida, a única solução possível é a substituição do cateter.

O segundo grave problema com o uso de cateteres de HD, como de qualquer cateter venoso central (CVC), é o risco de infecção. Esse risco está presente mesmo com o uso de cateteres de longa permanência, que contam com um *cuff* (invólucro de dacron), que atua como uma barreira à propagação de bactérias. As manipulações frequentes do cateter podem levar à contaminação do seu lume e, consequentemente, à invasão bacteriana da circulação sanguínea. Por essa razão, é recomendável reservar esses cateteres exclusivamente para o procedimento dialítico, que exige um QB relativamente alto, utilizando-se outras vias de acesso para infusões de fluidos e medicamentos, que envolvem um fluxo muito menor, mais favorável à proliferação bacteriana. Esse cuidado não só diminui o risco de infecção como também ajuda a prevenir a formação de trombos intraluminais.

Os procedimentos destinados a prevenir infecções de cateter estão resumidos no Quadro 25.1.

Quadro 25.1 – Medidas de prevenção contra infecção de cateteres (ver também Capítulo 33 – Inserção de Cateteres de Longa Duração (Tunelizados) para Hemodiálise.)

Escolha do cateter
• **Lúmens:** não há diferença, em termos de infecção, entre um cateter de duplo lúmen e dois cateteres de lúmen único inseridos lado a lado • **Tunelização:** não recomendada para o início da TSR • **Revestimento com antimicrobiano:** atualmente não é recomendado. Deve ser limitado a unidades com altas taxas de infecção mesmo com implementação de estratégias preventivas adequadas • **Escolha do sítio de inserção:** não há diferença entre femoral ou jugular em termos de infecção. Deve-se estar atento em relação à veia femoral quando o índice de massa corpórea é alto e com a jugular interna quando ele é baixo
Procedimentos de inserção
• **Procedimentos de higiene:** desinfecção cirúrgica das mãos. Uso de aventais, gorros e luvas estéreis • **Preparo da pele:** depilação quando necessário, uso de clorexidine degermante, seguido de clorexidine alcoólico a 0,5% • uso do ultrassom para orientar ou guiar a punção em tempo real • não se recomenda o uso profilático de antibióticos
Durante a sessão de diálise
• **Procedimentos de higiene:** abertura e uso do cateter em condições assépticas a cada sessão • **Manipulação:** evitar o uso do cateter para infusão de fluidos, medicamentos ou derivados sanguíneos, exceto se houver risco de morte. Os curativos devem ser semipermeáveis e transparentes • ***Lock*** **com antimicrobianos:** não recomendado para prevenção • **Cateter:** troca não programada e retirar assim que se tornar desnecessário

Fonte: Desenvolvido pela autoria do capítulo.

Complicações da hemodiálise na doença renal crônica

As intercorrências durante as sessões de HD são frequentes e manejá-las adequadamente faz parte da rotina do médico nefrologista. Descrevem-se a seguir algumas das mais frequentes complicações da HD.

Hipotensão intradialítica (HID)

É a complicação mais comum, tendo como critério diagnóstico mais frequente, e mais estreitamente relacionada à mortalidade, uma queda da pressão arterial sistólica abaixo de 90 mmHg. O risco de HID é tanto maior quanto mais baixa a pressão arterial pré-diálise. A HID é um marcador de doença cardiovascular relevante, como já demonstrado em alguns estudos. Ela se manifesta geralmente com tontura, vertigem, alterações visuais, cãibras, mal-estar, dor torácica, além de vários sintomas inespecíficos. Em vista do risco de HID, a pressão arterial deve ser aferida, durante a sessão, pelo menos a cada hora, até porque alguns pacientes só manifestam sintomas quando a pressão arterial cai a níveis críticos.

Causas de hipotensão intradialítica e medidas preventivas

Hipovolemia

Altas taxas de ultrafiltração (UF) são uma das principais causas de HID. Assim, pacientes com grande ganho de peso interdialítico (GPID), naturalmente submetidos a HF mais vigorosa, tendem a apresentar maior incidência de HID. Nesses casos, é preferível restringir o teor de sal na dieta, o que deve naturalmente se acompanhar de uma queda da ingestão hídrica. O peso deve ser monitorado com cuidado, não sendo permitido um ganho superior a 1 kg por dia. Devemos ainda aumentar o tempo de diálise, para que seja possível uma UF menos intensa durante as sessões. Em pacientes que ainda apresentam diurese residual, devemos preservá-la e, com o uso de diuréticos, otimizar a perda volêmica. Atingir o peso seco-alvo do paciente, evitando-se retirada excessiva de volume, também é importante para a prevenção da HID. O uso de concentrações de sódio individualizadas no dialisato pode ser benéfico, porém com a ressalva de que altas concentrações de sódio estimulam a sede e o GPID.

Alterações da resistência vascular periférica

A diminuição da resistência vascular periférica, associada a disautonomia simpática em alguns pacientes, pode ser causa de hipotensão intradialítica. Nesses casos, devemos utilizar um dialisato com temperatura mais baixa (< 36 °C), associado a controle de fatores precipitantes, como ingestão de alimentos. O uso de sertralina e midrodrina mostrou-se benéfico em alguns estudos. Alguns pacientes podem se beneficiar de transfusões sanguíneas e oxigenioterapia, para evitar a hipotensão relacionada à isquemia tecidual. Baixas concentrações de potássio no dialisato estão relacionadas a episódios de HID. Portanto, se os níveis séricos de potássio do paciente permitirem, dialisatos com maiores concentrações de potássio são recomendados. O uso de fludrocortisona pode ser benéfico em pacientes com baixos níveis de aldosterona.

» **Fatores cardiovasculares:** o uso de anti-hipertensivos que limitam a capacidade de adaptação cardiovascular à hipovolemia, tais como betabloqueadores, deve ser evitado antes das sessões de HD. Soluções com concentrações de cálcio mais altas do que o habitual parece melhorar a contratilidade miocárdica e a pressão arterial, mas não há evidência de que diminuam a frequência de episódios de HID. Seu uso não deve ser feito por longos períodos, devido ao risco de calcificações vasculares. Soluções com níveis altos de magnésio parecem ser benéficas, mas seu uso é controverso.

Tratamento do episódio de hipotensão

O tratamento da HID é feito colocando-se o paciente em posição de Trendelenburg, reduzindo-se as taxas de UF e fazendo-se infusão em bólus de solução fisiológica ou salina hipertônica. Podem-se usar também infusões de manitol ou albumina. Reduzir o fluxo de sangue na máquina de diálise não é usualmente recomendado, reservando-se seu uso aos casos em que o paciente não responde às medidas convencionais. Em situações extremas, deve-se encerrar a sessão.

Cãibras

São contrações involuntárias e dolorosas da musculatura esquelética, que tendem a ocorrer quando a sessão se aproxima do final. Cãibras são causa importante de inadequação da diálise devido à necessidade de encerrar precocemente a sessão. Os fatores que predispõem o paciente a cãibras incluem hipovolemia, hipotensão, hiponatremia, altas taxas de UF, hipomagnesemia, hipocalcemia, hipocalemia e hipóxia tecidual. Sua patogênese é incerta, embora haja evidências de participação de hipoperfusão e limitação ao relaxamento dos músculos. O tratamento consiste na infusão de solução salina fisiológica ou hipertônica (com glicose ou manitol), massagens locais e alongamento muscular. O uso de nifedipino, 10 mg por via oral (VO), pode reverter alguns casos, desde que não haja hipotensão prévia. A prevenção é feita com alongamentos, aumento da concentração de sódio no dialisato, controle estrito do GPID e evitando-se baixos níveis pré-dialíticos de cálcio e magnésio. Consistentemente, dialisatos com níveis altos de magnésio mostraram-se benéficos, embora esse efeito não tenha sido reproduzido com suplementação de magnésio por VO. Biotina, carnitina, oxazepam e vitamina E também podem ajudar a evitar as crises, assim como a quinina, embora o uso desta última seja limitado por sua associação com hemólise, trombocitopenia e prolongamento de QT.

Cefaleia

A HD pode precipitar episódios de enxaqueca ou outros tipos de cefaleia primária preexistentes. Esses casos podem ser tratados com analgésicos simples. Dependentes de cafeína podem desenvolver manifestações de abstinência, uma vez que se trata de uma molécula dialisável. A simples ingestão de café pode trazer melhora a esses pacientes. Em casos de cefaleias atípicas, acompanhadas de sintomas como rebaixamento de nível de consciência, febre e convulsões, uma investigação pormenorizada do sistema nervoso central (SNC) deve ser realizada, principalmente com imagem, já que a HD, devido ao uso de anticoagulantes, pode facilitar a ocorrência de acidentes hemorrágicos no SNC. Deve-se notar que esses pacientes também estão sujeitos a acidentes encefálicos isquêmicos em situações de hipoperfusão cerebral.

Síndrome do desequilíbrio

Conforme já mencionado, durante a sessão de HD a remoção de ureia e de outros solutos afeta principalmente o compartimento extracelular. Como a difusão desses solutos não é instantânea, um gradiente osmótico se estabelece temporariamente entre os compartimentos intra e extracelular, promovendo um movimento de água em direção aos tecidos. Em consequência, pode haver certo grau de edema cerebral. Por mecanismo semelhante, pode-se estabelecer uma diferença considerável de pH entre os dois compartimentos. As principais manifestações clínicas dessa síndrome são náuseas, vômitos e cefaleia e, nos casos mais graves, obnubilação, convulsões e coma. Os casos mais leves podem ser tratados apenas com sintomáticos. Outra medida simples é a redução do QB para diminuir a eficácia da retirada de solutos, dando tempo a que o equilíbrio entre os compartimentos se restabeleça. A administração de soluções hipertônicas (glicose e cloreto de sódio) e de manitol pode ser necessária. Nos casos mais graves, deve-se encerrar a sessão e adotar medidas destinadas a manter ventilação adequada. Convulsões devem ser tratadas conforme o procedimento-padrão, iniciado com a administração de benzodiazepínicos. Se não houver complicações adicionais, a resolução do quadro deverá ocorrer dentro de 24 horas. No caso de pacientes agudos, a prevenção é feita com diálise de baixa eficiência, buscando reduzir a ureia sanguínea em apenas 40%, utilizando níveis de sódio mais altos no dialisato e tratando a uremia antes de se corrigir a hipernatremia com soluções hipotônicas. Já no doente crônico, a variação temporal da concentração de sódio no dialisato, maior no início e menor ao final da sessão, pode ser benéfica.

Um resumo dessas e de outras complicações mais comuns em HD é apresentado no Quadro 25.2.

Diálise peritoneal (DP) na doença renal crônica

Introdução

Conforme mostra o censo de 2020 da Sociedade Brasileira de Nefrologia, a DP é pouco difundida no Brasil, sendo utilizada em menos de 8% dos brasileiros em programa de diálise. A DP é uma modalidade intracorpórea de diálise, pois as trocas de solutos ocorrem no interior da cavidade peritoneal. A área da membrana peritoneal varia de 1 a 2 m^2, comparável à da superfície corpórea. Ela é composta por uma camada única de células mesoteliais, pelo interstício e pelos capilares sanguíneos. Solutos como ureia, creatinina e potássio transitam do interior dos vasos sanguíneos para a solução de diálise infundida na cavidade peritoneal por meio de um cateter flexível de silicone, conhecido como "cateter de Tenckhoff". Ocorre também fluxo de solutos no sentido oposto, como no caso do lactato. Já a ultrafiltração é gerada pela diferença de pressão osmótica resultante da alta concentração de glicose na solução de diálise. Essa transferência é parcialmente compensada pela absorção de uma parte da solução de diálise por vasos linfáticos, localizados sobretudo na cúpula diafragmática.

Quadro 25.2 – Tratamento de intercorrências comuns durante a sessão de HD.

Intercorrência	Tratamento
Hipotensão	Solução salina 0,9% 100 mL em bólus Reduzir a taxa de UF Posição de Trendelenburg
Cãibras	Solução hipertônica (glicose 50% ou manitol) Massagem e alongamento muscular Nifedipino 10 mg VO (em normotensos) Interrupção da HD se não houver resposta
Náusea e vômitos	Antieméticos
Cefaleia	Analgésicos simples
Síndrome do desequilíbrio	Solução hipertônica (manitol) Apoio respiratório Redução do QB ou término da sessão
Hemólise	Transfusões Tratamento da hipercalemia se necessário Clampear as linhas e não devolver o sangue
Prurido	Otimizar Kt/V e níveis de cálcio, fósforo e PTH Anti-histamínico e emolientes Gabapentina e fototerapia ultravioleta Carvão ativado Naltrexone e pomada de tacrolimus
Embolia gasosa	Interrupção da sessão e clampeamento de linhas Decúbito lateral esquerdo (para reter bolhas) Apoio ventilatório, O_2 a 100% e IOT se necessário Aspiração de ar do átrio e ventrículos com agulha ou cateter
Arritmias	Antiarrítmicos Cardioversão se houver instabilidade Apoio ventilatório e hemodinâmico
Febre	Coleta de material para cultura Antibioticoterapia empírica a depender do caso.
Parada cardiorrespiratória	Encerramento imediato da sessão de HD Início de ressuscitação cardiopulmonar Administrar medicamentos pelas vias de acesso Atenção para hipocalemia no início da sessão

HD: hemodiálise; UF: volume ultrafiltrado; IOT: intubação ortotraqueal; VO: via oral.
Fonte: Desenvolvido pela autoria do capítulo.

A ultrafiltração também pode ser obtida quando o agente osmótico é a icodextrina, um polímero de glicose que oferece a vantagem de não ser absorvido pelo peritônio e de ser metabolicamente inerte (nesse caso, o termo mais correto é "pressão coloidosmótica", por se tratar de um coloide).

Modalidades de DP

A DP pode ser executada de modo manual, automático ou combinada. A DP ambulatorial contínua (DPAC, mais conhecida pela sigla inglesa CAPD) compreende quatro trocas manuais de solução de diálise por dia: de manhã cedo; no almoço; no jantar; e antes de dormir. Durante cada troca, um conector em Y, ligado a uma bolsa contendo solução de diálise (bolsa de infusão) e a uma bolsa vazia (de drenagem), é conectado ao cateter de Tenckhoff. Primeiramente, é feita a drenagem da cavidade peritoneal por gravidade, mantendo-se a bolsa de drenagem abaixo do paciente e, a seguir, também por gravidade, é efetuada a infusão da solução de diálise na cavidade peritoneal, com a bolsa de infusão acima do paciente. A drenagem dura cerca de 20 minutos e a infusão, 10 minutos. A permanência da solução de diálise na cavidade peritoneal é de 5 a 8 horas. Geralmente o período de permanência mais longa é o noturno (Figura 25.2).

Figura 25.2

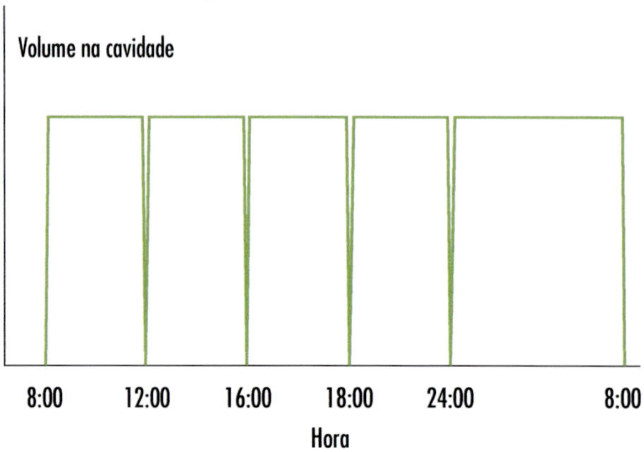

Diálise peritoneal ambulatorial contínua (DPAC).
Fonte: Desenvolvida pela autoria do capítulo.

A diálise peritoneal intermitente noturna (DPIN, conhecida pela sigla inglesa NIPD) é uma modalidade de diálise peritoneal automática (DPA). Nesta modalidade, são feitas de três a oito trocas por noite de solução de DP com o auxílio de uma máquina cicladora. O paciente, ou seu cuidador, faz uma conexão do cateter de Tenckhoff com as linhas da máquina de diálise à noite, permanecendo conectado por cerca de 8 horas. A duração de cada ciclo é de 30 a 60 minutos (Figura 25.3A). A diálise peritoneal cíclica contínua (DPCC, conhecida pela sigla inglesa CCPD) é semelhante à modalidade anterior, com a diferença de que o paciente termina a sessão noturna com a cavidade preenchida pela solução de DP e só a drenará quando se conectar novamente à cicladora na noite seguinte (Figura 25.3B).

A DP em maré (*Tidal* em inglês) é semelhante à DPIN. Porém, durante os ciclos noturnos, a cavidade peritoneal não é drenada completamente. Esta modalidade é pouco utilizada no nosso meio. Ela é indicada quando o paciente tem dor no final da drenagem ou quando o cateter funciona mal (Figura 25.4).

Figura 25.3

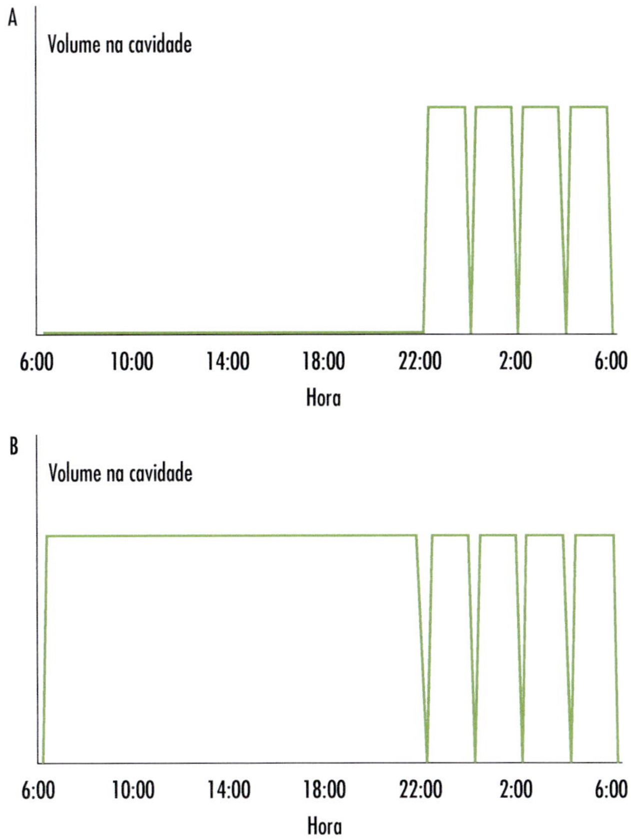

Diálise peritoneal automática (DPA). **A:** Diálise peritoneal intermitente noturna (DPIN); **B:** Diálise peritoneal cíclica contínua (DPCC).

Fonte: Desenvolvida pela autoria do capítulo.

Figura 25.4

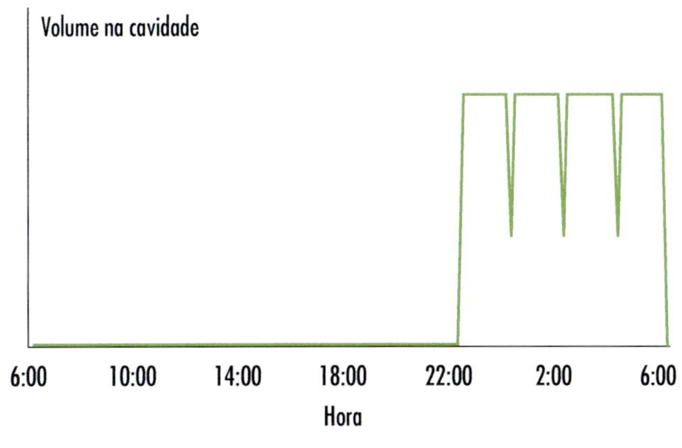

Modalidade em maré (*Tidal*).

Fonte: Desenvolvida pela autoria do capítulo.

Existe ainda a chamada "modalidade de alta dose", que consiste em uma troca manual de solução de diálise realizada no meio do dia na modalidade de CCPD (Figura 25.5).

Figura 25.5

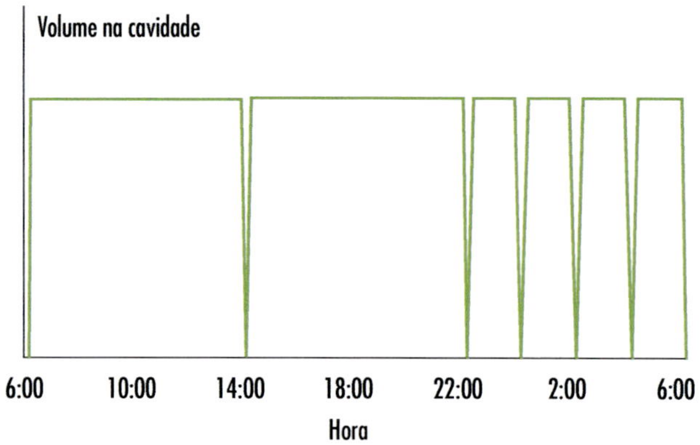

Diálise peritoneal de alta dose.
Fonte: Desenvolvida pela autoria.

As novas máquinas de APD têm modems que permitem enviar para as unidades de diálise os dados de cada sessão de diálise. Esta conectividade deverá permitir ações proativas e aumentar a adesão ao tratamento.

Os tipos de cateteres utilizados em DP e as técnicas de sua inserção são descritos em detalhe no Capítulo 34 – Inserção de Cateteres de Longa Duração (Tunelizados) para Diálise Peritoneal.

Soluções de DP

As soluções de DP são muito semelhantes às de HD. Porém, diferentemente da HD, em que a ultrafiltração é promovida por gradiente de pressão hidráulica, na DP a ultrafiltração é gerada por gradiente osmótico, devido à elevada concentração de glicose na solução de diálise, ou gradiente coloidosmótico, quando o soluto osmoticamente ativo é a icodextrina.

A solução de DP contém de 132 a 134 mEq/L de sódio, de 96 a 101 mEq/L de cloro, magnésio de 0,5 a 1 mEq/L, lactato de 35 a 40 mEq/L (~3,2 a 3,6 mg/L), cálcio baixo (2,5 mEq/L) ou cálcio alto (3,5 mEq/L). O lactato é usado no lugar do bicarbonato devido ao risco de precipitação do bicarbonato com o conteúdo de cálcio presente na solução. As bolsas de diálise vêm com três concentrações diferentes de glicose, a 1,5%, 2,5% e 4,25%. Por exemplo, a bolsa com 1,5% de glicose contém 1.500 mg/dL de glicose, ou seja, mais de 10 vezes a concentração de glicose presente no sangue. Alternativamente à glicose, pode-se utilizar icodextrina, que pesa 16.800 daltons (mistura racêmica). A solução a 7,5% é isosmótica com relação ao sangue, mas como a icodextrina não atravessa a membrana peritoneal, gera-se uma pressão coloidosmótica semelhante à exercida pelas proteínas plasmáticas. A bolsa com solução de icodextrina deve ser usada uma vez ao dia no período noturno da DPAC ou no diurno da DPCC; não deve ser usada durante a noite na cicladora. Existem ainda bolsas com dois compartimentos, em que se utiliza bicarbonato de sódio como tampão. Logo antes da infusão os compartimentos são unificados.

Adequação da DP

Com a mesma abordagem utilizada no caso da HD, podemos ajustar a dose de DP com base na cinética da ureia. Diferentemente do que ocorre na HD, na DP a função renal residual, que também pode ser expressa como um Kt/V (*clearance* renal de ureia fatorado pelo volume de distribuição desta) influencia profundamente a capacidade de depuração. Na verdade, na DP o Kt/V semanal total de ureia é a soma do Kt/V peritoneal com o Kt/V renal. As evidências disponíveis indicam que a função renal residual relaciona-se diretamente à sobrevida do paciente.

Para calcular o Kt/V renal de ureia, determina-se a massa excretada na urina de 24 horas (concentração urinária x volume urinário), divide-se pela concentração sanguínea de ureia, obtendo-se o *clearance* renal de ureia. Em seguida, divide-se esse *clearance* pelo volume de distribuição de ureia (~ 60% do peso corpóreo), efetuando-se sempre os necessários ajustes de unidades. O Kt/V renal semanal é obtido ao multiplicarmos o Kt/V renal de um dia por 7.

Para determinar o Kt/V peritoneal diário, é necessário dosar a ureia na solução de DP drenada nas últimas 24 horas (que sob esse ponto de vista é análoga à urina) e no sangue do paciente (em DPAC, em qualquer momento durante a diálise; em APD, no meio do período diurno). Para o cálculo da massa de ureia removida, multiplica-se a concentração de ureia no efluente peritoneal pelo seu volume total. Dividindo-se pela concentração plasmática de ureia, obtém-se o *clearance* peritoneal de ureia. Dividindo-se este último pelo volume de distribuição de ureia, chega-se por fim ao Kt/V peritoneal diário. O Kt/V peritoneal semanal corresponde ao Kt/V peritoneal de um dia multiplicado por 7. A meta semanal para o Kt/V peritoneal total, que corresponde à soma dos componentes peritoneal e renal, é de no mínimo 1,7, número oficialmente recomendado por diretrizes internacionais.

O Kt/V renal deverá ser determinado a cada 2 meses e o Kt/V peritoneal, a cada 4 meses. Todo esforço deve ser empreendido para se preservar a função renal residual. Portanto, insultos como o uso de anti-inflamatórios ou contrastes iodados devem ser evitados, enquanto o uso de inibidores da enzima conversora de angiotensina (IECA) ou bloqueadores do receptor da angiotensina 2 (BRA) é recomendado. Ainda assim, a perda da função renal residual devido à progressão inexorável da doença obriga a ajustes para aumentar o componente peritoneal, buscando manter a meta semanal mínima de 1,7. Para tanto, pode-se aumentar o volume de infusão (com cuidado para evitar hérnias ou vazamentos). Pode-se também aumentar a frequência das trocas de solução na DPAC até um máximo de quatro por dia, para não sobrecarregar o paciente ou seu cuidador.

Na DP automática, se a função renal residual for significativa, iniciamos diálise peritoneal intermitente noturna (DPIN) com uma bolsa de 6L, com três trocas de 2L ou quatro trocas de 1,5L, dependendo do peso do paciente. À medida que o Kt/V renal diminui, passamos a usar duas bolsas de 6L na cicladora. O próximo passo é passar à diálise peritoneal cíclica contínua (DPCC), com duas bolsas de 6L à noite e 2L de solução de diálise na cavidade peritoneal durante o dia. Se for necessário aumentar muito o Kt/V, recomenda-se uma troca manual da solução no meio do dia. Podemos também aumentar com cuidado o volume de infusão por troca e aumentar o tempo em que o paciente permanece ligado à cicladora. O uso de um grande volume total de dialisato durante a noite não é recomendado porque obriga a um número maior de ciclos, aumentando, portanto, o tempo gasto nas infusões e drenagens, cujo número também se multiplica. Além disso, diminui muito o tempo de permanência da solução de diálise.

Além da manutenção do Kt/V, a boa adequação da terapia dialítica exige a manutenção do peso seco, o controle pressórico, nutrição adequada, controle do distúrbio mineral ósseo, da anemia e, de modo geral, uma competente supervisão das condições clínicas do paciente.

Teste de Equilíbrio Peritoneal (PET)

Vários estudos mostraram que os parâmetros de transporte de solutos através da membrana peritoneal variam de paciente para paciente e ao longo do tempo. Em 1987, Twardowski et al. propuseram o teste de equilíbrio peritoneal (PET), que consiste, basicamente, em determinar: 1) o quociente entre as concentrações da creatinina na solução de diálise e no soro após 4 horas de permanência da solução de diálise na cavidade peritoneal, traduzindo a velocidade do equilíbrio (em média, esse quociente gira em torno de 0,60); 2) o quociente entre as concentrações de glicose na cavidade aos 240 minutos e no início da diálise, refletindo a velocidade de sua passagem à circulação. Conforme o valor desse quociente, o paciente é classificado em quatro padrões de transporte peritoneal: lento; médio lento; médio rápido; e rápido.

Complicações da DP na DRC

Infecção

A peritonite bacteriana é a principal complicação da DP e tem como agente etiológico mais frequente os agentes Gram-positivos, seguidos de bactérias Gram-negativas e, menos frequentemente, fungos. Dor abdominal e turvação do líquido peritoneal são suficientes para o diagnóstico clínico, que sempre deve ser confirmado pelo exame do líquido peritoneal, que deve mostrar mais de 100 leucócitos/mL, com predomínio de polimorfonucleares, bem como a presença de bactérias patogênicas (bacterioscopia com Gram e cultura).

O efluente coletado deve ter permanecido na cavidade peritoneal por mais de 2 horas. Se a cavidade estiver vazia, deve-se tentar aspirar com seringa sem exercer muita pressão negativa. Se a manobra não funcionar, deve-se infundir solução de DP e aguardar 2 horas para nova coleta do material. Após a coleta da cultura, deve-se iniciar o tratamento com antibióticos de amplo espectro.

A antibioticoterapia deve ser endovenosa se houver sinais de comprometimento sistêmico, febre, toxemia e queda do estado geral, casos em que o paciente deve ser internado. A via endovenosa se impõe também nos casos de pacientes em programa de DP intermitente noturna não treinados para diálise peritoneal ambulatorial contínua (DPAC), pois o antibiótico deve ser colocado durante o ciclo mais longo.

Se a via escolhida for a intraperitoneal, optamos em nosso Serviço pela vancomicina, visando cobrir bactérias Gram-positivas, e amicacina para as Gram-negativas. A dose de vancomicina é de 20 mg/kg de peso a cada 5 dias. Se houver função renal residual, o intervalo se reduz a 3 dias. O tempo de permanência do antibiótico na cavidade peritoneal deve ser de no mínimo 6 horas. A dose de amicacina deverá ser de 2 mg/kg de peso por dia, também com tempo de permanência mínimo de 6 horas. Ambos os antibióticos podem ser colocados na mesma bolsa.

Para a antibioticoterapia endovenosa (EV), a dose de vancomicina também é de 20 mg/kg a cada 5 dias, ou a cada 3 dias se houver função renal residual. A dose deverá ser guiada pela vancomicinemia, buscando-se níveis superiores a 15 μg/mL). Para cobrir agentes Gram-negativos, optamos por ceftazidima, 1 g EV a cada 24 horas nos primeiros 2 dias e, depois, a cada 48 horas.

Conhecidos os resultados das culturas e dos exames diretos, a antibioticoterapia deve ser reavaliada. Se o agente for *Staphylococcus epidermidis*, manter vancomicina por 14 dias. Se for *Staphylococcus aureus*, manter vancomicina por 21 dias. Se for um Gram-negativo, manter amicacina ou ceftazidima por 14 dias. Se Pseudomonas, associar ciprofloxacina 250 mg VO, duas vezes por dia (no caso de antibioticoterapia intraperitoneal) ou EV 400 mg a cada 12 horas (no caso de antibioticoterapia endovenosa) por 21 dias. No caso de cultura negativa, manter a cobertura antibiótica ampla por pelo menos 14 dias. No caso de fungo, retirar o cateter e usar anfotericina EV em dose cumulativa de 400 mg.

Se o paciente apresentar infecção concomitante do túnel, deve-se retirar o cateter, mantendo a antibioticoterapia EV. De modo semelhante, se não houver melhora até 72 horas após o início de antibioticoterapia adequada, a peritonite deve ser considerada refratária, o que obriga à retirada do cateter, sem suspender a antibioticoterapia EV.

Outra complicação séria é a infecção do óstio de saída do cateter, caracterizada pela presença de hiperemia e, principalmente, de secreção purulenta. Nesses casos, deve-se colher uma amostra desse material para cultura e instituir ciprofloxacina 250 mg, duas vezes por dia, por 10 dias, ajustando-se a antibioticoterapia posteriormente, se necessário.

Como medidas preventivas contra infecção, fixamos firmemente o cateter para evitar lesão do óstio e fazemos aplicação local diária de pomada de antibióticos como gentamicina ou mupirocina.

Complicações não infecciosas da DP

A manutenção crônica de líquido na cavidade abdominal, especialmente em um regime de aumento/diminuição cíclicas de seu volume, pode levar a uma série de complicações relacionadas à elevação da pressão hidrostática intraperitoneal. As mais comuns são as hérnias, o edema genital, os vazamentos ao redor do cateter e o hidrotórax:

As hérnias podem ser incisionais, inguinais ou umbilicais. A incidência é de 11,5% em 5 anos de programa de DP. Os principais fatores de risco são: idade baixa (crianças < 5anos) ou avançada (> 65 anos); sexo feminino; multiparidade; cirurgia anterior de reparação de hérnia; incisões medianas para colocação dos cateteres de Tenckhoff; e doença renal policística. As complicações adicionais dessas hérnias são: encarceramento e estrangulamento intestinal; obstrução intestinal; perfuração intestinal; e peritonites. O tratamento consiste em cirurgia reparadora. A cavidade peritoneal deverá ser esvaziada no dia da cirurgia e, depois desta, deve-se aguardar 1 a 2 dias para reiniciar a DP, com o paciente deitado e usando volumes de infusão menores do que os habituais, com aumentos gradativos até retornar aos níveis pré-operatórios.

O edema genital pode ocorrer nos grandes lábios, escroto ou pênis. O tratamento consiste em repouso, uso de suspensão escrotal, esvaziamento da cavidade peritoneal e suspensão da diálise por 2 a 3 dias, seguido de reinício com volumes menores e incrementos graduais. Para pacientes em DPCC, recomenda-se um período de DPIN.

O hidrotórax ocorre quando existe um defeito no diafragma, permitindo o acúmulo de solução de diálise na cavidade pleural. Pode aparecer logo no início do programa de diálise ou tardiamente. As manifestações clínicas do hidrotórax consistem basicamente em dispneia, diminuição do murmúrio vesicular e macicez à percussão. O derrame pleural, mais comum à direita, pode ser demonstrado ao exame radiológico simples do tórax. O líquido pleural tem características de um simples transudato, com concentração elevada de glicose. A infusão de azul de metileno na cavidade peritoneal, antigamente utilizada para confirmar o vazamento para o espaço pleural, não é recomendada devido ao risco de peritonite química. O que pode ser feito é adicionar 100 mL de contraste iodado ou um radioisótopo à solução de diálise, seguindo-se um exame radiológico do tórax. O tratamento do hidrotórax consiste em toracocentese de alívio, com descontinuação da DP e sua substituição por HD (com cateter) durante 2 a 4 semanas, com retorno posterior ao programa de DP. Os resultados do tratamento deixam a desejar quando o vazamento ocorre logo no início do programa. Nesses casos, a pleurodese, com emprego de oxitetraciclina, talco ou infusão intrapleural de sangue autólogo, é uma alternativa. Outra opção, caso seja essencial manter o programa de DP, é a correção cirúrgica do defeito diafragmático por via torácica.

Uma séria limitação da DP é a diminuição progressiva da capacidade de ultrafiltração, observada em uma parcela considerável dos pacientes. Essa perda pode resultar de uma migração do cateter, saindo da pequena bacia e determinando um aumento do volume residual (o que permanece na cavidade peritoneal após a drenagem da solução de diálise). A migração do cateter é diagnosticada por meio de um RX simples de abdômen. Pode-se tentar reposicionar o cateter com o emprego de laxantes. Se não houver resultado, o reposicionamento cirúrgico ou laparoscópico do cateter se impõe.

A alteração do padrão de transporte peritoneal é causa importante de perda da capacidade de ultrafiltração. Os pacientes considerados transportadores rápidos, assim identificados pelo teste de equilíbrio peritoneal, absorvem rapidamente a glicose da cavidade peritoneal, determinando uma diminuição do gradiente osmótico, o que leva à queda da ultrafiltração. Tais pacientes não devem ser expostos a ciclos de longa permanência, como na DPAC. Se estes forem estritamente necessários, recomenda-se o emprego de solução com icodextrina.

Nas mulheres em idade de reprodução, o efluente pode se mostrar hemorrágico. Em geral, isso ocorre no meio do ciclo menstrual, por ocasião da ovulação. Na maior parte das vezes, o processo é autolimitado, com clareamento do efluente nas drenagens subsequentes. Se o aspecto hemorrágico persistir, deve-se cogitar a possibilidade de rotura de cisto de ovário ou de aneurisma, podendo vir a ser necessário até mesmo efetuar cirurgia de emergência. Outra causa de efluente hemorrágico é a endometriose. É evidente que, se for esse o caso, a hemorragia é concomitante ao período menstrual.

As complicações metabólicas da DP estão principalmente relacionadas à absorção de glicose através da membrana peritoneal, causando hiperglicemia, hiperinsulinemia, hipertrigliceridemia e aumento de peso.

Pode haver perda proteica considerável com o efluente. À semelhança do que ocorre na síndrome nefrótica, isso pode causar dislipidemia e aumento da concentração de fibrinogênio. Pode ocorrer também hipoalbuminemia, mas sua interpretação é difícil porque essa anormalidade pode ser causada também pela concomitância de fatores não relacionados à DP, tais como desnutrição e outras doenças crônicas.

Organização do sistema de referência – disque-diálise

Uma vez definido que o paciente portador de DRC necessita de TSR permanente, e antes mesmo do início do tratamento dialítico, é necessário encaminhá-lo a um serviço ambulatorial de diálise. A clínica deve estar situada o mais próximo possível da residência do paciente, especialmente se a modalidade escolhida for a HD, que requer sua presença três vezes por semana. Para um programa de DP, a clínica deverá fornecer o treinamento e o acompanhamento mensal, enquanto as diversas empresas fornecedoras providenciarão mensalmente, em domicílio, os insumos necessários (bolsas contendo soluções de diálise, linhas, máscaras etc.). Em São Paulo, a organização desse sistema de referência para atendimento ambulatorial ao paciente dialítico compete ao Serviço de Disque-Diálise da Secretaria de Saúde Municipal.

Para os pacientes com seguro-saúde, a solicitação de diálise é dirigida diretamente à rede de cobertura da seguradora, com envio de relatório médico e sorologia completa para hepatite B, C e HIV.

Para os pacientes cobertos pelo Sistema Único de Saúde (SUS), o envio da solicitação deve ser encaminhado ao Serviço Social, por meio de formulário específico da Prefeitura para os residentes na cidade de São Paulo ou do Governo Estadual para outras cidades do estado de São Paulo. Esses formulários de solicitação do Disque-Diálise devem incluir um relatório médico e as sorologias completas para hepatite B, C e HIV. O Serviço de Diálise selecionado efetua uma avaliação clínica e emite uma resposta após o contato direto do Serviço Social com o paciente e com seus familiares.

Para pacientes de outros estados, o relatório e os exames sorológicos devem ser encaminhados ao Serviço Social, que fará o contato com clínicas de diálise próximas ao local de residência do interessado.

Os passos necessários ao encaminhamento de pacientes a serviços de diálise ambulatorial são resumidos no Quadro 25.3.

Quadro 25.3 – Etapas para solicitação de diálise ambulatorial no SUS em São Paulo/SP.

Etapa	Tarefa	Responsável
1	Definir a necessidade de diálise ambulatorial	Médico
2	Elaborar relatório médico detalhado Preencher o formulário de solicitação do Disque-Diálise (municipal ou estadual) Anexar sorologias completas: hepatite B/C e HIV	Médico
3	Encaminhar a documentação ao e-mail institucional do Serviço Social responsável pelo setor onde o paciente está internado ou em atendimento ambulatorial (neste último caso, entregar cópias dos documentos ao paciente e instruí-lo a procurar a assistente social do ambulatório também)	Médico
4	Encaminhar os documentos à Secretaria da Saúde e avisar ao paciente sobre o local e data da avaliação imediatamente após o retorno da secretaria	Assistente social

Fonte: Desenvolvido pela autoria do capítulo.

Bibliografia consultada

Charra B; Calemard E; Ruffet M et al. Survival as an index of adequacy of dialysis. Kidney Int 1992; 41: 1286-91.

Daelemans RA; D'Haese PC; De Broe ME. Dialysis. Semin Nephrol 2001; 21(2): 204-12.

Daugirdas JT; Depner TA; Jula Inrig et al. KDOQI Clinical practice guideline for hemodialysis adequacy: 2015 Update. American Journal of Kidney Diseases 2015; 66(5): 884-930; DOI: 10.1053/j.ajkd.2015.07.015DOQI 2015.

Delmex JA; Windus DW. St. Louis Nephrology Study Group. Hemodialysis prescription and delivery in a metropolitan community. Kidney Int 1992; 41: 1023-8.

Depner TA. Benefits of more frequent dialysis: lower TAC at the same Kt/V. Nephrol Dial Transplant 1998; 13(Suppl 6): 20-4.

Hermite L; Quenot J-P; Nadji A et al. Sodium citrate versus saline catheter locks for non-tunneled hemodialysis central venous catheters in critically ill adults: a randomized controlled trial. Intensive Care Med 2012; 38: 279–85.

Hsu CY; Ordoñez JD; Chertow GM et al. The risk of acute renal failure in patients with chronic kidney disease. Kidney Int 2008; 74: 101.

Kooistra MP. Frequent prolonged home haemodialysis: three old concepts, one modern solution. Nephrol Dial Transplant 2003; 18: 16-9.

Leypold JK; Cheung AK; Carroll CE et al. Effect of dialysis membranes and middle molecule removal om chronic hemodialysis patient survival. Am J Kidney Dis 1999; 33: 349-55.

Locatelli F; Buoncristiani U; Canaud B et al. Dialysis dose and frequency. Nephrol Dial Transplant 2005; 20: 285-96.

Mrozek N; Lautrette A; Timisit JF et al. How to deal with dialysis catheters in the ICU setting. Annals of Intensive Care 2012; 2: 48.

NKF-K/DOQI: Clinical practice guidelines for vascular access 2006. Clinical Practice Guideline 2: Selection and placement of hemodialysis access, 2.1 the order of preference for placement, 2.1.3 avoid if possible, 2.1.3.1 short-term catheters. 2006.

Paniagua R; Amato D; Vonesh E et al. Effect of increased peritoneal clearances on mortality rates in peritoneal dialysis: ADEMEX, a prospective, randomized, controlled trial. J. Am. Soc. Nephrol 2002; 13: 1307-20.

Pisoni RL; Young EW; Mapes DL et al. Vascular access use and outcomes in the U.S., Europe, and Japan: results from the dialysis outcomes and practice patterns study. Nephrol News Issues 2003; 17: 38-43, 47.

Twardowski ZJ. Clinical value of standardized equilibration tests in CAPD patients. Blood Purif 1989; 7: 95-108.

Twardowski ZJ; Nolph KD; Khanna R et al. Peritoneal equilibration test. Perit Dial Bull 1987; 7: 138-47.

Vieira Neto OM; Abensur H. Diálise peritoneal – Manual prático. 2. ed. Livraria Balieiro. ISBN 8569540000, 9788569540007.

Capítulo 26

Transplante Renal

Hugo Abensur

Indicações de transplante renal

No Brasil, são atualmente realizados cerca de 6 mil transplantes renais (TxR) por ano. O Sistema Nacional de Transplantes (SNT) brasileiro regulamenta e coordena o maior programa público de transplantes do mundo em valores absolutos. No entanto, quando esses números são expressos por milhão de habitantes, o Brasil ocupa a 33ª posição no *ranking* mundial. A existência no país de mais de 30 mil pacientes em listas de espera para um TxR indica que ainda há muito a avançar nessa área.

O processo de doação de órgãos e TxR no Brasil está regulado por lei federal, começando pela Constituição Brasileira de 1988, que proibiu a comercialização de órgãos no País. A Lei n. 9.434, de 4 de fevereiro de 1997, dispõe sobre a remoção de órgãos, tecidos e partes do corpo humano para fins de transplante e tratamento e dá outras providências. Essa Lei reafirma o diagnóstico de morte encefálica segundo critérios clínicos e técnicos definidos pelo Conselho Federal de Medicina; define a exigência de autorização de remoção de órgãos para transplante pelo(a) cônjuge ou parente; e permite à pessoa juridicamente capaz dispor, com gratuidade, de órgãos do próprio corpo para fins de transplante. O Decreto n. 2.268, de 30 de junho de 1997, regulamentou a Lei n. 9.434/1997 e organizou o Sistema Nacional de Transplante. Desde então, diversos decretos trouxeram aperfeiçoamento à legislação e, hoje, o arcabouço legal brasileiro sobre doação e transplantação de órgãos humanos está compatível, em termos de abrangência e objetividade, com o ordenamento jurídico dos países considerados de excelência nessa área.

O TxR é uma modalidade de tratamento para pacientes portadores de doença renal crônica no estágio 5 (DRC5), como forma de terapia de substituição permanente da função renal (TSR). Na maioria dos casos, é a terapêutica de escolha para a DRC5 por prover melhor qualidade de vida e maior sobrevida. Entretanto, para alguns pacientes portadores de DRC5, é necessário determinar a relação risco/benefício em comparação com a terapia dialítica e, em alguns casos, o TxR está contraindicado. Algumas características clínicas do receptor podem ser consideradas contraindicações temporárias, relativas e absolutas ao TxR. Por exemplo, receptores com infecção ativa, sangramento digestivo ou glomerulonefrite em atividade apresentam contraindicações temporárias para a realização do TxR. Pacientes com neoplasias malignas ou cardiopatia grave sem indicação de intervenção cirúrgica tem contraindicação absoluta para o transplante. Da mesma forma, a presença de anormalidades clínicas nos doadores pode contraindicar o TxR (infecções, tumores).

O TxR pode ser indicado como TSR primária (TxR preemptivo, anterior à necessidade de tratamento dialítico) ou como tratamento de pacientes já mantidos em tratamento dialítico. O transplante pode ser feito com doador falecido ou vivo (parente ou não relacionado). No caso de doador não relacionado, é necessária prévia autorização judicial.

Aspectos cirúrgicos do transplante renal

Cirurgia do transplante

Como preparo pré-operatório para o TxR com doador vivo, este último deve ser submetido a uma angiotomografia ou angiorressonância nuclear magnética de aorta abdominal e artérias renais, para avaliação de possíveis variações anatômicas, como duplicidade arterial e ureteral.

A nefrectomia do doador vivo pode ser cirúrgica, com incisão anterior ou no flanco (abaixo da 12ª costela). Em uma opção mais recente, a cirurgia utiliza a via laparoscópica em suas etapas iniciais e é finalizada com uma incisão semelhante à de uma cesariana para retirada do órgão com a mão. No caso de doador falecido, os rins são os últimos órgãos a serem retirados, depois de coração, pulmões e fígado. Ambos os rins são retirados em bloco com a aorta abdominal e a veia cava inferior. Em cirurgia de banco (preparo para anastomoses vasculares), eles são separados, deixando-se um fragmento de aorta ao redor da saída da artéria renal, para facilitar a futura anastomose com a artéria do receptor.

O implante do órgão é geralmente heterotópico na fossa ilíaca direita ou esquerda do receptor, por meio de uma incisão curva, desde a sínfise púbica em direção à crista ilíaca. A anastomose arterial pode ser terminolateral com a artéria ilíaca externa do receptor ou terminoterminal com a artéria ilíaca interna. Um cuidado especial, quando existe uma artéria polar inferior no doador é não ligá-la, para evitar necrose do ureter. A veia renal do enxerto é anastomosada na veia ilíaca externa do receptor. Por fim, o ureter é anastomosado na bexiga do receptor, cuidando para evitar refluxo vesicoureteral.

A cirurgia de transplante envolve risco de sofrimento isquêmico ao órgão. O tempo de isquemia quente que corresponde ao período entre a interrupção do fluxo sanguíneo do rim do doador e o início da infusão da solução de perfusão, deveria ser, idealmente, próximo a zero. Na prática, toleram-se até 20 minutos. A solução de perfusão tem como objetivo preservar o órgão. Ela é rica em potássio, de modo a poupar o trabalho celular. O período de isquemia fria se inicia com o armazenamento do órgão na geladeira (nunca no freezer) e termina com o início da perfusão do órgão com o sangue do receptor. Quanto menor o tempo de isquemia fria, menor também o risco de necrose tubular aguda no pós-operatório. O tempo de isquemia fria não deve ultrapassar 30 horas.

Complicações cirúrgicas do transplante renal

A necrose tubular aguda (NTA) é uma complicação comum do transplante com doador falecido, decorrente inicialmente do sofrimento hemodinâmico e tóxico pelo qual o rim passa no organismo com morte cerebral e, posteriormente, do período de isquemia quente e do prolongado período de isquemia fria até a alocação do órgão. A NTA obriga à instituição de terapia dialítica, (ou, se for o caso, à continuação desta), mas resolve-se espontaneamente em 15 a 20 dias. Durante esse período, é difícil o diagnóstico de rejeição, pois o parâmetro de alteração da função renal fica prejudicado. Essa dificuldade pode ser amenizada pela medida da desidrogenase lática (DHL), cuja elevação é um indício de NTA. Ainda assim, impõe-se frequentemente, nesse período, a necessidade de uma biópsia do enxerto renal. O risco de NTA é ainda maior nos centros que utilizam órgãos retirados de doadores falecidos após parada cardíaca.

Infecção da ferida operatória é uma complicação possível, sobretudo em pacientes obesos. Infecção urinária, usualmente relacionada à sonda vesical, é outra complicação comum no pós-operatório de TxR.

As complicações cirúrgicas mais temidas no pós-operatório de TxR são as vasculares. Tanto a trombose da artéria renal como a da veia renal acabam obrigando à remoção do enxerto. O diagnóstico é feito com o exame de US-Doppler colorido da artéria renal, dos vasos intrarrenais e da veia renal. O eventual sangramento das anastomoses pode requerer nova abordagem cirúrgica para ser estancado. A estenose da artéria do enxerto é tratada, geralmente, com angioplastia percutânea.

As principais complicações urológicas são: fístula urinária, que pode melhorar espontaneamente com a manutenção da sonda vesical ou necessitar de nova intervenção cirúrgica; obstrução ureteral, que pode ocorrer por um erro no implante do ureter ou por necrose deste, exige uma nova abordagem, a princípio com nefrostomia percutânea e, a seguir, com uma intervenção cirúrgica para reconstrução da via urinária; por fim, o refluxo vesicoureteral, que pode ser corrigido por abordagem endourológica ou cirúrgica.

Outra complicação comum no pós-operatório de TxR é o acúmulo de linfa ao redor do enxerto, a linfocele, que pode ser grande o suficiente para ocasionar compressão do ureter e hidronefrose. Deve-se fazer o diagnóstico diferencial com acúmulo de urina, o que pode ser conseguido com punção da coleção e dosagem de potássio, ureia e creatinina, cujas concentrações são bem mais altas na urina. A linfocele pode ser tratada inicialmente com uma punção esvaziadora, mas, com frequência, se refaz. Nesse caso, a solução é a cirurgia de marsupialização, que consiste na abertura de uma janela no peritônio, por trás da linfocele, permitindo que a linfa seja direcionada à cavidade abdominal, uma alternativa melhor do que a drenagem externa da coleção, que pode facilitar uma infecção da loja renal.

Aspectos imunológicos do transplante renal

Imunologia básica do transplante renal

Do ponto de vista imunológico, os doadores e receptores podem ser singênicos, ou seja, membros geneticamente idênticos da mesma espécie. No caso humano, seriam os transplantes envolvendo gêmeos idênticos. Essa foi a situação do primeiro TxR bem-sucedido, realizado nos Estados Unidos, no ano de 1954. No entanto, em sua maioria, os transplantes são alogênicos, envolvendo doadores e receptores da mesma espécie, mas geneticamente distintos, o que obriga a tratamento imunossupressor para evitar rejeição. Os transplantes alogênicos são realizados com doadores vivos (relacionados ou não) ou falecidos. O transplante xenogênico, com doadores e receptores de espécies diferentes, não é ainda uma realidade.

As principais proteínas que determinam alorreatividade (resposta imune que provoca rejeição), presentes nas membranas celulares, são as dos sistemas ABO (tipos sanguíneos) e HLA (antígenos leucocitários humanos, na sigla em inglês). A resposta alorreativa pode ser humoral (mediada por anticorpos), celular ou mista.

Os antígenos do sistema ABO são encontrados em praticamente todas as células do organismo. A incompatibilidade ABO leva quase sempre a rejeições humorais, com perda imediata do enxerto. Já o fator Rh não é considerado para a seleção de candidatos à doação no TxR, por ser restrito às hemácias, sem expressão nos demais tecidos. Na escolha do doador, devem ser observadas as mesmas leis de compatibilidade aplicadas à transfusão de sangue.

Em humanos, o sistema HLA constitui o chamado complexo de histocompatibilidade principal (*major histocompatibility complex*, MHC), um conjunto de antígenos destinado a identificar todas as células do organismo e caracterizá-las como própria (*self*) ou não própria (estranha). A compatibilidade HLA interfere na sobrevida do rim transplantado no longo prazo e é essa incompatibilidade dos antígenos do sistema HLA entre o doador e o receptor de um transplante que, na maioria das vezes, acarreta resposta imune (rejeição) contra o enxerto renal (resposta alogênica), podendo resultar em sua destruição. A região genética controladora do sistema HLA está ligada a *loci* localizados no braço curto do cromossomo autossômico 6. Atualmente são conhecidos diversos *loci*, sendo os mais importantes do ponto de vista do TxR os *loci* A, B, C (antígenos de classe 1 – presentes em todos os linfócitos B e T e em diversos órgãos; nos rins, são detectados no endotélio vascular, túbulos, mesângio e células dendríticas) e os loci DR, DP e DQ (antígenos de classe 2 – presentes em células apresentadoras de antígenos: linfócitos B, células endoteliais e células dendríticas).

Na prática clínica, são caracterizados ("tipados") os HLA A e B (classe 1) e os DR (classe 2). Os seres humanos têm dois alelos de cada um desses antígenos, que são codominantes, ou seja, ambas as respectivas proteínas são produzidas em suas células.

Os principais elementos envolvidos na alorreatividade são: os anticorpos produzidos pelos linfócitos B; os linfócitos T, com dois subtipos caracterizados com base em seus receptores: o CD8 (linfócitos citotóxicos), que reconhece os antígenos HLA classe 1; e o CD4 (linfócitos auxiliadores), que reconhece os antígenos classe 2.

Os anticorpos específicos contra os antígenos ABO e HLA do doador (*donor-specific antibody*, DSA), quando presentes previamente ao transplante renal, podem levar à perda imediata do enxerto, até mesmo durante o próprio ato cirúrgico, caracterizando a rejeição hiperaguda, discutida mais adiante. A prevenção dessa alorreação extrema e imediata com anticorpos pré-formados é realizada com a tipagem ABO, que detecta a presença de anticorpos contra o tipo sanguíneo do doador, e com a prova cruzada, que determina a presença de anticorpos contra o sistema HLA do doador. Depois do TxR, os pacientes podem desenvolver anticorpos específicos contra o doador e suscitar outros tipos de rejeição. Por essa razão, a imunossupressão no pós-transplante é essencial para prevenir a produção desses anticorpos.

Os linfócitos CD8 reconhecem antígenos HLA classe 1 nas células do enxerto e determinam a liberação de substâncias (perforina e granzima) que alteram a membrana celular e acarretam a perda de íons e subsequente apoptose. Para prevenir esse tipo de alorreação, é necessário selecionar doadores com boa identidade HLA classe 1, além de usar drogas imunossupressoras após o TxR. Os linfócitos CD4 reconhecem os antígenos classe 2 e, quando ativados, produzem diversas citocinas, sendo a principal a interleucina-2 (IL-2), que provoca expansão clonal, com proliferação de linfócitos T citotóxicos e linfócitos B (podendo agregar um componente humoral à rejeição), além de ativação de macrófagos. Essa ativação dos linfócitos CD4 é prevenida pela seleção de doadores com boa compatibilidade classe 2 e pela imunossupressão no pós-transplante.

A ativação dos linfócitos T é feita por intermédio de três sinais. De maneira simplificada, o sinal 1 corresponde à ligação do receptor do linfócito T (TCR, de *T-cell receptor*) ao antígeno HLA da célula apresentadora de antígenos, seguida da ativação da citoneurina, uma fosfatase citoplasmática que desfosforila o NFAT, um fator de transcrição que entra no núcleo do linfócito e estimula a síntese de diversas citocinas, principalmente a interleucina (IL)-2. O sinal 2 é uma coestimulação, necessária para que tanto o sinal 1 quanto o sinal 3 (ver adiante) ocorram. Participam da ativação do sinal 2 as integrinas e a ligação da molécula CD28 do linfócito à molécula B7 das células apresentadoras de antígeno, entre outros coestimuladores. O sinal 3 corresponde à ligação da IL-2, produzida pelos próprios linfócitos, a seu receptor linfocitário (IL-2R), ativando a via mTOR (da sigla em inglês – alvo da rapamicina em mamíferos, ou alvo mecanístico da rapamicina), que finalmente ativa o ciclo celular. Os diversos imunossupressores atuam bloqueando essa sinalização, como será mostrado adiante.

Testes imunológicos

A avaliação imunológica pré-transplante de doador e receptor compreende quatro fases: tipagem sanguínea ABO; tipagem HLA; prova cruzada (*crossmatch*); e detecção de anticorpos citotóxicos específicos.

Tipagem sanguínea ABO

Na escolha do doador, as mesmas leis de compatibilidade aplicadas à transfusão de sangue devem ser observadas.

Tipagem HLA

A tipagem HLA do doador e do receptor pode ser feita pelo teste da microtoxicidade, que consiste no uso de uma placa com diversos anticorpos contra os diferentes tipos de HLA. Os linfócitos a serem tipados são colocados em contato com esses anticorpos. Adicionam-se, a seguir, complemento e um corante que penetra nas células lesadas. Conhecendo-se quais anticorpos promoveram lesão celular, é possível determinar os tipos de HLA presentes nos linfócitos examinados. O teste pode não ser conclusivo, uma vez que os anticorpos utilizados nem sempre são específicos. Mais recentemente foram introduzidos métodos de tipagem HLA baseados em exame do DNA, mais específico.

Prova cruzada (crossmatch)

Na seleção de candidatos à doação de rim, é fundamental saber se o receptor está sensibilizado especificamente (presença de anticorpos) contra os antígenos de histocompatibilidade do doador. Essa pré-sensibilização pode ter origem em diversos tipos de estímulos, por exemplo, transfusões sanguíneas, gestações, rejeições prévias de aloenxertos e infecções. Na prática clínica, a presença dessa pré-sensibilização é testada por uma prova cruzada (*crossmatch*) entre o soro do receptor e linfócitos do candidato à doação. Como a presença de anticorpos citotóxicos pré-formados específicos contra antígenos HLA do doador leva à perda do órgão transplantado, um *crossmatch* negativo contra linfócitos totais é considerado um pré-requisito absoluto para que o transplante possa ser realizado.

A prova cruzada pode ser realizada pelo método da citotoxicidade ou por citometria de fluxo. O método da citotoxicidade consiste na exposição dos linfócitos do doador ao soro do receptor, com adição de complemento, para provocar a lesão dos linfócitos do doador em caso de presença de anticorpos pré-formados. Para a detecção da citotoxicidade, adiciona-se um corante que penetra apenas nas células lesadas. Para sensibilizar o método, adiciona-se ainda antiglobulina humana, pois títulos baixos de anticorpos não conseguem ativar o complemento.

A prova cruzada por citometria de fluxo é mais sensível para detectar anticorpos pré-formados contra antígenos do doador. Após a incubação do soro do receptor com os linfócitos do doador, durante a qual deve ocorrer a formação de complexos antígeno-anticorpo (se no soro houver a presença de anticorpos anti-HLA), adicionam-se anticorpos monoclonais, marcados com um composto fluorescente, direcionados contra antígenos de linfócitos T e B (que permitem ao citômetro de fluxo detectar os linfócitos) e também contra IgG humana. Se esta última também for detectada, isso indica que os linfócitos foram revestidos por anticorpos anti-HLA provenientes do soro do receptor, e a prova cruzada é então considerada positiva.

É importante enfatizar que uma prova cruzada positiva contra linfócitos T sugere a presença de anti-HLA classe I, enquanto positividade contra linfócitos B pode indicar estarmos diante de anti-HLA classe I ou II (linfócitos B expressam constitutivamente em sua superfície moléculas HLA classe I e, em menor grau, classe II).

Embora a presença de uma prova cruzada positiva seja uma contraindicação quase absoluta, o TxR ainda pode ser considerado nos raros casos em que haja evidências de que os autoanticorpos envolvidos são da classe IgM. A detecção de tais anticorpos pode ser feita de modo indireto inativando-os com a exposição prévia do soro do receptor ao ditiotreitol (DTT), um agente redutor, o que torna negativa a prova cruzada.

Se a tipagem HLA do doador for conhecida, será possível realizar a prova cruzada virtual, que consiste na detecção no receptor de anticorpos específicos utilizando ensaios de "fase sólida", nos quais o soro do receptor é colocado em contato com HLA sabidamente presentes no doador em placas que permitem uma visualização precisa da reação.

Reatividade contra painel (PRA, do inglês panel-reactive antibody*)*

O teste de reatividade contra painel é uma forma de investigar o grau de sensibilização (presença de anticorpos contra HLA e outros antígenos) do receptor em relação ao conjunto de possíveis doadores, sendo seu resultado expresso como o percentual de antígenos presentes nessa população contra os quais o receptor está sensibilizado. Assim, os pacientes podem ser classificados em função do PRA como não sensibilizados (PRA < 10%), sensibilizados (PRA de 10% a 50%) e hipersensibilizados (PRA > 50%).

Alguns estudos clínicos mostraram que pacientes com teste PRA elevado no período pré-transplante têm maior dificuldade de encontrar um possível doador, além de estarem expostos a risco elevado de rejeição e perda do enxerto. Adicionalmente, o nível de aloanticorpos dirigidos contra HLA específicos do doador (*donor-specific antibodies*, DSA) pode ser avaliado pelo método PRA-single antigen beads, que utiliza detecção fluorométrica e gera um parâmetro, o MFI (*mean fluorescence intensity*). Pacientes com valor elevado do MFI no período anterior ao TxR têm risco elevado de rejeição mediada por anticorpos (MRA) e, consequentemente, pior evolução do enxerto e diminuição da sobrevida. Além disso, alguns estudos com receptores sensibilizados mostraram a importância do monitoramento ativo, no período pós-transplante, dos níveis de DSA, que, nesse contexto, constituem um parâmetro fundamental na avaliação da evolução do enxerto e na indicação de imunossupressão específica.

Tipos de rejeição

As rejeições podem ser mediadas por anticorpos, por células ou por ambos. Elas são classificadas em hiperagudas, agudas e crônicas, conforme enumerado no Quadro 26.1.

Quadro 26.1 – Tipos de rejeição.

Tipo de rejeição	Tratamento
Rejeição hiperaguda	Não existe
Rejeição celular aguda	500 a 1.000 mg de metilprednisolona por 3 dias
Rejeição vascular	Timoglobulina em dose cumulativa de 6 mg/kg de peso
Rejeição humoral aguda	Plasmaférese, imunoglobulina humana e rituximabe
Rejeição crônica	Tratamento não bem definido (ajuste da imunossupressão, plasmaférese, imunoglobulina humana, rituximabe)

Fonte: Desenvolvido pela autoria do capítulo.

A rejeição hiperaguda ocorre imediatamente após o transplante, como resultado de grave agressão ao endotélio por anticorpos pré-formados contra o sistema ABO e/ou HLA do doador. Ela está associada à perda do enxerto por infarto hemorrágico e infelizmente não tem tratamento. Precisa ser prevenida, e isso é feito por meio da tipagem ABO e da prova cruzada pré-transplante.

A rejeição aguda mediada por células (rejeição celular aguda) costuma ocorrer nos primeiros meses após o transplante, é caracterizada do ponto de vista clínico por elevação da creatinina e pode ser mascarada em situações de necrose tubular aguda. A biópsia do enxerto mostra um infiltrado linfocitário que agride os túbulos (tubulite) – a lesão histológica é semelhante à que ocorre na nefrite tubulointersticial aguda. A rejeição celular aguda é prevenida com o emprego de imunossupressores, que devem ser mantidos para sempre após o TxR, uma vez que a interrupção ou redução exagerada desses tratamentos associam-se à ocorrência tardia dessas rejeições. O tratamento, em geral, é feito com pulso de 500 a 1000 mg de metilprednisolona por 3 dias. Uma forma mais grave da rejeição celular aguda é a agressão às artérias e arteríolas intrarrenais por linfócitos (rejeição vascular). Essa rejeição é resistente a esteroides e só pode ser tratada com globulina antitimocítica, que atua reduzindo a população linfocitária com a ajuda do complemento.

A rejeição aguda mediada por anticorpos, cuja frequência felizmente vem caindo graças ao aprimoramento dos testes imunológicos, é causada por agressão ao enxerto por anticorpos específicos dirigidos contra antígenos do doador. Geralmente ocorre logo após o TxR, mas pode surgir tardiamente com a interrupção abrupta dos imunossupressores. Como a rejeição aguda mediada por anticorpos agride fortemente o endotélio vascular, alvo mais óbvio da resposta imune, uma expressão histológica frequente é uma microangiopatia trombótica (ver também o Capítulo 18 – Microangiopatia Trombótica). A biópsia também mostra inflamação de artérias peritubulares e capilares glomerulares, com presença de neutrófilos e necrose tubular aguda. A imunofluorescência e a imuno-histoquímica mostram a presença de C4D, um elemento da cascata do complemento, o que comprova a participação desse sistema no processo. A manifestação clínica da rejeição aguda mediada por anticorpos é essencialmente a perda da função renal, o que possibilita que ela seja mascarada em situação de necrose tubular aguda. A prevenção do processo se faz por meio de seleção criteriosa, de modo a evitar que o novo rim seja enxertado em um receptor com anticorpos específicos contra antígenos HLA do doador. Nos pacientes que se mostram mais sensibilizados, pode-se também utilizar imunoglobulina humana em diferentes protocolos, para reduzir os títulos de anticorpos específicos. O tratamento se faz com plasmaférese, imunoglobulina humana e rituximabe.

A rejeição crônica ocorre tardiamente e é caracterizada do ponto de vista clínico por perda lenta e progressiva da função renal. De modo geral, a biópsia do enxerto mostra atrofia tubular e fibrose intersticial. Nessa modalidade de rejeição, é mais difícil reconhecer o tipo de agressão, se celular ou mediado por anticorpo, havendo ainda outros fatores que podem causar lesões histológicas semelhantes, como a toxicidade por inibidores de calcineurina, viroses (poliomav*í*rus), nefrosclerose hipertensiva etc. A presença concomitante de glomeulonefrite membranoproliferativa com duplo contorno nas paredes dos capilares glomerulares e a proliferação intimal das arteríolas sugerem um componente humoral, especialmente quando se detectam anticorpos específicos contra antígenos do doador e se demonstra a presença de C4D *à* biópsia. A prevenção é feita com um manuseio adequado da imunossupressão. O tratamento não é bem definido, embora existam propostas de uso de plasmaférese, imunoglobulina humana ou rituximabe, além de procedimentos corriqueiros na abordagem conservadora da DRC.

Imunossupressão em transplante renal

Os imunossupressores são empregados no TxR tanto para prevenir como para tratar rejeições. As drogas mais utilizadas aparecem no Quadro 26.2.

Denominamos "terapia de indução" a imunossupressão agressiva iniciada antes mesmo de concretizado o transplante. Para esse propósito, utilizamos em quase todos os casos a metilprednisolona, na dose de 500 mg EV, já no início do procedimento cirúrgico. Para pacientes com maior risco imunológico (retransplante, reatividade contra painel elevada), associa-se a timoglobulina, um anticorpo policlonal contra timócitos humanos, produzido em coelhos, que depleta o paciente de linfócitos. A timoglobulina deve ser infundida lentamente (ao longo de 6 horas) em uma veia central ou na fístula arteriovenosa do receptor. A maioria dos

Quadro 26.2 – Imunossupressores empregados no transplante renal.

Classe	Droga	Mecanismo de ação
Esteroides	Metilprednisolona Prednisona	Inibem a síntese de interleucinas
Anticorpos antilinfócitos	Timoglobulina	Depleção de linfócitos
Bloqueadores do receptor da IL-2	Basiliximabe	Inibem o Sinal 3 dos linfócitos
Inibidores da calcineurina	Ciclosporina Tacrolimus	Inibem o Sinal 1 dos linfócitos
Inibidores do ciclo celular	Azatioprina Micofenolato mofetil Micofenolato de sódio	Inibem a replicação de linfócitos
Inibidores do mTOR	Sirolimo (rapamicina) Everolimo	Inibem o Sinal 3 dos linfócitos (entre o receptor da IL-2 e o ciclo celular)

Fonte: Desenvolvido pela autoria do capítulo.

centros utiliza uma dose cumulativa de 4 a 6 mg/kg de peso corpóreo, que pode ser fracionada de várias maneiras. Um esquema muito utilizado é a infusão de 1,5 mg/kg nos primeiros 2 dias e 1 mg/kg nos 3 dias subsequentes. O objetivo é manter a contagem de linfócitos inferior a 200 células/mm^3. O uso da droga pode causar graves reações adversas associadas à destruição dos linfócitos, com liberação de citocinas. A mais grave é o edema agudo pulmonar por aumento de permeabilidade vascular, devendo, portanto, ser evitada em pacientes com hipervolemia. Os pacientes devem ser medicados com metilprednisolona (200 mg), dipirona e difenidramina antes da infusão de timoglobulina. Outro imunossupressor usado na indução é o basiliximabe, um anticorpo que bloqueia o receptor de IL-2 e, portanto, o terceiro sinal. A dose é de uma ampola (20 mg) EV no dia do transplante e outra no 4º pós-operatório. Praticamente sem efeitos colaterais, o basiliximabe é um imunossupressor menos potente do que a timoglobulina, a ser utilizado em situações de risco imunológico intermediário (p. ex., pouca compatibilidade HLA).

A terapia de manutenção é feita com uma combinação de imunossupressores orais, geralmente três drogas com diferentes mecanismos de ação, com o objetivo de se reduzir a um mínimo o risco de rejeição. No caso de doador vivo, ela pode ser iniciada alguns dias antes do transplante, para que este seja realizado em vigência de níveis séricos adequados de imunossupressores. A prednisona é empregada na maioria dos esquemas à dose inicial de 0,5 a 1 mg/kg de peso corpóreo e, depois, reduzida progressivamente até 5 mg por dia no segundo mês após o transplante. Alguns centros não incluem a prednisona no esquema. O mecanismo de ação da prednisona é a inibição da síntese de interleucinas. A droga tem diversos efeitos colaterais, entre os quais destacam-se obesidade, diabetes, perda de massa muscular e óssea, catarata e fragilidade vascular. A segunda classe de imunossupressores utilizada no esquema de manutenção são os inibidores de calcineurina (ciclosporina e tacrolimus), que bloqueiam o primeiro sinal de ativação linfocitária. O tacrolimus, introduzido mais recentemente no mercado, é cem vezes mais potente do que a ciclosporina, sendo atualmente a droga dessa classe mais utilizada. Preconiza-se iniciar o tacrolimus na dose de 0,15 a 0,2 mg/kg de peso, em 2 tomadas por dia, visando um nível sérico de vale (12 horas após a última dose) em torno de 10 ng/mL nos primeiros meses após o transplante, de 5 a 7 ng/mL após 1 ano. O principal efeito colateral dessa classe é a nefrotoxicidade, que pode ser aguda (vasoconstrição intrarrenal) ou crônica (fibrose em faixa), acarretando em ambos os casos perda de função renal. Portanto, os níveis de vale dos inibidores de calcineurina devem ser monitorados com frequência. Várias drogas interferem na farmacocinética dos inibidores da calcineurina, cuja metabolização ocorre no fígado pelo sistema CYP3A. Assim, drogas indutoras desse sistema, em especial a carbamazepina, a hidantoina e a rifampicina, diminuem os níveis séricos dos inibidores da calcineurina, enquanto os inibidores do sistema CYP3A, como a claritromicina e o fluconazol, exercem efeito inverso. A terceira classe utilizada no esquema triplo de manutenção são os inibidores do ciclo celular (azatioprina, micofenolato mofetil e micofenolato de sódio). Os micofenolatos são inibidores mais específicos do ciclo celular de linfócitos e, diferentemente da azatioprina, causam menos leucopenia. O micofenolato mofetil e o micofenolato de sódio são convertidos em ácido micofenólico, que é o metabólito ativo. O comprimido de micofenolato mofetil tem 500 mg e é equivalente ao comprimido de 360 mg de micofenolato de sódio. A dose de micofenolato mofetil varia de acordo com o tamanho do paciente de 1 a 2 g por dia, dividida em 2 tomadas diárias. A dose de micofenolato de sódio varia de 720 a 1.440 mg/dia, também fracionada em 2 tomadas diárias. O principal efeito colateral dos micofenolatos é a diarreia, que, às vezes, obriga à suspensão do tratamento. A azatioprina tem sido menos prescrita ultimamente, à dose inicial de 2 mg/kg/dia em uma única tomada. É prudente evitar a associação de azatioprina com o alopurinol, que pode causar grave dano à medula óssea, que se manifesta principalmente por leucopenia. Mais recentemente, os inibidores da mTOR, que atuam bloqueando o terceiro sinal, entre o receptor de IL-2 e o ciclo celular, foram introduzidos como uma alternativa para compor o esquema de manutenção. O sirolimus (rapamicina) é administrado em dose única diária de 1 a 3 mg visando um nível sérico entre 5 e 8 ng/mL. A dose recomendada de everolimus é de 0,75 a 1,5 mg a cada 12 horas para manter um nível de vale de 3 a 8 ng/mL. O sirolimus e o everolimus têm ação antifibrótica, antiviral e antitumoral. Costumam substituir os inibidores da calcineurina quando estes causam efeitos nefrotóxicos e os micofenolatos nas recidivas frequentes de infecção por citomegalovírus (CMV) e em transplantados com tumores. Os efeitos colaterais mais frequentes são edema, úlceras orais e proteinúria, não sendo, portanto, recomendados para pacientes que já se apresentem com esta última anomalia.

O emprego de imunossupressores para tratar a rejeição já foi comentado. Mais recentemente, têm sido utilizados imunossupressores para diminuir o título de anticorpos em pacientes sensibilizados que são candidatos a novo transplante. Para tanto, usa-se imunoglobulina humana como agente imunomodulador e rituximabe, dirigido contra o antígeno CD20, para depletar o paciente de linfócitos B.

Avaliação e seleção de doadores

Seleção do doador vivo

Para além dos já discutidos aspectos imunológicos, o doador vivo deve ser minuciosamente estudado para detectar se a remoção de um de seus rins comprometerá sua saúde, reduzindo sua função renal e sua expectativa de vida. Mesmo que o possível doador seja portador de saúde perfeita, deverá assinar um termo de consentimento livre e esclarecido logo no início do processo de transplantação. O exame detalhado do doador tem também por função proteger a saúde do receptor, evitando a transmissão de infecções e tumores.

De maneira geral, opta-se pelo doador com melhor compatibilidade HLA, mas é importante também levar em consideração a idade e o tamanho do doador. É possível optar por um doador com idade e tamanho semelhantes ao do receptor, mesmo que a compatibilidade HLA não seja a melhor possível.

O doador deve ser submetido a anamnese, exame físico, testes laboratoriais de sangue e urina e exames de imagem. De maneira geral, descartamos doadores com história de hipertensão arterial, diabetes, calculose renal e problemas psiquiátricos que possam comprometer sua capacidade de tomar decisões. Se a doença de base do receptor for de origem genética, é essencial descartar a possibilidade de que o doador, que frequentemente é um familiar, seja portador da mesma anomalia.

O exame físico deve avaliar principalmente a pressão arterial e, se houver dúvida, como na hipótese de hipertensão do jaleco branco, deve-se solicitar a monitorização ambulatorial da pressão arterial (MAPA).

Para a avaliação da função renal do doador, podem-se utilizar a dosagem sérica de creatinina, a depuração de creatinina em urina de 24 horas e a determinação radioisotópica do RFG. É também necessário pesquisar marcadores de lesão renal estrutural, por meio do exame do sedimento urinário, da proteinúria de 24 horas e de ultrassonografia renal. O rim que estiver em melhores condições deve ficar com o doador. Por exemplo, se no exame ultrassonográfico for detectada uma cicatriz de pielonefrite em um dos rins, este deverá ser o escolhido para a doação. Em caso de dúvida, pode ser necessária uma biópsia renal. O limite mínimo de depuração de creatinina aceito pela maioria dos serviços é de 80 mL/min/ $1.73m^2$. Candidatos com proteinúria de 24 horas superior a 250 mg ou com albuminúria devem ser excluídos. Hematúria isolada não é uma contraindicação absoluta para doação, desde que bem investigada.

A investigação do doador inclui também:

- **Exames hematológicos:** hemograma completo e coagulograma.
- **Avaliação metabólica:** ácido úrico, glicemia de jejum, hemoglobina glicada, teste de tolerância à glicose (se necessário), lipidograma.
- **Avaliação hepática:** enzimas hepáticas, bilirrubinas; eletroforese de proteínas (nos doadores mais idosos).
- **Eletrólitos:** sódio, potássio, cloreto, cálcio, fósforo.
- **Sorologia para doenças infecciosas:** hepatites, HIV, HTLV 1 e 2, toxoplasmose, mononucleose, sífilis, doença de Chagas.

Devem também ser obtidos: radiografia de tórax; eletrocardiograma; ecocardiograma; ultrassonografia de abdômen total; e angiotomografia ou angiorressonância das artérias renais, estas últimas para orientar o cirurgião na escolha do rim a ser removido e no planejamento cirúrgico.

Na seleção do doador, algumas situações especiais merecem ser consideradas em detalhe. A doença renal policística autossômica dominante (DRPAD) é uma causa genética muito comum de DRC. Se o doador familiar também for portador de DRPAD, será excluído se enquadrado em uma das seguintes condições: idade entre 15 e 39 anos e três ou mais cistos em um ou ambos os rins; idade entre 40 e 59 anos e dois ou mais cistos em cada rim; idade superior a 60 anos e quatro ou mais cistos em cada rim. De modo geral, não há restrição para doadores com mais de 30 anos e sem cistos. Deve-se salientar que, para detecção de cistos renais, a ressonância nuclear magnética, mais sensível, é o exame de escolha.

Se o receptor for portador de lúpus, o doador deverá ser excluído se a pesquisa de fator antinúcleo resultar positiva. Muitos centros transplantadores excluem também candidatos com traço falcêmico.

De modo geral, uma história de litíase contraindica a doação. No entanto, um episódio único, sem alterações metabólicas como hipercalciúria, hipocitratúria ou hiperuricosúria, não exclui necessariamente o doador.

O doador obeso deve ser evitado por ser maior seu risco de vir a desenvolver hipertensão e diabetes. Da mesma maneira, o tabagismo ativo também é uma contraindicação relativa para a doação.

Por fim, o doador vivo deve ser orientado a seguir uma vida sadia após a doação, evitando sedentarismo e obesidade, abandonando o tabagismo e observando um cronograma de acompanhamento médico.

Seleção do doador falecido

Os rins poderão ser retirados de doadores que preencham critérios de morte encefálica (ME) ou, em países que não aceitam esses critérios, imediatamente após a parada cardíaca.

A ME é definida como a cessação completa da circulação sanguínea e das funções metabólicas e elétricas do córtex cerebral, do telencéfalo e do tronco cerebral. A morte encefálica deverá ser confirmada com provas clínicas e exames complementares.

O protocolo de ME se encerra após a realização de dois testes clínicos com intervalo de 6 horas e um exame complementar, entre as duas provas clínicas ou após a segunda prova. A finalidade dos testes clínicos é comprovar a abolição de reflexos do tronco encefálico, na ausência de drogas depressoras do sistema nervoso central (SNC), hipotermia, alterações metabólicas ou obstrução brônquica.

Os testes envolvem estímulos dolorosos, reflexo fotomotor, reflexo corneopalpebral, reflexo oculocefálico, reflexo oculovestibular, reflexo do vômito ou de tosse e teste de apneia.

Os exames complementares para diagnóstico de ME necessitam demonstrar a inatividade encefálica pela ausência de fluxo sanguíneo, atividade elétrica ou atividade metabólica. São eles: eletroencefalograma; US-Doppler transcraniano; angiografia cerebral; cintilografia radioisotópica; tomografia por emissão de fóton único (spect); e tomografia por emissão de pósitrons (PET-CT), entre outros.

Toda essa avaliação do doador deverá ser iniciada após a autorização familiar, com a realização de exame físico minucioso e coleta de exames específicos para verificar a viabilidade dos órgãos e também para evitar o risco de transmissão de doenças neoplásicas ou infecciosas aos receptores. Os principais exames são: ureia; creatinina; urina 1; tipagem ABO;

sorologias para hepatites; HIV; HTLV 1 e 2; CMV; toxoplasmose; doença de Chagas; e sífilis. Culturas devem ser solicitadas nos casos de infecção.

São contraindicações para doação: tumores malignos; sorologias positivas para HIV e/ou HTLV 1 e 2; sepse ativa e não controlada; e tuberculose em atividade.

De modo geral, o tempo de isquemia fria, que corresponde ao período entre o clampeamento arterial no doador e o desclampeamento arterial no receptor, deverá ser até 24 horas (com solução de perfusão Euro-Collins) e 36 horas (com solução de perfusão Belzer UW®).

A distribuição do órgão envolve a tipagem sanguínea (apenas o sistema ABO) e a tipagem HLA. O órgão vai para o receptor mais compatível, isto é, com mais identidades no sistema HLA. O tempo de espera em lista serve como critério de desempate. É evidente que a prova cruzada deve ser negativa e o receptor não deve ter anticorpos com MFI elevado contra antígenos do doador.

É importante examinar as condições clínicas do doador que possam comprometer as funções dos rins, como idade, diabetes e hipertensão arterial. A própria causa da morte, como acidente vascular encefálico (AVE), pode levantar a suspeita de comprometimento da função renal. Existem além disso escores para avaliação da qualidade do órgão. Apesar de todos esses recursos, impõe-se frequentemente a necessidade de uma biópsia renal.

A demanda aumentada para transplantes eleva o número dos candidatos inscritos em lista de espera, o que tem determinado a maior aceitação de órgãos de doadores falecidos limítrofes (com critério expandido), anteriormente descartados.

Consideram-se doadores com critério expandido aqueles com idade superior ou igual a 60 anos, ou com idade entre 50 e 59 anos, com pelo menos dois entre três fatores de risco adicionais: AVE; história de hipertensão arterial; e creatinina sérica acima de 1,5 mg/dL antes do transplante.

Complicações infecciosas e oncológicas da imunossupressão

O estado de imunossupressão, necessário para evitar rejeição após a realização de transplantes de órgãos sólidos, traz risco aumentado de infecções e tumores. O mecanismo de defesa mais comprometido é o celular, sendo as infecções virais, fúngicas e tuberculose as mais comuns.

Logo após a cirurgia de transplante, temos as complicações relacionadas ao ato cirúrgico, como infecções da ferida operatória, mais comum nos receptores obesos. Podem também ocorrer infecções urinárias, relacionadas ao uso de sonda vesical. Por essas razões, iniciamos, antes do transplante, profilaxia antibiótica com uma cefalosporina de 1ª geração, que deverá ser mantida por no máximo 2 dias após a cirurgia.

Antes do transplante, devemos também tratar profilaticamente os pacientes com albendazol, tinidazol ou nitazoxanida para prevenir a eventualidade de uma estrongiloidíase disseminada.

Como profilaxia de infecção urinária e da pneumocistose, esta última mais consistentemente associada ao uso de sirolimus e everolimus, emprega-se a associação sulfemetoxazol/trimetoprima por via oral (VO) e por tempo indefinido.

Se o paciente tiver infecção pelo vírus da hepatite C, o tratamento deverá ser feito preferencialmente antes do TxR, para evitar o risco de agravamento ou recrudescimento após o início da imunossupressão.

Os candidatos a TxR devem ter sua carteira de vacinação completa. Em pacientes que receberam um enxerto renal, não é mais permitido o uso de vacinas com vírus vivos atenuados (caxumba, febre amarela, poliomielite, rubéola, sarampo, tríplice viral, varicela e varíola), pelo risco de a própria vacina provocar a doença em pacientes imunossuprimidos.

As infecções virais mais comuns no pós-transplante são as por CMV, poliomavírus, herpesvírus e vírus Epstein Bar.

A infecção por CMV é uma das principais complicações relacionadas à imunossupressão no TxR. A infecção por CMV é diagnosticada, independentemente de sintomas, pelo isolamento do vírus ou detecção de proteínas ou ácido nucleico virais em qualquer fluido corporal ou espécime de tecido. Já a doença por CMV é definida pela evidência de infecção pelo vírus na presença de sintomas. A doença por CMV pode ainda ser caracterizada como uma síndrome (febre, mal-estar, leucopenia e/ou trombocitopenia) ou como doença invasiva tecidual ("órgão final"). Os sintomas da doença são diversos, como febre isolada, diarreia, pneumonite, hepatite, meningite etc. A sorologia para CMV (CMV IgG) deverá ser obtida no período pré-transplante, tanto no receptor como no doador, para caracterização do risco, que é maior quando o doador é positivo e o receptor é negativo. No pós-transplante, o melhor método para diagnóstico de infecção por CMV é o da reação em cadeia da polimerase (PCR) para CMV (teste quantitativo de amplificação de ácidos nucleicos). O serviço que não dispuser de PCR para CMV poderá verificar a antigenemia. Nos tecidos, o diagnóstico da doença invasiva por CMV pode ser feito pela determinação do efeito citopático do vírus ou por imuno-histoquímica. Em termos de prevenção da infecção por CMV, existem duas abordagens: a profilaxia universal; e a terapia preemptiva. A terapia preemptiva consiste na avaliação semanal (por 3 a 4 meses) do PCR para CMV, iniciando-se o tratamento somente após a detecção do vírus. Já para a profilaxia universal, os pacientes recebem desde o transplante o valganciclovir por VO durante um período de 3 a 6 meses, conforme o risco do paciente. Os pacientes de maior risco são aqueles que receberam maior imunossupressão (terapia antilinfocítica, plasmaférese, rituximabe). As duas abordagens têm efeitos semelhantes. O tratamento poderá ser feito tanto com valganciclovir (VO, 900 mg a cada 12 horas) ou ganciclovir (EV, 5 mg/kg a cada 12 horas). Nos casos mais graves, o tratamento endovenoso é preferível. O tratamento deve durar no mínimo 2 semanas, até a resolução dos sintomas e a redução da carga viral a níveis indetectáveis. Nos pacientes em esquema preemptivo, recomenda-se também o uso de aciclovir para prevenir infecções herpéticas.

O poliomavírus inclui o BK vírus e o JC vírus. O BK vírus causa nefrite intersticial e estenose ureteral. O JC vírus está associado com o advento de grave encefalopatia. O tratamento possível é a redução da imunossupressão.

A infecção pelo vírus Epstein-Barr, principalmente nos pacientes que receberam intensa imunossupressão, pode provocar o aparecimento de doença linfoproliferativa no pós-transplante. Outros vírus também estão associados com o advento de tumores no pós-transplante: herpes 8 com sarcoma de Kaposi; papilomavírus com câncer de pele, vulva, vagina e colo do útero; já os vírus das hepatites B e C associam-se a tumores hepáticos.

Tumores de mama e de próstata não são mais frequentes em receptores de enxerto renal do que na população geral, ao contrário do carcinoma renal de células claras, mais prevalente nesses pacientes. O efeito antiproliferativo do sirolimo e do everolimo pode proteger contra o desenvolvimento de tumores.

Bibliografia consultada

Danovitch GM. Handbook of kidney transplantation. Philadelphia, PA, 2017: Wolters Kluwer; 2017.

Manfro RC. Transplante renal. In: Moura LRR; Alves MAR; Santos DR, eds. Tratado de Nefrologia. Rio de Janeiro: Atheneu; 2018. p. 1511-628.

Medina-Pestana JO; Galante NZ; Tedesco-Silva H et al. Kidney transplantation in Brazil and its geographic disparity. J Bras Nefrol 2011; 33: 472-84.

Morris PJ; Knechtle SJ. Kidney transplantation – principle and practice e-Book. 7th edition, eBook Kindle.

Seção V

Condições Envolvendo Rins e Vias Urinárias

Capítulo 27

Infecções Urinárias, Pielonefrites e Nefrites Tubulointersticiais

Rosilene Motta Elias
Venceslau Antonio Coelho

Infecções urinárias

Descrição geral

A infecção do trato urinário (ITU) é uma das causas mais frequentes de procura por pronto-socorro e ambulatórios/consultórios de Nefrologia e Urologia. Podemos subdividir as ITU em infecções do trato urinário inferior (cistites), de caráter benigno e sem sequelas se tratadas adequadamente; e infecções do trato urinário superior e dos rins (pielonefrites). As uretrites não são usualmente classificadas entre as ITU, sendo consideradas basicamente doenças sexualmente transmissíveis, causadas pela *Neisseria gonorrheae* (uretrites gonocócicas) ou por outras bactérias (uretrites não gonocócicas). Este capítulo focaliza ITU em adultos.

Infecções do trato urinário inferior (cistites)

Epidemiologia

As ITU são doenças de ocorrência extremamente frequente tanto na comunidade como em ambiente hospitalar, representam 8% de todas as consultas clínicas e constituem-se em uma das principais causas de atendimento em pronto-socorro. Em todo o mundo, acredita-se que ocorram cerca de 150 milhões de casos por ano. Nos Estados Unidos, ITU são responsáveis por cerca de 7 milhões de consultas e 1 milhão de atendimentos em pronto-socorro por ano. Felizmente, 90% dos casos acometem o trato urinário inferior (cistites) e somente 10% acometem os rins (pielonefrite). A recidiva ocorre em 25% dos casos.

A maior parte dos casos de cistite ocorre em mulheres, provavelmente devido ao fato de que nelas a uretra é mais curta e o orifício uretral externo naturalmente mais exposto à contaminação bacteriana. No entanto, os homens passam a ser mais susceptíveis a partir da quinta década de vida, quando começam a aparecer os primeiros sinais e sintomas de hipertrofia prostática.

Vários fatores de risco predispõem o trato urinário inferior à contaminação bacteriana e consequente desenvolvimento de cistite, tais como estase urinária, sondagem vesical prolongada, atividade sexual, uso de diafragma e espermicidas, gestação, menopausa, diabetes *mellitus*, idade, prostatismo e transplante renal. Situações de imunodeficiência, como a infecção pelo HIV, também representam um fator de risco para ITU, neste caso proporcional à queda dos níveis dos linfócitos CD4+.

Microbiologia e patogênese

É importante salientar que, normalmente, a urina é um meio estéril. Assim, as ITU são geralmente causadas por contaminação externa das vias urinárias, quase sempre por micro-organismos da microbiota comensal do intestino ou da genitália.

Existem nas vias urinárias barreiras protetoras contra infecções, como a imunidade inata local e, especialmente, a presença de IgA, que dificultam a aderência bacteriana ao urotélio, além do fator antibacteriano prostático, um polipeptídeo rico em zinco com efeito antiproliferativo. Na mulher, o estrogênio tem efeito trófico sobre a mucosa vaginal, facilitando a remoção de bactérias e promovendo o acúmulo de glicogênio pelas células epiteliais, o que favorece o crescimento de lactobacilos, criando um ambiente hostil a Gram-negativos devido à queda do pH vaginal. Proteção adicional é proporcionada pela microbiota comensal da vagina, da região periuretral e da uretra. O papel da osmolalidade urinária é controverso: enquanto alguns estudos sugerem que altas concentrações urinárias de ureia e ácidos orgânicos exercem efeito protetor, outros sustentam o contrário. É possível que quaisquer propriedades antimicrobianos de altas osmolalidades sejam antagonizadas pelo efeito do baixo fluxo urinário.

A patogênese da ITU começa com a colonização do introito vaginal ou do meato uretral por patógenos da flora fecal, seguida de ascensão pela uretra até a bexiga. A pielonefrite se desenvolve quando os patógenos ganham os ureteres e atingem os rins. Pielonefrites também podem ser causadas por bactérias oriundas da circulação, principalmente em crianças com bacteremia.

A colonização da vagina é facilitada, sobretudo, pelo uso de antibióticos e por má higiene perineal. A migração para a uretra e bexiga é desencadeada, principalmente, por atividade sexual, pelo uso de contraceptivos com espermicida e pela alteração do pH vaginal. O hipoestrogenismo associado à menopausa também pode alterar a microbiota local, predispondo, assim, à ITU.

A *Escherichia coli* é sem dúvida o patógeno mais frequentemente associado a ITU. Outras Enterobacteriaceae, como Klebsiella spp e Proteus spp, também são causadores de ITU. Outros agentes causadores de ITU são bactérias dos gêneros Pseudomonas, enterococos e estafilococos (*Staphylococcus aureus* sensível ou resistente à meticilina e *Staphylococcus saprophyticus*).

A prevalência de patógenos específicos depende parcialmente do hospedeiro. Por exemplo, Pseudomonas é mais comum em ambiente hospitalar, enquanto *S. saprophyticus* é mais frequentemente encontrado em mulheres jovens. Em todo o mundo, têm sido relatadas taxas crescentes de ITU por micro-organismos resistentes a antimicrobianos após internações e procedimentos hospitalares, em associação com o uso de drogas de amplo espectro, dependendo principalmente do perfil local de refratariedade a esses agentes.

Apresentação clínica

Ao se considerarem as características clínicas das ITU em geral, é necessário ressaltar inicialmente as marcantes diferenças entre cistites (ITU não complicadas) e ITU complicadas, sendo que esta última expressão geralmente se confunde com o termo "pielonefrite". Essa distinção é importante porque as estratégias terapêuticas adotadas são distintas, refletindo as diferentes gravidades de cada condição (ver adiante). Nas cistites, muito mais comuns, os sinais e sintomas quase sempre se restringem à bexiga: disúria; aumento da frequência urinária; urgência miccional; dor suprapúbica; e hematúria. Já as ITU complicadas apresentam-se geralmente com sinais e sintomas de afecções sistêmicas, como febre, calafrios, mal-estar, astenia, náuseas e vômitos, além de manifestações mais localizadas, como sinal de Giordano positivo, dor pélvica ou perineal (em homens, as duas últimas sempre levantam a suspeita de prostatite, especialmente se os sintomas de ITU forem recorrentes). Alguns pacientes relatam sintomas atípicos, como dor epigástrica ou no baixo ventre.

É importante distinguir ITU de bacteriúria assintomática. Esta última é definida como o isolamento de unidades formadoras de colônias (UFC) em quantidade superior a 100.000/mL em uma amostra de urina adequadamente coletada de um indivíduo sem sinais ou sintomas de ITU. A bacteriúria assintomática correlaciona-se à atividade sexual e raramente se estende por mais do que algumas semanas. A presença de leucocitúria não indica necessariamente a existência de bacteriúria.

A prevalência de bacteriúria assintomática entre mulheres saudáveis aumenta com a idade, de cerca de 1% em jovens para mais de 20% após os 80 anos. A prevalência entre mulheres diabéticas é de 8% a 14% e geralmente correlaciona-se com a duração e a presença de complicações tardias do diabetes. A bacteriúria assintomática é rara entre homens jovens saudáveis e acomete de 6% a 15% de idosos, não havendo diferenças entre diabéticos e não diabéticos.

Recorrência *versus* recidiva

Uma queixa comum em consultórios de clínica médica e de Nefrologia são as chamadas "ITU de repetição", termo aplicado quando ocorrem mais de dois episódios num período de 6 meses ou mais de três no decorrer de 1 ano. É comum a referência e esses episódios como "ITU recorrente" (ou reinfecção) ou "ITU recidivante" (*relapsing*, em inglês), termos muitas vezes utilizados de modo intercambiável. No entanto, há uma diferença sutil entre recorrência e recidiva. A ITU é classificada como recidivante quando o micro-organismo infectante é igual ao identificado no episódio anterior e quando o novo episódio surge até 2 semanas após cessado o correspondente tratamento antimicrobiano. A ITU é considerada recorrente (ou reinfecção) quando o micro-organismo é diferente daquele isolado anteriormente, ou quando uma urocultura estéril, comprovando a cura, for obtida após o tratamento antimicrobiano e antes de um novo episódio. Essa distinção é importante porque ITU recorrentes costumam acontecer em mulheres jovens e saudáveis, com um trato urinário anatômica e fisiologicamente normal, enquanto as recidivantes levantam a suspeita de alguma anomalia, capaz de provocar estase ou susceptibilidade da via urinária a infecções.

ITU em gestantes

A cistite aguda ocorre em aproximadamente 1% a 2% das mulheres grávidas. Se ocorrer apenas um episódio, não há aumento significativo do risco de baixo peso ao nascer ou parto prematuro. A incidência estimada de pielonefrite aguda durante a gravidez é de 0,5% a 2%, mais alta do que na população geral. A maioria dos casos ocorre durante o segundo e terceiro trimestres da gestação.

Os organismos causadores de bacteriúria e ITU em mulheres grávidas são das mesmas espécies e têm fatores de virulência semelhantes aos dos patógenos que infectam mulheres não grávidas. Assim, os mecanismos básicos de invasão do trato urinário são provavelmente semelhantes em ambos os grupos. No entanto, algumas alterações impostas pela gravidez, como o relaxamento da musculatura lisa dos ureteres e sua consequente dilatação, além da compressão da bexiga pelo útero expandido, tendem a facilitar a ascensão de bactérias da bexiga aos rins, resultando em maior propensão à pielonefrite durante a gravidez. Outro fator que contribui para essa tendência é a relativa imunossupressão observada em gestantes.

A incidência de bacteriúria assintomática na gravidez é semelhante à observada em não gestantes da mesma faixa etária. No entanto, a bacteriúria recorrente é mais comum durante a gravidez. Na ausência de tratamento, até 30% a 40% das gestantes com bacteriúria assintomática desenvolverão ITU sintomática em algum momento. Esse risco é reduzido em 70% a 80% se a bacteriúria for erradicada. Essa observação é importante porque a bacteriúria não tratada tem sido associada a aumento do risco de parto prematuro, de baixo peso ao nascer e de mortalidade perinatal na maioria dos estudos.

Diagnóstico das infecções de trato urinário

Como em todo procedimento clínico, uma anamnese adequada é fundamental, com ênfase em possíveis episódios anteriores de ITU e nas circunstâncias em que ocorreram, além de antecedentes pessoais significativos como nefrolitíase, malformações e, claro, outras moléstias relevantes. O exame físico também pode trazer informações importantes, como a presença de sinais de retenção de sódio – hipertensão, estertores pulmonares – e o sinal de Giordano, indicativo de que a infecção talvez tenha ultrapassado os limites da bexiga e chegado aos rins.

Alguns exames de laboratório podem ajudar na avaliação das condições gerais do paciente. A dosagem da creatinina plasmática permite avaliar a eventual presença de disfunção renal, enquanto o hemograma pode trazer informações, como leucocitose e desvio à esquerda, úteis quando há suspeita de pielonefrite. Hemoculturas são reservadas aos casos que se apresentam com sepse ou doença grave (ver adiante). É evidente, no entanto, que os exames mais importantes, fundamentais para a confirmação do diagnóstico de ITU e a determinação de sua etiologia, envolvem a análise da urina.

A assim denominada "urina tipo 1" ou "urina 1" é obrigatória para todos os pacientes com suspeita de ITU aguda. A presença de leucócitos em quantidade igual ou superior a $10/mm^3$ de urina não centrifugada caracteriza a leucocitúria, termo utilizado de modo intercambiável com piúria, o que é aceitável, já que, em sua maior parte, o que aparece nessas urinas são neutrófilos, íntegros ou degenerados (piócitos). A leucocitúria é de tal modo onipresente nesses casos que sua ausência em um paciente com suspeita de ITU sugere um diagnóstico alternativo, em particular quando os sintomas são pouco específicos. No entanto, leucocitúria e bacteriúria podem, ocasionalmente, estar ausentes se a infecção não se comunicar de forma direta com a via urinária (p. ex., um abscesso perivesical ou prostático) ou se esta estiver obstruída.

É importante ressaltar que a leucocitúria deve sempre ser interpretada levando-se em conta o contexto clínico: o achado de leucocitúria em concomitância com hematúria, na ausência de sintomas de ITU, deve sempre levantar a suspeita de condições como glomerulonefrites, nefrolitíase ou doença renal policística, cujo tratamento é muito diferente do preconizado para ITU e, em geral, deve ser instituído com urgência. Diagnósticos errôneos de ITU, infelizmente comuns, podem retardar o início do tratamento de condições graves que podem levar à perda irreversível da função renal.

A urocultura é o exame considerado padrão-ouro no diagnóstico laboratorial da ITU. A urocultura quantitativa, avaliada em amostra (jato médio) colhida assepticamente, revela, na maioria dos casos, o agente etiológico, enquanto o antibiograma orienta a escolha do tratamento mais adequado. Se disponível, a coloração da urina com Gram também pode ser útil para limitar a lista de patógenos e orientar o uso empírico de antimicrobianos antes que o resultado do antibiograma esteja disponível.

Não se pode esquecer que, para o diagnóstico acurado de ITU, a amostra de urina deve ser processada adequadamente, a começar por sua coleta, que deve ser feita, após higienização local adequada, em jato médio da primeira micção do dia. O material deve ser encaminhado imediatamente ao laboratório de bacteriologia, uma vez que a urina recém-colhida, com temperatura acima da ambiente, é um meio propício à proliferação bacteriana, o que pode elevar falsamente as contagens.

Um teste de gravidez é sempre apropriado, uma vez que as abordagens diagnóstica e terapêutica são diferentes em gestantes em comparação com as das não gestantes (ver adiante).

Exames de imagem não são indicados em casos de ITU não complicada.

Diagnóstico diferencial

Os principais diagnósticos diferenciais de ITU são:

- **Vaginite:** em mulheres com disúria, a presença de sintomas e sinais como corrimento vaginal com odor forte, prurido e dispareunia sugerem o diagnóstico de vaginite e não o de ITU, especialmente na ausência de outros sintomas "baixos" como frequência aumentada ou urgência miccional. Causas de vaginite incluem infecção por fungos, tricomoníase e vaginose bacteriana (usualmente pela *Gardnerella vaginalis*).
- **Uretrite:** a suspeita de uretrite deve ser levantada quando a leucocitúria não se faz acompanhar de bacteriúria, especialmente em mulheres com atividade sexual intensa. As causas de uretrite em mulheres (e também em homens, em quem raramente se levanta a suspeita de ITU) incluem infecção local por clamídia, gonococo, tricomonas, Candida sp e herpes, além de irritação por agentes não infecciosos, por exemplo, o gel anticoncepcional.
- **Doença inflamatória pélvica:** febre, dor abdominal e/ou pélvica e, em menor grau, disúria são os achados clínicos mais comuns em pacientes com doença inflamatória pélvica (DIP). Os achados de secreção endocervical mucopurulenta ou sensibilidade ao movimento cervical no exame pélvico são fortemente sugestivos de DIP.

Tratamento das infecções do trato urinário não complicadas

Como o resultado da urocultura não tem como ser disponibilizado antes de no mínimo 48 horas, justifica-se a antibioticoterapia "empírica", baseada na consideração do agente etiológico estatisticamente mais provável. Com base nesse critério, os antimicrobianos mais utilizados de forma "empírica" são os betalactâmicos, a nitrofurantoína e a fosfomicina.

Uma vez identificado o causador da ITU, o agente antimicrobiano deve ser escolhido com base no antibiograma e nos padrões de resistência local, levando-se ainda em devida conta as condições clínicas do paciente, inclusive a função renal, uma vez que, conforme a taxa de filtração glomerular (TFG), certos agentes podem requerer ajuste de dose, ou mesmo substituição. Em ITU não complicadas, é possível instituir tratamento em dose única ou de curta duração.

Pacientes que apresentam sintomas recorrentes algumas semanas após o tratamento devem ter avaliação adicional para outras condições que possam estar causando esses sintomas e para fatores que possam comprometer a resposta clínica. Isso inclui novas uroculturas e tratamento empírico com outro agente antimicrobiano. Se ainda assim os sintomas persistirem, indica-se tomografia computadorizada (TC) para se avaliar a possível presença de anormalidades anatômicas.

Os antibióticos mais frequentemente recomendados para ITU não complicadas são listados na Tabela 27.1.

Tabela 27.1 – Esquemas antimicrobianos para tratamento de ITU não complicada.

Antimicrobiano	Dose via oral	Duração	Observação
Escolha (1ª linha)			
Fosfomicina	3 g em água	Dose única	Evitar se houver suspeita de pielonefrite
Nitrofurantoína	100 mg 2 vezes ao dia	5 dias	Evitar se houver suspeita de pielonefrite ou se TFG < 30 mL/min/1,73m²
Sulfametoxazol-trimetoprim	1 comp. dose dupla (160/800 mg) 2 vezes ao dia	3 dias	Evitar se a resistência local for superior a 20%
Alternativas (2ª linha)			
Amoxicilina-clavulanato	500 mg 2 vezes ao dia	3 dias	–
Ciprofloxacina	250 mg 2 vezes ao dia ou 500 mg (liberação prolongada) 1 vez ao dia	3 dias	As fluoroquinolonas são mais eficazes do que os β-lactâmicos no tratamento da cistite aguda, mas seu uso tem sido limitado pelas crescentes taxas de resistência antimicrobiana
Levofloxacina	250 mg por dia	3 dias	

Fonte: Desenvolvida pela autoria do capítulo.

Profilaxia das ITU

Uma vez erradicada a ITU (com obtenção de uma cultura de urina negativa 1 a 2 semanas após o tratamento) e corrigidas eventuais malformações anatômicas ou disfunções da via urinária, é necessário prevenir recidivas e recorrências. Constituem fatores de risco para a repetição da ITU em mulheres: a própria história de ITU repetidas, ou de uma primeira ITU antes dos 15 anos de idade; atividade sexual intensa; uso de diafragma; uso de espermicida, diretamente ou revestindo preservativo; e mudança de parceiro sexual durante os 12 meses anteriores.

Algumas medidas simples podem ser úteis na prevenção de novas ITU:

» micção pós-coital imediata;
» ingestão abundante de fluidos para manter alto o fluxo urinário;
» tratamento antimicrobiano;
» oxicoco (*cranberry*): as evidências são escassas, mas não há contraindicação, pois não se conhecem efeitos adversos;
» probióticos: podem proteger a vagina da colonização por patógenos;
» vacinas: o efeito protetor parece diminuir em poucas semanas;
» aconselhamento psicológico, uma vez que a presença de ansiedade é comum em mulheres jovens com ITU frequentes.

A decisão de tratar bacteriúrias assintomáticas depende de cada situação clínica. No entanto, a indicação é praticamente indiscutível durante a gravidez, após um procedimento urológico invasivo e nos três primeiros meses após um transplante renal.

Tratamento de ITU na gestação

A *Escherichia coli* é o patógeno predominante na gestação, tanto em casos de bacteriúria assintomática quanto nos de ITU. Recomenda-se investigar a presença de bacteriúria pelo menos uma vez durante a gestação, além de solicitar uroculturas de controle para confirmar a esterilização da urina após tratamento antimicrobiano. Para gestantes com bacteriúria persistente, antibióticos profiláticos podem ser necessários mesmo após a aparente erradicação do micro-organismo.

O procedimento terapêutico em casos de ITU em gestantes não difere do adotado para a população geral. O tratamento antibiótico deve ser inicialmente empírico e, depois, adaptado, como sempre, de acordo com o antibiograma. Possíveis opções para terapia empírica incluem betalactâmicos, nitrofurantoína e fosfomicina. O tratamento antimicrobiano deve ser o mais curto possível, para minimizar a exposição do feto ao agente.

Prognóstico

Em geral, os pacientes com cistite apresentam excelente evolução e o tratamento promove cura sem sequelas. Mesmo os casos de ITU recorrentes, principalmente os que acometem mulheres jovens, não costumam levar a comprometimento significativo da função renal e da condição geral da paciente.

Pielonefrites agudas

Descrição geral

Pielonefrite aguda é uma doença inflamatória infecciosa que acomete o interstício renal e a pelve. As pielonefrites agudas são ITU com manifestações sistêmicas tais como febre, calafrios, mal-estar, astenia, náuseas e vômitos, além de dor lombar. O diagnóstico é orientado por esse quadro clínico e confirmado, como nas ITU não complicadas, pela identificação do patógeno em urocultura. O tratamento deve ser iniciado com urgência ainda maior do que nas cistites, por se tratar de doença mais grave, que carrega o risco de evolução para sepse.

Epidemiologia

A pielonefrite aguda predomina em mulheres jovens e sexualmente ativas; tende a se associar a maior morbidade e a complicações clínicas mais sérias do que a cistite simples. Nos Estados Unidos, a incidência de pielonefrite aguda em mulheres é estimada entre 1.500 e 2.000 casos/ano/milhão.

Microbiologia e patogênese

Como nas ITU não complicadas, a *Escherichia coli* é identificada em 90% dos casos de pielonefrite aguda. Nos demais 10%, a infecção é causada por bactérias entéricas, como Klebsiella sp., Enterobacter sp., Proteus sp. e Enterococcus sp. Pielonefrites agudas por *S. aureus* são raras.

Várias condições aumentam o risco de que uma ITU inicialmente não complicada evolua para uma pielonefrite aguda. A mais óbvia é a presença de ITU de repetição, que multiplicam a probabilidade de ascensão de patógenos da bexiga à pelve e aos rins. Outro fator de risco importante é o refluxo vesicoureteral, especialmente por ser assintomático e permitir a migração silenciosa de micro-organismos. Também podem contribuir a nefrolitíase ureteral ou pielocalicinal e, como observado anteriormente, a gravidez e estados de imunossupressão.

Apresentação clínica

Na apresentação clínica típica da pielonefrite aguda, predominam sinais e sintomas de uma afecção sistêmica, como febre com calafrios, mal-estar e astenia, que podem se acompanhar de alterações bruscas do estado mental. Nem sempre esses sinais/sintomas estão presentes. Por exemplo, a febre pode estar ausente, especialmente no início do quadro, em idosos e em pacientes debilitados. Outra característica marcante é a dor lombar ou em flanco. Sintomas de cistite, como disúria, urgência miccional e aumento da frequência urinária, geralmente estão presentes, o que, em conjunto com o quadro sistêmico, contribui para a suspeita inicial de pielonefrite. No entanto, a ausência desses sintomas não exclui esse diagnóstico. O exame físico traz pouca informação relevante afora o sinal de Giordano positivo, mas uma observação cuidadosa do abdome e pelve é importante para o diagnóstico diferencial (ver adiante).

A pielonefrite aguda pode evoluir para quadros mais graves como bacteremia, sepse, disfunção de múltiplos órgãos, choque circulatório, injúria renal aguda e anomalias locais, como abscesso renal ou perinéfrico, pielonefrite enfisematosa e necrose papilar. São fatores de risco para essas complicações a obstrução ou a instrumentação recente do trato urinário, idade avançada e diabetes *mellitus* (este último particularmente no caso da pielonefrite enfisematosa e da necrose papilar).

Diagnóstico

Perda de função renal é infrequente na pielonefrite aguda, mas é recomendável obter pelo menos uma dosagem de creatinina sérica durante o episódio. O hemograma deve confirmar a suspeita clínica de um processo infeccioso sistêmico. Hemoculturas são indicadas se houver suspeita de bacteremia ou sepse, que é a complicação mais temível nesses casos. A presença de bacteriúria, leucocitúria e piúria e, principalmente, a identificação de um patógeno na urocultura são fundamentais para firmar o diagnóstico.

A maioria dos pacientes com ITU aguda complicada não necessita de exames de imagem para diagnóstico ou tratamento. Tais exames são geralmente reservados aos casos mais graves, ou com sintomas clínicos persistentes apesar de 48 a 72 horas de terapia antimicrobiana apropriada, ou ainda para aqueles em que há suspeita de obstrução do trato urinário. Exames de imagem também são apropriados para pacientes que apresentem sintomas recorrentes algumas semanas após encerrado o tratamento.

Quando indicado, o principal objetivo do exame de imagem é investigar a possível existência de fatores complicadores que requeiram intervenção, como litíase, obstrução urinária e abscessos, renais ou perinéfricos.

A TC do abdome e da pelve é geralmente o exame de escolha para detectar anomalias anatômicas ou fisiológicas associadas à pielonefrite. A TC é mais sensível do que a urografia excretora ou a ultrassonografia renal para detectar tais anormalidades e também para avaliar a extensão da doença. A TC sem contraste tornou-se o estudo radiográfico de referência para demonstrar a presença de cálculos, hemorragia, obstrução ou abscessos. O contraste é indicado quando há necessidade de demonstrar alterações na perfusão renal. Os achados tomográficos nas pielonefrites agudas, que embasam o diagnóstico, incluem baixa atenuação que se estende à cápsula renal, aumento do contraste com ou sem edema e lesões hipodensas localizadas, causadas por isquemia resultante de infiltração neutrofílica e edema acentuados. É importante ressaltar que a TC pode se mostrar normal em pacientes com infecção leve.

A ultrassonografia renal é apropriada em pacientes para os quais a exposição ao contraste ou à radiação é indesejável. A ressonância nuclear magnética (RNM) não traz vantagens em relação à TC. A resolução das hipodensidades radiográficas pode demorar meses, refletindo a lentidão da recuperação clínica.

Diagnóstico diferencial

Os diferentes padrões de irradiação e percepção de dor, aliados ao fato de que a febre pode estar ausente, abrem a possibilidade de que a pielonefrite aguda se confunda com várias urgências abdominais, tais como apendicite aguda, colecistite aguda, cisto ovariano roto, prenhez tubária rota e outras, além de nefrolitíase (que pode coexistir com a própria pielonefrite). Para o diagnóstico correto, é importante a contribuição de uma anamnese detalhada e de um exame abdominal cuidadoso. A elucidação de casos mais complexos exige a realização de exames de imagem, como ultrassonografia e tomografia computadorizada, conforme observado anteriormente.

Tratamento

A pielonefrite aguda é uma infecção mais grave do que as ITU não complicadas. Nesses casos, a eficácia do agente antimicrobiano escolhido é a principal preocupação, não cabendo considerações sobre a seleção de micro-organismos multirresistentes. Para que essa eficácia seja máxima, não basta considerar a sensibilidade do patógeno ao antimicrobiano e o espectro de ação deste, uma vez que agentes eficazes em ITU não complicadas podem não alcançar níveis teciduais suficientes na pielonefrite aguda. Em alguns casos, pode ser necessário instituir terapia parenteral para que esses níveis sejam atingidos.

Como nas ITU não complicadas, a pielonefrite aguda exige a instituição de terapia empírica até que o agente etiológico seja identificado na urocultura. Esse regime empírico inicial deve ser instituído de imediato, adaptado ao perfil de suscetibilidade do patógeno. Não há no momento um esquema formalmente recomendado para o tratamento empírico das pielonefrites agudas, que deve levar em consideração a gravidade da doença, o uso prévio de antimicrobianos e os fatores de risco para o desenvolvimento de resistência, além de fatores específicos do paciente. Os agentes antimicrobianos comumente utilizados no tratamento empírico das pielonefrites agudas são ceftriaxone, sulfametoxazol-trimetoprim, ciprofloxacina e vancomicina. Imipenem é geralmente reservado para quadros de sepse e/ou obstrução urinária.

A hospitalização do paciente com pielonefrite aguda deve ser decidida caso a caso, mas ela é recomendável se houver febre alta e/ou dor persistente, debilidade acentuada e incapacidade de manter hidratação e/ou terapia medicamentosa por via oral. Também se indica internação quando há suspeita de obstrução do trato urinário ou preocupação quanto à aderência do paciente ao tratamento. A internação é imperativa em se tratando de pacientes sépticos ou criticamente doentes.

O tratamento ambulatorial é aceitável para pacientes com pielonefrite aguda de gravidade leve a moderada, desde que o acompanhamento seja rigoroso. A terapia empírica para esses pacientes depende dos fatores de risco de infecção por micro-organismos multirresistentes. Na ausência de resistência, as fluoroquinolonas fornecem um amplo espectro de atividade antimicrobiana contra a maioria dos patógenos, atingindo altos níveis no trato urinário. No entanto, vale ressaltar que vem ocorrendo um aumento das taxas de resistência a esses agentes e da incidência de infecção por *Clostridium difficile*, mesmo em ambiente ambulatorial. Ainda assim, acredita-se que o benefício trazido pelas fluoroquinolonas no contexto da pielonefrite aguda supera os riscos que trazem.

No primeiro trimestre da gestação, o tratamento ambulatorial da pielonefrite aguda é geralmente limitado a beta-lactâmicos. A associação trimetoprim-sulfametoxazol pode ser prescrita a partir do segundo trimestre. Após o tratamento, os antibióticos supressivos são habitualmente prescritos até o término da gravidez. Penicilinas, cefalosporinas, aztreonam e fosfomicina são seguros durante toda a gravidez. Devido a possíveis associações com desfechos adversos, geralmente evitamos a nitrofurantoína e a associação sulfametoxazol-trimetoprim durante o primeiro trimestre, a menos que não haja alternativa disponível. Em casos mais sérios, recomenda-se internação hospitalar para tratamento parenteral, de preferência com antibióticos beta-lactâmicos de amplo espectro.

Atenção especial deve ser dispensada a portadores de doença autossômica policística do adulto, uma vez que aproximadamente 30% a 50% desses pacientes terão uma ou mais infecções renais ao longo da vida. Para esses casos, recomenda-se o tratamento inicial com ciprofloxacina intravenosa, que atinge concentrações adequadas nos cistos. Cefotaxima ou ampicilina associada à gentamicina são alternativas em ambientes em que é grande a resistência bacteriana às quinolonas. Caso não se obtenha sucesso em 72 horas, deve-se indicar uma TC em busca de um possível abscesso. A se confirmar essa hipótese, deve-se avaliar com um urologista a necessidade de um procedimento cirúrgico.

Para casos de maior gravidade, frequentemente em ambiente de terapia intensiva, são indicados antibióticos de amplo espectro para tratamento empírico. Deve-se ficar atento para a possibilidade de perda de função renal e/ou obstrução urinária. A justificativa para uma cobertura antibiótica ampla nesses pacientes, além do alto risco de desfechos adversos, é a prevalência crescente de micro-organismos multirresistentes, inclusive na população geral.

Para o tratamento empírico desses casos mais graves, sugere-se associar duas classes de antibióticos, a saber:

1. Imipenem, 500 mg via endovenosa (EV) a cada 6 horas; ou meropenem 1 g EV a cada 8 horas, para cobrir agentes produtores de beta-lactamase de espectro estendido (ESBL) e *Pseudomonas aeruginosa*.
2. Vancomicina, 15 mg/kg a cada 12 horas, para a cobertura de *Staphylococcus aureus* resistente à meticilina (MRSA). A daptomicina, 6 mg/kg a cada 24 horas, é uma alternativa à vancomicina.

É evidente que o tratamento deverá ser ajustado subsequentemente, de acordo com o patógeno e com o resultado do antibiograma.

Prognóstico

Embora a pielonefrite aguda seja uma condição séria, a maioria dos casos cura-se sem sequelas, desde que adequadamente tratados. Uma parte dos casos, no entanto, desenvolve formas mais graves de lesão renal e/ou comprometimento sistêmico e pode vir a óbito. Felizmente, esse desfecho representa apenas uma pequena parcela do total de casos de pielonefrite aguda.

Uma parte dos que superam a fase aguda evolui para doença tubulointersticial crônica devido a infecções repetidas, como nos casos de obstrução urinária crônica por litíase (possivelmente produzindo pielonefrite xantogranulomatosa) ou de refluxo vesicoureteral. Os pacientes afetados podem apresentar, durante semanas, meses ou anos, sintomas insidiosos e inespecíficos, como mal-estar, fadiga, náusea e dor abdominal, o que pode dificultar o diagnóstico até que se tenha estabelecido um grau acentuado de lesão parenquimatosa e perda funcional. Uma pequena parte desses pacientes evolui para doença renal crônica (DRC) e necessidade de terapia de substituição renal (TSR). A preparação para TSR não difere da adotada para pacientes com DRC de outras causas. Não há relato de diferenças entre diálise peritoneal e hemodiálise quanto ao prognóstico de longo prazo. No entanto, é digno de nota o fato de que esses pacientes apresentam diurese residual apreciável, o que facilita o controle volêmico, especialmente no caso da diálise peritoneal.

Acompanhamento ambulatorial

Na maioria dos casos, os sintomas devem ceder prontamente. Se piorarem, persistirem 72 horas após o início de terapia antimicrobiana apropriada ou se reaparecerem poucas semanas após o tratamento, impõe-se a necessidade de avaliação adicional, o que inclui repetição da urocultura/teste de sensibilidade e realização de TC para identificar fatores que possam comprometer a resposta clínica.

Casos que se mantiverem sem retorno dos sintomas por semanas ou meses após encerrado o tratamento podem ser considerados curados ou ter retornos com periodicidade anual para reavaliação.

Infecção urinária no idoso

Descrição geral

As doenças infecciosas representam um sério problema para indivíduos idosos, tanto na comunidade como em ambiente hospitalar ou institucional. A ITU é a causa mais frequente de infecção bacteriana e a principal responsável pelo desenvolvimento de sepse nessa população. Quanto mais debilitado e dependente for o idoso, maior a prevalência de ITU. Quanto mais prolongada sua internação hospitalar, maior o risco de desenvolver ITU.

A ITU no idoso pode se manifestar com sinais e sintomas de forma atípica, como p. ex. o surgimento ou agravamento de incontinência urinária sem a presença de febre ou de outros sintomas característicos de processos infecciosos. Essa apresentação atípica pode dificultar o diagnóstico precoce e, consequentemente, o início do tratamento.

Epidemiologia

ITU é a infecção mais comum em adultos acima de 65 anos. Entre pacientes idosos hospitalizados com ITU, a mortalidade é de 10% e associa-se positivamente com a idade, quadros de demência e sepse. Em culturas seriadas, 56% de pacientes menopausadas com ITU recorrente eram carreadoras assintomáticas de enterobactérias. Estima-se que 10% a 20% das mulheres com mais de 60 anos apresentem ITU recorrente.

Microbiologia e patogênese

Assim como nas faixas etárias mais jovens, a *Escherichia coli* é o agente etiológico predominante nas ITU, respondendo por cerca de 90% dos casos de primeira infecção adquirida na comunidade. Já em pacientes institucionalizados, o patógeno mais frequentemente encontrado é o *Proteus mirabilis*. Em pacientes com diabetes e naqueles em uso de sonda vesical de demora, os agentes responsáveis pelo quadro de ITU são *Klebsiella pneumoniae*, Serratia spp., Citrobacter spp., Enterobacter spp., *Morganela Morganii*, *Pseudomonas aeruginosa*, estreptococos do grupo B e Enterococcus spp.

As barreiras naturais contra infecções são menos eficientes em idosos devido a alterações anatomofuncionais. Em homens idosos, a ITU é facilitada por obstrução das vias urinárias em virtude de hipertrofia prostática benigna, carcinoma de próstata, cistite intersticial ou estreitamento uretral, que resultam em esvaziamento vesical incompleto e estase urinária, favorecendo a proliferação e a aderência bacterianas. Em mulheres idosas, o que favorece a ocorrência de ITU é a queda dos níveis de estrogênio (e de seu efeito trófico) após a menopausa, associada a alterações anatômicas, tais como cistocele e/ou retocele, que podem ser agravadas por multiparidade ou cirurgias urogenitais prévias.

Em ambos os gêneros, a alta prevalência de doenças neurológicas, como doença de Parkinson, demência, doenças do neurônio motor e lesão espinhal, entre outras, pode levar à atonia do detrusor vesical, comprometendo o esvaziamento da bexiga, aumentando o resíduo urinário e facilitando o refluxo vesicoureteral. Além disso, a incontinência urinária e/ou fecal nos idosos, que obriga ao uso de fraldas e/ou à coleta externa de urina, expõe o trato urinário à contaminação por enterobactérias. A colonização bacteriana do trato urinário é facilitada por sondagem vesical, sobretudo em uso contínuo, o que individualmente se constitui no maior fator de risco para o desenvolvimento de bacteriúria e ITU na população idosa. Desnutrição e ingestão insuficiente de líquidos, acarretando diminuição do fluxo urinário, também aumentam a propensão à ITU. Por fim, a presença de doenças metabólicas, como diabetes *mellitus*, afeta os mecanismos naturais de defesa, alterando a função leucocitária e aumentando a susceptibilidade à ITU e às suas complicações.

O Quadro 27.1 mostra um resumo dos fatores de risco para ITU em idosos.

Quadro 27.1 – Fatores de risco para ITU em idosos.

1. Afecções das vias urinárias, como litíase, hipertrofia prostática, estenose uretral ou ureteral, tumores
2. Disfunção vesical: bexiga neurogênica, sequela neurológica, diabetes
3. Derivações urinárias
4. Sondas e cateteres urinários
5. Fatores não urológicos: diabetes *mellitus*, infecção pelo HIV, transplante de órgãos e quimioterapia
6. Institucionalização
7. Hospitalização

Fonte: Desenvolvido pela autoria do capítulo.

Apresentação clínica

No idoso, o diagnóstico de ITU nem sempre é facilmente estabelecido, pois a presença de deficiência cognitiva dificulta o reconhecimento dos sintomas. Incontinência urinária também pode tornar difícil reconhecer sintomas e coletar amostras. A urina 1, da mesma forma que nos pacientes mais jovens, é fundamental para o diagnóstico. Da mesma forma que no jovem, a ITU no idoso pode ser classificada, pela localização, em infecção urinária baixa (cistite) ou alta, quando o patógeno alcança os rins (pielonefrite). A queixa mais frequente (em 64% dos casos) é de urina com odor fétido, enquanto disúria com urgência aparece em 41% dos casos, polaciúria em 36% e apenas urgência em 5%. Na pielonefrite aguda, predominam manifestações clínicas inespecíficas, como anorexia, letargia, quedas, náuseas, vômitos, distensão abdominal, taquipneia e alterações do estado mental. Como no idoso a sintomatologia urinária baixa pode ser pouco acentuada e a febre pode estar ausente, deve-se sempre investigar a hipótese de ITU nesses pacientes, para que o diagnóstico e o início do tratamento não sejam retardados. Todavia, pacientes idosos ou debilitados podem apresentar sinais ou sintomas como febre e calafrios, sem sintomas específicos do trato urinário. História de quedas, piora da funcionalidade e alteração do estado mental podem ser pistas diagnósticas no idoso.

No homem idoso com suspeita ou comprovação de ITU, devemos sempre considerar a possibilidade de prostatite aguda que, se não tratada adequadamente, pode causar disseminação da infecção. É necessária cautela com o toque prostático, que pode causar bacteremia.

A prevalência de bacteriúria assintomática aumenta com a idade, praticamente duplicando após os 80 anos. Nos pacientes institucionalizados, esses números são ainda mais elevados, variando de 15% a 40% em homens e de 25% a 50% em mulheres, conforme a influência de condições sistêmicas como deficiências imunológicas e diabetes *mellitus*. No entanto, a bacteriúria tem curso benigno na população geriátrica, não causando dano renal progressivo. É importante ressaltar que, isoladamente, a presença de bacteriúria não define o diagnóstico de ITU.

Exames complementares

Como nos jovens, o diagnóstico de ITU em idosos é baseado no exame de urina 1 e na urocultura, sendo recomendado complementá-lo com exame ginecológico ou prostático (neste último caso, levando-se em conta o risco de disseminação), além de exames de laboratório básicos como hemograma e creatinina sérica. Deve-se lembrar que processos infecciosos em idosos nem sempre se manifestam com leucocitose. Se houver suspeita de pielonefrite, pode ser necessária, como em pacientes mais jovens, a indicação de teste urodinâmico e/ou exames de imagem como ultrassonografia, TC e cistoscopia.

Tratamento

É importante ressaltar que idosos têm maior tendência à infecção por bactérias resistentes do que a população mais jovem, possivelmente em decorrência de maior prevalência de ITU e de frequentes ciclos prévios de antibioticoterapia. Para o tratamento empírico, sugere-se cobertura para agentes Gram-negativos, com posterior ajuste com base no antibiograma. Fluoroquinolonas, sulfametoxazol-trimetroprima e nitrofurantoína são os antimicrobianos prescritos com maior frequência nas cistites. O tratamento deve durar de 3 a 7 dias (mulheres) e de 7 a 14 dias (homens). Para o tratamento de pielonefrites, têm-se obtido bons resultados com doses mais altas desses mesmos antibióticos e também com cefalosporinas de 3ª geração e com a associação piperacilina/tazobactana, preferencialmente por via endovenosa, ao menos no início do tratamento, que deve ser mais longo, perdurando por 14 a 21 dias. O ainda frequente uso da associação sulfametoxazol-trimetoprima justifica-se por seu baixo custo, apesar de sua eficácia relativamente limitada. Deve-se evitar o tratamento com dose única de antimicrobiano. Como a polifarmácia é comum em idosos, deve-se sempre atentar para a interação dos antibióticos com outros medicamentos.

Em princípio, as bacteriúrias assintomáticas não requerem tratamento. Na verdade, nesses casos, a antibioticoterapia não reduz a mortalidade nem os episódios sintomáticos de ITU, além de poder aumentar significativamente o risco de efeitos adversos e de seleção de bactérias resistentes, e de impor um custo financeiro que pode ser considerável. No entanto, deve-se sempre indicar tratamento preventivo na véspera de um procedimento urológico invasivo.

Tabela 27.2 – Agentes utilizados na terapia antimicrobiana de ITU em pacientes idosos.

Antimicrobiano	Posologia
Quinolonas	
Norfloxacina	400 mg a cada 12 horas
Ciprofloxacina	250 mg a cada 12 horas para cistites 500 mg EV a cada 12 horas para pielonefrites
Levofloxacina	250 mg por dia 500 mg EV/dia para pielonefrites
Nitrofurantoina*	100 mg VO a cada 8 horas
Sulfametoxazol-trimetoprim	1 comprimido (160/800 mg) VO a cada 12 horas
Ceftriaxone	1 g EV a cada 12 horas – reservado para pielonefrites
Piperacilina/Tazobactana	2,25 g EV a cada 8 horas – reservado para pielonefrites

Doses preconizadas para função renal normal. Pode ser necessário ajuste se a TFG for baixa.
ITU: infecção do trato urinário; VO: via oral; EV: (via) endovenosa.
* Ineficaz e potencialmente neurotóxica se TFG < 40 mL/min/1,73 m^2.
Fonte: Desenvolvida pela autoria do capítulo.

A alta prevalência de ITU em idosos torna importante a adoção regular de medidas preventivas, como exames ginecológicos e avaliação prostática, utilizando-se exames clínicos tradicionais, testes laboratoriais e exames de imagem, especialmente a ultrassonografia, que é acessível e não invasiva. Esquemas simples de tratamento, como a aplicação tópica vaginal de preparações de estrógeno e a administração de tratamento profilático com antimicrobianos em pacientes em maior risco de contrair ITU, também são úteis nesse contexto.

Nefrite intersticial aguda (NIA)

Conforme observado anteriormente, as pielonefrites agudas causam um processo inflamatório no interstício renal, constituindo-se, assim, em uma forma de nefrite intersticial aguda (NIA) de caráter infeccioso, originado nas vias urinárias. Há também nefrites intersticiais que, embora tenham caráter inflamatório e possam ser até mesmo de natureza infecciosa, não têm origem nas vias urinárias. São esses processos, que podem causar uma queda abrupta e acentuada da função renal, os que denominamos "nefrite intersticial aguda" e designamos pela sigla NIA.

Etiologia da NIA

Em 70% a 75% dos casos, a NIA é causada por uma reação alérgica a certos medicamentos. Antimicrobianos, principalmente antibióticos, são responsáveis por 30% a 50% dos casos de NIA associada a drogas. Os antimicrobianos mais frequentemente implicados são penicilinas, cefalosporinas, rifampicina, ciprofloxacino e sulfonamidas, inclusive a associação sulfametoxazol/trimetoprim. Anti-inflamatórios não esteroidais, diuréticos, cimetidina, alopurinol, inibidores da bomba de prótons, 5-aminosalicilatos e antirretrovirais como o indinavir também têm sido apontados como possíveis causadores de NIA. Esse efeito não é dose-dependente e tende a se repetir após uma segunda exposição à própria droga ou a um medicamento relacionado.

Em uma minoria dos casos, a NIA pode ser associada a infecções. Não está claro ainda se o que ocorre nesses pacientes é um acometimento direto do tecido renal (por via hematogênica) ou uma reação inflamatória remota à invasão de outro órgão. Vários micro-organismos têm sido associados à NIA, incluindo Legionella, Leptospira, estreptococos, enterococos, *Escherichia coli,* Yersinia, *Mycobacterium tuberculosis, Corynebacterium diphtheriae*, citomegalovírus, poliomavírus, adenovírus e o vírus Epstein-Barr. Uma variante histológica caracterizada pela formação de granulomas tem sido associada a bactérias (Brucella, Chlamydia, Francisella, Micobactérias, Treponema), fungos (histoplasmose, coccidioidomicose) e parasitas (Leishmania, Toxoplasma).

Ocasionalmente (10% a 20% dos casos), a NIA é causada por doenças autoimunes que atingem os rins. Tais afecções incluem a síndrome de uveíte e nefrite tubulointerstitial, a síndrome de Sjögren e o lúpus eritematoso sistêmico, entre outras. A sarcoidose, uma doença granulomatosa, também pode afetar os rins e se manifestar como NIA.

Diagnóstico da NIA

Além das possíveis manifestações da doença de base, quando houver, os pacientes podem se apresentar com sinais e sintomas de uma reação alérgica, incluindo erupção cutânea, febre e eosinofilia. No entanto, essa tríade só é completa em 10% dos pacientes. A esses sinais e sintomas, podem somar-se manifestações clinicolaboratoriais de insuficiência renal aguda, como hiperpotassemia, retenção de volume e uremia.

O sedimento urinário geralmente mostra hematúria, leucocitúria e cilindros leucocitários. Pode haver eosinofilúria, que, no entanto, não tem especificidade nem sensibilidade suficientes para embasar um diagnóstico. Proteinúria leve a moderada, tipicamente inferior a 1 g/24 horas, também faz parte do quadro. Já a presença de proteinúria nefrótica sugere um diagnóstico de glomerulopatia.

Mesmo que o quadro clínico de NIA seja completo, o que ocorre em apenas uma minoria dos casos, o diagnóstico definitivo de NIA exige a realização de biópsia renal. Inversamente, um diagnóstico histológico de NIA sem associação aparente com o uso de medicamentos ou infecção exige avaliação mais rigorosa quanto à etiologia.

Tratamento da NIA

A descontinuação do(s) possível(is) agente(s) causador(es) é um dos pilares da terapêutica da NIA. A princípio, sugere-se suspender o medicamento mais comumente associado à NIA. Se vários medicamentos são suspeitos, pode-se fazer uma descontinuação sequencial. Se a disfunção renal for substancial, recomenda-se suspender de uma só vez todos os medicamentes suspeitos, exceto os cruciais ao tratamento.

Pacientes com disfunção renal grave devem ser submetidos a biópsia renal e iniciar sem demora terapia com corticosteroides. Sugere-se pulsoterapia de 500 a 1.000 mg/dia de metilprednisolona intravenosa durante 3 dias, seguido de prednisona por VO a 1 mg/kg/dia. Conforme o caso, o nefrologista pode decidir-se por omitir a pulsoterapia. Espera-se resposta ao tratamento, com recuperação parcial ou completa da função renal, dentro de 7 dias.

Bibliografia consultada

Arnold JJ; Hehn LE; Klein DA. Common questions about recurrent urinary tract infections in women. Am Fam Physician 2016 Apr 1; 93(7): 560-9.

Ahmed H; Davies F; Francis N et al. Long-term antibiotics for prevention of recurrent urinary tract infection in older adults: systematic review and meta-analysis of randomised trials. BMJ Open 2017 May 29; 7(5): e015233.

Carson C; Naber KG. Role of fluoroquinolones in the treatment of serious bacterial urinary tract infections (review). Drugs 2004; 64(12): 1359-73.

Craig WD; Wagner BJ; Travis MD. Pyelonephritis: radiologic-pathologic review. Radiographics 2008; 28: 255.

Matsumoto T. Urinary tract infections in the elderly. Curr Urol Rep 2001; 2: 330-3.

Werner H; Kuntsche J. Infection in the elderly-what is different? Z Gerontol Geriatr 2000; 33(5): 350-6.

Capítulo 28

Nefrolitíase

Eduardo Jorge Duque de Sá Carneiro Filho
Samirah Abreu Gomes

Introdução

A litíase renal tem etiologia multifatorial, envolvendo tanto fatores hereditários como ambientais. Obesidade, hipertensão arterial, dislipidemia e diabetes têm associação comprovada com um aumento do risco de calculose. A nefrolitíase é mais comumente observada em países desenvolvidos, devido provavelmente ao maior consumo de *fast food* e de alimentos industrializados, ricos em fósforo e sódio. Em relação à raça, os brancos caucasianos estão mais expostos ao risco de nefrolitíase quando comparados às populações negra e hispânica.

Os cálculos de oxalato e/ou fosfato de cálcio respondem por mais de 80% dos casos; os de ácido úrico ou estruvita somam 10% a 15%, enquanto os de cistina ocorrem em menos de 5% dos pacientes. As taxas de reincidência de 5 a 10 anos ficam em torno de 50% para os cálculos de oxalato de cálcio, ou até mais para os de cistina, ácido úrico ou estruvita, o que representa um alto impacto em termos humanos, sociais e financeiros.

Epidemiologia

Segundo o censo americano do National Health and Nutrition Examination Survey (NHANES), a prevalência global de cálculos renais entre 2007 e 2010 foi de 8,8%, com predomínio de homens (10,6% *versus* 7,1%). Esses números são 70% superiores aos observados no período 1988 a 1994; esse aumento foi verificado em ambos os sexos e em todas as faixas etárias. É provável que a prevalência atual tenha superado 10%.

Conforme observado anteriormente, a dieta e o estilo de vida afetam de maneira decisiva o risco de desenvolver cálculos renais. A manutenção de um fluxo urinário superior a 2 litros por dia é um fator protetor, enquanto dietas ricas em proteína animal, sódio e sacarose aumentam a excreção urinária de cálcio e atuam como fatores de risco. Pacientes submetidos a ressecções intestinais, como cirurgias bariátricas com derivação jejunoileal, também são mais propensos a desenvolver nefrolitíase.

As malformações urinárias, como rim em ferradura, estenose de junção ureteropiélica ou ureterovesical, dificultam o fluxo urinário, promovem estase e contribuem para a colonização bacteriana do trato urinário, fatores importantes para o desenvolvimento de cálculos.

Residência em regiões de clima quente também é considerada um fator de risco para nefrolitíase. O aumento da concentração urinária resultante de maior perda de água por sudorese e o aumento da calciúria decorrente de maior exposição da pele à luz solar, com consequente aumento da síntese de vitamina D, são possíveis razões para essa associação.

Etiopatogenia

A patogênese da litíase renal envolve supersaturação da urina com sais cujas concentrações ultrapassam o produto de solubilidade, possibilitando a formação de precipitados e, consequentemente, a nucleação, agregação e crescimento de cristais. Os principais fatores predisponentes à formação de cálculos são: baixo fluxo urinário; alterações no pH da urina; hiperexcreção urinária de íons ou compostos "precipitáveis"; como cálcio; fosfato; oxalato; ácido úrico; e cistina; bem como baixas taxas de excreção urinária de citrato. Todos esses fatores são considerados nos parágrafos que se seguem.

Hiperexcreção de promotores de litogênese

O distúrbio mais frequentemente relacionado à nefrolitíase é a hipercalciúria idiopática. É oficialmente definida por uma excreção igual ou superior a 250 mg para mulheres e 300 mg para homens em urina de 24 horas, ou nível maior que 4 mg/kg em 24 horas para crianças ou adultos de ambos os sexos. Entretanto, valores de cálcio urinário acima de 200 mg/24 horas já estão associados com aumento do risco para litíase. A hipercalciúria idiopática pode resultar de algum defeito na reabsorção tubular de cálcio, aumento na reabsorção óssea ou absorção intestinal excessiva de cálcio. Pode também decorrer de um excesso de ingestão de sódio, uma vez que os perfis de reabsorção tubular (e, portanto, de excreção urinária) desses dois cátions são muito semelhantes). Menos frequentemente, a hiperexcreção de cálcio pode resultar de causas bem definidas, como o hiperparatireoidismo primário, a imobilização prolongada (especialmente em idosos), a intoxicação crônica por vitamina D e o uso crônico de diuréticos de alça.

O aumento da taxa de excreção urinária de ácido úrico (hiperuricosúria) pode estar associado à gota, doenças mieloproliferativas, deficiências enzimáticas congênitas ou uso de medicações uricosúricas (benzobromarona e probenecida). O diagnóstico é realizado pela excreção urinária de ácido úrico superior a 750 mg/24 horas em mulheres e 800 mg/24 horas em homens.

A hiperoxalúria decorre da elevação dos níveis sanguíneos de oxalato por consumo de alimentos ricos nesse composto, aumento de sua absorção intestinal ou ainda deficiências enzimáticas hereditárias, com aumento consequente da taxa de formação e excreção do oxalato. A absorção intestinal aumentada de oxalato é responsável pelos casos de "hiperoxalúria entérica", em pacientes com doenças inflamatórias intestinais ou cirurgias bariátricas. Nesses casos, a absorção deficiente de gorduras leva ao acúmulo de ácidos graxos no lume intestinal, provocando, além de diarreia, quelação de cálcio, que, por sua vez, deixa de formar complexos com o oxalato, facilitando, assim, a absorção desse ânion.

A cistinúria é uma doença autossômica recessiva, responsável por menos de 5% de todos os casos de nefrolitíase, embora responda por uma fração bem maior dos casos pediátricos. Decorre de um defeito de um transportador tubular de aminoácidos dibásicos (cistina, arginina, ornitina e lisina). Os três últimos são altamente solúveis, mas a cistina, formada pela ligação de duas moléculas de cisteína, tem solubilidade urinária muito baixa e tende a formar cálculos de extrema dureza. Deve-se sempre suspeitar dessa condição em crianças e adolescentes que se apresentam com nefrolitíase. A análise do sedimento urinário é fundamental, uma vez que a presença de cristais hexagonais de cistina (Figura 28.1) é patognomônica.

Figura 28.1

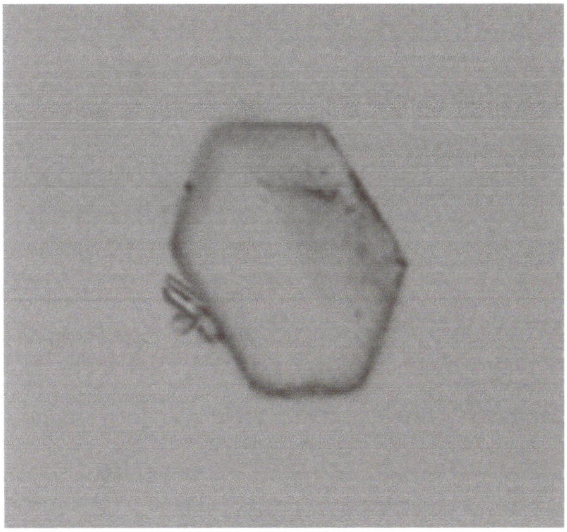

Exemplo de cristal hexagonal de cistina em sedimento urinário.
Fonte: Acervo da autoria do capítulo.

Alterações do pH urinário

A condição mais frequentemente relacionada à formação de cálculos de ácido úrico não é a hiperuricosúria, e sim uma queda persistente do pH urinário. Quando este cai a menos de 5,6, apesar de níveis normais de uricosúria, aumenta a probabilidade de precipitação de cristais de ácido úrico, pouco solúvel em meio ácido. Entre as causas de redução do pH urinário, estão o consumo de dieta rica em proteína animal e a resistência à ação da insulina associada à obesidade, síndrome metabólica e diabetes *mellitus* tipo 2. Em todas essas condições, há tendência a intensificar a produção de ácido metabólico e diminuir a excreção de amônio, obrigando os túbulos a aumentar ao máximo a excreção de ácido titulável (ver Capítulo 6 – Distúrbios do Equilíbrio Ácido-Base), reduzindo assim, de forma acentuada, o pH urinário. Todas essas considerações valem para a cistina, também ela pouco solúvel em meio ácido.

Ao contrário do que ocorre com o ácido úrico, a solubilidade dos cristais de fosfato de cálcio diminui em situações de elevação do pH urinário, como acidose tubular renal distal (tipo 1) ou uso crônico de compostos alcalinizantes (a solubilidade do oxalato de cálcio é pouco afetada pelo pH).

A associação entre infecções urinárias e nefrolitíase é de há muito conhecida. Ainda não está claro se essa associação reflete uma predisposição do indivíduo litiásico a infecções urinárias, se estas predispõem à formação de cálculos, ou se, como parece mais provável, ambas as formas de interação ocorrem. Sabe-se, no entanto, que certas infecções urinárias, causadas por agentes bacterianos produtores de urease (principalmente dos gêneros Klebsiella e Proteus), alcalinizam a urina e predispõem à formação de cálculos complexos que podem assumir grandes dimensões. A urease é uma enzima que degrada a ureia, originando duas moléculas de amônia e uma de CO_2. Ao ser hidroxilada, a amônia gera hidróxido de amônio e alcaliniza fortemente a urina. Em tal ambiente, o íon amônio precipita juntamente com magnésio e fosfato, formando cristais de *estruvita*. Por sua vez, o CO_2, nesse meio alcalino, precipita juntamente com cálcio e fosfato, originando cristais de carbonato de apatita. Juntos, esses dois precipitados formam cálculos que, em áreas ricas em urease, crescem por agregação, como recifes de coral, sendo por essa razão denominados coraliformes. Esses cálculos se expandem a ponto de ocupar todo o sistema pielocalicinal, assumindo seu formato e causando uma grave obstrução das vias urinárias, que pode exigir intervenção cirúrgica para ser resolvida. É muito difícil erradicar esses cálculos, que tendem a recidivar com frequência, mesmo na vigência de antibioticoterapia contínua.

Deficiência de inibidores de litogênese

O citrato é o sal do ácido cítrico, um dos ácidos tricarboxílicos que participam do Ciclo de Krebs, sendo sintetizado na mitocôndria. O citrato forma complexos com o cálcio urinário, removendo-o da solução e, portanto, inibindo a nucleação e o crescimento de cálculos contendo cálcio. A hipocitratúria é uma das causas mais importantes de nefrolitíase. A patogênese exata da hipocitratúria não é muito clara. Sabe-se que várias condições podem limitar a excreção de citrato: acidose tubular distal; ingestão excessiva de proteínas de origem animal; hipocalemia, doença renal crônica; e uso de certos medicamentos como acetazolamida, topiramato e inibidores de enzima de conversão da angiotensina 1 (IECA). Clinicamente, a hipocitratúria é definida quando a taxa de excreção urinária de citrato cai a menos de 320 mg/24 horas, embora muitos preconizem níveis superiores a 350 mg/24 horas para aumentar a margem de segurança.

Outro conhecido fator inibidor de litogênese é o magnésio, que forma complexos com o oxalato urinário, limitando sua disponibilidade para precipitar com cálcio. Por essa razão, a hipomagnesúria também é um fator de risco para nefrolitíase, embora sua importância clínica seja menor do que a da hipocitratúria.

Baixo fluxo urinário

O efeito do fluxo urinário sobre a concentração de sais "precipitáveis" e a formação de cálculos é bem intuitivo, e explica o aumento de sua prevalência em indivíduos continuamente expostos a altas temperaturas.

Os principais distúrbios metabólicos com efeito litogênico estão definidos quantitativamente na Tabela 28.1. As ações de fatores patogênicos sobre a formação dos diversos tipos de cálculo urinário estão esquematizadas na Tabela 28.2.

Tabela 28.1 – Definição de distúrbios metabólicos que podem causar nefrolitíase.

	Homens	Mulheres
Hipercalciúria	≥ 300 mg/dia	≥ 250 mg/dia
Hiperuricosúria	≥ 800 mg/dia	≥ 750 mg/dia
Hiperoxalúria	> 45 mg/dia	
Hipocitratúria	< 320 mg/dia	

Fonte: Desenvolvida pela autoria do capítulo.

Tabela 28.2 – Efeito de diversos fatores patogênicos sobre a formação dos principais tipos de cálculo.

	Fosfato de Ca	Oxalato de Ca	Ácido úrico	Estruvita
↑ pH	↑↑	–	↓↓	↑↑
↓ pH	↓↓	–	↑↑	↓
Ingestão de sódio	↑↑	↑↑	–	–
Carnes, frutos do mar	–	–	↑↑	–
Ingestão de gorduras	↑	↑	–	–
↑ Fluxo urinário	↓↓	↓↓	↓↓	↓↓
Citrato urinário	↓↓	↓↓	↓↓	↓↓
Mg^{++} urinário	↓	↓	↓	↓
Infecções urinárias	↑	↑	↑	↑↑*
Malformações	↑	↑	↑	↑

* Por bactérias produtoras de urease.
Fonte: Desenvolvida pela autoria do capítulo.

Apresentação clínica da nefrolitíase

Na crise

A forma clássica de apresentação da nefrolitíase é a crise aguda de cólica em região lombar, geralmente inesperada e de forte intensidade, podendo irradiar para região paraumbilical ou inguinal. A dor é descrita pelo paciente como de intensidade intolerável, sendo comparada por mulheres que já foram parturientes como "pior do que a dor do parto". O paciente apresenta-se extremamente inquieto e agitado. Alteração de hábito intestinal, náuseas e vômitos são alguns dos sintomas associados com frequência ao quadro. Hematúria macroscópica pode ou não estar presente nesses casos. Sintomas relacionados à micção podem surgir principalmente se os cálculos estiverem localizados em bexiga ou uretra. Urgência miccional, disúria, polaciúria, além da interrupção abrupta do jato urinário (sugerindo cálculo uretral) são algumas queixas comuns.

Muitas vezes, a dor da crise litiásica se comporta de maneira atípica, sendo referida a uma fossa ilíaca ou hipocôndrio, de tal forma a simular outras urgências médicas caracterizadas por síndrome dolorosa, tais como apendicite aguda, cólica biliar ou prenhez tubária rota (Quadro 28.1). A anamnese (dentro do possível) e o exame físico detalhados são fundamentais para excluir esses diagnósticos, além de exames de laboratório e de imagem, especialmente a ultrassonografia abdominal, embora às vezes seja necessária a realização de tomografia computadorizada.

Quadro 28.1 – Diagnósticos diferenciais de cólica nefrética.

- Lombalgia de origem osteomuscular
- Pielonefrite aguda
- Cólica biliar/intestinal
- Ruptura de cisto ovariano
- Dissecção aguda de aorta
- Gestação tubária rota
- Apendicite aguda

Fonte: Desenvolvido pela autoria do capítulo.

Deve-se lembrar que a crise litiásica pode se manifestar sob a forma de hematúria macroscópica, exigindo a necessidade de diagnóstico diferencial com outras causas de sangramento, como tumores das vias urinárias, glomerulonefrites e doença renal policística. Nesses casos, como em outras situações clínicas, é fundamental o papel de anamnese e exame físico cuidadosos e detalhados.

Fora da crise

Em até 10% dos casos os pacientes são assintomáticos quando do diagnóstico, realizado geralmente durante algum exame de imagem rotineiro ou motivado por quadro não relacionado, ou ainda durante a seleção de candidatos para doação de rim. Os cálculos podem permanecer inertes durante anos, porém, dependendo de suas características, podem facilitar a colonização das vias urinárias por bactérias corriqueiras como a *E. coli* e, consequentemente, infecções urinárias de repetição. Quadros obstrutivos crônicos associados a hidronefrose e/ou pielonefrite crônica são causas possíveis de exclusão funcional e até mesmo de doença renal crônica. Em alguns casos, em que o rim acometido está inutilizado e tornou-se foco permanente de infecção bacteriana, pode ser necessária a realização de nefrectomia.

Diagnóstico da nefrolitíase

Durante a crise, é fundamental excluir outras causas de dor intensa ou hematúria. Para tanto, é essencial a indicação de exames de imagem (Quadro 28.2), não só para estabelecer o diagnóstico de nefrolitíase, mas também para determinar se se trata de um cálculo isolado ou de cálculos múltiplas, sua localização, possíveis malformações ou variações anatômicas e a possível existência de obstrução urinária, que confere urgência ainda maior ao episódio. O exame ultrassonográfico é o mais utilizado, por seu custo relativamente baixo, disponibilidade imediata, rapidez, nenhuma invasividade e por sua resolutividade, já que na maioria dos casos é possível localizar o(s) cálculo(s). Como desvantagem, trata-se de um exame muito dependente do operador e, mesmo com os mais bem treinados, nem sempre é possível visualizar o cálculo, especialmente se sua localização for ureteral. Quando isso ocorre, torna-se necessário utilizar outras modalidades, como a tomografia computadorizada (TC) muito mais precisa, mas nem sempre disponível. A ressonância nuclear magnética (RNM) praticamente não é usada e tem sua indicação em raros casos de litíase em gestantes. A cintilografia renal também pode ser útil, especialmente quando existe assimetria entre os dois rins, indicando a contribuição funcional de cada um.

Quadro 28.2 – Exames de imagem utilizados na abordagem da nefrolitíase.

Ultrassonografia de abdome	• Exame simples e acessível • Limitação para diagnóstico de cálculos ureterais
Tomografia helicoidal de abdome e pelve sem contraste	• Padrão-ouro para cálculos ureterais • Avalia o número e tamanho dos cálculos • Melhor com cortes finos de no mínimo 5 mm
Ressonância nuclear magnética	• Nem sempre disponível • Indicado na gestação se a ultrassonografia não for esclarecedora • Permite discernir entre obstrução ureteral e uretero-hidronefrose
Exames de medicina nuclear (cintilografia)	Em casos suspeitos de pielonefrite crônica Revelam diferenças funcionais entre os rins e podem orientar a intervenção urológica Marcadores mais utilizados: • DMSA (ácido dimercaptosuccínico) marcado com Tc-99m (útil na avaliação do comprometimento túbulo-intersticial) • DTPA (ácido dietilenotriaminopentacético) marcado com Tc-99m (útil para discernir entre litíase obstrutiva funcional e orgânica)

Fonte: Desenvolvido pela autoria do capítulo.

Durante o episódio de dor, os exames de bioquímica sanguínea têm por finalidade prioritária estabelecer se há perda de função renal (especialmente relevante se houver suspeita de obstrução urinária) e se há infecção associada. Assim, é fundamental a determinação dos níveis séricos de creatinina e a realização de um hemograma. Na urina, a pesquisa de esquizócitos e a dosagem de proteínas podem orientar o diagnóstico para causas não urológicas de hematúria se esta for a apresentação clínica dominante.

Uma vez superada a crise aguda, é necessário o acompanhamento ambulatorial do paciente, para tentar determinar a causa da formação de cálculos e prevenir sua recidiva. Nessa fase, é fundamental a realização de exames complementares para determinar o perfil metabólico do paciente e orientar o diagnóstico e as bases racionais do tratamento a ser implementado. O painel básico de exames sanguíneos e de urina a serem solicitados no acompanhamento da nefrolitíase está descrito no Quadro 28.3.

Quadro 28.3 – Exames complementares usualmente solicitados no acompanhamento da nefrolitíase.

No plasma:
- Creatinina
- Cálcio iônico e total
- Magnésio
- Fósforo
- Ácido úrico

Na urina:
Em amostra coletada na segunda micção matutina, após jejum de 12 horas:
- pH (medir o mais rapidamente possível)
- Contagem de hemácias
- Contagem de leucócitos
- Presença de proteinúria
- Pesquisa de bactérias
- Cultura

Em urina de 24 horas (duas coletas, obtidas preferencialmente em dias úteis não consecutivos):
- Cálcio
- Citrato
- Ácido úrico
- Sódio
- Fósforo
- Oxalato
- Creatinina

Exames específicos (indicados caso a caso):
- PTH sérico (se houver hipercalcemia)
- Mg^{++}, K^+ e Cl^- séricos e/ou urinários (principalmente se houver suspeita de tubulopatia associada)
- Densitometria óssea (especialmente em casos de hipercalciúria, que pode causar osteopenia)
- Pesquisa de cistina na urina (quantitativa se necessário)

Fonte: Desenvolvido pela autoria do capítulo.

Tratamento da nefrolitíase

Na crise

Durante a crise, a prioridade usual é resolver a urgência médica, oferecendo medidas de alívio e conforto, sem pretender interferir na retirada do cálculo, a menos que esteja havendo obstrução urinária. O paciente deve receber hidratação adequada e antieméticos quando necessário. Para o tratamento da dor, medicações antiespasmódicas por via endovenosa, como brometo de N-butilescopolamina ou analgésicos simples (dipirona), costumam ser eficazes. Se esse tratamento for insuficiente para conter o quadro álgico, podem-se associar anti-inflamatórios e, em casos extremos, opiáceos. Deve-se evitar o uso de anti-inflamatórios não hormonais quando houver redução significativa da função renal. Se o componente inflamatório for muito importante, podem-se ainda usar esteroides.

Se o cálculo estiver retido no ureter distal, os bloqueadores alfa-adrenérgicos (tansulosina, terazosina e doxazosina) podem ajudar a desalojá-lo, funcionando, assim, como terapia adjuvante.

Fora da crise

Medidas gerais – orientação nutricional

A orientação nutricional é uma das bases do tratamento de longo prazo do paciente litiásico. Vários componentes da dieta ocidental precisam ser restringidos nesses pacientes. Um dos objetivos mais importantes – e mais difíceis de alcançar – é limitar o consumo de sal, idealmente a um máximo de 6 g/dia, uma vez que a excreção de quantidades elevadas de sódio acaba por aumentar também a de cálcio, que, como observado anteriormente, é o principal componente dos cálculos urinários.

Por paradoxal que possa parecer, a ingestão de cálcio não deve ser limitada. A razão para isso é que o cálcio se liga ao oxalato no lume intestinal (quelação), formando complexos insolúveis e dificultando, assim, sua absorção e, em consequência, diminuindo sua excreção urinária. Portanto, a restrição ao consumo de cálcio acaba levando a um aumento da oxalúria e do risco de litíase, lembrando que a maior parte dos cálculos urinários contém oxalato. Na verdade, o mais adequado é manter a ingestão de cálcio entre 800 e 1.200 mg/dia.

Por razões semelhantes, é indicado reduzir o teor de gordura da dieta. Gorduras sequestram cálcio, que se torna menos disponível para formar complexos insolúveis com oxalato, permitindo, assim, uma absorção maior desse ânion e causando um aumento de sua excreção urinária.

Além de evitar dietas que favoreçam a absorção intestinal de oxalato, é necessário restringir o consumo de alimentos que contenham esse ânion, principalmente espinafre, beterrabas, chocolate amargo, chá preto e nozes. Deve-se também evitar suplementos vitamínicos contendo ácido ascórbico (vitamina C), cuja metabolização leva à produção de oxalato.

A ingestão de proteínas de origem animal tende a aumentar a excreção urinária dos principais íons e compostos litogênicos, como cálcio, fósforo, ácido úrico e oxalato. Além disso, como observado anteriormente, a metabolização dessas proteínas reduz o pH urinário, favorecendo a precipitação de cálculos de ácido úrico. Por essa razão, a recomendação é que os pacientes com nefrolitíase não consumam mais do que 0,8 mg/kg/dia de proteínas de origem animal. Nesse sentido, é interessante observar que o risco de calculose urinária é mais baixo em vegetarianos.

Uma vez que o citrato urinário é o mais importante inibidor da litogênese, é importante garantir um suprimento dietético adequado desse composto. Assim, recomenda-se o consumo regular de alimentos ricos em citrato, principalmente laranja, melão, maracujá, abacate e limão, com os devidos cuidados nos casos em que a função renal já está muito rebaixada, devido ao risco de hipercalemia e/ou intoxicação hídrica. Nem sempre a quantidade de citrato necessária a uma citratúria adequada pode ser atingida com alterações da dieta, além do que, deve-se sempre lembrar, tais alimentos nem sempre estão ao alcance da população de baixa renda. Por essas razões, é frequentemente necessário o uso de preparações farmacológicas de citrato, usualmente sob a forma de sal de potássio.

Por último, mas não menos importante, é necessário manter um fluxo urinário alto para reduzir a concentração de compostos que podem precipitar e formar cálculos. Para isso, o mais adequado é trazer a ingestão de fluidos a 30 mL/kg/dia ou mais, visando manter um fluxo urinário de pelo menos 2 L/dia (em um adulto de 70 kg). O consumo de frutas cítricas pode ajudar também quanto a esse aspecto, uma vez que necessariamente se faz acompanhar de um aumento da ingestão de fluidos.

As medidas gerais adotadas no tratamento da nefrolitíase estão enumeradas de forma esquemática no Quadro 28.4.

Quadro 28.4 – Medidas gerais no tratamento da nefrolitíase.

- Incluir no cardápio entre 800 e 1.200 mg de cálcio por dia. **Não** restringir cálcio
- Restringir o consumo de alimentos contendo oxalato e evitar suplementos contendo vitamina C
- Restringir o consumo de proteínas de origem animal a um máximo de 0,8 g/kg/dia
- Reduzir o conteúdo de gordura da dieta
- Estimular o consumo de alimentos ricos em citrato (melão, maracujá, laranja, limão, abacate)
- Restringir o sódio da dieta para no máximo 6 mg/dia
- Aumentar a ingestão hídrica para pelo menos 30 mL/kg/dia

Fonte: Desenvolvido pela autoria do capítulo.

Medidas específicas

É evidente que, em pacientes com hipercalciúria, deve-se sempre procurar determinar a causa do distúrbio e tomar as medidas necessárias para corrigi-la: remoção do tumor no hiperparatireoidismo primário; suspensão do uso crônico de diuréticos de alça ou vitamina D; retorno à atividade física de pacientes acamados. Quando a hipercalciúria é idiopática, a redução da excreção de cálcio e a diminuição do risco de recidivas podem ser obtidas com as medidas genéricas descritas anteriormente (redução de sódio, gorduras e proteínas na dieta), além do uso de tiazídicos – hidroclorotiazida, clortalidona, indapamida –, que promovem redução da calciúria aumentando a reabsorção de cálcio no túbulo proximal, em consequência do processo de escape.

Nos pacientes com hiperuricosúria, cabem as medidas genéricas já descritas, especialmente a alcalinização da urina com citrato de potássio, que, além disso, exerce, como mencionado anteriormente, um efeito antilitogênico direto. Além disso, é necessário diminuir a síntese de ácido úrico restringindo-se o consumo de álcool e de alimentos com alto teor de purinas (vísceras, peixes, frutos do mar), além de grãos tais como ervilhas, lentilhas etc. Por fim, é possível diminuir a uricosúria por meio da administração de alopurinol, um inibidor da xantinaoxidase, que catalisa a etapa final da produção de ácido úrico. Esse procedimento é particularmente indicado em situações de hiperuricemia ou quando a uricosúria ultrapassa 1 g/dia.

Quando a causa da litíase é a hipocitratúria, cabem as medidas adotadas genericamente: consumo de alimentos ricos em citrato; e, principalmente, administração de citrato de potássio, 30 a 60 mEq/dia (3,25 a 6,5 g/dia).

Nos casos de hiperoxalúria, além da recomendação genérica de restringir a ingestão de oxalato e a de suplementos de vitamina C, também se deve tratar o distúrbio intestinal disabsortivo. Cabe ainda aumentar a ingestão de cálcio para quelar o oxalato na luz intestinal, bem como fazer uso de colestiramina (2 a 4 g às refeições), um quelante de sais biliares que também se liga ao oxalato, limitando sua absorção. É possível ainda reduzir o teor de oxalato no trato gastrointestinal mediante a administração de probióticos, por exemplo, o *Oxalobacter formigenes*, uma bactéria anaeróbia que metaboliza o oxalato. Esse produto ainda não está disponível no Brasil. Em casos mais graves de hiperoxalúria primária, a única alternativa pode ser o transplante hepático, acompanhado de transplante renal nos casos em que o órgão foi destruído devido à obstrução urinária crônica.

Para a cistinúria, também é recomendada a alcalinização da urina, uma vez que a cistina, assim como o ácido úrico, é mais solúvel em pH superior a 7. Juntamente com o aumento do fluxo urinário, esse tratamento pode ser suficiente para se evitar a formação de cálculos. Se essas medidas simples se revelarem insuficientes, há tratamentos mais específicos. A D-penicilamina (utilizada na dose de 30 mg/kg/dia em crianças e 1 a 4 g/dia em adultos, em 3 ou 4 tomadas) liga-se à cistina por meio de pontes dissulfídicas, tomando o lugar de uma das moléculas de cisteína e gerando, assim, um complexo solúvel. No entanto, a D-penicilamina causa vários efeitos colaterais (incluindo proteinúria e agranulocitose), que podem inviabilizar seu uso. A α-mercaptopropionilglicina (tiopronina), em doses de 400 a 1200 mg/dia, exerce efeito semelhante ao da D-penicilamina, com menos efeitos colaterais. No entanto, seu uso ainda não é corrente no Brasil, e seu custo é alto. O captopril também pode se ligar à molécula da cistina, formando complexos solúveis, com a vantagem de contribuir ao tratamento da hipertensão arterial, comum nesses pacientes. No entanto, sua eficiência na prevenção de cálculos de cistina é controvertida.

Os cálculos coraliformes de estruvita/hidroxiapatita requerem intervenção urológica invasiva para sua remoção. O tratamento clínico destina-se essencialmente à prevenção de recidivas, infelizmente muito frequentes nesses pacientes. Há pouco a fazer nesse sentido, além de manter um fluxo urinário alto. A antibioticoterapia tem alguma eficácia na prevenção de recidivas, mas pouca ou nenhuma ação enquanto o cálculo não é removido, uma vez que as bactérias estão profundamente aninhadas no precipitado e fora do alcance da droga. Mesmo a antibioticoterapia profilática, ainda que cuidadosamente orientada pelo antibiograma, é sempre sujeita a questionamento, uma vez que o uso contínuo desses medicamentos pode contribuir para o surgimento de cepas resistentes. Uma opção terapêutica adicional é a administração de ácido aceto-hidroxâmico, um inibidor da urease e, portanto, uma alternativa engenhosa para minimizar o efeito deletério das bactérias que a produzem. No entanto, a droga exerce vários efeitos colaterais sérios que limitam seu uso, sendo pouco utilizada no Brasil.

As medidas específicas para o tratamento da nefrolitíase estão esquematizadas no Quadro 28.5.

Quadro 28.5 – Medidas específicas no tratamento da nefrolitíase.

Condição	Conduta
Hipercalciúria	• Restrição de sódio e proteínas de origem animal na dieta • Não restringir cálcio – recomendar consumo de 800 a 1.200 mg/dia • Tiazídicos: clortalidona, hidroclorotiazida, indapamida
Hiperuricosúria	• Restrição à ingestão de purinas • Alopurinol (em hiperuricemia e/ou uricosúria > 1 g/dia) • Alcalinizar urina c/ citrato de K^+, 20 a 60 mEq/dia (2,2 a 6,5 g/dia) em 3 doses
Hipocitratúria	• Consumir alimentos ricos em citrato • Citrato de potássio 30 a 60 mEq/dia (3,25 a 6,5 g/dia)
Hiperoxalúria	• Restrição de alimentos que contêm oxalato • Aumentar a ingestão de cálcio • Tratar doenças intestinais disabsortivas • Suspender o uso de suplementos vitamínicos contendo vitamina C • Colestiramina 2 a 4 g às refeições • Preparação de probióticos (em farmácia de manipulação) • Transplante hepático e/ou renal na hiperoxalúria primária grave
Cistinúria	• Manter volume urinário acima de 3 L/dia • Alcalinização da urina • Agentes quelantes: – α-mercaptopropionilglicina (tiopronina): 400 a 1.200 mg/dia – D-penicilamina: 1 a 2 mg/dia 3 a 4 vezes ao dia – Captopril: 50 mg a cada 8 a 12 horas
Estruvita	• Antibioticoterapia • Remoção cirúrgica quando indicado • Ácido aceto-hidroxâmico (inibidor de urease – não usado no Brasil).

Fonte: Desenvolvido pela autoria do capítulo.

Remoção dos cálculos

Conforme o grau de desconforto expresso pelo paciente, a ocorrência de obstrução urinária e a localização do cálculo, impõe-se a necessidade de removê-lo. Formações com diâmetro máximo de até 6 mm têm probabilidade superior a 80% de eliminação espontânea em até 30 dias. Com dimensões entre 7 e 9 mm, essa probabilidade cai para 48%, enquanto apenas 25% dos cálculos com diâmetro superior a 9 mm são eliminados sem alguma das abordagens urológicas diretas descritas a seguir.

A litotripsia extracorpórea (LECO), que é a fragmentação do cálculo por ondas de choque aplicadas externamente, é o procedimento menos invasivo, evitando incisões cutâneas ou exploração das vias urinárias. É utilizada para cálculos de até 2 cm de diâmetro. Na dependência do tamanho, densidade e complexidade do cálculo, podem ser necessárias várias sessões até que todo ele seja removido. Os recursos técnicos para a realização da LECO são amplamente disponíveis em grandes centros médicos.

A ureterolitotripsia transureteral é uma técnica endoscópica que promove a ruptura de cálculos com até 2 cm de diâmetro por aplicação de raios *laser* e posterior remoção dos fragmentos por aspiração. É a técnica mais utilizada atualmente, por aliar praticidade, rapidez e eficiência. Os endoscópios semirrígidos são apropriados à remoção de cálculos alojados nas porções mais distais dos ureteres, enquanto os flexíveis permitem acesso a todo o trato urinário, sempre com baixas taxas de complicação.

A nefrolitotripsia percutânea consiste na fragmentação do cálculo, por raios *laser* ou por ondas de choque, por meio de uma incisão lombar que permite acesso direto ao sistema pielocalicinal. Essa técnica, mais invasiva, é indicada para cálculos com tamanho superior a 2 cm, coraliformes e/ou resistentes às técnicas anteriormente descritas por apresentar densidade muito elevada. Também são utilizadas em casos de malformações anatômicas, tais como divertículos e rim em ferradura.

Por fim, a cirurgia aberta é a opção que resta quando as técnicas anteriores se mostram ineficazes. Por ser muito invasiva, trazer maiores riscos e poder deixar sequelas, essa técnica é reservada à remoção de cálculos coraliformes muito extensos e complexos, que tomam a maior parte do sistema pielocalicinal. Mesmo nesses casos, a cirurgia aberta é cada vez menos utilizada, tendo em vista o aprimoramento cada vez maior das técnicas menos invasivas descritas anteriormente.

As indicações e características de cada procedimento são expostas de modo resumido na Quadro 28.6:

Quadro 28.6 – Opções de intervenções urológicas na nefrolitíase.

Técnica	Características
Litotripsia extracorpórea (LECO)	• Amplamente disponível em grandes centros médicos • Utilizada para cálculos de até 2 cm de diâmetro
Ureterolitotripsia transureteral	• Acesso endoscópico a todo o trato urinário • Para cálculos com até 2 cm de diâmetro • Técnica mais utilizada atualmente
Nefrolitotripsia percutânea	• Para cálculos com mais de 2 cm ou densidade elevada • Em caso de malformações (divertículos, rim em ferradura etc.)
Cirurgia aberta	• Utilizada quando as alternativas anteriores não tiveram sucesso • Única opção para cálculos coraliformes muito extensos

Fonte: Desenvolvido pela autoria do capítulo.

Prognóstico da nefrolitíase

Quando a causa da nefrolitíase não pode ser corrigida em definitivo, por exemplo, removendo-se um tumor de paratireoide, as taxas elevadas de recidiva podem ser reduzidas com seguimento ambulatorial adequado por equipe multidisciplinar, que inclua profissionais médicos (nefrologistas e urologistas), de Enfermagem e de Nutrição. A combinação de orientação nutricional especializada com tratamento farmacológico e procedimentos médicos adequados evita a ocorrência de múltiplos episódios de cólica renal, com seu alto custo humano e financeiro. Além disso, o tratamento apropriado e cuidadoso desses pacientes tem impacto positivo direto sobre o prognóstico de longo prazo, uma vez que a persistência da calculose, além de facilitar infecções, pode promover obstrução crônica das vias urinárias, resultando em perda progressiva de função renal e necessidade de terapia de substituição renal.

Bibliografia consultada

Heilberg IP; Zatz R.; Seguro AC. Mecanismos de formação de cálculos urinários. In: Zatz R; Seguro AC; Malnic G. Bases fisiológicas da nefrologia. São Paulo: Atheneu; 2011. p. 273-90.

Ingimarsson JP; Krambeck AE; Pais VMJr. Diagnosis and management of nephrolithiasis. Surg Clin N Am 2016; 96: 517-32.

Pfau A; Knauf F. Update on nephrolithiasis: core curriculum 2016. Am J Kidney Dis 2016; 68: 973-85.

Romero V; Akpinar H; Assimos DG. Kidney stones: a global picture of prevalence, incidence, and associated risk factors. Rev Urol 2010; 12:e86.

Sakhaee K; Maalouf NM; Sinnott B. Kidney stones 2012: pathogenesis, diagnosis, and management. J Clin Endocrinol Metab 2012; 97: 1847-60.

Sammon JD; Ghani KR; Karakiewicz PI et al. Temporal trends, practice patterns, and treatment outcomes for infected upper urinary tract stones in the United States. Eur Urol 2013; 64: 85-92.

Ziemba JB; Matlaga BR. Guideline of guidelines: kidney stones. BJU Int 2015 Aug; 116: 184-9.

Zisman AL. Effectiveness of treatment modalities on kidney stone recurrence. Clin J Am Soc Nephrol 2017 Oct 6; 12: 1699-708.

Seção VI

Nefropatias Hereditárias e Neoplasias Renais

Capítulo 29

Doenças Císticas e Tumores Renais

Elieser Hitoshi Watanabe
Luiz Fernando Onuchic

Formações císticas renais são muito frequentes na prática nefrológica. Tais lesões compreendem desde cistos simples esporádicos até cistos múltiplos associados a doenças hereditárias ou adquiridas. Neste capítulo, discutiremos esse espectro de doenças renais císticas, realçando os aspectos relevantes para a prática clínica.

Cistos renais isolados

Cistos renais isolados ou esporádicos são frequentes na população geral, sendo usualmente detectados de modo incidental. Apesar de assintomáticos e inertes na grande maioria das vezes, sua prevalência elevada torna comum sua observação na prática clínica do nefrologista.

Descrição geral

Em sua maioria, os cistos renais isolados são simples, ou seja, de acordo com uma definição radiológica, suas paredes são finas, seus contornos bem definidos e não se detectam septações, detritos, conteúdo sólido ou realce pós-contraste. Cistos que não atendam a cada um desses requisitos são classificados como *complexos*. A principal razão para discernir entre essas duas formas é o risco de degeneração maligna associado aos cistos complexos.

Epidemiologia

A prevalência de cistos renais isolados na população geral varia de 7% a 10% e aumenta com a idade, sendo extremamente baixa antes dos 20 anos e podendo chegar a 50% após os 50 anos. São mais frequentemente observados em homens, em uma proporção que pode chegar a 3:1.

Etiopatogenia

Cistos renais isolados simples são estruturas arredondadas constituídas por uma monocamada de células epiteliais organizadas sobre uma matriz extracelular fibrosa e preenchidas por fluido. Essas estruturas podem-se formar em decorrência de anomalias genéticas e não genéticas. Localizam-se com mais frequência no córtex renal, originando-se provavelmente de túbulos distais ou dutos coletores, embora os mecanismos de sua formação sejam ainda obscuros. É importante ressaltar que cistos renais simples não são considerados manifestação de doença.

Apresentação clínica e complicações dos cistos renais isolados – classificação de Bosniak

Cistos renais isolados raramente causam sintomas, sendo, em geral, detectados de forma incidental em exames de imagem. Apesar desse comportamento usualmente benigno, algumas complicações são possíveis.

Malignização

A mais preocupante das complicações dos cistos renais é sua degeneração maligna. Para estratificar o risco de se tratar de uma formação cancerosa e definir a conduta a ser adotada, utiliza-se a classificação de Bosniak, que se baseia em algumas características evidenciadas por meio de tomografia computadorizada (TC), descritas no Quadro 29.1. Os principais elementos morfológicos que norteiam essa classificação, ajudando a avaliar o risco de malignidade, são a espessura das paredes dos cistos, o número de septos intracísticos, a calcificação de paredes e septos e a presença de conteúdo sólido no interior do cisto. Um critério adicional, extremamente útil, é representado pelas alterações observadas após a administração de contraste iodado.

Quadro 29.1 – Classificação de Bosniak e condutas preconizadas.

Categoria	Características radiológicas	Conduta preconizada
I	• Cisto com margem fina e lisa, nitidamente separado do parênquima renal. Conteúdo homogêneo, com densidade semelhante à da água (0 a 20 UH). Sem realce após administração de contraste	Não há necessidade de avaliação complementar ou de seguimento
II	• Cisto com septos finos ou calcificações pequenas e finas ou tamanho de até 3 cm com conteúdo hiperdenso (60 a 70 UH) e atenuação uniforme. Sem realce após administração de contraste	Não requer avaliação complementar. Caso não seja possível discernir entre II e IIF, recomenda-se reavaliação radiológica semestral e, havendo estabilidade, anual
IIF	• Cistos que não se enquadram na categoria II nem na III • Múltiplos septos ou calcificações na parede ou no septo • Cistos nodulares ou irregulares • Cistos hiperdensos, com mais de 3 cm ou com apenas 25% de suas paredes visíveis • O realce pós-contraste pode ser negativo, duvidoso ou em aspecto *hair-like*	Acompanhamento radiológico semestral. RNM pode auxiliar a distinguir entre IIF ou III por apresentar melhor definição do conteúdo cístico (mucina ou sangue) e, com uso de contraste, permitir melhor visualização do realce dos septos intracísticos

(*Continua*)

Quadro 29.1 – Classificação de Bosniak e condutas preconizadas. (*Continuação*)

Categoria	Características radiológicas	Conduta preconizada
III	• Cisto com parede espessa, septos irregulares ou parede e/ou conteúdo não homogêneo • Calcificações grosseiras e irregulares • Realce pós-contraste em parede ou septo	Remoção cirúrgica
IV	• Lesões com todos os achados da classe III, acrescidos de componente sólido ou de partes moles, independentemente de achados da parede ou septos. Realce pós-contraste em parede e/ou componente sólido	Remoção cirúrgica

RNM: ressonância nuclear magnética.
Fonte: Desenvolvido pela autoria do capítulo.

A ressonância nuclear magnética (RNM) também pode ser utilizada para a avaliação e classificação de cistos renais, com a vantagem de proporcionar maior definição para os elementos intracísticos, tais como formações sólidas e septos. No entanto, sua capacidade de detectar calcificações é menor.

A categoria IIF, em que F representa *follow-up*, é particularmente útil em casos duvidosos, que não se enquadram na categoria II, compatível com uma conduta conservadora, nem na III, que requer uma atitude mais agressiva. Nesses casos, a melhor opção é o seguimento (*follow-up*) ambulatorial até que a situação possa ser definida com segurança.

Outras complicações dos cistos renais, menos frequentes, são: sangramento; infecção; compressão de estruturas adjacentes; e hipertensão arterial.

Sangramento

Em geral, os episódios de sangramento intracístico são espontâneos, mas podem também ser desencadeados por trauma local. Ruptura do cisto e sangramento intracístico frequentemente causam dor abdominal ou em flanco. Ruptura de cisto também se associa frequentemente a hematúria. É importante lembrar que pacientes com hematúria prolongada ou recorrente, particularmente homens acima de 50 anos, devem sempre ser submetidos a investigação de neoplasia renal ou do trato urinário. A TC constitui um exame apropriado para o diagnóstico diferencial de complicações císticas, sendo capaz de detectar ou excluir sangramento intracístico e complicações compressivas, além de possibilitar a caracterização anatômica do cisto.

Infecção

Levanta-se a suspeita de infecção de cisto renal na presença de dor abdominal, lombar ou em flanco, associada a febre. Episódios de infecção cística apresentam com frequência início insidioso e ocasionalmente evoluem com sepse. O diagnóstico de infecção cística costuma ser problemático e baseia-se em critérios discutidos em detalhe mais adiante na seção dedicada à doença renal policística autossômica dominante (DRPAD). Os exames de imagem são essenciais nesse contexto, permitindo excluir a óbvia possibilidade de sangramento e detectando com precisão alterações características, como sinais de inflamação ao redor do cisto e/ou espessamento de sua parede. O exame de imagem com maior acurácia é a tomografia por emissão de pósitrons (PET) que, no entanto, não está disponível em muitos centros. Por essa razão, as técnicas mais utilizadas são a TC e a RNM. Já a ultrassonografia (USG) é menos relevante como ferramenta diagnóstica em razão de sua baixa sensibilidade.

Compressão de estruturas adjacentes

Cistos renais podem comprimir órgãos e estruturas vizinhas, com manifestações condicionadas por sua localização e volume, as quais vão desde a presença de uma massa abdominal palpável até quadros obstrutivos, que podem evoluir com dilatação pielocalicinal.

Dor

Episódios de dor podem ser causados por sangramento intracístico, infecção, expansão do cisto ou efeito compressivo sobre estruturas vizinhas, com estimulação de terminações nervosas.

Figura 29.1

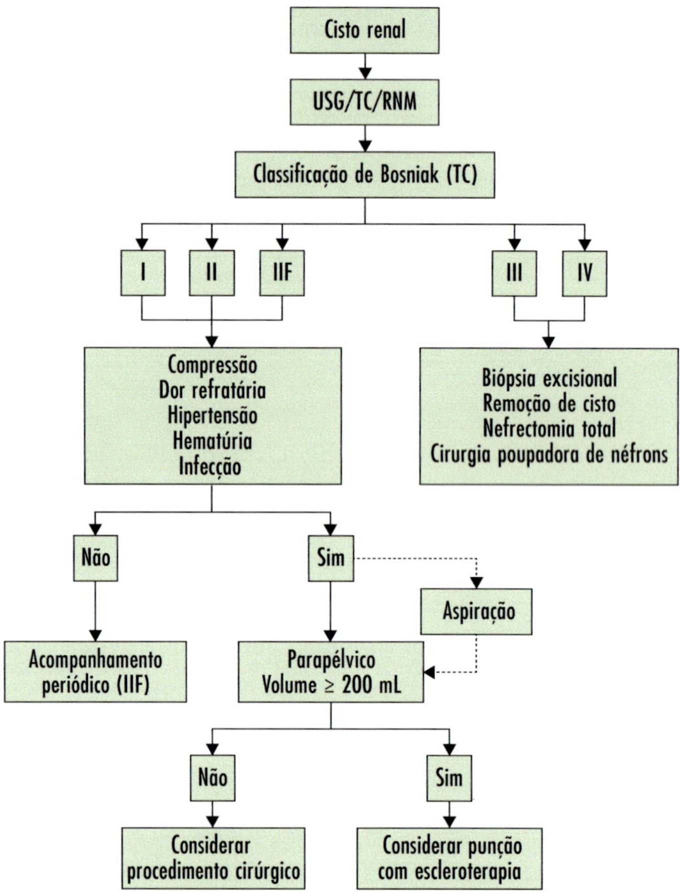

Algoritmo sugerido para avaliação e manejo de cisto renal simples e complexo. USG: ultrassonografia; TC: tomografia computadorizada; RNM: ressonância nuclear magnética.
Fonte: Adaptada de Agarwal MM; Hemal AK. Curr Urol Rep 2011; 12: 3-10.

Hipertensão arterial

Essa complicação é atribuída à compressão de ramos da artéria renal pelo cisto e consequente isquemia local, com consequente estimulação do sistema renina-angiotensina-aldosterona (SRAA).

A Figura 29.1 apresenta um algoritmo sugerido para a abordagem clínica de cistos renais isolados.

Diagnóstico diferencial dos cistos renais isolados

Cistos renais isolados geralmente não requerem diagnóstico diferencial. A presença de múltiplos cistos simples, no entanto, pode ser manifestação de outra condição cística, como a doença renal cística adquirida (DRCA). Cistos simples se associam geralmente a função renal preservada, enquanto a DRCA é tipicamente observada em fases avançadas de DRC. Múltiplos cistos simples também podem constituir fenocópias de doenças renais císticas hereditárias, ou seja, apresentar fenótipo semelhante ao dessas doenças, sem as alterações genéticas correspondentes. As principais desordens císticas a serem consideradas no diagnóstico diferencial dos cistos simples estão descritas resumidamente no Quadro 29.2. As doenças renais policísticas autossômicas (dominante e recessiva) e demais doenças císticas monogênicas são apresentadas no Quadro 29.3 e discutidas em detalhe na próxima seção.

Quadro 29.2 – Principais condições e doenças renais císticas.

Doença/condição	Início	Características principais
Cisto simples	Idade adulta	• Bordas finas, sem septação, conteúdo anecoico
Doença renal cística adquirida	Varia com a idade de instalação da DRC	• Múltiplos cistos renais, geralmente subcentimétricos • Tipicamente em pacientes em TSR ou DRC avançada • Risco de malignidade renal
Rim espongiomedular	Idade adulta	• Frequentemente assintomático • Pode se associar a nefrolitíalise/nefrocalcinose, ITU e, raramente, DRC (incluindo DREF)
Rim multicístico displásico e displasia renal cística	Infância	• Múltiplos cistos não comunicantes separados por tecido displásico • Tecido renal normalmente ausente • Eventual presença de algum tecido renal minimamente funcional • Ureter geralmente ausente ou atrésico • Displasia renal cística pode ser segmentar e/ou associada a síndromes genéticas
Doença renal cística unilateral e segmentar	Idade adulta	• Condição muito rara • Na infância considerar fortemente rim multicístico displásico

(Continua)

Quadro 29.2 – Principais condições e doenças renais císticas. (*Continuação*)

Doença/condição	Início	Características principais
Cistos multiloculares solitários	Infância ou idade adulta (bimodal)	• Tumores benignos, geralmente solitários • Loculações não comunicantes • Predomínio em homens • Geralmente classificados como Bosniak 3
Linfangiomatose renal	Infância ou idade adulta	• Condição rara • Cistos pequenos, principalmente peripiélicos • Causados por malformação de linfáticos • Limitada ou difusa, uni ou bilateral • Pode se estender ao hilo e à cápsula renal

DRC: doença renal crônica; DREF: doença renal em estágio final; TRS: terapia renal substitutiva; ITU: infecções do trato urinário.

Fonte: Desenvolvido pela autoria do capítulo.

Quadro 29.3 – Principais doenças renais císticas monogênicas.

Doença	Gene(s)	Padrão de herança	Idade de apresentação renal	Características principais
Doenças renais policísticas				
DRPAD	*PKD1* *PKD2*		Adulto	Rins policísticos, cistos hepáticos e pancreáticos, HAS, litíase renal, aneurismas intracranianos, DRC no adulto
	GANAB			Cistos menos numerosos e menor gravidade
DRPAR	*PKHD1*	AR	Infância	Rins policísticos, fibrose hepática congênita, HAS e DREF na infância
Doenças renais císticas				
DRTAD	*UMOD*	AD	Adolescência e adulto	Hiperuricemia precoce, gota, DREF a partir da adolescência
	MUC1			DREF a partir da adolescência
	REN			Anemia em pré-púberes, hipotensão discreta e susceptibilidade a desidratação
	HNF1B			Diabetes (incluindo *mature onset diabetes of the young* – MODY) e cistos renais, hipomagnesemia, ACRTU, DRGC hipoplásica, DREF a partir da adolescência; os achados podem estar isolados

(*Continua*)

Quadro 29.3 – Principais doenças renais císticas monogênicas. (*Continuação*)

Doença	Gene(s)	Padrão de herança	Idade de apresentação renal	Características principais
Doenças renais císticas				
Nefronoftises	*NPHP1-19*	AR	Infância, adolescentes e adultos jovens	Poliúria, polidipsia, DREF na infância ou adolescência, anemia precoce, retinose pigmentar (síndrome de Senior-Loken) e/ou aplasia de vermis cerebelar com ataxia e coboloma (síndrome de Joubert) podem estar associadas. Pode se associar a outras síndromes
Síndrome de Bardet-Biedl	*BBS 1-12*	AR	Infância	Retinose pigmentar, hipogonadismo, déficit cognitivo, polidactilia, obesidade
Síndrome de Meckel-Gruber	*MKS1*, *MKS3* (alelismo com genes *NPHP*)	AR	Perinatal	Múltiplos cistos e displasia renal, displasia de múltiplos órgãos, óbito perinatal
Síndrome Orofacialdigital tipo 1	*OFD1*	DX	Infância (manifestações extrarrenais) e adulto (cistos renais)	Polidactilia, anormalidades de cavidade oral e face, déficit cognitivo
Doenças renais císticas associadas a tumores				
Complexo Esclerose Tuberosa	*TSC1* ou *TSC2*	AD	Adolescência	Déficit cognitivo, epilepsia, máculas hipomelanóticas e angiofibromas de face, rabdomiomas cardíacos, linfangioleiomiomatose pulmonar em mulheres, angiomiolipomas renais
Von Hippel-Lindau	*VHL*	AD	Adulto	Angioblastomas de retina, angiogliobastomas encefálicos, feocromocitomas, carcinoma de células renais

ACRTU: anormalidade congênita de rins e trato urinário; AD: autossômico dominante; AR: autossômico recessivo; DREF: doença renal em estágio final; DRGC: doença renal glomerulocística; DX: dominante ligado ao X; DRPAD: doença renal policística autossômica dominante; DRPAR: doença renal policística autossômica recessiva; DRTAD: doença renal tubulointersticial autossômica dominante; HAS: hipertensão arterial sistêmica.
* Nesse grupo de doenças a presença de cistos renais é comum; entretanto, esse achado nem sempre está presente.
Fonte: Desenvolvido pela autoria do capítulo.

Tratamento de cistos renais isolados

Em princípio, cistos simples não requerem tratamento. No entanto, suas complicações podem exigir intervenção.

O tratamento da dor crônica inclui analgesia e, em casos refratários, punção aspirativa percutânea – frequentemente associada à escleroterapia – ou fenestração laparoscópica do cisto para a cavidade peritoneal. É interessante notar que vários relatos de casos dão conta de que a abordagem invasiva dessas lesões em pacientes hipertensos associou-se a uma redução dos níveis pressóricos.

O tratamento de infecção cística deve ser prolongado, utilizando-se antibióticos com penetração cística adequada. Essa conduta segue a utilizada no tratamento de infecções císticas na DRPAD (ver adiante).

Cistos renais associados à compressão de estruturas adjacentes costumam requerer intervenção invasiva, usualmente por punção/esclerose.

Sangramentos do cisto podem cessar de forma espontânea, responder a medidas simples como repouso e hidratação, ou requerer intervenção, como drenagem e escleroterapia.

Prognóstico de cistos renais isolados

O prognóstico de cistos renais simples é excelente, com morbidade baixa e mortalidade virtualmente nula. Por essa razão, não necessitam, em geral, de acompanhamento ambulatorial. Cistos complexos devem ser acompanhados de acordo com recomendações pautadas na classificação de Bosniak. Mesmo aqueles que se revelam malignos parecem apresentar melhor prognóstico quando comparados a carcinomas de células claras renais, independentemente de seu tamanho.

Doença renal policística autossômica dominante

Descrição geral

A doença renal policística autossômica dominante (DRPAD) caracteriza-se pelo desenvolvimento progressivo, bilateral e difuso de cistos renais, levando a uma desorganização gradual da arquitetura do órgão. Após muitos anos com TFG estável ou lentamente declinante, segue-se uma fase de perda acelerada da função renal e, na maior parte dos casos, progressão para DREF. Embora o fenótipo renal seja predominante, a DRPAD é um processo sistêmico, compreendendo também manifestações em fígado, vasos sanguíneos, coração, meninges, tecido conectivo, pâncreas, pulmões e vesícula seminal.

Epidemiologia

A DRPAD é a doença monogênica renal mais comum. Dados de registros clínicos sugerem que sua prevalência varie de 1:543 a 1:4.000, afetando todas as etnias. A doença é responsável por cerca de 5% e 4% dos pacientes que requerem terapia de substituição renal nos Estados Unidos e no Brasil, respectivamente. No sul do Brasil essa proporção chega a 7,5%.

Etiopatogenia

A DRPAD é uma entidade heterogênea do ponto de vista genético. A doença decorre de mutação no gene PKD1 (*polycystic kidney disease 1*) ou no PKD2 (*polycystic kidney disease 2*) na quase totalidade dos pacientes. Mutações em PKD1 respondem por 64% a 85% dos pacientes e associam-se a um fenótipo renal mais intenso e precoce do que mutações em PKD2, responsáveis por 15% a 36% dos casos. Mutações no gene GANAB (*glucosidade II alpha subunit*) foram recentemente descritas como causadoras da doença com quadro de DRPAD mais leve ou de doença hepática policística de intensidade variável. No entanto, são mutações muito raras, acometendo um pequeno número de famílias em todo o mundo.

O produto do gene *PKD1* é a policistina-1 (PC1), uma extensa proteína integral de membrana com 4302 aminoácidos (aa). A PC1 tem uma porção extracelular com mais de 3 mil aa, 11 domínios transmembrânicos e uma porção C-terminal intracelular curta. O gene PKD2, por sua vez, codifica a policistina 2 (PC2), também uma proteína integral de membrana. A PC2 compreende 968 aa e inclui seis domínios transmembrânicos. Essa proteína pertence à família dos canais TRP (*transient receptor potential*) e funciona como um canal de cátions não seletivo com permeabilidade a Ca^{++}. As porções C-terminais da PC1 e da PC2 interagem fisicamente, permitindo que a primeira module a atividade funcional da segunda.

A cistogênese e o crescimento cístico na DRPAD constituem processos complexos e multifatoriais, não estando ainda totalmente esclarecidos. Sabe-se que os cistos se originam de células de uma minoria absoluta de néfrons, caracterizando a cistogênese como um processo focal. Nesse contexto, admite-se que a haploinsuficiência de PKD1 ou PKD2, por si só, não seja capaz de iniciar a formação cística. De acordo com o modelo clássico inicialmente proposto, a formação do cisto depende de dois eventos (*two-hit model*) em um desses dois *loci* em uma determinada célula: o primeiro é representado pela mutação germinativa propriamente dita, enquanto o segundo constitui-se em uma mutação somática capaz de promover inativação ou redução substancial da atividade do alelo previamente normal. Essa perda de atividade das policistinas se associa a diversas alterações celulares que podem favorecer a formação de cistos, incluindo aumento das taxas de proliferação e apoptose celular, perda da divisão celular orientada e da polaridade planar celular, desdiferenciação e alterações de interação célula-célula e célula-matriz.

A cistogênese caracteriza-se por uma expansão clonal celular em um túbulo. Ao atingir um determinado tamanho, essa formação perde a comunicação com o segmento tubular que lhe deu origem, tornando-se uma estrutura independente. A expansão cística que se segue ocasiona compressão de estruturas adjacentes, incluindo túbulos e vasos sanguíneos e linfáticos. Esse processo associa-se a inflamação local e alterações da matriz extracelular, anormalidades que se acompanham de fibrose renal. Em conjunto, o processo cístico expansivo e a fibrose determinam o declínio progressivo da função renal. Vale destacar que o crescimento cístico constitui um componente central do desenvolvimento de hipertensão arterial na DRPAD, associando-se à ativação do SRAA.

Estudos mais recentes conduzidos em modelos animais ortólogos à DRPAD demonstraram que a inativação bialélica do gene *Pkd1* foi insuficiente para induzir cistogênese rápida e difusa em rins maduros. Quando essa manipulação gênica foi seguida de isquemia/reperfusão renal unilateral, houve um rápido desenvolvimento de cistos no rim agredido, mas não no órgão contralateral. Esse conjunto de dados é consistente com o modelo atual, aprimorado em relação ao inicial, de necessidade de um evento adicional (injúria renal), além da anomalia genética, para o desenvolvimento cístico amplo e acelerado na vida adulta.

Diversas alterações de vias intracelulares, com destaque para o distúrbio da homeostase do cálcio e a elevação do nível citosólico de AMP cíclico (AMPc), são essenciais ao mecanismo de formação cística. Vale notar que, na DRPAD, as células afetadas respondem ao AMPc com ativação de vias pró-proliferativas, incluindo ERK (*extracellular signal-regulated kinase*), STAT3 (*signal transducer and activator of transcription 3*) e MTOR (*mechanistic target of rapamicin*); alteração de vias envolvidas em polaridade celular, como WNT (*wingless*) não canônica; alteração da expressão de elementos envolvidos na secreção de fluido, incluindo CFTR (*cystic fibrosis transmembrane conductance regulator*); e, possivelmente, alterações da matriz extracelular devido à expressão descontrolada de integrinas e lamininas. As mencionadas alterações da polaridade celular contribuem para a conversão do fenótipo reabsortivo típico da célula tubular para o perfil secretor característico do epitélio cístico. Associadas, a proliferação celular aumentada e a secreção transepitelial de fluido são determinantes na expansão volumétrica dos cistos.

É interessante notar que a PC1 e a PC2 colocalizam-se no cílio apical primário (PAC), uma organela presente na maior parte das células nucleadas nos vertebrados. O PAC constitui uma estrutura alongada que se projeta da membrana celular apical, constituída por uma membrana de composição singular, um axonema formado por nove feixes de microtúbulos e um corpo basal, constituído por um dos centríolos modificado. O PAC desempenha funções de detecção e integração de estímulos físicos e químicos provenientes do meio externo. Essa organela está envolvida na regulação de diversas vias bioquímicas intracelulares, como as envolvidas na homeostase do cálcio, modulação da polaridade, diferenciação, proliferação, apoptose e ciclo celular.

Além das policistinas, diversas outras proteínas, codificadas por genes alterados em outras doenças císticas renais, podem ser encontradas no PAC ou estão funcionalmente relacionadas a ele. Tais genes incluem PKHD1 (*polycystic kidney and hepatic disease 1*), mutado nos casos típicos de doença renal policística autossômica recessiva (DRPAR); diversos genes NPHP (*nephronophthisis*), mutados nas nefronoftises (NFTs); UMOD, mutado na forma mais comum de doença renal tubulointersticial autossômica dominante (DRTAD); e os genes BBS, mutados na síndrome de Bardet-Biedl. Essas observações permitem incluir a DRPAD em um grupo de doenças denominado ciliopatias.

Apresentação clínica da DRPAD, complicações e conduta

A DRPAD geralmente se manifesta durante a vida adulta, embora ocasionalmente possa se expressar já na infância. A doença é frequentemente diagnosticada por exames de imagem realizados em decorrência de dor abdominal e/ou hematúria. Muitos pacientes, no entanto, são diagnosticados em fase pré-sintomática, em exame de imagem motivado ou não por história familiar. Em geral, a doença evolui de modo assintomático por um longo período antes de suas primeiras manifestações clínicas.

As manifestações extrarrenais da DRPAD são amplas, incluindo fenótipos císticos e não císticos. Entre eles, destacam-se cistos hepáticos, pancreáticos, aracnoides e de vesícula seminal, hipertensão arterial sistêmica, aneurisma intracraniano, prolapso de valva mitral, hérnias abdominais e doença diverticular do cólon.

Doença renal crônica progressiva

A perda de função renal, com eventual necessidade de terapia de substituição renal (TSR), constitui a complicação mais marcante da DRPAD. O aumento progressivo do volume renal acompanha-se de taxa de filtração glomerular (TFG) preservada ou lentamente declinante por longo período, seguido de uma fase de queda mais rápida. O estudo CRISP

(*Consortium for Radiologic Imaging Studies of Polycystic Kidney Disease*) revelou que essa fase de declínio mais rápido tende a se iniciar após o volume renal total (VRT) ultrapassar 1500 mL. Coerentemente, a taxa de crescimento do VRT constitui o preditor mais relevante de progressão da DRC associada à DRPAD. Esse poder prognóstico ainda pode ser ampliado se o VRT for ajustado à estatura do paciente, conforme demonstrado em um estudo recente.

O VRT pode ser aferido por RNM, TC ou, para seguimento clínico de pacientes com rins não demasiadamente aumentados, por ultrassonografia (USG).

Hipertensão arterial sistêmica

A hipertensão arterial sistêmica (HAS) constitui uma complicação frequente e precoce na DRPAD. De fato, a maior parte dos pacientes a desenvolve antes de perder função renal significativamente. Vale notar que o surgimento de HAS antes de 35 anos de idade constitui um fator de pior prognóstico renal.

Estudos em humanos e em modelos animais indicam que a ativação do SRAA desempenha um papel central na patogênese da HAS associada à DRPAD. Tais achados embasam a utilização de um inibidor da enzima conversora de angiotensina (IECA) ou um bloqueador do receptor de angiotensina II (BRA) como anti-hipertensivos de escolha no contexto da DRPAD. Em associações, a segunda droga a ser introduzida é geralmente um betabloqueador, seguido de um bloqueador de canal de cálcio e um diurético. Há algumas evidências de que os bloqueadores de canais de cálcio podem acelerar o crescimento dos cistos, motivo pelo qual essa classe de anti-hipertensivos não é de 1ª escolha no tratamento da HAS associada à DRPAD.

A manutenção da pressão arterial (PA) em níveis iguais ou abaixo de 130 × 80-85 mmHg é geralmente recomendada para pacientes com DRPAD. Um estudo concluído em 2014, HALT-PKD (*Halting the Progression of Autosomal Dominant Polycystic Kidney Disease*), mostrou que a manutenção da PA em níveis iguais ou inferiores a 110 × 75 mmHg reduziu a taxa de crescimento do VRT. Sugere-se, portanto, a busca desse alvo pressórico em indivíduos jovens, com função renal relativamente preservada e sem comorbidades significativas, desde que não existam contraindicações.

Dor abdominal

Aguda

O diagnóstico diferencial de dor abdominal aguda na DRPAD abrange várias condições, incluindo tipicamente hemorragia/ruptura cística, nefrolitíase e infecção cística.

Crônica

Dor abdominal crônica atinge a maior parte dos pacientes de DRPAD ao longo da vida, sendo frequentemente causada por compressão pela nefromegalia e/ou hepatomegalia, além de distensão da cápsula renal pelo crescimento cístico, tração do pedículo renal e cronificação de dor associada a uma complicação cística aguda.

Tratamentos para dor abdominal crônica incluem exercícios posturais, analgésicos simples, relaxantes musculares e opioides. Anti-inflamatórios não esteroidais podem ser utilizados em períodos curtos, desde que não existam contraindicações, que incluem DRC moderada ou avançada. Outras medicações como amitriptilina, pregabalina e clonidina também constituem opções farmacológicas. Medidas invasivas para redução de volume cístico também podem ser considerados para casos de difícil manejo clínico. Tais opções compreendem punção percutânea acompanhada ou não de esclerose cística – quando há cisto dominante – e fenestração de cistos por videolaparoscopia – quando os sintomas são atribuídos a vários cistos não dominantes. Como último recurso, em pacientes com DRC avançada, pode-se considerar a nefrectomia.

Nefrolitíase

Até 25% dos pacientes com DRPAD apresentam litíase renal. Uma associação dessa complicação com o volume renal foi proposta, mas não foi ainda comprovada. Outros fatores de risco incluem baixo volume urinário, hipocitratúria e, menos frequentemente, hiperuricosúria e hipercalciúria.

A TC helicoidal de abdome sem contraste constitui o exame de escolha na suspeita de nefrolitíase em pacientes com DRPAD.

A abordagem terapêutica da calculose renal associada à na DRPAD não difere da utilizada para nefrolitíases em geral (ver Capítulo 28 – Nefrolitíase). Recomenda-se aumentar a ingestão hídrica para elevar o fluxo urinário, restringir o consumo de sal, controlar a ingestão de proteínas e tratar eventuais distúrbios metabólicos. Litotripsia extracorpórea por ondas de choque (LECO) ou nefrolitotripsia percutânea podem ser utilizados, embora a presença de cistos volumosos imponha dificuldades técnicas superiores às usuais.

Sangramento intracístico e ruptura cística

Figura 29.2

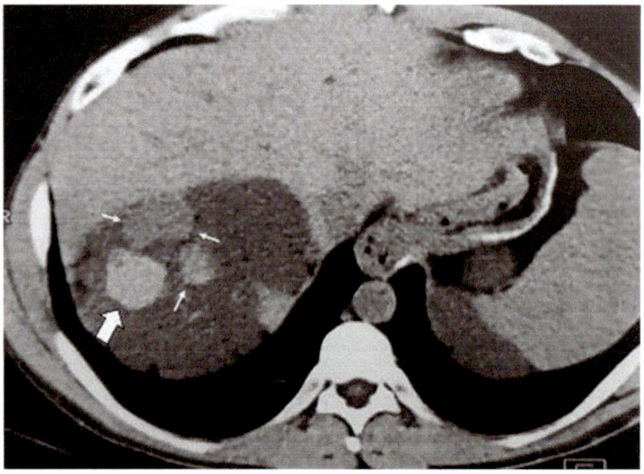

TC demonstrando rim policístico com imagem de cisto intensamente hiperatenuante (seta larga), tipicamente encontrado em sangramento cístico agudo. As setas delgadas indicam cistos de menor hiperatenuação, compatível com sangramento mais antigo/menos intenso.
Fonte: Desenvolvida pela autoria do capítulo.

Episódios de sangramento e/ou ruptura de cistos são, em geral, caracterizados por dor abdominal súbita e bem localizada. Hematúria é frequentemente observada (nos casos de cistos renais). Sangramentos de cistos volumosos, hemorragias subcapsulares, retroperitoneais e as que se acumulam na cavidade abdominal podem evoluir com queda significativa dos níveis de hemoglobina e complicações hemodinâmicas graves. Episódios transitórios de febre baixa, leucocitose e elevação da proteína C–reativa (PCR) também podem ser observados, mesmo na ausência de infecção. Cistos com sangramento recente apresentam-se hiperatenuantes à TC sem contraste (Figura 29.2), que é o exame de escolha para avaliação inicial desses quadros. Casos de hematúria acentuada podem se seguir de obstrução urinária por coágulos. Episódios de hematúria recorrente ou com duração superior a 2 semanas levantam a suspeita de neoplasia renal ou do trato urinário, especialmente em homens com mais de 50 anos.

O tratamento de sangramentos císticos inclui repouso, analgesia, hidratação (desde que não haja contraindicação) e suspensão transitória do uso de IECA/BRA e de diuréticos. O emprego de ácido tranexâmico, um inibidor do plasminogênio, pode ajudar a estancar o sangramento cístico.

A nefrectomia é um recurso extremo, indicado em casos muito graves e refratários ao tratamento clínico. Alternativamente, pode-se utilizar embolização arterial renal seletiva, com relativo sucesso, conforme relatado por alguns serviços.

Infecção de cistos

Quase 10% dos pacientes com DRPAD requerem internação hospitalar em algum momento ao longo da vida devido à infecção de cistos. A suspeita de infecção cística nesses pacientes baseia-se na presença de febre por 3 ou mais dias, dor abdominal, aumento dos níveis plasmáticos da PCR acima de 50 mg/L e ausência de outras causas de febre e/ou dor abdominal. Admite-se que a maior parte dos casos de infecção de cistos renais tenha origem no trato urinário, embora casos de contaminação hematogênica e por contiguidade tenham sido relatados. Bactérias Gram-negativas entéricas são os patógenos mais frequentes, sendo a *E. coli* responsável por aproximadamente 75% dos casos em que o agente etiológico é identificado. A investigação de casos suspeitos inclui hemograma, urina I, hemocultura e urocultura, além da dosagem de PCR. Embora apresente baixa sensibilidade na detecção de cistos infectados, a TC de abdome, com contraste (quando este não for contraindicado), é capaz de identificar outras condições que podem ser confundidas com infecção cística, tais como sangramento, nefrolitíase, diverticulite e infecções abdominais.

Em infecções associadas a manifestações clínicas mais sérias, como instabilidade hemodinâmica, nos casos de suspeita de infecção de cisto hepático, ou caso não haja resposta satisfatória ao tratamento inicial, um exame de imagem adicional deve ser realizado, com o objetivo de identificar o(s) cisto(s) infectado(s) e viabilizar possíveis intervenções invasivas. O exame com maior sensibilidade – 95% a 99% – é a tomografia por emissão de pósitrons com 18-flúor-deoxiglicose acoplada à TC (PET/CT com 18-FDG). A alternativa, RNM com sequência pesada em difusão, apresenta sensibilidade de cerca de 70%. Cistos infectados apresentam tipicamente restrição à difusão das moléculas de água.

Os antimicrobianos lipofílicos – fluoroquinolonas, sulfametoxazol/trimetroprim e, mais raramente, cloranfenicol –, que penetram com mais facilidade nos cistos, são preferencialmente indicados para o tratamento inicial. A maior parte dos casos apresenta boa resposta à antibioticoterapia. O tratamento deve ser mantido por pelo menos 4 semanas, podendo se estender a 6 em algumas situações. Infecções de cisto hepático, por sua vez, podem requerer tratamento ainda mais prolongado. Critérios de cura incluem remissão da febre, culturas negativas e normalização dos níveis de PCR.

Casos de maior gravidade ou não responsivos à antibioticoterapia, associados a cisto infectado maior do que 3 a 5 cm, podem ser abordados por meio de punção/drenagem percutânea guiada por imagem. Nefrectomia pode ser considerada em casos de infecção recorrente ou refratária às medidas anteriores, especialmente em pacientes em TSR ou com DRC avançada.

Aneurismas intracranianos

Aneurismas intracranianos (AIC) ocorrem em cerca de 12% dos pacientes com DRPAD, uma prevalência aproximadamente cinco vezes maior do que na população geral. Diferentemente desta última, não há um predomínio do sexo feminino, enquanto a ruptura do AIC ocorre cerca de 10 anos mais cedo e é mais frequente em presença de fatores de risco como hipertensão não controlada e tabagismo. Há controvérsia quanto aos critérios para *screening* de AIC em pacientes com DRPAD. Até recentemente, a investigação de AIC era restrita a casos com evidentes sinais de alarme, como cefaleia intensa de início recente, e a pacientes assintomáticos com boa expectativa de vida que preenchessem um dos seguintes critérios: 1) história familiar de AIC, hemorragia subaracnóidea (HSA) ou hemorragia intracraniana (HIC); 2) ruptura prévia de aneurisma; 3) situações, como a de pilotos de avião, em que a eventual ruptura de AIC traria graves riscos a terceiros; 4) intensa ansiedade do paciente, mesmo quando devidamente esclarecida pela equipe médica; e 5) necessidade de anticoagulação prolongada. Possíveis indicações adicionais incluíam avaliação para cirurgia de grande porte, com oscilação pressórica potencialmente ampla – sem consenso no caso de transplante renal – e história familiar de DRPAD ausente ou incompleta. No entanto, um estudo observacional recente e de boa qualidade revelou taxas de ruptura de AIC semelhantes entre pacientes com e sem história familiar para essa lesão. Uma análise de custo-utilidade com base nesses dados sugere que a melhor opção para pacientes com DRPAD é o rastreio indiscriminado de AIC.

A angiorressonância intracraniana sem gadolínio (3D TOF MRA, *three-dimensional time-of-flight magnetic resonance angiography*) constitui o exame de escolha para o rastreio de AIC na DRPAD. Para pacientes com história familiar positiva para AIC, HSA ou HIC, com MRA negativo, o exame deve ser repetido a cada 5 anos. Para portadores de aneurismas não submetidos a intervenção, deve-se realizar exame de imagem anualmente durante 2 a 3 anos e, daí em diante, repetir o exame a cada 2 a 3 anos caso o AIC permaneça estável. Deve-se considerar repetir o exame de imagem após 6 meses em caso de detecção de novos AIC. Não havendo disponibilidade de angiorressonância, a angiotomografia é uma alternativa razoável. A adoção ou não de procedimentos invasivos deve ser ponderada em conjunto com o neurocirurgião e o neurorradiologista. Tamanho e localização do AIC, condição clínica e idade do paciente, além do risco individual de ruptura, devem ser levados em consideração para a tomada de decisão.

Diagnóstico da DRPAD

Na grande maioria dos casos, o diagnóstico de DRPAD baseia-se na história clínica e familiar e em exames de imagem, primariamente a USG renal. Os critérios diagnósticos ultrassonográficos aplicados a membros de famílias afetadas sem genótipo conhecido baseiam-se no número de cistos, uni ou bilateralidade destes e na faixa etária dos pacientes (Tabela 29.1). Critérios ultrassonográficos de exclusão são aplicáveis apenas em pacientes com 40 anos ou mais. A RNM de abdome também pode ser utilizada, com o objetivo de aumentar a sensibilidade diagnóstica em indivíduos sob risco e ampliar a capacidade diagnóstica e de exclusão em faixas etárias mais baixas. Para isso, foram recentemente validados critérios diagnósticos e de exclusão para indivíduos sob risco entre 16 e 40 anos (Tabela 29.2). Cabe destacar que, embora os autores desse estudo proponham que o achado de menos de cinco cistos renais seja suficiente para excluir o diagnóstico de DRPAD, outros especialistas advogam que, em indivíduos com menos de 30 anos e um a quatro cistos renais, a exclusão diagnóstica seja realizada por meio de teste molecular.

Tabela 29.1 – Critérios ultrassonográficos para o diagnóstico de DRPAD em pacientes com história familiar positiva.

Critérios ultrassonográficos para diagnóstico de DRPAD (famílias sem genótipo conhecido)	
Idade	**Critério**
Entre 15 e 39 anos	≥ 3 cistos na contagem total (incluindo os 2 rins)
Entre 40 e 59 anos	≥ 2 cistos em cada rim
≥ 60 anos	≥ 4 cistos em cada rim
Critérios de exclusão diagnóstica	
≥ 40 anos	< 2 cistos

Fonte: Adaptada de Pei et al. J Am Soc Nephrol 2009; 20: 205-12.

Tabela 29.2 – Critérios de ressonância nuclear magnética para o diagnóstico de DRPAD em pacientes com história familiar positiva.

Critérios diagnósticos por ressonância nuclear magnética para diagnóstico de DRPAD (famílias sem genótipo conhecido)	
Entre 16 e 40 anos	> 10 cistos na contagem total (incluindo os 2 rins)
Critérios de exclusão diagnóstica por ressonância nuclear magnética	
Entre 16 e 40 anos	< 5 cistos em ambos os rins

Fonte: Adaptada de Pei et al. J Am Soc Nephrol 2015; 26: 746-53.

Os critérios diagnósticos de USG ou RNM para indivíduos considerados de risco não se aplicam se a história familiar for negativa ou indeterminada. Nesses casos, devem ser obtidos exames de imagem dos progenitores ou, se isso não for possível, de familiares estratégicos. Nas famílias em que a DRPAD for diagnosticada com essa abordagem, os critérios anteriormente descritos tornam-se aplicáveis a todos os familiares sob risco. Nos casos em que tal investigação familiar resulte negativa ou não seja possível, e não havendo disponibilidade de teste molecular, sugere-se a avaliação criteriosa de achados de imagem de forte suspeição diagnóstica para DRPAD (Quadro 29.4).

Quadro 29.4 – Achados que levantam forte suspeição diagnóstica para DRPAD em pacientes com história familiar negativa ou indeterminada.

- Presença de 10 ou mais cistos em cada rim
- Exclusão de outras doenças renais císticas
- Presença de rins de volume aumentado
- Presença de cistos extrarrenais (mais frequentemente em fígado)

Fonte: Desenvolvido pela autoria do capítulo.

O teste molecular pode ser considerado padrão-ouro, permitindo chegar a um diagnóstico preciso em várias situações duvidosas, conforme mencionado anteriormente: casos atípicos ou indeterminados; exame de imagem inconclusivo; intensa variabilidade intrafamiliar; acometimento renal cístico leve; e doença renal policística esporádica com história familiar negativa. Pode, além disso, ser útil para aconselhamento genético reprodutivo. Essa modalidade diagnóstica, no entanto, ainda é pouco acessível e/ou disponível em nosso meio.

O rastreamento pré-sintomático não é atualmente recomendado para indivíduos com menos de 18 anos de idade.

Diagnóstico diferencial da DRPAD

Casos de DRPAD típicos geralmente não trazem dificuldade diagnóstica. Entretanto, pode ser difícil excluir outras doenças císticas em casos atípicos, ou nas fases iniciais da doença, especialmente quando a história familiar é negativa ou indeterminada. Além das doenças já enumeradas no Quadro 29.2, as principais doenças renais císticas monogênicas que podem ser confundidas com a DRPAD estão reunidas no Quadro 29.3.

Doença renal tubulointersticial autossômica dominante

A doença renal tubulointersticial autossômica dominante (DRTAD) caracteriza- se pelo desenvolvimento precoce e acelerado de fibrose intersticial renal, acompanhado de perda progressiva da função renal. Tipicamente, os pacientes atingem DREF na idade adulta, mas tal evolução pode ocorrer desde o final da adolescência até a idade de 70 anos ou superior. A USG renal mostra caracteristicamente rins de tamanho normal, embora rins reduzidos possam ser observados em fases avançadas da doença. Cistos renais estão presentes em menos da metade dos pacientes; quando presentes, são, em geral, medulares e pequenos. O exame de urina é tipicamente inocente, sendo acompanhado por proteinúria ausente ou inferior a 0,5 g/24 hora. O fenótipo renal da DRTAD decorre classicamente de mutação em um de três genes, UMOD (*uromodulin*, uromodulina), MUC1 (*mucin 1*, mucina 1) ou REN (*renin*, renina), embora possa se associar a mutações em vários outros *loci*. A doença causada por mutação em UMOD é também denominada "doença renal relacionada à uromodulina". Essa forma de DRTAD pode se associar ao desenvolvimento de hiperuricemia acentuada e/ou gota precoce familiar. O tratamento com alopurinol, além de estar indicado em casos de gota manifesta, associa-se a uma possível redução da taxa de declínio da TFG. Casos decorrentes de mutação em MUC1 caracterizam-se por ausência de manifestações extrarrenais. DRTAD por mutações em REN, por sua vez, pode cursar com anemia leve a moderada em pré-púberes e acompanhar-se de tendência a hipotensão e maior susceptibilidade à desidratação. Nestes casos, pacientes podem ser tratados com fludrocortisona e submetidos a medidas para evitar desidratação. A DRTAD também pode resultar de mutações no gene HNF1B, que codifica o *hepatocyte nuclear factor 1β*, envolvido na ontogênese de rins e fígado, entre outros órgãos. Esses casos estão frequentemente associados ao diabetes tipo 2 em indivíduos jovens (*maturity onset diabetes of the young*, MODY).

Complexo esclerose tuberosa

O complexo esclerose tuberosa (CET) manifesta-se tipicamente na infância, tendo como característica principal o desenvolvimento de tumores benignos em vários órgãos e sistemas. Sua incidência aproximada é de 1:6.000 nascidos vivos. Esta enfermidade se associa com manifestações multissistêmicas, exibindo heterogeneidade de forma, frequência e idade de apresentação. É importante ressaltar que, apesar do padrão de herança autossômica dominante, em aproximadamente 70% dos casos de CET a história familiar é negativa, uma vez que a quase totalidade desses casos deve-se a mutações *de novo*. Cerca de 85% dos casos de CET decorrem de mutações no gene TSC2 (*tuberous sclerosis complex 2*), enquanto os demais devem-se a mutações em TSC1 (*tuberous sclerosis complex 1*). O CET pode se associar a uma miríade de manifestações clínicas: alterações neurológicas, incluindo epilepsia, déficit cognitivo e alterações comportamentais; alterações dermatológicas, representadas por máculas hipomelanóticas, angiofibromas em face, fibromas periungueais, placas fibróticas e placas *shagreen* (pele áspera, como casca de laranja); manifestações pulmonares, destacando-se a linfangioleiomiomatose; e diversas outras manifestações envolvendo coração, olhos, ossos e fígado.

As manifestações renais compreendem principalmente o desenvolvimento de angiomiolipomas (AML) renais, presentes em até 80% dos pacientes ao longo da vida, e cistos renais em cerca de 30% dos casos. Vale notar que manifestações e complicações renais constituem a principal causa de mortalidade em pacientes com CET. Em contraste com AML esporádicos, os AML associados a CET são geralmente múltiplos, bilaterais e apresentam maior taxa de crescimento. É comum nesses pacientes o desenvolvimento de DREF. Vale notar que a hiperativação da via MTOR desempenha um papel central na patogênese do CET e mesmo dos AML esporádicos. A principal complicação associada a AML é o sangramento, associado a tumores > 4 cm, crescimento acelerado e aneurismas > 0,5 cm. Recentemente, um grande avanço foi obtido na terapêutica do CET com a demonstração do efeito benéfico dos inibidores da via MTOR em pacientes com AML grandes, em crescimento acelerado ou associado a manifestações extrarrenais específicas, como linfangioleiomiomatose pulmonar e astrocitoma de células gigantes subependimárias.

Doença de von Hippel-Lindau

A doença de von Hippel-Lindau (VHL) decorre de mutações no gene VHL, apresenta herança autossômica dominante e afeta 1:36.000 indivíduos. A doença pode se manifestar desde a infância até a vida adulta. Embora cistos renais sejam comuns nos pacientes com essa enfermidade, o aparecimento de tumores constitui sua principal característica. Os pacientes desenvolvem frequentemente carcinomas de células renais e feocromocitomas, além de hemangioblastomas em sistema nervoso central (SNC) e/ou retina, tumores em saco endolinfático auditivo, cistoadenomas serosos e neoplasias neuroendócrinas do pâncreas, bem como cistoadenomas de ligamento largo ou epidídimo. O principal cuidado no seguimento desses pacientes é o monitoramento sistemático de tumores, que devem ser tratados precocemente.

Doença renal policística autossômica recessiva

A DRPAR constitui uma importante causa de DREF em crianças, apresentando uma incidência aproximada de 1:20.000 nascidos vivos. A DRPAR acomete primariamente os rins e o trato biliar e manifesta-se principalmente no período neonatal. Casos mais brandos podem ser detectados em adolescentes ou mesmo na vida adulta, o que pode dificultar o diagnóstico diferencial com a DRPAD. Achados clássicos à USG pré-natal incluem rins aumentados e hiperecogênicos, comumente associados a oligoidrâmnio decorrente de insuficiência renal fetal. A taxa de mortalidade perinatal se aproxima de 30%, sendo ainda maior nos casos mais graves. A principal causa de morte nesses casos é a insuficiência respiratória decorrente de hipoplasia pulmonar. Já os pacientes que sobrevivem após o primeiro ano de vida exibem taxa de mortalidade baixa. No entanto, um importante estudo relatou sobrevida renal de 86% aos 5 anos de idade, 71% aos 10 anos e 42% aos 20 anos. A fibrose hepática congênita (FHC) está presente em todos os pacientes, ainda que em diferentes intensidades, sendo responsável pelas principais manifestações da DRPAR em adolescentes e adultos.

Nefronoftises e doenças relacionadas

Nefronoftises constituem uma causa relevante de DREF em crianças. Essa enfermidade cursa com fibrose renal precoce e acelerada, culminando com a necessidade de TSR na segunda década de vida na grande maioria dos pacientes. Cerca de 20% dos casos se associam a manifestações extrarrenais, sobretudo oculares e, menos frequentemente, neurológicas, esqueléticas e hepáticas. Mutações no gene NPHP1 (*nephrocystin 1*) respondem por cerca de um terço dos casos elucidados até o momento. Cerca de 40% dos casos, no entanto, permanecem sem um diagnóstico genético definido. A USG renal mostra, em geral, rins de tamanho normal ou reduzidos, tipicamente hiperecogênicos e com perda da diferenciação corticomedular. Cistos pequenos são observados com frequência, via de regra na junção corticomedular, mas podem estar ausentes.

Outras doenças hereditárias raras que podem ser confundidas com a DRPAD incluem a síndrome de Bardet-Biedl, a síndrome de Meckel-Gruber e a síndrome orofacial digital tipo 1, descritas sumariamente no Quadro 29.3.

Doenças tipicamente esporádicas ou adquiridas

Entre as desordens predominantemente esporádicas (ou seja, sem um padrão hereditário determinado) que entram no diagnóstico diferencial da DRPAD, destaca-se a DRCA, caracterizada pelo desenvolvimento de múltiplos cistos renais, tipicamente associados à DRC avançada, principalmente em pacientes em TSR. A incidência de DRCA aumenta com o tempo de diálise, atingindo até 80% dos pacientes com 10 ou mais anos de TSR, com predomínio do sexo masculino e de afrodescendentes.

Outras doenças majoritariamente esporádicas associadas a múltiplos cistos renais incluem o rim multicístico displásico, as displasias císticas renais e o rim espongiomedular. Este último se caracteriza por ectasias ou dilatações císticas dos ductos coletores papilares, envolvendo uma ou mais pirâmides renais e podendo levar ao desenvolvimento de nefrolitíase e nefrocalcinose.

DRPAD – tratamento específico, medidas gerais e seguimento

Estudos recentes demonstraram benefício do tolvaptan, um antagonista do receptor V2 da vasopressina, em fases relativamente precoces e também mais tardias da doença. Um importante estudo de fase 3 revelou que esse fármaco foi capaz de reduzir a taxa de crescimento anual do volume renal total (VRT) e de diminuir a taxa de declínio da função renal em pacientes com TFG estimada > 60 mL/min, comparados ao grupo placebo. Em um estudo mais recente, realizado em pacientes com TFG estimada entre 25 e 65 mL/min/1,73m^2, o tolvaptan também se associou a uma queda funcional mais lenta. Esse medicamento, no entanto, ainda não foi aprovado no Brasil. É importante mencionar que estudos clínicos conduzidos ao longo dos últimos anos mostraram que inibidores do MTOR e análogos da somatostatina não lentificaram significativamente a progressão da doença renal nas condições analisadas.

Até que medicamentos específicos para DRPAD estejam disponíveis em nosso meio, o tratamento da DRPAD baseia-se em um conjunto de medidas não farmacológicas potencialmente benéficas, associadas ao uso de fármacos não específicos para a doença, além do manejo das complicações clínicas associadas à enfermidade.

Medidas possivelmente úteis contra a progressão da DRPAD

A pressão arterial de pacientes com DRPAD deve ser mantida em níveis apropriados, utilizando-se anti-hipertensivos adequados, conforme abordado anteriormente. Além disso, um estudo recente demonstrou crescimento mais rápido do VRT em pacientes com maior consumo de sódio. Com base nesses dados, recomenda-se manter o consumo de cloreto de sódio entre 5,8 e 7,6 g/dia.

Uma vez que a atenuação da ação da vasopressina pode ter efeito benéfico na DRPAD, recomenda-se aumentar a ingestão hídrica diária de modo a reduzir a concentração do hormônio, mantendo-se uma osmolaridade urinária média de 24 horas ≤ 280 mOsm/kgH_2O. Tal resultado deve ser obtido com ingestões hídricas adequadamente espaçadas ao longo do dia. A concentração sérica de sódio deve ser monitorada em pacientes com TFG estimada < 60 mL/min/1,73 m^2 ou em risco de hiponatremia por outras causas, como o uso de tiazídicos (que podem exercer um efeito semelhante ao da vasopressina nas células principais). Pacientes com TFG ≤ 30 mL/min/1,73 m^2, por sua vez, não devem ser submetidos a tal medida, recomendando-se que sua ingestão hídrica seja governada pela sede.

Recomenda-se também a manutenção dos níveis de LDL-colesterol ≤ 100 mg/dL. É interessante notar que um estudo prévio mostrou que o tratamento com pravastatina reduziu a taxa de crescimento de VRT em uma população de pacientes com DRPAD com idades entre 8 e 22 anos.

Uma medida adicional potencialmente benéfica é a restrição moderada ao consumo de cafeína, que pode elevar os níveis renais de AMPc, um sinalizador intracelular associado ao desenvolvimento de cistos.

Outras medidas gerais e inespecíficas que podem atenuar a progressão da doença renal na DRPAD compreendem: 1) manutenção da ingestão proteica entre 0,8 e 1 g/kg de peso corpóreo/dia; 2) atividade física regular, preferencialmente sem impacto, cuidado de especial importância em indivíduos com rins muito aumentados; 3) evitar traumas abdominais e esportes de contato; 4) evitar ou cessar tabagismo; 5) manter índice de massa corporal adequado; 6) evitar uso de fármacos sabida ou potencialmente nefrotóxicos, como anti-inflamatórios não esteroidais; 7) evitar uso de estrógenos, e possivelmente também progestágenos, em mulheres com doença hepática policística severa ou sintomática; e 8) evitar consumo exagerado de etanol.

Avaliação e acompanhamento de pacientes com DRPAD

Medidas de avaliação diagnóstica, terapêutica e prognóstica são fundamentais no acompanhamento de pacientes com DRPAD, assim como nas doenças renais císticas em geral. Uma ferramenta valiosa nesse sentido é a classificação de Mayo, que permite avaliar o prognóstico e orientar o seguimento de pacientes com DRPAD. Essa classificação divide os pacientes em apresentação típica (classe 1), abrangendo cerca de 90% a 95% dos casos, e atípica (classe 2), que abrange os pacientes restantes. Casos típicos são caracterizados pela presença de cistos renais difusos e bilaterais em quantidades e distribuição relativamente simétricas. Casos atípicos caracterizam-se por doença cística com assimetria marcante entre os rins, cistos pouco numerosos ocupando a maior parte do volume renal ou atrofia renal uni ou bilateral. Pacientes incluídos na classe 1 são, então, subdivididos em cinco grupos (1A a 1E), de acordo com o VRT dividido pela altura e pela idade (Figura 29.3). O cálculo da classificação de casos típicos pode ser feito por ferramenta online no site https://www.mayo.edu/research/documents/pkd-center-adpkd-classification/doc-20094754. Pacientes com classificação 1A apresentam doença renal não progressiva, geralmente não necessitando de TSR ao longo da vida, enquanto os da classe 1C-1E apresentam doença renal rapidamente progressiva. Classificação 1C-1E constitui um dos critérios para indicação de tratamento com tolvaptan.

Figura 29.3

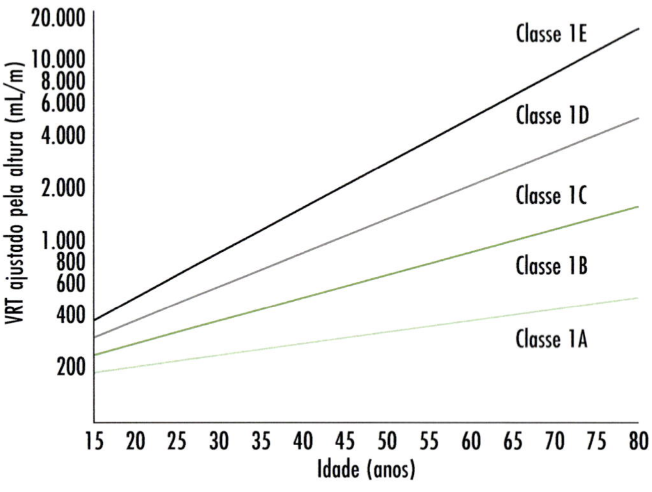

Classificação de risco para progressão da doença renal baseado no volume renal total ajustado pela altura (mL/m) e pela idade (anos).

Fonte: Adaptada de Irazabal et al. J Am Soc Nephrol 2015; 26(1): 160-72.

Uma nova avaliação por exame de imagem abdominal a cada 5 anos é adequada para a maior parte desses pacientes, salvo se indicada mais precocemente devido a complicações. É importante lembrar ainda que o seguimento de pacientes com DRPAD e perda progressiva de função renal compreende também as medidas associadas ao monitoramento de DRC de qualquer etiologia.

Não se pode esquecer que a DRPAD frequentemente se associa a acometimento cístico hepático. Nesses casos, técnicas como a mensuração do volume hepático total por RNM ou TC são recomendadas, assim como a avaliação de enzimas hepáticas canaliculares e transaminases.

Bibliografia consultada

Agarwal MM; Hemal AK. Surgical management of renal cystic disease. Curr Urol Rep 2011; 12: 3-10.

Bleyer AJ; Kidd K; Živná M et al. Autosomal dominant tubulointerstitial kidney disease. Adv Chronic Kidney Dis 2017; 24(2): 86-93.

Chapman AB; Devuyst O; Eckardt KU et al. Autosomal-dominant polycystic kidney disease (ADPKD): executive summary from a kidney disease: Improving Global Outcomes (KDIGO) Controversies Conference. Kidney Int 2015; 88(1): 17-27.

Grantham JJ; Mulamalla S; Swenson-Fields KI. Why kidneys fail in autosomal dominant polycystic kidney disease. Nat Rev Nephrol 2011; 7(10): 556-66.

Hartung EA; Guay-Woodford LM. Autosomal recessive polycystic kidney disease: a hepatorenal fibrocystic disorder with pleiotropic effects. Pediatrics 2014; 134(3): e833-45.

Hildebrandt F; Attanasio M; Otto E. Nephronophthisis: disease mechanisms of a ciliopathy. J Am Soc Nephrol 2009; 20(1): 23-35.

Irazabal MV; Rangel LJ; Bergstralh EJ et al. Imaging classification of autosomal dominant polycystic kidney disease: a simple model for selecting patients for clinical trials. J Am Soc Nephrol 2015; 26(1): 160-72.

Kingswood JC; Bissler JJ; Budde K et al. Review of the tuberous sclerosis renal guidelines from the 2012 Consensus Conference: Current data and future study. Nephron 2016; 133(4).

Muglia VF; Westphalen AC. Bosniak classification for complex renal cysts: history and critical analysis. Radiol Bras 2014; 47(6): 368-73.

Nordstrom-O'Brien M; van der Luijt RB; van Rooijen E et al. Genetic analysis of von Hippel-Lindau disease. Hum Mutat 2010; 31(5): 521-37.

Pei Y; Hwang YH; Conklin J et al. Imaging-based diagnosis of autosomal dominant polycystic kidney disease. J Am Soc Nephrol 2015 26: 746-53.

Pei Y; Obaji J; Dupuis A et al. Unified criteria for ultrasonographic diagnosis of ADPKD. J Am Soc Nephrol 2009; 20: 205-12.

Torres VE; Harris PC. Strategies targeting cAMP signaling in the treatment of polycystic kidney disease. J Am Soc Nephrol 2014; 25(1): 18-32.

Torres VE; Harris PC; Pirson Y. Autosomal dominant polycystic kidney disease. Lancet 2007; 369(9569): 1287-301.

Capítulo 30

Nefrologia Oncológica

Elerson Carlos Costalonga
Renato Antunes Caires
Verônica Torres Costa e Silva

Introdução

Avanços terapêuticos contínuos têm proporcionado melhor evolução e sobrevida para pacientes com diversos tipos de neoplasias malignas. Esses pacientes recebem diagnóstico e tratamento em uma situação em que várias comorbidades podem se somar, incluindo doenças renais, considerando-se que a presença de câncer é um fator de risco para o desenvolvimento tanto de injúria renal aguda (IRA) como de doença renal crônica (DRC). Nesse contexto, IRA e DRC podem resultar da ação direta (uropatia obstrutiva) ou indireta (hipercalcemia da malignidade, nefropatia por cilindro) do tumor ou do seu tratamento (quimioterapia, síndrome de lise tumoral, sepse), trazendo o risco de limitar o tratamento oncológico de curto prazo e de agravar sequelas crônicas, como a DRC terminal. Além disso, conhecimentos específicos no cuidado renal do paciente oncológico tornam-se necessários, como a prescrição e o ajuste da dose de quimioterápicos nos pacientes com DRC, particularmente se já estiverem em terapia de substituição renal (TSR). Assim, uma nova subespecialidade, a Onconefrologia, ou Nefrologia Oncológica, tem-se desenvolvido rapidamente nos últimos anos, com foco no cuidado renal de pacientes com câncer. Neste capítulo, abordaremos os principais cânceres que afetam os rins – os que se originam no próprio tecido renal e os que o acometem à distância – bem como os efeitos renais de terapêuticas oncológicas.

Carcinoma de células renais

Descrição geral

O carcinoma renal é o oitavo câncer mais frequente, correspondendo a 3,8% de todos os casos, com incidência maior nos países ocidentais. Cerca de 90% são carcinomas do córtex renal, enquanto tipos mais raros são o carcinoma de células transicionais e o tumor de Wilms (este último quase sempre em crianças). Há vários tipos de carcinomas de células renais, sendo 80% do tipo carcinoma de células claras.

Epidemiologia

A incidência global do carcinoma renal tem aumentado nas últimas décadas e varia de acordo com a região, sendo mais frequente na República Checa. Parte desse aumento pode ser atribuída ao envelhecimento da população, ao diagnóstico incidental de massas renais pequenas em exames de imagem realizados por motivos não relacionados ao câncer e ao aumento da prevalência de obesidade, um fator de risco estabelecido. Nos Estados Unidos, ocorrem anualmente cerca de 64 mil novos casos de câncer renal (~200 por milhão de habitantes), com 15 mil óbitos (dados de 2017). O Instituto Nacional de Câncer (INCA) não publica estatísticas de mortalidade por câncer de rim. O carcinoma renal é 50% mais comum em homens, com pico de incidência entre a sexta e a sétima décadas de vida e média de idade de 64 anos, sendo extremamente raro antes dos 40 anos. Em 65% dos casos, a doença é localizada, enquanto acometimento linfonodal ocorre em 16% e doença metastática em outros 16%. Considerando-se todos os estágios combinados, a sobrevida média global do carcinoma renal em 5 anos está ao redor de 75%.

Etiopatogenia e tipos histológicos

Os principais fatores de risco para carcinoma renal são tabagismo, obesidade e hipertensão arterial. Além disso, a doença é mais prevalente em pacientes com DRC, bem como naqueles com doenças renais císticas (ver também o Capítulo 29 – Doenças Císticas e Tumores Renais). A exposição ocupacional a cádmio, asbestos, derivados de petróleo e pesticidas também está associada a maior risco. Outros fatores são o uso de terapia citotóxica, especialmente cisplatina, bem como radioterapia prévia na região abdominal. A doença falciforme aumenta substancialmente o risco do carcinoma de duto coletor medular renal.

Várias síndromes hereditárias estão associadas a carcinomas renais. Há correlação entre o carcinoma renal e as mutações do gene VHL (relacionado à doença de von Hippel-Lindau) em 60% a 80% dos casos esporádicos (ver também o Capítulo 31 – Nefropatias Hereditárias Não Císticas). A proteína codificada pelo gene VHL é um supressor tumoral. Na sua ausência, fatores induzidos por hipóxia (HIF) se acumulam, estimulando fatores angiogênicos e de crescimento. Do mesmo modo, o proto-oncogene MET ativa um receptor que estimula a angiogênese. A via do mTOR também está associada à tumorigênese renal, e alterações de genes que interagem com ela aumentam a proliferação celular e a angiogênese.

O espectro de tipos histológicos dos carcinomas renais é bem amplo. Do ponto de vista prático, há cinco tipos principais: carcinoma de células claras; carcinoma papilar; carcinoma cromófobo; carcinoma oncocítico; e carcinoma do duto coletor. O carcinoma de células claras (CCC) é o mais frequente (75% a 85% dos casos). É um tumor infiltrativo, que provoca hemorragia e necrose e tem mau prognóstico. O carcinoma papilar, que ocorre em 10% a 15% dos casos, é um tipo circunscrito, com formação de pseudocápsula e prognóstico melhor do que o do CCC. O carcinoma cromófobo (5% a 10% dos casos) também se manifesta como doença localizada, com prognóstico também melhor do que o do CCC. O carcinoma oncocítico (3% a 7% dos casos) é igualmente encapsulado e quase nunca invasivo ou metastatizante. Já o carcinoma de duto coletor é um tipo raro, que acomete pacientes mais jovens, frequentemente com doença avançada ou metastática. Uma variante desse tumor, ainda mais agressiva, é o carcinoma medular, associado à doença falciforme.

Apresentação clínica

Atualmente, cerca de metade dos casos é detectada de forma incidental, durante a realização de exames de imagem. A tríade "clássica" de dor em flanco, hematúria macroscópica e massa palpável é bem mais rara (6 a 10% dos casos). Síndromes paraneoplásicas ocorrem em 30% dos casos, caracterizadas por febre, hipertensão, perda de peso ou caquexia, neuropatia, hipercalcemia, trombocitose e eritrocitose. O exame físico tem um papel limitado na avaliação desses pacientes, mas, em casos mais avançados, é possível identificar massas palpáveis, linfonodos ou varicocele.

Diagnóstico e estadiamento

Na maioria dos casos, o carcinoma renal é diagnosticado com auxílio de tomografia ou ressonância de abdome total com contraste, embora possa haver confusão com oncocitomas e angiolipomas. Os exames de imagem permitem também avaliar a extensão do tumor além da cápsula renal, bem como o envolvimento de vasos e linfonodos e um possível comprometimento hepático e/ou adrenal. É importante também a investigação de possíveis metástases pulmonares pela radiografia simples ou tomografia de tórax. Exames de imagem de crânio e esqueleto não são indicados rotineiramente, uma vez que as metástases nessas localizações, em geral, são sintomáticas. Quando a função renal está comprometida ou é necessária avaliação da função de cada rim isoladamente (p. ex., em tumores bilaterais), há indicação de cintilografia renal.

O diagnóstico do tipo histológico de carcinoma renal é usualmente realizado pelo exame direto do tumor, após remoção cirúrgica. Na maioria dos casos a biópsia renal não é necessária para o diagnóstico ou estadiamento desses tumores, sendo indicada em algumas situações específicas: casos duvidosos, principalmente no diagnóstico diferencial de oncocitoma e angiomiolipoma; lesões centrais ou infiltrativas, quando há a suspeita de linfoma ou carcinoma urotelial; suspeitas de metástases provenientes de outro sítio; e no acompanhamento de terapias não cirúrgicas (criocirurgia, ablação, radiofrequência ou seguimento ativo sem tratamento).

O estadiamento do carcinoma renal é essencial ao tratamento correto. Utilizamos atualmente o sistema TNM (tumor, linfonodo e metástase) do American Joint Committee on Cancer (AJCC) e da Union for International Cancer Control (UICC). Esse sistema leva em consideração as dimensões e o comportamento do tumor (critério T), o comprometimento de linfonodos regionais (critério N) e a presença de metástases à distância (critério M). Os critérios desse sistema de estadiamento estão descritos sumariamente no Quadro 30.1.

Diagnóstico diferencial

Os sinais e sintomas dos carcinomas renais podem ser mimetizados por outros tumores sólidos, como sarcomas e tumor de Wilms (este em crianças), linfomas não Hodgkin, metástases de tumores sólidos, tumores benignos como os angiomiolipomas, e condições não tumorais, como abscessos, cistos e infartos renais, bem como pielonefrites agudas e crônicas.

Tratamento

Para os tumores T1a (até 4 cm), o tratamento recomendado é a nefrectomia parcial. Como a preservação do parênquima renal é uma questão importante, esse procedimento está indicado também para pacientes com rim único, tumores bilaterais, DRC ou carcinoma renal familiar. Caso a nefrectomia parcial seja tecnicamente muito difícil pela localização do tumor, indica-se a nefrectomia radical. Outra opção em pacientes mais frágeis com tumores de tamanho inferior a 3 cm são os procedimentos ablativos, por radiofrequência ou quimioablação. No entanto, o risco de recidiva é maior com esses tratamentos.

Quadro 30.1 – Estadiamento do câncer renal pelos critérios TNM (AJCC/UICC 2017).

Tumor primário (T)			
Categoria	**Critério**		
TX	Tumor primário não pode ser avaliado		
T0	Sem evidência de tumor primário		
T1a	Tumor ≤ 4 cm em sua maior dimensão, limitado ao rim		
T1b	Tumor > 4 cm e ≤ 7 cm em sua maior dimensão, limitado ao rim		
T2a	Tumor > 7 cm e ≤ 10 cm em sua maior dimensão, limitado ao rim		
T2b	Tumor > 10 cm, limitado ao rim		
T3	Tumor se estende até veias principais ou tecidos perinéfricos, mas não atinge a adrenal ipsilateral nem ultrapassa a fáscia de Gerota		
T3a	Tumor se estende pela veia renal ou seus ramos segmentares, ou invade o sistema pélvico-calicial, ou invade gordura renal ou perirrenal, mas não ultrapassa a fáscia de Gerota		
T3b	Tumor se estende pela veia cava abaixo do diafragma, mas não ultrapassa a fáscia de Gerota		
T3c	Tumor se estende pela veia cava acima do diafragma ou invade a parede da veia cava, mas não ultrapassa a fáscia de Gerota		
T4	Tumor ultrapassa a fáscia de Gerota (atingindo inclusive, por contiguidade, a adrenal ipsilateral)		
Linfonodos regionais (N)			
NX	Linfonodos regionais não podem ser avaliados		
N0	Sem metástase em linfonodos regionais		
N1	Com metástases em linfonodos regionais		
Metástases à distância (M)			
M0	Sem metástases à distância		
M1	Com metástases à distância		
Grupos de estadiamento			
T	**N**	**M**	**Estágio**
T1	N0	M0	I
T1	N1	M0	III
T2	N0	M0	II

(Continua)

Quadro 30.1 – Estadiamento do câncer renal pelos critérios TNM (AJCC/UICC 2017). (*Continuação*)

Grupos de estadiamento			
T	**N**	**M**	**Estágio**
T2	N1	M0	III
T3	NX, N0	M0	III
T3	N1	M0	III
T4	Qualquer N	M0	IV
Qualquer T	Qualquer N	M1	IV

TNM: Tumor/Nódulos/Metástases; AJCC: American Joint Committee on Cancer; UICC: Union for International Cancer Control

Fonte: Desenvolvido pela autoria do capítulo.

Os tumores de estágios II e III (tamanho acima de 7 cm) exigem nefrectomia radical, que consiste na ressecção do rim e de sua gordura perirrenal. A adrenalectomia ipsilateral e a dissecção linfonodal extensa não estão indicadas na ausência de acometimento desses sítios detectado pelos exames de imagem ou por observação intraoperatória direta. Quando há linfonodos acometidos, está indicada sua ressecção, que pode ser limitada à região peri-hilar ou estendida, a depender do tamanho do tumor (tumores T4 podem requerer ressecção mais extensa). A presença de trombo intravenoso associado ao tumor é fator de mau prognóstico, mas sua ressecção está indicada. Até o momento, não há evidência de que o tratamento adjuvante após a cirurgia aumente a sobrevida global ou livre de doença.

Pacientes com doença metastática ou estágio IV devem ser tratados com terapia antineoplásica sistêmica. Os imunoterápicos inibidores do *checkpoint* (nivolumab, ipilumumab) e os inibidores do fator de crescimento endotelial (VEGF) são atualmente as principais opções terapêuticas. Caso haja uma metástase solitária (no rim contralateral, no fígado, ou no pulmão), sua ressecção, se tecnicamente possível, também está indicada. A radioterapia pode ajudar a controlar sintomas em casos de metástase óssea e cerebral.

Prognóstico

Alguns modelos prognósticos são utilizados para estimar a sobrevida de pacientes com câncer renal. Em termos gerais, dados aproximados obtidos nos Estados Unidos apontam para uma sobrevida em 5 anos de 90% para pacientes com câncer de rim localizado e de somente 10% para aqueles com metástases generalizadas.

Acompanhamento ambulatorial

Após a ressecção cirúrgica, 30% dos pacientes apresentam recidiva tumoral, localizada no pulmão em 60% dos casos, geralmente nos primeiros 3 anos após a cirurgia. Por essa razão, o seguimento pós-operatório para vigilância de recidiva ou metástase é habitualmente feito com tomografia computadorizada (TC) de abdome e tórax. A frequência da realização dos exames de imagem varia conforme o risco de recidiva. Para pacientes considerados de baixo risco, a TC pode ser realizada no 6º mês após a cirurgia e, a seguir, anualmente por 3 anos. Para outros pacientes, essa frequência pode ser aumentada conforme o risco.

Lesão renal aguda e crônica após a nefrectomia

A perda de néfrons causada pela nefrectomia, especialmente ao se retirar parte do parênquima renal normal, gera dano isquêmico e vascular com consequente risco para lesão renal aguda e crônica. Além disso, os fatores de maior risco para carcinoma renal (hipertensão arterial e tabagismo) também determinam risco aumentado de DRC. Quanto mais rigorosa a nefrectomia, maior o risco de lesão renal, especialmente nos subgrupos com diabetes, hipertensão arterial e idade mais avançada.

Curiosamente, a nefrectomia radical em tumores menores do que 4 cm apresenta maior risco de lesão renal. Uma hipótese é que a perda progressiva de parênquima renal em pacientes com tumores extensos desencadeia mais precocemente a hiperfiltração compensatória do rim contralateral em comparação aos tumores menores, atenuando, assim, o possível impacto da nefrectomia. Além disso, a remoção de parênquima na nefrectomia radical é proporcionalmente maior (em relação à área tumoral) com tumores menores. Assim, a nefrectomia deve ser a mais conservadora possível em casos de tumores com tamanho inferior a 4 cm.

Vários estudos mostraram que a mortalidade global e por doença cardiovascular dos pacientes submetidos a nefrectomia radical é maior do que a observada após procedimentos menos agressivos, o que não chega a surpreender considerando-se que a maior incidência de DRC decorrente da nefrectomia radical é fator de risco independente para doença cardiovascular e contribui para o aumento da mortalidade global.

Envolvimento renal em pacientes oncológicos

Injúria renal aguda em pacientes oncológicos

Introdução, definição de IRA e biomarcadores

Os pacientes oncológicos, em geral, constituem um grupo de risco para o desenvolvimento de injúria renal aguda (IRA). Por exemplo, um estudo dinamarquês com 37.267 pacientes com câncer demonstrou que o risco de desenvolver um episódio de IRA foi de 17,5% no período de 1 ano após o diagnóstico e de 27% em 5 anos. Diversos insultos explicam essa alta frequência de IRA: ação direta do tumor (uropatia obstrutiva e infiltração renal neoplásica); intervenções terapêuticas, como cirurgias e procedimentos invasivos; administração de drogas nefrotóxicas (quimioterápicos, anti-inflamatórios não hormonais, antibióticos); complicações como quadros de desidratação e hipovolemia (vômitos, diarreia, sangramento, débito elevado por sondas e estomias); lise tumoral e hipercalcemia, além de sepse e outras intercorrências infecciosas associadas à imunossupressão (Quadro 30.2). Ademais, os pacientes com câncer apresentam idade mais avançada, com menor reserva funcional renal e maior prevalência de comorbidades (diabetes, hipertensão, insuficiência cardíaca, doença hepática), importantes fatores de risco para IRA. A incidência e a gravidade da IRA costumam variar de acordo com o tipo de tumor, o tratamento vigente e as comorbidades.

Quadro 30.2 – Causas de injúria renal aguda no paciente com câncer.

Pré-renal
- Depleção do intravascular: diarreia, náusea, vômitos, débito elevado por sondas e estomias, sangramento
- Hipercalcemia
- Pós-operatório de grandes cirurgias
- Doença obstrutiva sinusoidal

(*Continua*)

Quadro 30.2 – Causas de injúria renal aguda no paciente com câncer. (*Continuação*)

Renal

- Nefrotoxicidade por drogas:
  - microangiopatia trombótica: drogas antiangiogênicas (bevacizumabe, inibidores de tirosinaquinase), mitomicina, gemcitabina, cisplatina, interferon
  - necrose tubular aguda: platinas, ifosfamida, imatinibe, zolendronato
  - nefrite intersticial aguda: sunitinibe, sorafenibe
  - tubulopatia: *síndrome de Fanconi*: cisplatina, ifosfamida, imatinibe; *nefropatia perdedora de sal*: cisplatina; *depleção de magnésio*: cisplatina, cetuximabe; *diabetes* insipidus *nefrogênico*: cisplatina, ifosfamida; *SSIADH*: ciclofosfamida, vincristina
- Nefropatia por cristais; metotrexato:
  - toxicidade glomerular (DLM, GESF): pamidronato, interferona, síndrome de lise tumoral
  - nefropatia por cilindro
  - sepse
  - infiltração parenquimatosa tumoral
  - lesões glomerulares: rim do mieloma (doença por depósito de imunoglobulina), amiloidose; nefropatia membranosa, doença de lesões mínimas, microangiopatia trombótica, glomerulonefrite membranoproliferativa, GESF

Pós-renal

- Obstrução
- Fibrose de retroperitônio

DLM: doença de lesões mínimas; GESF: glomeruloesclerose segmentar e focal; SSIADH: síndrome de secreção inadequada de hormônio antidiurético.

Fonte: Desenvolvido pela autoria do capítulo.

De modo geral, a ocorrência de IRA tem impacto negativo no prognóstico do paciente oncológico, aumentando o risco de toxicidade sistêmica dos quimioterápicos com excreção renal e levando a atraso e/ou suspensão temporária ou (muitas vezes) definitiva do tratamento. Além disso, afeta negativamente a morbimortalidade da doença oncológica, comprometendo o tratamento, prolongando as internações e elevando os custos hospitalares.

Os pacientes oncológicos correspondem a cerca de 20% dos pacientes admitidos no âmbito da terapia intensiva. A IRA é mais frequente em pacientes críticos com câncer (entre 12% e 49% de internados em unidades de terapia intensiva (UTI)) do que em pacientes sem câncer com gravidade semelhante. Entre 9% e 32% desses pacientes necessitam de terapia de substituição renal (TSR). Sepse é a principal causa de IRA nesse contexto, observada em até 60% dos pacientes, ocorrendo mais comumente em associação com disfunção de múltiplos órgãos e sistemas. Contudo, destacam-se também as causas de origem pós-renal e renais intrínsecas associadas a quimioterápicos específicos, complicações do próprio câncer e do tratamento.

Os critérios internacionais de definição e estratificação de IRA – RIFLE, AKIN e KDIGO –, baseados em variações na creatinina sérica e no débito urinário, foram validados em diversas populações, mas não em pacientes com câncer. É importante ressaltar que, nestes, a creatinina sérica pode estar falsamente normal ou até reduzida devido à perda de massa muscular, ingesta proteica inadequada, caquexia, inflamação, atividade física limitada e amputação de membros, reduzindo sua acurácia e sensibilidade como marcador de função renal e superestimando a taxa de filtração glomerular (TFG). Outros biomarcadores de função renal como cistatina C, NGAL *(neutrophil gelatinase-associated lipocalin)* e KIM-1 (*kidney injury molecule 1*) têm sido avaliados em séries recentes, com pequeno número de pacientes, mas a sua utilidade para o diagnóstico de IRA no contexto oncológico ainda não foi estabelecida. Além disso, a conhecida associação desses marcadores com estados inflamatórios pode constituir fator de confusão e dificultar seu uso em pacientes com câncer.

De forma semelhante, índices urinários (como fração de excreção de sódio e de ureia) não são validados na população oncológica devido à variabilidade decorrente da influência de quimioterápicos e da presença na urina de células neoplásicas descamadas do trato geniturinário ou gastrointestinal.

Injúria renal aguda obstrutiva

IRA pós-renal ou obstrutiva é frequente em pacientes oncológicos. Segundo dados do Instituto do Câncer do Estado de São Paulo (ICESP), cerca de 30% dos pacientes com IRA submetidos a diálise apresentam obstrução como causa exclusiva ou associada de piora de função renal. A obstrução do trato urinário pode ocorrer por extensão direta do tumor, devido à compressão por metástases em retroperitônio ou, mais raramente, por infiltração do hilo e espaço peri-renal, sobretudo em pacientes com linfoma. Os tumores que mais causam obstrução urinária são os de colo de útero, próstata, bexiga e cólon. Vale ressaltar que mesmo tumores extra-abdominais, como os de mama, podem causar obstrução renal se ocorrer carcinomatose peritoneal.

As manifestações clínicas mais frequentes de obstrução são sintomas urinários baixos, como disúria, esforço e/ou incontinência urinária, além de oligúria. A suspeita diagnóstica é maior em pacientes com neoplasia em progressão e história de anúria. É importante lembrar que casos de obstrução parcial podem cursar com fluxo urinário normal ou mesmo poliúria. Infecção do trato urinário pode ocorrer simultaneamente e deve ser sempre investigada.

De maneira geral, a uropatia obstrutiva nos pacientes com câncer associa-se a estágios avançados da neoplasia, com tempo de sobrevida médio de cerca de 6 meses, relatado em diversas séries.

A abordagem terapêutica inicial inclui sondagem vesical de demora, que é mandatória em todos os casos suspeitos, para exclusão de obstrução infravesical, seguida da realização de exames de imagem. O rápido diagnóstico de obstrução urinária é de extrema importância, uma vez que o atraso na terapia pode acarretar lesão renal irreversível. A TC sem contraste é o exame de escolha (sensibilidade de cerca de 90%), pois permite diagnóstico mais preciso do ponto de obstrução e melhor planejamento terapêutico. Se a tomografia não for possível, a ultrassonografia também permite o diagnóstico de hidronefrose, com sensibilidade de cerca de 70% nos casos agudos e de 95% nos casos de evolução crônica. No entanto, a qualidade do método é muito dependente do examinador, além de não permitir a visualização do retroperitônio, dificultando o planejamento terapêutico preciso. Ademais, falsos positivos podem ocorrer devido à presença de pelve extrarrenal (variação anatômica que pode simular uma hidronefrose) ou de cistos. Obstruções agudas e sistema coletor encapsulado por tumor ou fibrose retroperitoneal podem levar a resultados falsamente negativos em cerca de 5% dos casos. Exceto em casos de urgência dialítica, a decisão sobre condutas mais invasivas como hemodiálise ou desobstrução cirúrgica das vias urinárias deve ser tomada após discussão envolvendo urologistas, nefrologistas, oncologistas e equipe de cuidados paliativos.

O sítio da obstrução determinará a conduta. Se a obstrução for distal à bexiga, indica-se a sondagem vesical de demora ou, caso isso não seja possível, a cistostomia suprapúbica. Nefrostomia ou cateter duplo J são indicados nos casos de obstrução urinária alta. O cateter duplo J tende a ser ineficaz em pacientes com doença pélvica extensa. Após a desobstrução, poliúria com distúrbios hidroeletrolíticos, nefropatia perdedora de sal e diabetes *insipidus* nefrogênico podem ocorrer (diurese pós-obstrutiva). Nesses casos, sugere-se monitorizar o débito urinário rigorosamente e repor 75% da diurese com solução isotônica. As complicações mais frequentes após a inserção de cateter duplo J são hematúria, mau funcionamento e deslocamento do dispositivo. Nos pacientes com nefrostomia, deslocamento, obstrução da nefrostomia por coágulos e sangramento com necessidade de transfusão podem ocorrer com frequência de até 10%. Em ambos os casos, se não houver recuperação da função renal após o procedimento, deve-se realizar exame de imagem para se verificar o posicionamento do dispositivo, definindo-se a conduta conforme os achados.

A desobstrução cirúrgica não garante a recuperação da função renal, que depende do tempo de obstrução, da presença de DRC subjacente e da espessura do córtex. Nos casos em que o tempo de obstrução é curto e o parênquima renal se manteve viável, ocorre pronta resolução da disfunção renal após a desobstrução. Como os estudos publicados até o momento não são conclusivos, sugere-se que, na prática, se proceda à desobstrução urinária de todos os pacientes com parênquima renal viável (espessura cortical > 1 cm). Vale lembrar que, além de evitar a persistência em hemodiálise e todas as suas complicações, a recuperação da função renal tem impacto positivo nas decisões do oncologista com relação à quimioterapia.

Diálise no paciente com IRA e câncer

De modo geral, os critérios de indicação de diálise para pacientes com câncer e IRA não diferem dos utilizados para IRA sem câncer (uremia, hipercalemia, acidose, hipervolemia), respeitando-se o contexto clínico de cada caso e observando-se algumas particularidades do paciente oncológico. A presença de neoplasia é fator de pior prognóstico para pacientes em UTI: entre aqueles com câncer e IRA dialítica, a mortalidade intra-hospitalar varia entre 60% e 80%. Apesar do risco elevado, alguns estudos apontam mortalidade semelhante dos pacientes com câncer e IRA dialítica comparada àqueles sem neoplasia. Assim, a decisão sobre o início de diálise em um paciente criticamente enfermo com câncer não deve levar em consideração somente a situação da doença oncológica e deve ser uma decisão compartilhada com o paciente, sua família, nefrologistas e oncologistas.

Os critérios para a escolha do método dialítico (intermitente *versus* contínuo) em pacientes oncológicos com IRA são os mesmos utilizados para pacientes sem câncer com IRA, dando-se preferência ao uso de métodos contínuos na presença de instabilidade hemodinâmica. Em estudo realizado no ICESP com o sistema Genius de hemodiálise, mostramos que a diálise estendida com baixo fluxo e duração de até 6 horas é bem tolerada por pacientes hemodinamicamente estáveis (com necessidade baixa ou nula de drogas vasoativas), com taxa de anticoagulação de 25%. Não existem evidências de que um método dialítico (hemodiálise *versus* hemofiltração ou hemodiafiltração) seja superior aos outros nesses pacientes. A eficiência da diálise peritoneal não é muito alta em pacientes oncológicos com IRA. Além disso, há frequentes contraindicações, como manipulação cirúrgica abdominal atual ou prévia e tumor abdominal primário ou com extensão para a cavidade abdominal. Por essas razões, esse método não é utilizado no ICESP.

Nos pacientes submetidos a hemodiálise contínua, não há estudos comparando eficiência e segurança dos diferentes métodos de anticoagulação em pacientes oncológicos. No ICESP, o método inicial de escolha é a anticoagulação regional com citrato, uma vez que cerca de 65% dos pacientes apresentam alguma contraindicação à heparinização sistêmica (plaquetopenia, sangramento, período perioperatório). O uso de citrato demonstrou-se seguro, associado a taxas de distúrbios eletrolíticos semelhantes às observadas nos pacientes sem câncer, incluindo a incidência de hipo e hipercalcemia. Uma particularidade são os pacientes com síndrome de lise tumoral, que apresentam forte tendência à hipocalcemia e necessitam de uma abordagem individualizada, com redução do fluxo de citrato (chegando a 80 a 100 mL/hora) e aumento significativo dos fluxos de cálcio (até 40 a 60 mL/hora). O tempo de duração do filtro situa-se em torno de 24 a 36 horas, ressaltando-se o impacto do uso elevado de cateter em veia femoral (quase 70%). Ausência de doença oncológica ativa e contagem mais baixa de plaquetas se associaram a menor taxa de coagulação do filtro. Lavagem com soro fisiológico, seja de modo contínuo ou intermitente, está associada a taxas elevadas de coagulação do filtro.

Um último aspecto a ser considerado são as discussões éticas no momento de indicar a terapia dialítica em um paciente com câncer internado em UTI, levando em consideração o contexto clínico, a opinião do médico acompanhante e a vontade do paciente e de seus familiares. De forma semelhante, a decisão de manter ou suspender o suporte renal tem como objetivo oferecer o maior grau de conforto e o menor grau de invasão em se tratando de pacientes sem perspectiva terapêutica ou expectativa de melhora em termos de qualidade de vida.

Síndrome de lise tumoral

A síndrome de lise tumoral (SLT) é caracterizada por um conjunto de alterações metabólicas causadas pela liberação maciça e abrupta na corrente sanguínea de material proveniente de células destruídas durante tratamento antineoplásico. Quando as células são lisadas, ocorre liberação de potássio (K), fósforo (P) e ácidos nucleicos. Os ácidos nucleicos são metabolizados a ácido úrico (AcUr). A solubilidade do ácido úrico é reduzida no pH urinário ácido, favorecendo a precipitação de cristais nos túbulos renais e, consequentemente, o desenvolvimento de IRA. Assim como a obstrução tubular pelos cristais de AcUr, inflamação e estresse oxidativo também estão envolvidos na patogênese da IRA nesse contexto. Além dos mecanismos dependentes do ácido úrico, a liberação de fosfato (proveniente de ácidos nucleicos, enzimas e fosfolípides), levando à deposição intratubular de cristais de fosfato de cálcio, também deve ser considerada uma causa de IRA, principalmente em pacientes que chegam a desenvolver hiperfosfatemia.

O risco de ocorrência da SLT está intimamente relacionado ao tipo do tumor, sendo muito maior nas neoplasias hematológicas (Tabela 30.1).

Tabela 30.1 – Incidência de lise tumoral em várias neoplasias.

Neoplasia	Incidência (%)	Risco
Hematológicas		
Leucemia linfocítica aguda de células B	26,4	Alto
Linfoma de Burkitt	14,9	Alto
LMA com leucócitos > 75.000 cel/mm^3	18	Alto
Linfoma difuso de grandes células B	6	Intermediário
LMA com leucócitos 25.000 a 75.000 cel/mm^3	6	Intermediário
LMA com leucócitos < 25.000 cel/mm^3	1	Baixo
Leucemia linfocítica crônica	0,33	Baixo
Leucemia mieloide crônica	Relatos de caso	Baixo
Mieloma múltiplo	1	Baixo
Tumores sólidos	Desconhecido	Baixo

LMA: leucemia mieloide aguda; risco alto: acima de 15%; risco intermediário: de 5 a 10%; risco baixo: inferior a 5%.

Fonte: Desenvolvida pela autoria do capítulo.

Outras características próprias de cada paciente associadas a maior risco de desenvolver SLT são: grandes massas tumorais (> 10 cm); massas com alto grau de proliferação e sensíveis ao tratamento quimioterápico; DHL duas vezes acima do normal; leucócitos acima de 25.000/mm^3; DRC (Cr de base > 1,4 mg/dL); AcUr de base > 7,5 mg/dL; sexo masculino; desidratação; e hipotensão. Apesar de pouco descrita em séries anteriores, focadas em neoplasias hematológicas, tem-se descrito com frequência crescente a ocorrência de SLT em tumores sólidos, principalmente na presença dos fatores de risco mencionados, como massas acima de 10 cm de tamanho, com alto índice de proliferação e sensíveis a quimioterapia citorredutora de alta eficiência.

O diagnóstico laboratorial da SLT requer a presença de ao menos duas das seguintes características, detectadas dentro de um intervalo de 24 horas, entre 3 dias antes e até 7 dias após o início da quimioterapia: hiperuricemia (aumento de 25% em relação ao valor basal ou ≥ 8 mg/dL); hipercalemia (aumento de 25% em relação ao valor basal ou ≥ 6 mEq/L); hipocalcemia (redução de 25% em relação ao valor basal ou ≤ 7 mg/dL); ou hiperfosfatemia (aumento de 25% em relação ao valor basal ou ≥ 4,6 mg/dL). A SLT ocorre quando os achados laboratoriais são acompanhados por um ou mais dos seguintes fatores: aumento nos níveis de creatinina sérica (> 1,5 vezes o valor basal), convulsões, tetania e arritmias cardíacas.

A mortalidade associada à SLT é elevada, principalmente nos pacientes com IRA dialítica. Portanto, o manejo clínico da SLT compreende a preservação da função renal, bem como a prevenção de arritmias e de distúrbios neuromusculares.

A medida terapêutica mais importante para os pacientes sob maior risco de desenvolver SLT é a hidratação endovenosa com 2.500 a 3.000 mL de cristaloide por dia (ou 200 mL/kg/dia) 24 a 48 horas antes do início da quimioterapia. Nos pacientes com hipervolemia ou débito urinário reduzido a despeito de hidratação adequada, diuréticos de alça são empregados a fim de promover diurese acima de 4 mL/kg/hora.

A alcalinização urinária aumenta a solubilidade do AcUr, mas reduz a do fosfato de cálcio. De outro lado, a simultânea e inevitável alcalinização do plasma aumenta a ligação do cálcio à albumina, piorando a hipocalcemia. Por essas razões, a alcalinização urinária deve ser evitada nos pacientes com lise tumoral.

O alopurinol é um inibidor competitivo da xantina oxidase, que bloqueia a produção de AcUr. A droga não tem efeito no AcUr já produzido; portanto, os níveis de AcUr podem levar de 3 a 7 dias para cair. Além disso, o tratamento com alopurinol gera acúmulo de xantina e hipoxantina, que também são pouco solúveis e podem precipitar nos túbulos renais. O tratamento deve ser iniciado 12 a 24 horas antes do início da quimioterapia. A dosagem empregada depende da função renal e varia entre 100 e 300 mg a cada 8 horas via oral (VO) por 3 a 7 dias.

A rasburicase é uma forma recombinante da urato-oxidase, a qual metaboliza o ácido úrico a alantoína, dez vezes mais solúvel que o AcUr e livremente excretada pelos rins. Não há acúmulo de dose, a meia vida é de 16 horas e o ajuste é desnecessário em pacientes com DRC. Apesar do alto custo e da ausência de benefícios demonstrados em desfechos clínicos importantes, a droga costuma ser recomendada para os pacientes com SLT ou alto risco para a síndrome. A dose preconizada é 0,2 mg/kg/dia por via endovenosa (EV) em 30 minutos por 5 dias.

A indicação de diálise nos pacientes com SLT é semelhante à de pacientes com IRA de outras causas. Deve-se, porém, considerar indicação precoce pelo risco de hipercalemia, sobretudo em casos de IRA oligúrica. Os métodos intermitentes são mais eficientes em corrigir as alterações eletrolíticas, principalmente hipecalemia e hiperuricemia, mas pode haver rebote após o término do procedimento. Alguns autores advogam tratamento inicial com diálise intermitente e manutenção com diálise contínua, mais eficiente na remoção do fósforo. No entanto, os dados disponíveis são de séries de casos, principalmente em crianças, com pequeno número de pacientes e nenhum ensaio clínico realizado até o momento, de modo que não é possível fazer uma recomendação clínica robusta. Apesar do uso da diálise peritoneal ser citado por alguns, o método não apresenta eficiência satisfatória para a remoção rápida de eletrólitos, não sendo utilizada na maioria dos centros.

Hipercalcemia da malignidade

Hipercalcemia da malignidade é definida com nível de cálcio total acima de 10,5 mg/dL, ocorrendo em 20% a 30% dos pacientes oncológicos no decurso da doença. A sobrevida média dos pacientes que a desenvolvem vai de 2 a 6 meses. A hipercalcemia causa vasoconstrição e poliúria com perda renal de sódio e água por bloqueio da ação do hormônio antidiurético (ADH), com consequente redução da volemia e IRA. Os pacientes com hipercalcemia podem apresentar astenia, perda de peso, fadiga, fraqueza, sintomas gastrointestinais como obstipação, náuseas e vômitos, além de arritmias cardíacas, confusão mental e coma.

Em 80% dos casos, a hipercalcemia é decorrente da produção de hormônios pelo tumor, a chamada "hipercalcemia humoral da malignidade". O peptídeo relacionado ao PTH (PTH-rp) é expresso em carcinomas de pulmão, esôfago, cabeça e pescoço, rim, mama, próstata e ovário. O PTH-rp se liga ao receptor de PTH no osteoblasto, ativando o osteoclasto e promovendo reabsorção do cálcio ósseo. Outro mecanismo, observado em 20% dos casos e independente da ação do PTH-rp, é a ativação direta do osteoclasto pela célula tumoral, com consequente liberação do cálcio ósseo para a circulação, especialmente em metástases ósseas de carcinoma pulmonar ou mamário e no mieloma múltiplo. O terceiro mecanismo para a ocorrência de hipercalcemia é bem mais raro e consiste na ativação da vitamina D pelo tumor, descrita nos linfomas Hodgkin e não Hodgkin e no mieloma múltiplo.

Na avaliação do paciente oncológico com hipercalcemia humoral da malignidade, é importante dosar o PTH, que deve estar suprimido seja qual for o mecanismo do distúrbio. Hipofosfatemia com fosfatase alcalina (marcadora de remodelamento ósseo) aumentada é altamente sugestiva. Já a presença simultânea de hiperfosfatemia sugere ativação da vitamina D pelo tumor.

O tratamento da hipercalcemia começa sempre por expansão volêmica vigorosa com 250 a 500 mL/hora de soro fisiológico 0,9% (se não houver contraindicação), para aumentar a excreção de cálcio. É a única medida preconizada nos casos de hipercalcemia leve (CaT < 12 mg/dL). Diuréticos de alça podem ser empregados para aumentar a excreção de cálcio, desde que a volemia não esteja diminuída e os eletrólitos estejam monitorizados, mas não há evidência de que essa ação esteja associada a benefício clínico.

Os bisfosfonatos são a base do tratamento da hipercalcemia. Eles se ligam à hidroxiapatita e inibem a função do osteoclasto, reduzindo, assim, a reabsorção óssea. Os principais bisfosfonatos disponíveis são o ácido zoledrônico e o pamidronato. O pamidronato é empregado na dose de 60 a 90 mg EV em 2 a 4 horas, normaliza o nível de cálcio em 3 dias e tem duração de ação de 3 a 4 semanas. Nos pacientes com alteração da função renal, a conduta é priorizar o pamidronato, na dose de 60 mg, infundido lentamente em 4 horas. Eventos adversos com o uso de bisfosfonatos são muito frequentes e ocorrem em um terço dos casos, como reações alérgicas, sintomas gripais, hipocalcemia, conjuntivite e uveíte. Nefrotoxicidade se manifesta em 10% dos casos, principalmente com o zolendronato; seu uso é contraindicado em pacientes com TFG basal inferior a 30 mL/min/1,73m^2 e naqueles em piora de função renal. A complicação mais temida do uso de bisfosfonatos é a osteonecrose de mandíbula. Os bisfosfonatos são utilizados nos pacientes com hipercalcemia moderada, com CaT entre 12 e 14 mg/dL.

A calcitonina de salmão aumenta a excreção de cálcio e diminui a reabsorção óssea pelos osteoclastos. A redução dos níveis de cálcio é mais rápida e ocorre em 12 a 24 horas, mas é menos potente e mais transitória do que a dos bisfosfonatos. Quando a hipercalcemia decorre de excesso de vitamina D, a terapia com hidrocortisona, 200 a 300 mg por 3 a 5 dias, é mais eficiente, ainda que os níveis de cálcio demorem 4 a 10 dias para se normalizarem. A calcitonina é indicada nos casos de hipercalcemia grave (CaT > 14 mg/dL). Diálise pode ser usada em pacientes com lesão renal grave e oligúria.

Mais recentemente, agentes antirreabsortivos ósseos como o denosumab, anticorpo monoclonal que bloqueia o RANKL, estão sendo empregados. O RANKL regula a formação e a ativação de osteoclastos. O denosumab não é eliminado pelos rins, portanto pode ser utilizado com segurança em pacientes com doença renal crônica e não requer ajuste de dose. Além disso, o efeito do denosumab perdura por meses. Devido ao custo elevado, seu uso clínico está reservado a casos muito selecionados.

Nefrotoxicidade associada a quimioterápicos

Lesões renais são um efeito colateral frequente e limitante de drogas antineoplásicas, afetando vários segmentos do néfron, a microvasculatura renal, o glomérulo e o compartimento tubulointersticial. Os rins são especialmente vulneráveis a ações nefrotóxicas por receber cerca de 25% do débito cardíaco e porque diversas drogas, filtradas e/ou secretadas, são concentradas na urina. A maioria dos quimioterápicos apresenta índice terapêutico estreito e eliminação predominantemente renal, acumulando-se com rapidez em pacientes com *status* clínico muitas vezes limitado. A nefrotoxicidade leva a manifestações clínicas variadas como IRA, proteinúria, microangiopatia trombótica e distúrbios hidroeletrolíticos variados. Abordaremos a seguir os efeitos nefrotóxicos dos principais quimioterápicos utilizados na prática clínica oncológica.

Cisplatina

A cisplatina (CDDP) é um dos quimioterápicos mais utilizados, com efeitos nefrotóxicos frequentes. Cerca de 90% da droga é excretada na urina. O mecanismo de nefrotoxicidade envolve diversas vias: lesão tubular direta (sobretudo no segmento S3 do túbulo proximal, seguida de lesão nos túbulos distal e coletor); indução de estresse oxidativo; liberação de citocinas inflamatórias; e indução de apoptose.

O efeito renal adverso de maior relevância clínica é a IRA, acometendo cerca de 20% a 30% dos pacientes. O quadro habitual de IRA induzida por CDDP é o padrão não oligúrico, com pico de elevação da creatinina sérica entre 5 e 7 dias e recuperação entre 2 e 4 semanas após a exposição à droga. Os principais fatores de risco para nefrotoxicidade são a dose recebida (em cada ciclo), a dose cumulativa (acima de 400 mg/m^2) e a frequência da administração. Outros fatores associados a maior toxicidade renal são DRC preexistente, uso concomitante de outros agentes nefrotóxicos, velocidade de infusão abaixo de 60 minutos, pacientes idosos e hipoalbuminemia. Alguns estudos documentaram o potencial da cisplatina em induzir o desenvolvimento de DRC, o que é corroborado na prática clínica, embora a sua real incidência e os fatores de risco para progressão não tenham sido estabelecidos.

Hipomagnesemia é o efeito nefrotóxico mais comum da CDDP, ocorrendo mesmo na ausência de IRA, sobretudo após administrações repetidas (30% a 50% após o primeiro ciclo e quase 100% após o sexto ciclo). Outras lesões tubulares podem ser observadas, como síndrome de Fanconi, acidose tubular distal, síndrome renal perdedora de sal, diabetes *insipidus* nefrogênico e proteinúria transitória (< 1 g/dia). Ressalte-se que as lesões tubulares podem persistir por meses (4 a 6 em média) e até anos após a suspensão da quimioterapia.

A incidência de nefrotoxicidade por CDDP foi reduzida de forma significativa depois que medidas profiláticas e recomendações para o manejo clínico foram sistematicamente instituídas. As seguintes medidas são sugeridas.

Correção da dose com base no ritmo de filtração glomerular, avaliada antes de cada sessão de tratamento por meio das fórmulas MDRD (Modification of Diet in Renal Disease) ou EPI-CKD (Chronic Kidney Disease Epidemiology Collaboration).

Expansão volêmica: é a medida profilática mais eficaz, destinada a promover diurese de 3 a 4 L/dia. Os pacientes devem ser orientados a aumentar a ingesta hídrica nos dias imediatamente anteriores e posteriores à infusão. Não existe um regime comprovadamente superior: o mais comum é diluir a droga em volume suficiente de fluido, geralmente SF 0,9%, para manter o paciente suficientemente hidratado. O volume total varia entre 1 e 3 L, com tendência a utilizar volumes maiores com doses mais elevadas de CDDP (4 L em 4 horas para doses acima de 80 mg/m^2 e 1 L em 1 hora para 40 a 60 mg/m^2). Alguns protocolos incluem potássio e magnésio no soro de hidratação.

Diuréticos: apesar de o manitol ter sido utilizado profilaticamente durante mais de 30 anos contra a nefrotoxicidade do CDDP, estudos recentes e revisões sistemáticas não mostraram benefício, havendo inclusive a possibilidade de agravamento da lesão renal. No entanto, por razões históricas, diversos serviços têm mantido seu uso. Sugerimos reservar o uso de diuréticos aos pacientes com baixa tolerância a infusões de fluidos.

Dosar creatinina sérica no quinto dia após exposição à droga nos pacientes de maior risco, como os portadores de DRC, idosos, com ECOG > 2; com índice de massa corporal (IMC) < 20; com nefrotoxicidade detectada no ciclo anterior e aqueles em uso de outras drogas potencialmente nefrotóxicas.

Monitorar o nível sérico de magnésio nos ciclos subsequentes. Considerar precocemente a reposição oral contínua de magnésio no período interciclos, após a documentação de hipomagnesemia.

Realizar abordagem profilática individualizada de acordo com o perfil do paciente. Nos de maior risco ou com nefrotoxicidade nos primeiros ciclos, deve-se considerar fracionar a dose, infusão mais lenta, hidratação mais agressiva e administração da droga em regime de internação hospitalar nos ciclos subsequentes.

Metotrexato

O metotrexato (MTX) é um agente antimetabólico e antifolato, inibidor da síntese de purinas. Os efeitos colaterais do MTX são mais comumente observados com protocolos que utilizam doses altas (acima de 1 g/m^2). Nesses casos, a incidência de nefrotoxicidade por MTX varia de 1,5% a 3%, com mortalidade de 4% a 5%. O principal mecanismo de lesão renal é a precipitação intratubular, em especial nos segmentos finais do néfron, onde o pH é mais baixo. A nefrotoxicidade do MTX relaciona-se diretamente a seu nível sérico, considerado de risco se, após a administração da droga, for superior a 5 a 10 µM/L na 24ª hora ou a 1 µM/L na 48ª hora. Depois de 72 horas, o nível sérico deve estar abaixo de 0,10 µM/L. Cerca de 90% do MTX é eliminado pelos rins, e a ocorrência de IRA agrava a sua toxicidade sistêmica, dificultando também o resgate com ácido folínico.

A fim de se evitar a nefrotoxicidade aguda por MTX, um protocolo de profilaxia deve ser utilizado, incluindo hidratação agressiva (cerca de 3 L em 24 horas), alcalinização urinária (100 mmol de bicarbonato de sódio e doses adicionais com objetivo de manter o pH urinário > 7) e resgate com ácido folínico (50 mg/m^2 nas primeiras 24 a 36 horas e, a seguir, 30 mg/m^2 a cada 6 horas EV em 12 doses adicionais ou até nível sérico do MTX < 0,10 µM/L). A hemodiálise de alto fluxo tem sido descrita como alternativa para o tratamento de nefrotoxicidade grave associada a nível sérico persistentemente elevado (> 10 µM/L) de MTX, reduzindo o nível sérico da droga em até 90%. Essa ação benéfica ocorre particularmente na presença de outros efeitos adversos sérios como hepatotoxicidade, aplasia medular e alteração do nível de consciência.

Gencitabina

A gencitabina é um antimetabólito análogo de pirimidina, utilizado principalmente no tratamento do câncer de pâncreas, bexiga e pulmão. Embora mielossupressão seja o principal evento adverso limitante da dose, toxicidade renal tem sido descrita, sob a forma de microangiopatia trombótica (MAT). Embora sua incidência seja considerada muito baixa, 0,015% (0,008 a 0,078%) de acordo com dados do fabricante, estudos unicêntricos mais recentes obtiveram números mais altos, talvez devido a um maior reconhecimento da complicação. Apesar da variação nos dados relatados nos diferentes estudos, parece haver associação da nefrotoxiciade com a duração da quimioterapia (6 a 10 meses) e com a dose cumulativa (em torno de 20.000 mg/m²). Habitualmente, a toxicidade se manifesta de forma subaguda, com sinais de hemólise microangiopática (presença de esquizócitos em sangue periférico, elevação de DHL, aumento da contagem de reticulócitos e redução do nível de haptoglobina), hipertensão (que pode preceder em meses a manifestação dos demais sinais clínicos), elevação da creatinina sérica e sedimento urinário com proteinúria e hematúria discretas. Dos pacientes com IRA, cerca de 25% evoluem para dependência de diálise. Taxas de mortalidade de 40% a 90% têm sido descritas, em grande parte em decorrência da própria doença neoplásica, especialmente se estiver em fase avançada. Apesar de rara, a nefrotoxicidade associada à gencitabina é uma complicação grave, sendo recomendado monitoramento para sinais de hemólise e disfunção renal a cada reavaliação clínica e até 3 meses após concluído o tratamento. Diante da suspeita clínica, a droga deve ser suspensa, e medidas de suporte, instituídas. Alguns autores sugerem papel benéfico de plasmaférese e imunoadsorção em casos mais graves, mas não há consenso na sua utilização. Em alguns doentes, a droga foi reintroduzida sem recorrência dos sintomas.

Ifosfamida

A ifosfamida é um agente alquilante utilizado para tratamento de sarcomas e neoplasias hematológicas. Alterações subclínicas da função tubular são detectadas em 90% dos pacientes, enquanto 30% apresentam graus variados de redução da TFG e distúrbios tubulares com manifestação clínica. Das tubulopatias, a síndrome de Fanconi é a mais comum. Diabetes *insipidus* nefrogênico e acidose tubular distal também têm sido descritos. O efeito tóxico é geralmente reversível, porém alguns pacientes permanecem com disfunção renal mesmo após concluído o tratamento. Dose total de ifosfamida > 100 mg/m² é o principal fator de risco para ocorrência de alterações da função renal. A ifosfamida é hidrossolúvel e a hemodiálise pode ser utilizada nos casos de nefrotoxicidade grave, sobretudo se não houver resposta à infusão de azul de metileno (usado como antídoto de resgate). A indicação de HD é ainda mais clara se houver também efeito neurotóxico, mais frequente e mais sério.

Inibidores do fator de crescimento endotelial vascular (antiangiogênicos)

Essas drogas inibem a ação do fator de crescimento endotelial vascular (VEGF) e têm mostrado eficácia clínica no tratamento de diversos tumores, como carcinoma metastático de pulmão, cólon, mama e rim. Esses agentes inibem a via de atuação do VEGF, tanto por ligação direta ao composto (como o bevacizumabe, um anticorpo monoclonal) como por inibição da sinalização intracelular do seu receptor tirosinaquinase (como sunitinibe e sorafenibe). Essas medicações são geralmente bem toleradas, porém hipertensão e proteinúria assintomática são efeitos colaterais dose-dependentes, que muitas vezes ocorrem simultaneamente. Toxicidade renal grave é infrequente, mas observada com vários agentes, sugerindo um efeito de classe.

A patogênese da lesão renal associada aos inibidores do VEGF é multifatorial e envolve uma perturbação do eixo de sinalização podócito-endotélio mediado pelo VEGF. A inibição do VEGF reduz a produção de nefrina, fundamental para manter a integridade da barreira glomerular. A incidência de proteinúria associada ao uso de bevacizumabe varia de 21% em pacientes com câncer de pulmão até 63% naqueles com carcinoma de células renais. Em geral, as alterações são leves e assintomáticas, mas proteinúria nefrótica tem sido descrita em até 6,5% de indivíduos com carcinoma renal. Piora de função renal pode acompanhar o quadro, que geralmente se manifesta alguns meses após o início do tratamento. Os achados patológicos renais incluem frequentemente microangiopatia trombótica (MAT). Há uma discrepância entre esse achado histológico e a paucidade de sinais clínicos e laboratoriais correspondentes. HAS é observada em até 60% dos pacientes, mais frequentemente naqueles com rim único, sendo considerada por alguns indicadora de resposta ao tratamento. No entanto, essa HAS é de fácil controle. As alterações do sedimento urinário são leves, enquanto sinais sistêmicos de anemia hemolítica microangiopática estão ausentes em até 70% dos casos.

Antes do início do tratamento com uma droga anti-VEGF, todos os pacientes devem ser avaliados para presença de doença renal subjacente, com medida da pressão arterial, estimativa da TFG e análise urinária. Durante a terapia, a presença de proteinúria > 1 g/dia, sobretudo se associada com disfunção renal, hematúria, uso concomitante de pamidronato, presença de diabetes *mellitus* e/ou ausência de HAS (a qual sugere que a proteinúria não está relacionada ao antiangiogênico, e sim a uma glomerulopatia, pré-existente ou concomitante), impõe que o paciente seja encaminhado ao nefrologista para diagnóstico diferencial e avaliação da necessidade de biópsia renal. Sugere-se que pacientes com HAS e proteinúria sejam tratados com IECA ou BRA desde que apresentem função renal normal, além de medidas não farmacológicas como restrição de sal. Não há no momento diretrizes quanto à indicação de IECA/ BRA para pacientes normotensos com proteinúria associada aos anti-VEGF.

Interromper o tratamento sempre estará sujeito à análise da relação benefício-risco. No entanto, há uma tendência de se indicar a suspensão ao menos temporária da quimioterapia diante de uma MAT e/ou síndrome nefrótica. Habitualmente, essas complicações se resolvem em um período de semanas a meses após a suspensão da medicação.

Carboplatina

A carboplatina é um análogo da cisplatina com menos nefrotoxicidade, sendo seu substituto natural na presença de DRC ou quando efeitos tóxicos houverem sido observados em ciclos anteriores. Cerca de 90% da droga é excretada na urina de forma inalterada dentro de 24 horas, sem secreção tubular significativa, de modo que a depuração renal da droga depende linearmente da TFG. A dose de carboplatina é calculada, como uma função direta da TFG, por meio da equação de Calvert.

Em pacientes com função renal normal, a incidência de nefrotoxicidade por carboplatina é clinicamente pouco expressiva, sobretudo se forem utilizadas doses de até 400 a 600 mg/m^2. Nos pacientes com DRC, o potencial nefrotóxico da droga é provavelmente mais relevante, mas não há dados avaliando grandes séries de pacientes. De todo modo, o desenvolvimento de IRA não é descrito com frequência. A incidência de hipomagnesemia por carboplatina é de até 30%, muito inferior à de pacientes expostos à cisplatina. Outros distúrbios metabólicos, como hipocalemia, hiponatremia e hipocalcemia, podem ser observados em cerca de 20% dos pacientes. A medida direta da TFG pela depuração de Cr^{51}-EDTA é uma ferramenta de grande utilidade quando é necessário calcular com precisão a dose de carboplatina, como no caso de pacientes com DRC, em extremos de peso, em idosos e em sarcopênicos.

Interferon

O interferon é um imunoterápico utilizado principalmente no tratamento de melanoma e câncer renal. Interferon alfa e, em alguns casos, gama têm sido relacionados a efeitos adversos renais. Cerca de 15% dos pacientes podem desenvolver proteinúria durante o tratamento; no entanto, síndrome nefrótica e perda de função renal são eventos raros. O risco de proteinúria parece aumentado quando inibidores do VEGF são administrados concomitantemente. Nos casos de síndrome nefrótica, podem ser encontradas, na biópsia renal, doença de lesões mínimas, glomeruloesclerose segmentar e focal (GESF) e glomerulopatia colapsante (GC), em associação com nefrite intersticial. Normalmente, há remissão da proteinúria com a suspensão do tratamento, mesmo em casos mais graves como o da GC.

Cetuximab

Cetuximab é um anticorpo monoclonal contra o receptor do EGF *(epidermal growth factor)*, indicado para tratamento de câncer colorretal metastático. O EGF modula um passo importante da reabsorção de magnésio no túbulo contorcido distal por meio da ativação do receptor TRPM6. Por essa razão, o bloqueio do EGF leva a um aumento da excreção urinária de magnésio. Além disso, é possível que ocorra uma redução da absorção intestinal por mecanismo semelhante. Em algumas séries, foi observada hipomagnesemia em até 90% dos pacientes expostos, associada com frequência a manifestações clínicas como crise convulsiva, em especial se a exposição for superior a 12 semanas. Pacientes em quimioterapia com cetuximab devem ser avaliados periodicamente (idealmente a cada 2 a 4 semanas) para detectar uma possível hipomagnesemia. Os níveis séricos de potássio e cálcio também devem ser checados. No tratamento da hipomagnesemia, muitos pacientes, com distúrbio mais grave, necessitam de reposição venosa agressiva de magnésio, associada a terapia oral, até normalizar o nível sérico, inclusive entre os ciclos, até o término do tratamento.

Imatinibe

O mesilato de imatinibe tem como alvo as tirosinaquinases da proteína de fusão BCR-ABL, do c-Kit e do PDGFR (receptor do fator de crescimento derivado de plaquetas). É a base do tratamento da leucemia mieloide crônica (LMC), mantendo a doença sob controle por muitos anos, assim como dos tumores estromais gastrointestinais (GIST). Estima-se uma incidência de IRA em torno de 7% a 18% em pacientes tratados com imatinibe, sendo que idosos com DRC apresentam maior risco. Episódios de IRA grave são raros (< 1%) e habitualmente há melhora ou estabilização da função renal com a suspensão da droga. O mecanismo de lesão renal mais provável é a toxicidade tubular direta, sobretudo no túbulo proximal. Edema e hipofosfatemia também foram descritos. O imatinibe é bem tolerado por pacientes com disfunção renal leve a moderada, mas perda de função renal é descrita em pacientes cronicamente expostos. Na ausência de diretrizes sólidas, a decisão sobre ajuste ou suspensão da medicação deve ser individualizada.

Inibidores de immune checkpoints

Os inibidores de *immune checkpoints* (IICP) são uma nova classe de drogas usadas no tratamento de diversos tumores sólidos e hematológicos. São anticorpos monoclonais que atuam bloqueando receptores expressos nos linfócitos T e nas células tumorais, como o *programmed death 1 protein* (PD-1), o *programmed death ligand* 1 (PDL-1) e o *cytotoxic T lymphocyte-associated antigen* 4 (CTLA-4). Esses receptores atuam inibindo a ativação do linfócito T. Assim, a ação final dos IICP é a liberação desse mecanismo de inibição, potencializando a reposta imunológica dirigida às células tumorais.

Diversos casos de IRA têm sido descritos com o uso de IICP, em alguns casos com necessidade de diálise. O quadro clínico e histológico é semelhante ao de uma nefrite tubulointersticial aguda induzida por droga, embora com maior período de latência, cerca de 3 meses após o início da exposição. Nos casos de maior gravidade, quando há piora progressiva de função renal mesmo após suspensão da medicação, recomenda-se o uso precoce de corticosteroide, que leva à recuperação na maioria dos pacientes. O esquema mais frequentemente prescrito é o de um curto período de corticosteroide endovenoso (metilprednisolona 250 a 500 mg/dia por 1 a 3 dias), seguido de prednisona, 40 a 80 mg/dia por 4 a 6 semanas.

Glomerulopatias paraneoplásicas (GPPN)

Muitos tumores sólidos e neoplasias hematológicas têm sido associados a doenças glomerulares variadas. Séries e relatos de casos mostraram que o tratamento do câncer pode levar à remissão da glomerulopatia associada, sugerindo fortemente uma relação causal. O mecanismo ainda é desconhecido, mas supõe-se que as glomerulonefrites sejam induzidas pela deposição de imunocomplexos formados a partir de antígenos tumorais circulantes. A produção de citocinas ou fatores de permeabilidade pelo tumor também pode iniciar ou perpetuar a lesão glomerular. Embora menos de 1% dos pacientes com neoplasia desenvolvam glomerulopatia, o risco relativo de câncer é 10 vezes maior em pacientes com nefropatia membranosa e seis vezes maior em vasculites ANCA-relacionadas. A manifestação clínica da lesão glomerular é habitualmente concomitante à instalação da neoplasia, mas pode ocorrer anos antes do diagnóstico do tumor. A apresentação clínica é geralmente semelhante à de outras formas da glomerulopatia.

Investigação rotineira de infecções virais, doenças autoimunes, doenças monoclonais e nível de complemento deve ser realizada para descartar causas secundárias não relacionadas ao câncer. Além disso, o uso de drogas que podem causar lesão glomerular deve ser checado.

Glomerulonefrite membranosa

Entre as lesões glomerulares descritas em pacientes com tumores sólidos, a mais frequente é a glomerulonefrite membranosa (GNM). Dados de séries retrospectivas indicam que a GNM responde por 40 a 60% das GPPN. Não está claro se há um viés na literatura, uma vez que a maior parte dos dados é oriunda de séries de casos. Em um dos poucos estudos populacionais publicados, a GNM correspondeu a apenas 20% das GPPN. Neoplasia gástrica e pulmonar são os tumores mais frequentemente associados à GNM, seguidos de cólon/reto, rim e mama. Cerca de 10% a 40% das nefropatias membranosas apresentam associação com câncer. Em cerca de 80% dos casos, a neoplasia foi diagnosticada antes da glomerulopatia ou concomitantemente a ela. Nos demais casos, o tumor foi descoberto dentro de 12 meses. Assim, todo paciente com mais de 50 anos e diagnóstico de GNM deve ser imediatamente investigado para neoplasia, em especial porque um achado positivo altera o tratamento da própria glomerulopatia. Alguns dados clínicos sugerem diagnóstico de GNM secundária naqueles pacientes em que o câncer ainda não se manifestou: idade > 65 anos, tabagismo > 20 anos•maço, ausência de anticorpos anti-PLA2R no soro e infiltrado celular inflamatório com mais de oito células no glomérulo.

Doença de lesões mínimas (DLM) e glomeruloesclerose segmentar e focal (GESF)

A DLM associa-se a neoplasias linfoides, sobretudo linfoma de Hodgkin (LH), geralmente no início da doença, podendo seguir o curso clínico do tumor, com remissões e recidivas. Também se associa a tumores sólidos, principalmente timomas (40% dos casos), seguidos de tumores gastrointestinais, respiratórios e renais. O mecanismo provável de lesão é uma podocitopatia provocada por desregulação da atividade de células T.

A GESF segue um padrão similar ao da DLM. Mais da metade dos casos associa-se a neoplasias hematológicas, sendo a GESF a segunda glomerulopatia mais frequente em pacientes com LH, depois da DLM. Timoma e tumor renal são os cânceres sólidos mais comumente associados à GESF

Nefropatia por IgA

A nefropatia por IgA (NIgA) está associada a cânceres de mucosa oral, nasofaringe e trato respiratório e, em menor escala, tumores renais. Supõe-se que a invasão da mucosa pelo tumor aumente os níveis circulantes de IgA. Outros relatos correlacionam o carcinoma de células renais à NIgA, com remissão da proteinúria e da hematúria após a excisão do tumor. A púrpura de Henöch-Schönlein, uma vasculite de pequenos vasos associada à NIgA, que acomete pele, trato gastrointestinal e articulações, está relacionada a tumores pulmonares.

Glomerulonefrite membranoproliferativa (GNMP)

A GNMP paraneoplásica associa-se quase sempre a doenças linfoproliferativas, como leucemia linfocítica crônica, leucemia do tipo *hairy cell* e linfomas não Hodgkin de células B, mas também há relatos de associação com tumores sólidos. Às vezes, a GNMP acompanha casos de crioglobulinemia. O padrão histológico característico é a presença de depósitos subendoteliais e consequente proliferação da matriz, conferindo aspecto lobular à microscopia óptica. A interposição de células mesangiais entre o espaço subendotelial e a membrana basal origina o aspecto típico de duplo contorno. A imunofluorescência mostra depósitos de IgM, IgG e C3.

Glomerulonefrite rapidamente progressiva (GNRP)

As GNRP são formas graves de glomerulopatia, geralmente acompanhadas por formação de crescentes glomerulares. As vasculites relacionadas ao ANCA, causa frequente de GNRP, estão associadas a carcinomas gástricos, renais e pulmonares, mas não a neoplasias linfoproliferativas. Geralmente, os tumores aparecem após o desenvolvimento da vasculite. Não está claro se o tratamento (p. ex., excisão) do tumor tem impacto na evolução da GNRP, que quase sempre exige terapia específica.

Outras lesões glomerulares

Amiloidose AA foi descrita em associação a diversos tumores sólidos, sendo que os tumores renais estão presentes em um terço dos casos. Glomerulonefrite fibrilar foi relatada em associação com tumores epiteliais como câncer de estômago, fígado, pulmão e rim (ver também o Capítulo 16 – Amiloidoses e Demais Paraproteinemias).

Manejo das glomerulopatias paraneoplásicas

Não há tratamento específico para as glomerulopatias paraneoplásicas, sendo a abordagem terapêutica, em princípio, direcionada à causa primária, ou seja, à doença oncológica. A remissão tumoral frequentemente se acompanha de resolução parcial ou total da glomerulopatia, a qual, no entanto, pode recidivar com o retorno da neoplasia e/ou o desenvolvimento ulterior de metástases. Diuréticos e restrição hidrossalina para o tratamento de edemas, drogas nefroprotetoras e anti-hipertensivos também são de uso corriqueiro. Não há evidências sobre o uso de esteroides em pacientes nefróticos, mas alguns estudos sugerem que imunossupressão pode acelerar a progressão do tumor em casos de GNM. O uso de citotóxicos e/ou pulsoterapia é indicado quando há risco de evolução rápida para DREF, como no caso das vasculites com crescentes. Nessas situações, é necessária uma abordagem multidisciplinar e integrada entre oncologistas, nefrologistas e patologistas, levando em consideração o desempenho clínico e a expectativa de vida do paciente.

Envolvimento renal nas neoplasias hematológicas

Envolvimento renal no mieloma múltiplo – a nefropatia por cilindros

A disfunção renal é uma complicação comum em pacientes com mieloma múltiplo (MM), presente em 30% dos pacientes ao diagnóstico e em até 50% ao longo do tratamento, constituindo-se num dos principais fatores determinantes de sobrevida. A forma mais comum de envolvimento renal nesses pacientes é a nefropatia por cilindros ("rim do mieloma"), que responde por 40% a 60% dos casos, sendo por vezes a forma inicial de apresentação da doença. Esses cilindros formam-se devido à presença de grandes quantidades de cadeias leves, que atravessam a barreira glomerular, saturam o processo de reabsorção proximal e ligam-se à proteína de Tamm-Horsfall, formando precipitados que causam obstrução a partir do túbulo distal. A inflamação resultante leva à fibrose intersticial, atrofia tubular e perda de néfrons. Adicionalmente, ocorre lesão inflamatória e fibrótica nos túbulos proximais, mediada sobretudo pela via do NF-κB. Outras formas de acometimento renal no MM, mais raras, são a amiloidose, a glomerulonefrite proliferativa por depósitos imunes e a nefrite intersticial, abordadas no Capítulo 16 – Amiloidoses e demais Paraproteinemias.

O quadro clínico mais frequentemente associado à nefropatia por cilindros é a IRA, presente em cerca de 50% dos casos, embora lesões subagudas e crônicas também possam ocorrer. Nesse contexto, são fatores de risco para IRA: hipercalcemia; diuréticos; uso de contraste iodado; e infecções. Ao exame de urina, o sedimento é, em geral, inativo e a pesquisa de proteína com fita é negativa, uma vez que o método é usualmente específico para albumina.

O diagnóstico da nefropatia por cilindros é usualmente presuntivo, baseado na presença de insuficiência renal com pico monoclonal de cadeias leves no plasma e/ou na urina. Vale ressaltar que a nefropatia por cilindro costuma acompanhar o quadro sistêmico da doença, com os pacientes frequentemente apresentando anemia e hipercalcemia. Valores séricos de cadeia leve livre superiores a 500 mg/L são altamente sugestivos do diagnóstico. A dosagem eletroforética de albumina na urina auxilia no diagnóstico diferencial entre as formas de apresentação do MM, uma vez que na nefropatia por cilindros a albumina urinária é baixa ou normal, diferentemente da glomerulopatia, doença de cadeia monoclonal ou amiloidose AL. O diagnóstico definitivo é dado pela biópsia renal, reservada aos casos com apresentação atípica ou quando há suspeita de outras causas de lesão renal.

Para o tratamento do rim do mieloma, deve-se iniciar quimioterapia (bortezomibe, talidomida, dexametasona) assim que possível, de preferência até 2 semanas após a instalação do quadro, visando reduzir a produção de cadeias leves. A melhora da função renal está associada a aumento da sobrevida e depende da resposta à quimioterapia. O bortezomibe, que bloqueia a via do NF-κB, tem sido indicado como droga de escolha para casos de perda de função renal, que é pelo menos parcialmente recuperada em até 70% dos pacientes, enquanto cerca de 50% dos casos de IRA dialítica são revertidos.

Considerando-se que o pico de ação da quimioterapia só ocorre 1 a 2 semanas após seu início, a remoção precoce de cadeias leves circulantes pode, em princípio, reduzir rapidamente a formação de cilindros, com impacto positivo imediato na função renal. Existem duas terapias extracorpóreas para esse fim: plasmaférese; e diálise com capilar de ponto de corte alto (*high cut-off*). Embora as evidências atualmente disponíveis sejam inconclusivas quanto à eficácia da plasmaférese, essa terapia é usada com frequência em diversos centros nos Estados Unidos, mas não na maioria dos demais serviços. A hemodiálise de alto *cut-off* é mais eficiente para remover as cadeias leves, mas ainda não há dados que confirmem sua eficácia, apesar de alguns resultados iniciais promissores. O método não é rotineiramente utilizado na maior parte dos serviços. A recomendação atual é que a plasmaférese e a diálise com ponto de corte alto sejam utilizadas apenas em protocolos de pesquisa.

O prognóstico para os pacientes que permanecem em diálise é ruim, com taxa de mortalidade de 60% no primeiro ano. Em compensação, pacientes com DRC dialítica secundária ao rim do mieloma podem ser candidatos ao transplante renal após transplante bem-sucedido de medula óssea.

Envolvimento renal nos pacientes com linfoma

O acometimento do parênquima renal em neoplasias linfoplasmocíticas é relativamente frequente, em especial nos estágios avançados da doença. Estudos de necrópsia sugerem que o envolvimento renal ocorre em 90% dos casos de linfoma, em especial no linfoma não Hodgkin (LNH) difuso de grandes células B. A infiltração tumoral, muitas vezes, é pouco sintomática e não leva habitualmente à disfunção renal. Alguns pacientes podem apresentar proteinúria. Apesar de raros, casos de IRA na infiltração tumoral podem acontecer, provavelmente em consequência do aumento na pressão intersticial, levando à redução do fluxo sanguíneo renal. É necessário fazer o diagnóstico diferencial com a síndrome de lise tumoral, uma vez que as condutas terapêuticas são antagônicas nesses dois contextos: quimioterapia imediata nos casos de infiltração; e protelada nos de lise tumoral.

Alguns achados no exame radiológico auxiliam no diagnóstico, como aumento do volume renal e/ou nódulos renais com menor realce pelo contraste em comparação com o parênquima, observados em cerca de 3% de todos os pacientes com LNH avaliados por TC. Esses achados devem ser checados em todos os pacientes, particularmente naqueles com alteração da função renal. O PETscan pode ser usado para auxiliar nos casos de IRA associada a LNH quando da causa da lesão é incerta. Captação de forte intensidade no parênquima renal corrobora o diagnóstico de infiltração neoplásica. O tratamento é o da própria neoplasia, levando à recuperação substancial da função renal na maioria dos casos, frequentemente acompanhada da redução do volume renal.

Doença renal após transplante de células hematopoiéticas (TCH)

Cerca de 50% dos pacientes submetidos ao TCH desenvolvem um quadro de IRA. A mortalidade associada é elevada, entre 30% e 40% de forma geral, chegando a 80% nos pacientes com necessidade de diálise. As causas de IRA nos primeiros 100 dias pós-TCH incluem sepse, exposição a drogas nefrotóxicas (antibióticos, inibidores de calcineurina), lise tumoral e a doença hepática veno-oclusiva (DHVO) ou síndrome hepática de obstrução sinusoidal. A DHVO é uma complicação grave que ocorre em cerca de 13% dos pacientes, por efeito de tratamento com ciclofosfamida, bussulfano ou por irradiação corporal total, ocasionando trombose sinusoidal e hipertensão porta. As manifestações clínicas da DHVO são edema e ganho de peso, com ascite, hepatomegalia dolorosa e icterícia. O quadro geralmente ocorre nos primeiros 30 dias após o TCH. Cerca de 50% desses pacientes desenvolvem um quadro de IRA que se assemelha ao da síndrome hepatorrenal; metade deles necessita de diálise. O tratamento é de suporte, com cerca de 70% dos pacientes recuperando a função renal.

A lesão microangiopática associada ao transplante de medula é similar à da púrpura trombocitopênica trombótica ou à da síndrome hemoliticourêmica, representando uma causa comum e tardia de IRA (entre 20 e 99 dias pós-TCH). A endoteliose característica é causada por fatores como doença enxerto-*versus*-hospedeiro (GVHD, da sigla em inglês), infecções e medicamentos, sobretudo os inibidores da calcineurina. O tratamento é de suporte; não há evidência suficiente para se indicar plasmaférese.

A GHVD é uma das complicações mais frequentes em receptores de TCH alogênico. O quadro pode evoluir para IRA, mediada por mecanismos imunes e citocinas, apresentando-se como lesão glomerular (GNM) ou tubulite e trazendo ainda o risco de desenvolver MAT.

Doença renal crônica e câncer

Câncer e perda de função renal são duas entidades encontradas simultaneamente com frequência cada vez maior, por conta do envelhecimento da população, do aumento gradual da prevalência de DRC, do número crescente de pacientes com câncer em tratamento e/ou acompanhamento em todo o mundo e da influência mútua entre as duas condições.

Associação entre doença renal crônica e risco de câncer

Doença renal crônica dialítica

Diversos estudos epidemiológicos detectaram risco aumentado de câncer em pacientes em programa de diálise crônica. Nos Estados Unidos, isso ocorre com até 30% desses pacientes em algum momento de sua evolução. Vários fatores são apontados como responsáveis por essa associação, como estresse oxidativo, redução da vigilância imunológica e da capacidade de reparo do DNA, acúmulo de carcinógenos (triptofano, ácido glutâmico), hiper-homocisteinemia, infecções crônicas (hepatite B ou C, *H. pylori*) e exposição prévia a drogas (ciclosporina, ciclofosfamida, azatioprina e metotrexato).

Os tumores mais comumente observados nos pacientes em diálise são os do trato urinário (rim e bexiga). Ressalte-se que pacientes em diálise frequentemente apresentam doença renal multicística relacionada à TSR, um importante fator de risco para câncer renal. A sobrevida média dos pacientes em diálise com câncer, estimada em 12 a 14 meses, é inferior à dos pacientes sem câncer. Apesar da maior incidência, não existem diretrizes universais de rastreamento para neoplasia nos pacientes em diálise, devendo-se pesar a relação custo-benefício de cada caso.

DRC em tratamento conservador

Os pacientes com DRC em tratamento conservador também apresentam maior incidência de câncer. Um estudo prospectivo recente, que incluiu 3.654 australianos idosos com DRC, acompanhados durante 10 anos, demonstrou risco aumentado de câncer, especialmente de pulmão e trato urinário. Em um estudo retrospectivo reunindo 4.684 pacientes com tumores sólidos de 15 centros franceses (estudo IRMA), relatou-se uma prevalência de DRC (TFGe < 60 mL/min) de 12% em todo o grupo, e de 23% acima de 75 anos.

Também existe evidência de que os pacientes com câncer apresentam perda expressiva de função renal ao longo do tratamento oncológico. Em estudo francês relacionado ao mencionado, a função renal de 4.945 pacientes com tumor sólido foi avaliada retrospectivamente. Em 2 anos, a eTFG reduziu-se em 8%, sendo que em 18% dos pacientes caiu a menos de 60 mL/min/1,73 m^2.

Uso de quimioterápicos em pacientes com DRC

Quimioterápicos são usados em até 70% dos pacientes com câncer. No estudo IRMA, em 80% das sessões de quimioterapia realizadas, foram utilizadas drogas potencialmente nefrotóxicas, e, em 80% das vezes, foi necessário ajustar a dose pela função renal. Uma determinação precisa da TFG pode prevenir a subestimação da dose, que pode comprometer a eficácia da droga e, inversamente, pode evitar a superestimação da dose, minimizando efeitos tóxicos, renais e sistêmicos (estes potencialmente fatais).

Nenhuma das fórmulas usualmente utilizadas para estimar a TFG foi extensamente avaliada nos pacientes com câncer. Não está claro se é necessária uma equação específica para a população oncológica. A fórmula MDRD, que alguns estudos sugerem ser superior à Cockcroft-Gault, tem sido adotada em alguns centros oncológicos de referência e utilizada para ajuste de dose de quimioterápicos pela Sociedade Internacional de Oncologia Geriátrica (SIOG). Por ser mais recente, a equação EPI-CKD, incorporando ou não a cistatina C, ainda não foi prospectivamente avaliada em pacientes oncológicos.

Tendo em vista as limitações das equações para estimativa da TFG, a medida radioisotópica da depuração tem sido cada vez mais utilizada nos pacientes oncológicos, sobretudo quando o quimioterápico tem excreção renal. Apesar de não existirem recomendações universalmente estabelecidas, a SIOG sugere a avaliação radioisotópica da TFG em pacientes com câncer nas situações em que as fórmulas apresentam menor acurácia, como os idosos, os pacientes em extremos de peso e os portadores de DRC candidatos a quimioterápicos com excreção renal e potencial nefrotóxico significativo.

No caso de pacientes em diálise, a dose e o momento de aplicação de quimioterápicos dependem da porcentagem de excreção renal da droga e da dialisância esperada, que é diretamente relacionada ao tamanho e à conformação do composto, à taxa de ligação proteica e ao volume de distribuição da droga. Na Tabela 30.2, estão detalhadas as sugestões para prescrição dos principais quimioterápicos utilizados para pacientes oncológicos em diálise. Essas recomendações são baseadas em revisões da literatura e, quando não disponíveis, na opinião de pesquisadores com experiência na área.

Tabela 30.2 – Ajuste da dose de quimioterápicos em hemodiálise.

Droga	Ajuste	Tempo de administração	Dose recomendada na HD
5-Fluoruracila	Não	Após HD	Dose habitual
Capecitabina	Sim	Após HD	Sem dados
Carboplatina	Sim	Após HD	Dose = AUC × (25 + TFG)
Cisplatina	Sim	Após HD	Redução de 50% a 75%
Ciclofosfamida	Sim	Após HD	Redução de 25%
Docetaxel	Sim	Antes ou depois da HD	Dose habitual
Doxorrubicina	Não	Após HD	Dose habitual
Epirrubicina	Não	Após HD	Dose habitual
Etoposídeo	Sim	Antes ou depois da HD	Redução de 50%
Gencitabina	Não	6 a 12 horas antes da HD	Dose habitual
Ifosfamida	Sim	Após HD	Redução de 25%
Irinotecano	Sim	Após HD	Dose habitual
Metotrexato	Sim	Após HD	Redução de 75%
Oxaliplatina	Sim	Após HD	Redução de cerca de 30%
Paclitaxel	Não	Antes ou depois da HD	Dose habitual
Vinorelbina	Sim	Após HD	Redução de 20% a 30%

Fonte: Desenvolvida pela autoria do capítulo.

Manejo do paciente com DRC e câncer

Considerações gerais

O manejo ambulatorial dos pacientes oncológicos com DRC deve levar em consideração o contexto do tratamento oncológico. Algumas recomendações são sugeridas:

No caso de paciente com câncer ativo ou em quimioterapia: a) monitorizar obstrução do trato urinário; b) verificar necessidade de ajuste da dose da QT pela função renal; c) avaliar a necessidade de medida direta da TFG pelo *clearance* de Cr^{51}-EDTA; d) monitorizar efeitos adversos da QT (distúrbios eletroliticos, proteinúria e disfunção renal); e) usar agentes estimuladores da eritropoiese para tratamento de anemia apenas em pacientes sem proposta curativa de tratamento; f) controle menos rigoroso das comorbidades e complicações da DRC; g) considerar suspensão dos anti-hipertensivos dos pacientes em QT; h) avaliar individualmente a indicação de TSR.

No caso de paciente com DRC e neoplasia quiescente ou indolente: a) aplicar tratamento convencional; b) prevenir a progressão da DRC; c) tratar comorbidades cardiovasculares e complicações da DRC conforme recomendações gerais; d) avaliar caso a caso a indicação de agentes estimuladores da eritropoiese.

Uso de agentes estimuladores do receptor de eritropoietina

Em alguns estudos que avaliaram o uso de agentes estimuladores da eritropoiese (AEE) para o tratamento de anemia em pacientes com câncer, foi demonstrado um aumento do risco de eventos trombóticos e da taxa de crescimento do tumor. Por essa razão, a utilização dos AEE para pacientes com DRC e câncer deve ser restrita e obedecer às seguintes recomendações: a) não utilizar AEE em pacientes com proposta de tratamento curativo do tumor; b) tolerar níveis baixos de Hb se não houver repercussão clínica; c) considerar AEE para pacientes com Hb < 10 g/dL, estoque de ferro adequado e sintomas relacionados à anemia; d) otimizar reposição de ferro EV e utilizar a menor dose de AEE necessária para melhora dos sintomas; e) conduta mais restritiva quanto ao uso de AEE em pacientes em remissão de doença oncológica, mas ainda não considerados curados.

Transplante renal e câncer

Neoplasias malignas são a terceira causa de morte em pacientes transplantados, superadas apenas pela mortalidade cardiovascular e por infecções. O risco de câncer pós-transplante é superior ao da população geral e dos pacientes em diálise. Além da incidência de câncer elevada, transplantados renais são acometidos mais precocemente e por tumores mais agressivos. Alguns cânceres são mais frequentes, como o de pele não melanoma, a doença linfoproliferativa pós-transplante, o sarcoma de Kaposi, tumores ginecológicos e do trato urinário.

O tipo e o grau de imunossupressão estão diretamente implicados na carcinogênese. Tanto o efeito imunossupressor direto como a estimulação da proliferação de vírus oncogênicos (EBV, HHV-8 e HPV) participam desse processo. O uso de terapias direcionadas contra o linfócito T, como OKT-3 e timoglobulina, predispõe a doenças linfoproliferativas. Episódios de rejeição, pela maior necessidade de imunossupressão, aumentam a probabilidade do desenvolvimento de neoplasias. O uso de imunossupressores em receptores de enxerto está associado à progressão de tumores. A azatioprina correlaciona-se fortemente com o aparecimento de tumores de pele induzidos por radiação UV. Já os inibidores da via do mTOR, como sirolimo e everolimo, pelo seu efeito de inibição do VEGF, são também antineoplásicos. No contexto de pacientes transplantados renais com câncer, o benefício clínico da utilização de inibidores de mTOR como imunossupressores e antineoplásicos está mais bem fundamentado por ensaios clínicos em pacientes com sarcoma de Kaposi e tumor de pele não melanoma.

A abordagem terapêutica desses pacientes começa com a redução ou suspensão da imunossupressão nos casos em que a(s) droga(s) seja(m) claramente relacionada(s) à indução ou à progressão de tumores. Esse procedimento pode resultar em regressão total do câncer em casos de linfoma, alguns tipos de tumor cutâneo e sarcoma de Kaposi. No caso deste último, a substituição de inibidores da calcineurina por inibidores do mTOR é particularmente recomendável. Nos demais casos, é possível que essa substituição ou a suspensão do uso de antimetabólitos como o micofenolato ou a azatioprina sejam também benéficas, porém as evidências atualmente disponíveis em favor desses procedimentos são escassas.

Considerações finais

Doenças renais diretamente relacionadas às neoplasias e ao seu tratamento, ou complicação de comorbidades como diabetes e hipertensão, são frequentes nos pacientes com câncer. A disfunção renal afeta diretamente a evolução e o manejo desses pacientes, uma vez que vários quimioterápicos são excretados pelos rins ou exercem efeito nefrotóxico. Assim, é cada vez maior a necessidade de desenvolver estudos nessa jovem especialidade que é a Onconefrologia, e de que se estabeleça uma interação multidisciplinar entre oncologistas e nefrologistas para um cuidado otimizado e individualizado do paciente com câncer.

Bibliografia consultada

Bridoux F; Cockwell P; Glezerman I. Kidney injury and disease in patients with haematological malignancies. Nat Rev Nephrol 2021 Jun; 17(6): 386-401.

Cosmai L; Porta C; Foramitti M et al. Preventive strategies for acute kidney injury in cancer patients. Clin Kidney J 2020 Nov 28; 14(1): 70-83.

Perazella MA et al. Renal cell carcinoma for the nephrologist. Kidney Int 2018.

Reagan P; Pani A; Rosner MH. Approach to diagnosis and treatment of hypercalcemia in a patient with malignancy. Am J Kidney Dis 2014 Jan; 63(1): 141-7.

Rosner MH; Dalkin AC. Electrolyte disorders associated with cancer. Adv Chronic Kidney Dis 2014; 21 (1): 7-17.

Rosner MH; Perazella MA. Acute kidney injury in the patient with cancer. Kidney Res Clin Pract 2019 Sep 30; 38(3): 295-308.

Torres CS; Costalonga EC; Coelho FO et al. Assessment of kidney function in patients with cancer. Adv Chronic Kidney Dis 2018 Jan; 25(1): 49-56.

Torres CS; Costalonga EC; Oliveira AP et al. Evaluation of intermittent hemodialysis in critically ill cancer patients with acute kidney injury using single-pass batch equipment.

Wilson FP; Berns JS. Onco-nephrology: tumor lysis syndrome. CJASN 2012 Oct; 7(10): 1730-9.

Capítulo 31

Nefropatias Hereditárias Não Císticas

Precil Diego Miranda de Menezes Neves
Elieser Hitoshi Watanabe
Luiz Fernando Onuchic

Síndrome de Alport

Descrição geral e epidemiologia

A descrição original (1927) da síndrome de Alport (SA) incluía basicamente hematúria e proteinúria intermitentes associadas à evolução para doença renal crônica, com pior prognóstico no sexo masculino. Mais tarde, ficou patente que se tratava de uma síndrome que podia afetar vários outros órgãos.

A incidência da SA é estimada em 1:50.000 nascidos vivos e sua prevalência em pacientes dialíticos em 0,3% a 2,3%.

A SA é uma doença geneticamente heterogênea, causada por mutações patogênicas em um dos três genes que codificam as cadeias α-3, α-4 e α-5 do colágeno tipo IV. Os genes *COL4A3* e *COL4A4* mapeiam na região cromossômica 2q36.3, enquanto *COL4A5* localiza-se em Xq22.3.

A identificação progressivamente maior de variantes causadoras de SA, associada ao reconhecimento cada vez mais frequente da doença em suas formas não ligadas ao cromossomo X – principalmente no caso da forma autossômica dominante –, traduziu-se mais recentemente na modificação das distribuições percentuais dos padrões de herança da doença. Atualmente cerca de 55% a 65% dos casos são ligados ao cromossomo X, 20% a 30% são autossômicos dominantes e 15% seguem um padrão autossômico recessivo.

Etiopatogenia

A membrana basal glomerular (MBG) é constituída principalmente por fibrilas de colágeno IV. Tais fibrilas são formadas por heterotrímeros cuja composição se modifica ao longo da vida. Na fase embrionária, essa estrutura de colágeno é formada por protômeros (unidades proteicas básicas) constituídos por duas cadeias α1(IV) e uma cadeia α2(IV), associados a propriedades biomecânicas distintas das da forma madura. Ao final do período gestacional, a estrutura de colágeno IV da porção subepitelial da MBG passa a ser substituída por protômeros formados pelas cadeias α3(IV), α4(IV) e α5(IV), processo que se completa até a adolescência. Os protômeros α3(IV)/α4(IV)/α5(IV) constituem, portanto, a forma definitiva do colágeno IV presente na porção subepitelial da MBG do adulto. Na síndrome de Alport, mutações em *COL4A3*, *COL4A4* ou *COL4A5* comprometem tal substituição, persistindo a forma fetal, que é mais susceptível à ação de proteases e compromete o importante processo fisiológico de sinalização célula-matriz extracelular. Tais anormalidades se traduzem em ruptura progressiva da MBG, hematúria, proteinúria e perda de função renal no longo prazo.

Enquanto as formas autossômica recessiva e autossômica dominante da SA afetam ambos os sexos igualmente, na doença ligada ao X, homens apresentam evolução precoce e grave. Nessa forma, mulheres cursam com grande variabilidade fenotípica e geralmente com evolução mais branda e tardia em virtude do fenômeno de inativação aleatória do cromossomo X (lionização) presente no sexo feminino. Nesse cenário, em parte das células o cromossomo X ativo será o afetado pela mutação patogênica, enquanto nas outras células o cromossomo X ativo será normal, o que ameniza as manifestações da doença.

Apresentação clínica

O envolvimento clínico da SA não se restringe aos rins, podendo incluir outros órgãos que também expressam as cadeias α3(IV), α4(IV) e α5(IV), principalmente olho e orelha interna.

Embora não existam achados clínicos renais patognomônicos, a apresentação mais comum da SA compreende hematúria microscópica associada a proteinúria (que pode variar de microalbuminúria até proteinúria nefrótica) e perda progressiva da função renal. Hematúria macroscópica e síndrome nefrótica são menos frequentes.

Lesões de retina constituem-se no envolvimento ocular mais frequente, acometendo até 80% dos homens com doença ligada ao cromossomo X. Tais anormalidades se manifestam de forma variada, incluindo retinopatia periférica ou central (*flecks*), ou também afilamento temporal. O lenticone anterior, um abaulamento da córnea visível à lâmina de fenda, consiste em manifestação patognomônica, presente em cerca de 20% a 30% dos pacientes. Erosões de córnea e distrofia corneana polimórfica posterior também podem estar presentes.

O acometimento auditivo pode atingir até 85% dos homens com a forma ligada ao X, caracterizando-se por surdez neurossensorial simétrica, geralmente paralela à perda de função renal.

Em alguns casos raros, deleções envolvendo *COL4A5* também incluem o gene *COL4A6*, levando a uma síndrome de contiguidade que se manifesta por associação de leiomiomatose esofagiana, da árvore traqueal e do aparelho reprodutor feminino. Outras formas infrequentes de acometimento clínico incluem aneurismas de aorta torácica/abdominal e intracranianos, mais comuns em homens jovens.

Diagnósticos diferenciais

Os principais diagnósticos diferenciais da SA são a doença de membrana fina (DMF) e a nefropatia por IgA (NIgA).

A doença de membrana fina, também conhecida como "hematúria familiar benigna", também se associa à mutação em heterozigose nos genes *COL4A3* ou *COL4A4*. Sua diferenciação com a SA baseia-se no fato de ser restrita aos rins, apresentando proteinúria geralmente de pequena monta e evolução menos frequente (cerca de apenas 10% dos casos) e mais lenta para DRC. A biópsia renal revela apenas adelgaçamento da membrana basal glomerular (daí o nome da doença), sem áreas de espessamento ou delaminação.

A nefropatia por IgA, quando expressa clinicamente por hematúria microscópica e proteinúria, constitui-se em outro diagnóstico diferencial. A NIgA, contudo, apresenta evolução mais rápida para doença renal em estádio final (DREF): cerca de 30% dos pacientes evoluem para essa condição em 5 anos. A biópsia renal permite diferenciar entre esses diagnósticos. A microscopia de luz é geralmente normal na SA (antes da evolução para DRC), ao passo que na NIgA observam-se hipercelularidade mesangial e aumento de matriz mesangial. Na NIgA, a imunofluorescência mostra depósitos mesangiais dominantes ou codominantes de IgA, enquanto é classicamente negativa na SA. A microscopia eletrônica, por sua vez, ratifica os achados de depósitos mesangiais e, em geral, não há alterações em MBG na NIgA, distinguindo-a da SA.

Exames complementares

Biópsia renal

A biópsia renal associada à história familiar pode ser suficiente para o diagnóstico da SA. A microscopia de luz pode ser normal em estágios iniciais, enfatizando a importância da realização da microscopia eletrônica em casos de história familiar positiva. Alguns casos com glomeruloesclerose segmentar e focal (GESF) à biópsia renal são causados por mutações em *COL4A3*, *COL4A4* ou *COL4A5*, estando compreendidos no chamado "complexo de doenças do colágeno IV". Em fases avançadas da doença, achados crônicos inespecíficos, como glomeruloesclerose e fibrose intersticial, podem ser observados.

A microscopia de imunofluorescência ratifica o caráter não imune da doença, não evidenciando depósitos. Em casos de GESF, pode haver depósitos segmentares e focais de IgM e C3 como fenômeno de *trapping*. É possível também avaliar a expressão de α3(IV), α4(IV) e/ou α5(IV) por meio de imunofluorescência, auxiliando a análise diagnóstica.

A microscopia eletrônica tem papel fundamental no diagnóstico da SA, uma vez que as microscopias de luz e imunofluorescência não se associam a achados patognomônicos da doença. Os achados característicos da doença incluem a observação de membrana basal com aspecto de "cristas e vales", revelando variações da espessura da membrana basal expressas como áreas de afilamento e espessamento, e de multilamelações, representadas por áreas lucentes intercaladas com áreas espessadas na lâmina densa da MBG. É importante salientar que as alterações típicas da doença começam a aparecer geralmente após os 10 anos de idade, de modo que biópsias em idades precoces podem não distinguir a SA da doença de membrana fina.

Figura 31.1

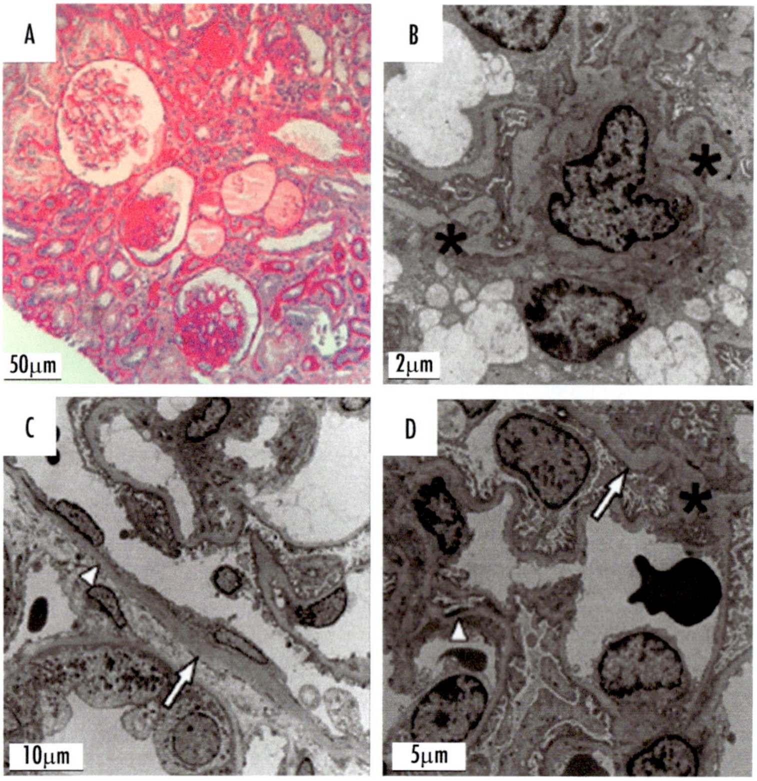

A: Microscopia óptica mostrando um glomérulo com aspecto normal e outros com lesões escleróticas (PAS, 200x); **B**, **C** e **D:** Microscopia eletrônica de transmissão evidenciando espessura irregular da MBG, com áreas de espessamento (setas), adelgaçamento (cabeças de seta) e tortuosidade (asteriscos), associadas a um aspecto lamelado.

Fonte: Fotomicrografias gentilmente cedidas pelas Dras. Lívia Barreira e Denise Malheiros.

Biópsia de pele

A estrutura de colágeno IV da membrana basal da epiderme contém protômeros α5(IV)/α5(IV)/α6(IV) e α1(IV)/α1(IV)/α2(IV), de maneira que, em casos de SA ligada ao X a IF para α5(IV), pode permitir o diagnóstico por meio de biópsia de pele. Contudo, a sensibilidade do teste é baixa (cerca de 50%), o que o torna pouco utilizado na prática clínica.

Diagnóstico genético

O diagnóstico genético molecular da síndrome de Alport pode ser realizado por sequenciamento de Sanger, por painéis gênicos específicos associados a sequenciamento de nova geração, ou por sequenciamento de exoma completo. Como se trata de doença geneticamente heterogênea, os dois últimos métodos são empregados com frequência. Vale ressaltar que casos de deleções extensas podem requerer a utilização de outro teste, denominado "amplificação multiplex de sondas dependente de ligação" (MLPA).

A Figura 31.2 mostra o fluxograma diagnóstico para a síndrome de Alport, com base no último consenso de manejo da doença (Savige et al., 2013).

Figura 31.2

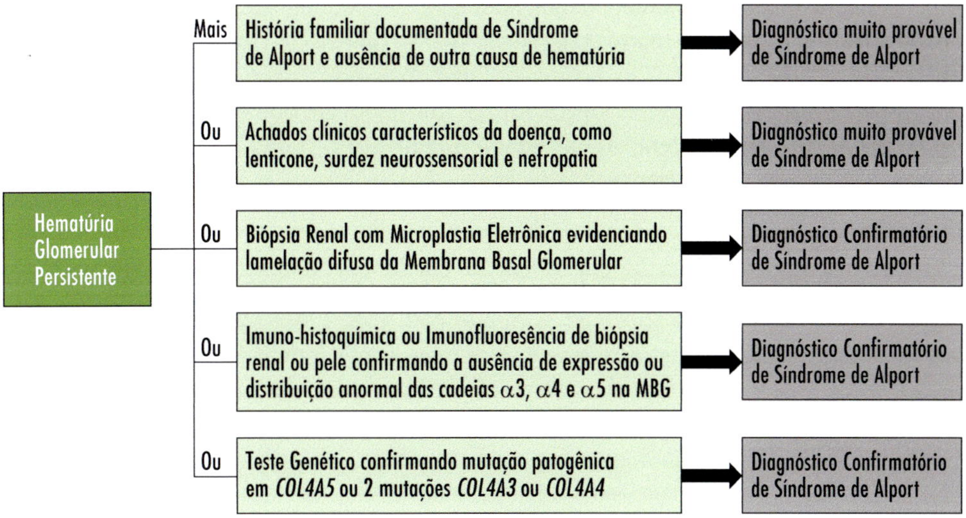

Fluxograma para o diagnóstico de síndrome de Alport.

Fonte: Adaptado de Savige J et al. Expert guidelines for the management of Alport syndrome and thin basement membrane nephropathy. J Am Soc Nephrol 2013; 24: 364-75.

Tratamento

Até o momento, não há tratamento específico para a síndrome de Alport, sendo o arsenal terapêutico disponível voltado à terapia de suporte ao(s) órgão(s) acometido(s).

Inibidores do sistema renina-angiotensina-aldosterona são utilizados para o acometimento renal com base em seus efeitos antiproteinúricos, anti-hipertensivos e redutores da pressão capilar intraglomerular. Estudos recentes reforçam o conceito de que quanto mais precoce o início dessa intervenção medicamentosa, maior o efeito renoprotetor de longo prazo, postergando o início da hemodiálise e melhorando a expectativa de vida em todas as formas de SA.

Quanto ao acometimento ocular, o tratamento consiste em medidas de suporte nos casos de lesões de córnea; em casos de acometimento grave desta, indica-se transplante. Em casos de lenticone anterior, a utilização de lente intraocular pode ser uma opção.

Como o acometimento auditivo envolve surdez de origem neurossensorial, indica-se o uso de aparelhos auditivos e deve-se evitar o uso de drogas potencialmente ototóxicas.

Algumas drogas vêm sendo testadas atualmente em ensaios clínicos voltados ao tratamento do acometimento renal da SA, mas ainda não estão disponíveis para uso na prática clínica. O bardoxolone, um liberador do fator nuclear derivado de eritroide 2 (Nrf2), atua inibindo o sistema NF-κB e ativando a transcrição de fatores antioxidantes e anti-inflamatórios. Micro-RNA são moléculas que atuam na regulação pós-transcricional da expressão gênica. O miRNA-21, associado a fibrogênese em diversos órgãos, parece estar envolvido na gênese da SA. Drogas anti-miRNA-21 mostraram benefício em retardar a progressão da doença em modelos animais. Um estudo com essa droga encontra-se em andamento. Chaperonas são moléculas que facilitam o enovelamento adequado de proteínas mutantes, apresentando limitações em casos de mutações associadas a truncamento da proteína. Na SA, cerca de metade dos casos é causada por mutações *missense*. Em razão dessas alterações estruturais, nesses casos, as proteínas correspondentes não passam no controle pós-traducional do retículo endoplasmático; são, então, degradadas e causam aumento do estresse de retículo, desencadeando apoptose e morte do podócito. Nesse contexto, as chaperonas poderiam auxiliar no enovelamento adequado da proteína defeituosa, reduzindo o estresse de retículo endoplasmático e potenciais efeitos lesivos. Drogas que agem em outras vias, como ativadores JAK/STAT e LOXL2, além de terapias baseadas em células-tronco, encontram-se em avaliação por meio de estudos experimentais.

Prognóstico

A SA tende a evoluir para DRC e DREF em prazo variável. O prognóstico renal é pior em homens com a forma ligada ao X e em pacientes com a forma autossômica recessiva, e melhor em mulheres com a forma ligada ao X e nos casos com a forma autossômica dominante.

É importante ressaltar que, após o transplante renal, existe risco de 5% a 10% de desenvolvimento de anticorpos que podem levar a quadros de doença anti-MBG e até à síndrome de Goodpasture. Um dos mecanismos patogênicos apontados é a exposição do paciente a segmentos peptídicos (normais) previamente desconhecidos e percebidos como *non-self*. Tal quadro é mais comum em pacientes com deleções extensas do gene que codifica a cadeia α5(IV).

Glomeruloesclerose segmentar e focal hereditária

Os aspectos clínicos e histológicos da glomeruloesclerose segmentar e focal (GESF) não hereditária são descritos em detalhe no Capítulo 12 – Glomerulosclerose Segmentar e Focal. Focalizaremos aqui a patogênese e a investigação clínica das formas genéticas de síndrome nefrótica e de GESF.

A prevalência de causas monogênicas de GESF e síndrome nefrótica corticorresistente (SNCR) varia de acordo com a faixa etária. Na população pediátrica, pode chegar a 25% a 30% dos casos, ressaltando-se que essa porcentagem se reduz com o aumento da idade. Em um estudo recente conduzido em população adulta, esta taxa foi de 11%.

Patogênese

A barreira de filtração glomerular é composta pelo endotélio fenestrado, MBG, podócitos e membrana diafragmática (*slit membrane*) que conecta as pedicelas. Essa complexa organização depende de um delicado arranjo envolvendo um número enorme de proteínas, com funções variadas. Além das que compõem a MBG (cadeias de colágeno IV, integrinas, laminina), há as diretamente ligadas à estrutura e à função do podócito: nefrina e outros integrantes da membrana diafragmática; componentes do citoesqueleto do podócito e do seu núcleo; reguladores da função lisossomal e do metabolismo mitocondrial; e moléculas que integram vias de sinalização intracelular. Mutações em um único dos genes que codificam essas proteínas podem provocar um sério desarranjo da barreira glomerular, levando ao desenvolvimento de uma síndrome nefrótica, associada ou não a alterações fenotípicas extrarrenais.

Atualmente, as indicações para realização de teste genético em pacientes com GESF são: síndrome nefrótica corticorresistente em crianças; história familiar positiva para glomerulopatia e/ou DRC; e síndrome nefrótica associada a fenótipos extrarrenais ou doenças sindrômicas. Conhecem-se atualmente 113 genes cujas mutações podem causar síndrome nefrótica hereditária. Esses genes, além de dois genes de susceptibilidade, *APOL1* e *UMOD*, são listados no Quadro 31.1.

Quadro 31.1 – Genes associados à GESF hereditária.

Padrão de herança	Genes associados
Autossômico dominante	*ACTN4, ANLN, ARHGAP24, BMP4, CD2AP, CHD1L, COL4A3, COL4A4, DSTYK, E2F3, EYA1, FOXC1, FRAS1, FREM2, GATA3, GREBIL, HNF1B, INF2, LMNA, LMX1B, MYH9, PAX2, PODXL, RET, ROBO2, SALL1, SIX1, SIX5, SOX17, SRGAP1, SYNPO, TNXB, TTC21B, UPK3A, WNT4, WT1, ZNF423*
Autossômico recessivo	*ADCK4, ALG1, ANKS6, ARHGDIA, AVIL, BMP7, CCDC41, CD151, CD2AP, CEP164, CEP290, CFH, COL4A3, COL4A4, COQ2, COQ6, CRB2, CUBN, DCD2, DGKE, EMP2, FGF20, FRAS1, FREM2, GLICS2, GR1P1, IFT172, INVS, IQCB1, ITGA3, ITGA8, ITGB4, KANK1, KANK2, KANK4, LAGE3, LAMA5, LAMB2, MAGI2, MAPKBP1, MYO1E, NEK8, NPHP1, NPHP3, NPHP4, NPHS1, NPHS2, NUP107, NUP205, NUP93, OSGEP, PDSS2, PLCE1, PMM2, PTPRO, RPGRIP1L, SCARB2, SDCCAG8, SGPL1, SLIT2, SMARCAL1, TMEM67, TP53RK, TRAP1, TRPC6, TTC21B, WDR19, WDR73, XPO5, ZMPSTE24, ZNF423*
Ligado ao X	*ALG13, CLCN5, COL4A5, NXF5, OCRL*
Susceptibilidade	*APOL1, UMOD*

Fonte: Desenvolvido pela autoria do capítulo.

Um aspecto importante a ressaltar é que os genes mais comumente afetados diferem de acordo com a faixa etária. Na população pediátrica, *NPHS1*, *NPHS2* e *WT1* (este último associado a um maior risco de desenvolvimento de gonadoblastoma) continuam sendo os mais prevalentes. Na população adulta, predominam *INF2*, *TRPC6* e outros genes. Ainda em adultos, a *síndrome de* Alport, com suas mutações nos genes *COL4A3*, *COL4A4* e *COL4A5*, relacionados ao colágeno IV, também inclui a GESF, conforme mencionado anteriormente, ajudando a compreender melhor a interface membrana basal/podócito e reforçando o conceito de que existe um espectro contínuo de doenças do colágeno IV. Na verdade, as mutações que afetam as cadeias de colágeno constituem a causa mais frequente de GESF hereditária em adultos.

Exames complementares

As análises genéticas de última geração, incluindo painéis gênicos e sequenciamento completo do exoma, são atualmente consideradas padrão-ouro para o diagnóstico de GESF de origem hereditária. Painéis gênicos permitem que se avaliem, em um único teste, múltiplos genes predeterminados, associados a uma determinada doença ou fenótipo. Trata-se de exame mais barato que o sequenciamento de exoma, mas que não permite a avaliação de potenciais genes novos associados à GESF hereditária, o que só é possível com sequenciamento do exoma, que permite a análise da quase totalidade dos éxons codificantes.

Tratamento

Tendo em vista sua patogênese (mutações em moléculas que integram a barreira glomerular), não é de se estranhar que a GESF hereditária seja refratária ao tratamento com esteroides (ou seja, corticorresistente) ou imunossupressores. A evolução dos métodos de detecção, além de expandir o conhecimento sobre a patogênese da GESF hereditária, facilitou o diagnóstico dessa condição, evitando, assim, o uso inútil de drogas tóxicas e abrindo perspectivas de identificação/desenvolvimento de novas intervenções terapêuticas específicas.

Pacientes com mutações em genes cujos produtos participam da biossíntese de coenzima Q10 (*COQ2*, *COQ6*, *ADCK4*) podem ser tratados com reposição dessa coenzima. Alguns estudos relatam redução da proteinúria em pacientes assim tratados. É possível que casos com mutação em *CUBN* possam responder a tratamento com vitamina B12, enquanto pacientes com mutações em *ARGHDIA* podem teoricamente apresentar resposta à eplerenona. É importante observar que pacientes com mutações em *PLCE1* e *TRPC6* podem apresentar resposta com inibidores de calcineurina. Tais genes são muito frequentes em pacientes na faixa etária adolescente/adulto jovem, o que na prática clínica diária poderia levar à confusão com nefropatias de origem imunológica.

Em casos para os quais ainda inexistem medicações específicas, o tratamento é de suporte, com uso de anti-proteinúricos (inibidor de enzima conversora de angiotensina I (IECA) ou bloqueadores de receptores de angiotensina II (BRA)), estatinas e diuréticos para redução de edema. Recomenda-se também dieta hipossódica.

Prognóstico

Pacientes com GESF de etiologia genética apresentam prognóstico pior do que aqueles com GESF associada a causas imunológicas/adaptativas, evoluindo com maior rapidez para doença renal em estádio final. Em contrapartida, o risco de recidiva da doença é extremamente

Quadro 31.2 – Anormalidades congênitas de rins e trato urinário.

Condição	Gene(s)	Herança	
ACRTU isoladas	*DSTYK* *TBX18* *CHD1L?*	AD	
Disgenesia tubular renal	*REN* *AGT* *AGTR1* *ACE*	AR	
Agenesia renal	*RET* *UPK3A* *ITGA8*	AD AD AR	
Rim multicístico displásico	*CDC5L* *USF2*	AD	
Hipodisplasia renal (HDR)	*BMP4* *SIX2*	AD	
Refluxo vesicoureteral (RVU)	*ROBO2* *SOX 17* *TNXB*	AD	
Síndrome bráquio-otorrenal	*EYA1* *SIX5* *SIX1* *MYOG* TFAP2A	AD	

baixo em pacientes que recebem um rim transplantado, no qual o defeito genético original é obviamente inexistente.

Anomalias congênitas de rim e trato urinário

As anomalias congênitas de rim e trato urinário (ACRTU – na sigla em inglês, CAKUT) originam-se de alterações ocorridas durante a fase de desenvolvimento renal. As ACRTU constituem as malformações congênitas mais comuns, atingindo 0,3 a 1,6 por 1.000 recém-nascidos e respondendo por cerca de 20% a 30% de todas as anomalias congênitas identificadas no período pré-natal. A ACRTU também pode levar à DREF, constituindo a causa base em 30% a 50% das crianças e em 2% a 3% dos adultos com indicação de terapia de substituição renal (TSR).

As ACRTU abrangem um grande número de anomalias, incluindo: a) falhas do desenvolvimento do néfron, presentes em hipodisplasias renais, rim multicístico displásico, disgenesias tubulares e agenesia renal; b) anormalidades de migração e fusão renal, observadas na ectopia renal e no rim em ferradura; e c) anomalias do desenvolvimento das vias urinárias – estenoses da junção ureteropélvica, duplicação de vias excretoras, refluxo vesicoureteral e válvula de uretra posterior, além de associações entre essas anormalidades. As principais ACRTU humanas, os genes associados, seus padrões de herança e suas manifestações renais e extrarrenais são descritos no Quadro 31.2.

Manifestações renais	Manifestações extrarrenais
Duplicação do sistema coletor, obstrução ureteropélvica, megaureter, ureterocele, ectopia ureteral, refluxo vesicoureteral, extrofia de bexiga e válvula de uretra posterior	–
Ausência/redução intensa dos túbulos proximais, anúria fetal, óbito perinatal	Hipoplasia pulmonar; síndrome de Potter; anormalidades cranianas
Agenesia e displasia renal RVU	Síndrome de Hirschprung Alterações faciais
Displasia e cistos renais	Ausentes
Rins pequenos e mal formados	Fenda palatina, microftalmia
RVU	Síndrome de Ehlers-Danlos
ACRTU, HDR, RVU	Surdez, malformações de orelhas, cistos branquiais

(*Continua*)

Quadro 31.2 – Anormalidades congênitas de rins e trato urinário. (*Continuação*)

Condição	Gene(s)	Herança
Síndrome de Fraser	*FRAS1* *FREM2* *GRIP1*	AR
Síndrome de *prune belly* (barriga de ameixa)	*CHRM3*	AR
Síndrome orofacial	*HPSE2*	AR
Síndrome de Cenani-Lenz	*LRP4*	AR
Síndrome de Barakat	*GATA3*	AD
Síndrome de Robinow com hidronefrose	*ROR2*	AR
Displasia renal multicística	*BICC1*	AD
Síndrome BNAR	*FREM1*	AR
Síndrome de Pallister-Hall	*GLI3*	AD
Síndrome de Kallman	*KAL1* *FGFR1* *SEMA3A*	AD AD AD
Síndrome coloboma renal	*PAX2*	AD
Aplasia mulleriana e hiperandrogenismo	*WNT4*	AD
Hipotireoidismo e agenesia renal	*PAX8*	AD
Malformação de mão e pé fendido	*BMP7* *DLX5* *DLX6* *TP63*	AD
Síndrome de Townes-Brocks	*SALL1*	AD
Síndrome de Alagille	*JAG1* *NOTCH2*	AD AD
Síndrome de cistos renais de diabetes e DRGC hipoplásica	*HNF1B*	AD
Síndrome de Beckwith-Wiedemann	*CDKN1C*	AD

Manifestações renais	Manifestações extrarrenais
Agenesia renal, HDR	Criptoftalmia, sindactilia
ACRTU variadas	Ausência de músculo abdominal; criptorquidia
Rins multicísticos, DRC	Malformações orofaciais e digitais;
Agenesia renal	Sindactilia, malformações ósseas
ACRTU variadas	Hipoparatireoidismo, surdez
Hidronefrose, nefrocalcinose, insuficiência renal	Malformação facial, nanismo, hipoplasia genital
Rim multicístico não funcionante, em geral unilateral (forma bilateral é letal)	Ausentes
Agenesia renal	Nariz bífido, malformações ósseas
Agenesia ou displasia renal	Hamartoblastoma hipotalâmico, polidactilia pós-axial, ânus imperfurado
Agenesia renal	Hipogonadismo; anosmia
ACRTU, HDR, RVU	Coloboma retiniano
Aplasia renal unilateral	Ausência de útero ou útero rudimentar. Ausência de vagina ou vagina rudimentar, disgenesia/aplasia de derivados do duto Mulleriano
Agenesia renal	Ausência, localização ectópica, e/ou volume tireoidiano fortemente reduzido
Malformações da uretra	Mãos e pés fendidos
Agenesia renal, HDR	Anormalidades de membros, orelhas e ânus
Displasia renal	Colestase, doenças cardíacas, anomalias esqueléticas, oculares e fenótipo facial característico
Cistos renais, HDR	Diabetes *mellitus* (MODY5), anormalidades genitais
Displasia medular, cistos corticais e medulares, rins aumentados, nefrocalcinose, nefrolitíase	Supercrescimento da genitália externa, hemi-hipertrofia, cardiomiopatia, hepatomegalia

(*Continua*)

Quadro 31.2 – Anormalidades congênitas de rins e trato urinário. (*Continuação*)

Condição	Gene(s)	Herança
Síndrome IMAGe	*CDKN1C*	AD
Síndrome de Charge	*CHD7*	AD
Síndrome de Apert	*FGFR2*	AD
Síndrome de Levy-Hollister ou LADD	*FGFR2*	AD
Mutações no gene GDNF	*GDNF*	AD
Hipodisplasia/aplasia renal 4	*GFRA1*	AR
Síndrome de Simpson-Golabi-Behmel	*GPC3*	Recessivo ligado ao X
Síndrome de Joubert	*OFD1*	Recessivo ligado ao X
Síndrome orofaciodigital	*OFD1*	Recessivo liagdo ao X
Displasia campomélica	*SOX9*	AD
Síndrome de Denys-Drash	*WT1*	AD, mutação somática
Síndrome de Frasier	*WT1*	AD, mutação somática
Síndrome de Meacham-Winn-Culler	*WT1*	–

AD: autossômico dominante; AR: autossômico recessivo; ACTRU: anormalidades congênitas de rins e trato urinário; HDR: hipodisplasia renal; RVU: refluxo vesicoureteral; DRC: doença renal crônica.

Fonte: Desenvolvido pela autoria do capítulo.

Manifestações renais	Manifestações extrarrenais
Calcificação renal (em alguns casos)	Macrocefalia, micropênis, criptorquidia, atraso no desenvolvimento
Rim em ferradura, hidronefrose	Coloboma, cardiopatia, atraso do crescimento e desenvolvimento, hipoplasia dos genitais
Hidronefrose	Cranioestenose, retardo mental, ânus ectópico, atresia vaginal, polidactilia,
Agenesia renal; nefroesclerose	Hipoacusia; hipodontia; polidactilia
Hipodisplasia/agenesia renal	Doença de Hirschprung (megacólon congênito)
Hipodisplasia/agenesia renal	Ausentes
Rins grandes, rins císticos, duplicação da pelve renal	Cardiomiopatia, estenose pulmonar, hérnia umbilical, hepatomegalia, esplenomegalia
Doença renal cística, aumento de ecogenicidade	Macrocefalia, polidactilia, retardo mental
Rins policísticos	Microcefalia, anomalias cardíacas, fibrose hepática, braquidactilia, convulsões, retardo mental
Hidronefrose	Nanismo de membros curtos, macrocefalia, perda auditiva, fenda palatal, hipotonia
Síndrome nefrótica, falência renal, GESF, nefroblastoma	Hipertensão, genitália ambígua, disgenesia gonadal, gonadoblastoma
GESF, DRC, síndrome nefrótica	Pseudo-hermafroditismo masculino, disgenesia gonadal, gonadoblastoma
Rins em ferradura, ectopia renal	Atresia vaginal, micropênis, genitália ambígua, aplasia/hipoplasia de pulmão

Fatores ambientais como exposição a fatores teratogênicos também são causas de ACRTU. Tais fatores incluem diabetes materno e exposição a inibidores do sistema renina-angiotensina.

Casos recorrentes na mesma família apresentam frequência entre 4% e 20%, índice maior que o esperado para a população geral. Muitas dessas famílias, entretanto, não apresentam o fenótipo em todas as gerações, sugerindo a existência de causas multifatoriais e/ou herança autossômica dominante com baixa penetrância. Herança autossômica recessiva também tem sido proposta. As ACRTU apresentam alto índice de casos esporádicos, o que sugere um papel central para mutações *de novo*, provavelmente em genes envolvidos no desenvolvimento de rins e de trato urinário.

O estabelecimento da relação genótipo-fenótipo consiste em tarefa desafiadora porque a expressão clínica das mutações exibe intensa sobreposição, e também porque é muito grande o número de genes potencialmente envolvidos e de possíveis mecanismos moleculares. Vale notar que, ainda hoje, não se chega a um diagnóstico definido na maior parte desses casos. É importante ressaltar também que ACRTU podem ocorrer de maneira sindrômica e, portanto, o nefrologista deve estar atento para possíveis acometimentos extrarrenais que possam fornecer pistas diagnósticas importantes e/ou requerer cuidados específicos.

Hipoplasia renal simples é definida pela presença de néfrons normais, porém em número reduzido. Apesar de fatores genéticos provavelmente contribuírem para a gênese dessa condição, suas causas permanecem amplamente desconhecidas. Crianças com suspeita de hipoplasia renal devem ser seguidas no intuito de verificar o desenvolvimento do rim normal contralateral. Caso não ocorra, tais pacientes devem ser seguidos com monitorização de pressão arterial, exames de imagem e de função renal periódicos.

Hipodisplasia renal e displasia renal são caracterizadas pela malformação e consequente desorganização dos tecidos e elementos do néfron. Tais condições podem se apresentar uni ou bilateralmente e, à ultrassonografia renal (USR), podem apresentar aumento da ecogenicidade do parênquima renal, perda de diferenciação corticomedular e cistos. Essas condições também podem ser acompanhadas de malformações do trato urinário. Em casos de manifestação bilateral, podem apresentar baixa taxa de filtração glomerular (TFG) ao nascimento e necessidade precoce de TSR. Essas características justificam a investigação do rim contralateral sempre que tais entidades forem identificadas, bem como a realização de exames de imagem do trato urinário. Cintilografia com DMSA também pode ser útil para quantificar a função renal relativa do rim afetado. Como no caso da hipoplasia renal isolada, os pacientes com hipodisplasia/displasia renal unilateral devem ser submetidos periodicamente a USR e avaliação de função renal caso não se identifiquem sinais de vicariância do rim contralateral.

O **rim multicístico displásico** é a forma extrema de displasia renal, sendo caracterizado por uma massa disforme constituída por cistos e tecido conectivo. Na maioria dos casos, essa anomalia é unilateral e não causa sintomas. De maneira geral, os pacientes com essa condição devem ser seguidos de maneira semelhante à dos pacientes com hipodisplasia/displasia renal.

Agenesia renal é ocasionada por falha grave do desenvolvimento renal, que ocorre nas fases iniciais da formação do metanefro. Essa condição se associa a mutações em genes-chave no desenvolvimento renal, como *PAX2*, *RET* e *GDNF*, ou a exposição a fatores teratogênicos, como cocaína e ácido retinoico. A agenesia renal pode ser uni ou bilateral e é mais comum no sexo masculino. Os pacientes com agenesia renal unilateral são assintomáticos, mesmo na presença de ACRTU no rim contralateral, o que pode ocorrer em até um terço dos casos. Crianças e adultos com agenesia renal unilateral têm risco aumentado de perda de função renal, especialmente se expostos a condições potencialmente deletérias aos rins, como diabetes *mellitus*, hipertensão ou glomerulopatias primárias. Esses pacientes devem ser acompanhados de modo semelhante ao descrito anteriormente para pacientes com hipoplasia renal isolada e hipodisplasia/displasia renal.

Disgenesia tubular renal consiste em uma entidade rara que se caracteriza por déficit grave de desenvolvimento do túbulo proximal. Tal condição pode ser causada por mutações em genes responsáveis por codificar proteínas do sistema renina-angiotensina-aldosterona (SRAA) ou por exposição fetal a IECA e/ou a BRA. As manifestações dessa doença ocorrem na vida intrauterina, traduzindo-se por oligoâmnio e insuficiência renal fetal.

Pacientes que apresentam **defeitos de fusão e migração renal**, incluindo ectopia renal e rim em ferradura, são geralmente assintomáticos. A detecção dessas malformações renais, via de regra, ocorre no decorrer da investigação de complicações potencialmente associadas a essa condição, tais como litíase renal e infecção ou obstrução do trato urinário. Esses defeitos também podem ser detectados no decorrer de alguma investigação clínica não relacionada. Pacientes com alterações de fusão e migração renal também apresentam risco aumentado para outras ACRTU, como refluxo vesicoureteral.

ACRTU que envolvem malformações urológicas incluem duplicação completa ou parcial do sistema coletor, obstrução ureteropélvica, megaureter, ureterocele, ectopia ureteral, refluxo vesicoureteral, extrofia de bexiga e válvula de uretra posterior. Essas anormalidades podem se acompanhar de alterações primárias e secundárias do parênquima renal e frequentemente necessitam de avaliação e abordagem urológica. Causas genéticas de ACRTU com manifestações urológicas também são enumeradas no Quadro 31.2.

Tubulopatias hereditárias

As tubulopatias constituem um grupo extenso e heterogêneo de doenças cujas manifestações fenotípicas guardam íntima relação com as funções desempenhadas pelos segmentos tubulares e/ou proteínas afetadas. Tal ligação decorre do fato de que grande parte dos transportadores e das proteínas têm funções altamente especializadas e expressão predominante ou exclusivamente renal. Essa característica, além de permitir a compreensão dos fenômenos fisiopatológicos, facilitou a elucidação genética dessas doenças, uma vez que permitiu a ligação entre o fenótipo encontrado e a função específica de uma proteína e, consequentemente, seu respectivo gene. As principais tubulopatias hereditárias estão descritas de forma sucinta no Quadro 31.3.

As tubulopatias podem ser divididas, para efeito didático, de acordo com o segmento tubular majoritariamente envolvido. As tubulopatias monogênicas proximais incluem a doença de Fanconi-Biekel, de herança autossômica recessiva e causada por mutação em *SLC2A2*, gene que codifica o transportador GLUT2. Essa entidade constitui um subtipo de glicogenose na qual o acúmulo renal de glicogênio leva à disfunção tubular. Suas manifestações são típicas de uma tubulopatia proximal: aminoacidúria generalizada; glicosúria; hiperfosfatúria com hipofosfatemia; acidose metabólica hiperclorêmica; hiperuricosúria e hipocalemia. Outras manifestações incluem retardo de desenvolvimento, hepatomegalia, hipoglicemia pré-prandial e hiperglicemia pós-prandial. O acometimento do túbulo proximal também ocorre na cistinose, doença de herança autossômica recessiva causada por mutações em *CTNS*, gene que codifica a cistinosina, um transportador encontrado em membranas lisossomais. Nessa doença, a síndrome de Fanconi ocorre por acometimento do túbulo proximal devido a efeitos deletérios associados ao acúmulo e precipitação de cistina. Tal acúmulo decorre de um defeito no trans porte lisossomal desse aminoácido. Acometimentos extrarrenais incluem fotofobia, alterações na córnea, hipotiroidismo, diabetes *mellitus* e hipertensão portal, além de manifestações musculares e no sistema nervoso central (SNC). Outras causas de síndrome de Fanconi incluem a doença de Dent e a síndrome de Lowe. Essas doenças apresentam herança recessiva ligada ao X e são causadas por mutações em *CLCN5* e *OCRL1*, respectivamente. A primeira inclui frequência elevada de nefrocalcinose e litíase renal, enquanto a última compreende perda progressiva de função renal, manifestações oculares – como catarata congênita – e déficit cognitivo.

Figura 31.3

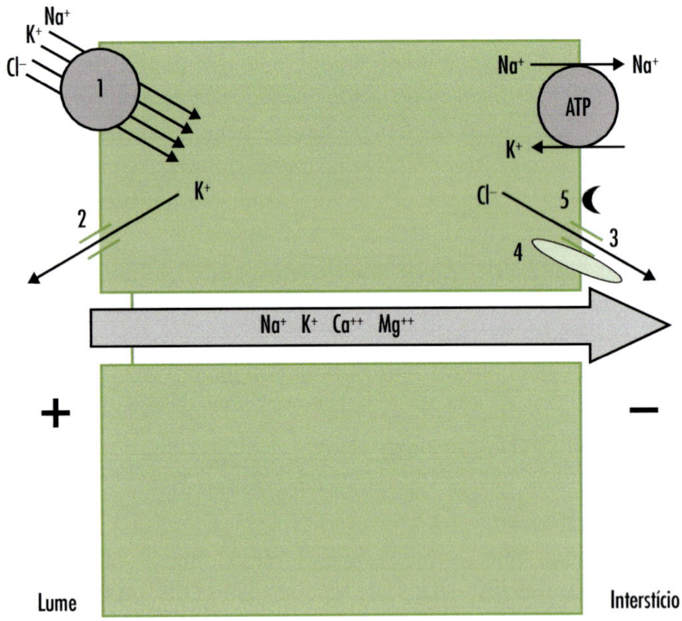

Representação esquemática da célula da porção espessa ascendente da alça de Henle e dos cinco *loci* cuja mutação pode causar a síndrome de Bartter.

Fonte: Adaptada de Seguro AC et al. Processamento de água e eletrólitos pelos túbulos renais. In: Zatz R; Seguro AC; Malnic G. Bases Fisiológicas da Nefrologia. São Paulo: Atheneu; 2011. p. 45-84.

Doenças hereditárias secundárias a defeitos na porção ascendente da alça de Henle são representadas essencialmente pela síndrome de Bartter (Figura 31.3).

Essa enfermidade apresenta heterogeneidade genética, podendo ser causada por mutações em um de cinco *loci* diferentes (denotados pelos números de 1 a 5 na Figura 31.3), sendo quatro de herança autossômica recessiva:

1. *SLC12A1*, gene que codifica o transportador Na^+K^+-$2Cl^-$ (NKCC2).
2. *KCNJ1*, que codifica o canal luminal de potássio ROMK. Essas duas formas geralmente se apresentam como Bartter clássico, representado por manifestações graves de início antenatal ou na infância.

3. *CLCNKB*, que codifica o canal de Cl^- (CLC-Kb) da membrana basolateral, forma menos grave e de diagnóstico geralmente mais tardio.
4. *BSND*, que codifica a bartina, subunidade essencial para a atividade dos canais de cloreto (CLC-Kb) da membrana basolateral dessa porção do néfron, presente também na cóclea. Essa forma caracteriza-se por um fenótipo grave e precoce, acompanhado de perda auditiva neurossensorial.
5. Mutações de ganho de função em *CASR*, gene que codifica o receptor sensível ao cálcio presente na membrana basolateral desse segmento do néfron. A maior disponibilidade desse receptor de cálcio inibe o gene *SLC12A1* e, provavelmente, o *KCNJ1*, deprimindo a atividade do transportador NKCC2 e do canal ROMK, bem como a das paratireoides. Essa forma da síndrome de Bartter tem padrão de herança autossômico dominante e associa-se a quadro mais leve e mais tardio, acompanhando-se também de hipoparatireoidismo.

O déficit funcional desses transportadores equivale à administração crônica de um diurético de alça, acarretando diminuição do volume extracelular, acompanhada de hipocalemia por aumento do fluxo intratubular e da oferta distal de sódio às porções terminais do néfron, além de uma alcalose metabólica devida ao hiperaldosteronismo hiperreninêmico secundário à depleção de sódio e à própria hipocalemia. As alterações no transporte de sódio determinam uma queda da eletropositividade luminal típica desse semento, diminuindo a reabsorção paracelular de Mg^{2+} e Ca^{2+}. A consequente perda urinária desses cátions causa, com frequência, hipomagnesemia, hipercalciúria, nefrolitíase e, ocasionalmente, hipocalcemia. O tratamento geral da síndrome de Bartter fundamenta-se na manutenção da hidratação e aporte de sal, reposição de eletrólitos, emprego de diuréticos poupadores de potássio e, frequentemente, uso de anti-inflamatórios não esteroidais, uma vez que algumas prostaglandinas, cuja produção está aumentada, inibem a reabsorção de sódio nas porções finais do néfron.

A principal doença hereditária do túbulo distal é a síndrome de Gitelman, enfermidade de herança autossômica recessiva causada por mutações em *SCL12A3*. Este gene codifica o cotransportador sensível a tiazídico Na-Cl (NCC). Esse defeito também leva à perda crônica de Na^+, ocasionando hipocalemia e alcalose metabólica por mecanismos semelhantes aos da síndrome de Bartter, ainda que em menor intensidade. O comprometimento da atividade desse transportador também ocasiona uma hipocalciúria, aparentemente secundária à maior reabsorção proximal desse cátion e ao aumento de sua reabsorção em túbulo distal através do canal luminal de Ca^{2+} TRPV5. O tratamento geral dessa enfermidade consiste na manutenção de um aporte hidrossalino apropriado e na administração de diuréticos poupadores de potássio. Anti-inflamatórios não hormonais podem ser considerados em casos selecionados.

A síndrome de Ulick, ou excesso aparente de mineralocorticoide, é causado por mutações em *HSD11B2*, gene que codifica a enzima 11-β-hidroxiesteroide desidrogenase II. Essa condição, que apresenta herança autossômica recessiva, é acompanhada de hipertensão arterial, hipocalemia e alcalose metabólica.

O pseudo-hipoaldosterismo tipo 2, desordem autossômica dominante também conhecida como "síndrome de Gordon", é causada por mutações de ganho de função em *WNK1* e de perda de função em *WNK4*, levando à expressão aumentada de NCC no túbulo distal e diminuição da expressão de ROMK no duto coletor. Tais alterações resultam em hipertensão arterial sistêmica, hipercalemia e acidose hiperclorêmica.

A maior parte das formas monogênicas de diabetes *insipidus* nefrogênico (DIN) é causada por perda de atividade do receptor V2 da vasopressina devido a mutações em *AVPR2*, apresentando herança recessiva ligada ao X. Em 10% dos casos, essa condição é causada por mutações em *AQP2*, o gene codificador da proteína aquaporina-2, também com herança autossômica recessiva. O consequente déficit da via receptor V2-Aquaporina-2 nos dutos coletores resulta em incapacidade de concentração urinária, causando poliúria intensa e quadros potencialmente graves de desidratação.

Quadro 31.3 – Doenças renais tubulares e desordens metabólicas hereditárias.

Doença	Gene(s)	Herança	Características principais
ATR proximal	*CA2* *SLC4A4*	AR ou AD AR	AR: acidose grave, macrocefalia, surdez, amaurose AD: ATR no adulto ATR proximal, alterações oculares e déficit cognitivo
Raquitismo hipofosfatêmico	*PHEX* *SLC34A3* *FGF23* *DMP1*	DX AR AD AR	RRVD, Hfm RRVD, Hfm, hipercalciúria, litíase renal Mutação em ganho de função: RRVD, Hfm RRVD, Hfm
Glicosúria renal	*SLC5A2* *SLC5A1*	AD ou AR AR	Glicosúria familial Má-absorção de glicose-galactose, desidratação
Síndrome de Lowe	*OCRL*	RX	Proteinúria de baixo peso, aminoacidúria, hipercalciúria, ATR proximal, catarata, déficit cognitivo, DREF (adulto)
Cistinúria clássica tipo I	*SLC3A1*	AR	Cálculos urinárias, obstrução, infecção
Cistinúria clássica não tipo I	*SLC7A9*	AR incompleta	
Intolerância à proteína Lisinúrica	*SLC7A7*	AR	Falha no desenvolvimento, intolerância à proteína, vômito, hipotonia, hiperamonemia, convulsões, coma
Doença de Hartnup	*SLC6A19*	AR	*Rash* cutâneo, ataxia cerebelar, doenças psiquiátricas
Síndrome Fanconi-Bickel	*SLC2A2*	AR	Falha no desenvolvimento, tubulopatia proximal, hepatomegalia, hipoglicemia em jejum, hipoglicemia pós prandial

(*Continua*)

Quadro 31.3 – Doenças renais tubulares e desordens metabólicas hereditárias. (*Continuação*)

Doença	Gene(s)	Herança	Características principais
Doença de Dent	*CLCN5*	RX	Nefrolitíase, nefrocalcinose, síndrome de Fanconi renal
Síndrome de Bartter			
Tipo 1	*SLC12A1*	AR	Hipocalemia, alcalose, hipercalciúria, poliúria, déficit de crescimento
Tipo 2	*KCNJ1*	AR	Hipocalemia, alcalose, hipercalciúria, poliúria, déficit de crescimento, menos grave
Tipo 3	*CLCNKB*	AR	Hipocalemia, alcalose, hipercalciúria, poliúria, déficit de crescimento, SNS, antenatal
Tipo 4	*BSND*	AR	Menos grave e mais tardio, hipocalemia, alcalose, hipercalciúria, poliúria, hipoparatereoidismo
Tipo 5	*CASR*	AD	Polidrâmnio grave, perda renal de sal transitória, hipocalemia, alcalose
Antenatal transiente	*MAGED2*	Ligado a X	metabólica hipoclorêmica, poliúria, desidratação, hipercalciúria
Síndrome de Gitelman	*SLC12A3* CLCNKB	AR AR	Hipocalciúria, hipocalemia, hipomagnesemia, hipotensão perda renal de sal moderada Alcalose metabólica, fraqueza muscular, tétano, hipocalciúria
Hipomagnesemia	*CLDN16* *FXYD2*	AR AD	Convulsões, hipomagnesemia, nefrocalcinose, litíase renal, DRC Hipomagnesemia, convulsões
Síndrome de Liddle	*SCNN1B* *SCNN1G*	AD	Mutação em ganho de função: PHprA, hipertensão
PHpoA tipo 1 (sistêmico)	*SCNN1A* *SCNN1B* *SCNN1G*	AR	Hipercalemia, hiponatremia, PHpoA, desidratação Infecções respiratórias, arritmias, lesões de pele, apresentação neonatal
PHpoA tipo 1 (renal)	*NR3C2*	AD	Hipercalemia, hiponatremia, PHpoA, início adolescência ou adulto jovem
Síndrome de Gordon (PHpoA tipo 2)	*WNK4* *WNK1* KLHL3 CUL3	AD AD AD AD	HAS, hipercalemia, acidose metabólica, hipercloremia, apresentação na infância até adulto
Síndrome nefrogênica de diurese inapropriada	AVPR2		Hiponatremia, convulsões, urina hipertônica

(*Continua*)

Quadro 31.3 – Doenças renais tubulares e desordens metabólicas hereditárias. (*Continuação*)

Doença	Gene(s)	Herança	Características principais
Síndrome SeSAME: *Seizures; sensorineural deafness; ataxia; mental retardation; electrolyte imbalance*	*KCNJ10*	AR	Hipocalemia, hipomagnesemia, alcalose metabólica, convulsões, SNS, ataxia, déficit cognitivo
ATR distal-*SLC4A1*	*SLC4A1*	AD ou AR	ATR distal, anemia hemolítica (esferocitose), nefrolitíase
ATR distal com perda auditiva	*ATP6V1B1* *ATP6N1B*	AR	ATR distal, osteomalácia, nefrocalcionose, SNS
ATR distal sem perda auditiva ou com surdez tardia	ATP6VOA4		
Diabete *insipidus* nefrogênico	*AVPR2* *AQP2*	RX AR ou AD	Poliúria, polidipsia, falha no desenvolvimento, hipostenúria, desidratação hipernatrêmica, déficit neurológico
Cistinose	*CTNS*	AR	Síndrome de Fanconi, fotofobia, alterações em córnea (idade variável)

AD: autossômico dominante; AR: autossômico recessivo; ATR: acidose tubular renal; DM: diabetes *mellitus*; DRC: doença renal crônica; DREF: doença renal estágio final; DX: dominante ligado ao X; HAS: hipertensão arterial sistêmica; Hfm: hipofosfatemia; LX: ligado ao X; PHpoA: pseudo-hipoaldosteronismo; PHprA: pseudo-hiperaldosteronismo; RRVD: raquitismo resistente à vitamina D; RX: recessivo ligado ao X; SNS: surdez neurossensorial.

Fonte: Desenvolvido pela autoria do capítulo.

Nefrolitíase hereditária

A nefrolitíase pode afetar até 10% da população ocidental e constitui uma das condições de maior morbidade em Nefrologia, levando frequentemente a crises dolorosas que exigem atendimento de emergência, hospitalização e/ou intervenções invasivas. É interessante notar que até metade desses pacientes pode apresentar história familiar positiva. A nefrolitíase e a nefrocalcinose compartilham muitos dos mecanismos patogênicos conhecidos até o momento. Mais de 30 formas monogênicas dessas condições já foram descritas. Em sua maior parte, esses genes são ligados a funções tubulares, codificando transportadores e canais iônicos. Um estudo dirigido à análise de 30 genes relacionados à nefrolitíase e à nefrocalcinose utilizou o sequenciamento e análise de exoma completo para identificar mutações nesses *loci* em 256 famílias com essas condições. Esse estudo identificou mutações causativas em 14 desses genes, representando 15% dos casos, abrangendo 11,4% dos pacientes adultos e 20,8% dos pediátricos. As mutações mais comuns, identificadas em casos de cistinúria, afetaram o gene *SLC7A9*, que codifica um transportador tubular de aminoácidos dibásicos, como a cistina. A identificação de mutações patogênicas em genes de herança recessiva foi mais frequente em crianças, ao passo que, em adultos, os genes envolvidos eram de herança dominante. Em mais da metade dos casos, o teste molecular contribuiu de modo relevante para o diagnóstico e/ou tratamento, reforçando sua importância na abordagem clínica desses pacientes. O Quadro 31.4 descreve de modo sumário as nefrolitíases de origem hereditária, com suas características clínicas mais importantes, seus genes e suas formas de herança.

Quadro 31.4 – Doenças hereditárias associadas a nefrolitíase.

Condição	Gene(s)	Herança	Idade de apresentação renal	Características principais
Hiperoxalúria primária tipo 1	*AGXT*	AR	Adolescência	Nefrolitíase, DRC
Hiperoxalúria primária tipo 2	*GRHPR*	AR	Infância a adulto jovem	Nefrolitíase
Hiperoxalúria primária tipo 3	HOGA1			Cálculos de oxalato de cálcio mono-hidratado, curso clínico moderado
Cistinúria tipo A	*SLC3A1*	AR	Infância	Cálculos de cistina
Cistinúria tipo B	*SLC7A9*	AD ou AR	Infância a adulto	Cálculos de cistina
Doença de Dent	*CLCN5*	RX	Infância	Nefrolitíase, nefrocalcinose, síndrome de Fanconi renal
ATR distal-SLC4A1	*SLC4A1*	AD	Adolescência a adulto	ATR, osteomalácia, nefrolitíase
ATR distal com perda auditiva	*ATP6V1B1*	AR	Infância	ATR, nefrolitíase, osteomalácia, nefrocalcinose, SNS
Intolerância proteica lisinúrica	*SLC9A3R1*	AD	Infância e adolescência	Nefrolitíase, hiperfosfatúria, osteopenia
Deficiência de adenina-phosphoribosyltransferase	*APRT*	AR	Infância a adulto	Nefrolitíase
Xantinúria tipo 1	*XDH*	AR	Infância a > 70 anos	Cálculos de xantina
Xantinúria tipo 2	*MOCOS*	AR	Adulto	Cálculos de xantina
Hipouricemia renal	*SLC22A12* *SLC2A9*	AD ou AR AD ou AR	Adulto Infância	Cálculos de ácido úrico, insuficiência renal induzida por exercício
Hipomagnesemia	*CLD16*	AR	Infância	Convulsões, hipomagnesemia, nefrocalcinose, litíase renal, DRC

(Continua)

Quadro 31.4 – Doenças hereditárias associadas à nefrolitíase. (*Continuação*)

Condição	Gene(s)	Herança	Idade de apresentação renal	Características principais
Hipercalcemia infantil	*CYP24A1*	AR	Infância	Nefrocalcinose, nefrolitíase, hipercalcemia
Raquitismo hipofosfatêmico com hipercalciúria	*SCL34A3*	AR	Infância e adolescência	Raquitismo resistente à vitamina D, hipofosfatemia, hipercalciúria, litíase renal
Hipercalciúria absortiva	*ADCY10*	AD	Adulto	Nefrolitíase
Acidose renal tubular proximal e distal	*CAII*			Nefrocalcinose, litíase, osteopetrose, calcificação cerebral, retardo mental, dismorfismo facial, perda auditiva condutiva leve
Nefrolitíase hipofosfatêmica/ osteopetrose-1 e síndrome Fanconi renotubular 2	SLC34a1			Nefrolitíase, osteopetrose, nefrocalcinose, doença renal crônica potencial
Hipercalcemia hipocalciúrica familiar	CasR AP2S1 GNA11	AD		Pode mimetizar hiperparatireoidismo primário
Síndrome de Lowe	OCRL1			Nefrolitíase, nefrocalcinose, DRC com progressão para DREF, retardo mental, catarata e epilepsia
Hipomagnesemia familiar com hipercalciuria e nefrocalcinose	CLDN16 CLDN19			Nefrocalcinose com progressão para DRC/ DREF, convulsões, tétano muscular, anormalidades oculares, ITU recorrente
	CLDN14			Nefrolitíase, densidade mineral óssea reduzida
	SLC26a1			Cálculos de oxalato de cálcio, nefrocalcinose

AD: autossômico dominante; AR: autossômico recessivo; ATR: acidose tubular renal; DRC: doença renal crônica; RX: recessivo ligado ao X; SNS: surdez neurossensorial; ITU: infecção de trato urinário; DREF: doença renal estágio final.

Fonte: Desenvolvido pela autoria do capítulo.

Amiloidoses hereditárias

As amiloidoses são doenças caracterizadas pela produção de proteínas que durante seu processamento adquirem conformação anormal, levando a mudanças estruturais que culminam com sua polimerização e formação de fibrilas (amiloides) que, por sua vez, se depositam no espaço extracelular de órgãos e vasos, provocando sua deterioração progressiva. Sua manifestação renal clássica é a síndrome nefrótica pura, com progressão para DREF.

As amiloidoses hereditárias correspondem a cerca de 10% dos casos. Conforme observado anteriormente, o aperfeiçoamento de técnicas como a espectrometria de massa tem permitido identificar um número crescente de proteínas que podem formar fibrilas amiloides. De acordo com a mais recente manifestação da Sociedade Internacional de Amiloidose (2018), já foram descritas 36 proteínas com potencial de formar fibrilas amiloides, 11 das quais – a maior parcela – podem depositar-se nos rins (Quadro 31.5). Com o uso da microdissecção e espectrometria de massa, atualmente considerada ferramenta padrão-ouro, houve um aumento expressivo no registro de casos de amiloidose familiar e na identificação de novas fibrilas patogênicas.

Quadro 31.5 – Proteínas amiloides que podem levar a acometimento renal.

AL – imunoglobulina de cadeia leve
AH – imunoglobulina de cadeia pesada
AA – proteína amiloide A
AApoAI: apolipoproteína AI
AApoAII: apolipoproteína AII
AApoAIV: apolipoproteína AIV
AApoCII: apolipoproteína CII
AApoCIII: apolipoproteína CIII
ALys: lisozima
AFib: aadeia A alfa do fibrinogênio
ALECT2: fator quimiotático de leucócitos-2

Fonte: Desenvolvido pela autoria do capítulo.

As amiloidoses AL (causadas por clones de plasmócitos) e AA (associadas a doenças crônicas) são consideradas em detalhe no Capítulo 16 – Amiloidoses e demais Paraproteinemias. Abordaremos aqui as principais causas de amiloidose hereditária com acometimento renal.

Amiloidose por cadeia A alfa de fibrinogênio

Apesar de não ser a amiloidose hereditária mais prevalente, a amiloidose hereditária pela cadeia A alfa do fibrinogênio (AFib) é a que apresenta acometimento renal mais frequente. É causada por uma mutação no gene *FGA* e constitui-se em doença autossômica dominante, geneticamente homogênea, com penetrância incompleta. Atinge, em geral, pacientes na quinta a sexta décadas de vida. Dados sobre incidência/prevalência da doença são escassos. Sabe-se que há um número elevado de casos na Europa, sobretudo em Portugal. A deposição exclusivamente renal, em particular nos glomérulos, é a forma mais comum da doença, embora depósitos cardíacos, adrenais, hepáticos e esplênicos tenham sido descritos. O diagnóstico pode ser obtido por biópsia renal com imunofluorescência positiva para fibrinogênio (na verdade, esta é a única amiloidose hereditária que pode ser diagnosticada com técnicas rotineiras de imunofluorescência), teste genético ou espectrometria de massa. É preciso ressaltar que, em até 15% das biópsias renais, a imunofluorescência pode ser negativa. O gene *FGA* tem uma região específica em que se localizam cerca de 50% das mutações descritas. Desse modo, a análise mutacional focada nessa região pode constituir o exame inicial de avaliação diagnóstica. O tratamento definitivo é o transplante hepático, uma vez que o fibrinogênio é produzido pelo fígado. Entretanto, na maioria dos centros recomenda-se que esse procedimento seja adotado apenas em um esquema duplo, ou seja, em associação com transplante de rim (nos casos em que a amiloidose renal levou à falência desse órgão). O transplante renal isolado é visto com reservas, uma vez que é alto o risco de recidiva da doença no enxerto se o fígado continuar a produzir o fibrinogênio anômalo.

Amiloidose hereditária por transtiretina

A amiloidose hereditária por transtiretina (ATTR) é uma doença autossômica dominante, geneticamente homogênea, com penetrância incompleta, causada por uma mutação no gene *TTR*. Esse gene codifica a transtiretina, uma proteína de produção hepática que participa do transporte sérico de tiroxina (tir) e da proteína de ligação ao retinol (ret), daí o seu nome. Conforme a mutação, a doença renal pode se iniciar já na terceira década de vida, porém seu início é mais frequente na quinta e sexta décadas. A prevalência estimada da doença varia de 0,87/100.000 até 10/10.000, sendo as maiores taxas observadas em regiões endêmicas da doença, como Portugal, Japão, Suécia, Chipre e Maiorca.

Embora a ATTR seja a causa mais comum de amiloidose hereditária, os rins são atingidos em apenas 15% a 20% dos casos. Por essa razão, a ATTR não é a causa mais frequente de amiloidose renal hereditária.

As manifestações clínicas da ATTR são variadas, compreendendo neuropatia sensitivo-motora periférica, disautonomia (diarreia crônica, bexiga neurogênica, hipotensão postural), distúrbios oculares (opacidades vítrea, glaucoma), envolvimento renal (síndrome nefrótica com perda progressiva de função), comprometimento cardíaco (insuficiência cardíaca, arritmias, morte súbita) e envolvimento do SNC (depósitos em leptomeninge, hemorragias cerebrais, demência, ataxia, convulsão, hidrocefalia).

O diagnóstico é feito por meio de biópsia de tecido, que permite comprovar a presença de depósitos amiloides, ou teste genético. O teste gênico pode ser realizado diretamente ou por painel, demonstrando mutação patogênica em *TTR*. A mutação mais comum é a troca de valina por metionina na posição 30 (Val30Met). Na biópsia renal, podem-se observar depósitos amiloides em glomérulos, vasos, túbulos e interstício.

As estratégias de tratamento para a ATTR incluem os estabilizadores de estrutura do tetrâmero da transtiretina (tafamidis e diflunisal), assim como terapias de silenciamento gênico utilizando oligonucleotídeos antissense ou siRNA (inotersen e patisiran). Esses medicamentos têm efeito comprovado na terapêutica do acometimento neurológico e cardíaco, enquanto benefícios renais foram descritos apenas em relatos de caso (para o tafamidis), não havendo até o momento estudos randomizados voltados ao efeito renal das drogas.

O tratamento definitivo é o transplante hepático. Até recentemente utilizava-se uma estratégia "em dominó", ou seja, transplantava-se um fígado hígido para um paciente com ATTR, que, por sua vez, "doava" o seu próprio fígado, que, afora a mutação, era normal, para um paciente com hepatopatia terminal. A lógica que embasava esse procedimento era a de que não haveria tempo para que a ATTR se manifestasse neste último paciente, uma vez que sua expectativa de vida era limitada. No entanto, o contínuo aperfeiçoamento das terapêuticas de imunossupressão estendeu a sobrevida desses pacientes, havendo na literatura vários relatos de desenvolvimento da doença anos após o enxerto de um fígado com a mutação.

Amiloidose por lisozima

A amiloidose por lisozima (ALyz) é uma doença autossômica dominante causada por mutações no gene *LYZ*. Esta doença acomete indivíduos a partir da quarta década de vida, é geneticamente homogênea e apresenta penetrância incompleta. Além do acometimento renal, já foram demonstrados depósitos em trato gastrointestinal (intestino, hepático, baço), linfonodos e, mais raramente, em coração, sistema nervoso periférico, glândulas salivares e glândulas lacrimais, nos dois últimos casos causando o desenvolvimento de síndrome seca. Os depósitos podem ocorrer em todos os compartimentos renais. Não há tratamento específico. Vale ressaltar a ruptura hepática como complicação potencialmente fatal em pacientes acometidos pela doença.

Amiloidose por LECT2

Apesar de sua patogênese ainda ser incerta (não se sabe se há ou não um componente genético), a amiloidose por fator quimiotático de leucócitos 2 (ALECT2) é um subtipo de amiloidose cujo diagnóstico vem aumentando progressivamente. Nos Estados Unidos, já é a terceira causa mais comum de amiloidose, ficando atrás apenas da AL e da AA e correspondendo a 2,5% a 2,7% de todos os casos de amiloidose renal. Chama a atenção, nesse país, o predomínio de acometimento de pacientes com ascendência mexicana. Nas séries de casos descritas, há discreto predomínio de homens e são geralmente acometidos pacientes na quinta a sexta décadas de vida. Já foram descritos depósitos em rins, fígado, baço e adrenais, os quais são determinantes para o diagnóstico. À biópsia renal, as fibrilas podem ser visualizadas em qualquer dos compartimentos, predominando no interstício. O teste gênico direto foi realizado em alguns pacientes, mostrando polimorfismo em homozigose do nucleotídeo G na posição 172, que resulta em substituição de isoleucina por valina na posição 40 da proteína madura. Tal polimorfismo, entretanto, é encontrado com uma frequência de até 0,51% em amostras de pacientes com ancestralidade mexicana, o que coloca em dúvida o significado patogênico desse achado. Ainda não há tratamento específico para a doença e já há relatos de recidiva após transplante renal.

Doença de Fabry

A Doença de Fabry (DF) é ligada ao cromossomo X e decorre de mutações em *GLA*, gene que codifica a enzima alfagalactosidase A. Sua incidência é estimada em 1/40.000 a 1/80.000 nascidos vivos. A alfagalactosidase A é uma enzima lisossomal que exerce papel importante no metabolismo de glicoesfingolipídeos. A redução ou ausência de sua atividade resultam em acúmulo intralisossomal de globotriaosilceramida (Gb3), com subsequente disfunção orgânica.

A DF é uma doença de acometimento sistêmico. Os achados cutâneos incluem angioqueratomas e telangiectasias. Depósitos oculares de Gb3 levam ao aspecto de "córnea verticilata", achado altamente sugestivo da doença. O acometimento neurológico pode ser central (acidentes vasculares encefálicos precoces) ou periféricos (acroparestesias, intolerância ao calor, dor neuropática crônica e redução da sudorese). O envolvimento gastrointestinal inclui alterações de hábito intestinal (episódios de constipação e diarreia), além de dor abdominal. O acometimento cardíaco compreende hipertrofia de ventrículo esquerdo sem causa aparente, infarto do miocárdio, anormalidades valvares, fibrose miocárdica, arritmias e distúrbios de condução. O acometimento renal mais comum é a proteinúria, que pode evoluir para síndrome nefrótica e DRC. Entretanto, também pode ocorrer envolvimento extraglomerular, como síndrome de Fanconi, hipertensão, isostenúria e cistos renais parapélvicos. É importante ressaltar que, dado o processo de lionização (inativação aleatória do cromossomo X), as mulheres carreadoras da mutação patogênica podem apresentar comprometimento sistêmico variável, apresentando desde quadros leves até formas graves similares às observadas em homens.

O procedimento diagnóstico em homens se inicia pela dosagem da atividade da enzima em leucócitos de sangue periférico. A presença de níveis indetectáveis de alfagalactosidase A permite estabelecer o diagnóstico no sexo masculino; entretanto, atualmente indica-se análise genética molecular para todos os homens, visando confirmação da variante genética, aconselhamento genético e análise da possibilidade de tratamento com drogas específicas, como as chaperonas. Em mulheres, o diagnóstico é feito com o teste genético, visto que em alguns casos a dosagem enzimática pode ser normal. A dosagem de globotriaosilesfingosina (Lyso-Gb3) é utilizada para auxiliar no diagnóstico em mulheres e para monitorar o tratamento.

A biópsia de tecido (principalmente pele e rim) pode auxiliar no diagnóstico em casos nos quais os testes definitivos não são disponíveis. À biópsia renal, a microscopia de luz mostra áreas de vacuolização em todos os subtipos celulares renais, especialmente podócitos. A imunofluorescência é tipicamente negativa para imunocomplexos e frações do complemento. À microscopia eletrônica, podem-se observar depósitos intralisossomais em formato de "corpos de mielina" ou "aspecto de zebra". Os achados típicos de biópsia renal na doença de Fabry são exemplificados na Figura 31.4.

Figura 31.4

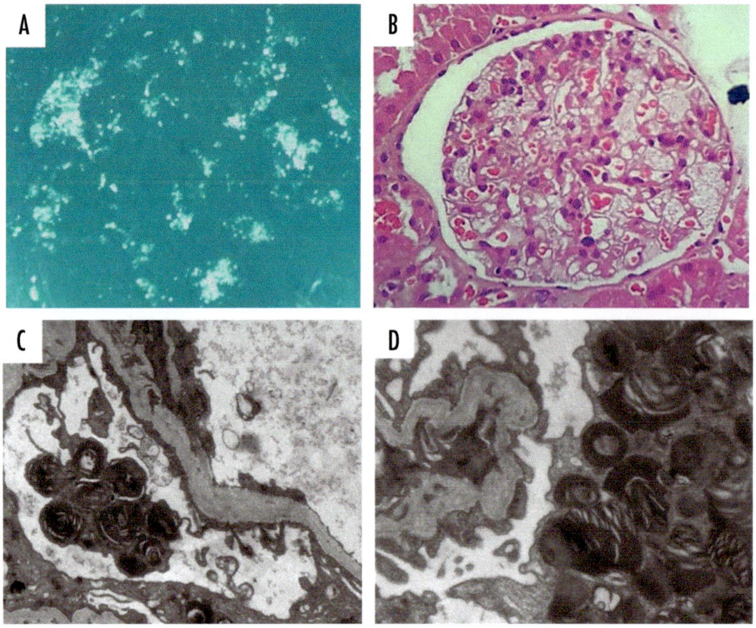

A: Tecido renal congelado a fresco, analisado sob luz polarizada, mostrando extensos depósitos de material lipídico. 400x; **B:** Podócitos com citoplasma aumentado e de aspecto rendilhado (hematoxilina e eosina; 400x); **C** e **D**: Microscopia eletrônica de transmissão evidencia podócitos com inclusões lipídicas de aspecto multilamelado, em bainha de mielina (C) ou "zebroide" (D).

Fonte: Fotomicrografias gentilmente cedidas pelas Dras. Lívia Barreira e Denise Malheiros.

O tratamento específico para a doença é a reposição da enzima. No Brasil, duas formas da enzima estão disponíveis: agalsidase alfa; e agalsidase beta. A reposição enzimática, indicada para todos os homens afetados e mulheres carreadoras, reduz os depósitos teciduais e lentifica a progressão da doença. Como medida adicional, recomenda-se o uso de antiproteinúricos (IECA ou BRA).

O transplante renal é o tratamento definitivo nos casos de doença renal em estádio final. Apesar de já haver descrição de depósitos em biópsia de enxerto, tais achados não foram até o momento associados à sua disfunção.

Deficiência de lecitina colesterol aciltransferase

A deficiência de lecitina colesterol aciltransferase (LCAT) é uma doença autossômica recessiva com penetrância completa, causada por mutações no gene *LCAT*. Sua prevalência estimada é de < 1:1.000.000.

A manifestação clínica da doença é diretamente relacionada ao perfil de atividade da enzima. Em casos nos quais há defeito apenas na atividade alfa da enzima, sua deficiência é apenas parcial e a expressão clínica é mais branda. Nessa situação, a doença é conhecida como "doença de olho de peixe", sendo caracterizada por depósitos que levam à opacificação centrípeta da córnea (Figura 31.5A). Nesses casos, há apenas alterações no metabolismo de HDL. Quando o defeito atinge simultaneamente as unidades alfa e beta da enzima, a deficiência da atividade enzimática é completa. Quando isso acontece, a moléstia é denominada "deficiência familiar de LCAT". Esse polo da doença caracteriza-se pela produção de uma lipoproteína anômala, a lipoproteína-X, que pode se depositar e provocar disfunção em diversos órgãos. Nos rins, causa proteinúria, que pode chegar a níveis nefróticos, e perda progressiva de função. Há relatos de anemia hemolítica por possível deposição de colesterol não esterificado na membrana da hemácia, com possível ativação do complemento. A opacificação de córnea é idêntica à que acompanha a deficiência parcial da enzima. Uma característica marcante da doença são os níveis circulantes extremamente reduzidos de HDL-colesterol, uma consequência direta da deficiência enzimática. Apesar desse achado, não há atualmente evidência de aumento do risco cardiovascular. A combinação de achados clínicos típicos com níveis séricos de HDL inferiores ao percentil 5 são altamente sugestivos da doença.

O diagnóstico definitivo da LCAT pode ser feito mediante biópsia, demonstração de atividade reduzida da enzima ou teste genético. Em pacientes com acometimento renal, a biópsia evidencia, à microscopia óptica, vacúolos na parede do capilar glomerular, expansão da matriz mesangial, espessamento da membrana basal glomerular, com a possível presença de espículas e duplo contorno. A imunofluorescência é tipicamente negativa, porém depósitos de complemento já foram descritos, com significado clinicopatológico ainda desconhecido. A análise de microscopia eletrônica revela depósitos lipídicos subepiteliais, intramembranosos e subendoteliais, típicos da doença, que conferem ao tecido um aspecto bolhoso, vacuolizado, em "favo de mel". Tais depósitos podem ser observados também em mesângio, vasos, interstício e endotélio, sendo os túbulos geralmente poupados. Os achados típicos à biópsia renal na deficiência de LCAT são evidenciados nas Figuras 31.5B-5E.

Figura 31.5

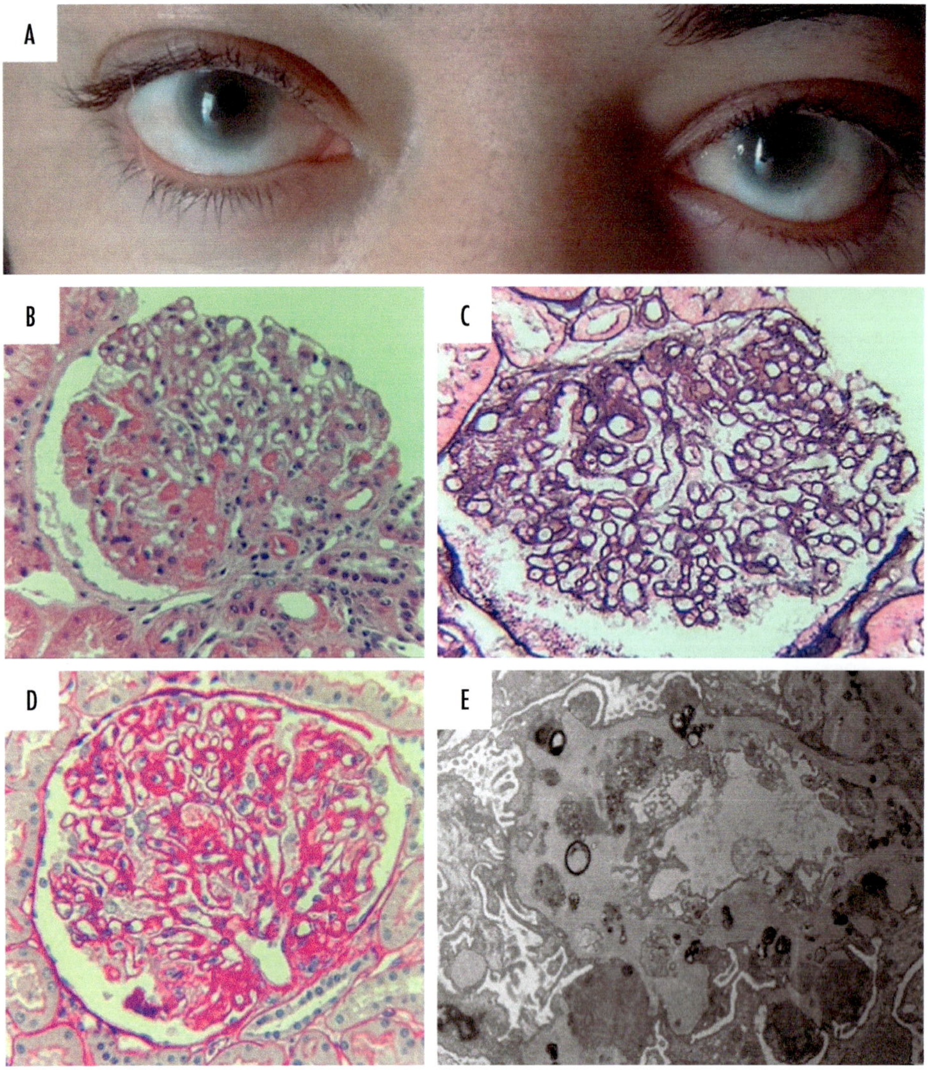

A: Depósitos corneanos periféricos, similares ao halo senil, em paciente com deficiência de LCAT; **B:** Glomérulo evidenciando vacuolização de podócitos e células mesangiais, além de depósitos eosinofílicos em mesângio (hematoxilina e eosina; 400x); **C** e **D:** A membrana basal glomerular mostra irregularidades grosseiras, com duplicações, espículas e depósitos hialinos subendoteliais e intramembranosos (PAMS e PAS, respectivamente 400x); **E:** Microscopia eletrônica de transmissão, mostrando depósitos lipoides subendoteliais, intramembranosos e subepiteliais (6.000x).

Fonte: Fotomicrografias gentilmente cedidas pelas Dras. Lívia Barreira e Denise Malheiros.

Apesar de ainda não disponível em larga escala, o tratamento com reposição da enzima parece já produzir bons resultados. Medidas de suporte consistem em uso de fibrato e ácido nicotínico para tratamento da dislipidemia, ácido fólico para os quadros de hemólise e ceratoplastia para o acometimento corneano. Para a disfunção renal, tem-se tentado o uso de IECA, ciclofosfamida e corticosteroide, porém sem efeito significativo sobre a progressão da doença.

Com o uso da reposição enzimática ainda não difundido, tem havido vários relatos de recidiva da doença após transplante renal.

Bibliografia consultada

Abensur H; Reis MA. Renal involvement in Fabry disease. J Bras Nefrol 2016; 38(2): 245-54.

Capone VP; Morello W; Taroni F et al. Genetics of congenital anomalies of the kidney and urinary tract: the current state of play. Int J Mol Sci 2017; 18(4): 796.

Fremont OT; Chan JC. Understanding Bartter syndrome and Gitelman syndrome. World J Pediatr 2012; 8(1): 25-30.

Halbritter J; Baum M; Hynes AM et al. Fourteen monogenic genes account for 15% of nephrolithiasis/nephrocalcinosis. J Am Soc Nephrol 2015; 26(3): 543-51.

Hirashio S; Ueno T; Naito T et al. Characteristic kidney pathology, gene abnormality and treatments in LCAT deficiency. Clin Exp Nephrol 2014; 18(2):189-193.

Khalighi MA; Wallace WD; Palma-Diaz MF. Amyloid nephropathy. Clin Kidney J 2014; 7(2): 97-106.

Miner JH; Baigent C; Flinter F et al. The 2014 international workshop on Alport syndrome. Kidney International 2014; 86(4): 679-84.

Sadowski CE; Lovric S; Shazia AS et al. A single-gene cause in 29.5% of cases of steroid-resistant nephrotic syndrome. J Am Soc Nephrol 2015; 26(6): 1279-89.

Savige J; Gregory M; Gross O et al. Expert guidelines for the management of Alport syndrome and thin basement membrane nephropathy. J Am Soc Nephrol 2013 Feb; 24(3): 364-75.

Seguro AC; Magaldi AJB; Helou CMB et al. Processamento de água e eletrólitos pelos túbulos renais. In: Zatz R; Seguro AC; Malnic G. Bases fisiológicas da nefrologia. Rio de Janeiro: Atheneu; 2011. p. 45-84.

Yao T; Udwan K; John R et al. Integration of genetic testing and pathology for the diagnosis of adults with FSGS. CJASN 2019; 14(2): 213-23.

Seção VII

Procedimentos Complexos em Nefrologia

Capítulo 32

Inserção de Cateteres Provisórios

Camila Eleuterio Rodrigues

Os cateteres de hemodiálise de duplo lúmen de curta permanência são inseridos com técnica muito semelhante à utilizada para a implantação de qualquer acesso venoso profundo. Há pequenas diferenças: o calibre do cateter; a forma de testar o fluxo; o selo de heparina aplicado às vias ao final do procedimento; e a necessidade de cobrir as vias de diálise com um curativo na tentativa de mantê-las tão estéreis quanto possível. Além disso, as veias subclávias devem ser evitadas, sendo a última opção de acesso para cateteres de hemodiálise, que são calibrosos e associam-se a um alto índice de estenose desses vasos.

Idealmente, todos os cateteres venosos profundos devem ser inseridos com auxílio ultrassonográfico. Na prática, em grande parte dos serviços ainda não há disponibilidade de aparelhos para que isso seja feito. Além disso, a punção da veia subclávia pelo acesso infraclavicular não permite visualização adequada com ultrassom devido à sombra acústica da clavícula. Assim, os parâmetros anatômicos devem sempre ser respeitados, sendo o ultrassom uma forma de conferir maior precisão ao processo, e não um método alternativo para localização da veia. O desrespeito aos parâmetros anatômicos e a punção descuidada de veias, mesmo com o uso de ultrassonografia, trazem um alto risco de inserção inadequada do cateter, como no interior de feixes musculares, gerando dor e sangramento.

A seguir, estão descritos os parâmetros anatômicos utilizados para a punção das principais veias profundas. Os procedimentos adotados para a punção com apoio ultrassonográfico, mais precisa, são descritos mais adiante.

Veia jugular interna

» **Acesso tradicional:** o ponto de punção é o encontro das bordas medial e lateral do músculo esternocleidomastóideo. A agulha deve ser inserida a 45°, em direção ao mamilo ipsilateral. Em geral são introduzidos 1 a 2 cm da agulha para que se encontre a veia (Figura 32.1A).

» **Acesso posterior:** o ponto de punção é o encontro da borda lateral do esternocleidomastóideo com a veia jugular externa (entre os terços médio e inferior da borda lateral do músculo). A agulha deve ser inserida entre 0 ° e 30°, em direção à fúrcula esternal (Figura 32.1B).

Veia subclávia

» **Acesso supraclavicular:** o ponto de punção é o encontro da borda lateral do músculo esternocleidomastóideo com a clavícula. A agulha deve ser inserida por poucos centímetros (1 a 2 cm no máximo), em direção anterior e à fúrcula esternal (Figura 32.1C).

» **Acesso infraclavicular:** o ponto de punção fica 1 cm abaixo da junção dos terços médio e medial da clavícula. A agulha deve ser inserida a 30° em relação à horizontal até a passagem sob a clavícula e, a seguir, avançada em um ângulo de 10° a 15°, em direção à fúrcula esternal (Figura 32.1D).

Figura 32.1

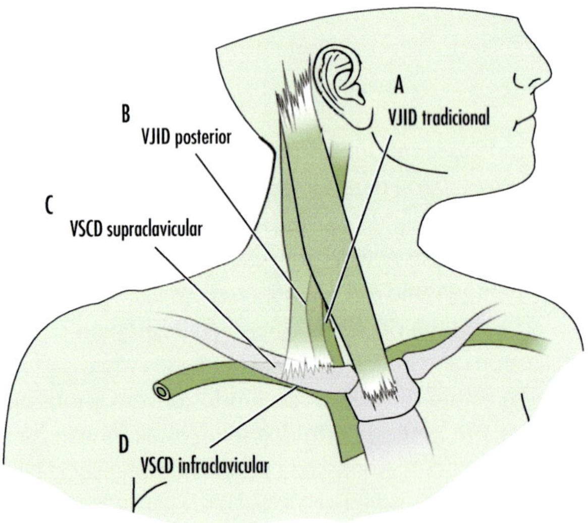

Pontos anatômicos de referência e direção de punção para a obtenção de acesso venoso em veias jugular interna e subclávia (demonstradas em posição anatômica à direita, na figura). **A:** Trajeto tradicional de punção de veia jugular interna direita; **B:** Trajeto posterior de punção de veia jugular interna direita; **C:** Trajeto supraclavicular de punção de veia subclávia direita; **D:** Trajeto infraclavicular de punção de veia subclávia direita. VJID: veia jugular interna direita; VSCD: veia subclávia direita.

Fonte: Desenvolvida pela autoria do capítulo.

Veia femoral

O ponto de punção deve situar-se 1 a 3 cm abaixo do ligamento inguinal e 0,5 a 1 cm, em sentido medial, em relação ao pulso da artéria femoral (equivalente à metade da distância entre a espinha ilíaca anterossuperior e a sínfise púbica). A agulha deve ser inserida em um ângulo de 30° a 45° em relação ao plano horizontal, em direção à cicatriz umbilical, com a coxa em rotação lateral (Figura 32.2).

Figura 32.2

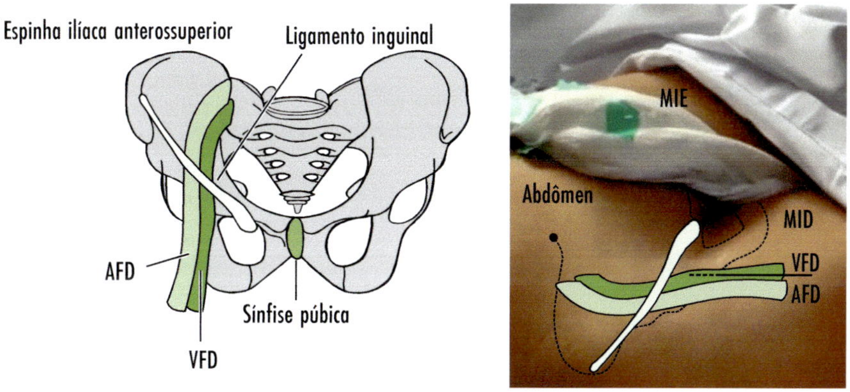

Pontos anatômicos de referência e direção de punção para a obtenção de acesso venoso em veia femoral. Na figura à direita, a linha pontilhada representa o contorno da pelve. AFD: artéria femoral direita; VFD: veia femoral direita; MID: membro inferior direito; MIE: membro inferior esquerdo.

Fonte: Desenvolvida pela autoria do capítulo.

Descrição passo a passo dos procedimentos para a instalação de cateteres de curta permanência

Preparação para a punção

1. Esclarecimento do procedimento ao paciente e assinatura dos termos de consentimento.
2. Se houver necessidade de sedação (não é rotina para a passagem de cateteres de curta permanência): monitorização (monitor cardíaco, oximetria de pulso e pressão arterial não invasiva), suplementação de oxigênio com cateter de O_2 e punção de acesso venoso periférico. Neste caso, é necessário jejum alimentar por 6 horas, e jejum de líquidos por 2 horas.
3. Posicionamento do paciente:
   Punções jugulares ou subclávias:
   - Decúbito dorsal horizontal, em posição de Trendelenburg a 30º, com a cabeça levemente estendida e rodada para o lado oposto ao da punção. Como o ápice do pulmão é mais alto à esquerda do que à direita, o lado direito é usualmente preferido por trazer menor risco de pneumotórax.

   Punções femorais:
   - Decúbito dorsal horizontal, com a coxa em ligeira rotação externa.
4. Colocação de gorro e máscara pelo profissional que realizará o procedimento, com lavagem simples de mãos, seguida de limpeza do local da punção com clorexidina degermante, em movimentos circulares do centro para a periferia. Seguem-se a limpeza das mãos do operador com clorexidina degermante, a secagem com compressa ou gaze estéril e a paramentação com avental e luvas estéreis.
5. Antissepsia estendida do local da punção com clorexidina alcoólica, em movimentos circulares do centro para a periferia, seguida de troca de luvas, se necessário, e colocação de campos estéreis.

6. Preparo da mesa, com aspiração das soluções (salina, lidocaína e heparina) em seringas de tamanhos diferentes (para que não se confundam as drogas), preenchimento das vias do cateter com solução cristaloide e preparo do aparelho de ultrassonografia com capa estéril.
7. Para a punção sem apoio ultrassonográfico, devem-se seguir os parâmetros anatômicos descritos anteriormente. Passar diretamente ao item 11.

Localização e punção do vaso com apoio ultrassonográfico

8. Localização do ponto de punção (conforme os parâmetros anatômicos já descritos) e colocação do transdutor do ultrassom próximo a esse local, com a mão não dominante (a dominante será utilizada para a punção).
9. Identificação da veia a ser puncionada e da artéria próxima a ela (a veia é compressível e a artéria pulsátil e não compressível, conforme exemplificado na Figura 32.3). O transdutor é geralmente utilizado com seu eixo maior perpendicular ao vaso (Figura 32.4A), exceto para a punção da veia subclávia, para a qual o eixo maior do transdutor é colocado paralelamente ao vaso, com a agulha apontada para sua porção lateral (Figura 32.4B).
10. Observação da profundidade da veia a ser puncionada, utilizando-se a escala disponível no monitor do ultrassonógrafo (Figura 32.5). A ponta da agulha deve ficar a uma distância do transdutor igual à profundidade do vaso, de tal forma que sua introdução a 45º a leva diretamente a ele (Figura 32.6).

Figura 32.3

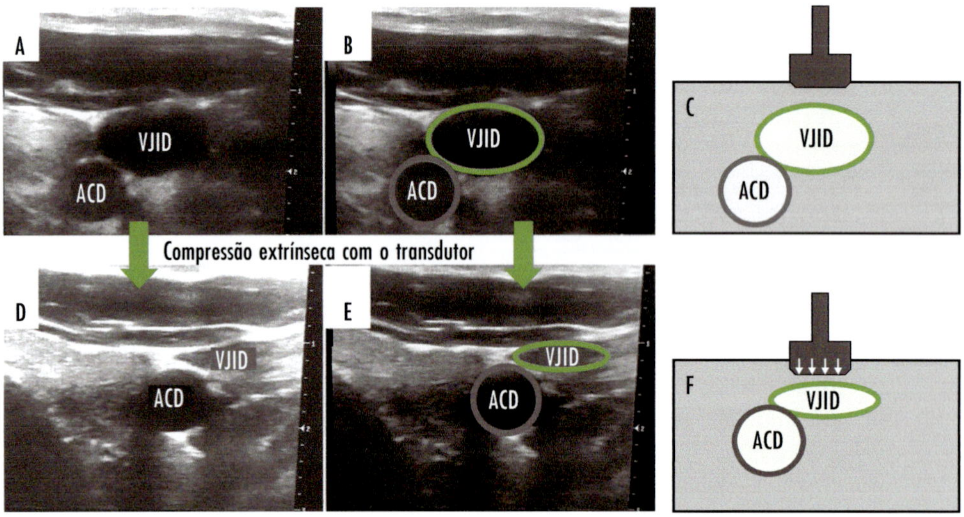

Diferenciação da carótida e jugular interna à ultrassonografia. Em **A**, **B** e **C**, observam-se os vasos cervicais sem compressão pelo transdutor ultrassonográfico. O diâmetro da jugular, normalmente ingurgitada, é maior do que o da carótida, que aparece como uma estrutura pulsátil. À compressão extrínseca com o transdutor (**D**, **E** e **F**), a veia é achatada, enquanto a artéria continua pulsátil e mostra-se não compressível.
ACD: artéria carótida direita; VJID: veia jugular interna direita.
Fonte: Acervo da autoria do capítulo.

Figura 32.4

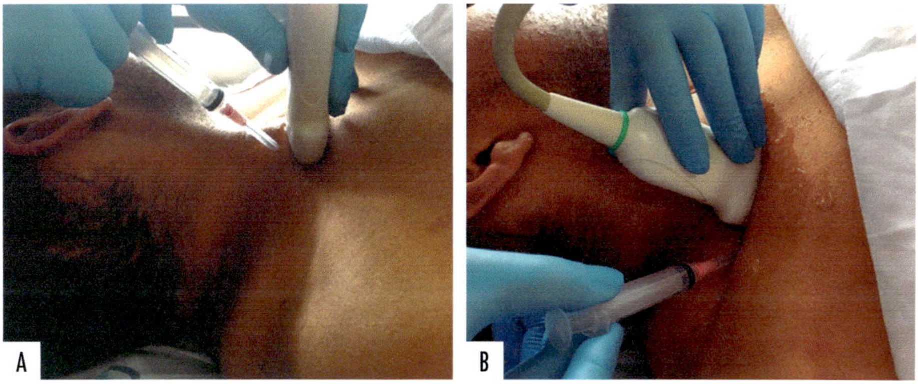

Posição do transdutor ultrassonográfico para punção da veia jugular interna (**A**) e da veia subclávia por acesso supraclavicular (**B**). Em **A**, observa-se o transdutor posicionado para visualização transversal dos vasos (a imagem ultrassonográfica obtida é a que foi mostrada na Figura 32.3). A agulha deve ser posicionada perpendicularmente à borda frontal do transdutor. Em **B**, o transdutor foi deslizado em sentido caudal a partir da localização da veia jugular interna, até a obtenção da imagem em que ela se une à subclávia. Aqui, a agulha deve ser orientada em direção à porção lateral (mais curta) do transdutor, abordando a veia subclávia de forma longitudinal.

Fonte: Acervo da autoria do capítulo.

Figura 32.5

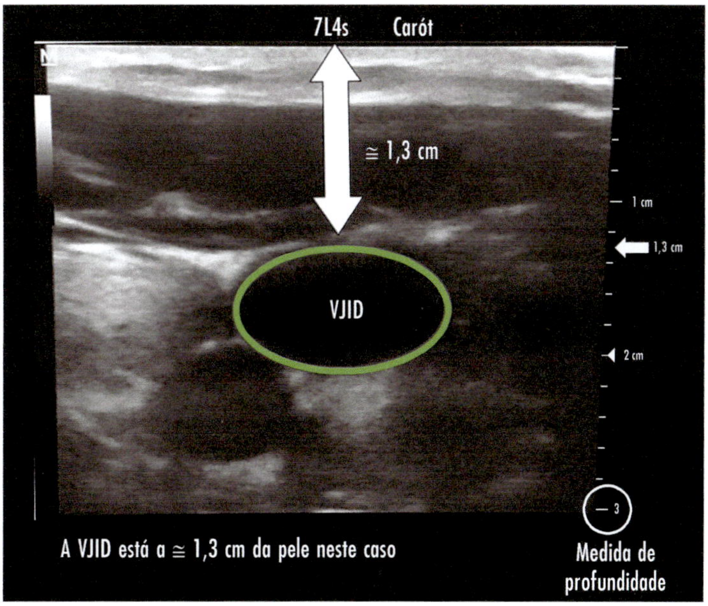

Determinação da profundidade da veia a ser puncionada. No monitor do aparelho de ultrassonografia, há uma escala que marca a profundidade das estruturas, permitindo a localização precisa do vaso. Neste exemplo, a veia jugular está localizada a 1,3 cm de profundidade em relação ao transdutor.
VJID: veia jugular interna direita.

Fonte: Acervo da autoria do capítulo.

Figura 32

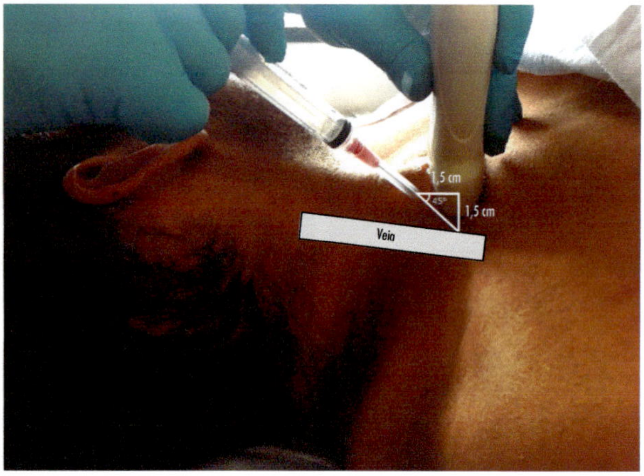

Posicionamento da agulha para punção. A ponta da agulha não deve ficar imediatamente ao lado do transdutor, e sim a uma distância igual à profundidade da veia (determinada como na Figura 32.5), que neste exemplo é 1,5 cm. Dessa forma, a introdução da agulha a 45°, traçando-se um triângulo isósceles imaginário, a levará ao encontro da veia. VJID: veia jugular interna direita.

Fonte: Acervo da autoria do capítulo.

11. Administração local de 1 a 2 mL de lidocaína 1% com agulha fina (22 ou 23G).
12. Puncionar a veia conforme ilustrado na Figura 32.6, utilizando a agulha grossa (18G) do *kit* do cateter.
13. Quando houver sucesso na punção da veia, o sangue venoso será aspirado sem dificuldade. A seringa deve, então, ser desacoplada da agulha para introdução do fio-guia até no máximo 20 cm (em geral, cerca de 10 cm são suficientes). Em seguida, retira-se a agulha, mantendo-se o fio-guia no interior da veia.
14. A seguir, dilata-se a pele e o subcutâneo em torno do óstio com o uso do instrumento fornecido com o *kit* do cateter, passando-o pelo fio-guia. Em caso de dificuldade à dilatação, pode-se utilizar uma lâmina de bisturi fina para fazer um pequeno corte na pele junto ao óstio.
15. O óstio deve ser comprimido até a inserção inicial do cateter, para evitar perda de sangue pelo orifício dilatado. O cateter é inserido utilizando o fio-guia, de tal modo que sua ponta se localize entre a veia cava superior e o átrio direito (para a maioria dos pacientes, isso ocorre com a inserção de 15 cm na veia jugular interna direita e de 20 cm na jugular interna esquerda e nas subclávias). Para cateteres femorais, o ideal é a inserção de 20 a 25 cm, para assegurar sua localização na veia cava inferior.
16. O fio-guia é, então, removido e o fluxo das vias do cateter é testado com uma seringa de 10 mL. A aspiração e a reinfusão do sangue devem se dar sem resistência. Caso haja dificuldade, a posição do cateter deve ser modificada movendo-o ligeiramente ou girando-o em torno do seu eixo.
17. As vias do cateter devem ser salinizadas com solução cristaloide e anticoaguladas com heparina, 500 U/mL em volume especificado pelo fabricante (o volume que cabe em cada via é geralmente informado no próprio cateter).

18. O cateter é, então, fechado com as tampas e fixado com pontos em fio de náilon. O curativo do óstio e das vias de diálise é feito com gaze seca e fita adesiva.
19. Deve-se solicitar radiografia do tórax após punções jugulares e subclávias para confirmar o correto posicionamento do cateter e detectar a presença de possíveis complicações. Não é necessária a radiografia para avaliar a posição de cateteres femorais.

Conclusão

A passagem de cateteres venosos de curta permanência deve sempre ser realizada de acordo com parâmetros anatômicos e com apoio de ultrassom, obedecendo a parâmetros adicionais, sempre que possível. Cuidados com a assepsia são essenciais, com o uso de campos e luvas estéreis, além de paramentação completa, que inclui a colocação de gorro, máscara e aventais.

Bibliografia consultada

Akaraborworn O. A review in emergency central venous catheterization. Chin J Traumatol 2017 Jun; 20(3): 137-40.

Bream PR Jr. Update on insertion and complications of central venous catheters for hemodialysis. Semin Intervent Radiol 2016 Mar; 33(1): 31-8.

Clark EG; Barsuk JH. Temporary hemodialysis catheters: recent advances. Kidney Int. 2014 Nov; 86(5): 888-95.

Flato UA; Petisco GM; Santos FB. Ultrasound-guided venous cannullation in critical care unit. Rev Bras Ter Intensiva 2009 Jun; 21(2): 190-6.

Graham AS; Ozment C; Tegtmeyer K et al. Videos in clinical medicine. Central venous catheterization. N Engl J Med 2007 May 24; 356(21): e21.

Leś J; Wańkowicz Z. Methods of central vascular access for haemodialysis. Anaesthesiol Intensive Ther 2013; 45(3): 171-6.

Rabindranath KS; Kumar E; Shail R et al. Use of real-time ultrasound guidance for the placement of hemodialysis catheters: a systematic review and meta-analysis of randomized controlled trials. Am J Kidney Dis 2011 Dec; 58(6): 964-70.

Capítulo 33

Inserção de Cateteres de Longa Duração (Tunelizados) para Hemodiálise

Bruno Caldin da Silva
Rosilene Motta Elias

O domínio da técnica de implante de cateteres tunelizados para hemodiálise é altamente desejável para o nefrologista, tendo em vista as inúmeras vantagens trazidas por essa técnica: a rápida conversão de um acesso provisório a um tunelizado permite reduzir taxas de infeção e de trombose, especialmente em pacientes em início de programa de hemodiálise crônica.

Existem diversos tipos de cateteres para uso com essa técnica. Uma característica comum, além da codificação das vias (vermelho para "arterial" – de saída – e azul para "venosa" – de retorno), é a existência de um único *cuff*, que deve ser locado no tecido subcutâneo para fixação. Esses cateteres podem variar em tamanho, calibre, tipo de material, disposição das vias e formato de sua extremidade distal.

Descrevemos a seguir os principais cateteres atualmente disponíveis:

» **Permcath®:** criado em 1988 e fabricado em silicone. Apresenta uma característica marcante que é a disposição paralela das vias, tornando-o "achatado" (Figura 33.1).

Figura 33.1

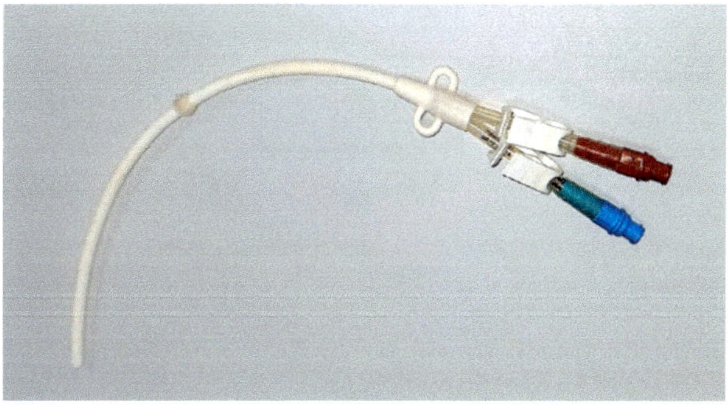

Fonte: Acervo da autoria do capítulo.

» **Mahurkar® e Hemo-Flow®:** são atualmente os cateteres-padrão do Serviço de Hemodiálise do Hospital das Clínicas da Faculdade de Medicina da Universidade de São Paulo (HC-FMUSP). Ambos (Figura 33.2) são confeccionados em poliuretano, com diâmetro de 14,5 Fr (4,5 mm), disposição oval/meia-lua das vias e ponta assimétrica, com a via "arterial" mais curta em relação à "venosa", para evitar a recirculação (imediata recaptação do sangue depurado).

Figura 33.2

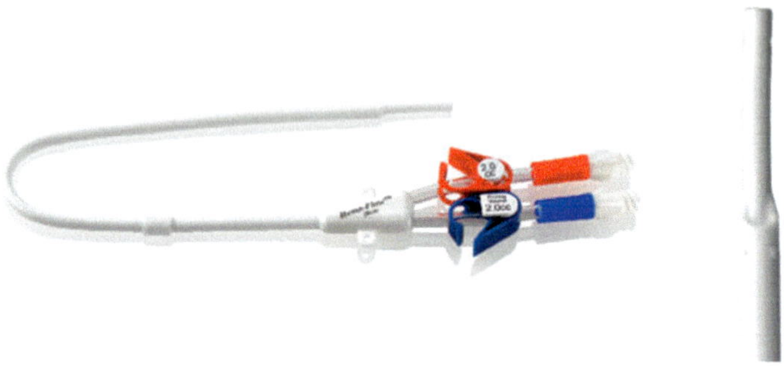

Fonte: Acervo da autoria do capítulo.

» **Pallindrome®:** cateter desenvolvido em 2008 (Figura 33.3), com duas vias dispostas de modo paralelo e com uma característica única de sua ponta, denominada *symmetrical spiral tip*. Essa disposição permite, por um mecanismo engenhoso, que o sangue proveniente da máquina de diálise seja sempre ejetado no orifício mais distal, evitando, assim, a recirculação do sangue depurado mesmo que as linhas azul e vermelha sejam inadvertidamente trocadas.

Figura 33.3

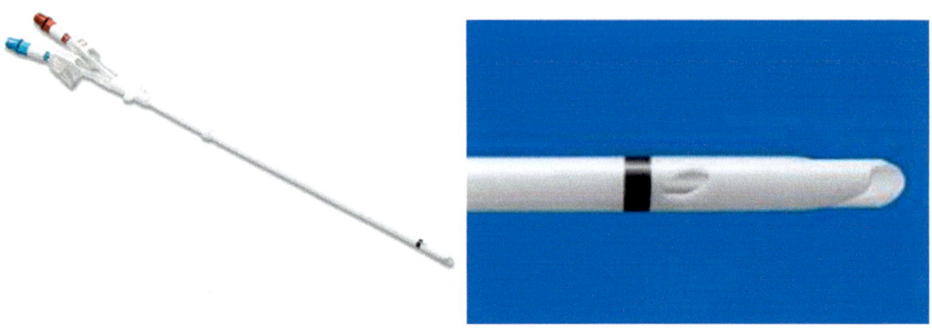

Fonte: Acervo da autoria do capítulo.

» **Split Cath III®:** com calibre de 14 a 16 Fr, tem extremidade com pontas separadas, o que teoricamente reduz a recirculação, mas traz riscos de trombose no local da bifurcação das vias (Figura 33.4).

Figura 33.4

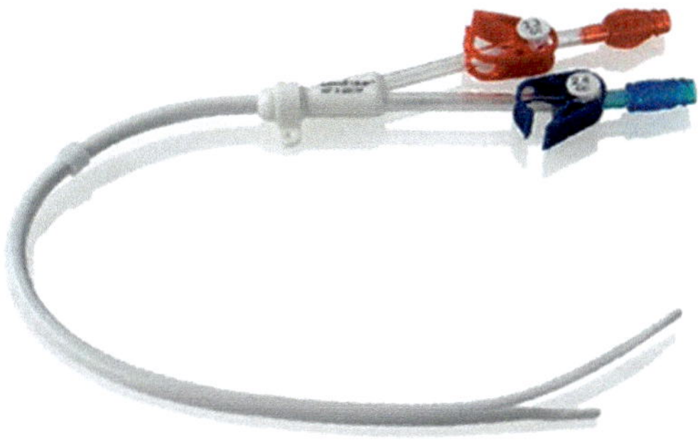

Fonte: Acervo da autoria do capítulo.

No Serviço de Diálise do HC-FMUSP, a técnica-padrão, já devidamente catalogada na literatura, consiste na conversão de um acesso provisório (na veia jugular direita) a um tunelizado por meio de um fio-guia, dispensando o uso de fluoroscopia. Essa técnica reduz a demanda por estrutura física, limita custos e é mais facilmente reprodutível pelos residentes após o término de seu treinamento. É importante salientar que todos os acessos que não a veia jugular direita requerem o auxílio de fluoroscopia.

As seguintes etapas devem ser percorridas para a inserção de um cateter tunelizado para hemodiálise:

1. Após punção da veia jugular interna direita guiada por ultrassonografia para passagem do acesso provisório, deve-se fazer uma radiografia de tórax para estimar a distância entre o óstio de inserção do cateter e o átrio direito.
2. Deve-se considerar que, para sucesso da inserção, o sítio de punção do acesso provisório não deve estar a mais de 3 cm acima da clavícula ipsilateral.
3. Deve-se instalar um acesso venoso periférico para uso eventual durante o procedimento.
4. A antibioticoterapia profilática é recomendada por reduzir o risco de infecção no pós-operatório. Utilizar cefazolina 1 g por via endovenosa (EV) 1 hora antes do procedimento. São obrigatórios a lavagem adequada de mãos e o uso de capote estéril, touca, luvas e campos esterilizados.
5. O paciente deve ser monitorizado (eletrocardiograma, pressão arterial, oximetria de pulso) e um cateter nasal de oxigênio deve ser instalado.
6. Para sedação e analgesia:
   - Diluir 1 ampola de midazolam (15 mg/3 mL) em 12 mL de SF 0,9% e infundir de 2 a 3 mL EV, em bólus.
   - Diluir 1 ampola de fentanila (100 mcg/2mL) em 8 mL de SF 0,9% e infundir de 1 a 2 mL EV, em bólus.
7. A assepsia e a antissepsia são efetuadas com clorexidina degermante e alcoólica, respectivamente, seguindo-se, então, a colocação de campos estéreis.
8. Na sequência, prepara-se a seringa contendo anestésico tópico (lidocaína, sem vasoconstrictor).
9. Para o início da inserção do cateter tunelizado: passar fio-guia através do cateter provisório de hemodiálise.

10. Retirar o cateter provisório (Figura 33.5).

Figura 33.5

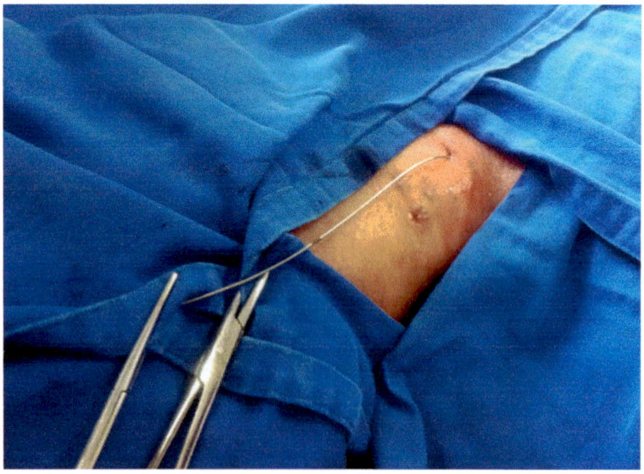

Fonte: Acervo da autoria do capítulo.

11. Estimar, com base na radiografia de tórax, qual será a porção do cateter que permanecerá no interior da veia e qual porção permanecerá no túnel subcutâneo. Considerar que o *cuff* deverá permanecer ao menos 3 cm distante do óstio de entrada do cateter (Figura 33.6).

Figura 33.6

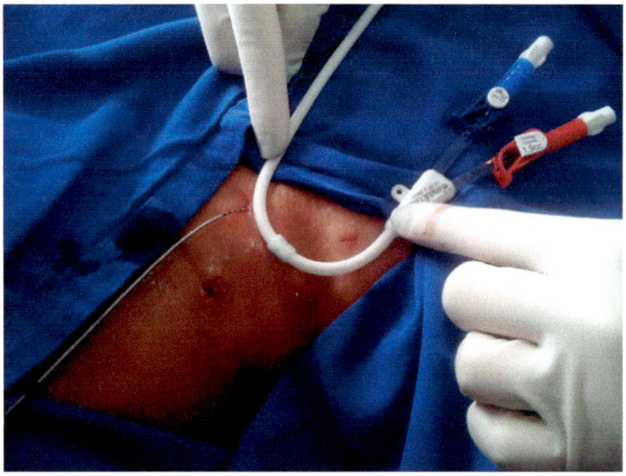

Fonte: Acervo da autoria do capítulo.

12. Iniciar anestesia local da região subcutânea em que o cateter será inserido. Além de reduzir o desconforto, isso auxilia na progressão do tunelizador.

13. Introduzir o tunelizador a partir do óstio de saída do cateter até o fio-guia. Não fazer o trajeto em linha reta, mas com ângulo aberto, pois isso diminui o risco de torção e dobra do cateter (Figura 33.7).

Figura 33.7

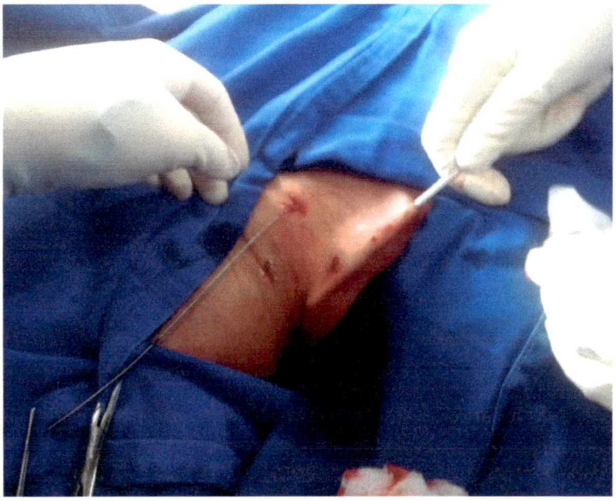

Fonte: Acervo da autoria do capítulo.

14. Conectar a ponta do cateter à base do tunelizador. Proteger a ponta e deslizar o cateter até sair ao lado do fio-guia (Figura 33.8).

Figura 33.8

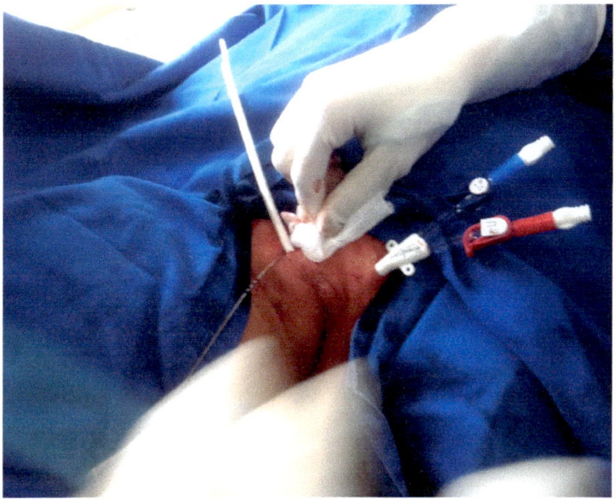

Fonte: Acervo da autoria do capítulo.

15. Inserir o *kit* introdutor/camisa através do fio-guia (Figura 33.9); lembrar que após a introdução de cerca de 3 a 5 cm a ponta pode ser retraída, evitando daí em diante o contato da parte mais rígida do dilatador (parte integrante do *kit* introdutor) com a parede da veia.

Figura 33.9

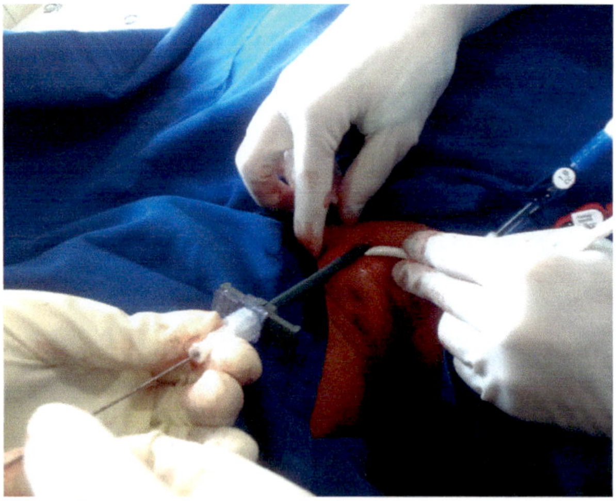

Fonte: Acervo da autoria do capítulo.

16. Remover o introdutor e o fio-guia, mantendo a camisa (expondo, assim, o óstio de inserção).
17. Introduzir no vaso o cateter remanescente através do introdutor (Figura 33.10). A existência de uma válvula antirrefluxo diminui o risco de sangramento durante o procedimento.

Figura 33.10

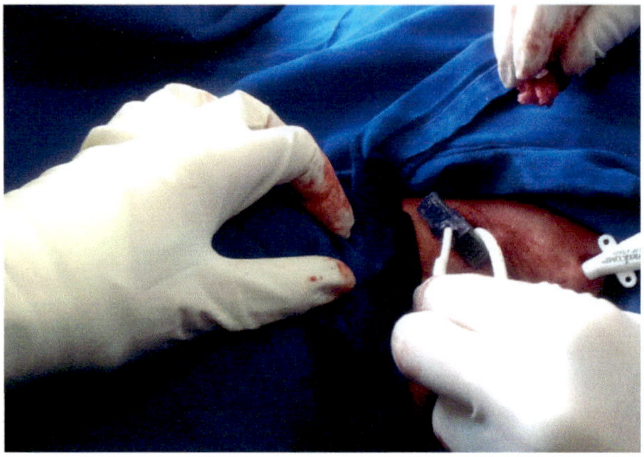

Fonte: Acervo da autoria do capítulo.

18. Remover a camisa, após romper o lacre superior.
19. Finalizar a inserção do cateter (Figura 33.11).

Figura 33.11

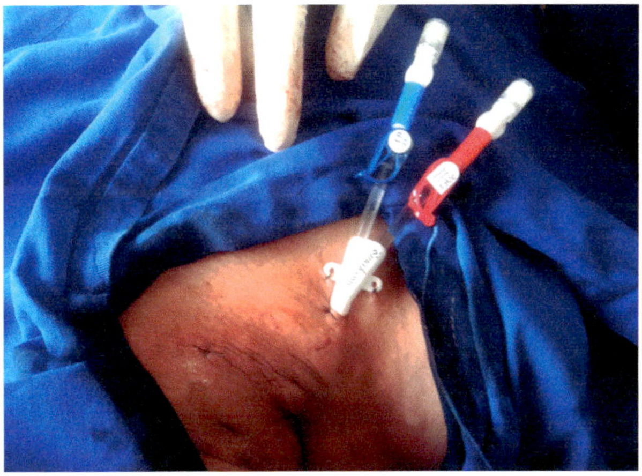

Fonte: Acervo da autoria do capítulo.

20. Após testar o refluxo de sangue, lavar as vias com soro fisiológico e heparinizá-las, segundo o volume de cada via (indicada no próprio cateter);
21. Suturar com fio de náilon.
22. Aplicar curativo estéril.
23. Realizar exame radiológico imediatamente para detectar eventuais complicações e avaliar o posicionamento do cateter.

Contraindicações e cuidados com a técnica de inserção com fio-guia

Se o acesso for a veia jugular interna esquerda, uma veia femoral ou uma veia subclávia, o cateter tunelizado deve ser implantado pela cirurgia vascular ou pela radiologia intervencionista, com auxílio de fluoroscopia.

Outras situações em que a técnica é contraindicada:

» se houver sinais de infecção no óstio;
» se o cateter temporário tiver sido implantado há mais de 7 dias;
» se o paciente não for cooperativo;
» se o paciente tiver intolerância à posição supina.

Bibliografia consultada

Figueiredo A; Goh BK; Jenkins S et al. Clinical practice guidelines for peritoneal access. Peritoneal Dialysis International v. 30, p. 424-9.

Hagen SM; Lafranca JA; Ijzermans JNM et al.. A systematic review and meta-analysis of the influence of peritoneal dialysis catheter type on complication rate and catheter survival. Kidney International 2014; 85: 920-32.

Moraes TP; Campos RP; de Alcântara MT et al. Similar outcomes of catheters implanted by nephrologists and surgeons: analysis of the Brazilian peritoneal dialysis multicentric study. Semin Dial 2012 Sep-Oct; 25(5): 565-8.

Motta ER; da Silva MSC; Abensur H et al. Insertion of tunneled hemodialysis catheters without fluoroscopy. J Vasc Access 2010 Apr-Jun; 11(2): 138-42.

Silva BC; Rodrigues CE; Abdulkader RC et al. Conversion from temporary to tunneled catheters by nephrologists: report of a single-center experience. Int J Nephrol Renovasc Dis 2016 Apr 11; 9: 87-94.

Vieira-Neto OM; Carrascoss HL. Técnicas de implante de cateter para diálise. In: Diálise peritoneal-manual prático: uso diário ambulatorial e hospitalar. 2. ed. rev. e ampl. Viera-Neto OM; Abensur H. Livraria Balieiro; 2016.

Capítulo 34

Inserção de Cateteres de Longa Duração (Tunelizados) para Diálise Peritoneal

Bruno Caldin da Silva
Hugo Abensur

A diálise peritoneal realizada ambulatorialmente requer a passagem de um acesso tunelizado e o cateter de Tenckhoff é o dispositivo a ser empregado. Ele é confeccionado em silicone, tem dois *cuffs*, sendo um deles implantado no músculo logo acima da membrana peritoneal e outro a cerca de 2 cm do óstio cutâneo do cateter. Seu comprimento varia entre 31 e 47 cm. Apresenta diversos orifícios distais de 0,5 mm para realização de infusão e drenagem do líquido peritoneal.

O cateter de Tenckoff padrão é reto (Figura 34.1). Existem ainda outros tipos, como o cateter *swan neck* (pescoço de ganso), que tem uma curvatura acentuada entre os *cuffs* e o cateter do tipo *coil*, cuja extremidade distal é espiralada. Em nosso serviço, o cateter de Tenckhoff padrão é o escolhido para utilização de rotina. Vale ressaltar que os resultados a longo prazo quanto à sobrevida do cateter, infecções e deslocamentos são semelhantes seja qual for o tipo de cateter utilizado (reto, com extremidade espiralada ou pescoço de ganso).

Figura 34.1

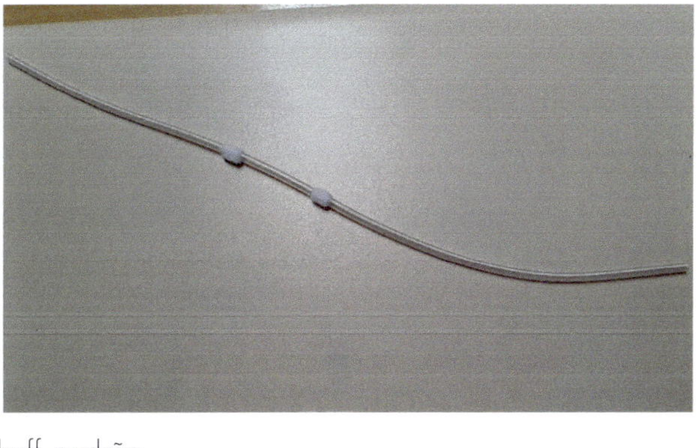

Cateter de Tenckhoff padrão.
Fonte: Acervo da autoria do capítulo.

O cateter de Tenckhoff pode ser implantado por cirurgia a céu aberto, por laparoscopia ou por punção às cegas com agulha e passagem de fio-guia (técnica de Seldinger). No serviço de diálise do Hospital das Clínicas da Faculdade de Medicina da Universidade de São Paulo (HC-FMUSP), utilizamos esta última técnica, por requerer menor estrutura física, por apresentar menores custos e também porque os residentes poderão aplicá-la mais facilmente no futuro em outros centros médicos. Além disso, a técnica pode ser utilizada com segurança pelo nefrologista treinado: o cateter funciona com a mesma eficiência que teria se fosse inserido por um cirurgião.

As seguintes etapas devem ser observadas para a aplicação da técnica de Seldinger:

1. Orientar o paciente a permanecer em jejum por pelo menos 4 horas.
2. Obter acesso venoso periférico.
3. A antibioticoterapia profilática é obrigatória, por reduzir as taxas de infecção no pós-operatório. Utilizar cefazolina 1 g por via endovenosa (EV) 1 hora antes do procedimento.
4. Esvaziar a bexiga antes do procedimento para evitar sua perfuração.
5. Monitorização (eletrocardiograma, pressão arterial, oximetria de pulso) e instalação de cateter nasal de oxigênio.
6. Sedação e analgesia:
   - Diluir 1 ampola de midazolam (15 mg/3 mL) em 12 mL de SF 0,9% e infundir de 2 a 3 mL EV em bólus.
   - Diluir 1 ampola de fentanila (100 mcg/2 mL) em 8 mL de SF 0,9% infundir de 1 a 2 mL, EV em bólus.
7. Assepsia e antissepsia com clorexidina degermante e alcoólica, respectivamente. Colocação de campos estéreis.
8. Preparação de seringa com anestésico tópico (lidocaína, sem vasoconstrictor).
9. Incisão transversal de 2 a 3 cm com bisturi (Figura 34.2). Pode ser mediana (dois dedos abaixo da cicatriz umbilical) ou lateral esquerda (no mesmo local utilizado para realização de paracentese).

Figura 34.2

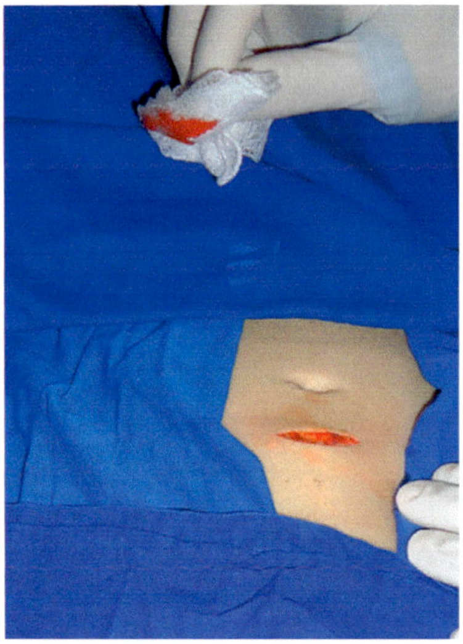

Incisão transversal para inserção de cateter de Tenckhoff.
Fonte: Acervo da autoria do capítulo.

10. Dissecção por planos até a fáscia da musculatura com pinça Kelly curva. É possível sentir a localização da fáscia, por se tratar de estrutura lisa, diferentemente dos planos de gordura adjacentes.
11. Se necessário, repetir anestesia local no tecido muscular.
12. Puncionar o peritônio com cateter do tipo Jelco n. 14, de modo perpendicular ao plano da musculatura abdominal. Remover a agulha, de modo a manter somente o mandril do Jelco (Figura 34.3).

Figura 34.3

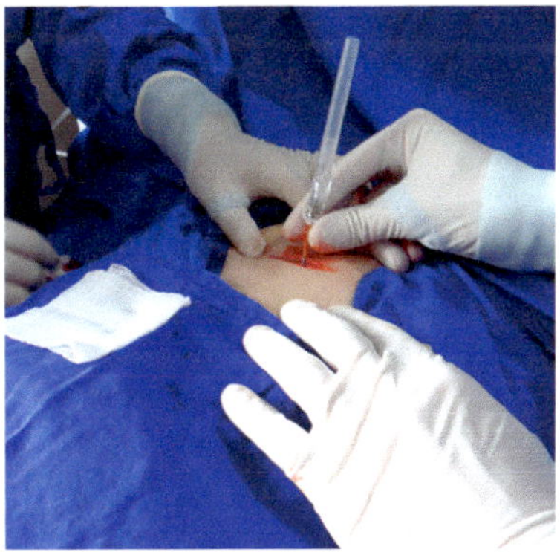

Remoção da agulha mantendo o mandril.
Fonte: Acervo da autoria do capítulo.

13. Conectar soro fisiológico 0,9% e equipo macrogotas ao mandril. Infundir aproximadamente 800 mL dessa solução na cavidade peritoneal.
14. Desconectar soro e equipo. Introduzir fio-guia através do cateter de mandril.
15. Retirar o mandril.
16. Inserir o *kit* introdutor (dilatador) + camisa com auxílio do fio-guia (Figura 34.4).

Figura 34.4

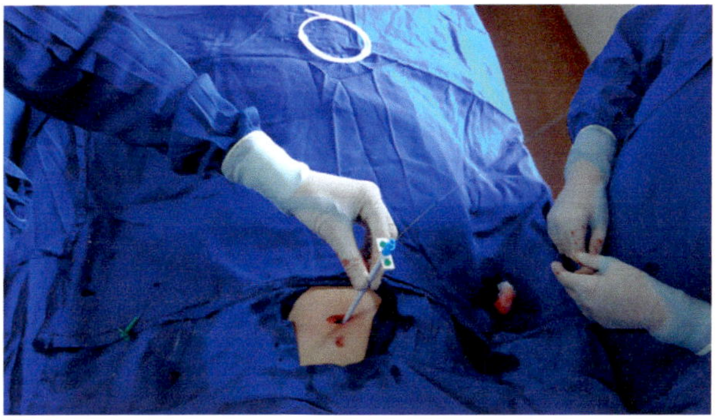

Inserção do *kit* introdutor (dilatador) + camisa.
Fonte: Acervo da autoria do capítulo.

17. Remover o introdutor, mantendo a camisa (expondo, assim, o orifício de passagem do cateter; Figura 34.5).

Figura 34.5

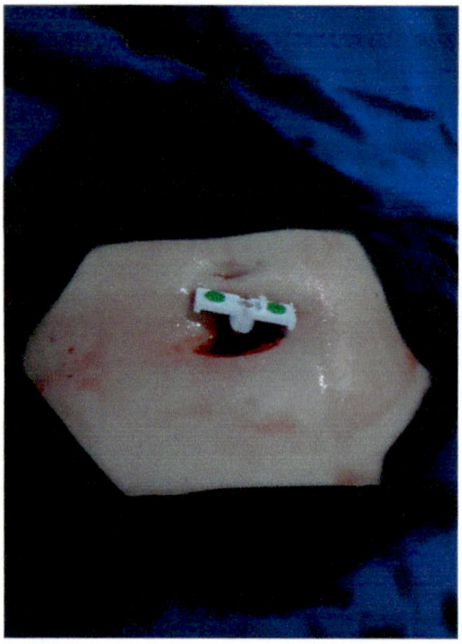

Removido o introdutor, mantida a camisa.
Fonte: Acervo da autoria do capítulo.

18. Inserir o cateter de Tenckhoff através do introdutor, com o objetivo de deixar os orifícios laterais no interior da cavidade peritoneal. Introduzir o cateter até o *cuff* interno atingir a musculatura (Figura 34.6).

Figura 34.6

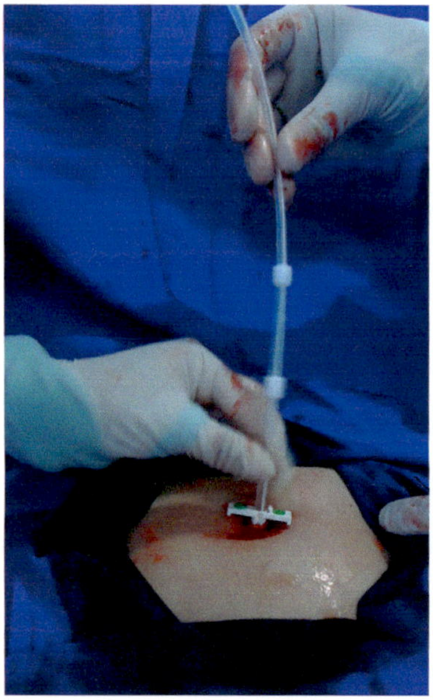

Inserção do cateter de Tenckhoff através do introdutor.
Fonte: Acervo da autoria do capítulo.

19. Remover a camisa, após romper o lacre superior, numa manobra semelhante ao procedimento de descascar bananas (Figura 34.7).

Figura 34.7

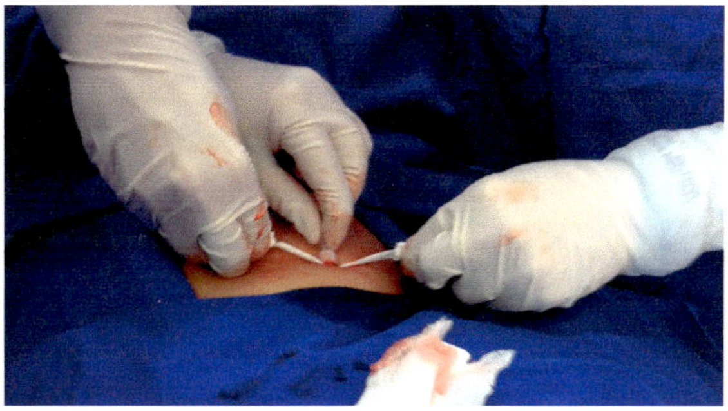

Remoção da camisa.
Fonte: Acervo da autoria do capítulo.

20. Confeccionar o túnel subcutâneo. Manter o *cuff* externo distante pelo menos 3 cm do orifício de entrada na pele (Figura 34.8).

Figura 34.8

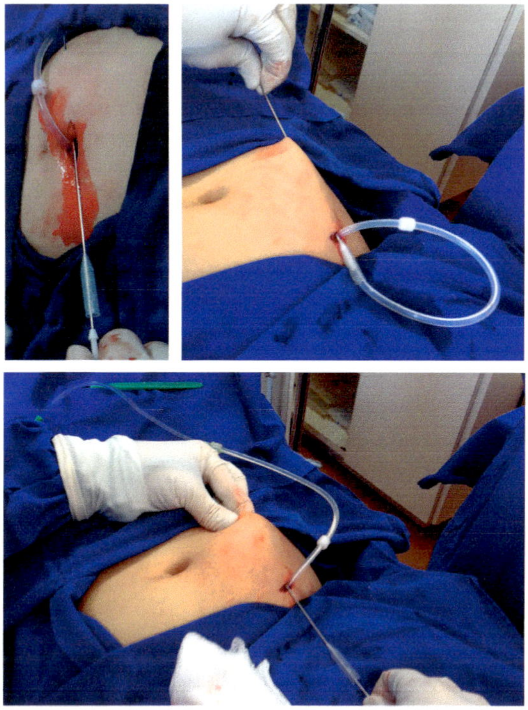

Confecção do túnel subcutâneo. O *cuff* externo deve ser posicionado a pelo menos 3 cm do orifício de entrada na pele.
Fonte: Acervo da autoria do capítulo.

21. Lavar com soro fisiológico e fechar o cateter com os conectores.
22. Realizar sutura com fio absorvível no tecido subcutâneo da incisão principal e, na pele, posteriormente, com fio de náilon.
23. Aplicar curativo estéril.
24. O paciente deve ficar em observação por 2 horas. Se estiver bem após esse período, ele é liberado e orientado para permanecer em domicílio.
25. No dia seguinte, retorno para exame radiológico do abdômen e troca do curativo.
26. Iniciar diálise peritoneal, de preferência, pelo menos 15 dias após a instalação do cateter. Se houver urgência, a diálise pode ser iniciada antes disso, desde que os volumes de infusão sejam pequenos e o paciente seja mantido em decúbito dorsal horizontal durante o procedimento.

Contraindicações para a técnica de Seldinger

A técnica descrita é contraindicada para pacientes com cirurgias abdominais prévias de médio ou grande porte, pacientes obesos e pacientes pouco colaborativos. Nesses casos, a inserção deve ser efetuada por pessoal qualificado, utilizando cirurgia aberta ou laparoscópica, diminuindo, assim, os riscos de complicações.

Possíveis riscos e medidas preventivas

» Vazamento ao redor do cateter (evitar DP antes de 15 dias pós-inserção).
» Colocação pré-peritoneal (baixa probabilidade quando se infundem 800 mL de SF previamente ao implante do cateter).
» Sangramento no efluente peritoneal (suspender antiagregantes plaquetários e anticoagulantes antes do implante, avaliação prévia da coagulação. Intervenção direta é raramente necessária).
» Perfuração da bexiga (esvaziar bexiga logo antes do procedimento).
» Perfuração intestinal (fazer a punção à esquerda, pois o sigmoide (localizado à esquerda) é móvel e o ceco (à direita) é fixo).
» Cateter mal posicionado (tomar cuidado para direcionar o cateter em direção à sínfise púbica, usar laxantes para tentar reposicionar o cateter que migrou à pequena bacia).

Bibliografia consultada

Figueiredo A; Goh BL; Jenkins S et al. Clinical practice guidelines for peritoneal access. Peritoneal dialysis international: Journal of the International Society for Peritoneal Dialysis 2010; 30(4): 424-9.

Hagen SM; Lafranca JA; JN IJ et al. A systematic review and meta-analysis of the influence of peritoneal dialysis catheter type on complication rate and catheter survival. Kidney international 2014; 85(4): 920-32.

Moraes TP; Campos RP; de Alcantara MT et al. Similar outcomes of catheters implanted by nephrologists and surgeons: analysis of the Brazilian peritoneal dialysis multicentric study. Seminars in dialysis 2012; 25(5): 565-8.

Neto OMV; Abensur H. Dialise peritoneal – manual pratico: uso diario ambulatorial e hospitalar. Editora Balieiro; 2013.

Capítulo 35

Biópsia Renal Percutânea

Lecticia Barbosa Jorge

Indicações de biópsia renal

As primeiras biópsias renais foram instituídas na prática clínica nos anos 1950, antes mesmo de a Nefrologia se estabelecer como disciplina independente, e, desde então, esse procedimento tem ocupado posição de destaque na abordagem clínica das nefropatias, permitindo chegar com precisão a complexos diagnósticos e avaliações prognósticas.

Apesar do seu inegável valor como ferramenta diagnóstica, a biópsia renal é um procedimento invasivo, com risco baixo, mas não desprezível, de hemorragia potencialmente fatal. Por essa razão, a indicação de biópsia deve sempre ser precedida de uma criteriosa análise destinada a estabelecer se o benefício trazido pelo procedimento supera amplamente os riscos envolvidos.

Décadas de experiência com biópsias renais permitem uma catalogação racional das situações em que a biópsia renal é claramente indicada. As principais estão enumeradas no Quadro 35.1.

Quadro 35.1 – Principais indicações de biópsia renal.

- Síndrome nefrótica em adultos
- Lesão renal aguda de etiologia desconhecida ou prolongada, principalmente se houver alterações urinárias
- Proteinúria > 1 g/24 horas, associada ou não a hematúria
- Hematúria associada a hipertensão ou redução da taxa de filtração glomerular (TFG)
- Doença renal crônica (DRC) de etiologia desconhecida

Fonte: Desenvolvido pela autoria do capítulo.

Além dessas situações, alguns preconizam a realização de biópsia renal em casos de hematúria glomerular isolada, mesmo sem queda da taxa de filtração glomerular (TFG) ou outra evidência de doença renal crônica DRC. Outros julgam tal indicação questionável e preferem acompanhar esses pacientes enquanto não surge alguma suspeita mais concreta.

Contraindicações à biópsia renal

Há várias situações em que a realização de biópsia renal implica um risco maior do que o habitual de sangramento ou de outras complicações. Nesses casos, a biópsia deve ser evitada ou adiada até que os fatores adversos envolvidos sejam controlados. Um recurso alternativo é o acesso transjugular, que tem sido utilizado para pacientes com distúrbios de coagulação em necessidade urgente de diagnóstico e início de tratamento. No entanto, a técnica requer treinamento especializado por ser bem mais complexa do que a convencional.

As principais contraindicações à realização de biópsia renal percutânea estão listadas no Quadro 35.2.

Quadro 35.2 – Contraindicações à biópsia renal percutânea.

- Distúrbios de coagulação
- Hipertensão grave descontrolada
- Uremia
- Hidronefrose
- Obesidade mórbida
- Múltiplos cistos renais
- Neoplasia renal
- Pielonefrite aguda, abscesso perinefrético ou infecção cutânea local
- Rim único
- Malformações renais que dificultem a abordagem percutânea
- Paciente não colaborativo

Fonte: Desenvolvido pela autoria do capítulo.

Preparo para a biópsia renal

O paciente deve ser internado na tarde anterior ao procedimento, para que seus dados clínicos e laboratoriais possam ser revistos, juntamente com um exame ultrassonográfico, de preferência conduzido por quem realizará a biópsia. Dessa maneira, buscam-se identificar e corrigir situações que tornem arriscado o procedimento, especialmente as que predispõem a sangramentos, como coagulopatias e o uso de medicações anticoagulantes.

O protocolo de preparação para biópsia renal utilizado e recomendado pelo Hospital das Clínicas da Faculdade de Medicina da Universidade de São Paulo (HC-FMUSP), firmemente baseado na literatura e na experiência local, com ênfase na segurança do procedimento, está descrito de forma esquemática no Quadro 35.3.

Quadro 35.3 – Preparo para biópsia renal.

- Controle da pressão arterial – manter abaixo de 140/90 mm/Hg
- Descartar ou tratar infecções, especialmente do trato urinário
- Se houver leucocitúria, deve-se obter uma urocultura negativa
- Obrigatório: Hb > 10 g/dL; TP/TTPa < 1,2; Ureia < 140 mg/dL; Plaquetas > 100 mil/mm^3
- Rever a prescrição
- Suspender por 12 a 24 horas o uso, mesmo que profilático, de heparina não fracionada ou de baixo peso molecular
- Suspender anticoagulante oral e/ou AAS pelo menos 7 dias antes do procedimento
- Se o paciente estiver em diálise, o ideal é biopsiar 12 horas após a última sessão

AAS: ácido acetilsalicílico.
Fonte: Desenvolvido pela autoria do capítulo.

Na literatura são descritos diversos protocolos de preparo, com pequenas variações em relação aos valores padronizados em nosso Serviço.

Se a equipe considerar que suspender o uso de ácido acetilsalicílico (AAS) acarreta risco maior do que o trazido pela biópsia, é aceitável realizar o procedimento mesmo na vigência do tratamento. Dados na literatura mostram que, nesses casos, não há aumento do risco de hemorragia grave, com necessidade de transfusão sanguínea e/ou intervenção drástica, como embolização arterial. No entanto, aumenta a frequência de sangramentos menores, que se refletem apenas em queda (superior a 1 g/dL) da taxa de hemoglobina sanguínea.

O uso da desmopressina tem sido sendo preconizado em pacientes com baixa função renal, por diminuir o risco de sangramento. No entanto, esse recurso ainda é pouco disponível entre nós.

Descrição detalhada e ilustrada das técnicas empregadas no procedimento

Etapa 1 – organização do material (Figura 35.1)

» aparelho de ultrassonografia apropriado para visualização dos rins;
» capa esterilizada para aparelho de ultrassom;
» pistola automática (Figura 35.2);
» agulha para biópsia 16 G;
» seringa de 20 mL para anestesia;
» agulha de raquianestesia;
» lidocaína 2% sem vasoconstritor;
» agulhas 30 × 7 – 22G e 40 × 12 – 18G.

Figura 35.1

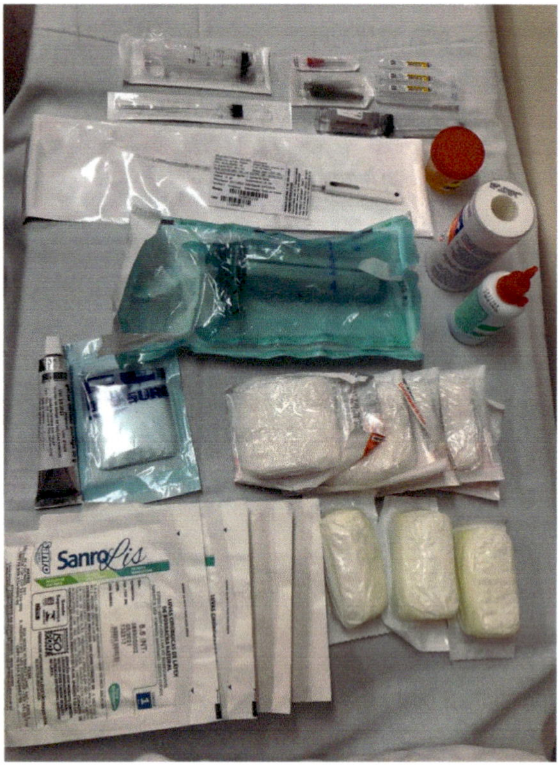

Organização do material.
Fonte: Acervo da autoria do capítulo.

Figura 35.2

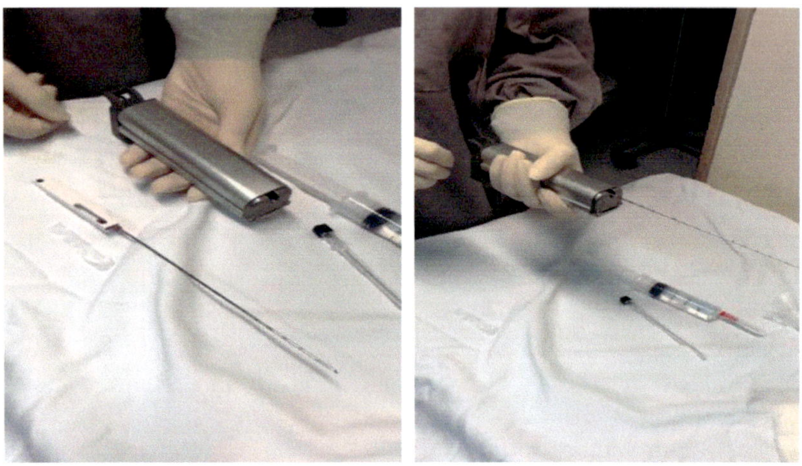

Montagem da pistola de biópsia.
Fonte: Acervo da autoria do capítulo.

Etapa 2 – posicionamento do paciente

» Colocar o paciente em decúbito ventral e avaliar a necessidade de um coxim para retificar a coluna lombar (Figura 35.3).

Figura 35.3

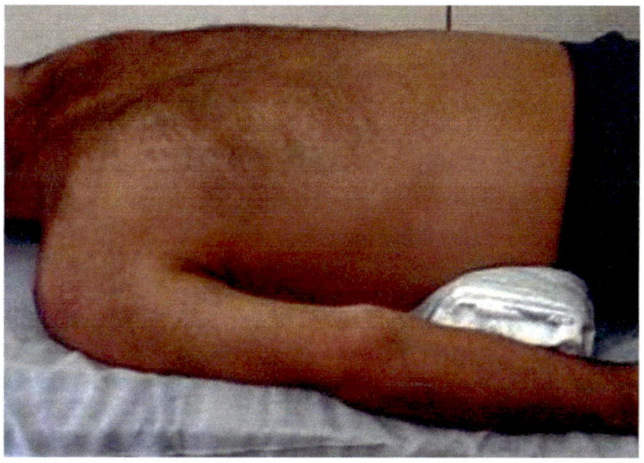

Posicionamento do paciente, se necessário utilizando um coxim para retificar a coluna. *Fonte:* Acervo da autoria do capítulo.

Figura 35.4

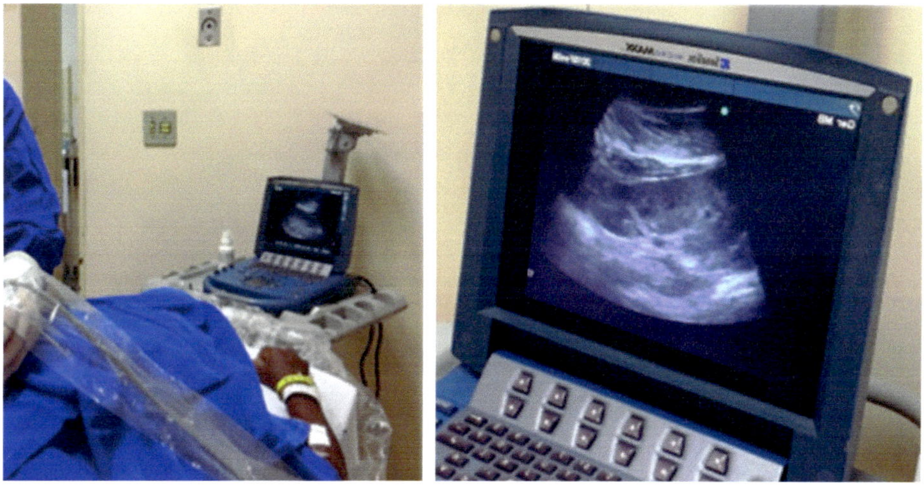

Visualização ultrassonográfica do rim a ser biopsiado (em maior detalhe à direita). *Fonte:* Acervo da autoria do capítulo.

Visualizar os rins com ultrassom, determinando com antecedência o local de melhor visualização e maior facilidade para punção (Figura 35.4).

» Higienizar o local da punção com clorexidine degermante e alcoólico.

Etapa 3 – anestesia local e posicionamento guiado da agulha

» Guiados pelo aparelho de ultrassom, devidamente coberto com a capa esterilizada, aplicamos a lidocaína até a cápsula renal.

Em seguida, e sempre com visualização ultrassonográfica, inserimos a agulha de biópsia (Figura 35.5), avançando-a obrigatoriamente em direção ao polo renal inferior, até atravessar a cápsula renal (Figura 35.6).

Figura 35.5

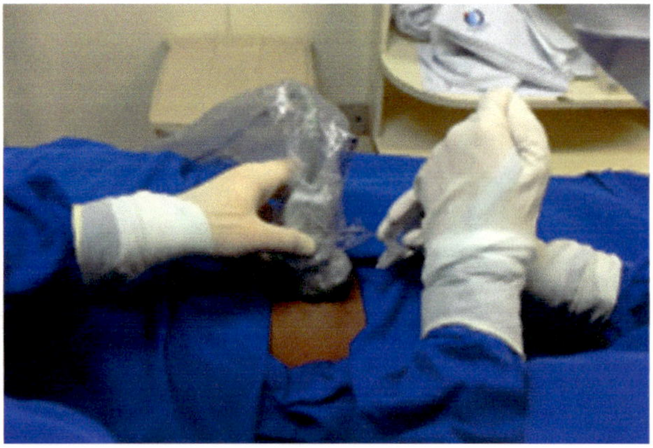

Inserção da agulha de biópsia a quatro mãos.
Fonte: Acervo da autoria do capítulo.

Figura 35.6

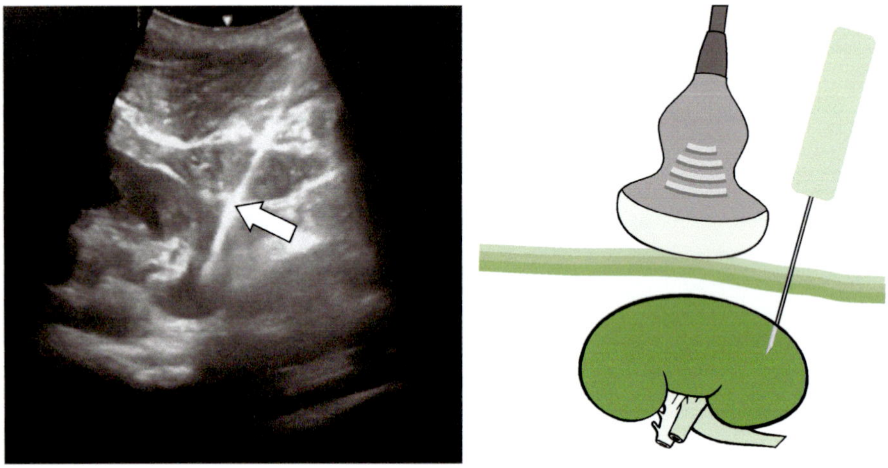

Orientação da agulha de biópsia (seta), guiada por ultrassom, para obtenção de amostra tecidual no polo renal inferior. No desenho à direita, a sonda (probe) ultrassonográfica, juntamente com a agulha e a pistola de biópsia, são representadas de modo esquemático.
Fonte: Acervo da autoria do capítulo.

Etapa 4 – obtenção e encaminhamento das amostras

» Assim que a agulha ultrapassa a cápsula renal, solicitamos ao paciente que inspire profundamente e prenda a respiração. Nesse momento, efetuamos os disparos para a obtenção de três fragmentos de tecido renal, que serão utilizados para microscopia óptica, imunofluorescência e, quando disponível, microscopia eletrônica.

- Durante todo o procedimento, deve-se prestar especial atenção a um possível sangramento. Se aparecerem hematomas com tamanho considerável e/ou expansão rápida, o procedimento deve ser imediatamente interrompido, sem novos disparos.
- Ao final do procedimento, um exame ultrassonográfico cuidadoso dos rins deve ser novamente realizado para atestar a inexistência de sinais de sangramento ou de outras complicações.
- Os fragmentos devem ser encaminhados ao Serviço de Patologia com a maior presteza possível. O melhor fragmento, reservado para exame histológico (microscopia óptica), deve ser prontamente imerso em fixativo de Duboscq-Brazil ou Bouin e, se não puder ser encaminhado em até 2 horas, transferido para solução tamponada de formaldeído a 10%. Um segundo fragmento fresco, destinado ao exame de imunofluorescência, deve ser mergulhado em meio de Michel ou outro meio de transporte adequado, que pode ser simplesmente soro fisiológico. O material a ser examinado com microscopia eletrônica deve ser fracionado e preservado em glutaraldeído (Figura 35.7).

Figura 35.7

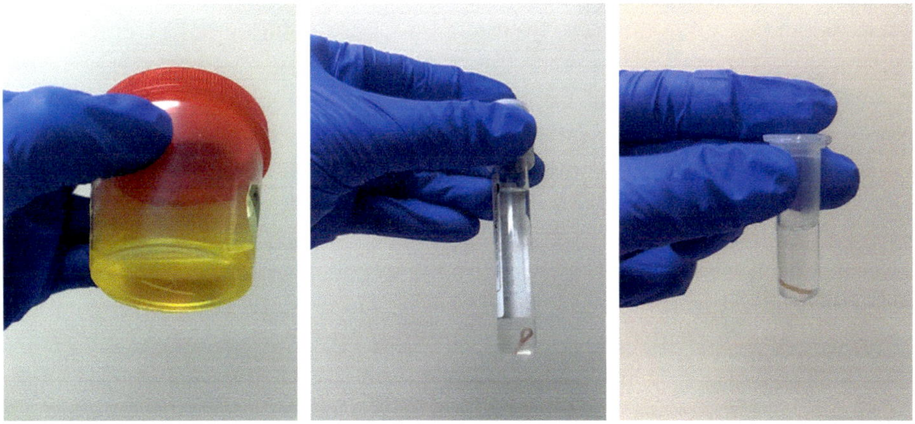

Meios utilizados para fixação/conservação/transporte de fragmentos renais obtidos por biópsia. Duboscq-Brasil, para microscopia óptica (esquerda); soro fisiológico, para imunofluorescência (centro); e glutaraldeído, para microscopia eletrônica (direita). O fixativo de Bouin e o formaldeído (para microscopia óptica) e o meio de Michel (para imunofluorescência, principalmente em material de rim transplantado), não exemplificados aqui, também são utilizados.

Fonte: Acervo da autoria do capítulo.

Cuidados pós-biópsia

Após o procedimento, o paciente deve ficar em observação para a detecção de possíveis complicações hemorrágicas. Como mais de 90% dessas complicações ocorrem nas primeiras 8 horas após o procedimento, esse é geralmente considerado o período mínimo de internação. No Serviço de Nefrologia do HCFMUSP, o paciente assintomático e sem complicações recebe alta após 24 horas.

O protocolo de cuidados adotado pelo Serviço de Nefrologia do HCFMUSP após o procedimento de biópsia renal está esquematizado no Quadro 35.4.

Quadro 35.4 – Protocolo de cuidados pós-biópsia renal.

- Internação e monitorização em enfermaria de Nefrologia durante 24 horas
- Repouso absoluto no leito, em decúbito dorsal, por 6 horas após o procedimento
- Aferição da PA a cada 15 minutos na primeira hora após o procedimento
- Aferição da PA a cada 30 minutos da segunda à sexta hora após o procedimento
- Notificar imediatamente a equipe médica em caso de hipotensão ou dor intensa
- Inspecionar a urina para detecção de possível hematúria
- Manter a PA abaixo de 135/85 mmHg
- Colher sangue para determinação de Hb/Ht 6, 12 e 24 horas após o procedimento
- Não reinstituir AAS ou anticoagulação oral antes de 14 dias após o procedimento
- Não carregar peso ou realizar exercícios físicos nos 14 dias após o procedimento

AAS: ácido acetilsalicílico; PA: pressão arterial.
Fonte: Desenvolvido pela autoria do capítulo.

Complicações da biópsia renal percutânea

Os sangramentos devido à punção acidental de pequenas artérias são as complicações mais frequentes e temidas da biópsia renal percutânea. As características clínicas dessas hemorragias dependem de sua localização (Figura 35.8). As que escoam pelas vias urinárias manifestam-se por hematúria, macro ou microscópica e, em casos extremos, obstrução ureteral ou uretral. Quando ocorrem no interior do parênquima renal, tendem a formar hematomas subcapsulares, tamponados e autolimitados pela elevação da pressão hidráulica tecidual e, portanto, causando apenas dor local devido ao tensionamento da cápsula. Já os sangramentos que ganham o espaço perinéfrico, mais frouxo, tendem a formar hematomas (perinéfricos) mais volumosos e perdas sanguíneas de grande magnitude, com queda do hematócrito, gerando o que podemos denominar "complicações maiores da biópsia renal". Tais eventos requerem transfusão sanguínea e/ou adoção de procedimentos invasivos, como: arteriografia, para localizar exatamente o local da hemorragia; embolização seletiva ou cirurgia, para estancá-la; e, em casos extremos, nefrectomia. Também pode ser considerada uma complicação maior a ocorrência de injúria renal aguda pós-renal devido à já mencionada obstrução das vias urinárias por coágulos. Raramente, pode haver a formação de fístulas arteriovenosas intrarrenais, em geral de pequenas dimensões e desprovidas de efeitos hemodinâmicos.

Figura 35.8

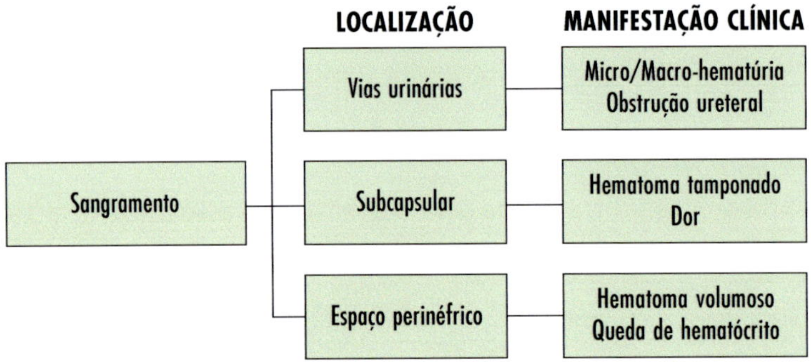

Possíveis focos de sangramento e consequentes complicações da biópsia renal percutânea.
Fonte: Desenvolvida pela autoria do capítulo.

Em contraste com esses eventos mais graves, as chamadas complicações menores decorrem de hemorragias leves, que se manifestam apenas por hematúria macroscópica e/ou hematomas de pequenas dimensões, em geral subcapsulares, que se resolvem espontaneamente, sem instabilidade hemodinâmica nem necessidade de abordagem agressiva.

As taxas de complicações das biópsias renais realizadas pelo Serviço de Nefrologia do HC-FMUSP entre 2009 e 2016 são mostradas na Tabela 35.1. São comparáveis às verificadas em outros centros (Whittier e Korbet; 2004).

Tabela 35.1 – Frequência de complicações da biópsia renal no HCFMUSP *versus* literatura.

Complicação	HCFMUSP (2009 – 2016) N = 1108 biópsias (%)
Hematúria macroscópica	52 (4,7%)
Hematoma sintomático	41 (3,7%)
Necessidade de transfusão	18 (1,6%)
Necessidade de arteriografia	10 (0,9%)
Necessidade de nefrectomia	1 (0,09%)
Óbito	0 (0,0)

Fonte: Desenvolvida pela autoria do capítulo.

O fluxograma exposto na Figura 35.9 mostra de modo esquemático a conduta seguida pelo Serviço de Nefrologia do HCFMUSP frente a complicações da biópsia renal.

Figura 35.9

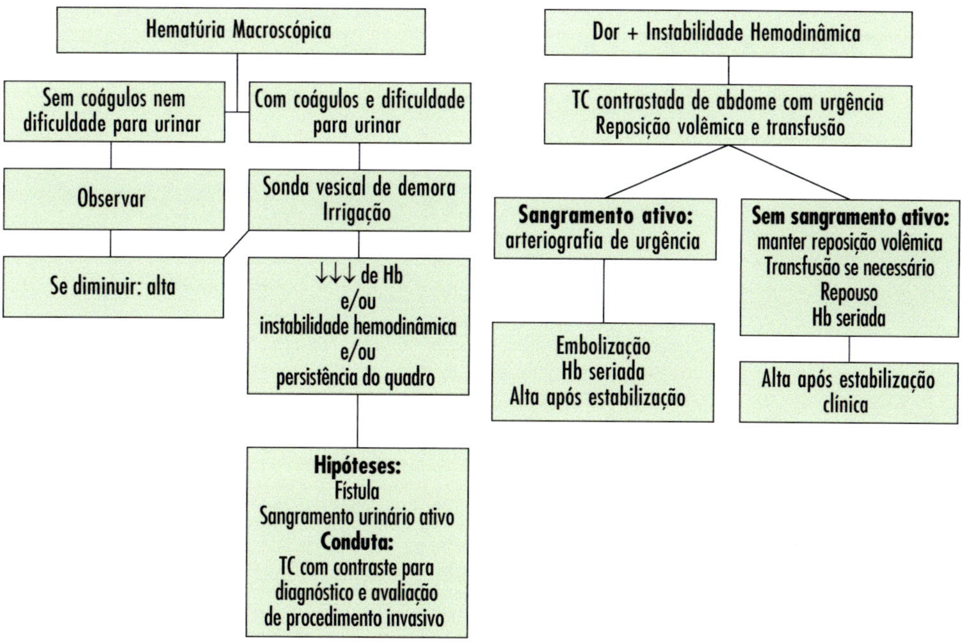

Fluxograma esquematizando a conduta médica frente às complicações da biópsia renal.
Fonte: Desenvolvido pela autoria do capítulo.

Bibliografia consultada

Hogan JJ; Mocanu M; Berns JS. The native kidney biopsy: update and evidence for best practice. Clin J Am Soc Nephrol 2016 Feb 5; 11(2): 354-62.

Whittier WL; Korbet SM. Timing of complications in percutaneous renal biopsy. J Am Soc Nephrol 2004 Jan; 15(1): 142-7.

Índice remissivo

B

C

D

E

H

I

L

T

U

V

X